行业权威发布
大型品牌图书

中国体外诊断产业发展蓝皮书

2021—2022 年卷

总第六卷

THE BLUE BOOK OF IN VITRO DIAGNOSTIC INDUSTRY IN CHINA

主　编
宋海波
王华梁　申子瑜　郝晓柯
仲人前　颜光涛　郑芙林

上海科学技术出版社

图书在版编目（CIP）数据

中国体外诊断产业发展蓝皮书. 2021—2022年卷 : 总第六卷 / 宋海波等主编. -- 上海 : 上海科学技术出版社, 2024.3
ISBN 978-7-5478-6502-6

Ⅰ. ①中… Ⅱ. ①宋… Ⅲ. ①诊断剂－制药工业－产业发展－研究报告－中国－2021-2022 Ⅳ. ①F426.77

中国国家版本馆CIP数据核字(2024)第010256号

中国体外诊断产业发展蓝皮书（2021—2022 年卷 · 总第六卷）

主编 宋海波 王华梁 申子瑜 郝晓柯 仲人前 颜光涛 郑芙林

上海世纪出版（集团）有限公司
上海科学技术出版社 出版、发行
（上海市闵行区号景路 159 弄 A 座 9F–10F）
邮政编码 201101 www.sstp.cn

开本 889×1194 1/16 印张 37
字数：1200 千字
2024 年 3 月第 1 版 2024 年 3 月第 1 次印刷
ISBN 978–7–5478–6502–6/F·47

内容提要

《中国体外诊断产业发展蓝皮书》(2021—2022年卷·总第六卷)全面、科学、系统地记录了2021—2022年中国体外诊断产业各领域创新发展的现状和所取得的成就。全书共十九章，内容包括2021—2022年体外诊断产业相关政策法规及其解读，2021—2022年中国体外诊断行业报告，体外诊断试剂上游原材料发展报告，体外诊断流通企业和供应链行业现状及发展趋势，血液与体液诊断、临床化学诊断、免疫诊断、分子诊断、微生物检测、伴随诊断、质谱分析、病理诊断等各领域的产品研发、技术发展和市场状况，核酸检测、即时诊断新技术、新产品发展状况，液体活检，国内自动化/智能化检验流水线、智能化实验室的发展，中国第三方医学检验实验室发展现状，2021—2022年中国体外诊断产业投融资状况，中国体外诊断精英企业，以及体外诊断相关会议、会展和学术活动等。本书由全国卫生产业企业管理协会医学检验产业分会、全国卫生产业企业管理协会实验医学分会、中国医疗器械行业协会体外诊断分会、上海市实验医学研究院体外诊断产业发展研究所等机构组织全国体外诊断产业知名企业家、专家和业内精英人士共同编写完成。

本书是体外诊断产业、医学检验、医学实验室及其他相关医药卫生工作者必备的工具书。

编委会名单

吴文斌　智奥瑞和（上海）展览有限公司
吴明建　迈克生物科技股份有限公司
余　康　迈克生物科技股份有限公司
邹左军　北京九强生物技术股份有限公司
邹炳德　美康生物科技股份有限公司
宋永波　深圳市亚辉龙生物科技股份有限公司
宋海波　全国卫生产业企业管理协会医学检验产业分会
宋献功　河南迈德瑞医疗服务供应链有限公司
张小红　深圳市新产业生物医学工程股份有限公司
张会生　深圳大学医学部生物医学工程学院
张江立　江苏鹍远生物科技股份有限公司
张诚栩　上海润达医疗科技股份有限公司
张贺秋　东方海洋（北京）医学研究院
张海涛　迪瑞医疗科技股份有限公司
张跃建　复星诊断科技（上海）有限公司
陈　悦　慧医信息科技（上海）有限公司
陈莉莉　武汉明德生物科技股份有限公司
邵俊斌　上海之江生物科技股份有限公司
林长青　北京热景生物技术股份有限公司
易维京　中元汇吉生物技术股份有限公司
罗晓亮　深圳迈瑞生物医疗电子股份有限公司
周旭一　中翰盛泰生物技术股份有限公司
郑　磊　南方医科大学南方医院
赵　冰　全国卫生产业企业管理协会医学检验产业分会
赵亚平　广州万孚生物技术股份有限公司
郝晓柯　西安区域医学检验中心
胡志远　北京中科纳泰生物科技有限公司
胡德明　深圳市亚辉龙生物科技股份有限公司
侯英勇　复旦大学附属中山医院
施慧勇　浙江拱东医疗器械股份有限公司
姜　傥　迪安诊断技术集团股份有限公司
费小舟　全国卫生产业企业管理协会医学检验产业分会
姚见儿　上海透景生命科技股份有限公司
高尚先　国家卫生健康委员会科学技术研究所
郭安亮　上海透景生命科技股份有限公司
唐　威　赛默飞世尔科技
崔　鹏　菲鹏生物股份有限公司
崔玉峰　上海北昂医药科技股份有限公司
彭明婷　中国医药卫生文化协会实验诊断与社会化服务分会
蒋　均　桂林优利特医疗电子有限公司
蒋　焱　亚能生物技术（深圳）有限公司
强勇平　深圳市爱康生物科技股份有限公司
甄　燕　圣湘生物科技股份有限公司
廖清华　厦门信道生物技术有限公司
熊　伟　珠海市银科医学工程股份有限公司
颜光涛　中国分析测试协会标记免疫分析专业委员会
戴立忠　圣湘生物科技股份有限公司
戴蓓华　全国卫生产业企业管理协会医学检验产业分会

组编单位

全国卫生产业企业管理协会医学检验产业分会

《中国体外诊断产业发展蓝皮书》编辑部

参编单位

全国卫生产业企业管理协会实验医学分会

中国医疗器械行业协会体外诊断分会

上海市实验医学研究院体外诊断产业发展研究所

主编简介

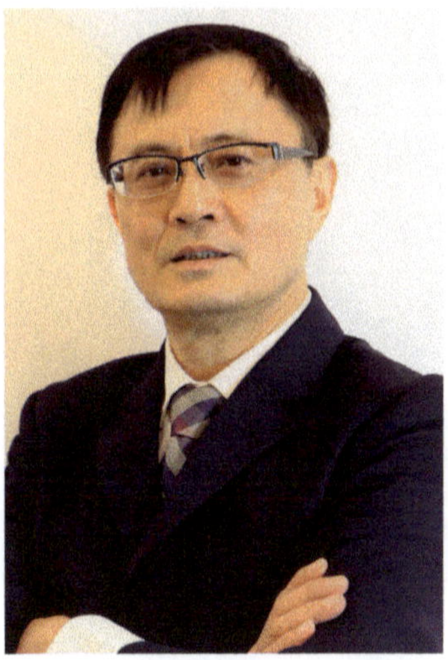

宋海波

- 主任技师、教授
- 全国卫生产业企业管理协会副会长、医学检验产业分会会长
- 全国卫生产业企业管理协会实验医学分会副主任委员兼秘书长
- 中国分析测试协会标记免疫分析专业委员会副主任委员
- 全国医用临床检验实验室和体外诊断系统标准化技术委员会（TC136）常务委员
- 上海市实验医学研究院副院长兼体外诊断产业发展研究所所长
- 原安徽省临床检验中心专职副主任
- CACLP 创始人

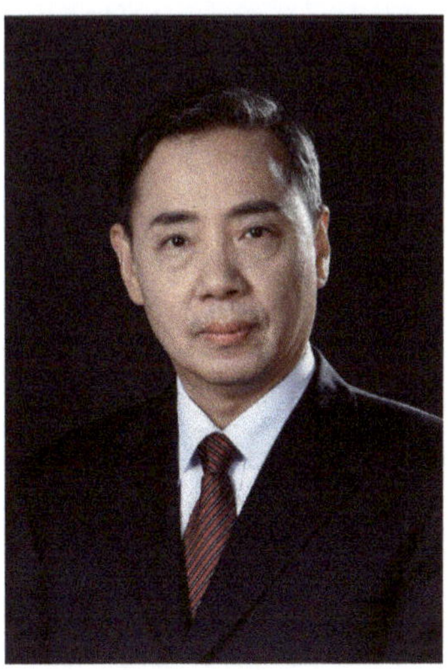

王华梁

- 医学博士、二级教授、博士生导师
- 国务院政府特殊津贴专家
- 上海市实验医学研究院院长
- 全国卫生产业企业管理协会实验医学分会主任委员
- *VIEW* 主编

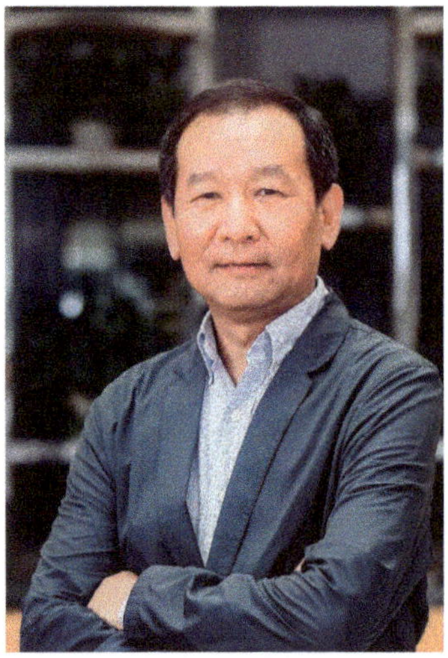

申子瑜

- 教授、研究员
- 中国医药卫生文化协会实验诊断与社会化服务分会副会长
- 全国卫生产业企业管理协会医学检验产业分会副会长
- 广州医科大学金域检验学院副院长

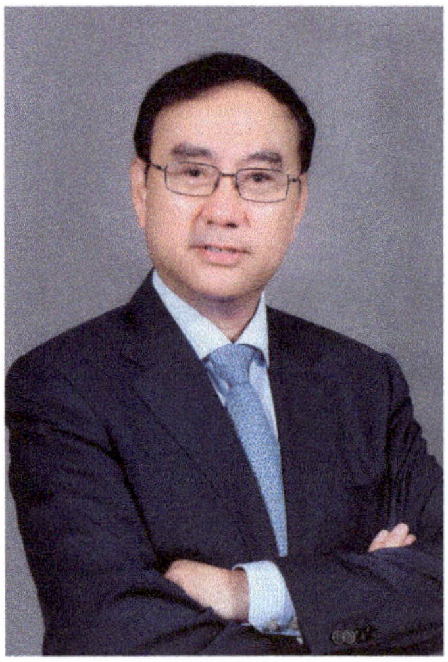

郝晓柯

- 主任医师、教授、博士生导师
- 西京医院全军临床检验医学研究所所长
- 西北大学医学院检验医学系主任
- 西安区域医学检验中心首席科学家
- 全国卫生产业企业管理协会医学检验产业分会副会长
- 全国卫生产业企业管理协会实验医学分会副主任委员

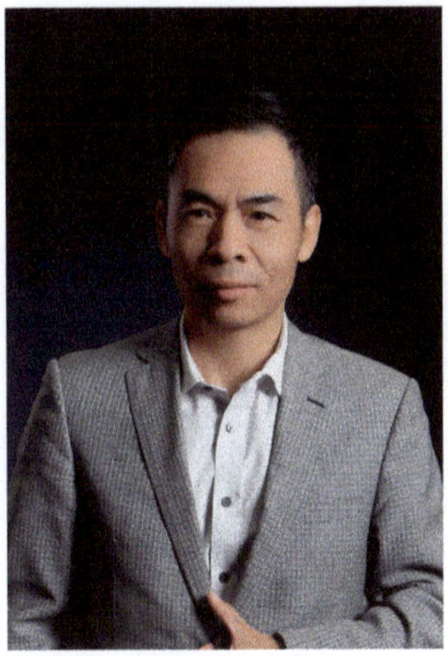

仲人前

- 全国卫生产业企业管理协会医学检验产业分会副会长
- 原上海长征医院实验诊断科主任、教授、研究员、博士生导师

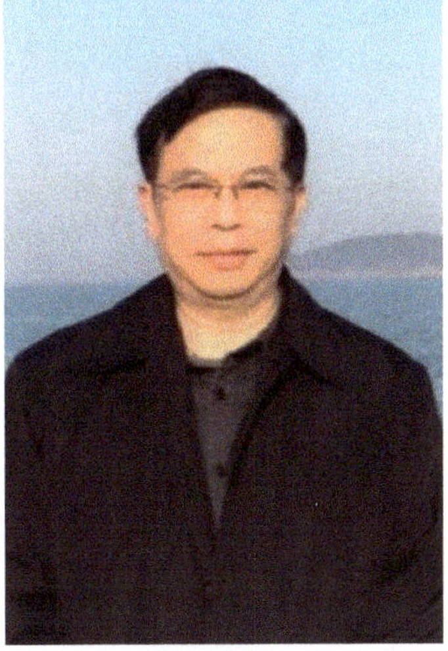

颜光涛

- 教授、研究员、博士生导师
- 解放军总医院第一医学中心医学检验科研究员
- 全国卫生产业企业管理协会医学检验产业分会副会长
- 中国分析测试协会标记免疫分析专业委员会主任委员

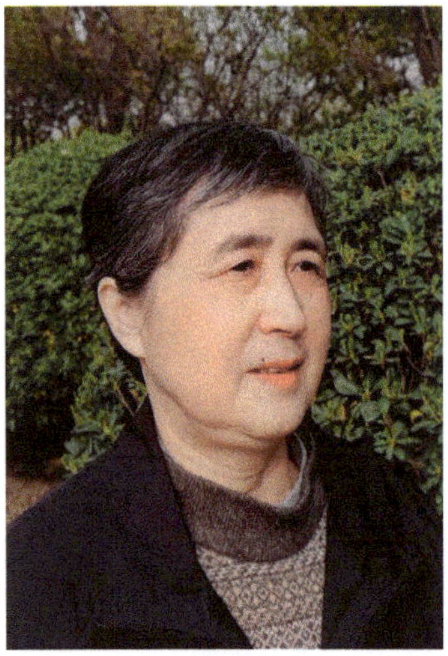

郑芙林

- 《中国基层医药》杂志总编辑
- 《中国体外诊断产业发展蓝皮书》编辑部主任

主审简介

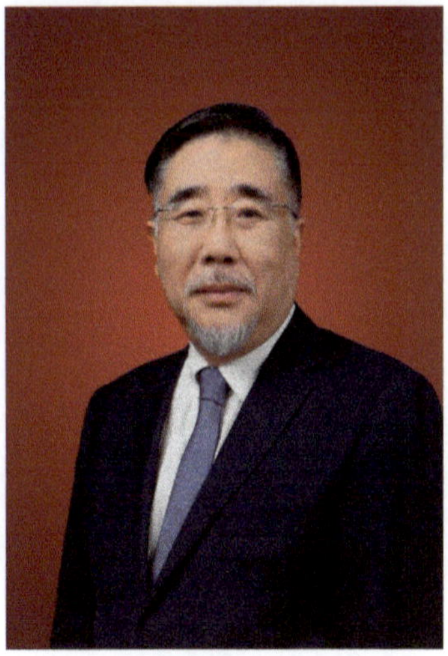

邹左军

- 北京九强生物技术股份有限公司董事长
- 中国医疗器械行业协会体外诊断分会理事长
- 全国卫生产业企业管理协会医学检验产业分会副会长
- 中国医学装备协会采购分会副会长

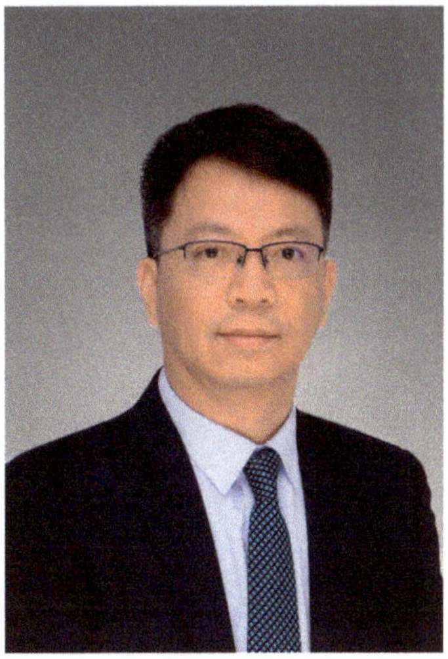

姚见儿

- 上海透景生命科技股份有限公司创始人、董事长
- 全国卫生产业企业管理协会医学检验产业分会副会长
- 中国分析测试协会标记免疫专业委员会副主任委员
- 上海市领军人才，国家创新人才推进计划科技创新创业人才

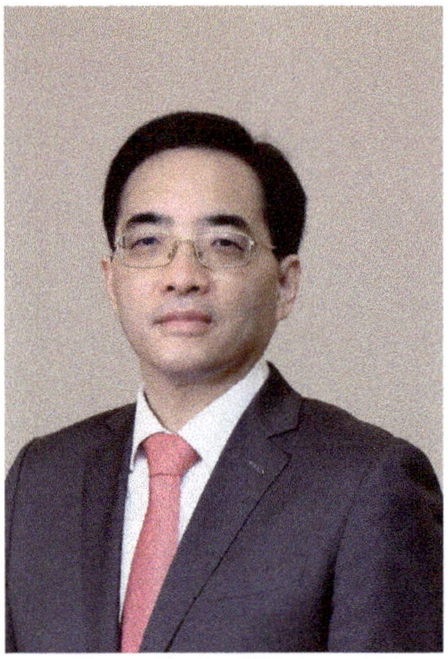

戴立忠

- 圣湘生物科技股份有限公司董事长
- 全国卫生产业企业管理协会医学检验产业分会副会长
- 第十三届、十四届全国人大代表

前　言

近年来中国体外诊断产业发展迅猛，成为医疗器械行业发展速度最快的细分领域之一。在新型冠状病毒感染疫情防控中，体外诊断作为一个重要环节发挥了积极的作用。体外诊断企业加紧科技攻关，第一时间研发出核酸检测试剂盒，充分发挥科技对疫情防控的支撑作用，满足了疫情防控对检测仪器、试剂的需求，显示了中国体外诊断产业的创新速度和创新效率。近年来，随着医改的不断深入，在“集中采购”的大背景下，体外诊断行业竞争越来越趋于白热化，但是在“健康中国”战略的指引下，在不断加大的公共医疗卫生投入的加持下，在人口老龄化的大背景下，以及在国际化市场布局的增量下，我国体外诊断产业不断向好的基本面没有改变。

《中国体外诊断产业发展蓝皮书》是我国体外诊断产业以年度记录该行业发展状况的蓝皮书，自 2015 年首卷出版发行以来，第一至四卷以每年一卷的节奏出版，从第五卷（2019—2020 年卷）起改为每两年编写出版一卷。本书为第六卷（2021—2022 年卷），共十九章，全面、系统地介绍了近两年中国体外诊断产业创新创业发展所取得的成就及最新发展动态。内容包括 2021—2022 年中国体外诊断产业相关政策法规与标准及其解读，2021—2022 年中国体外诊断行业报告，体外诊断试剂上游原材料发展报告，体外诊断流通企业和供应链行业现状及发展趋势，血液与体液诊断、临床化学诊断、免疫诊断、分子诊断、微生物检测、伴随诊断、质谱分析、病理诊断等各领域的产品和技术发展及市场状况，核酸检测、即时诊断新技术、新产品发展状况，液体活检，关于国内自动化 / 智能化检验流水线的发展，智能化实验室的发展状况，中国第三方医学检验实验室发展现状，2021—2022 年中国体外诊断产业投融资状况，2021—2022 年中国体外诊断行业大事记，中国体外诊断精英企业，2021 年度、2022 年度获奖领军人物及体外诊断会议会展和学术活动等。本卷较第五卷新增的内容——体外诊断流通企业和供应链行业现状及发展趋势，中国体外诊断产业新技术、新产品（如基因测序、核酸质谱、基因芯片、微流控芯片等）的发展状况，液体活检产品 [如循环肿瘤细胞（CTC）和循环肿瘤 DNA(ctDNA) 等] 和技术发展及市场状况，国内自动化 / 智能化检验流水线的发展，智能化实验室的发展，以及中国第三方医学检验实验室发展现状等——使全书的内容更加新颖丰富，从而更全面、更系统地反映了中国体外诊断产业发展的新动态、新进展及行业的热点技术与创新产品。

本书由全国卫生产业企业管理协会医学检验产业分会、全国卫生产业企业管理协会实验医学分会、中国医疗器械行业协会体外诊断分会、上海市实验医学研究院体外诊断产业发展研究所及《中国体外诊断产业发展蓝皮书》编辑部组织全国体外诊断产业知名企业家、专家、教授和业内精英人士共同编写完成。此外，与国际顶尖出版机构 Springer（施普林格）出版社合作，全球出版发行的 *In Vitro Diagnostic Industry in China*（《中国体外诊断产业》）第二版也将于 2024 年正式出版（英文版第一版已于 2021 年出版）。本书英文版第二版的全球出版发行，将让全世界更多的人了解、认识中国体外诊断产业和产品，更多地了解中国体外诊断产业的新技术和新进展，从而进一步促进中国体外诊断产业健康持续发展，推动和助力我国的体外诊断企业和产品更好、更快地走向世界，为全人类的健康事业贡献中国力量。

2023 年 9 月 2 日

致　谢

《中国体外诊断产业发展蓝皮书》(2021—2022年卷·总第六卷）的编写与出版得到了国家卫生健康委员会、国家药品监督管理局等有关部门的领导，以及全国卫生产业企业管理协会、中元汇吉生物技术股份有限公司、中翰盛泰生物技术股份有限公司、浙江拱东医疗器械股份有限公司、圣湘生物科技股份有限公司、深圳市亚辉龙生物科技股份有限公司、浙江东方基因生物制品股份有限公司、美康生物科技股份有限公司、瀚海新酶生物科技有限公司、郑州安图生物工程股份有限公司、爱威科技股份有限公司、北京热景生物技术股份有限公司、江苏浩欧博生物医药股份有限公司、赛默飞世尔科技、济南百博生物技术股份有限公司等企事业单位及有关部门领导的大力支持与帮助，在此表示最衷心的感谢！同时，对参与本书编写工作的专家和企业家表示最诚挚的敬意！

《中国体外诊断产业发展蓝皮书》编委会

2023年9月2日

目　录

第一章

2021—2022 年政策法规与标准

第一节
政策法规

一、2021 年中国体外诊断产业相关政策法规

（一）关于深化医药卫生体制改革的政策文件

1.《国务院办公厅关于印发深化医药卫生体制改革 2021 年重点工作任务的通知》（国办发〔2021〕20 号，2021 年 6 月 17 日）

2021 年是中国共产党成立 100 周年，也是实施“十四五”规划、开启全面建设社会主义现代化国家新征程的第一年。深化医改要深入实施健康中国战略，推广三明市医改经验，强化改革系统联动，促进优质医疗资源均衡布局，统筹疫情防控与公共卫生体系建设，继续着力推动把以治病为中心转变为以人民健康为中心，着力解决看病难、看病贵问题。2021 年重点工作任务如下。

（1）进一步推广三明市医改经验，加快推进医疗、医保、医药联动改革，包括：大力推广三明市医改经验；推进药品耗材集中采购；深化医疗服务价格改革；深化人事薪酬制度改革；推进医保支付方式改革；推动公立医院高质量发展。在深化医疗服务价格改革方面，指导地方建立健全灵敏有度的价格动态调整机制，定期开展调价评估，提高体现技术劳务价值的医疗服务价格，对进展滞后的地区加大指导督促力度，加快审核新增医疗服务价格项目。

（2）促进优质医疗资源均衡布局，完善分级诊疗体系，包括：推动优质医疗资源扩容和均衡布局；推进医疗联合体建设；加快推进分级诊疗体系建设；完善全民医保制度；推动中医药振兴发展。

（3）坚持预防为主，加强公共卫生体系建设。加强新冠肺炎疫情防控；深化疾病预防控制体系改革；持续推进健康中国行动；创新医防协同机制。

（4）统筹推进相关重点改革，形成工作合力。推进全民健康信息化建设；改善群众服务体验；加强医学人才培养和使用；增强药品供应保障能力；严格监督管理。

（二）关于医用耗材改革的政策文件

1.《国家医保局 国家发展改革委 工业和信息化部 财政部 国家卫生健康委 市场监管总局 国家药监局 中央军委后勤保障部 关于开展国家组织高值医用耗材集中带量采购和使用的指导意见》（医保发〔2021〕31 号，2021 年 4 月 30 日）

为贯彻落实《中共中央国务院关于深化医疗保障制度改革的意见》（以下简称《意见》），完善高值医用耗材价格形成机制，治理价格虚高问题，进一步明显降低患者医药负担，国家医保局等单位就开展国家组织高值医用耗材集中带量采购和使用工作印发了指导意见，《意见》中包括以下几个方面。

（1）总体要求：以习近平新时代中国特色社会主义思想为指导，由国家拟定基本政策和要求，组织各地区形成联盟，以公立医疗机构为执行主体，开展国家组织高值医用耗材集中带量采购，探索完善集采政策，逐步扩大覆盖范围，促进高值医用耗材价格回归合理水平。

（2）覆盖范围：重点将部分临床用量较大、采购金额较高、临床使用较成熟、市场竞争较充分、同质化水平较高的高值医用耗材纳入采购范围。

（3）采购规则：约定采购量、竞价和中选规则。采购量根据采购量基数和约定采购比例确定，在采购文书中公开。

（4）保障措施：确保质量；确保供应配送；确保优先使用；确保回款。

（5）政策衔接：探索医保支付标准协同；完善医疗机构激励机制。

（6）组织实施：建立工作机制，加强部门协同；精心组织实施，有序推进；做好政策解读和宣传引导。

（三）关于审评审批改革的法规文件

1.《医疗器械监督管理条例》（中华人民共和国国务院令第 739 号，2021 年 3 月 18 日）

《医疗器械监督管理条例》（以下简称《条例》）

制定于2000年，2014年、2017年分别作了全面修订和部分修改。近年来，党中央、国务院对药品医疗器械审评审批制度改革作出一系列重大决策部署。面对改革的持续深化、产业的快速发展、健康需求的日益增长，需要对现行《条例》进行修订。国家药监局和司法部研究起草了《医疗器械监督管理条例（修订草案）》。2020年12月21日，国务院第119次常务会议审议通过新《条例》。新《条例》自2021年6月1日起施行。

新《条例》共8章107条，分别为总则、医疗器械产品注册与备案、医疗器械生产、医疗器械经营与使用、不良事件的处理与医疗器械的召回、监督检查、法律责任以及附则。新《条例》增加了许多新制度、新机制、新方式，着力提升治理水平；简化优化了审评审批程序，着力提高监管效能；细化完善了医疗器械质量安全全生命周期的责任；进一步加大对违法违规行为的惩戒力度。

新《条例》将医疗器械创新纳入发展重点，对创新医疗器械予以优先审评审批，支持创新医疗器械推广和使用，推动产业高质量发展。完善医疗器械创新体系，在科技立项、融资、信贷、招标采购、医保等方面给予支持。同时强调加强知识产权保护，提高自主创新能力。明确产品检验报告应当符合国务院药品监督管理部门的要求，可以是医疗器械注册申请人、备案人的自检报告，也可以是委托有资质的医疗器械检验机构出具的检验报告。在临床评价制度方面，一是对于非临床评价能够证明安全有效的，免于进行临床评价；二是开展临床评价可以采取以下几个路径，包括开展临床试验，通过对同品种医疗器械临床文献资料、临床数据进行分析评价；三是进一步进行医疗器械临床评价的时候已有临床文献资料、临床数据不足以确认产品安全、有效的医疗器械，应当开展临床试验；四是优化临床试验审评程序，对临床试验实施由过去的“明示许可”改为“默示许可”。在注册人制度方面，新《条例》全面实施了注册人制度，明确注册人备案人在医疗器械全生命周期的主体责任。

2.《国家药监局关于发布医疗器械分类目录动态调整工作程序的公告》（国家药品监督管理局公告2021年第60号，2021年5月8日）

为加强医疗器械分类管理，规范《医疗器械分类目录》动态调整工作，根据《医疗器械监督管理条例》《医疗器械分类规则》，国家药监局组织制定了《医疗器械分类目录动态调整工作程序》（以下简称《工作程序》）。《工作程序》共有15条，规定了《医疗器械分类目录》调整涉及的情形、提交调整建议涉及的相关材料以及调整流程。

3.《国家药监局关于公布〈免于经营备案的第二类医疗器械产品目录〉的公告》（国家药品监督管理局公告2021年第86号，2021年6月30日）

为贯彻实施《医疗器械监督管理条例》，国家药监局组织制定了《免于经营备案的第二类医疗器械产品目录》。免于经营备案的第二类体外诊断试剂和设备有血糖分析仪、自测用血糖监测系统（血糖试纸）、人绒毛膜促性腺激素检测试剂（妊娠诊断试纸）、促黄体生成素检测试剂（排卵检测试纸）。

4.《医疗器械注册与备案管理办法》（国家市场监督管理总局令第47号，2021年8月26日）

为贯彻实施新修订《医疗器械监督管理条例》，落实医疗器械审评审批制度改革要求，建立更加科学的医疗器械监督管理制度，加强医疗器械注册管理，国家药监局组织对原《医疗器械注册管理办法》进行修订，形成了《医疗器械注册与备案管理办法》（以下简称《办法》），《办法》自2021年10月1日起施行。《办法》共10章124条，主要变化点是落实注册人、备案人制度；明晰监管部门职责；增加特殊注册程序；优化审评审批工作程序；充实监管手段；明确产品研制要求。

《办法》明确医疗器械产品检验报告可以是申请人、备案人的自检报告，也可以是委托有资质的医疗器械检验机构出具的检验报告。对于未在境外上市的创新医疗器械，不再需要提交境外上市证明文件，鼓励创新产品尽快在我国上市。临床评价方面，医疗器械符合相关情形可以免于临床评价，注册申报时，免于提交临床评价资料；需要开展临床评价的，可以通过开展临床试验或者同品种医疗器械比对分析证明医疗器械的安全性、有效性。明确了临床试验审批默示许可的要求。

5.《体外诊断试剂注册与备案管理办法》（国家市场监督管理总局令第48号，2021年8月26日）

为贯彻实施新修订《医疗器械监督管理条例》，落实医疗器械审评审批制度改革要求，建立更加科学的医疗器械监督管理制度，加强医疗器械注册管理，国家药监局组织对原《体外诊断试剂注册管理办法》进行修订，形成了《体外诊断试剂注册与备案管理办法》（以下简称《办法》），《办法》自2021年10月1日起施行。

《办法》共10章125条，主要变化点是落实注册人、备案人制度；明晰监管部门职责；增加特殊注册程序；优化审评审批工作程序；充实监管手段；明确产品研制要求。

《办法》明确提交的检验报告可以是申请人、备案人的自检报告，也可以是委托有资质的医疗器械检验机构出具的检验报告。第三类体外诊断试剂 3 个批次产品不要求是连续批次。对于未在境外上市的创新体外诊断试剂，不再需要提交境外上市证明文件，鼓励创新产品尽快在我国上市。

6.《国家药监局关于发布免于临床试验体外诊断试剂目录的通告》（国家药品监督管理局通告 2021 年第 70 号，2021 年 9 月 18 日）

为做好医疗器械注册管理工作，根据《体外诊断试剂注册与备案管理办法》（国家市场监督管理总局令第 48 号），国家药监局组织制定了免于临床试验体外诊断试剂目录，自 2021 年 10 月 1 日施行。

7.《国家药监局关于发布免于临床评价医疗器械目录的通告》（国家药品监督管理局通告 2021 年第 71 号，2021 年 9 月 18 日）

为做好医疗器械注册管理工作，根据《医疗器械注册与备案管理办法》（国家市场监督管理总局令第 47 号），国家药监局组织制定了免于临床评价医疗器械目录，自 2021 年 10 月 1 日起施行。

8.《关于公布医疗器械注册申报资料要求和批准证明文件格式的公告》（国家药品监督管理局公告 2021 年第 121 号，2021 年 9 月 30 日）

为规范医疗器械注册管理，根据《医疗器械监督管理条例》（国务院令第 739 号）和《医疗器械注册与备案管理办法》（国家市场监督管理总局令第 47 号），国家药监局组织制定了医疗器械注册申报资料要求和批准证明文件格式，自 2022 年 1 月 1 日起施行。原国家食品药品监督管理总局发布的《关于公布医疗器械注册申报资料要求和批准证明文件格式的公告》（国家食品药品监督管理总局公告 2014 年第 43 号）同时废止。申报资料要求和批准证明文件格式包含 9 个附件，包括《医疗器械注册申报资料和批准证明文件格式要求》以及《医疗器械注册申报资料要求及说明》等。

9.《关于公布体外诊断试剂注册申报资料要求和批准证明文件格式的公告》（国家药品监督管理局公告 2021 年第 122 号，2021 年 9 月 30 日）

为规范体外诊断试剂注册管理，根据《医疗器械监督管理条例》（国务院令第 739 号）和《体外诊断试剂注册与备案管理办法》（国家市场监督管理总局令第 48 号），国家药监局组织制定了体外诊断试剂注册申报资料要求和批准证明文件格式，自 2022 年 1 月 1 日起施行。原国家食品药品监督管理总局发布的《关于公布体外诊断试剂注册申报资料要求和批准证明文件格式的公告》（国家食品药品监督管理总局公告 2014 年第 44 号）同时废止。申报资料要求和批准证明文件格式包含 7 个附件，包括《医疗器械注册申报资料和批准证明文件格式要求（体外诊断试剂）》以及《体外诊断试剂注册申报资料要求及说明》等。

10.《国家药监局关于发布〈医疗器械注册自检管理规定〉的公告》（国家药品监督管理局公告 2021 年第 126 号，2021 年 10 月 22 日）

为加强医疗器械注册管理，规范注册申请人注册自检工作，确保医疗器械注册检验工作有序开展，发布了该公告，公告自发布之日起施行。《医疗器械注册自检管理规定》中包含自检能力的要求、自检报告的要求、委托检验要求、申报资料要求以及现场检查的要求。注册时注册申请人想要开展自检的，应当具备自检能力，并将自检工作纳入质量管理体系。

11.《国家药监局关于发布〈体外诊断试剂分类规则〉的公告》（国家药品监督管理局公告 2021 年第 129 号，2021 年 10 月 29 日）

为规范体外诊断试剂分类管理，根据新修订《医疗器械监督管理条例》，国家药监局组织制定了《体外诊断试剂分类规则》（以下简称《规则》），《规则》自发布之日起施行。《规则》共有十条，新增“用于细胞增殖培养，对细胞具有选择、诱导、分化功能，且培养的细胞用于体外诊断的细胞培养基”作为第二类体外诊断试剂；明确用于变态反应（过敏原）检测的试剂作为第二类体外诊断试剂。《规则》实施之后，既往发布的文件中体外诊断试剂分类原则与《规则》不一致的，以《规则》为准。

12.《国家药监局关于发布〈医疗器械应急审批程序〉的公告》（国家药品监督管理局公告 2021 年第 157 号，2021 年 12 月 30 日）

为有效预防、及时控制和消除突发公共卫生事件的危害，确保突发公共卫生事件应急所需医疗器械尽快完成审批，根据新修订《医疗器械监督管理条例》等法规和规章，国家药监局组织制定了《医疗器械应急审批程序》（以下简称《程序》），《程序》自发布之日起施行。《程序》适用于突发公共卫生事件应急所需，且在我国境内尚无同类产品上市，或虽在我国境内已有同类产品上市，但产品供应不能满足突发公共卫生事件应急处理需要，并经国家药监局确认的境内第三类和进口第二类、第三类医疗器械的审批。对于经国家局确认进行应急审批的医疗器械，在产品检验、注册审批、质量体系核查方面都会加快进行，器审中心还会安排专人早期介入进行指导。

二、2022年中国体外诊断产业相关政策法规

（一）关于深化医药卫生体制改革的政策文件

1.《国务院办公厅关于印发深化医药卫生体制改革2022年重点工作任务的通知》（国办发〔2022〕14号，2022年5月25日）

2022年是进入全面建设社会主义现代化国家、向第二个百年奋斗目标进军新征程的重要一年。深化医药卫生体制改革要坚持以习近平新时代中国特色社会主义思想为指导，全面贯彻党的十九大和十九届历次全会精神，认真落实习近平总书记重要指示精神和党中央、国务院决策部署，全面推进健康中国建设，深入推广三明医改经验，促进优质医疗资源扩容和均衡布局，深化医疗、医保、医药联动改革，持续推动从以治病为中心转变为以人民健康为中心，持续推进解决看病难、看病贵问题。

（1）加快构建有序的就医和诊疗新格局。包括：发挥国家医学中心、国家区域医疗中心的引领辐射作用；发挥省级高水平医院的辐射带动作用；增强市县级医院服务能力；提升基层医疗卫生服务水平；持续推进分级诊疗和优化就医秩序。

（2）深入推广三明医改经验。包括：加大三明医改经验推广力度；开展药品耗材集中带量采购工作；推进医疗服务价格改革；推进医保支付方式改革；深化公立医院人事薪酬制度改革；加强综合监管。

（3）着力增强公共卫生服务能力。包括：提升疾病预防控制能力；加强医防协同；做好新冠肺炎疫情防控；深入实施健康中国行动。

（4）推进医药卫生高质量发展。包括：推动公立医院综合改革和高质量发展；发挥政府投入激励作用；促进多层次医疗保障体系发展；强化药品供应保障能力；推动中医药振兴发展；协同推进相关领域改革。

（二）医疗器械监督管理相关政策文件

1.《医疗器械生产监督管理办法》（国家市场监督管理总局令第53号，2022年3月10日）

（1）总则：为了加强医疗器械生产监督管理，规范医疗器械生产活动，保证医疗器械安全、有效，根据《医疗器械监督管理条例》制定本办法。从事医疗器械生产活动，应当遵守法律、法规、规章、强制性标准和医疗器械生产质量管理规范，保证医疗器械生产全过程信息真实、准确、完整和可追溯。

（2）生产许可与备案管理：在境内从事第二类、第三类医疗器械生产的，应当向所在地省、自治区、直辖市药品监督管理部门申请生产许可。从事第一类医疗器械生产的，应当向所在地设区的市级负责药品监督管理的部门备案，在提交本办法第十条规定的相关材料后，即完成生产备案，获取备案编号。医疗器械备案人自行生产第一类医疗器械的，可以在办理产品备案时一并办理生产备案。

（3）生产质量管理：医疗器械注册人、备案人、受托生产企业应当按照医疗器械生产质量管理规范的要求，建立健全与所生产医疗器械相适应的质量管理体系并保持其有效运行，并严格按照经注册或者备案的产品技术要求组织生产，保证出厂的医疗器械符合强制性标准以及经注册或者备案的产品技术要求。医疗器械注册人、备案人、受托生产企业应当配备管理者代表。管理者代表受法定代表人或者主要负责人委派，履行建立、实施并保持质量管理体系有效运行等责任。

（4）监督检查：药品监督管理部门依法按照职责开展对医疗器械注册人、备案人和受托生产企业生产活动的监督检查。必要时，药品监督管理部门可以对为医疗器械生产活动提供产品或者服务的其他单位和个人开展延伸检查。药品监督管理部门依据产品和企业的风险程度，对医疗器械注册人、备案人、受托生产企业实行分级管理并动态调整。对生产重点监管产品目录品种的企业每年至少检查一次。

（5）法律责任：依照医疗器械监督管理条例的规定处罚。

（6）附则：本办法自2022年5月1日起施行。2014年7月30日原国家食品药品监督管理总局令第7号公布的《医疗器械生产监督管理办法》同时废止。

2.《医疗器械经营监督管理办法》（国家市场监督管理总局令第54号，2022年3月10日）

（1）总则：在中华人民共和国境内从事医疗器械经营活动及其监督管理，应当遵守本办法。从事医疗器械经营活动，应当遵守法律、法规、规章、强制性标准和医疗器械经营质量管理规范等要求，保证医疗器械经营过程信息真实、准确、完整和可追溯。

（2）经营许可与备案管理：从事医疗器械经营活动，应当具备下列条件——与经营范围和经营规模相适应的质量管理机构或者质量管理人员，质量管理人员应当具有相关专业学历或者职称；与经营范围和经营规模相适应的经营场所；与经营范围和经营规模相适应的贮存条件；与经营的医疗器械相适应的质量管理制度；与经营的医疗器械相适应的专业指导、技术培训和售后服务的质量管理机构或

者人员。经营第三类医疗器械实行许可管理，经营第二类医疗器械实行备案管理，经营第一类医疗器械不需要许可和备案。药品监督管理部门依法及时公开医疗器械经营许可、备案等信息以及监督检查、行政处罚的结果，方便公众查询，接受社会监督。医疗器械经营许可证有效期届满需要延续的，医疗器械经营企业应当在有效期届满前 90 个工作日至 30 个工作日期间提出延续申请。逾期未提出延续申请的，不再受理其延续申请。

(3) 经营质量管理：从事医疗器械经营，应当按照法律法规和医疗器械经营质量管理规范的要求，建立覆盖采购、验收、贮存、销售、运输、售后服务等全过程的质量管理制度和质量控制措施，并做好相关记录，保证经营条件和经营活动持续符合要求。从事第三类医疗器械经营的企业还应当具有符合医疗器械经营质量管理制度要求的计算机信息管理系统，保证经营的产品可追溯。鼓励从事第一类、第二类医疗器械经营的企业建立符合医疗器械经营质量管理制度要求的计算机信息管理系统。医疗器械经营企业应当建立并实施产品追溯制度，保证产品可追溯。医疗器械经营企业应当按照国家有关规定执行医疗器械唯一标识制度。医疗器械经营企业应当从具有合法资质的医疗器械注册人、备案人、经营企业购进医疗器械。应当建立进货查验记录制度，购进医疗器械时应当查验供货企业的资质，以及医疗器械注册证和备案信息、合格证明文件。进货查验记录应当真实、准确、完整和可追溯。

(4) 监督检查：省、自治区、直辖市药品监督管理部门组织对本行政区域的医疗器械经营监督管理工作进行监督检查。设区的市级、县级负责药品监督管理的部门负责本行政区域医疗器械经营活动的监督检查。药品监督管理部门根据医疗器械经营企业质量管理和所经营医疗器械产品的风险程度，实施分类分级管理并动态调整。

(5) 法律责任：医疗器械经营的违法行为，医疗器械监督管理条例等法律法规已有规定的，依照其规定。

(6) 附则：从事医疗器械网络销售的，应当遵守法律、法规和规章有关规定。本办法自 2022 年 5 月 1 日起施行。2014 年 7 月 30 日原国家食品药品监督管理总局令第 8 号公布的《医疗器械经营监督管理办法》同时废止。

3.《国家药监局关于发布医疗器械委托生产质量协议编制指南的通告》(2022 年第 20 号，2022 年 3 月 24 日)

本指南旨在为医疗器械注册人、备案人在与受托生产企业签订《医疗器械委托生产质量协议》(以下简称《质量协议》) 时提供指导。应用本指南的各方应当根据委托生产的实际情况，经协商选择适用本指南中全部或部分内容进行质量协议的制定；必要时，也可以增加本指南之外的相关要求。本指南适用于已注册或备案的医疗器械，在开展正式的委托生产活动前，为参与签订《质量协议》的各方提供指导。委托生产是指最终产品的委托生产，不包括最终产品部分工序的外协加工。部分工序的外协加工，建议按照采购来进行管理，对于采购及供应商的管理参照《医疗器械生产企业供应商审核指南》。如经双方协定，也可参照本质量协议的指南进行制定。

（三）关于审评审批制度改革的政策文件

1.《国家药监局关于发布医疗器械产品技术要求编写指导原则的通告》(2022 年第 8 号，2022 年 2 月 9 日)

为提高医疗器械技术审评的规范性和科学性，指导医疗器械注册人 / 备案人编写产品技术要求，根据《医疗器械监督管理条例》及《医疗器械注册与备案管理办法》《体外诊断试剂注册与备案管理办法》的规定，国家药品监督管理局组织修订了《医疗器械产品技术要求编写指导原则》。本指导原则适用于申请注册或备案的医疗器械产品，包括体外诊断试剂产品。本指导原则仅对医疗器械产品技术要求的格式和内容提出一般要求，不对具体产品的具体要求进行规定。指导原则中给出的示例仅供参考，相关监管机构及注册人 / 备案人应根据具体情形进行细化。

2.《国家药监局综合司关于印发境内第三类医疗器械注册质量管理体系核查工作程序的通知》(药监综械注〔2022〕13 号，2022 年 2 月 11 日)

为做好医疗器械注册质量管理体系核查工作，根据《医疗器械监督管理条例》《医疗器械注册与备案管理办法》《体外诊断试剂注册与备案管理办法》等相关法规规章，国家局组织修订了《境内第三类医疗器械注册质量管理体系核查工作程序》，现予印发，自发布之日起施行。原国家食品药品监督管理总局《关于印发境内第三类医疗器械注册质量管理体系核查工作程序（暂行）的通知》(食药监械管〔2015〕63 号) 同时废止。

3.《国家药监局 国家卫生健康委 关于发布（医疗器械临床试验质量管理规范）的公告》(2022 年第 28 号，2022 年 3 月 31 日)

为深化医疗器械审评审批制度改革，加强医疗器械临床试验管理，根据《医疗器械监督管理条例》

(国务院令第 739 号）及《医疗器械注册与备案管理办法》(市场监管总局令第 47 号)、《体外诊断试剂注册与备案管理办法》(市场监管总局令第 48 号),国家药品监督管理局会同国家卫生健康委员会组织修订了《医疗器械临床试验质量管理规范》,现予发布，自 2022 年 5 月 1 日起施行。

(1) 总则：为加强对医疗器械临床试验的管理，维护受试者权益和安全，保证医疗器械临床试验过程规范，结果真实、准确、完整和可追溯，根据《医疗器械监督管理条例》,制定本规范。在中华人民共和国境内，为申请医疗器械（含体外诊断试剂）注册而实施的医疗器械临床试验相关活动，应当遵守本规范。本规范涵盖医疗器械临床试验全过程，包括医疗器械临床试验的方案设计、实施、监查、稽查、检查以及数据的采集、记录、保存、分析、总结和报告等。

(2) 伦理委员会：伦理委员会应当遵守《世界医学大会赫尔辛基宣言》的伦理准则和相关法律法规规定。伦理委员会的组成、运行、备案管理应当符合卫生健康管理部门要求。伦理委员会所有委员应当接受伦理知识、本规范和相关法律法规培训，熟悉医疗器械临床试验的伦理准则和相关法律法规规定，遵守伦理委员会的工作程序。医疗器械临床试验开始前，申办者应当通过主要研究者向伦理委员会提交下列文件：临床试验方案；研究者手册；知情同意书文本和其他任何提供给受试者的书面材料；招募受试者和向其宣传的程序性文件（如适用);病例报告表文本；基于产品技术要求的产品检验报告；临床前研究相关资料；主要研究者简历、专业特长、能力、接受培训和其他能够证明其资格的文件；试验医疗器械的研制符合适用的医疗器械质量管理体系相关要求的声明；与伦理审查相关的其他文件。伦理委员会应当保存伦理审查的全部记录，包括伦理审查的书面记录、委员信息、递交的文件、会议记录和相关往来记录等。

(3) 医疗器械临床试验机构：医疗器械临床试验机构管理部门应当负责在医疗器械临床试验机构备案管理信息系统中填报、管理和变更医疗器械临床试验机构备案信息，包括临床试验专业、主要研究者等信息；负责在备案系统中在线提交上一年度实施医疗器械临床试验工作总结报告；负责在伦理委员会对医疗器械临床试验审查前，组织评估该临床试验主要研究者的资质并完成其备案。医疗器械临床试验机构应当建立质量管理制度，涵盖医疗器械临床试验实施的全过程，包括培训和考核、临床试验的实施、医疗器械的管理、生物样本的管理、不良事件和器械缺陷的处理以及安全性信息的报告、记录、质量控制等制度，确保主要研究者履行其临床试验相关职责，保证受试者得到妥善的医疗处理，确保试验产生数据的真实性。医疗器械临床试验机构在接受医疗器械临床试验前，应当根据试验医疗器械的特性评估相关资源，确保具备相匹配的资质、人员、设施、条件等。医疗器械临床试验机构和研究者应当配合申办者组织的监查和稽查，以及药品监督管理部门、卫生健康管理部门开展的检查。医疗器械临床试验机构应当按照相关法律法规和与申办者的合同，妥善保存临床试验记录和基本文件。

(4) 研究者：负责医疗器械临床试验的主要研究者应当具备下列条件：已完成医疗器械临床试验主要研究者备案；熟悉本规范和相关法律法规；具有试验医疗器械使用所要求的专业知识和经验，经过临床试验相关培训，有临床试验的经验，熟悉申办者所提供的医疗器械临床试验方案、研究者手册等资料；有能力协调支配和使用进行该项医疗器械临床试验的人员和设备，且有能力处理医疗器械临床试验中发生的不良事件和其他关联事件。参与医疗器械临床试验的研究者应当：具有承担医疗器械临床试验相应的专业技术资格、培训经历和相关经验；参加申办者组织的与该医疗器械临床试验相关的培训，并在主要研究者授权的范围内参与医疗器械临床试验；熟悉试验医疗器械的原理、适用范围或者预期用途、产品性能、操作方法、安装要求以及技术指标等，了解该试验医疗器械临床前研究相关资料；充分了解并且遵守临床试验方案、本规范和相关法律法规规定以及与医疗器械临床试验相关的职责；掌握临床试验可能产生风险的防范以及紧急处理方法。

(5) 申办者：申办者发起医疗器械临床试验前应当确保产品设计已定型，完成试验医疗器械的临床前研究，包括性能验证以及确认、基于产品技术要求的产品检验报告、风险受益分析等，且结果应当能够支持该项医疗器械临床试验；根据试验医疗器械的特性，选择已备案的医疗器械临床试验机构、专业和主要研究者；负责组织制定研究者手册、临床试验方案、知情同意书、病例报告表、标准操作规程以及其他相关文件，并向医疗器械临床试验机构和主要研究者提供。申办者应当在医疗器械临床试验经伦理审查通过并且与医疗器械临床试验机构签订合同后，向申办者所在地省、自治区、直辖市药品监督管理部门进行临床试验项目备案。医疗器械临床试验备案完成后，该医疗器械临床试验机构方可开始第一例受试者知情同意以及筛选。

（6）临床试验方案和试验报告：临床试验方案一般包含产品基本信息、临床试验基本信息、试验目的、风险受益分析、试验设计要素、试验设计的合理性论证、统计学考虑、实施方式（方法、内容、步骤）、临床试验终点、数据管理、对临床试验方案修正的规定、不良事件和器械缺陷定义和报告的规定、伦理学考虑等内容。临床试验报告一般包含医疗器械临床试验基本信息、实施情况、统计分析方法、试验结果、不良事件和器械缺陷报告以及其处理情况、对试验结果的分析讨论、临床试验结论、伦理情况说明、存在问题以及改进建议等内容。临床试验方案、临床试验报告应当由主要研究者签名、注明日期，经医疗器械临床试验机构审核签章后交申办者。

（7）多中心临床试验：申办者实施多中心医疗器械临床试验，应当符合以下要求：申办者应当确保参加医疗器械临床试验的各中心均能遵守临床试验方案；申办者应当向各中心提供相同的临床试验方案。临床试验方案的伦理性和科学性经组长单位伦理委员会审查通过后，参加临床试验的其他医疗器械临床试验机构伦理委员会一般情况下不再对临床试验方案设计提出修改意见，但是有权不同意在其医疗器械临床试验机构进行试验；各中心应当使用相同的病例报告表和填写指导说明，以记录在医疗器械临床试验中获得的试验数据；医疗器械临床试验开始前，应当有书面文件明确参加医疗器械临床试验的各中心主要研究者的职责；申办者应当确保各中心主要研究者之间的沟通；申办者负责选择、确定医疗器械临床试验的协调研究者，协调研究者供职的医疗机构为组长单位。协调研究者承担多中心临床试验中各中心的协调工作。多中心临床试验报告应当由协调研究者签名、注明日期，经组长单位医疗器械临床试验机构审核签章后交申办者。

（8）记录要求：在医疗器械临床试验中，主要研究者应当确保任何观察与发现均正确完整地予以记录。以患者为受试者的临床试验，相关的医疗记录应当载入门诊或者住院病历中。主要研究者应当确保按照申办者提供的指南，填写和修改病例报告表，确保病例报告表中的数据准确、完整、清晰和及时。病例报告表中报告的数据应当与源文件一致。病例报告表中数据的修改，应当确保初始记录清晰可辨，保留修改轨迹，修改者签名并注明日期。

4.《国家药监局关于第一类医疗器械备案有关事项的公告》(2022 年第 62 号，2022 年 8 月 1 日)

境内第一类医疗器械备案，备案人向设区的市级负责药品监督管理的部门提交备案资料。进口第一类医疗器械备案，备案人向国家药品监督管理局提交备案资料。判定产品管理类别时，应当结合产品实际情况，根据《第一类医疗器械产品目录》《体外诊断试剂分类子目录》等规定中产品描述、预期用途和品名举例进行判定。按照《第一类医疗器械产品目录》《体外诊断试剂分类子目录》和有关分类界定结果等判定为第一类医疗器械的，备案人向相应的备案部门办理备案；超出目录内容的，根据相关工作程序申请分类界定，明确为第一类医疗器械的，向相应的备案部门办理备案。

5.《国家药监局关于发布医疗器械注册质量管理体系核查指南的通告》(2022 年第 50 号，2022 年 10 月 10 日)

重点核查内容包括以下方面。

（1）质量管理体系原则（包括质量管理体系，风险管理，自检）。

（2）机构人员（包括组织机构，人员，关键人员，自检人员）。

（3）厂房、设施和设备（包括厂房设施，生产设备，检验设备，注册检验和临床试验产品生产）。

（4）文件管理（包括体系文件，研发原始记录，验证资料，临床试验文件管理）。

（5）设计开发（包括设计开发文档，设计开发输入，设计开发输出，验证确认，设计转换，包装、有效期、重复使用，验证记录，临床确认管理，临床试验产品要求，临床试验产品管理，设计开发变更，委托研发管理，受托方能力评估，委托研发协议，委托研发技术文档）。

（6）采购（包括采购制度，原材料来源，主要物料采购，采购记录，体外诊断试剂采购记录，体外诊断试剂关键物料要求）。

（7）生产（包括研制生产要求，生产工艺文件，生产及记录要求，体外诊断试剂生产要求）。

（8）质量控制（包括基本要求，自检，检验设备，检验规程，检验记录，放行程序，体外诊断试剂溯源，留样）。

（9）委托生产（包括总体要求，人员，委托协议，现场审核，设计转换，技术文件转化和工艺验证，技术转化风险控制，注册检验产品和临床试验产品生产，物料采购，生产过程管理，文件管理，产品放行，定期审核，沟通机制，申请人责任）。

（10）产品真实性（包括注册检验产品，临床试验产品，研制生产追溯要求，采购记录，生产和检验记录，留样）。

（李建军　华文婷　王军）

第二节
体外诊断相关标准

一、全国医用临床检验实验室和体外诊断系统标准化技术委员会（SAC/TC136）归口标准

全国医用临床检验实验室和体外诊断系统标准化技术委员会（SAC/TC136）成立于 1988 年，由国家标准化管理委员会确定的标准化工作领域为临床实验室质量管理、参考系统及体外诊断产品等，行业主管部门为国家药品监督管理局。SAC/TC136 为国际标准化组织 ISO/TC212 在中国的技术对口单位，秘书处设在北京市医疗器械检验研究院。目前为第六届，共 79 名委员，由来自体外诊断生产企业、医疗机构、科研院所、行业监管等领域的专家组成。

结合 ISO/TC212 对标准工作领域的划分，基于现有专业技术领域和国行标结构，兼顾国际发展趋势与我国体外诊断（IVD）监管特点，SAC/TC136 于第四届标委会期间研究建立了适合我国 IVD 行业发展的标准体系框架，初步建立了体外诊断系统通用标准、3 个领域（医学实验室、参考系统、IVD 产品）通用标准、6 个专业（临检、生化、免疫、微生物、分子、即时诊断）门类标准、专用标准产品标准的 4 级标准结构，形成了通用基础标准以国标为主，产品标准以行业标准为依托的较为科学、完善、合理的标准体系（见图 1-2-1）。

截至 2022 年 12 月，SAC/TC136 发布国家标准 35 项（见表 1-2-1）、发布行业标准 268 项（见表 1-2-2）。

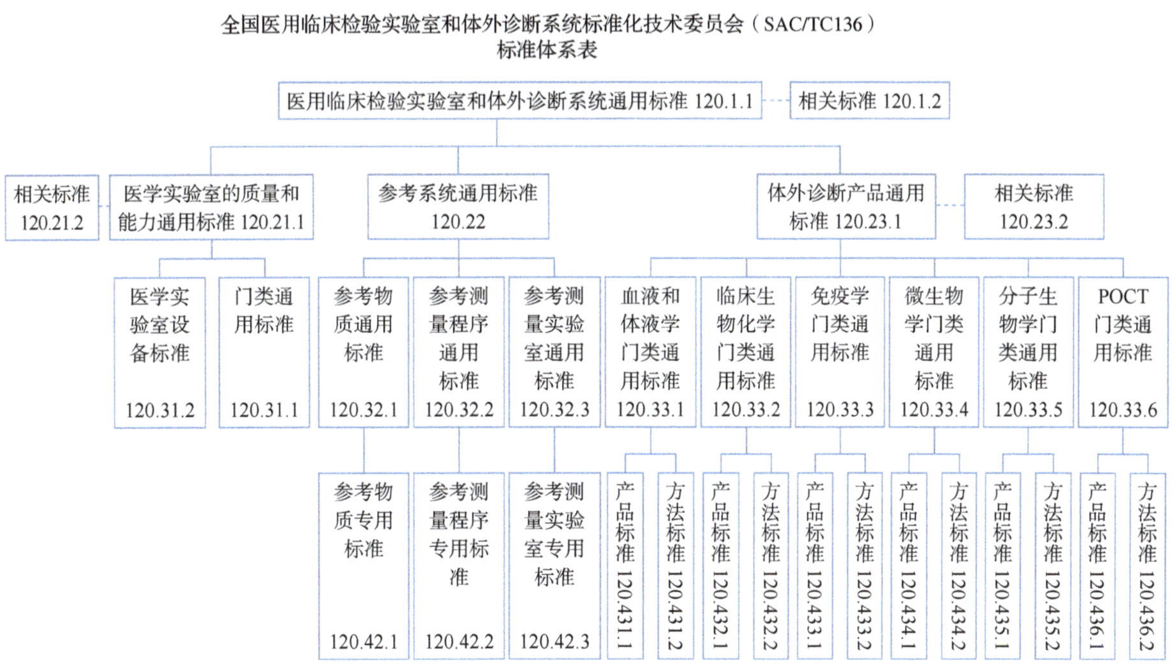

图 1-2-1 SAC/TC136 标准体系

表 1-2-1 SAC/TC136 归口国家标准列表（截至 2022 年 12 月）

序号	标准编号	标准名称
1	GB/T 18990—2008	促黄体生成素检测试纸（胶体金免疫层析法）
2	GB/T 19634—2021	体外诊断检验系统 自测用血糖监测系统通用技术条件
3	GB/T 19702—2021	体外诊断医疗器械 生物源性样品中量的测量 参考测量程序的表述和内容的要求
4	GB/T 19703—2020	体外诊断医疗器械 生物源性样品中量的测量 有证参考物质及支持文件内容的要求
5	GB/T 21415—2008	体外诊断医疗器械 生物样品中量的测量 校准品和控制物质赋值的计量学溯源性
6	GB/T 21919—2022	检验医学 运行参考测量程序的校准实验室能力要求
7	GB/T 22576.1—2018	医学实验室 质量和能力的要求 第 1 部分：通用要求
8	GB/T 22576.2—2021	医学实验室 质量和能力的要求 第 2 部分：临床血液学检验领域的要求
9	GB/T 22576.3—2021	医学实验室 质量和能力的要求 第 3 部分：尿液检验领域的要求
10	GB/T 22576.4—2021	医学实验室 质量和能力的要求 第 4 部分：临床化学检验领域的要求
11	GB/T 22576.5—2021	医学实验室 质量和能力要求 第 5 部分：临床免疫学检验领域的要求
12	GB/T 22576.6—2021	医学实验室质量和能力要求 第 6 部分：临床微生物学检验领域的要求
13	GB/T 22576.7—2021	医学实验室 质量和能力要求 第 7 部分：输血医学领域的要求
14	GB/T 26124—2011	临床化学体外诊断试剂（盒）
15	GB/T 29790—2020	即时检验 质量和能力的要求
16	GB/T 29791.1—2013	体外诊断医疗器械 制造商提供的信息（标示）第 1 部分：术语、定义和通用要求
17	GB/T 29791.2—2013	体外诊断医疗器械 制造商提供的信息（标示）第 2 部分：专业用体外诊断试剂
18	GB/T 29791.3—2013	体外诊断医疗器械 制造商提供的信息（标示）第 3 部分：专业用体外诊断仪器
19	GB/T 29791.4—2013	体外诊断医疗器械 制造商提供的信息（标示）第 4 部分：自测用体外诊断试剂
20	GB/T 29791.5—2013	体外诊断医疗器械 制造商提供的信息（标示）第 5 部分：自测用体外诊断仪器
21	GB/Z 30154—2013（国家标准化指导性技术文件）	医学实验室 GB/T 22576—2008 实验室实施指南
22	GB/T 39367.1—2020	体外诊断检验系统 病原微生物检测和鉴定用核酸定性体外检验程序 第 1 部分：通用要求、术语和定义
23	GB/T 40672—2021	临床实验室检验 抗菌剂敏感性试验用脱水 MH 琼脂和 MH 肉汤质量要求
24	GB/T 40966—2021	新型冠状病毒抗原检测试剂盒质量评价要求
25	GB/T 40982—2021	新型冠状病毒核酸检测试剂盒质量评价要求
26	GB/T 40983—2021	新型冠状病毒 IgG 抗体检测试剂盒质量评价要求
27	GB/T 40984—2021	新型冠状病毒 IgM 抗体检测试剂盒质量评价要求
28	GB/T 40999—2021	新型冠状病毒抗体检测试剂盒质量评价要求
29	GB/T 42060—2022	医学实验室 样品采集、运送、接收和处理的要求
30	GB/T 42218—2022	检验医学 体外诊断医疗器械 制造商对提供给用户的质量控制程序的确认
31	GB/T 42080.1—2022	分子体外诊断检验 冷冻组织检验前过程的规范 第 1 部分：分离 RNA
32	GB/T 42080.2—2022	分子体外诊断检验 冷冻组织检验前过程的规范 第 2 部分：分离蛋白质
33	GB/T 42216.1—2022	分子体外诊断检验 福尔马林固定及石蜡包埋组织检验前过程的规范 第 1 部分：分离 RNA
34	GB/T 42216.2—2022	分子体外诊断检验 福尔马林固定及石蜡包埋组织检验前过程的规范 第 2 部分：分离蛋白质
35	GB/T 42216.3—2022	分子体外诊断检验 福尔马林固定及石蜡包埋组织检验前过程的规范 第 3 部分：分离 DNA

表 1-2-2 SAC/TC136 归口行业标准列表（截至 2022 年 12 月）

序号	标准编号	标准项目名称
1	YY/T 0014—2005	半自动生化分析仪
2	YY/T 0032—2004	血红蛋白计

（续表）

序号	标准编号	标准项目名称
3	YY/T 0087—2004	电泳装置
4	YY/T 0456.2—2014	血液分析仪应用试剂 第2部分：溶血剂
5	YY/T 0456.3—2014	血液分析仪应用试剂 第3部分：稀释液
6	YY/T 0456.4—2014	血液分析仪用试剂 第4部分 有核红细胞检测试剂
7	YY/T 0456.5—2014	血液分析仪用试剂 第5部分 网织红细胞检测试剂
8	YY/T 0475—2011	干化学尿液分析仪
9	YY/T 0478—2011	尿液分析试纸条
10	YY/T 0501—2014	尿液分析质控物
11	YY/T 0575—2005	硫乙醇酸盐流体培养基
12	YY/T 0576—2005	哥伦比亚血琼脂基础培养基
13	YY/T 0577—2005	营养琼脂培养基
14	YY/T 0578—2005	沙门、志贺菌属琼脂培养基
15	YY/T 0588—2017	流式细胞仪
16	YY/T 0589—2016	电解质分析仪
17	YY/T 0638—2008	体外诊断医疗器械 生物样品中量的测量 校准品和质控物质中酶催化浓度赋值的计量学溯源性
18	YY/T 0639—2019	体外诊断医疗器械 制造商为生物学染色用体外诊断试剂提供的信息
19	YY 0648—2008	测量、控制和试验室用电气设备的安全要求 第2-101部分：体外诊断（IVD）医用设备的专用要求
20	YY/T 0653—2017	血液分析仪
21	YY/T 0654—2017	全自动生化分析仪
22	YY/T 0655—2008	干式化学分析仪
23	YY/T 0656—2008	自动化血培养系统
24	YY/T 0657—2017	医用离心机
25	YY/T 0659—2017	全自动凝血分析仪
26	YY/T 0665—2008	MH 琼脂培养基
27	YY/T 0688.1—2008	临床实验室检测和体外诊断系统 感染病原体敏感性试验与抗菌剂敏感性试验设备的性能评价 第1部分：抗菌剂对感染性疾病相关的快速生长需氧菌的体外活性检测的参考方法
28	YY/T 0688.2—2008	临床实验室检测和体外诊断系统-感染病原体敏感性试验与抗菌剂敏感性试验设备的性能评价 第2部分：抗菌剂敏感性试验设备的性能评价
29	YY/T 0690—2008	临床实验室测试和体外医疗器械 口服抗凝药治疗自测体外监测系统的要求
30	YY/T 0692—2008	生物芯片基本术语
31	YY/T 0701—2021	血液分析仪用校准物
32	YY/T 0702—2008	血细胞分析仪用质控物（品）
33	YY/T 0996—2015	尿液有形成分分析仪（数字成像自动识别）
34	YY/T 1150—2009	血红蛋白干化学检测系统通用技术要求
35	YY/T 1151—2009	体外诊断用蛋白质微阵列芯片
36	YY/T 1152—2009	生物芯片用醛基基片
37	YY/T 1153—2009	体外诊断用 DNA 微阵列芯片
38	YY/T 1154—2009	激光共聚焦扫描仪
39	YY/T 1155—2019	全自动发光免疫分析仪
40	YY/T 1156—2009	凝血酶时间检测试剂（盒）
41	YY/T 1157—2009	活化部分凝血活酶时间检测试剂（盒）
42	YY/T 1158—2009	凝血酶原时间检测试剂（盒）

（续表）

序号	标准编号	标准项目名称
43	YY/T 1159—2009	纤维蛋白原检测试剂（盒）
44	YY/T 1160—2021	癌胚抗原（CEA）定量标记免疫分析试剂盒
45	YY/T 1161—2009	肿瘤相关抗原 CA125 定量测定试剂（盒）（化学发光免疫分析法）
46	YY/T 1162—2009	甲胎蛋白（AFP）定量测定试剂（盒）（化学发光免疫分析法）
47	YY/T 1163—2009	总前列腺特异性抗原（t-PSA）定量测定试剂（盒）（化学发光免疫分析法）
48	YY/T 1164—2021	人绒毛膜促性腺激素（HCG）检测试剂盒（胶体金免疫层析法）
49	YY/T 1165—2009	沙保弱琼脂培养基
50	YY/T 1166—2009	淋球菌琼脂基础培养基
51	YY/T 1167—2009	厌氧血琼脂基础培养基
52	YY/T 1168—2009	巧克力琼脂基础培养基
53	YY/T 1169 —2009	麦康凯琼脂培养基
54	YY/T 1170—2009	碱性蛋白胨水培养基
55	YY/T 1171—2009	改良罗氏基础培养基
56	YY/T 1172—2010	医学实验室质量管理术语
57	YY/T 1173—2010	聚合酶链反应分析仪
58	YY/T 1174—2010	半自动化学发光免疫分析仪
59	YY/T 1175—2010	肿瘤标志物定量测定试剂（盒）（化学发光免疫分析法）
60	YY/T 1176—2010	癌抗原 CA15-3 定量测定试剂（盒）（化学发光免疫分析法）
61	YY/T 1177—2010	癌抗原 CA72-4 定量测定试剂（盒）（化学发光免疫分析法）
62	YY/T 1178—2010	糖类抗原 CA19-9 定量测定试剂（盒）（化学发光免疫分析法）
63	YY/T 1179—2010	糖类抗原 CA50 定量试剂（盒）（化学发光免疫分析法）
64	YY/T 1180—2021	人类白细胞抗原（HLA）基因分型检测试剂盒
65	YY/T 1181—2021	免疫组织化学试剂盒
66	YY/T 1182—2020	核酸扩增检测用试剂（盒）
67	YY/T 1183—2010	酶联免疫吸附法检测试剂（盒）
68	YY/T 1184—2010	流式细胞仪用单克隆抗体试剂
69	YY/T 1185—2010	脑心浸液培养基
70	YY/T 1186—2010	MH 肉汤培养基
71	YY/T 1187—2010	营养肉汤培养基
72	YY/T 1188—2010	曙红亚甲蓝琼脂培养基
73	YY/T 1189—2010	中国蓝琼脂培养基
74	YY/T 1190—2010	乳糖胆盐发酵培养基
75	YY/T 1191—2011	抗菌剂药敏纸片
76	YY/T 1192—2011	人绒毛膜促性腺激素（HCG）定量测定试剂盒（化学发光免疫分析法）
77	YY/T 1193—2011	促卵泡生成激素（FSH）定量测定试剂盒（化学发光免疫分析法）
78	YY/T 1194—2011	α- 淀粉酶测定试剂（盒）（连续监测法）
79	YY/T 1195—2011	血清总蛋白参考测量程序
80	YY/T 1196—2013	氯测定试剂盒（酶法）
81	YY/T 1197—2013	丙氨酸氨基转移酶测定试剂盒（IFCC 法）
82	YY/T 1198—2013	天门冬氨酸氨基转移酶测定试剂盒（IFCC 法）
83	YY/T 1199—2013	甘油三酯测定试剂盒（酶法）
84	YY/T 1200—2013	葡萄糖测定试剂盒（酶法）
85	YY/T 1201—2013	尿素测定试剂盒（酶偶联监测法）
86	YY/T 1202—2013	钾测定试剂盒（酶法）

（续表）

序号	标准编号	标准项目名称
87	YY/T 1203—2013	钠测定试剂盒（酶法）
88	YY/T 1204—2021	总胆汁酸测定试剂盒（酶循环法）
89	YY/T 1205—2013	总胆红素测定试剂盒（钒酸盐氧化法）
90	YY/T 1206—2013	总胆固醇测定试剂盒（氧化酶法）
91	YY/T 1207—2013	尿酸测定试剂盒（尿酸酶过氧化物酶偶联法）
92	YY/T 1208—2013	硫代硫酸盐-柠檬酸盐-胆盐-蔗糖（TCBS）琼脂培养基
93	YY/T 1209—2013	BCYE 琼脂培养基
94	YY/T 1210—2013	麦康凯山梨醇琼脂培养基
95	YY/T 1211—2013	甘露醇高盐琼脂培养基
96	YY/T 1212—2013	庆大霉素琼脂基础培养基
97	YY/T 1213—2019	促卵泡生成素测定试剂盒
98	YY/T 1214—2019	人绒毛膜促性腺激素测定试剂盒
99	YY/T 1215—2013	丙型肝炎病毒（HCV）抗体检测试剂盒（胶体金法）
100	YY/T 1216—2020	甲胎蛋白测定试剂盒
101	YY/T 1217—2013	促黄体生成素定量标记免疫分析试剂盒
102	YY/T 1218—2013	促甲状腺素定量标记免疫分析试剂盒
103	YY/T 1219—2013	胰酪胨大豆肉汤培养基
104	YY/T 1220—2013	肌酸激酶同工酶（CK-MB）诊断试剂（盒）（胶体金法）
105	YY/T 1221—2013	心肌肌钙蛋白 I 诊断试剂（盒）（胶体金法）
106	YY/T 1222—2014	总三碘甲状腺原氨酸定量标记免疫分析试剂盒
107	YY/T 1223—2014	总甲状腺素定量标记免疫分析试剂盒
108	YY/T 1224—2014	膀胱癌细胞相关染色体及基因异常检测试剂盒（荧光原位杂交法）
109	YY/T 1225—2014	肺炎支原体抗体检测试剂盒
110	YY/T 1226—2022	人乳头瘤病毒核酸（分型）检测试剂盒
111	YY/T 1227—2014	临床化学体外诊断试剂（盒）命名
112	YY/T 1228—2014	白蛋白测定试剂（盒）
113	YY/T 1229—2014	钙测定试剂（盒）
114	YY/T 1230—2014	胱抑素 C 测定试剂（盒）
115	YY/T 1231—2014	肌酐测定试剂（盒）（肌氨酸氧化酶法）
116	YY/T 1232—2014	γ- 谷氨酰基转移酶测定试剂（盒）（GPNA 底物法）
117	YY/T 1233—2014	心肌肌钙蛋白 - Ⅰ测定试剂（盒）（化学发光免疫分析法）
118	YY/T 1234—2014	碱性磷酸酶测定试剂（盒）（NPP 底物 -AMP 缓冲液法）
119	YY/T 1235—2014	风疹病毒 IgG/IgM 抗体检测试剂（盒）
120	YY/T 1236—2014	巨细胞病毒 IgG/IgM 抗体检测试剂（盒）
121	YY/T 1237—2014	弓形虫 IgG 抗体检测试剂（盒）（酶联免疫法）
122	YY/T 1238—2014	RhD（IgM）血型定型试剂（单克隆抗体）
123	YY/T 1239—2014	琼脂平板培养基
124	YY/T 1240—2014	D- 二聚体定量检测试剂（盒）
125	YY/T 1241—2014	乳酸脱氢酶测定试剂（盒）
126	YY/T 1242—2014	α- 羟丁酸脱氢酶测定试剂（盒）
127	YY/T 1243—2014	肌酸激酶测定试剂（盒）
128	YY/T 1244—2014	体外诊断试剂用纯化水
129	YY/T 1245—2014	自动血型分析仪
130	YY/T 1246—2014	糖化血红蛋白分析仪

（续表）

序号	标准编号	标准项目名称
131	YY/T 1247—2014	乙型肝炎病毒表面抗原测定试剂（盒）（化学发光免疫分析法）
132	YY/T 1248—2014	乙型肝炎病毒表面抗体测定试剂（盒）（化学发光免疫分析法）
133	YY/T 1249—2014	游离前列腺特异性抗原定量标记免疫分析试剂盒
134	YY/T 1250—2014	胰岛素定量标记免疫分析试剂盒
135	YY/T 1251—2014	红细胞沉降率测定仪
136	YY/T 1252—2015	总 IgE 定量标记免疫分析试剂盒
137	YY/T 1253—2015	低密度脂蛋白胆固醇测定试剂（盒）
138	YY/T 1254—2015	高密度脂蛋白胆固醇测定试剂（盒）
139	YY/T 1255—2015	免疫比浊法检测试剂（盒）（透射法）
140	YY/T 1256—2015	解脲脲原体核酸扩增检测试剂盒
141	YY/T 1257—2015	游离人绒毛膜促性腺激素 β 亚单位定量标记免疫分析试剂盒
142	YY/T 1258—2015	同型半胱氨酸检测试剂（盒）（酶循环法）
143	YY/T 1259—2015	戊型肝炎病毒 IgG 抗体检测试剂盒（酶联免疫吸附法）
144	YY/T 1260—2015	戊型肝炎病毒 IgM 抗体检测试剂盒（酶联免疫吸附法）
145	YY/T 1261—2015	HER2 基因检测试剂盒（荧光原位杂交法）
146	YY/T 1262—2015	神经元特异性烯醇化酶定量标记免疫分析试剂盒
147	YY/T 1303—2015	核酸扩增反向点杂交试剂（盒）
148	YY/T 1304.1—2015	时间分辨荧光免疫检测系统 第 1 部分：半自动时间分辨荧光免疫分析仪
149	YY/T 1304.2—2015	时间分辨荧光免疫检测系统 第 2 部分：时间分辨荧光免疫分析定量测定试剂（盒）
150	YY/T 1421—2016	载脂蛋白 B 测定试剂盒
151	YY/T 1422—2016	血清妊娠相关血浆蛋白 A（PAPP-A）定量检测试剂盒（定量标记免疫分析法）
152	YY/T 1423—2016	幽门螺杆菌抗体检测试剂盒（胶体金法）
153	YY/T 1424—2016	沙眼衣原体 DNA 检测试剂盒（荧光 PCR 法）
154	YY/T 1441—2016	体外诊断医疗器械性能评估通用要求
155	YY/T 1442—2016	$β_2$- 微球蛋白定量检测试剂（盒）
156	YY/T 1443—2016	甲型流感病毒抗原检测试剂盒（免疫层析法）
157	YY/T 1444—2016	总蛋白测定试剂盒
158	YY/T 1448—2016	脂蛋白（a）测定试剂盒
159	YY/T 1450—2016	载脂蛋白 A-Ⅰ测定试剂（盒）
160	YY/T 1451—2016	脑利钠肽和氨基末端脑利钠肽前体检测试剂（盒）（定量标记免疫分析法）
161	YY/T 1452—2016	干式血液细胞分析仪（离心法）
162	YY/T 1454—2016	自我检测用体外诊断医疗器械基本要求
163	YY/T 1455—2016	应用参考测量程序对酶催化活性浓度赋值及其不确定度评定指南
164	YY/T 1456—2016	铁蛋白定量检测试剂（盒）
165	YY/T 1458—2016	抗甲状腺过氧化物酶抗体定量检测试剂（盒）（化学发光免疫分析法）
166	YY/T 1459—2016	人类基因原位杂交检测试剂盒
167	YY/T 1460—2016	血液流变仪
168	YY/T 1461—2016	缺血修饰白蛋白测定试剂（盒）
169	YY/T 1462—2016	甲型 H1N1 流感病毒 RNA 检测试剂盒（荧光 PCR 法）
170	YY/T 1482—2016	单纯疱疹病毒 IgG 抗体检测试剂盒
171	YY/T 1483—2016	单纯疱疹病毒 IgM 抗体检测试剂盒
172	YY/T 1513—2017	C 反应蛋白测定试剂盒
173	YY/T 1514—2017	人类免疫缺陷病毒（1+2 型）抗体检测试剂盒（免疫印迹法）
174	YY/T 1515—2017	人类免疫缺陷病毒（Ⅰ型）核酸定量检测试剂盒

（续表）

序号	标准编号	标准项目名称
175	YY/T 1516—2017	泌乳素定量标记免疫分析试剂盒
176	YY/T 1517—2017	EB 病毒衣壳抗原（VCA）IgA 抗体检测试剂盒
177	YY/T 1518—2017	C- 肽（C-P）定量标记免疫分析试剂盒
178	YY/T 1523—2017	二氧化碳测定试剂盒（PEPC 酶法）
179	YY/T 1524—2017	α-L- 岩藻糖苷酶（AFU）测定试剂盒（CNPF 底物法）
180	YY/T 1525—2017	甲基安非他明检测试剂盒（胶体金法）
181	YY/T 1526—2017	人类免疫缺陷病毒抗原抗体联合检测试剂盒（发光类）
182	YY/T 1527—2017	α/β- 地中海贫血基因分型检测试剂盒
183	YY/T 1528—2017	肌红蛋白测定试剂盒（免疫比浊法）
184	YY/T 1529—2017	酶联免疫分析仪
185	YY/T 1530—2017	尿液有形成分分析仪用控制物质
186	YY/T 1531—2017	细菌生化鉴定系统
187	YY/T 1533—2017	全自动时间分辨荧光免疫分析仪
188	YY/T 1549—2017	生化分析用校准物
189	YY/T 1578—2018	糖化白蛋白测定试剂盒（酶法）
190	YY/T 1579—2018	体外诊断医疗器械体外诊断试剂稳定性评价
191	YY/T 1580—2018	肌酸激酶 MB 同工酶测定试剂盒（免疫抑制法）
192	YY/T 1581—2018	过敏原特异性 IgE 抗体检测试剂盒
193	YY/T 1582—2018	胶体金免疫层析分析仪
194	YY/T 1583—2018	叶酸测定试剂盒（化学发光免疫分析法）
195	YY/T 1584—2018	视黄醇结合蛋白测定试剂盒（免疫比浊法）
196	YY/T 1585—2017	总 25- 羟基维生素 D 测定试剂盒（标记免疫分析法）
197	YY/T 1586—2018	肿瘤个体化治疗相关基因突变检测试剂盒（荧光 PCR 法）
198	YY/T 1588—2018	降钙素原测定试剂盒
199	YY/T 1589—2018	雌二醇测定试剂盒（化学发光免疫分析法）
200	YY/T 1590—2018	心型脂肪酸结合蛋白测定试剂盒（免疫比浊法）
201	YY/T 1591—2017	人类 EGFR 基因突变检测试剂盒
202	YY/T 1592—2018	ABO 正定型和 RhD 血型定型检测卡（柱凝集法）
203	YY/T 1593—2018	生长激素测定试剂盒
204	YY/T 1594—2018	人抗甲状腺球蛋白抗体测定试剂盒
205	YY/T 1595—2017	氯胺酮检测试剂盒（胶体金法）
206	YY/T 1596—2017	甲型流感病毒核酸检测试剂盒（荧光 PCR 法）
207	YY/T 1597—2017	新生儿苯丙氨酸测定试剂盒
208	YY/T 1605—2018	糖化血红蛋白测定试剂盒（胶乳免疫比浊法）
209	YY/T 1611—2018	人类免疫缺陷病毒抗体检测试剂盒（免疫层析法）
210	YY/T 1645—2019	人细小病毒 B19 IgG 抗体检测试剂盒
211	YY/T 1652—2019	体外诊断试剂用质控物通用技术要求
212	YY/T 1656—2020	吗啡检测试剂盒（胶体金法）
213	YY/T 1657—2019	胚胎植入前染色体非整倍体检测试剂盒（测序法）
214	YY/T 1662—2019	生化分析仪用质控物
215	YY/T 1663—2019	孕酮测定试剂盒
216	YY/T 1664—2019	甲状旁腺激素测定试剂盒
217	YY/T 1667—2020	肺炎衣原体 IgG 抗体检测试剂盒（酶联免疫吸附法）
218	YY/T 1669—2019	ABO 反定型检测卡（柱凝集法）

（续表）

序号	标准编号	标准项目名称
219	YY/T 1672—2019	胃蛋白酶原Ⅰ/Ⅱ测定试剂盒
220	YY/T 1673—2019	安非他明检测试剂盒（胶体金法）
221	YY/T 1674—2019	胰岛素样生长因子Ⅰ测定试剂盒
222	YY/T 1675—2019	血清电解质（钾、钠、钙、镁）参考测量程序（离子色谱法）
223	YY/T 1677—2019	维生素 B_{12} 测定试剂盒（标记免疫分析法）
224	YY/T 1682—2019	脲原体/人型支原体培养及药物敏感检测试剂盒
225	YY/T 1709—2020	体外诊断试剂用校准物测量不确定度评定
226	YY/T 1713—2020	胶体金免疫层析法检测试剂盒
227	YY/T 1717—2020	核酸提取试剂盒（磁珠法）
228	YY/T 1721—2020	游离甲状腺素测定试剂盒
229	YY/T 1722—2020	前白蛋白测定试剂盒（免疫比浊法）
230	YY/T 1723—2020	高通量基因测序仪
231	YY/T 1724—2020	游离三碘甲状腺原氨酸测定试剂盒
232	YY/T 1725—2020	细菌和真菌感染多重核酸检测试剂盒
233	YY/T 1726—2020	浓度梯度琼脂扩散药敏条
234	YY 1727—2020	口腔黏膜渗出液人类免疫缺陷病毒抗体检测试剂盒（胶体金免疫层析法）
235	YY/T 1728—2021	临床实验室检测和体外诊断系统 感染性疾病相关酵母样真菌抗菌剂的体外活性检测参考方法
236	YY/T 1729—2020	真菌（1-3）-β-D 葡聚糖测定试剂盒
237	YY/T 1731—2020	人基因单核苷酸多态性（SNP）检测试剂盒
238	YY/T 1735—2021	丙型肝炎病毒抗体检测试剂（盒）（化学发光免疫分析法）
239	YY/T 1740.1—2021	医用质谱仪 第 1 部分：液相色谱-质谱联用仪
240	YY/T 1740.2—2021	医用质谱仪 第 2 部分：基质辅助激光解析电离飞行时间质谱仪
241	YY 1741—2021	抗凝血酶Ⅲ测定试剂盒
242	YY/T 1742—2021	腺苷脱氨酶测定试剂盒
243	YY/T 1745—2021	自动粪便分析仪
244	YY/T 1784—2021	血气分析仪
245	YY/T 1785—2021	氨基酸和肉碱检测试剂盒（串联质谱法）
246	YY/T 1789.1—2021	体外诊断检验系统 性能评价方法 第 1 部分：精密度
247	YY/T 1789.2—2021	体外诊断检验系统 性能评价方法 第 2 部分：正确度
248	YY/T 1790—2021	纤维蛋白/纤维蛋白原降解产物测定试剂盒（胶乳免疫比浊法）
249	YY/T 1791—2021	乙型肝炎病毒 e 抗体检测试剂盒（化学发光免疫分析法）
250	YY/T 1792—2021	荧光免疫层析分析仪
251	YY/T 1793—2021	细菌内毒素测定试剂盒
252	YY/T 1795—2021	精子质量分析仪
253	YY/T 1800—2021	耳聋基因突变检测试剂盒
254	YY/T 1801—2021	胎儿染色体非整倍体 21 三体、18 三体和 13 三体检测试剂盒（高通量测序法）
255	YY/T 1820—2021	特异性抗核抗体 IgG 检测试剂盒（免疫印迹法）
256	YY/T 1824—2021	EB 病毒核酸检测试剂盒（荧光 PCR 法）
257	YY/T 1825—2021	红细胞计数和白细胞计数参考测量程序定值结果测量不确定度评定指南
258	YY/T 1826—2021	B 群链球菌核酸检测试剂盒（荧光 PCR 法）
259	YY/T 1828—2021	抗缪勒管激素测定试剂盒（化学发光免疫分析法）
260	YY/T 1831—2021	梅毒螺旋体抗体检测试剂盒（免疫层析法）

（续表）

序号	标准编号	标准项目名称
261	YY/T 1836—2021	呼吸道病毒多重核酸检测试剂盒
262	YY/T 1811—2022	补体4测定试剂盒（免疫比浊法）
263	YY/T 1817—2022	甲状腺球蛋白测定试剂盒（化学发光免疫分析法）
264	YY/T 1847—2022	抗人球蛋白检测卡（柱凝集法）
265	YY/T 1789.3—2022	体外诊断检验系统 性能评价方法 第3部分：检出限与定量限
266	YY/T 1789.4—2022	体外诊断检验系统 性能评价方法 第4部分：线性区间与可报告区间
267	YY/T 1880—2022	血清淀粉样蛋白A测定试剂盒
268	YY/T 1865—2022	BRCA基因突变检测试剂盒及数据库通用技术要求（高通量测序法）

（邹迎曙 刘艳春 代蕾颖）

二、临床检验卫生标准

国家卫生健康标准委员会临床检验标准专业委员会（简称临检标委会）成立于1996年，秘书处设在国家卫生健康委临床检验中心（National Center for Clinical Laboratories，NCCL）。2019年6月，临检标委会换届为第八届国家卫生健康标准委员会临床检验标准专业委员会，由30位委员和3位顾问组成。换届后的临检标委会是国家卫生健康标准委员会下设的21个标准专业委员会之一，受国家卫健委法规司领导，主管业务司局是国家卫健委医政司（原国家卫健委医政医管局），协调机构为国家卫生健康委医管中心。临检标委会的主要职责与任务是：协助业务司局提出临床检验专业标准发展规划和年度标准制修订计划；协助组织标准的制修订工作，对下达的标准制修订项目的执行情况进行管理；评审标准草案及其送审材料；复审实施五年以上的标准；进行临床检验所需标准的基础研究，为标准研制和管理提供科学依据；负责标准的技术咨询，参与标准的宣贯和实施追踪评价工作；参与国内外本专业标准化活动，收集、整理国内外临床检验相关标准及文件的信息等。

临检标委会对国外主要标准化机构的标准制订情况进行研究分析，在参考国外标准分类方法的基础上，结合国内临床检验工作的特点和实际需求，初步提出了我国临床检验卫生标准的体系框架（见图1-2-2）。

截至2022年12月，国家卫健委已发布临床检验卫生标准130项（包括行业标准126项，国家标准4项，现行有效的卫生标准有89项，已废止标准41项），所有现行有效的标准均可从国家卫健委网站查询并免费获取全文。其中，2018—2022年临检标委会共发布行业标准25项，见表1-2-3。

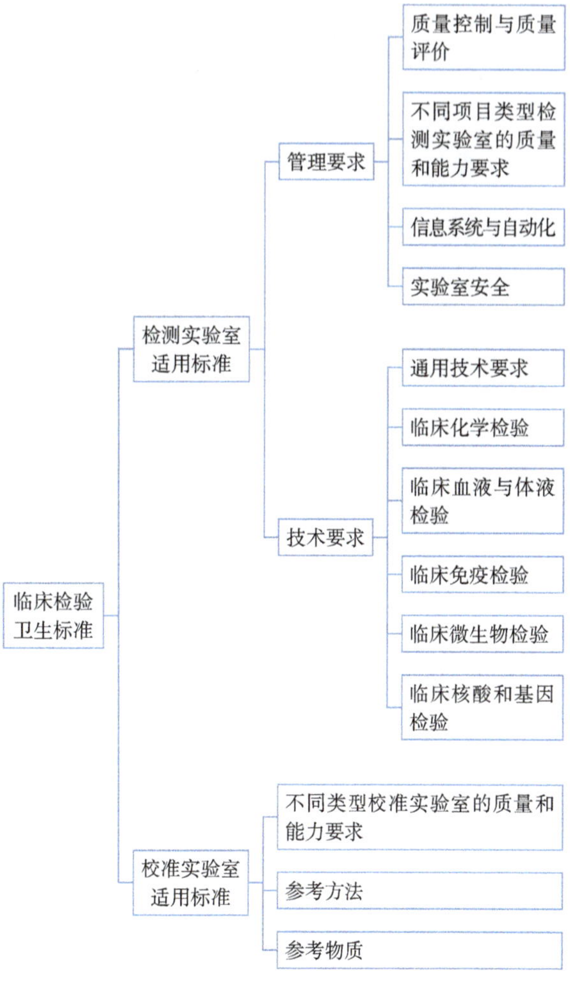

图1-2-2 临床检验卫生标准的体系框架

表 1-2-3 临检标委会 2018—2022 年所发布行业标准

序号	标准编号	标准名称	发布日期	实施日期
1	WS/T 804—2022	临床化学检验基本技术标准	2022-11-2	2023-5-1
2	WS/T 805—2022	临床微生物检验基本技术标准	2022-11-2	2023-5-1
3	WS/T 806—2022	临床血液与体液检验基本技术标准	2022-11-2	2023-5-1
4	WS/T 807—2022	临床微生物培养、鉴定和药敏检测系统的性能验证	2022-11-2	2023-5-1
5	WS/T 404.10—2022	临床常用生化检验项目参考区间 第 10 部分：血清三碘甲状腺原氨酸、甲状腺素、游离三碘甲状腺原氨酸、游离甲状腺素、促甲状腺激素甲状腺素	2022-12-29	2023-6-1
6	WS/T 779—2021	儿童血细胞分析参考区间	2021-4-19	2021-10-1
7	WS/T 780—2021	儿童临床常用生化检验项目参考区间	2021-4-9	2021-10-1
8	WS/T 781—2021	便携式血糖仪临床操作和质量管理指南	2021-4-19	2021-10-1
9	WST 785—2021	人类白细胞抗原基因分型检测体系技术标准	2021-8-27	2022-1-1
10	WS/T 220—2021	凝血因子活性测定技术标准	2021-8-27	2022-1-1
11	WS/T 661—2020	静脉血液标本采集指南	2020-3-26	2020-10-1
12	WS/T 662—2020	临床体液检验技术要求	2020-3-26	2020-10-1
13	WS/T 404.4—2018	临床常用生化检验项目参考区间 第 4 部分：血清总胆红素、直接胆红素	2018-4-27	2018-11-1
14	WS/T 573—2018	感染性疾病免疫测定程序及结果报告	2018-4-27	2018-11-1
15	WS/T 574—2018	临床实验室试剂用纯化水	2018-4-27	2018-11-1
16	WS/T 616—2018	临床实验室定量检验结果的自动审核	2018-8-20	2019-3-1
17	WS/T 617—2018	天门冬氨酸氨基转移酶催化活性浓度参考测量程序	2018-8-20	2019-3-1
18	WS/T 459—2018	常用血清肿瘤标志物检测的临床应用和质量管理	2018-12-11	2019-6-1
19	WS/T 639—2018	抗菌药物敏感性试验的技术要求	2018-12-11	2019-6-1
20	WS/T 640—2018	临床微生物学检验样本的采集和转运	2018-12-11	2019-6-1
21	WS/T 641—2018	临床检验定量测定室内质量控制	2018-12-11	2019-6-1
22	WS/T 644—2018	临床检验室间质量评价	2018-12-12	2019-6-1
23	WS/T 645.1—2018	临床常用免疫学检验项目参考区间 第 1 部分：血清免疫球蛋白 G、免疫球蛋白 A、免疫球蛋白 M、补体 3、补体 4	2018-12-12	2019-6-1
24	WS/T 645.2—2018	临床常用免疫学检验项目参考区间 第 2 部分：血清甲胎蛋白、癌胚抗原、糖链抗原 19-9、糖链抗原 15-3、糖链抗原 125	2018-12-12	2019-6-1
25	WS/T 404.9—2018	临床常用生化检验项目参考区间 第 9 部分：血清 C- 反应蛋白、前白蛋白、转铁蛋白、β_2- 微球蛋白	2018-12-12	2019-6-1

一些已发布的重要类别卫生标准如下。

1. 参考区间相关行业标准

临床检验结果的解释离不开参考区间。长期以来，我国缺乏基于多中心、大样本研究数据建立的参考区间。2010 年起，在卫生专项经费和“十二五”科技支撑计划经费的支持下，中华医学会检验医学分会牵头组织位于全国不同地区的 6 家大型综合性三甲医院和卫生部临床检验中心共同开展了“中国人群重要常规临床检验项目参考区间及相关技术支撑体系的建立”多中心研究，先后研究建立了血细胞分析、临床常用重要生化检验和免疫学检验项目的参考区间，研究结果陆续以行业标准的形式发布。截至 2022 年 12 月，已发布的参考区间行业标准有 16 项，分别是：①《临床常用生化检验项目参考区间 第 1 部分：血清丙氨酸氨基转移酶、天门冬氨酸氨基转移酶、碱性磷酸酶和 γ- 谷氨酰基转移酶》(WS/T 404.1—2012)；②《临床常用生化检验项目参考区间 第 2 部分：血清总蛋白、白蛋白》(WS/T 404.2—2012)；③《临床常用生化检验项目参考区间 第 3 部分：血清钾、钠、氯》(WS/T 404.3—2012)；④《临床常用生化检验项目参考区间 第 4 部分：血清总胆红素、直接胆红素》(WS/T 404.4—2018)；⑤《临床常用生化检验项目参考区间 第 5 部分：血清尿素、肌酐》(WS/T 404.5—2012)；⑥《临床常用生化检验项目参考区间 第 6 部分：血清总钙、无机磷、镁、铁》(WS/T 404.6—2012)；

⑦《临床常用生化检验项目参考区间 第7部分：血清乳酸脱氢酶、肌酸激酶》(WS/T 404.7—2012)；⑧《临床常用生化检验项目参考区间 第8部分：血清淀粉酶》(WS/T 404.8—2012)；⑨《血细胞分析参考区间》(WS/T 405—2012)；⑩《临床常用生化检验项目参考区间 第9部分：血清C-反应蛋白、前白蛋白、转铁蛋白、β_2-微球蛋白》(WS/T 404.9—2018)；⑪《临床常用免疫学检验项目参考区间 第1部分：血清免疫球蛋白G、免疫球蛋白A、免疫球蛋白M、补体3、补体4》(WS/T 645.1—2018)；⑫《临床常用免疫学检验项目参考区间 第2部分：血清甲胎蛋白、癌胚抗原》；⑬《糖链抗原19-9、糖链抗原15-3、糖链抗原125》(WS/T 645.2—2018)；⑭《临床常用生化检验项目参考区间 第10部分：血清三碘甲状腺原氨酸、甲状腺素、游离三碘甲状腺原氨酸、游离甲状腺素、促甲状腺激素甲状腺素》(WS/T 404.10—2022)；⑮《儿童临床常用生化检验项目参考区间》(WS/T 780—2021)；⑯《儿童血细胞分析参考区间》(WS/T 779—2021)。

参考区间相关行业标准得到了较为广泛的应用，标委会于2014年和2017年分别对全国306家实验室和546家实验室进行问卷调查的结果显示，分别有51%和86%的实验室全部或部分使用了成人参考区间相关标准，且应用效果良好。另外，2022年对342家医疗机构（其中儿童医院159家，综合医院183家）的行标应用情况进行调查，结果显示：儿童血细胞分析参考区间行业标准的总体应用率儿童医院为78%，综合医院为77%；儿童临床常用生化检验项目参考区间行业标准的总体应用率儿童医院为75%，综合医院为65%。

2. 性能验证和校准相关行业标准

临床检验结果的质量直接关系到患者的诊断、治疗和预后，规范的性能验证和校准（适用时）是保证检验结果准确可靠的关键环节，明确的分析质量要求和质量指标是实验室实施质量评价、控制和改进的前提。近年来，标委会已组织专家制订了多项相关标准。已发布的检测系统性能验证和校准相关标准有：《临床微生物培养、鉴定和药敏检测系统的性能验证》(WS/T 807—2022)、《血细胞分析的校准指南》(WS/T 347—2011)、《临床化学测量系统校准指南》(WS/T 490—2016)、《临床化学设备线性评价指南》(WS/T 408—2012)、《临床检验定量测定项目精密度与正确度性能验证》(WS/T 492—2016)、《临床检测方法总分析误差的确定》(WS/T 409—2013)、《医疗机构内定量检验结果的可比性验证指南》(WS/T 407—2012)、《干扰实验指南》(WS/T 416—2013)、《定性测定性能评价指南》(WS/T 505—2017)和《临床定量方法检出能力的确立和验证》(WS/T 514—2017)。已发布的质量指标/分析质量要求相关标准有：《临床生物化学检验常规项目分析质量指标》(WS/T 403—2012)、《临床血液学检验常规项目分析质量要求》(WS/T 406—2012)、《临床定性免疫检验重要常规项目分析质量要求》(WS/T 494—2017)和《临床实验室质量指标》(WS/T 496—2017)。

《临床化学设备线性评价指南》(WS/T 408—2012)、《干扰实验指南》(WS/T 416—2013)、《临床实验室对商品定量试剂盒分析性能的验证》(WS/T 420—2013)、《临床检验定量测定项目精密度与正确度性能验证》(WS/T 492—2016)这四项标准将合并修订为《定量检验程序分析性能验证指南》，修订工作即将完成。

3. 质量控制相关标准

实验室内质量控制和实验室间质量评价是临床实验室质量管理的重要内容，实验室通过开展室内质量控制检测同一检测系统多次重复检测结果的精密度，通过参加室间质评监测检测结果与其他实验室检测结果的可比性。为了规范室内质量控制和室间质量评价活动的开展，临检标委会于2006年制订了《临床实验室定量测定室内质量控制指南》(GB/T 20468—2006)和《临床实验室室间质量评价要求》(GB/T 20470—2006)。近年来，室内质控的理论和方法不断发展、室间质评也出现了一些新形式和新要求，临检标委会于2017年对这两项标准进行修订，2018年已发布。

4. 标本采集与处理相关标准

分析前阶段的质量对检测结果的准确性和可靠性有重要影响，为了加强分析前的质量控制，已陆续制订多种类型标本的采集和处理指南，包括《静脉血液标本采集指南》(WS/T 661—2020)、《临床微生物学检验标本的采集和转运指南》(WS/T 640—2018)、《尿液标本的收集及处理指南》(WS/T 348—2011)、《临床化学检验血液标本的收集与处理》(WS/T 225—2002)和《血浆凝固实验血液标本的采集及处理指南》(WS/T 359—2011)。后三项标准目前均在修订过程中。

（许成山 李臣宾 彭明婷）

三、全国生物计量技术委员会（MTC20）归口的技术规范

全国生物计量技术委员会（MTC20）由原国家

质量监督检验检疫局（现为国家市场监督管理总局）批准成立于 2007 年，负责组织制订生物领域内国家计量技术法规、开展国家生物计量标准国内量值比对和国家质量监督检验检疫局授权的归口管理工作。秘书处设在中国计量科学研究院。目前为第四届，共 38 名委员，由来计量技术机构、科研院所、高等院校、生物技术企业等领域的专家组成。截至 2022 年底，归口发布的国家计量技术规范 28 项，见表 1-2-4。

表 1-2-4 MTC20 归口国家计量技术规范列表

序号	技术规范编号	技术规范名称
1	JJG 464—2011	半自动生化分析仪检定规程
2	JJF 1527—2015	聚合酶链反应分析仪校准规范
3	JJF 1529—2015	细菌内毒素分析仪校准规范
4	JJF 1530—2015	凝胶成像系统校准规范
5	JJF 1614—2017	抗生素效价测定仪校准规范
6	JJF 1654—2017	平板电泳仪校准规范
7	JJF 1665—2017	流式细胞仪校准规范
8	JJF 1666—2017	全自动微生物定量分析仪校准规范
9	JJF 1751—2019	菌落计数器校准规范
10	JJF 1752—2019	全自动封闭型发光免疫分析仪校准规范
11	JJF 1816—2020	生乳冰点仪校准规范
12	JJF 1817—2020	核酸分析仪校准规范
13	JJF 1820—2020	乳品成分分析仪校准规范
14	JJF 1823—2020	全自动尿沉渣分析仪校准规范
15	JJF 1825—2020	麦氏细菌浊度分析仪校准规范
16	JJF 1826—2020	空气微生物采样器校准规范
17	JJF 1828—2020	ATP 荧光检测仪校准规范
18	JJF 1836—2020	微量分光光度计校准规范
19	JJF 1841—2020	糖化血红蛋白分析仪校准规范
20	JJF 1849—2020	微孔板化学发光分析仪校准规范
21	JJF 1874—2020	（自动）核酸提取仪校准规范
22	JJF 1937—2021	全自动血液细菌培养分析仪校准规范
23	JJF 1945—2021	凝血分析仪校准规范
24	JJF 1910—2021	电化学工作站
25	JJF 1972—2022	负压救护车医疗舱性能参数校准规范
26	JJF 1973—2022	移动生物检测实验舱性能参数校准规范
27	JJF 1974—2022	生物降解试验中接种物活性定量测量方法
28	JJF 1265—2022	生物计量术语及定义

生物计量技术规范体系构架包括横向和纵向分类二维体系，如图 1-2-3 所示。横向维度是在本计量技术规范体系框架下的分类，主要包括通用计量技术规范、测量设备、测量方法、质量控制与计量评价技术规范。纵向维度是对横向分类范围内的进一步分解计量体系的技术规范内容，比如以测量设备技术规范为例，其内容包括对生物含量、生物序列、结构修饰、生物活性、生物表型等通用参数和特征参数进行测量的设备校准的技术规范；测量方法包括对生物含量、生物序列、结构修饰、生物活性、生物表型等通用参数和特征参数开展具体测量的参考方法的技术规范；质量控制包括对生物含量、生物序列、结构修饰、生物活性、生物表型等通用参数和特征参数进行测量过程中的质量控制技术规范，或测量系统的性能验证技术规范，计量评价包括实现生物含量、生物序列、结构修饰、生物活性、生物表型等通用参数和特征参数测量的设备、方法或系统的性能评价技术规范。

其中，2021—2022 年 MTC20 共承担了 27 项技术规范的组织制修订任务，规范目录见表 1-2-5。

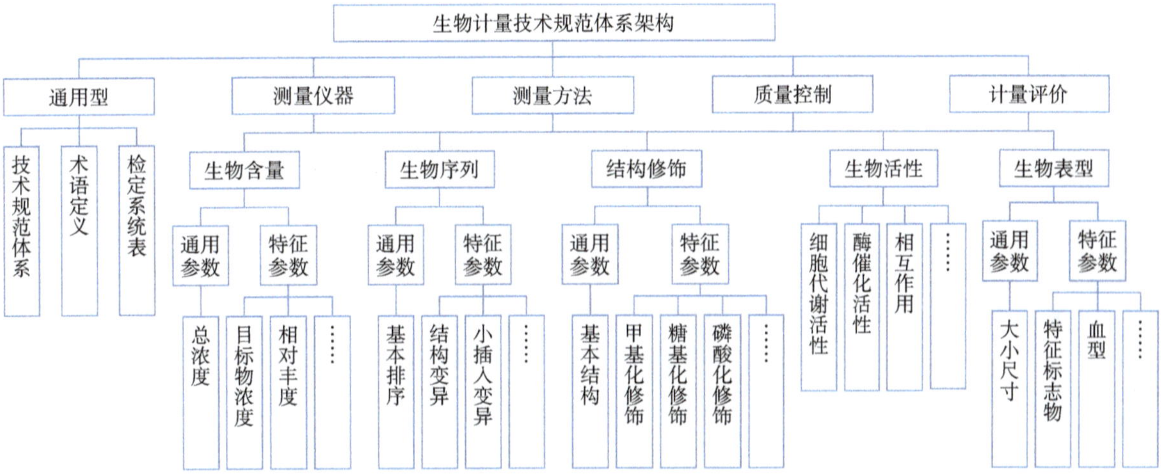

图 1-2-3 生物计量技术规范体系架构

表 1-2-5 2021—2022 年技术规范制修订项目

序号	技术规范名称	制定 / 修订
1	全自动酶免分析系统校准规范	制定
2	单管式化学发光分析仪校准规范	制定
3	胶体金免疫层析分析仪校准规范	制定
4	便携式荧光免疫分析仪校准规范	制定
5	生物安全采样舱性能参数校准规范	制定
6	细胞计数仪校准规范	制定
7	生鲜乳体细胞检测仪校准规范	制定
8	水质毒性分析仪校准规范	制定
9	冷冻干燥机校准规范	制定
10	乳品细菌计数仪校准规范	制定
11	时间分辨荧光免疫分析仪校准规范	制定
12	荧光法生物气溶胶监测仪校准规范	制定
13	蛋白质纯化分析仪校准规范	制定
14	生物气溶胶采样器校准规范	制定
15	摇摆式生物反应器性能测试技术规范	制定
16	口罩颗粒物过滤效率检测仪校准规范	制定
17	生物安全柜质量检测仪校准规范	制定
18	生物发酵罐测试技术规范	制定
19	粉质仪校准规范	制定
20	多功能血气分析仪校准规范	制定
21	干式生化分析仪校准规范	制定
22	洁净工作台测试技术规范	制定
23	数字聚合酶链反应分析仪校准规范	制定
24	斑点酶联免疫分析仪校准规范	制定
25	特定蛋白分析仪校准规范	制定
26	阻抗法全自动微生物检测系统校准规范	制定
27	负压隔离舱生物安全参数校准规范	制定

2021—2022 年国家市场监督管理局共发布生物计量技术委员会制修订的 7 个规范，见表 1-2-6。

表 1-2-6 2021—2022 年发布的规范列表

序号	技术规范名称	技术规范代号	发布日期	实施日期
1	电化学工作站校准规范	JJF 1910—2021	2021-7-28	2022-1-28
2	全自动血液细菌培养分析仪校准规范	JJF 1937—2021	2021-12-8	2022-6-8
3	凝血分析仪校准规范	JJF 1945—2021	2021-12-28	2022-6-28
4	负压救护车医疗舱性能参数校准规范	JJF 1972—2022	2022-6-28	2022-12-28
5	移动生物检测实验舱性能参数校准规范	JJF 1973—2022	2022-6-28	2022-12-28
6	生物降解试验中接种物活性定量测量方法	JJF 1974—2022	2022-6-28	2022-12-28
7	生物计量术语及定义	JJF 1265—2022	2022-11-1	2023-5-1

（董莲华　戴新华　唐治玉）

四、全国临床医学计量技术委员会（MTC21）归口的技术规范

全国临床医学计量技术委员会（MTC21）是针对欧盟委员会体外诊断医疗器具（试剂）的指令（98/79/EC），由中国计量科学研究院、中国合格评定国家认可中心和卫生部临床检验中心联合提出，参照国际检验医学溯源性联合委员会（Joint Committee for Traceability in Laboratory Medicine，JCTLM）的框架，由国家质量监督检验检疫总局（现国家市场监督管理总局）批准成立于 2007 年。技术委员会秘书处设在中国计量科学研究院（化学计量与分析科学研究所）。目前为第四届计量技术委员会，由 38 名委员、3 名咨询委员、3 名顾问组成。另有 17 名通讯委员和 1 个 6 人的协调工作组。成员来自于体外诊断生产企业、医疗机构、科研院所、计量技术机构等单位。技术委员会的主要工作围绕临床检验准确测量和量值溯源的实现为目标，制定临床医学相关的计量技术法规、参考方法、专家共识等，推广溯源性的概念，促进中国临床测量溯源体系的建立，促进参考实验室网络的建立，提高临床实验室间质量评价工作的质量，指导临床实验室认可工作，减少重复测量，促进临床检验结果的共享，最终减少患者和政府在医疗费用方面的支出。

委员会初步建立了本技术委员会技术规范体系框架（图 1-2-4），包含通用技术规范和专用技术规范。临床医学计量技术委员会涉及的技术规范体系分为以下几个层次。

1. 通用技术规范

涉及临床医学计量名词术语，参考系统评审规则和参考方法编写规则，主要参考计量学名词术语。通用技术规范主要指导专用技术规范的编制。

2. 专用技术规范

包括仪器检定规程、校准规范和参考方法。

仪器检定规程和校准规范主要包括 12 大类的测量仪器，分别为血液分析系统、生化分析系统、免疫分析系统、细菌分析系统、尿液分析系统、生物分离系统、血气分析系统、基因和生命科学仪器、临床医学辅助检验设备、医用培养箱和离心机、药物类和其他类。

参考方法技术规范主要参考国际 JCTLM 的分类，总共分为 12 类。包括代谢物和底物、非肽激素、药物、电解质和无机成分、血气、维生素和营养成分、细胞计数和血型、凝血因子、酶、感染性疾病、核酸和蛋白。

截至 2022 年底，本委员会归口制修订发布的国家计量技术规范 10 项（表 1-2-7），已立项正在制修订技术规范共 38 项，包括临床医学设备相关国家计量技术规范 18 项（表 1-2-8），临床医学参考方法相关国家计量技术规范 20 项（表 1-2-9）。

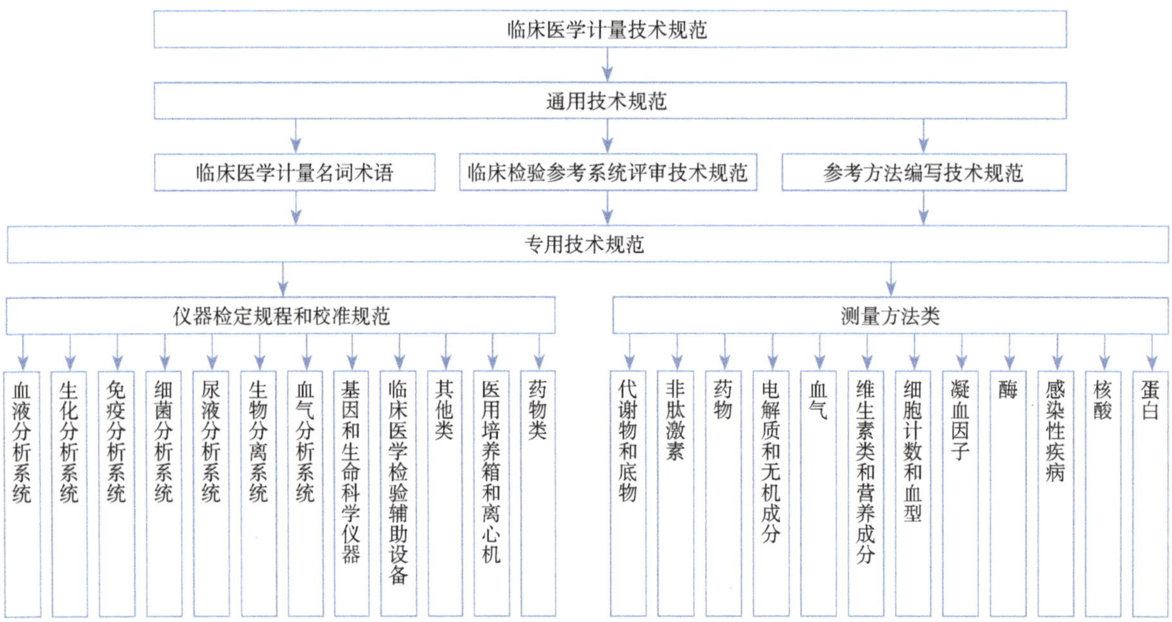

图 1-2-4　全国临床医学计量技术委员会技术规范体系表

表 1-2-7 MTC21 已发布国家计量技术规范列表

序号	技术规范编号	技术规范名称
1	JJG 1051—2009	电解质分析仪
2	JJF 1234—2010	呼吸机校准规范
3	JJF 1259—2010	医用注射泵和输液泵校准规范
4	JJF 1260—2010	婴儿培养箱校准规范
5	JJG 714—2012	血细胞分析仪
6	JJF 1353—2012	血液透析装置校准规范
7	JJF 1383—2012	便携式血糖仪校准规范
8	JJG 1089—2013	渗透压摩尔浓度测定仪
9	JJG 1098—2014	医用注射泵和输液泵检测仪
10	JJG 1860—2020	除颤器分析仪

表 1-2-8 MTC21 正在制修订临床医学设备相关国家计量技术规范列表

序号	技术规范名称	制定 / 修订
1	超短波治疗机校准规范	制定
2	药物溶出度仪检定规程	制定
3	血沉分析仪校准规范	制定
4	血细胞分析仪型式评价大纲	制定
5	尿量仪校准规范	制定
6	二氧化碳培养箱校准规范	制定
7	便携式血糖分析仪校准规范	制定
8	肠内营养泵校准规范	制定
9	葡萄糖乳酸分析仪校准规范	制定
10	尿液分析仪校准规范	制定
11	血细胞计数版校准规范	制定
12	超短波治疗机检测仪校准规范	制定
13	质谱流式细胞仪校准规范	制定
14	医用血小板恒温振荡保存箱校准规范	制定
15	流动式紫外灭菌车灭菌性能测试规范	制定
16	人体微量元素分析仪校准规范	制定
17	便携式乳酸分析仪校准规范	制定
18	医用臭氧消毒设备校准规范	制定

表 1-2-9 MTC21 正在制修订的临床医学参考方法相关国家计量技术规范列表

序号	技术规范名称	制定 / 修订
1	临床医学计量名词术语	制定
2	临床检验参考系统评审技术规范	制定
3	血清中总胆红素测量参考方法（分光光度法）	制定
4	血清中总蛋白测量参考方法（分光光度法）	制定
5	血清中葡萄糖测量参考方法（分光光度法）	制定
6	血清中碱性磷酸酶催化活性浓度测量参考方法	制定
7	人全血中糖化血红蛋白浓度测量参考方法（高效液相色谱 / 毛细管电泳法）	制定
8	血清中尿酸测量参考方法（紫外分光光度法）	制定
9	人血清中雌三醇测量参考方法（LC-MS/MS 法）	制定
10	人血清中雌二醇测量参考方法（LC-MS/MS 法）	制定
11	人血中 17α- 羟孕酮测量参考方法（LC-MS/MS 法）	制定
12	检验医学参考测量方法 / 程序编写规则	制定
13	血清肌酐测量参考方法（ID-LC-MS/MS 法）	制定
14	血清尿素测量参考方法（ID-LC-MS/MS 法）	制定
15	血清尿酸测量参考方法（ID-LC-MS/MS 法）	制定
16	人血清中总同型半胱氨酸测量参考方法（ID-LC-MS/MS 法）	制定
17	人血清中C肽测量参考方法（ID-LC-MS/MS 法）	制定
18	人血清中氮末端 B 型利钠肽原（NT-proBNP）测量参考方法（ID-LC-MS/MS 法）	制定
19	人血清中 C- 反应蛋白测量参考方法（ID-LC-MS/MS 法）	制定
20	血清 25- 羟基维生素 D3/D2 参考测量方法（ID-LC-MS/MS 法）	修订

（宋德伟　刘健仪　孙浩峰）

五、体外诊断和医学检验相关团体标准

团体标准是由社会团体（社会团体是指在民政机构合法注册的各类协会、学会、商会、联合会、产业联盟）按照一定的标准制定程序制定并发布，由会员企业自愿采用的标准。2015 年，国务院印发《深化标准化工作改革方案》（国发〔2015〕13 号），方案中首次提出培育发展团体标准的要求：“在标准制定主体上，鼓励具备相应能力的学会、协会、商会、联合会等社会组织和产业技术联盟协调相关市场主体共同制定满足市场和创新需要的标准，供市场自愿选用，增加标准的有效供给。在标准管理上，对团体标准不设行政许可，由社会组织和产业技术联盟自主制定发布，通过市场竞争优胜劣汰。国务

院标准化主管部门会同国务院有关部门制定团体标准发展指导意见和标准化良好行为规范，对团体标准进行必要的规范、引导和监督。在工作推进上，选择市场化程度高、技术创新活跃、产品类标准较多的领域，先行开展团体标准试点工作。支持专利融入团体标准，推动技术进步。”2017 年底新修订的《国家标准化法》发布，正式确立团体标准的法律地位，“国家鼓励学会、协会、商会、联合会、产业技术联盟等社会团体协调相关市场主体共同制定满足市场和创新需要的团体标准，由本团体成员约定采用或者按照本团体的规定供社会自愿采用。制定团体标准，应当遵循开放、透明、公平的原则，保证各参与主体获取相关信息，反映各参与主体的共同需求，并应当组织对标准相关事项进行调查分析、实验、论证。国务院标准化行政主管部门会同国务院有关行政主管部门对团体标准的制定进行规范、引导和监督。国家支持在重要行业、战略性新兴产业、关键共性技术等领域利用自主创新技术制定团体标准、企业标准。”在此期间，国标委发布《团体标准管理规定》、GB/T 20004.1—2016《团体标准化 第 1 部分：良好行为指南》、GB/T 20004.2—2018《团体标准化 第 2 部分：良好行为评价》等文件。近年来，我国团体标准呈迅猛的发展势头，从 2018 年开始，发布团体标准数量每年以 30% 的速度增加。表 1-2-10 收录了已发布的与体外诊断和医学检验相关的团体标准（截至 2022 年底）。

表 1-2-10 体外诊断和医学检验相关团体标准

序号	标准名称	团体名称	发布日期	实施日期
1	T/SBX 065—2022 人凝血因子Ⅷ中钙离子含量的测定 邻甲酚酞络合酮法	石家庄市标准化协会	2022-12-30	2022-12-30
2	T/SHDSGY 344—2022 染色体异常检测基因芯片通用技术要求	上海都市型工业协会	2022-12-27	2022-12-27
3	T/SDAS 449—2022 新型冠状病毒核酸检测实验室通用要求	山东标准化协会	2022-9-30	2022-10-10
4	T/SICCA 015—2022 净气型核酸采样亭	上海市室内环境净化行业协会	2022-9-13	2022-9-13
5	T/LTIA 17—2022 人源细胞基因组不稳定性检测指导原则	深圳市生命科技产学研资联盟	2022-9-9	2022-9-30
6	T/ZS 0300—2022 新型冠状病毒 POCT 核酸检测实验室 生物安全管理规范	浙江省产品与工程标准化协会	2022-8-11	2022-8-18
7	T/CAGR 001—2021 光学比浊法血小板聚集检测	中国老年保健医学研究会	2021-11-15	2021-11-15
8	T/QDAS 086—2022 生物安全核酸采样舱	青岛市标准化协会	2022-5-31	2022-5-31
9	T/SBX 049—2021 人外周血白细胞中 β- 葡糖脑苷脂酶活性的测定 酶标仪测定法	石家庄市标准化协会	2021-12-25	2021-12-30
10	T/SBX 048—2021 人外周血白细胞中 α-L- 艾杜糖苷酶活性的测定 酶标仪测定法	石家庄市标准化协会	2021-12-25	2021-12-30
11	T/SBX 047—2021 人外周血白细胞中 α- 半乳糖苷酶活性的测定 酶标仪测定法	石家庄市标准化协会	2021-12-25	2021-12-30
12	T/CNMIA 0034—2021 第三方医学检验（免疫）实验室	中国非公立医疗机构协会	2021-12-24	2021-12-25
13	T/ZJATA 0006—2021 人乳头状瘤病毒（HPV）核酸检测试剂盒（杂交捕获 — 化学发光法）	浙江省分析测试协会	2021-12-20	2022-1-20
14	T/ZJATA 0005—2021 人乳头状瘤病毒（HPV）核酸检测 杂交捕获—化学发光法	浙江省分析测试协会	2021-12-20	2022-1-20
15	T/LTIA 13—2021 基因检测服务中微生物组数据共享规范	深圳市生命科技产学研资联盟	2021-11-23	2021-11-30
16	T/CSBT 009—2021 红细胞血型基因分型技术指南	中国输血协会	2021-10-13	2021-11-10
17	T/CAME 38—2021 血液筛查核酸检测的性能验证	中国医学装备协会	2021-7-15	2021-7-15
18	T/CAME 28—2021 呼吸道病毒鼻咽拭子 / 咽拭子 10 合 1 混采技术规程	中国医学装备协会	2021-5-21	2021-5-21

（续表）

序号	标准名称	团体名称	发布日期	实施日期
19	T/CAME 26—2021 移动核酸检测方舱实验室设计	中国医学装备协会	2021-4-30	2021-4-30
20	T/GZBC 51—2021 新冠病毒大规模可移动应急核酸检测管理规范	广州市标准化促进会	2021-8-27	2021-8-27
21	T/ZMDS 40002—2021 即时检验体外诊断医疗器械 设计开发应用指南	中关村医疗器械产业技术创新联盟	2021-8-25	2021-8-25
22	T/ZMDS 40001—2021 体外诊断校准品赋值应用指南	中关村医疗器械产业技术创新联盟	2021-8-25	2021-8-25
23	T/NAHIEM 36—2021 体外诊断经营（流通）企业团体标准	全国卫生产业企业管理协会	2021-9-24	2021-9-24
24	T/LTIA 12—2021 新型冠状病毒肺炎临床样本的采集、存储、转运和灭活方法	深圳市生命科技产学研资联盟	2021-3-16	2021-4-16
25	T/HBYY 0004—2021 车载核酸检测生物安全实验室	河北省医药行业协会	2021-3-6	2021-3-6
26	T/CPMA 023—2020 血中 N- 甲基氨甲酰血红蛋白加合物的测定 液相色谱串联质谱法	中华预防医学会	2020-12-30	2021-5-1
27	T/CPMA 019—2020 新型冠状病毒样本保藏要求	中华预防医学会	2020-12-30	2021-5-1
28	T/CPMA 010—2020 基于高通量测序的病原体筛查通用准则	中华预防医学会	2020-7-1	2020-10-1
29	T/NAHIEM 27—2020 医学实验室设计与建设基本要求	全国卫生产业企业管理协会	2020-8-28	2020-8-28
30	T/GDPMAA 0004—2020 基于孕妇外周血浆游离 DNA 高通量测序无创产前筛查胎儿基因组病技术标准	广东省精准医学应用学会	2020-11-28	2020-11-28
31	T/LTIA 09—2020 严重急性呼吸系统综合征冠状病毒 2（SARS-CoV-2）核酸 qRT-PCR 检测试剂盒质量评价要求	深圳市生命科技产学研资联盟	2020-6-8	2020-7-8
32	T/LTIA 08—2020 严重急性呼吸系统综合征冠状病毒 2（SARS-CoV-2）核酸 qRT-PCR 方法检测技术规程	深圳市生命科技产学研资联盟	2020-6-8	2020-7-8
33	T/BPMA 0004—2020 新型冠状病毒肺炎样本采集包装运输及检测规范	北京预防医学会	2020-4-13	2020-4-13
34	T/SZAS 11—2019 医学实验室评价标准	深圳市标准化协会	2019-12-10	2019-12-28
35	T/SZAS 10—2019 医学实验室管理标准	深圳市标准化协会	2019-10-28	2019-11-25
36	T/SDHCST 002—2019 基于血斑 DNA 检测遗传性耳聋基因的操作规程	山东省保健科技协会	2019-7-16	2019-7-16
37	T/SDHCST 001—2019 无创产前基因检测操作技术规范	山东省保健科技协会	2019-7-16	2019-7-16
38	T/SZGIA 6.2—2019 基因检测产品数据标准 第 2 部分：孕妇外周血胎儿游离 DNA 产前检测元数据目录	深圳市生命科技产学研资联盟	2019-6-21	2019-6-30
39	T/SZGIA 6.1—2019 基因检测产品数据标准 第 1 部分：通用标准	深圳市生命科技产学研资联盟	2019-6-21	2019-6-30
40	T/SZGIA 4—2018 临床单基因遗传病基因检测报告规范	深圳市生命科技产学研资联盟	2018-12-26	2018-12-27
41	T/SZGIA 3—2018 植入前胚胎遗传学高通量测序检测技术规范	深圳市生命科技产学研资联盟	2018-12-7	2018-12-8

（王军　杨宗兵）

CAIVD

第二章

2021—2022 年中国体外诊断行业报告

2021—2022年，新冠肺炎疫情的影响仍在持续，行业整体规模和竞争格局都发生了巨大变化。全国卫生产业企业管理协会医学检验产业分会、中国医疗器械行业协会体外诊断分会以及上海市实验医学研究院联合编写2021—2022年中国体外诊断行业年度报告，梳理出2021—2022年诊断行业的信息和动向。报告分以下四个部分来表述：政策与环境、现状与进展、机遇与挑战、意见与建议。

第一节
政策与环境

在2021—2022年涉及医药卫生及相关政策中，我们按时间顺序梳理出了中央政府及部委出台涉及到对体外诊断行业有重大影响的政策如下。

1. 国务院发布《医疗器械监督管理条例》(中华人民共和国国务院令第739号)

2021年3月19日，国务院颁布执行新修订《医疗器械监督管理条例》，一是落实药品医疗器械审评审批制度改革要求，夯实企业主体责任。二是巩固“放管服”改革成果，优化审批备案程序，对创新医疗器械优先审批，释放市场创新活力，减轻企业负担。三是加强对医疗器械的全生命周期和全过程监管，提高监管效能。四是加大对违法行为的处罚力度，提高违法成本。

2.《国家药品监督管理局 国家标准化管理委员会关于进一步促进医疗器械标准化工作高质量发展的意见》(国药监械注〔2021〕21号)

2021年3月30日，国家药品监督管理局和国家标准化管理委员会发布进一步促进医疗器械标准化工作高质量发展的意见，加强体外诊断试剂标准研制。加快高风险传染性疾病诊断试剂及相关方法标准制定，开展新冠肺炎疫情防控相关体外诊断试剂标准研究。推进高通量测序等新型分子诊断技术、临床质谱技术、伴随诊断试剂、即时检验、溯源和参考测量系统等领域标准制修订工作。进一步强调对体外诊断试剂原料质量的高要求。

3.《健康中国行动推进委员会办公室关于印发健康中国行动2021年工作要点的通知》(国健推委办发〔2021〕1号)

2021年4月13日，健康中国行动推进委员会办公室印发健康中国行动2021年工作要点。相关重点工作如下。

(1) 组织开展健康中国行动监测评估和试考核工作（健康中国行动推进办牵头，有关成员单位参与）。

(2) 持续开展脑卒中高危人群筛查和干预项目、心血管病高危人群早期筛查与综合干预项目，探索推广心脑血管疾病健康管理适宜技术和服务模式（卫生健康委负责）。

(3) 启动县级癌症筛查和早诊早治中心建设试点，遴选肿瘤规范化诊疗示范医院并推广经验。以宫颈癌防治为重点，开展健康城市建设推动健康中国行动创新模式试点工作（卫生健康委负责）。

(4) 加强新冠肺炎、流感等重点传染病监测和分析研判，落实常态化防控各项工作部署，指导做好重点人群、重点地区和重点场所的疫情处置（卫生健康委、中医药局按职责分工负责）。

4.《中共中央国务院关于支持浦东新区高水平改革开放打造社会主义现代化建设引领区的意见》(中央2021年4月23日文)

2021年4月23日，中共中央国务院为支持浦东新区高水平改革开放、打造社会主义现代化建设引领区，引领带动上海“五个中心”建设，更好服务全国大局和带动长三角一体化发展战略实施，现提出如下意见。意见指出，允许有条件的医疗机构按照相关要求开展自行研制体外诊断试剂试点。允许浦东认定的研发机构享受进口自用设备免征进口环节税、采购国产设备自用的给予退税政策。

5.《国家药监局关于药械组合产品注册有关事宜的通告》(国家药品监督管理局2021年第52号)

2021年5月7日，国家药品监督管理局发布关于药械组合产品注册有关事宜的通告。要点如下。

(1) 药械组合产品系指由药品与医疗器械共同组成，并作为一个单一实体生产的医疗产品。

(2) 以药品作用为主的药械组合产品，应当按照药品有关要求申报注册；以医疗器械作用为主的药械组合产品，应当按照医疗器械有关要求申报注册。

(3) 申请人应当充分评估其拟申报药械组合产品的属性。

(4) 标管中心对受理的药械组合产品属性界定申请资料进行审查，按程序提出属性界定意见，在药械组合产品属性界定信息系统中告知申请人，并及时在其网站对外公布药械组合产品属性界定结果。

(5) 申请人根据产品属性界定结果，向国家药品监督管理局申报药品或者医疗器械注册申请，并在申请表中注明“药械组合产品”。

(6) 国家药品监督管理局药品审评中心与医疗器械技术审评中心建立协调机制。

6. 国家药监局发布《2021年医疗器械行业标准制修订计划项目公示》的通知（国家药监局2021年5月26日公示通知）

2021年5月26日，国家药监局组织开展了2021年医疗器械行业标准制修订项目遴选工作，经公开征求意见和组织专家论证，确定了2021年77项医疗器械行业标准制修订计划项目，体外诊断相关项目包括：BRAC基因突变检测试剂盒及数据库通用技术要求（高通量测序法）、梅毒螺旋体抗体检测试剂盒（发光免疫分析法）、Rh血型抗原检测卡（柱凝集法）、甘油三酯测定试剂盒（酶法）、液相色谱-质谱法测定试剂盒通用要求、感染病原体敏感性试验与抗菌剂敏感性试验设备的性能评价、D-二聚体测定试剂盒、血清淀粉样蛋白A测定试剂盒等。

7. 国家市场监管总局发布《医疗器械注册与备案管理办法》（国家市场监督管理总局令第47号）和《体外诊断实际注册与备案管理办法》（国家市场监督管理总局令第48号）

2021年8月31日，国家市场监督管理总局2021年第11次局务会议审议通过《医疗器械注册与备案管理办法》《体外诊断试剂注册与备案管理办法》（以下简称两个《办法》），自2021年10月1日起施行。

两个《办法》落实“四个最严”要求、细化监管制度，鼓励创新发展、强化主体责任，完善监管要求、提高监管科学性，充实监管手段、提高监管效率。修订后的《医疗器械注册与备案管理办法》共10章124条，《体外诊断试剂注册与备案管理办法》共10章125条，修订的重点内容包括：

一是落实党中央、国务院决策部署和审评审批制度改革要求。将医疗器械注册人制度、临床试验默示许可、拓展性临床试验、附条件批准制度等党中央、国务院文件部署的改革成果吸收固化。总结近年来鼓励医疗器械创新、促进临床急需医疗器械产品上市的经验，增设特殊注册程序专章，规定创新产品注册程序、优先注册程序；总结近年来特别是新冠肺炎疫情防控工作中开展医疗器械应急审批工作的经验，规定应急注册程序，明确了各程序的纳入范围、支持政策等。

二是落实“四个最严”要求。明确国家药监局、技术机构、省级药监局的职责，落实各级监管部门的监管责任。明确延伸检查要求，完善临床试验风险控制以及临床试验现场检查相关规定，建立责任约谈制度。同时，强化医疗器械注册人、备案人主体责任落实，要求加强医疗器械全生命周期质量管理，对研制、生产、经营、使用全过程中的医疗器械的安全性、有效性和质量可控性依法承担责任。

三是落实“放管服”改革要求。简化境外上市证明文件、检验报告等注册备案资料要求，对于未在境外上市的创新医疗器械，不再需要提交境外上市证明文件，鼓励创新产品尽快在我国上市；调整第二类、第三类医疗器械检验报告要求，明确注册申请人可以提交自检报告。

四是优化科学高效的审评审批程序。调整了医疗器械临床评价的相关要求，明确免于提交临床评价资料的情形以及临床试验审批默示许可的要求。落实医疗器械注册备案管理各环节责任，强化医疗器械注册受理、审评、体系核查等各环节的衔接，着力提高医疗器械注册备案工作效率。

8.《市场监管总局关于进一步深化改革 促进检验检测行业做优做强的指导意见》（国市监检测发〔2021〕55号）

2021年9月10日，国家市场监督管理总局发布《关于进一步深化改革 促进检验检测行业做优做强的指导意见》（以下简称《意见》）。为促进检验检测行业做优做强，要建立国产仪器设备“进口替代”验证评价体系，推动仪器设备质量提升和“进口替代”。《意见》还明确，要着力扶持、培育一批技术能力强、服务信誉好的检验检测机构成为行业品牌，提高品牌的知名度、美誉度和公信力，推动形成检验检测国际知名品牌。

9.《疾病预防控制局关于消除丙型肝炎公共卫生危害行动工作方案（2021—2030年）》（国卫办疾控函〔2021〕492号）

2021年9月15日，国家卫生健康委办公厅、科技部办公厅、工业和信息化部办公厅、公安部办公厅、民政部办公厅、司法部办公厅、财政部办公厅、国家医保局办公室、国家药监局综合制定《消除丙型肝炎公共卫生危害行动工作方案（2021—2030年）》。方案指出二级及以上综合医院、传染病专科医院、各级疾控机构100%具备丙肝抗体和核酸检测能力；鼓励将丙肝抗体检测纳入健康体检、婚前医学检查；对丙肝确诊患者进行必要的基因型检测和辅助检查；加强医疗卫生机构实验室检测能力建设，定点医疗机构应当开展丙肝抗体、核酸、基因分型检测服务（含第三方检测），疾控机构具备开展丙肝抗体及核酸检测能力；支持开展新型预防与治疗技术策略研究，快速检测与早诊技术及试剂等。

10.《国家药监局 国家卫生健康委 国家医保局关于做好第二批实施医疗器械唯一标识工作的公告》（国家药监局 2021 年第 114 号）

2021 年 9 月 17 日，国家药监局、国家卫生健康委、国家医保局关于深入推进试点做好第二批实施医疗器械唯一标识工作的公告。2021 年 1 月 1 日起，首批高风险第三类医疗器械已施行医疗器械唯一标识（UDI），第二批第三类医疗器械（含体外诊断试剂）将于 2022 年 6 月 1 日开始施行。

11.《国家药监局综合司关于印发〈加强集中带量采购中选医疗器械质量监管工作方案〉的通知》（药监综械管〔2021〕84 号）

2021 年 9 月 18 日，国家药监局综合司印发《加强集中带量采购中选医疗器械质量监管工作方案》的通知。工作重点如下。

（1）全面落实中选企业主体责任。

（2）切实加强对中选企业监督管理。

（3）扎实做好流通使用环节监督检查。

（4）认真开展中选品种质量抽检。

（5）持续加强不良事件监测。

（6）严肃查处违法违规行为。

12.《国家药监局关于发布免于临床试验的体外诊断试剂临床评价技术指导原则的通告》（国家药品监督管理局 2021 年第 52 号）

2021 年 9 月 24 日，国家药监局发布了《免于临床试验的体外诊断试剂临床评价技术指导原则》，基本原则包括：对免于临床试验的体外诊断试剂，申请人可将待评价试剂与境内已上市产品进行比对，证明待评价试剂与已上市产品实质等同，或与参考测量程序 / 诊断准确度标准检测结果具有良好的一致性。此处所述实质性等同，指预期用途相同，且具有相同的安全性与有效性。

申请人应采用最终定型的试剂进行临床评价。进行临床评价之前，应确定产品的基本性能，通常包括适用的样本类型、特异性、精密度、检出限和 / 或定量限、测量区间、阳性判断值、参考区间等，以便为待评价试剂进行临床评价提供依据。

如通过临床评价无法证明待评价试剂与境内已上市产品实质等同，或与参考测量程序 / 诊断准确度标准检测结果具有良好的一致性，应通过临床试验的方式对申报试剂进行评价。

13.《国家药监局关于成立全国医疗器械临床评价标准化技术归口单位的公告》（国家药监局 2021 年第 116 号）

2021 年 9 月 27 日，国家药监局为贯彻落实《国家药品监督管理局 国家标准化管理委员会关于进一步促进医疗器械标准化工作高质量发展的意见》，进一步完善医疗器械标准化组织体系，决定成立全国医疗器械临床评价标准化技术归口单位。

14.《国务院关于印发中国妇女发展纲要和中国儿童发展纲要的通知》（国发〔2021〕16 号）

2021 年 9 月 27 日，国务院印发《中国妇女发展纲要（2021—2030 年）》和《中国儿童发展纲要（2021—2030 年）》。

妇女纲要指出，落实基本公共卫生服务中农村妇女宫颈癌和乳腺癌检查项目，促进 70% 的妇女在 35—45 岁接受高效宫颈癌筛查，督促用人单位落实女职工保健工作规定，定期进行女职工宫颈癌和乳腺癌筛查，提高人群筛查率。加强宫颈癌和乳腺癌筛查和诊断技术创新应用，提高筛查和服务能力，加强监测评估。推进婚前医学检查、孕前优生健康检查、增补叶酸等婚前孕前保健服务更加公平可及。全面落实预防艾滋病、梅毒和乙肝母婴传播综合干预措施，提高孕早期检测率，孕产妇艾滋病、梅毒和乙肝检测率达到 98% 以上。

儿童纲要指出，加强出生缺陷综合防治。强化婚前孕前保健，提升产前筛查和诊断能力。扩大新生儿疾病筛查病种范围，建立筛查、阳性病例召回、诊断、治疗和随访一体化服务模式，促进早筛早诊早治。健全出生缺陷防治网络，加强出生缺陷监测，促进出生缺陷防治领域科技创新和成果转化。推广儿童疾病防治适宜技术，建立早期筛查、诊断和干预服务机制。

15.《国家发展改革委下达完成 2021 年卫生健康领域中央投资》（国家发展改革委 2021 年 9 月 28 日文）

2021 年 9 月 28 日，国家发展改革委深入贯彻落实党中央、国务院决策部署，坚持人民至上、生命至上，分步有序下达 2021 年度卫生健康领域中央预算内投资 300 亿元，支持全国 31 个省（区、市）和新疆生产建设兵团构筑公卫防疫屏障，搭建便民就医平台，推动优质医疗资源扩容和区域均衡布局。

（1）直击公共卫生“主干薄弱”痼疾，推进省市县三级疾控中心建设达标切线；

（2）着眼群众“看病难”问题，推动优质医疗资源向群众身边拓展延伸。

(3) 聚焦“重点病种”突破，打造疑难病症诊治省域高地。

(4) 围绕“优生优育”目标，提升妇女儿童健康服务保障能力。

(5) 立足中医“守正创新”需要，推动中医药特色发展。

16.《国务院办公厅关于印发“十四五”全民医疗保障规划的通知》(国办发〔2021〕36号)

2021年9月29日，国务院办公厅发布《“十四五”全民医疗保障规划》(以下简称《规划》)。《规划》提出，深化药品和医用耗材集中带量采购制度改革。常态化制度化实施国家组织药品集中带量采购，扩大国家组织高值医用耗材集中带量采购范围。强化对集中采购机构的统一指导，规范地方开展集中带量采购，形成国家、省级、跨地区联盟采购相互配合、协同推进的格局。建立以医保支付为基础，招标、采购、交易、结算、监督一体化的省级集中采购平台。推进并规范医保基金与医药企业直接结算，完善医保支付标准与集中采购价格协同机制。完善与集中带量采购相配套的激励约束机制，落实医保资金结余留用政策，推动集中带量采购成为公立医疗机构医药采购的主导模式，鼓励社会办医疗机构、定点零售药店参与集中带量采购。

17.《国家药监局发布医疗器械注册自检管理规定》(药监局2021年第126号)

2021年10月22日，国家药监局发布关于《医疗器械注册自检管理规定》(以下简称《规定》)的公告。《规定》分为六部分，分别是自检能力要求、自检报告要求、委托检验要求、申报资料要求、现场检查要求和责任要求。规定明确了注册人应当具备自检能力的总体要求，从人员、设备和环境设施、样品管理、检验质量控制、记录的控制等方面提出了细化要求，确保了开展自检的注册申请人真正有能力保障自检工作质量。文件的发布，既是落实党中央、国务院关于医疗器械产业创新发展的重大举措，也符合国务院“放管服”要求和产业发展需要，强化了注册人作为第一责任人的责任落实，有利于进一步引导医疗器械行业高质量发展。

18.《医政医管局印发关于进一步强化当前新冠病毒核酸检测服务的通知》(联防联控机制医疗发〔2021〕87号)

2021年10月25日，国家卫健委医政医管局印发了《关于进一步加强发热门诊新冠病毒核酸检测工作的通知》。通知明确：①提高发热门诊新冠病毒核酸检测能力；②核酸采样区域应当在发热门诊内单独设置；③发热门诊应当按照《国家卫生健康委办公厅关于完善发热门诊和医疗机构感染防控工作的通知》(国卫办医函〔2020〕507号)要求，设置独立的实验室，开展核酸检测工作；④配备经批准的适宜通量的核酸检测设备，并选择性能稳定且灵敏度高的新冠病毒检测试剂(检测限≤500拷贝/mL)，保证核酸检测的敏感性。鼓励配备新冠病毒核酸快检试剂及配套设备；⑤发热门诊应当强化实验室室内质控和室间质评，确保检测结果准确可靠。

19.《国家药监局关于印发境内第二、三类和进口医疗器械注册审批操作规范的通知》(国药监械注〔2021〕53号)

2021年11月4日，国家药监局根据《医疗器械注册与备案管理办法》(市场监管总局令第47号)、《体外诊断试剂注册与备案管理办法》(市场监管总局令第48号)，组织修订了《境内第三类和进口医疗器械注册审批操作规范》，现予印发，自发布之日起施行。《食品药品监管总局关于印发境内第三类和进口医疗器械注册审批操作规范的通知》(食药监械管〔2014〕208号)同时废止。

20.《国家卫生健康委办公厅关于印发“千县工程”县医院综合能力提升工作方案(2021—2025年)的通知》(国卫办医函〔2021〕538号)

2021年11月3日，国家卫健委发布关于“千县工程”县医院综合能力提升工作方案(2021—2025年)的通知，提出以县域医共体为载体，依托县医院建设互联互通的医学检验、医学影像、心电诊断、病理、消毒供应等资源共享五大中心，提高县域医疗资源配置和使用效率。在保证质量的基础上，推动不同级别类别的医疗卫生机构检查检验结果互认，促进县域内各医疗卫生机构服务同质化。丰富远程医疗服务内涵，提高利用率，向下辐射乡镇卫生院和村卫生室，提升基层医疗服务能力，向上与高水平省市级医院远程医疗系统对接，打通优质医疗资源输送通道。

21.《国家医疗保障局关于印发DRG/DIP支付方式改革三年行动计划的通知》(医保发〔2021〕48号)

2021年11月26日，国家医保局发布了《关于印发DRG/DIP支付方式改革三年行动计划的通知》，从2022年到2024年，全面完成DRG/DIP付费方式改革任务，推动医保高质量发展。到2024年底，全国所有统筹地区全部开展DRG/DIP付费方式改革工作，先期启动试点地区不断巩固改革成果；到2025年底，DRG/DIP支付方式覆盖所有符合条件的开展住院服务的医疗机构，基本实现病种、医保基金全覆盖。完善工作机制，加强基础建设，协同推进医疗机构配套改革，全面完成以 DRG/DIP 为重点的支付方式改革任务，全面建立全国统一、上下联动、内外协同、标准规范、管用高效的医保支付新机制。

22.《国家卫健委关于医疗机构检查检验结果互认管理办法（征求意见稿）公开征求意见的公告》（医政医管局 2021 年 11 月 26 日文）

2021 年 11 月 26 日，国家卫生健康委医政医管局组织起草的《医疗机构检查检验结果互认管理办法（征求意见稿）》发布，目的为推进医疗机构检查检验结果互通互认，降低人民群众就医负担。该办法鼓励医疗机构将相同互认范围的检查检验结果在同一报告单中出具，并在报告单右上角标注相应互认范围和互认标识。

23.《国家药监局关于发布抗肿瘤药物的非原研伴随诊断试剂临床试验等 2 项注册审查指导原则的通告》（国家药监局 2021 年第 95 号）

2021 年 12 月 1 日，国家药监局发布《抗肿瘤药物的非原研伴随诊断试剂临床试验注册审查指导原则》《使用体外诊断试剂境外临床试验数据的注册审查指导原则》两项指导原则，进一步加强医疗器械产品注册工作的监督和指导，提高注册审查质量。

24.《工信部关于印发“十四五”医疗装备产业发展规划的通知》（工信部联规〔2021〕208 号）

2021 年 12 月 28 日，工信部发布《“十四五”医疗装备产业发展规划》（以下简称《规划》）。《规划》提出，力争到 2025 年，医疗装备产业基础高级化、产业链现代化水平明显提升，主流医疗装备基本实现有效供给，高端医疗装备产品性能和质量水平明显提升，初步形成对公共卫生和医疗健康需求的全面支撑能力。据工业和信息化部装备工业一司司长王卫明介绍，本次《规划》是医疗装备领域首个国家层面的产业发展规划，将聚焦诊断检验装备、治疗装备、监护与生命支持装备、中医诊疗装备、妇幼健康装备、保健康复装备、有源植介入器械等七大重点领域。

25. 国家卫生健康委发布《产前诊断技术管理办法》（国家卫健委 2022 年 1 月 7 日文）

2022 年 1 月 7 日，国家卫健委发布《产前诊断技术管理办法》。产前诊断技术项目包括遗传咨询、医学影像、生化免疫、细胞遗传和分子遗传等。办法规定，医疗保健机构和医务人员不得实施任何非医疗目的的产前诊断技术。产前诊断技术应用实行分级管理：国家卫生健康委制定开展产前诊断技术医疗保健机构的基本条件和人员条件；颁布有关产前诊断的技术规范；指定国家级开展产前诊断技术的医疗保健机构；对全国产前诊断技术应用进行质量管理和信息管理；对全国产前诊断专业技术人员的培训进行规划。

26. 国家发展改革委等部门《关于印发〈“十四五”公共服务规划〉的通知》（发改社会〔2021〕1946 号）

2022 年 1 月 10 日，国家发改委等 21 部门近日印发《“十四五”公共服务规划》（以下简称《规划》）。《规划》明确，到 2025 年，公共服务制度体系更加完善，政府保障基本、社会多元参与、全民共建共享的公共服务供给格局基本形成，民生福祉达到新水平。在医疗卫生方面，推进区域医疗中心建设和临床专科能力建设。在医疗资源不足地区，坚持“按重点病种选医院、按需求选地区，院地合作、省部共建”的思路进一步推进区域医疗中心试点建设，通过建设高水平医院分中心、分支机构和“一院多区”等方式，定向放大国家顶级优质医疗资源。支持省级区域医疗中心建设，积极发展医疗联合体，加强智慧医院建设，发展远程医疗服务，增强省级区域医疗中心的辐射服务能力。推动县级医院提标扩能，加强胸痛、卒中、创伤、危重孕产妇、危重新生儿和儿童等救治中心以及肿瘤综合治疗中心、慢性病管理中心建设。

27. 国家卫生健康委等多部门《关于印发“十四五”时期三级医院对口帮扶县级医院工作方案的通知》（国卫医函〔2021〕262 号）

2022 年 1 月 12 日，国家卫健委、乡村振兴局、中央军委等多部门联合下发了《关于印发“十四五”时期三级医院对口帮扶县级医院工作方案的通知》。该方案要求，通过三级医院对口帮扶，引导优质医疗资源下沉，持续推动县级医院综合能力提升。到 2025 年，对于常住人口超过 5 万人的县，至少有 1 所县级医院达到二级医院医疗服务能力，力争达到二级甲等医院医疗服务能力。对于常住人口不足 5 万人的县，力争有 1 所县级医院达到二级医院医疗服务能力。贫困县以及中西部地区的县域医疗，势必会进一步加大急救设备等基础设备配置能力的提升。

28.《国家卫生健康委关于印发“十四五”卫生健康标准化工作规划的通知》（国卫法规发〔2022〕2 号）

2022 年 1 月 15 日，卫健委发布“十四五”卫生健康标准化工作规划。规划涉及以下六个要点：公共卫生、医疗卫生服务、爱国卫生运动、重点人群健康、以标准化支撑卫生健康事业创新发展、以标准化保障卫生健康事业安全发展。具体内容包括：

制定实验室生物安全标准，加强对病原微生物实验室生物安全的管理，建立病原微生物实验室生物安全标准体系，保障实验室生物安全，为传染病防控提供技术支持与保障；推进互联网、大数据、人工智能、区块链、5G、物联网、IPv6 等新兴信息技术与卫生健康行业融合性标准的供给；改善优生优育全程服务，加强孕前孕产期健康服务，探索研制婚前和孕前健康相关标准、孕产期健康相关标准；统一临床检验标准，推动检验结果互认。

29.《国家卫生健康委关于印发宫颈癌筛查工作方案和乳腺癌筛查工作方案的通知》(国卫办妇幼函〔2021〕635 号)

2022 年 1 月 18 日，国家卫健委印发宫颈癌和乳腺癌筛查工作方案。方案提出，到 2025 年底，实现以下目标：适龄妇女宫颈癌筛查率达到 50% 以上，宫颈癌筛查早诊率达到 90% 以上；逐步提高乳腺癌筛查覆盖率，适龄妇女乳腺癌筛查率逐年提高，乳腺癌筛查早诊率达到 70% 以上。

30.《国家卫生健康委关于印发医疗机构设置规划指导原则（2021—2025 年）的通知》(国卫医发〔2022〕3 号)

2022 年 1 月 29 日，卫健委印发医疗机构设置规划指导原则（2021—2025 年），指导地方各级卫生健康行政部门制定本行政区域《医疗机构设置规划》，进一步优化医疗卫生资源配置，实现医疗服务体系协调发展。鼓励社会力量在康复、护理等短缺专科领域举办非营利性医疗机构和医学检验室实验室、病理诊断中心、医学影像诊断中心、血液透析中心、康复医疗中心等独立设置医疗机构，加强社会办医的规范化管理和质量控制，提高同质化水平。

31.《九部门关于印发“十四五”医药工业发展规划的通知》(工信部联规〔2021〕217 号)

2022 年 1 月 30 日，工业和信息化部、发展改革委、科技部、商务部、卫生健康委、应急管理部、国家医保局、国家药监局、国家中医药管理局等九部门联合发布了《“十四五”医药工业发展规划》(以下简称《规划》)。《规划》指出：医药工业迈向新发展阶段，诊断试剂等在疫情防控贡献中成效突出；根据应对新发、突发传染病等重大公共卫生事件需要，开展前瞻技术布局，建设诊断试剂等应急研发和产业化技术平台，筛选和开发候选产品，形成良好技术储备。完善应急审评审批、检验检测、监督检查机制，提升应急状态下对医疗器械等的快速评价和检验技术能力，强化应急产品技术布局；健全质量监管体系，加快制定新型分子诊断试剂等医疗器械标准；大力推动创新产品研发，重点发展体外诊断等领域的医疗器械，疾病筛查、精准用药所需的各类分子诊断产品。

32.《关于印发“十四五”健康老龄化规划的通知》(国卫老龄发〔2022〕4 号)

2022 年 2 月 7 日，国家卫生健康委会同教育部、科技部、工信部等 15 部门印发《“十四五”健康老龄化规划》，目标到 2025 年，老年健康服务资源配置更加合理，综合连续、覆盖城乡的老年健康服务体系基本建立，老年人健康水平不断提升，健康预期寿命不断延长。加强老年人群高血压、糖尿病、冠心病等重点慢性病以及阿尔兹海默症、帕金森病等神经退行性疾病的早期筛查、干预、分类管理和健康指导。推动老年人高发恶性肿瘤早期筛查，加强癌症早诊早治。

33.《关于印发医疗机构检查检验结果互认管理办法的通知》(国卫医发〔2022〕6 号)

2022 年 2 月 18 日，卫生健康委、中医药局、医保局联合印发《医疗机构检查检验结果互认管理办法》(以下简称《管理办法》)。《管理办法》共分为 7 章 39 条，分别从组织管理、互认规则、质量控制、支持保障、监督管理等方面对医疗机构检查检验结果互认的各项要求进行了明确。《管理办法》对有关部门的职责进行了划分，明确提出医疗机构应当按照“以保障质量安全为底线，以质量控制合格为前提，以降低患者负担为导向，以满足诊疗需求为根本，以接诊医师判断为标准”的原则，开展检查检验结果互认工作。同时，明确了开展互认工作的基本要求，提出了可以重新检查的具体情况，并要求医务人员加强医患沟通，对于检查检验项目未予互认的，应当做好解释说明，充分告知复检的目的及必要性等。

34.《关于组织申报中央财政支持公立医院改革与高质量发展示范项目的通知》(财办社〔2022〕7 号)

2022 年 3 月 4 日，国家财政部发布了《关于组织申报中央财政支持公立医院改革与高质量发展示范项目的通知》。各省（自治区、直辖市）择优选择 1 个地市进行申报，含计划单列市的省如申报计划单列市，在此基础上可增加 1 个申报名额，计划单列市由所在省统一组织申报，申报项目实施期限不超过三年。中央财政支持项目通过竞争性评审方式公开择优确定，每个项目中央财政补助不超过 5 亿元（其中 10% 的资金专门作为绩效奖补资金），主要用于支持推进公立医院改革与高质量发展，主要投向市县级公立医院诊疗能力提升、智慧医院建设以及 DRG/DIP 支付方式改革等方面。

35.《关于新冠病毒抗原检测应用方案（试行）的通知》（联防联控机制综发〔2022〕21 号）

2022 年 3 月 10 日，国务院应对新型冠状病毒肺炎疫情联防联控机制综合组决定在核酸检测基础上，增加抗原检测作为补充。需要说明的是，核酸检测依然是新冠病毒感染的确诊依据，抗原检测作为补充手段可以用于特定人群的筛查，有利于提高“早发现”能力。基层医疗卫生机构具有核酸检测能力的，应当首选核酸检测；不具备核酸检测能力的，可以进行抗原检测，并做好医务人员的培训和患者的沟通指导。隔离观察人员和社区居民进行抗原检测，应当认真阅读说明书、规范操作，一旦抗原检测阳性要立即向有关部门报告；需要时，进行核酸检测予以确认。

36.《科学技术部关于公开征求〈人类遗传资源管理条例实施细则（征求意见稿）〉意见的通知》（科学技术部社会发展科技司 2022 年 3 月 22 日文）

2022 年 3 月 22 日，科技部就《人类遗传资源管理条例实施细则（征求意见稿）》向社会公开征求意见。细则内容涉及：①采集、储存人类遗传资源免于审批的情形：一是人群规模小于 3 000 例的试验，二是以上市注册为目的的临床试验。②豁免伦理审查的情形：所有许可、备案项目合作研究内容均在我国境内完成；合作内容符合伦理原则，不涉及重大伦理问题；豁免外方伦理审查对受试者的无风险或风险很小。③国际合作临床实验，以上市为目的，且不涉及人类遗传资源材料出境的，符合以下情况无需审批：所涉及的人类遗传资源采集、检测、分析和剩余样本处理等在临床机构内进行的；所涉及的人类遗传资源在临床机构内采集，并由相关药品和医疗器械上市许可临床试验的临床试验方案指定的境内单位进行检测、分析和剩余样本处理的。

37.《国家药监局 国家卫生健康委关于发布〈医疗器械临床试验质量管理规范〉的公告》（国家药监局 国家卫健委 2022 年第 28 号）

2022 年 3 月 31 日，国家药品监督管理局会同国家卫生健康委员会组织修订并发布《医疗器械临床试验质量管理规范》（以下简称《规范》），自 2022 年 5 月 1 日起施行。《规范》结合产业需求和监管实际，对 2016 年发布的《医疗器械临床试验质量管理规范》整体框架作出调整，简化优化相关要求，强化医疗器械临床试验相关方责任，并将体外诊断试剂临床试验质量管理要求纳入《规范》管理。

38.《国家医疗保障局办公室 国务院应对新型冠状病毒肺炎疫情联防联控机制医疗救治组关于降低新冠病毒核酸检测价格和费用的通知》（医保办发〔2022〕5 号）

2022 年 4 月 2 日，国家医保局发布关于降低新冠病毒核酸检测价格和费用的通知，要求下调公立医疗机构新冠病毒核酸检测的政府指导价。各省份要将单人单检降至不高于每人份 28 元；多人混检统一降至每人份不高于 8 元。各省份医保部门参考目前全国已有的挂网采购价格，在 4 月 30 日之前，通过组织实施集中采购、竞价挂网、参与跨省联盟采购、区域价格比较等多种方式，使公立医疗机构可以将新冠核酸检测所需扩增试剂、提取试剂、采样器具等物耗成本降至单人单检价格的 50% 以内。

39.《国家药监局综合司关于加强医疗器械跨区域委托生产协同监管工作的意见》（药监综械管〔2022〕21 号）

2022 年 4 月 2 日，国家药监局综合司发布关于加强医疗器械跨区域委托生产协同监管工作的意见，以加强医疗器械注册人备案人跨区域委托生产监管，夯实注册人备案人医疗器械全生命周期质量管理责任，指导地方药品监管部门加强监管工作的协同配合。

40.《健康中国行动推进委员会办公室关于印发健康中国行动 2022 年工作要点的通知》（国健推委办发〔2022〕2 号）

2022 年 4 月 2 日，国家卫健委规划发展与信息化司发布《健康中国行动推进委员会办公室关于印发健康中国行动 2022 年工作要点的通知》（以下简称《通知》）。《通知》强调，宫颈癌、癌症筛查、心脑血管、呼吸和代谢性疾病、基层呼吸系统疾病早期筛查、高血压、糖尿病等慢病、常态化新冠肺炎疫情防控工作作为 2022 年重点工作方向。同时启动实施中国消除艾滋病、梅毒和乙肝母婴传播行动计划。

41.《国家卫生健康委办公厅关于印发肿瘤和血液病相关病种诊疗指南（2022 年版）的通知》（国卫办医函〔2022〕104 号）

2022 年 4 月 11 日，国家卫健委正式发布新版肿瘤和血液病相关病种诊疗指南，进一步提高肿瘤和血液病诊疗规范化水平，保障医疗质量安全，维护患者健康权益。该指南涉及原发性肺癌、淋巴瘤、弥漫性大 B 细胞淋巴瘤、骨髓增生异常综合征伴原始细胞增多、慢性髓性白血病等 21 个病种，并对所涉及的病种提供了最新的治疗方案，包括疾病的筛查诊断、治疗手段、治疗原则、预后及随访等方面，分别做了详细阐述。

42.《国家卫生健康委关于印发贯彻2021—2030年中国妇女儿童发展纲要的实施方案的通知》(国卫妇幼函〔2022〕56号)

2022年4月8日，国家卫健委制定《国家卫生健康委关于贯彻2021—2030年中国妇女儿童发展纲要的实施方案》。主要任务包括持续保障母婴安全、加强出生缺陷综合防治、加强儿童健康服务和管理、加强儿童疾病综合防治、预防和控制儿童伤害、建立完善女性全生命周期健康管理模式、防治妇女重大疾病、支持家庭与妇女全面发展共八方面主要任务。

43.《国家医疗保障局办公室关于做好支付方式管理子系统DRG/DIP功能模块使用衔接工作的通知》(医保办函〔2022〕19号)

2022年4月15日，国家医疗保障局办公室发布《关于做好支付方式管理子系统DRG/DIP功能模块使用衔接工作的通知》(以下简称《通知》)。《通知》指出，DRG/DIP功能模块属于“基础约束”，地方要严格按照已有功能应用尽用、个性需求能配则配、订制开发最小必须、差异需求国家审核的要求开展落地应用，确保地方个性化开发既有弹性又安全可控，整体统一。明确自2022年4月起，选择部分省级医保信息平台测试，按照DRG/DIP有关技术规范，结合本地数据，调整有关规则、参数、传输、使用、安全等功能；2022年6月底前，选择部分新开展DRG/DIP支付方式改革地区，试用全国统一医保信息平台DRG/DIP功能模块；2022年11月底前，实现DRG/DIP功能模块在全国落地应用。

44.《国家发展改革委关于印发〈“十四五”生物经济发展规划〉的通知》(发改高技〔2021〕1850号)

2022年5月10日，国家发展改革委印发《“十四五”生物经济发展规划》(以下简称《规划》)。《规划》提出，“十四五”时期，我国生物技术和生物产业加快发展，开展前沿生物技术创新。加快发展高通量基因测序技术，推动以单分子测序为标志的新一代测序技术创新，不断提高基因测序效率、降低测序成本。加强微流控、高灵敏等生物检测技术研发。发展基因诊疗、干细胞治疗、免疫细胞治疗等新技术，强化产学研用协同联动，加快相关技术产品转化和临床应用，推动形成再生医学和精准医学治疗新模式。鼓励发展生物计算、脱氧核糖核酸（DNA）存储等新技术。

45.《国务院办公厅关于印发“十四五”国民健康规划的通知》(国办发〔2022〕11号)

2022年5月20日，国务院办公厅发布《“十四五”国民健康规划》(以下简称《规划》)。《规划》主要部署了七个方面的任务，分别是：织牢公共卫生防护网、全方位干预健康问题和影响因素、全周期保障人群健康、提高医疗卫生服务质量、促进中医药传承创新发展、做优做强健康产业、强化国民健康支撑与保障。《规划》重要表述包括：①鼓励围绕特需医疗、前沿医疗技术、创新药、高端医疗器械应用以及疾病风险评估、疾病预防、中医治未病、运动健身等服务，增加新型健康保险产品供给；②加快推动县域综合医改，推进紧密型县域医共体建设，推进专科联盟和远程医疗协作网发展；③健全全民医保制度，开展按疾病诊断相关分组、按病种分值付费，将符合条件的互联网医疗服务按程序纳入医保支付范围；④推广应用人工智能、大数据、第五代移动通信（5G）、区块链、物联网等新兴信息技术，实现智能医疗服务、个人健康实时监测与评估、疾病预警、慢病筛查等。

46.《财政部关于做好政府采购框架协议采购工作有关问题的通知》(财库〔2022〕17号)

2022年5月23日，国家财政部发布了《关于做好政府采购框架协议采购工作有关问题的通知》(以下简称《通知》)。《通知》明确指出，采购进口医疗产品，需要核准。对于落实政府采购政策，《通知》要求：政府采购进口产品管理要求在第二阶段落实；在进口产品管理方面，对检测、实验、医疗等专用仪器设备，确有采购进口产品需求的，采购方案中可以就相应的进口产品设置采购包，但第二阶段采购人在采购入围进口产品前，需按规定履行相关核准程序。

47.《国家卫生健康委办公厅关于印发方舱医院装备配置指南（试行）的通知》(国卫办规划函〔2022〕224号)

2022年7月13日，国家卫生健康委编制印发了《方舱医院装备配置指南（试行)》。方舱医院装备配置建议清单中涉及超10种IVD相关装备，包括荧光定量PCR仪（96孔）、PCR 8联管离心机、全自动血液分析仪、特定蛋白分析仪、全自动尿液分析仪、全自动尿沉渣分析仪、便携式血气分析仪、全自动急诊生化分析仪、全自动粪便分析仪、全自动急诊免疫分析仪、移动核酸检测、核酸标本转运箱和自动分杯系统等IVD相关装备。

48.《关于〈中华人民共和国政府采购法（修订草案征求意见稿)〉再次向社会公开征求意见的通知》(财政部2022年7月15日文)

2022年7月15日，财政部国库司发布《关于〈中华人民共和国政府采购法（修订草案征求意见稿)〉再次向社会公开征求意见的通知》。具体包括：

支持国产（但在国内实现生产研发的外资企业同样将获得政策的支持与鼓励）、分散采购取消“限额标准以上”的限制；取消“地方集中采购目录”“部门集中采购目录”的提法；新增“最优质量法”评审法、“创新采购”采购法；明确了“最低评审价法”的适用范围等内容。

49.《关于进一步加强用药安全管理提升合理用药水平的通知》（国卫医函〔2022〕122 号）

2022 年 7 月 27 日，国家卫健委、国家中医药管理局联合发布《关于进一步加强用药安全管理提升合理用药水平的通知》，要求降低用药错误风险，积极应对药品不良反应，加强用药安全监管。其中，加强重点药品使用管理方面，要求加强重点监控合理用药药品、抗微生物药物、抗肿瘤药物、质子泵抑制剂、糖皮质激素、毒麻精放药品、中药注射剂等的使用管理。通过血药浓度监测、基因检测等，识别用药风险，制定个体化用药方案，优化药物品种选择，精准确定用药剂量。

50.《国家药监局关于发布〈医疗器械产品注册项目立卷审查要求〉等文件的通告》（国家药监局〔2022〕40 号）

2022 年 8 月 31 日，国家药品监督管理局组织对现行的《医疗器械产品注册项目立卷审查要求（试行）》等文件进行了全面修订，国家药品监督管理局医疗器械技术审评中心在受理环节按照修订后的立卷审查要求对相应申请的申报资料进行审查，对申报资料进入技术审评环节的完整性、合规性、一致性进行判断。立卷审查不对产品安全性、有效性评价的合理性、充分性进行分析，不对产品风险受益比进行判定。立卷审查适用于医疗器械注册、许可事项变更、临床试验审批等申请事项。

51.《国家医疗保障局对十三届全国人大五次会议第 4955 号建议的答复》（医保函〔2022〕147 号）

2022 年9月3日，国家医疗保障局对外发布《国家医疗保障局对十三届全国人大五次会议第 4955 号建议的答复》，文件中提及此次国家医保局针对创新耗材明确不予集采，所涉耗材产品目前渗透率较低，存在技术性壁垒，市场规模相对较小。医保局明确指出，要着力完善创新医疗器械平台挂网机制，强调在挂网时优化流程、及时响应、公开透明，旨在降低企业相关成本，助力新的医疗器械顺利参与市场交易。同时，建立以市场为主导的价格形成机制，既要反映产品价值和供求关系，也要综合考虑其同类医疗器械价格、临床疗效、健康收益和国际同类产品使用情况等因素，从而形成创新医疗器械的合理价格。对于创新医疗器械而言，由于临床使用尚未成熟、使用量暂时难以预估，尚难以实施带量方式。要在集中带量采购之外留出一定市场为创新产品开拓市场提供空间。

52.《国家药监局综合司关于加强医疗器械生产经营分级监管工作的指导意见》（药监综械管〔2022〕78 号）

2022 年 9 月 9 日，国家药监局发布《关于加强医疗器械生产经营分级监管工作的指导意见》（以下简称《指导意见》），指导各地药品监管部门在医疗器械注册人制度下更好地开展医疗器械生产经营监管工作。《指导意见》自 2023 年 1 月 1 日起施行。对于长期以来监管信用状况较好的企业，可以酌情下调监管级别；对于跨区域委托生产的医疗器械注册人，仅进行受托生产的受托生产企业，以及异地增设库房的经营企业等，应当酌情上调监管级别。对医疗器械生产企业采取非预先告知的方式进行监督检查，对经营企业采取突击性监督检查。

53.《中国人民银行设立设备更新改造专项再贷款支持制造业等领域设备更新改造》（中国人民银行 2022 年 9 月 28 日文）

2022 年 9 月 28 日，人民银行宣布设立设备更新改造专项再贷款，专项支持金融机构以不高于 3.2% 的利率向制造业、社会服务领域和中小微企业、个体工商户等设备更新改造提供贷款。设备更新改造专项再贷款额度为 2 000 亿元以上，利率 1.75%，期限 1 年，可展期 2 次，每次展期期限 1 年，发放对象包括国家开发银行、政策性银行、国有商业银行、中国邮政储蓄银行、股份制商业银行等 21 家金融机构，按照金融机构发放符合要求的贷款本金 100% 提供资金支持。文件中涉及的医疗设备的采购、升级需求，主要是面向国产设备。国家卫健委将开展“拟使用财政贴息贷款改造更新医疗设备”的需求调查。

54.《国家医疗保障局对十三届全国人大五次会议第 4221 号建议的答复》（医保函〔2022〕65 号）

2022 年 10 月 12 日，国家医保局发布《对十三届全国人大五次会议第 4221 号建议的答复》，对肿瘤基因检测项目纳入医保以及带量采购给予正式回应。部分地区已将部分基因检测项目纳入医保支付范围，除此之外，对于“安全有效、费用适宜且收费标准明确”的基因检测项目，也将有望纳入医保。另外，医保局正在指导地方按照“技耗分离”的原则，探索对诊断试剂开展集中采购，促进试剂价格回归合理水平，带动相关医疗服务项目价格下降。

55.《国家卫生健康委等13部门关于印发遏制微生物耐药国家行动计划（2022—2025年）的通知》（国卫医函〔2022〕185号）

2022年10月28日，国家卫生健康委等13部门联合制定了《遏制微生物耐药国家行动计划（2022—2025年）》（以下简称《计划》）。《计划》要求，2022—2025年要达成指标包括：医疗机构内耐药菌感染及社区获得性耐药菌感染发生率持续下降。人类和动物源主要病原微生物的耐药率持续降低或耐药增长率下降。人类、动物抗微生物药物应用和耐药监测网络覆盖率持续提高；抗微生物药物应用和耐药评价体系更加健全。研发上市全新抗微生物药物1~3个；研发新型微生物诊断仪器设备和试剂5~10项。初步建立适合我国实际的临床抗微生物药物敏感性折点标准体系。

56.《国家发展改革委、商务部关于发布〈鼓励外商投资产业目录（2022年版）〉的通知》（国家发展改革委、商务部第52号令）

2022年10月28日，国家发展改革委、商务部全文发布《鼓励外商投资产业目录（2022年版）》（以下简称《鼓励目录》），自2023年1月1日起施行。外资鼓励类项目享受的支持政策主要变化包括：一是持续鼓励外资投向制造业。全国目录继续将制造业作为鼓励外商投资的重点方向，提升产业链供应链水平，新增或扩展元器件、零部件、装备制造等有关条目。二是持续引导外资投向生产性服务业。全国目录将促进服务业和制造业融合发展作为修订重点，新增或扩展专业设计、技术服务与开发等条目。三是持续优化利用外资区域布局。结合各地劳动力、特色资源等比较优势扩大中西部目录鼓励范围。

《鼓励目录》涉及的医疗产业目录中与IVD相关的有：新型诊断试剂的开发、生产；全自动生化监测设备、五分类血液细胞分析仪、全自动化学发光免疫分析仪、高通量基因测序系统、分子诊断设备制造、PCR仪制造；可穿戴智能设备。

57.《财政部关于下达2022年卫生健康领域（第三批）中央基建投资预算的通知》（财建〔2022〕330号）

2022年10月30日，财政部宣布下达中央基建投资预算265.21亿元，专项用于卫生健康领域，加强应对大规模疫情集中隔离收治设施建设，加快优质医疗资源扩容和区域均衡布局。切实推动“十四五”102项重大工程和《“十四五”优质高效医疗卫生服务体系建设实施方案》等任务落地，不断推进健康中国建设，拓展公共卫生防控和救治成果。

58.《国家卫生健康委关于发布〈临床化学检验基本技术标准〉等4项推荐性卫生行业标准的通告》（国卫通〔2022〕12号）

2022年11月8日，国家卫健委发布《临床化学检验基本技术标准》《临床微生物检验基本技术标准》《临床血液与体液检验基本技术标准》《临床微生物培养、鉴定和药敏检测系统的性能验证》共4项推荐性卫生行业标准，从2023年5月1日起施行。

59.《财政部 国家卫生健康委 国家中医药局关于提前下达2023年医疗服务与保障能力提升（公立医院综合改革）补助资金预算的通知》（财社〔2022〕134号）

2022年11月25日，国家财政部社会保障司发布了《财政部 国家卫生健康委 国家中医药局关于提前下达2023年医疗服务与保障能力提升（公立医院综合改革）补助资金预算的通知》（以下简称《通知》），本次国家提前下发的2023年公立医院综合改革补助资金共计80亿元。除了提前下发的公立医院综合改革补助资金，国家财政部还提前下发了《2023年医疗服务与保障能力提升（医疗卫生机构能力建设）补助资金预算》，2023年第一批医疗卫生机构能力建设补助资金合计39.86亿元。据《通知》了解，这两笔资金主要用于推进全国公立医院综合改革以及提升医疗卫生机构能力建设和服务水平。

60.《关于印发〈新型冠状病毒感染“乙类乙管”疫情监测方案〉等5个文件的通知》（联防联控机制综发〔2022〕145号）

2022年12月27日，国务院应对新型冠状病毒感染疫情联防联控机制综合组制定了《新型冠状病毒感染“乙类乙管”疫情监测方案》《新型冠状病毒感染“乙类乙管”检测方案》《重点人群、重点机构、重点场所新型冠状病毒感染“乙类乙管”防控指引》《新型冠状病毒感染“乙类乙管”个人防护指南》《新型冠状病毒感染“乙类乙管”防控培训方案》。明确从1月8日起对新冠病毒感染实施“乙类乙管”，不再开展全员核酸筛查。

61.《国家卫生健康委关于印发消除艾滋病、梅毒和乙肝母婴传播行动计划（2022—2025年）的通知》（国卫妇幼发〔2022〕32号）

2022年12月30日，国家卫健委公布了《消除艾滋病、梅毒和乙肝母婴传播行动计划（2022—2025年）》的通知，提出：①孕产妇艾滋病、梅毒、乙肝检测率达到95%及以上。②完善孕早期艾滋病、梅毒及乙肝检测服务流程，孕早期检测率达到70%以上。③加强对非公立医疗机构、第三方检测机构和基层快速检测点的质量控制和技术支持。④强化试剂供应管理。完善检测试剂招标采购流程，建立试剂调配应急机制，确保试剂及时、足量供应。

第二节
现状与进展

一、全球体外诊断市场①

根据美国 IQVIA 披露数据，2020—2021 年全球 IVD 市场的年复合增长率达到两位数，2021 年全球 IVD 市场规模为 1 270 亿美元（其中新冠相关市场占比 43%），2020 年全球市场规模为 860 亿美元（其中新冠相关市场占比 26%），同比增长达到 44%（包含新冠相关市场）；不含新冠相关的市场增长率为 16%，远超 2020 年的增长速度。

1. 分地区来看（图 2-2-1）

（1）北美市场达到 380 亿美元，占比 30%，较上年同比增长 27%，2020—2021 年的年复合增长率 35%。

（2）欧洲、中东及非洲市场达到 500 亿美元，占比 40%，较上年同比增长 85%，2020—2021 年的年复合增长率 67%，得益于新冠病毒快速检测的大量需求。

（3）亚太市场达到 340 亿美元，占比 27%，较上年同比增长 31%，2020—2021 年的年复合增长率 24%。

（4）拉美市场达到 40 亿美元，占比 3%，较上年同比增长 33%，2020—2021 年的年复合增长率 15%。

2. 分产品来看（下文中的增长率均按本币计算）

（1）中心实验室：常规检测量恢复到新冠肺炎疫情前水平，比如免疫、临床化学、凝血、血液等；新冠相关的实验室检测以及危重症指标检测（例如 PCT、IL-6 和 D- 二聚体）继续保持增长。

（2）POC（Point of Care）：受益于新冠病毒检测的大量需求，POC 业务实现强劲增长，传染病快检的增长率达到三位数；部分非新冠病毒检测的 POC 检测量也有所反弹，比如血糖、门诊快检等。

（3）糖尿病：随着传感器技术的推广，连续血糖监测（CGM）销售额实现快速增长；2021 年糖

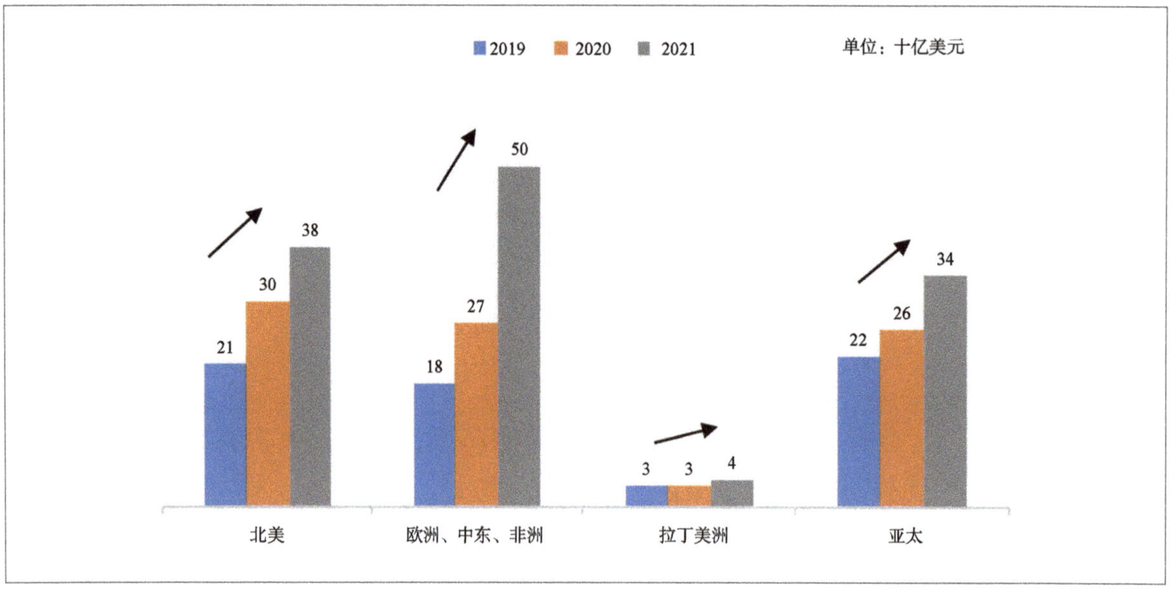

图 2-2-1　2019—2021 年全球 IVD 市场分地区增长情况

① 数据来源截至 2021 年底。

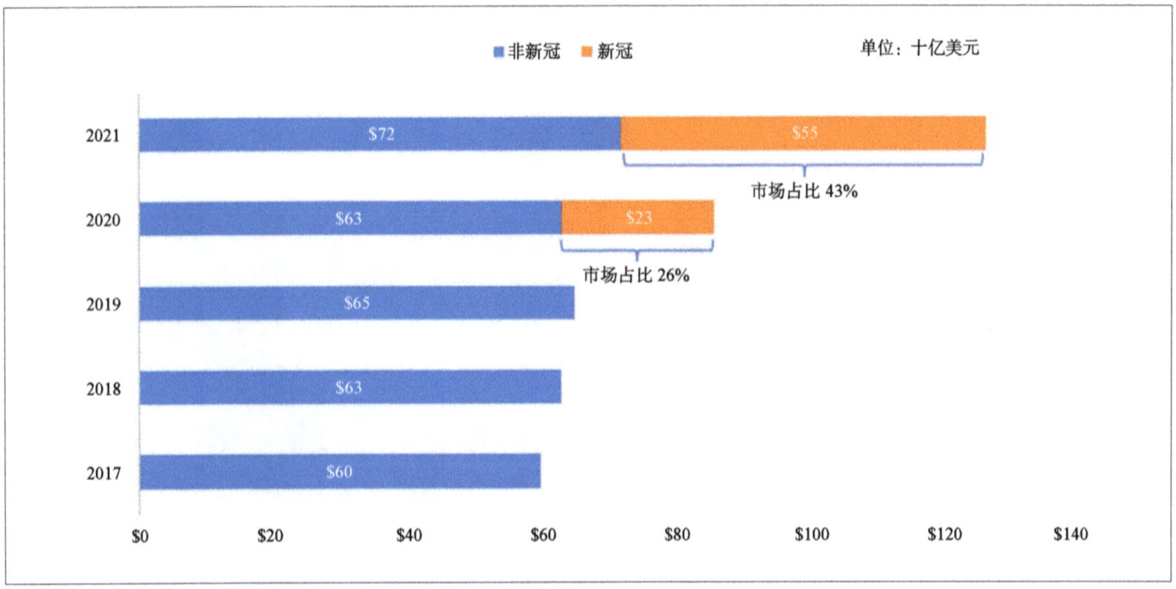

图 2-2-2 2020—2021 年新冠病毒检测市场占比

尿病整体市场表现优于 2020 年，反映了糖尿病检测需求的反弹。作为持续下降的产品线血糖首次恢复增长。

（4）分子诊断：尽管相较 2020 年，分子诊断的增速有较大幅度下滑，但是传染病分子检测产品销售依旧强势，分子检测仪器的需求不断增加；肿瘤相关的检测量和销售额恢复到新冠肺炎疫情前的水平，去掉新冠病毒相关检测，分子诊断的增长率达到 10%。

（5）其他：由于病理检测试剂和仪器销售量的恢复，病理领域实现近年来的最大增长速度，预分析和全自动免疫组化染色领域等都有广泛增长；高通量测序技术（NGS）方面，新冠相关的监测产品增长抵消了无创DNA产前检测（NIPT）业务的下滑。

（6）新冠病毒检测：2021 年新冠病毒相关的检测市场规模达到近 550 亿美元，占整体 IVD 市场的比例为 43%，受新冠病毒 Omicron 和 Delta 变种的暴发影响，相较上年 230 亿美元的市场有大幅度的增长。从技术角度来看，快检占比最高，其次是核酸检测（图 2-2-2）。

新冠病毒快检的市场细分：以欧盟为例，新冠病毒快检市场份额约 200 亿美元，同比增长 580%，超过 600 项新冠病毒快检产品获得 CE 认证，其中超过 50% 为中国制造，其他厂商包括韩国、美国、德国、土耳其等（图 2-2-3）。

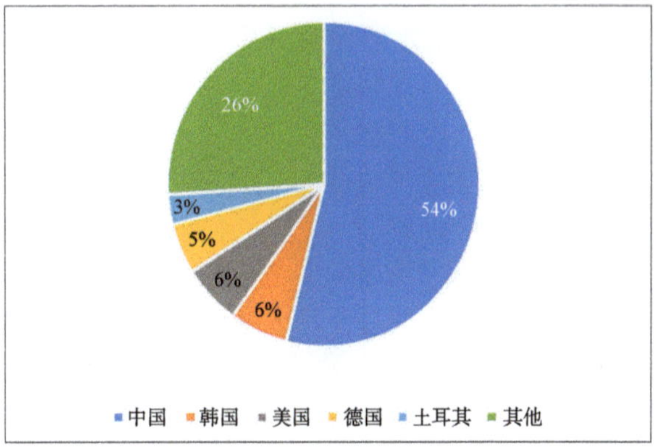

图 2-2-3 新冠病毒快检的市场细分

3. 未来五年发展预测

（1）预计未来五年全球市场年复合增长率为 -7%，其中北美市场 -8%，欧洲、中东及非洲市场 -13%，拉丁美洲 -1%，亚太 0%。尽管未来五年的年复合增长率为负数，但IVD市场前景依然看好，去掉新冠肺炎疫情影响，全球 IVD 市场的年复合增长率能达到 2%（图 2-2-4）。

（2）新冠相关市场：随着新冠肺炎疫情常态化，未来五年内新冠病毒相关的检测量会有所下滑，但依然存在，总市场量预计不超过 40 亿美元。其中分子平台的检测量下滑幅度较小，未来五年的年复合增长率约为 -36%，到 2026 年市场容量约有 20 亿美元，原因在于相较其他检测方法，多重聚合酶链式反应（PCR）的结果更加稳定；下降幅度最大的是快检平台的新冠病毒检测量，未来五年的年复合增长率约为 -69%，预计到 2026 年新冠病毒快检的市场容量不会超过 10 亿美元；市场占比最小的是免疫平台，未来五年的年复合增长率约为 -43%，预计到 2026 年免疫平台的新冠病毒检测市场不到 10 亿美元。

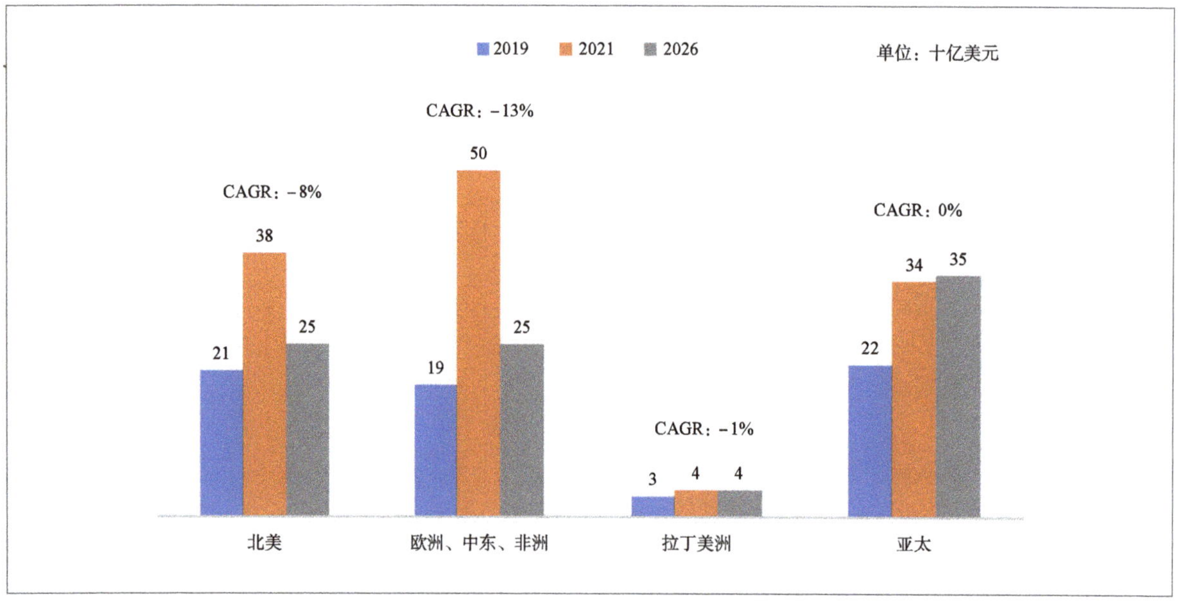

图 2-2-4　未来五年全球市场增长情况（CAGR，年复合增长率）

二、中国体外诊断市场

1. 国内企业市场规模及上市公司，新三板挂牌企业数据

汇总国内外有关中国体外诊断市场信息，以在中国市场销售的成品为主，生产企业出厂价和外资企业第一手批发价为基础，去除非工业口径，且不计算原料和配件，2021 年中国体外诊断市场规模超过 1 300 亿元人民币，增速 15% 左右。预计 2022 年中国体外诊断市场规模将达到 1 700 亿元人民币，与 2021 年 1 300 亿元人民币的市场规模相比，增速超过 30%，国产产品占比超过 60%。如果加上出口产品销售额并统计原料、配件及耗材的销售额，估算 2022 年中国体外诊断整体产业规模将达到 2 800 亿元人民币。

同时，整理 2021—2022 年国内上市公司数据如下（表 2-2-1~ 表 2-2-8）。

（1）2021 年 95 家上市公司总营收 1 664.7 亿元，同比增长 34.0%；归属净利润 365.6 亿元，同比增长 42.1%。

（2）2022 年 101 家上市公司总营收 2 479.9 亿元，同比增长 46.0%；归属净利润 611.8 亿元，同比增长 85.2%。

表 2-2-1　2021 年诊断上市公司关键数据排行

排名	营业收入				归属净利润				市值（截至 2021-12-31）			
	金额（万元）		增长率		金额（万元）		增长率		金额（亿元）		增长率	
1	迪安诊断	1 308 261	热景生物	945.54%	东方生物	492 019	热景生物	1 850.41%	迈瑞医疗	4 629.35	九安医疗	496.35%
2	金域医学	1 194 322	东方生物	211.43%	达安基因	361 819	诺禾致源	515.74%	万泰生物	1 344.59	拱东医疗	249.25%
3	东方生物	1 016 917	明德生物	195.05%	迈瑞医疗	267 492	九安医疗	274.96%	金斯瑞	724.96	金斯瑞	230.21%
4	润达医疗	886 011	万泰生物	144.25%	圣湘生物	224 270	易瑞生物	261.38%	金域医学	518.52	热景生物	197.90%
5	迈瑞医疗	844 863	易瑞生物	131.20%	金域医学	221 964	九强生物	261.29%	诺唯赞	424.01	华康生物	131.78%
6	达安基因	766 426	纳微科技	117.74%	热景生物	218 576	明德生物	201.37%	华大基因	363.42	明德生物	78.41%
7	华大基因	676 614	博拓生物	110.09%	万泰生物	202 147	万泰生物	198.59%	新产业	346.52	利德曼	77.02%
8	万泰生物	575 033	凯普生物	97.34%	华大基因	146 154	东方生物	193.33%	安图生物	322.8	华检医疗	54.60%
9	热景生物	536 920	九强生物	88.58%	明德生物	141 322	纳微科技	158.75%	纳微科技	319.4	万泰生物	53.87%
10	巨星医疗	493 069	奥泰生物	64.98%	硕世生物	119 321	利德曼	143.97%	达安基因	281.53	美康生物	30.23%
11	科华生物	485 431	硕世生物	63.19%	迪安诊断	116 288	凯普生物	134.97%	东方生物	276.6	润达医疗	19.95%
12	圣湘生物	451 454	百普赛斯	56.30%	新产业	97 370	巨星医疗	100.56%	九安医疗	238.34	东方生物	13.55%

（续表）

排名	营业收入				归属净利润				市值（截至 2021-12-31）			
	金额（万元）		增长率		金额（万元）		增长率		金额（亿元）		增长率	
13	迈克生物	398 065	禾信仪器	48.66%	安图生物	97 366	博拓生物	91.57%	圣湘生物	236	普门科技	9.53%
14	安图生物	376 592	金域医学	44.88%	迈克生物	95 660	兰卫医学	84.68%	义翘神州	235.08	透景生命	-0.20%
15	万孚生物	336 104	拱东医疗	43.95%	九安医疗	90 864	华康生物	63.71%	迪安诊断	208.29	凯普生物	-1.96%
16	金斯瑞	327 081	兰卫医学	43.62%	凯普生物	85 216	浩欧博	52.24%	万孚生物	175.22	迪安诊断	-2.07%
17	硕世生物	283 904	达安基因	43.49%	科华生物	85 041	百普赛斯	50.34%	三诺生物	168.92	艾德生物	-3.54%
18	明德生物	282 983	浩欧博	43.20%	博拓生物	83 359	达安基因	47.74%	百普赛斯	168.9	科华生物	-3.77%
19	华检医疗	273 067	普门科技	40.50%	奥泰生物	76 569	金域医学	47.03%	艾德生物	167.42	巨星医疗	-5.17%
20	凯普生物	267 302	透景生命	33.70%	之江生物	75 852	硕世生物	45.59%	诺禾致源	165.28	达安基因	-6.42%
21	塞力医疗	259 955	安旭生物	32.47%	安旭生物	73 853	迪安诊断	44.83%	迈克生物	162.43	迈瑞医疗	-10.61%
22	新产业	254 542	金斯瑞	30.76%	义翘神州	72 001	优宁维	42.15%	拱东医疗	161.36	金域医学	-11.92%
23	九安医疗	239 710	优宁维	30.69%	诺唯赞	67 829	赛科希德	40.73%	亚辉龙	139.93	塞力医疗	-12.64%
24	三诺生物	236 131	迈瑞医疗	27.12%	万孚生物	63 443	拱东医疗	37.68%	兰卫医学	139.1	阳普医疗	-13.30%
25	美康生物	225 153	安图生物	26.45%	九强生物	40 565	透景生命	33.62%	九强生物	116.74	三诺生物	-16.53%
26	之江生物	201 883	艾德生物	25.90%	基蛋生物	39 899	艾德生物	32.86%	易瑞生物	115.69	博晖创新	-17.14%
27	奥泰生物	187 343	润达医疗	25.33%	润达医疗	38 023	普门科技	32.23%	安旭生物	109.5	安必平	-17.61%
28	诺唯赞	186 863	诺禾致源	25.26%	拱东医疗	31 099	基蛋生物	30.93%	之江生物	100.55	基蛋生物	-18.10%
29	诺禾致源	186 640	基蛋生物	24.78%	艾德生物	23 957	安图生物	30.20%	普门科技	97.11	赛科希德	-20.25%
30	博拓生物	181 808	迪安诊断	22.85%	易瑞生物	23 651	迈瑞医疗	27.11%	优宁维	89.27	九强生物	-20.79%
31	兰卫医学	177 833	塞力医疗	22.30%	诺禾致源	22 499	科华生物	25.92%	凯普生物	86.73	迪瑞医疗	-23.55%
32	九强生物	159 938	巨星医疗	20.06%	迪瑞医疗	20 995	睿昂基因	22.26%	美康生物	81.62	硕世生物	-28.51%
33	安旭生物	158 928	利德曼	19.63%	亚辉龙	20 475	科美诊断	21.99%	博晖创新	80.95	华大基因	-29.35%
34	贝瑞基因	142 218	万孚生物	19.57%	兰卫医学	20 384	迈克生物	20.49%	硕世生物	80.6	新产业	-36.37%
35	基蛋生物	140 170	诺唯赞	19.44%	普门科技	19 035	润达医疗	15.23%	润达医疗	77.72	迈克生物	-37.43%
36	拱东医疗	119 425	九安医疗	19.36%	纳微科技	18 809	安旭生物	13.80%	明德生物	77.61	万孚生物	-42.68%
37	亚辉龙	117 790	华康生物	18.94%	美康生物	17 949	禾信仪器	13.13%	科华生物	76.32	圣湘生物	-48.22%
38	优宁维	110 967	亚辉龙	17.91%	华检医疗	17 454	奥泰生物	12.73%	博拓生物	74.56	贝瑞基因	-49.03%
39	义翘神州	96 527	三诺生物	17.17%	百普赛斯	17 421	华检医疗	9.97%	基蛋生物	72.98	安图生物	-50.70%
40	康圣环球	93 067	安必平	16.93%	透景生命	16 108	爱威科技	3.90%	热景生物	72.24	纳微科技	—
41	艾德生物	91 703	爱威科技	16.91%	科美诊断	14 276	新产业	3.68%	科美诊断	71.86	义翘神州	—
42	迪瑞医疗	90 580	科华生物	16.82%	优宁维	10 873	万孚生物	0.04%	贝瑞基因	68.79	诺禾致源	—
43	阳普医疗	79 983	新产业	15.97%	三诺生物	10 757	亚辉龙	-2.75%	奥泰生物	66.31	亚辉龙	—
44	普门科技	77 811	科美诊断	12.57%	赛科希德	9 737	安必平	-5.86%	透景生命	51.97	易瑞生物	—
45	博晖创新	71 475	华检医疗	12.46%	浩欧博	8 619	圣湘生物	-14.29%	康圣环球	51.7	之江生物	—
46	透景生命	65 459	赛科希德	7.88%	安必平	7 978	诺唯赞	-17.46%	迪瑞医疗	49.44	科美诊断	—
47	易瑞生物	59 754	迈克生物	7.47%	禾信仪器	7 857	之江生物	-18.61%	利德曼	43.9	奥泰生物	—
48	利德曼	56 406	中生北控	7.06%	睿昂基因	4 733	迪瑞医疗	-21.39%	华检医疗	43.57	康圣环球	—
49	科美诊断	47 077	康圣环球	4.41%	爱威科技	3 128	华大基因	-30.08%	禾信仪器	41.96	睿昂基因	—
50	禾信仪器	46 424	睿昂基因	2.11%	利德曼	2 242	义翘神州	-36.15%	睿昂基因	40.42	浩欧博	—
51	纳微科技	44 635	之江生物	-1.62%	阳普医疗	1 857	美康生物	-40.07%	浩欧博	39.73	爱威科技	—
52	安必平	43 899	美康生物	-2.19%	巨星医疗	333	三诺生物	-42.44%	赛科希德	36.44	中生北控	—
53	百普赛斯	38 499	博晖创新	-3.24%	中生北控	-114	康圣环球	-49.32%	阳普医疗	32.93	博拓生物	—
54	中生北控	34 823	迪瑞医疗	-3.35%	华康生物	-422	金斯瑞	-69.74%	塞力医疗	29.5	禾信仪器	—

（续表）

排名	营业收入				归属净利润				市值（截至 2021-12-31）			
	金额（万元）		增长率		金额（万元）		增长率		金额（亿元）		增长率	
55	浩欧博	31 771	圣湘生物	-5.22%	塞力医疗	-4 951	阳普医疗	-88.57%	安必平	28.44	诺唯赞	—
56	睿昂基因	29 095	贝瑞基因	-7.67%	贝瑞基因	-11 082	中生北控	-141.94%	巨星医疗	26.81	安旭生物	—
57	赛科希德	23 992	阳普医疗	-12.99%	博晖创新	-32 218	贝瑞基因	-152.60%	爱威科技	18.91	兰卫医学	—
58	爱威科技	21 067	华大基因	-19.42%	康圣环球	-145 443	塞力医疗	-186.00%	中生北控	2.46	百普赛斯	—
59	华康生物	2 613	义翘神州	-39.53%	金斯瑞	-222 634	博晖创新	-4 393.41%	华康生物	0.99	优宁维	—
汇总	16 214 372		34.27%		3 629 645		43.16%		—		—	

注：①表格包括 A 股和港股体外诊断相关上市公司。
②迈瑞和万泰的收入采用上市公司财报中“体外诊断”产品线的收入，利润按体外诊断产品线占总收入的比例乘以总利润测算，下同。
③由于 2021 年和 2022 年九安医疗体外诊断产品线占比超过 50%，故本次上市公司统计数据包含九安医疗。

表 2-2-2　2021 年诊断新三板公司关键数据排行

排名	营业收入				归属净利润			
	金额（万元）		增长率		金额（万元）		增长率	
1	汇知康	55 646	八通生物	560.68%	为正生物	6 813	联科生物	33 290.59%
2	达瑞生物	37 181	为正生物	375.47%	汇知康	4 801	八通生物	7 284.55%
3	璟泓科技	31 216	凯基生物	90.56%	八通生物	3 950	为正生物	341.44%
4	为正生物	27 645	中生金域	84.75%	璟泓科技	3 453	吉玛基因	269.19%
5	伊普诺康	23 908	中帜生物	48.05%	力博医药	3 119	中生金域	160.47%
6	鑫乐医疗	23 419	永瀚星港	46.54%	新健康成	2 779	康美生物	102.84%
7	八通生物	19 319	联科生物	38.40%	伊普诺康	2 762	美康基因	76.91%
8	珈诚生物	18 340	吉玛基因	36.02%	景川诊断	1 814	虹博基因	68.61%
9	新健康成	16 208	虹博基因	35.53%	益善生物	1 779	永和阳光	50.06%
10	康美生物	15 702	百傲科技	35.35%	百博生物	1 402	益善生物	46.24%
11	力博医药	15 625	伊普诺康	34.30%	科域生物	1 354	景川诊断	43.86%
12	阳光医疗	12 102	珈诚生物	34.25%	鑫乐医疗	1 155	达晖生物	26.15%
13	天纵生物	11 726	鑫乐医疗	34.24%	珈诚生物	1 140	力博医药	22.63%
14	益善生物	11 457	永和阳光	32.82%	奥迪康	914	中帜生物	7.21%
15	景川诊断	11 168	阳光医疗	30.68%	凯基生物	638	伊普诺康	4.72%
16	百傲科技	10 550	达晖生物	24.20%	吉玛基因	364	新健康成	3.69%
17	吉玛基因	10 218	海源医疗	19.69%	天纵生物	330	亚森实业	3.61%
18	凯基生物	10 039	力博医药	18.66%	中生金域	317	鑫乐医疗	0.63%
19	科域生物	9 665	汇知康	16.41%	联科生物	214	汇知康	0.24%
20	百博生物	7 713	科域生物	16.07%	达晖生物	187	科域生物	-17.15%
21	永和阳光	6 521	益善生物	11.81%	玛诺生物	38	珈诚生物	-20.81%
22	太和华美	5 988	达瑞生物	10.33%	康美生物	29	奥迪康	-25.14%
23	科炬生物	5 694	景川诊断	10.24%	美康基因	-43	百傲科技	-42.50%
24	中帜生物	5 073	新健康成	8.08%	永瀚星港	-110	璟泓科技	-42.54%
25	美康基因	4 876	科立森	6.82%	科立森	-137	玛诺生物	-46.07%
26	海源医疗	4 565	天纵生物	3.11%	永和阳光	-144	天纵生物	-46.38%
27	联科生物	3 866	奥迪康	2.48%	虹博基因	-186	百博生物	-63.77%
28	中生金域	3 862	璟泓科技	1.72%	亚森实业	-201	凯基生物	-76.44%

（续表）

排名	营业收入				归属净利润			
	金额（万元）		增长率		金额（万元）		增长率	
29	奥迪康	3 155	康美生物	-6.26%	中帜生物	-221	太和华美	-116.24%
30	达晖生物	3 127	太和华美	-6.59%	阳光医疗	-247	达瑞生物	-124.55%
31	虹博基因	2 359	美康基因	-7.92%	天骑医学	-556	海源医疗	-190.79%
32	玛诺生物	1 795	天骑医学	-36.83%	海源医疗	-813	阳光医疗	-221.07%
33	科立森	1 254	百博生物	-37.18%	太和华美	-1 096	永瀚星港	-230.02%
34	天骑医学	1 190	亚森实业	-41.18%	达瑞生物	-1 516	天骑医学	-234.49%
35	亚森实业	392	玛诺生物	-44.51%	百傲科技	-2 896	科立森	-323.88%
36	永瀚星港	1	科炬生物	-46.73%	科炬生物	-5 089	科炬生物	-2 460.94%
汇总	432 568		23.35%		26 096		-28.59%	

表 2-2-3　2022 年诊断上市公司关键数据排行

排名	营业收入				归属净利润				市值（截至 2022-12-31）			
	金额（万元）		增长率		金额（万元）		增长率		金额（亿元）		增长率	
1	九安医疗	2 631 536	九安医疗	997.80%	九安医疗	1 603 017	九安医疗	1 664.19%	迈瑞医疗	4 629.35	迪瑞医疗	36.99%
2	迪安诊断	2 028 247	安旭生物	287.97%	达安基因	541 234	中生北控	811.05%	万泰生物	1 344.59	明德生物	15.26%
3	金域医学	1 547 607	明德生物	272.12%	明德生物	420 843	亚辉龙	394.46%	金斯瑞	525.57	新产业	13.75%
4	达安基因	1 204 614	诺辉健康	259.54%	迈瑞医疗	324 469	华大智造	319.04%	华大智造	460.37	三诺生物	12.66%
5	明德生物	1 053 028	亚辉龙	237.95%	安旭生物	304 467	安旭生物	312.26%	新产业	394.16	安图生物	12.33%
6	润达医疗	1 049 442	兰卫医学	136.14%	金域医学	275 279	三诺生物	300.56%	金域医学	365.3	九安医疗	3.36%
7	迈瑞医疗	1 025 557	凯普生物	109.39%	东方生物	206 771	兰卫医学	202.85%	安图生物	362.61	基蛋生物	-13.14%
8	东方生物	876 794	硕世生物	94.95%	华大智造	202 645	明德生物	197.79%	九安医疗	246.35	凯普生物	-14.61%
9	华大基因	704 613	诺唯赞	90.99%	圣湘生物	193 680	康圣环球	105.19%	达安基因	218.38	万泰生物	-14.62%
10	科华生物	696 986	奥泰生物	80.88%	硕世生物	182 790	凯普生物	102.48%	华大基因	213.95	奥泰生物	-15.13%
11	圣湘生物	645 036	万孚生物	69.01%	凯普生物	172 546	诺辉健康	97.43%	诺唯赞	212.57	科华生物	-16.64%
12	安旭生物	616 588	纳微科技	58.14%	迪安诊断	143 419	万孚生物	88.67%	纳微科技	208.72	迈瑞医疗	-17.25%
13	万孚生物	568 051	达安基因	57.17%	新产业	132 792	博晖创新	75.69%	三诺生物	190.31	九强生物	-17.43%
14	凯普生物	559 697	迪安诊断	55.03%	万孚生物	119 697	奥泰生物	54.69%	迪安诊断	157.54	万孚生物	-19.15%
15	硕世生物	553 479	康为世纪	54.11%	奥泰生物	118 448	硕世生物	53.19%	万孚生物	141.67	亚辉龙	-20.38%
16	安图生物	444 163	康圣环球	48.99%	安图生物	116 744	达安基因	49.59%	东方生物	129.54	热景生物	-22.40%
17	金斯瑞	437 989	睿昂基因	45.83%	万泰生物	113 222	纳微科技	46.27%	圣湘生物	129.46	达安基因	-22.43%
18	巨星医疗	429 398	科华生物	43.58%	亚辉龙	101 239	万泰生物	37.68%	义翘神州	128.76	普门科技	-22.48%
19	华大智造	423 080	圣湘生物	42.88%	科华生物	97 085	金斯瑞	36.76%	拱东医疗	118.95	华康生物	-22.70%
20	兰卫医学	419 931	英诺特	36.62%	热景生物	94 474	新产业	36.38%	亚辉龙	111.42	塞力医疗	-23.84%
21	亚辉龙	398 076	迪瑞医疗	34.69%	华大基因	80 292	普门科技	32.12%	迈克生物	105.96	迪安诊断	-24.36%
22	迈克生物	360 841	基蛋生物	29.97%	博拓生物	77 365	华康生物	27.13%	诺禾致源	105.61	润达医疗	-24.61%
23	诺唯赞	356 898	金域医学	29.58%	之江生物	76 027	康为世纪	26.55%	艾德生物	105.31	中生北控	-25.29%
24	热景生物	355 655	金斯瑞	27.67%	迈克生物	70 795	英诺特	25.31%	九强生物	96.39	赛科希德	-26.08%
25	奥泰生物	338 857	普门科技	26.34%	兰卫医学	61 732	基蛋生物	25.04%	明德生物	89.45	拱东医疗	-26.28%
26	新产业	304 696	利德曼	25.16%	诺唯赞	59 425	迪瑞医疗	24.66%	百普赛斯	82.15	金斯瑞	-27.50%
27	三诺生物	281 350	百普赛斯	23.23%	基蛋生物	49 891	金域医学	24.02%	兰卫医学	78.54	安必平	-27.80%
28	华检医疗	274 881	拱东医疗	22.98%	三诺生物	43 088	迪安诊断	23.33%	安旭生物	76.52	利德曼	-28.62%

（续表）

排名	营业收入				归属净利润				市值（截至 2022-12-31）			
	金额（万元）		增长率		金额（万元）		增长率		金额（亿元）		增长率	
29	万泰生物	267 412	迈瑞医疗	21.39%	润达医疗	41 775	迈瑞医疗	21.30%	诺辉健康	75.68	金域医学	−29.55%
30	美康生物	248 909	新产业	19.70%	九强生物	38 913	华检医疗	20.31%	普门科技	75.28	爱威科技	−32.65%
31	之江生物	232 626	三诺生物	19.15%	拱东医疗	32 605	安图生物	19.90%	凯普生物	74.06	博拓生物	−33.91%
32	塞力医疗	230 863	润达医疗	18.45%	义翘神州	30 314	百普赛斯	16.94%	易瑞生物	68.71	透景生命	−34.46%
33	诺禾致源	192 563	安图生物	17.94%	纳微科技	27 513	科华生物	14.16%	迪瑞医疗	67.73	纳微科技	−34.65%
34	博拓生物	190 114	安必平	15.58%	艾德生物	26 374	美康生物	10.61%	之江生物	65.03	迈克生物	−34.77%
35	基蛋生物	182 186	之江生物	15.23%	迪瑞医疗	26 172	艾德生物	10.09%	科华生物	63.62	阳普医疗	−35.31%
36	九强生物	151 087	易瑞生物	14.95%	普门科技	25 150	润达医疗	9.87%	基蛋生物	63.39	之江生物	−35.32%
37	拱东医疗	146 868	万泰生物	14.31%	华检医疗	21 000	赛科希德	6.93%	润达医疗	58.59	诺禾致源	−36.10%
38	康圣环球	138 659	博晖创新	11.36%	百普赛斯	20 373	科美诊断	6.91%	奥泰生物	56.28	硕世生物	−36.21%
39	贝瑞基因	136 801	美康生物	10.55%	美康生物	19 853	拱东医疗	4.84%	热景生物	56.06	艾德生物	−37.10%
40	合富中国	127 967	透景生命	9.38%	诺禾致源	17 723	合富中国	3.10%	近岸蛋白	53.33	华检医疗	−39.06%
41	迪瑞医疗	122 001	优宁维	7.70%	康为世纪	15 926	之江生物	0.23%	硕世生物	51.42	易瑞生物	−40.61%
42	优宁维	119 512	华大智造	7.69%	科美诊断	15 263	优宁维	−2.06%	博拓生物	49.28	博晖创新	−40.97%
43	普门科技	98 304	合富中国	7.44%	英诺特	15 068	九强生物	−4.07%	博晖创新	47.79	华大基因	−41.13%
44	艾德生物	84 218	中生北控	7.14%	透景生命	12 476	博拓生物	−7.19%	美康生物	44.81	贝瑞基因	−41.19%
45	博晖创新	79 593	博拓生物	4.57%	优宁维	10 649	诺唯赞	−12.39%	合富中国	44.58	兰卫医学	−43.54%
46	诺辉健康	76 496	华大基因	4.14%	赛科希德	10 411	圣湘生物	−13.64%	贝瑞基因	40.46	美康生物	−45.10%
47	透景生命	71 597	仁度生物	3.95%	近岸蛋白	9 042	睿昂基因	−14.49%	优宁维	39.63	圣湘生物	−45.15%
48	阳普医疗	71 077	诺禾致源	3.17%	易瑞生物	8 297	诺禾致源	−21.30%	科美诊断	37.97	义翘神州	−45.23%
49	利德曼	70 598	浩欧博	0.84%	合富中国	8 272	透景生命	−22.55%	透景生命	34.06	康圣环球	−45.45%
50	纳微科技	70 584	华检医疗	0.66%	康圣环球	7 546	迈克生物	−25.99%	康为世纪	33.14	禾信仪器	−45.79%
51	易瑞生物	68 690	科美诊断	−1.17%	安必平	4 269	近岸蛋白	−39.32%	英诺特	32.41	浩欧博	−46.79%
52	义翘神州	57 460	华康生物	−3.05%	浩欧博	4 165	爱威科技	−42.53%	利德曼	31.34	科美诊断	−47.15%
53	康为世纪	52 160	贝瑞基因	−3.81%	睿昂基因	4 047	华大基因	−45.06%	康圣环球	28.2	诺唯赞	−49.87%
54	安必平	50 738	赛科希德	−4.63%	仁度生物	2 333	安必平	−46.48%	赛科希德	26.94	百普赛斯	−51.36%
55	百普赛斯	47 443	九强生物	−5.53%	爱威科技	1 797	浩欧博	−51.68%	华检医疗	26.55	睿昂基因	−51.39%
56	科美诊断	46 527	爱威科技	−6.60%	中生北控	811	热景生物	−56.78%	禾信仪器	22.75	东方生物	−53.17%
57	英诺特	44 662	艾德生物	−8.16%	华康生物	−308	义翘神州	−57.90%	塞力医疗	22.47	优宁维	−55.60%
58	睿昂基因	42 430	迈克生物	−9.35%	利德曼	−5 627	东方生物	−57.97%	阳普医疗	21.3	巨星医疗	−71.30%
59	中生北控	37 307	阳普医疗	−11.14%	禾信仪器	−6 333	仁度生物	−63.89%	浩欧博	21.14	华大智造	—
60	浩欧博	32 039	塞力医疗	−11.19%	博晖创新	−7 833	易瑞生物	−64.92%	安必平	20.53	安旭生物	—
61	仁度生物	30 385	巨星医疗	−12.91%	诺辉健康	−7 924	贝瑞基因	−129.91%	睿昂基因	19.65	合富中国	—
62	禾信仪器	28 026	东方生物	−13.78%	塞力医疗	−15 442	禾信仪器	−180.60%	仁度生物	18.69	英诺特	—
63	近岸蛋白	26 455	近岸蛋白	−22.62%	阳普医疗	−19 830	塞力医疗	−211.92%	爱威科技	12.74	仁度生物	—
64	赛科希德	22 881	热景生物	−33.76%	贝瑞基因	−25 478	利德曼	−351.00%	巨星医疗	7.69	诺辉健康	—
65	爱威科技	19 677	禾信仪器	−39.63%	巨星医疗	−99 223	阳普医疗	−1 167.94%	中生北控	1.84	近岸蛋白	—
66	华康生物	2 533	义翘神州	−40.47%	金斯瑞	−158 796	巨星医疗	−29 923.62%	华康生物	0.77	康为世纪	—
汇总	24 306 539		46.85%		6 094 819		86.09%		—		—	

注：表格包括主板、中小板、创业板和港股体外诊断相关上市公司。

表 2-2-4 2022 年诊断新三板公司关键数据排行

排名	营业收入				归属净利润			
	金额（万元）		增长率		金额（万元）		增长率	
1	汇知康	58 488	鑫乐医疗	135.30%	康美生物	6 719	康美生物	23 359.49%
2	鑫乐医疗	55 104	康美生物	132.22%	为正生物	6 319	阳光医疗	311.05%
3	达瑞生物	45 418	中帜生物	110.32%	璟泓科技	5 146	鑫乐医疗	280.51%
4	璟泓科技	37 951	中生金域	85.02%	汇知康	4 949	达瑞生物	236.18%
5	康美生物	36 462	百博生物	66.67%	鑫乐医疗	4 393	科域生物	107.17%
6	为正生物	34 208	玛诺生物	44.96%	力博医药	3 718	天骑医学	89.67%
7	伊普诺康	18 181	天骑医学	39.82%	科域生物	2 805	璟泓科技	49.02%
8	力博医药	16 402	为正生物	22.26%	达瑞生物	2 065	太和华美	45.44%
9	新健康成	15 345	达瑞生物	22.16%	珈诚生物	1 241	中生金域	42.91%
10	珈诚生物	15 152	璟泓科技	21.58%	景川诊断	1 181	奥迪康	24.15%
11	阳光医疗	13 920	科域生物	21.20%	奥迪康	1 135	力博医药	19.21%
12	百博生物	12 855	阳光医疗	15.02%	百博生物	1 005	珈诚生物	8.83%
13	科域生物	11 713	凯基生物	11.50%	新健康成	949	汇知康	3.08%
14	景川诊断	11 622	太和华美	7.21%	阳光医疗	521	科炬生物	-3.10%
15	凯基生物	11 193	吉玛基因	6.38%	中生金域	454	达晖生物	-5.32%
16	吉玛基因	10 870	汇知康	5.11%	八通生物	414	永瀚星港	-8.65%
17	中帜生物	10 671	力博医药	4.97%	吉玛基因	220	科立森	-17.85%
18	天纵生物	10 497	景川诊断	4.07%	达晖生物	177	为正生物	-22.46%
19	益善生物	10 360	达晖生物	3.26%	玛诺生物	11	百博生物	-28.33%
20	中生金域	7 146	奥迪康	-0.61%	天骑医学	-57	中帜生物	-32.75%
21	百傲科技	6 514	联科生物	-1.33%	永瀚星港	-120	景川诊断	-34.89%
22	太和华美	6 420	永和阳光	-3.03%	科立森	-162	吉玛基因	-39.49%
23	永和阳光	6 323	新健康成	-5.33%	永和阳光	-292	百傲科技	-39.61%
24	八通生物	5 169	科立森	-7.57%	中帜生物	-293	新健康成	-65.85%
25	美康基因	4 409	益善生物	-9.57%	美康基因	-384	玛诺生物	-71.21%
26	联科生物	3 815	美康基因	-9.58%	益善生物	-389	八通生物	-89.52%
27	科炬生物	3 313	天纵生物	-10.48%	亚森实业	-434	永和阳光	-102.31%
28	达晖生物	3 229	珈诚生物	-17.38%	联科生物	-520	亚森实业	-115.86%
29	奥迪康	3 136	伊普诺康	-23.96%	太和华美	-598	益善生物	-121.87%
30	玛诺生物	2 603	亚森实业	-26.81%	天纵生物	-1 364	伊普诺康	-183.36%
31	天骑医学	1 663	百傲科技	-38.26%	虹博基因	-1 826	联科生物	-342.53%
32	科立森	1 160	科炬生物	-41.82%	凯基生物	-2 133	凯基生物	-434.25%
33	虹博基因	1 156	虹博基因	-51.00%	伊普诺康	-2 302	天纵生物	-512.89%
34	亚森实业	287	八通生物	-73.24%	百傲科技	-4 043	美康基因	-790.63%
35	永瀚星港	0	永瀚星港	-100.00%	科炬生物	-5 246	虹博基因	-879.30%
汇总	492 756		15.04%		23 258		-17.66%	

表 2-2-5　上市公司近三年市值变化

公司名称	上市日期	证券类别	2018 年	2019 年	2020 年	2021 年				2022 年			
			12 月 31 日	12 月 31 日	12 月 31 日	3 月 31 日	6 月 30 日	9 月 30 日	12 月 31 日	3 月 31 日	6 月 30 日	9 月 30 日	12 月 31 日
科华生物	2004-7-21	中小板	48.33	60.1	79.31	89.64	92.16	67.88	76.32	46.29	41.00	68.76	63.62
达安基因	2004-8-9	中小板	81.02	91.7	300.86	294.11	298.09	260.54	281.53	252.48	241.00	252.06	218.38
明德生物	2018-7-10	中小板	29.92	24.11	43.5	75.28	67.33	42.78	77.61	118.30	107.00	97.62	89.45
九安医疗	2010-6-10	中小板	—	—	—	39.76	35.83	32.05	237.34	364.02	288.89	209.09	246.35
阳普医疗	2009-12-25	创业板	15.9	22.02	37.98	34.28	36.62	30.00	32.93	19.88	22.00	22.88	21.30
迪安诊断	2011-7-19	创业板	83.59	137.31	212.69	241.98	237.64	183.33	208.29	202.83	191.00	189.48	157.54
利德曼	2012-2-16	创业板	27.93	24.51	24.8	28.25	25.89	26.78	43.90	32.15	34.00	33.95	31.34
三诺生物	2012-3-19	创业板	59.92	84.74	202.38	210.58	177.06	132.94	168.92	84.21	156.00	181.17	190.31
博晖创新	2012-5-23	创业板	32.61	33.41	97.7	66.66	65.92	66.67	80.95	48.28	53.00	53.18	47.79
迪瑞医疗	2014-9-10	创业板	32.79	46.73	64.67	66.14	57.50	48.80	49.44	40.28	39.00	62.18	67.73
九强生物	2014-10-30	创业板	49.33	81.59	147.37	120.10	116.21	96.54	116.74	83.52	102.00	105.99	96.39
美康生物	2015-4-22	创业板	46.28	46.93	62.67	83.19	73.92	68.17	81.62	43.36	47.00	48.14	44.81
迈克生物	2015-5-28	创业板	81.47	150.41	259.61	264.72	234.37	160.53	162.43	117.35	130.00	133.76	105.96
万孚生物	2015-6-30	创业板	87.14	177.41	305.71	347.58	287.91	191.35	175.22	194.13	181.00	141.67	141.67
凯普生物	2017-4-12	创业板	26.74	53.13	88.46	93.89	97.01	93.43	86.73	96.52	95.00	86.94	74.06
透景生命	2017-4-12	创业板	34.39	37.39	52.08	61.76	78.15	59.99	51.97	32.52	38.00	37.55	34.06
华大基因	2017-7-14	创业板	240.06	274.87	514.37	534.90	490.90	362.29	363.42	260.60	293.00	235.77	213.95
艾德生物	2017-8-2	创业板	58.91	98.36	173.56	189.42	230.77	178.04	167.42	101.62	130.00	98.94	105.31
迈瑞医疗	2018-10-16	创业板	1 306.99	2 211.34	5 178.84	5 669.38	5 835.93	4 686.71	4 629.35	3 788.88	3 783.00	4 012.21	3 830.95
新产业	2020-5-12	创业板	—	—	544.55	545.00	482.61	384.37	346.52	315.06	356.00	466.17	394.16
易瑞生物	2021-2-9	创业板	—	—	—	124.75	120.57	113.48	115.69	87.87	92.63	72.36	68.71
义翘神州	2021-8-16	创业板	—	—	—	—	—	260.43	235.08	144.77	166.00	127.79	128.76
兰卫医学	2021-9-13	创业板	—	—	—	—	—	72.98	139.10	155.64	138.00	96.44	78.54
百普赛斯	2021-10-18	创业板	—	—	—	—	—	—	168.90	109.22	133.00	95.98	82.15
优宁维	2021-12-28	创业板	—	—	—	—	—	—	89.27	45.11	50.00	42.87	39.63
润达医疗	2015-6-30	沪 A 股	41.67	57.61	64.79	69.49	65.08	59.33	77.72	52.74	57.00	64.62	58.59
安图生物	2016-9-1	沪 A 股	205.34	404.8	654.73	551.01	444.22	312.34	322.80	268.22	285.00	440.35	362.61
塞力医疗	2016-10-31	沪 A 股	39.04	34.65	33.77	28.64	29.77	23.27	29.50	25.18	27.00	21.90	22.47
基蛋生物	2017-7-17	沪 A 股	49.42	60.02	89.11	90.57	81.79	66.79	72.98	64.65	74.00	64.41	63.39
金域医学	2017-9-8	沪 A 股	102.02	234.53	588.7	667.41	739.11	475.23	518.52	378.83	388.00	347.64	365.30
万泰生物	2020-4-29	沪 A 股	—	—	873.83	1 336.10	1 573.33	1 347.54	1 344.59	1 420.66	1 368.00	1 071.88	1 147.99
拱东医疗	2020-9-16	沪 A 股	—	—	—	—	128.82	113.88	161.36	118.87	140.00	138.53	118.95

（续表）

公司名称	上市日期	证券类别	2018 年	2019 年	2020 年	2021 年				2022 年			
			12 月 31 日	12 月 31 日	12 月 31 日	3 月 31 日	6 月 30 日	9 月 30 日	12 月 31 日	3 月 31 日	6 月 30 日	9 月 30 日	12 月 31 日
合富中国	2022-2-16	沪 A 股	—	—	—	—	—	—	—	48.16	49.55	51.43	44.58
贝瑞基因	2017-7-5	深 A 股	113.12	129.79	134.96	105.21	106.52	76.15	68.79	46.06	51.00	46.35	40.46
热景生物	2019-9-30	科创板	—	29.19	24.25	140.25	117.55	72.37	72.24	82.73	68.00	54.45	56.06
普门科技	2019-11-4	科创板	—	69.33	88.66	108.93	129.45	82.16	97.11	58.26	73.00	89.08	75.28
硕世生物	2019-12-5	科创板	—	33.94	112.75	104.96	98.83	66.82	80.60	75.73	67.00	61.90	51.42
东方生物	2020-2-5	科创板	—	—	243.6	220.21	261.12	187.81	276.60	219.86	189.00	140.53	129.54
赛科希德	2020-8-6	科创板	—	—	45.69	42.59	45.38	36.19	36.44	25.56	27.00	26.97	26.94
安必平	2020-8-20	科创板	—	—	34.52	35.37	36.66	27.61	28.44	19.12	21.00	21.01	20.53
圣湘生物	2020-8-28	科创板	—	—	455.8	397.44	397.80	223.12	236.00	166.36	173.00	149.53	129.46
浩欧博	2021-1-13	科创板	—	—	—	49.53	46.90	33.04	39.73	21.41	24.00	23.45	21.14
之江生物	2021-1-18	科创板	—	—	—	143.75	126.46	92.14	100.55	62.13	73.00	72.66	65.03
科美诊断	2021-3-25	科创板	—	—	—	109.07	80.32	55.84	66.31	42.35	49.00	51.37	37.97
奥泰生物	2021-4-9	科创板	—	—	—	86.17	89.46	66.08	71.86	73.03	65.00	60.53	56.28
诺禾致源	2021-4-13	科创板	—	—	—	172.69	195.30	207.52	165.28	82.68	99.00	96.45	105.61
睿昂基因	2021-5-17	科创板	—	—	—	—	46.35	35.41	40.42	22.14	22.00	24.13	19.65
亚辉龙	2021-5-17	科创板	—	—	—	—	179.82	118.46	139.93	134.46	117.00	117.94	111.42
爱威科技	2021-6-16	科创板	—	—	—	—	21.35	18.88	18.91	13.60	14.00	13.97	12.74
纳微科技	2021-6-23	科创板	—	—	—	—	—	317.96	319.40	291.51	317.00	245.69	208.72
博拓生物	2021-9-8	科创板	—	—	—	—	—	61.25	74.56	71.01	66.00	54.01	49.28
禾信仪器	2021-9-13	科创板	—	—	—	—	—	48.35	41.96	18.08	25.00	31.51	22.75
诺唯赞	2021-11-16	科创板	—	—	—	—	—	—	424.01	289.05	334.00	254.85	212.57
安旭生物	2021-11-18	科创板	—	—	—	—	—	—	109.50	113.20	106.00	84.85	76.52
仁度生物	2022-3-30	科创板	—	—	—	—	—	—	—	19.64	21.64	19.47	18.69
英诺特	2022-7-28	科创板	—	—	—	—	—	—	—	—	—	33.91	32.41
华大智造	2022-9-9	科创板	—	—	—	—	—	—	—	—	—	496.48	460.37
近岸蛋白	2022-9-29	科创板	—	—	—	—	—	—	—	—	—	—	53.33
康为世纪	2022-10-25	科创板	—	—	—	—	—	—	—	—	—	—	33.14

注：① 2020 年底，33 家体外诊断 A 股上市公司总市值为 11 836 亿元；2021 年底，53 家体外诊断 A 股上市公司总市值为 13 223 亿元（迈瑞及万泰如果分别乘以其诊断业务的收入占比，市值分别为 1 547.59 亿元和 546.98 亿元）；2022 年底，59 家体外诊断 A 股上市公司总市值为 10 884 亿元（迈瑞及万泰如果分别乘以其诊断业务的收入占比，市值分别为 1 283.37 亿元和 302.04 亿元）。

② 2020 年底，33 家体外诊断 A 股上市公司平均市盈率为 65.09 倍；2021 年底，53 家体外诊断 A 股上市公司平均市盈率为 44.08 倍；2022 年底，59 家体外诊断 A 股上市公司平均市盈率为 23.93 倍。

③截至 2022-12-31，A 股市值较上年同期上升的上市公司有 5 家，47 家上市公司市值出现下降，下降幅度最大的达到 56%。

表 2-2-6　2021—2022 年诊断行业新上市企业

板块名称	公司名称	上市日期
创业板	义翘神州	2021-8-16
创业板	兰卫医学	2021-9-13
创业板	百普赛斯	2021-10-18
创业板	优宁维	2021-12-28
科创板	浩欧博	2021-1-13
科创板	之江生物	2021-1-18
科创板	奥泰生物	2021-3-25
科创板	科美诊断	2021-4-9
科创板	诺禾致源	2021-4-13
科创板	睿昂基因	2021-5-17
科创板	亚辉龙	2021-5-17
科创板	爱威科技	2021-6-16
科创板	纳微科技	2021-6-23
科创板	博拓生物	2021-9-8
科创板	禾信仪器	2021-9-13
科创板	诺唯赞	2021-11-16
科创板	安旭生物	2021-11-18
沪 A 股	合富中国	2022-2-16
科创板	仁度生物	2022-3-30
科创板	英诺特	2022-7-28
科创板	华大智造	2022-9-9
科创板	近岸蛋白	2022-9-29
科创板	康为世纪	2022-10-25
新三板	奥普生物	2022-9-14
北交所	新芝生物	2022-10-10
港交所	思路迪	2022-12-15

表 2-2-7　2022 年诊断行业 IPO 排队企业

申报企业	保荐机构	审核状态
	创业板	
菲鹏生物	华泰证券	提交注册
英科新创	中信证券	已过会
沃文特	国金证券	已过会
致善生物	中信证券	已过会
微策生物	中信证券	已过会
瑞博奥	中信证券	已过会
中翰生物	中泰证券	已问询
凯实生物	中信证券	已过会
达科为	中天国富	注册生效
景杰生物	中信证券	已问询
雅睿生物	安信证券	已问询
	科创板	
世和基因	华泰证券	中止
翌圣生物	民生证券	已问询
联川生物	国金证券	中止

（续表）

申报企业	保荐机构	审核状态
荣盛生物	安信证券	已过会
爱康生物	招商证券	已问询
	北交所	
汇知康	东北证券	已问询

表 2-2-8　2021—2022 年体外诊断行业退市企业

退市企业	退市日期	板块名称	状态
库贝尔	2016-1-6	新三板	强制摘牌

三、行业发展问卷调查

全国卫生产业企业管理协会医学检验产业分会联合中国医疗器械行业协会体外诊断分会进行调研问卷，并且邀请了上海医疗器械行业协会体外诊断专委会以及体外诊断与精准医疗投资与产业联盟一起对行业协会成员发起了问卷调研。调查结果汇总分析如下：

1. 反馈企业认为 2021 年增长情况（图 2-2-5）

- 1% 企业认为行业增长下降。
- 6% 企业认为行业增长 0%~5%。
- 22% 企业认为行业增长在 5%~10%。
- 26% 企业认为行业增长在 10%~15%。
- 18% 企业认为行业增长在 15%~20%。
- 25% 企业认为行业增长＞ 20%。
- 2% 企业认为行业增长不确定。

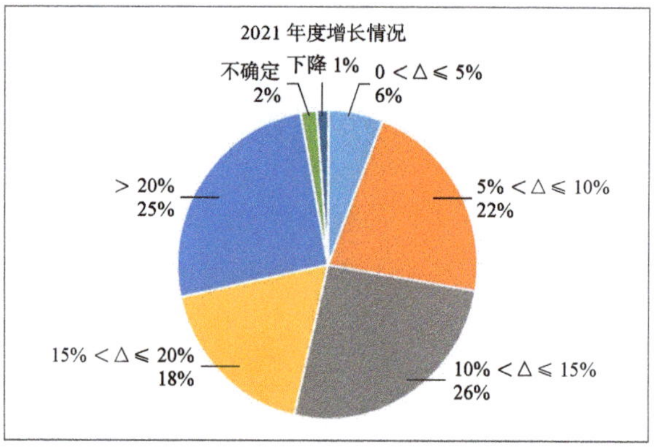

图 2-2-5　反馈企业认为 2021 年增长情况

2. 反馈企业认为 2022 年增长情况（图 2-2-6）

- 6% 企业认为行业增长下降。
- 11% 企业认为行业增长 0%~5%。
- 21% 企业认为行业增长在 5%~10%。
- 22% 企业认为行业增长在 10%~15%。
- 17% 企业认为行业增长在 15%~20%。

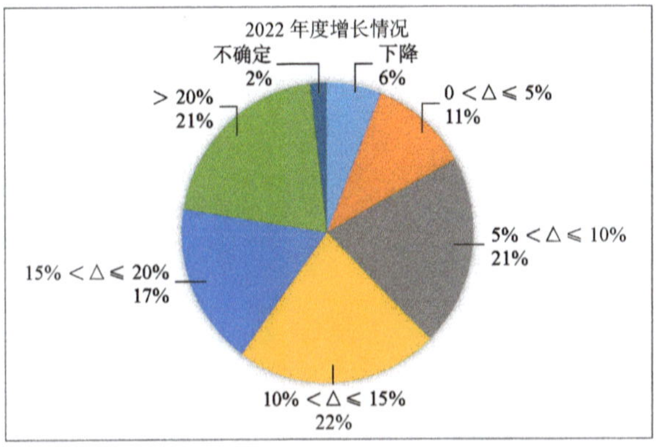

图 2-2-6 反馈企业认为 2022 年增长情况

- 21% 企业认为行业增长 > 20%。
- 2% 企业认为行业增长不确定。

3. 反馈企业对 2023 年增长情况预估（图 2-2-7）

- 9% 企业认为行业增长下降。
- 11% 企业认为行业增长 0%~5%。
- 26% 企业认为行业增长在 5%~10%。
- 22% 企业认为行业增长在 10%~15%。
- 18% 企业认为行业增长在 15%~20%。
- 12% 企业认为行业增长 > 20%。
- 2% 企业认为行业增长不确定。

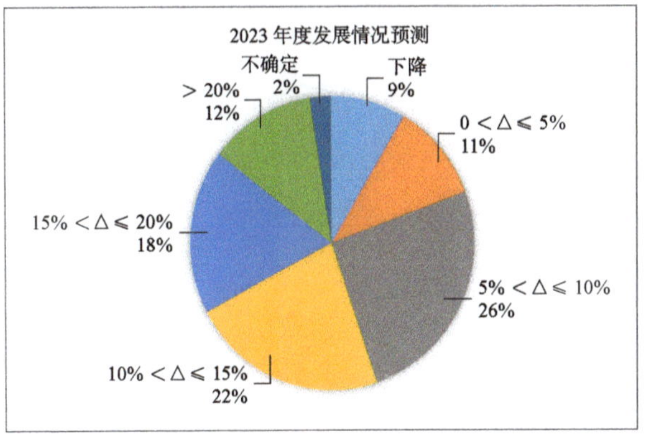

图 2-2-7 反馈企业对 2023 年增长情况预估

4. 综上分析

（1）通过以上企业反馈和相关数据汇总，判断 2022 年行业增长率超过 30%，如果去除新冠影响，常规业务没有增长；预计 2023 年行业规模总体出现下降，去除新冠业务的影响，常规业务的增长率在 10% 左右。

（2）在增长百分比上，回顾认为 2021 年度行业增长集中在 10%~20%，占比 44%；增长集中度最高在 10%~15%，占比 26%。2022 年度行业增长集中在 10%~20%，占比 39%；增长集中度最高在 10%~15%，占比 22%。预测 2023 年度行业增长集中在 5%~15%，占比 48%；增长集中度最高在 5%~10%，占比 26%。

（3）与上一年度调研数据相比，在增长百分比上认为 2022 年度行业增长集中在 10%~20% 占比 39%，这一结果与 2021 年度对 2022 年增长的预测在 10%~20% 约有 51% 的结果相比，降低了约 12 个百分点。

（4）外资参加问卷调查数是近三年最低，结果统计与 2021 年的预测相比，约有 29% 的外资企业预测行业增长集中在 10%~20%，和往年相比外资对于行业增长预期增速在 10%~20% 的比例为历年最低（20 年 44%，21 年 66%），与国内企业预期行业增速在 10%~20% 的比例越来越接近。外资对于行业增速预期低于 10% 的比例超过 60%，为历年最高。

（5）值得关注的是，在增长百分比上，反馈 2022 年度行业增长集中在 10%~20% 的占比率 39% 较 2021 年低了 5 个百分点，是七年内最低；增长情况大于 20% 的占比率虽然仍能达到 21%，但较上一年度增长预测值低了约 4 个百分点。

5. 2021 年细分市场发展情况回顾（表 2-2-9）

调研显示，在 2021 年细分市场发展预估中 15%~25% 区间里，排在前三位的分别是分子诊断、POCT、免疫（这与未来最具发展潜力的前三位一致，但排位略有差异，POCT 排在免疫之前）；后面依次是微生物、血液及病理；生化依然垫底，已连续三年位列末位。

表 2-2-9 2021 年细分市场发展情况回顾

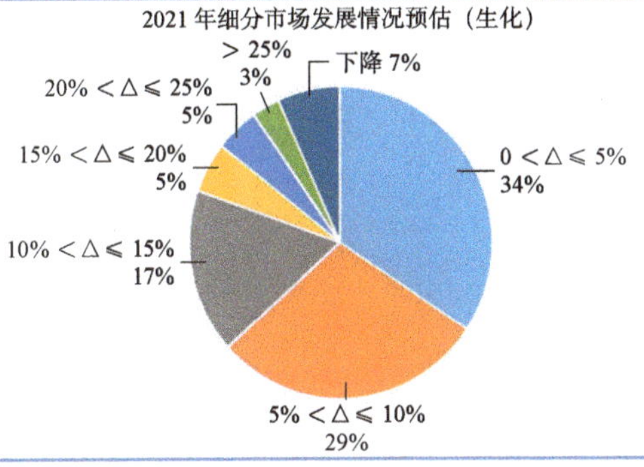

- 7% 企业认为生化增长下降
- 34% 企业认为生化增长 0%~5%
- 29% 企业认为生化增长在 5%~10%
- 17% 企业认为生化增长在 10%~15%
- 5% 企业认为生化增长在 15%~20%
- 5% 企业认为生化增长在 20%~25%
- 3% 企业认为生化增长 > 25%

（续表）

2021 年细分市场发展情况预估（免疫）

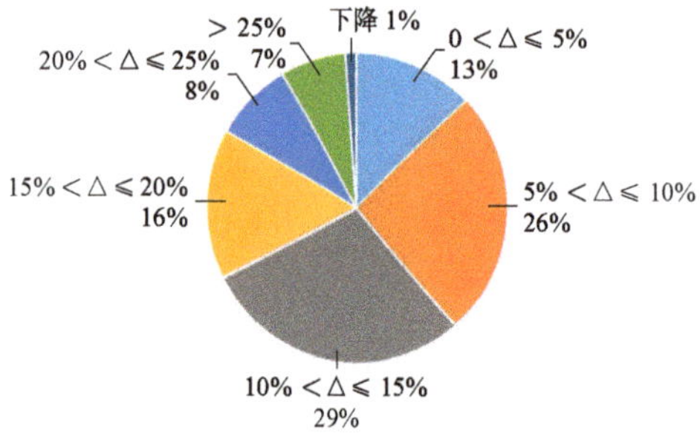

- 1% 企业认为免疫增长下降
- 13% 企业认为免疫增长 0%~5%
- 26% 企业认为免疫增长在 5%~10%
- 29% 企业认为免疫增长在 10%~15%
- 16% 企业认为免疫增长在 15%~20%
- 8% 企业认为免疫增长在 20%~25%
- 7% 企业认为免疫增长 > 25%

2021 年细分市场发展情况预估（血液和体液）

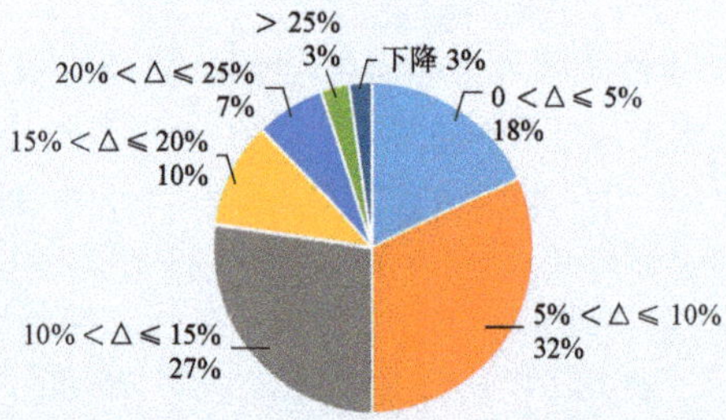

- 3% 企业认为血液和体液增长下降
- 18% 企业认为血液和体液增长 0%~5%
- 32% 企业认为血液和体液增长在 5%~10%
- 27% 企业认为血液和体液增长在 10%~15%
- 10% 企业认为血液和体液增长在 15%~20%
- 7% 企业认为血液和体液增长在 20%~25%
- 3% 企业认为血液和体液增长 > 25%

2021 年细分市场发展情况预估（分子诊断）

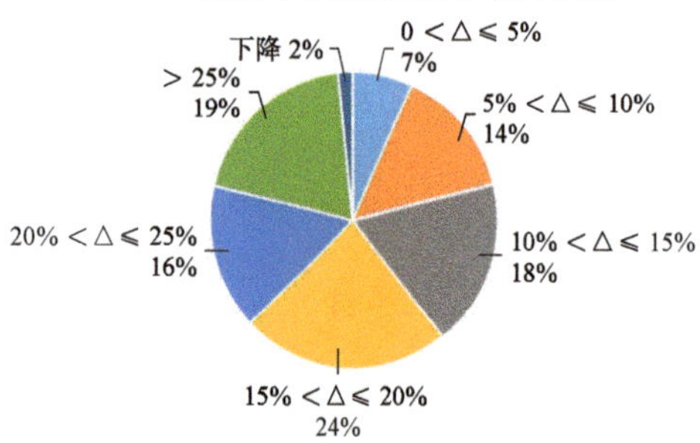

- 2% 企业认为分子诊断增长下降
- 7% 企业认为分子诊断增长 0%~5%
- 14% 企业认为分子诊断增长在 5%~10%
- 18% 企业认为分子诊断增长在 10%~15%
- 24% 企业认为分子诊断增长在 15%~20%
- 16% 企业认为分子诊断增长在 20%~25%
- 19% 企业认为分子诊断增长 > 25%

2021 年细分市场发展情况预估（微生物）

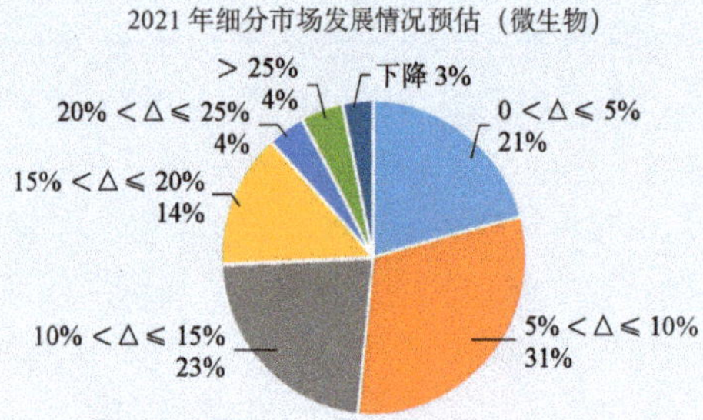

- 3% 企业认为微生物增长下降
- 21% 企业认为微生物增长 0%~5%
- 31% 企业认为微生物增长在 5%~10%
- 23% 企业认为微生物增长在 10%~15%
- 14% 企业认为微生物增长在 15%~20%
- 4% 企业认为微生物增长在 20%~25%
- 4% 企业认为微生物增长 > 25%

2021 年细分市场发展情况预估（POCT）

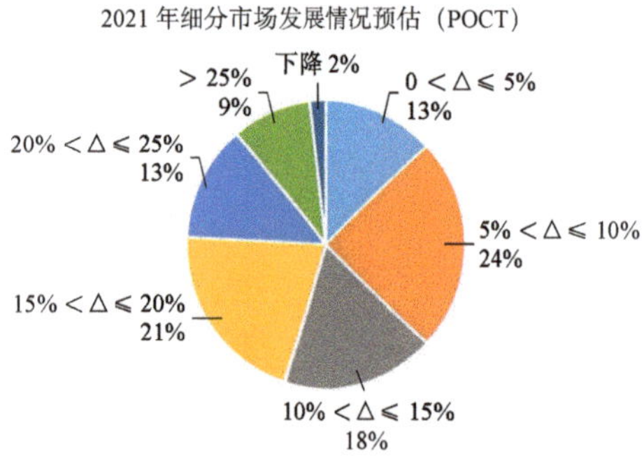

- 2% 企业认为 POCT 增长下降
- 13% 企业认为 POCT 增长 0%~5%
- 24% 企业认为 POCT 增长在 5%~10%
- 18% 企业认为 POCT 增长在 10%~15%
- 21% 企业认为 POCT 增长在 15%~20%
- 13% 企业认为 POCT 增长在 20%~25%
- 9% 企业认为 POCT 增长 > 25%

（续表）

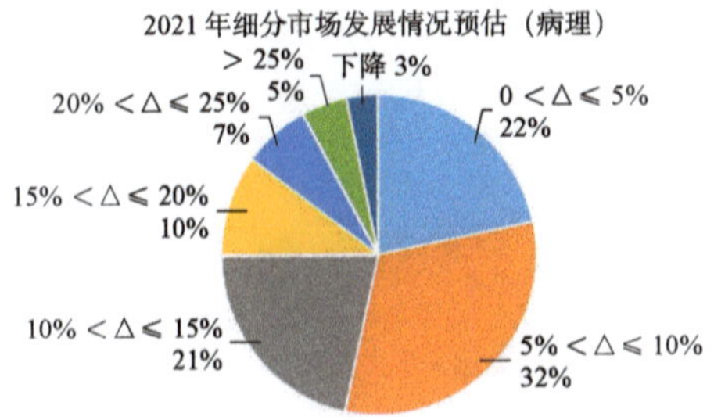

- 3% 企业认为病理增长下降
- 22% 企业认为病理增长 0%~5%
- 32% 企业认为病理增长在 5%~10%
- 21% 企业认为病理增长在 10%~15%
- 10% 企业认为病理增长在 15%~20%
- 7% 企业认为病理增长在 20%~25%
- 5% 企业认为病理增长 > 25%

6. 2022 年细分市场发展情况回顾（表 2-2-10）

调研显示，在 2022 年细分市场发展预估中 15%~25% 区间里，排在前三位的依然是分子诊断、POCT、免疫（这与此次调研的未来最具发展潜力的前三位一致，但排位略有差异，POCT 排在免疫之前）；微生物与血液并列第四位，第五位是病理，与上一年度的调研结果相同；生化连续第四年位列末位。

表 2-2-10　2022 年细分市场发展情况回顾

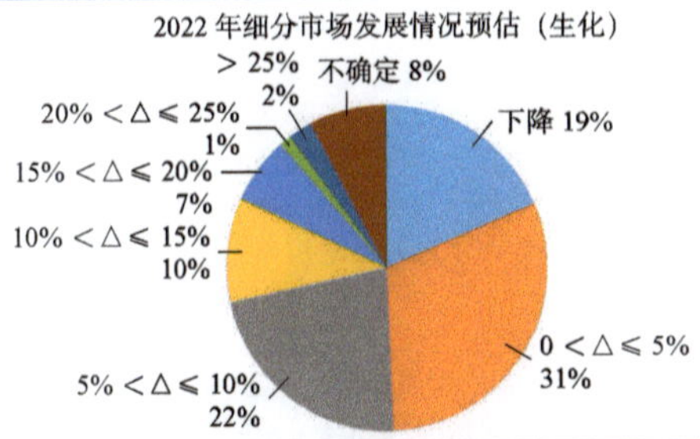

- 19% 企业认为生化下降
- 31% 企业认为生化增长 0%~5%
- 22% 企业认为生化增长在 5%~10%
- 10% 企业认为生化增长在 10%~15%
- 7% 企业认为生化增长在 15%~20%
- 1% 企业认为生化增长在 20%~25%
- 2% 企业认为生化增长 > 25%
- 8% 企业认为生化增长不确定

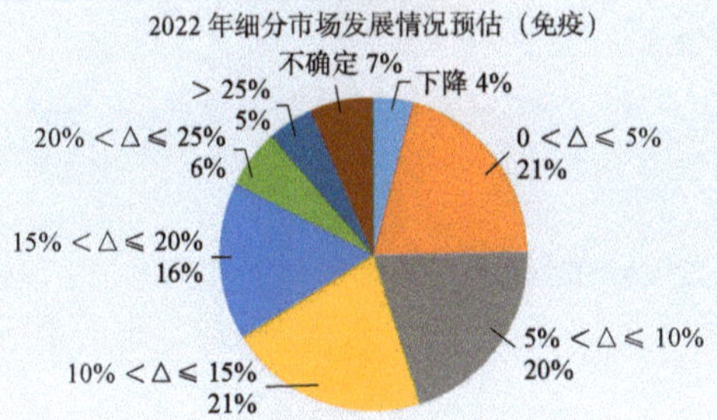

- 4% 企业认为免疫下降
- 21% 企业认为免疫增长 0%~5%
- 20% 企业认为免疫增长在 5%~10%
- 21% 企业认为免疫增长在 10%~15%
- 16% 企业认为免疫增长在 15%~20%
- 6% 企业认为免疫增长在 20%~25%
- 5% 企业认为免疫增长 > 25%
- 7% 企业认为免疫增长不确定

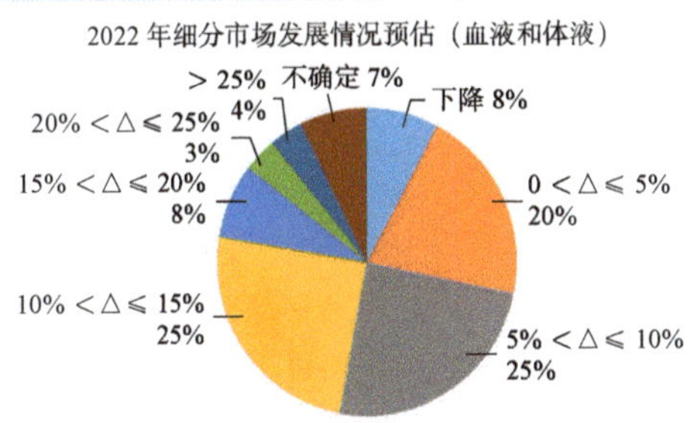

- 8% 企业认为血液和体液下降
- 20% 企业认为血液和体液增长 0%~5%
- 25% 企业认为血液和体液增长在 5%~10%
- 25% 企业认为血液和体液增长在 10%~15%
- 8% 企业认为血液和体液增长在 15%~20%
- 3% 企业认为血液和体液增长在 20%~25%
- 4% 企业认为血液和体液增长 > 25%
- 7% 企业认为血液和体液增长不确定

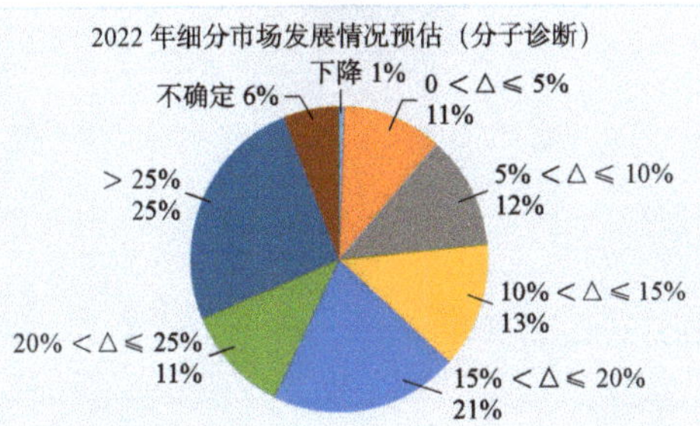

- 1% 企业认为分子诊断下降
- 11% 企业认为分子诊断增长 0%~5%
- 12% 企业认为分子诊断增长在 5%~10%
- 13% 企业认为分子诊断增长在 10%~15%
- 21% 企业认为分子诊断增长在 15%~20%
- 11% 企业认为分子诊断增长在 20%~25%
- 25% 企业认为分子诊断增长 > 25%
- 6% 企业认为分子诊断增长不确定

（续表）

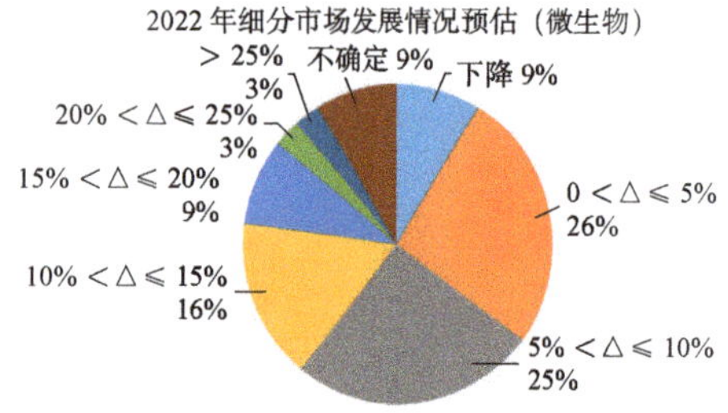

- 9% 企业认为微生物下降
- 26% 企业认为微生物增长 0%~5%
- 25% 企业认为微生物增长在 5%~10%
- 16% 企业认为微生物增长在 10%~15%
- 9% 企业认为微生物增长在 15%~20%
- 3% 企业认为微生物增长在 20%~25%
- 3% 企业认为微生物增长＞25%
- 9% 企业认为微生物增长不确定

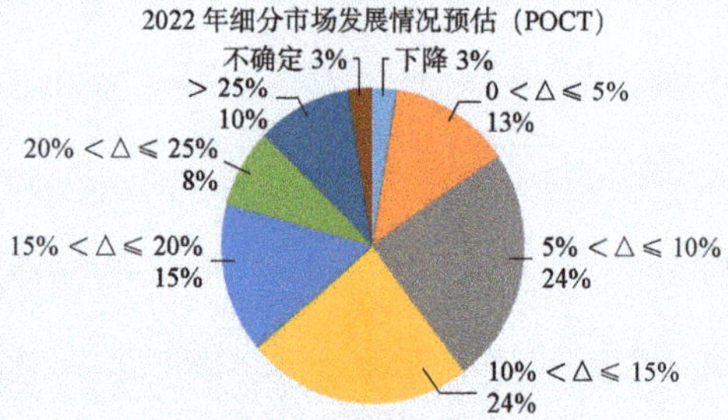

- 3% 企业认为 POCT 下降
- 13% 企业认为 POCT 增长 0%~5%
- 24% 企业认为 POCT 增长在 5%~10%
- 24% 企业认为 POCT 增长在 10%~15%
- 15% 企业认为 POCT 增长在 15%~20%
- 8% 企业认为 POCT 增长在 20%~25%
- 10% 企业认为 POCT 增长＞25%
- 3% 企业认为 POCT 增长不确定

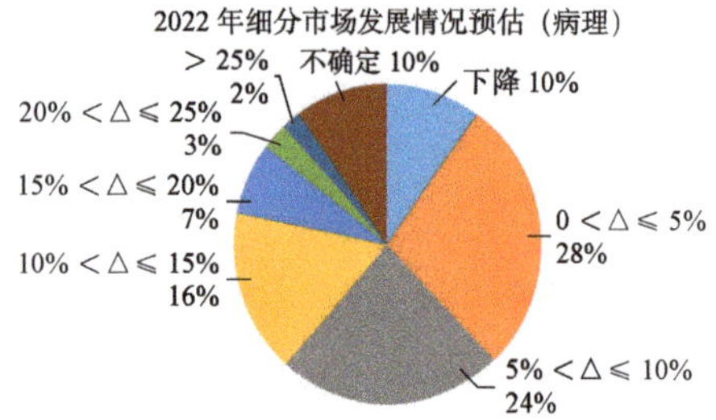

- 10% 企业认为病理下降
- 28% 企业认为病理增长 0%~5%
- 24% 企业认为病理增长在 5%~10%
- 16% 企业认为病理增长在 10%~15%
- 7% 企业认为病理增长在 15%~20%
- 3% 企业认为病理增长在 20%~25%
- 2% 企业认为病理增长＞25%
- 10% 企业认为病理增长不确定

7. 2023 年细分市场发展情况预测（表 2-2-11）

表 2-2-11　2023 年细分市场发展情况预测

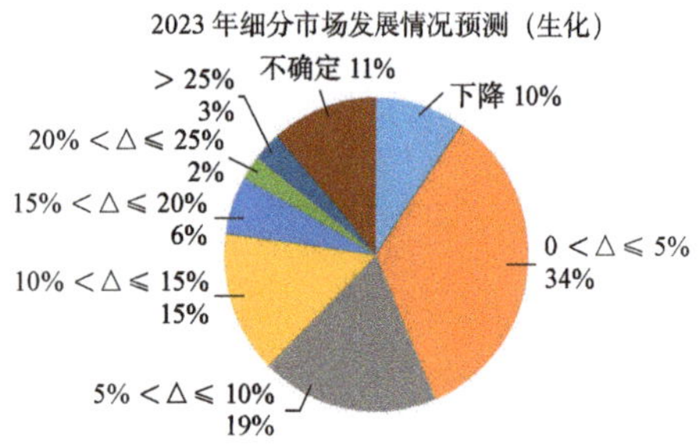

- 10% 企业认为生化下降
- 34% 企业认为生化增长 0%~5%
- 19% 企业认为生化增长在 5%~10%
- 15% 企业认为生化增长在 10%~15%
- 6% 企业认为生化增长在 15%~20%
- 2% 企业认为生化增长在 20%~25%
- 3% 企业认为生化增长＞25%
- 11% 企业认为生化增长不确定

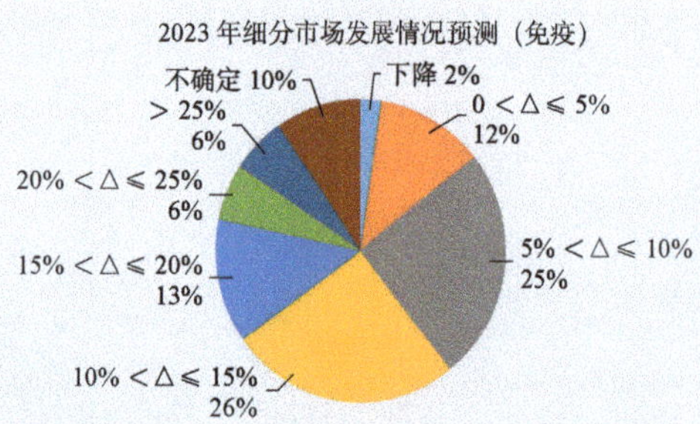

- 2% 企业认为免疫下降
- 12% 企业认为免疫增长 0%~5%
- 25% 企业认为免疫增长在 5%~10%
- 26% 企业认为免疫增长在 10%~15%
- 13% 企业认为免疫增长在 15%~20%
- 6% 企业认为免疫增长在 20%~25%
- 6% 企业认为免疫增长＞25%
- 10% 企业认为免疫增长不确定

（续表）

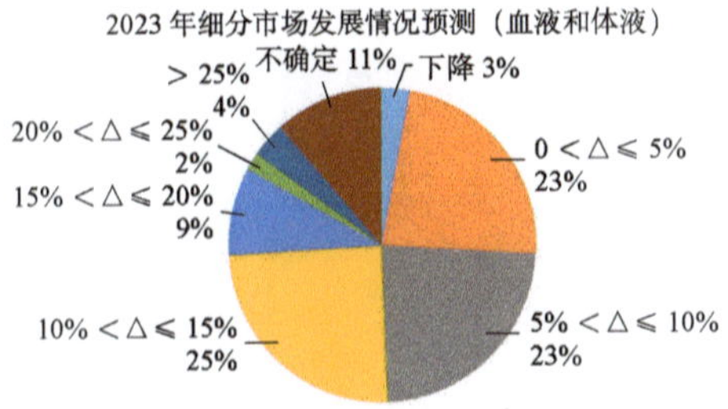

- 3% 企业认为血液和体液下降
- 23% 企业认为血液和体液增长 0%~5%
- 23% 企业认为血液和体液增长在 5%~10%
- 25% 企业认为血液和体液增长在 10%~15%
- 9% 企业认为血液和体液增长在 15%~20%
- 2% 企业认为血液和体液增长在 20%~25%
- 4% 企业认为血液和体液增长＞25%
- 11% 企业认为血液和体液增长不确定

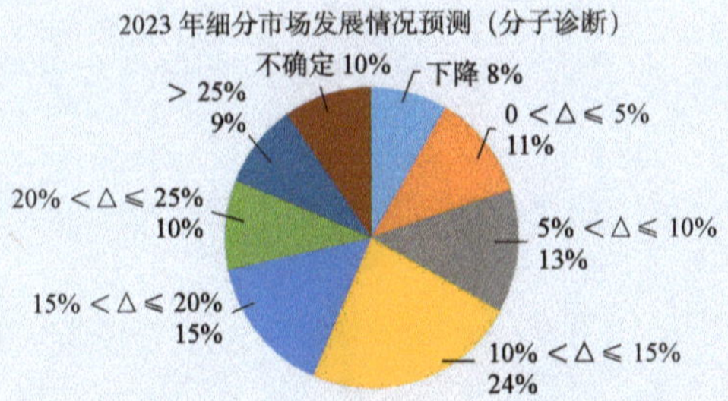

- 8% 企业认为分子诊断下降
- 11% 企业认为分子诊断增长 0%~5%
- 13% 企业认为分子诊断增长在 5%~10%
- 24% 企业认为分子诊断增长在 10%~15%
- 15% 企业认为分子诊断增长在 15%~20%
- 10% 企业认为分子诊断增长在 20%~25%
- 9% 企业认为分子诊断增长＞25%
- 10% 企业认为分子诊断增长不确定

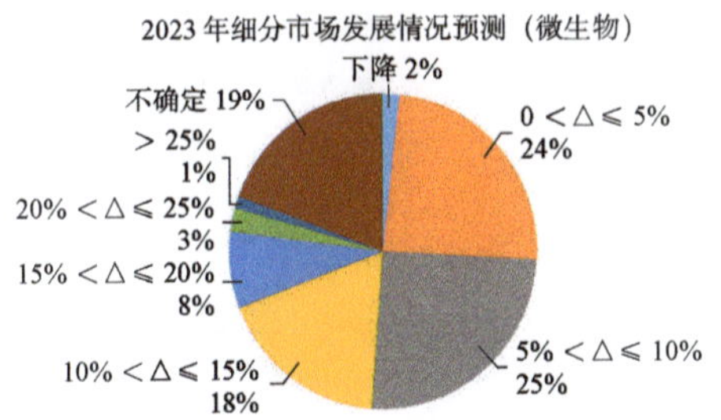

- 2% 企业认为微生物下降
- 24% 企业认为微生物增长 0%~5%
- 25% 企业认为微生物增长在 5%~10%
- 18% 企业认为微生物增长在 10%~15%
- 8% 企业认为微生物增长在 15%~20%
- 3% 企业认为微生物增长在 20%~25%
- 1% 企业认为微生物增长＞25%
- 19% 企业认为微生物增长不确定

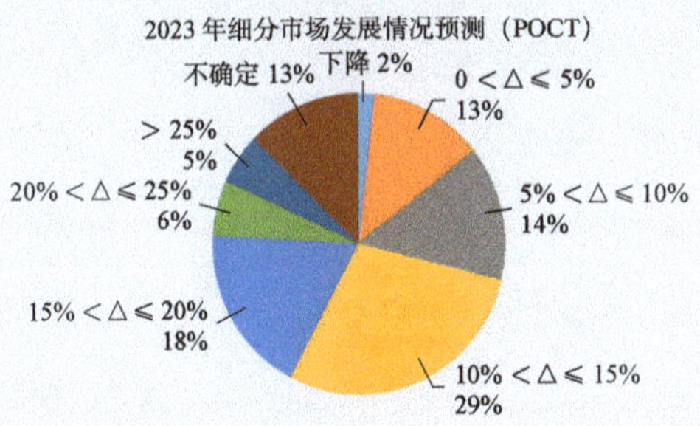

- 2% 企业认为 POCT 下降
- 13% 企业认为 POCT 增长 0%~5%
- 14% 企业认为 POCT 增长在 5%~10%
- 29% 企业认为 POCT 增长在 10%~15%
- 18% 企业认为 POCT 增长在 15%~20%
- 6% 企业认为 POCT 增长在 20%~25%
- 5% 企业认为 POCT 增长＞25%
- 13% 企业认为 POCT 增长不确定

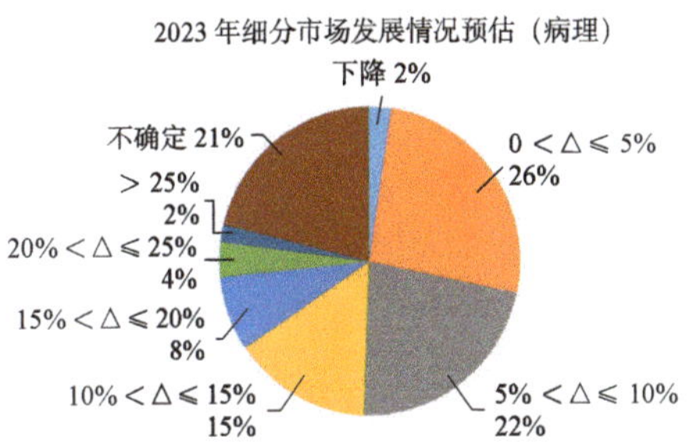

- 2% 企业认为病理下降
- 26% 企业认为病理增长 0%~5%
- 22% 企业认为病理增长在 5%~10%
- 15% 企业认为病理增长在 10%~15%
- 8% 企业认为病理增长在 15%~20%
- 4% 企业认为病理增长在 20%~25%
- 2% 企业认为病理增长＞25%
- 21% 企业认为病理增长不确定

8. 反馈企业认为未来 3~5 年体外诊断行业发展最具潜力的产品线（图 2-2-8）

按照综合加权排序，依次为分子诊断、免疫、POCT、血液和体检、生化、微生物、病理，与 2021 年的调研结果相同，同时该项在近三年的调研中结果一致。

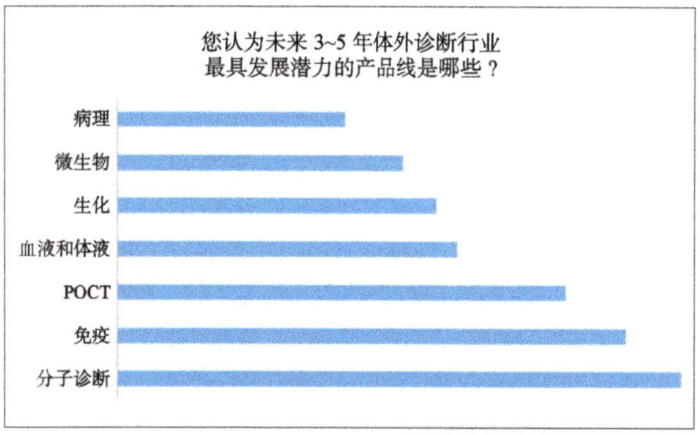

图 2-2-8 反馈企业认为未来 3~5 年体外诊断行业发展最具潜力的产品线

9. 反馈企业认为行业的增长相关因素（图 2-2-9）

按照综合加权排序。依次为“医疗行业总体发展”“临床需求”“政策支持”“医改推进”“技术与产品创新”“生活水平提高”“政府投入加强”“其他”。与 2021 年的调研相比，“技术与产品创新”由第三位下调至第五位，总体在近四年中仍保持了刚性需求的特征。

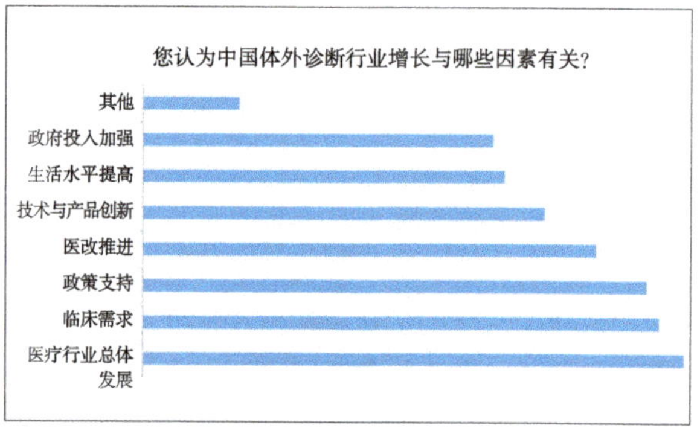

图 2-2-9 反馈企业认为行业增长与哪些因素有关

10. 行业发展遇到困难因素分析（图 2-2-10）

按照综合加权排序。依次为“产品注册”“医保收费”“产品研发”“市场推广”“人才短缺”“资金和融资”。与 2021 调研相比，“产品研发”下降至第三位，而“产品注册”是自 2019 年以来再次回到第一位。

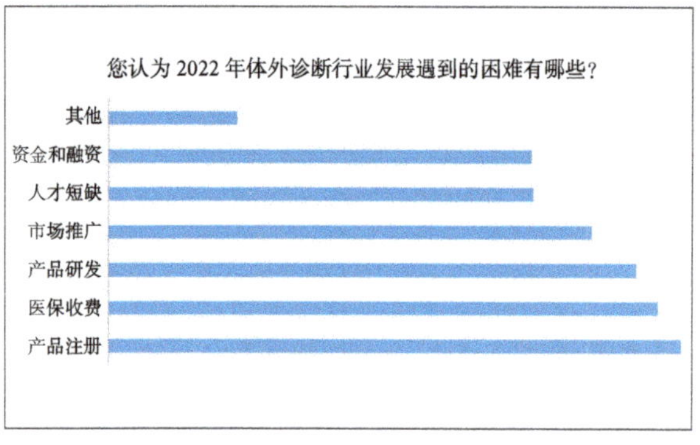

图 2-2-10 行业发展遇到困难因素分析

11. 公司认为最急需获得的支持（图 2-2-11）

按照综合加权排序。依次为“医保收费”“优化产品注册流程”“采购招标”“资金”“政府项目资助”“税收政策”“投融资”“其他”。与 2021 年调研数据相比，“医保收费”仍然保持第一位；“优化产品注册流程”提升了两个身位，位列第二个支持项，这与行业发展遇到的困难中位列首位的“产品注册”具备一定的相关性。

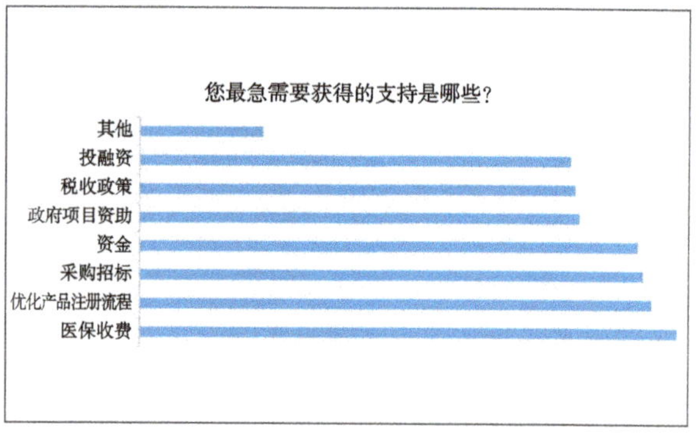

图 2-2-11 公司认为最急需获得的支持是哪些

12. 新冠肺炎疫情对本企业 2022 年业绩的影响（图 2-2-12）

调查显示，认为“保持增长”的有 46%，“持平”28%，“出现下降”26%。与 2021 年的调研相比，认为“保持增长”的下降了 15%，“持平”增加了 3%，“出现下降”则增加了 12%。

13. 新冠肺炎疫情对本企业 2023 年业绩的预测（图 2-2-13）

对 2023 年的预测，认为“保持增长”的有 43%，“持平”23%，“出现下降”15%，“不确定”19%。与 2021 年的调研相比，预测“保持增长”的下降了 18%，“持平”增加了 4%，“出现下降”则增加了 7%，“不确定”增加了 7%。

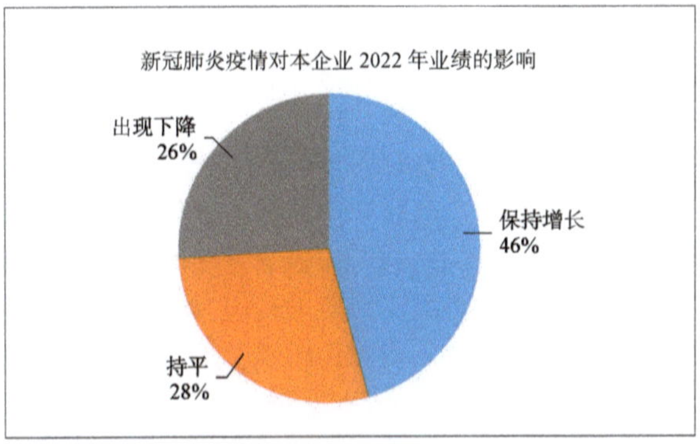

图 2-2-12 新冠肺炎疫情对本企业 2022 年业绩的影响

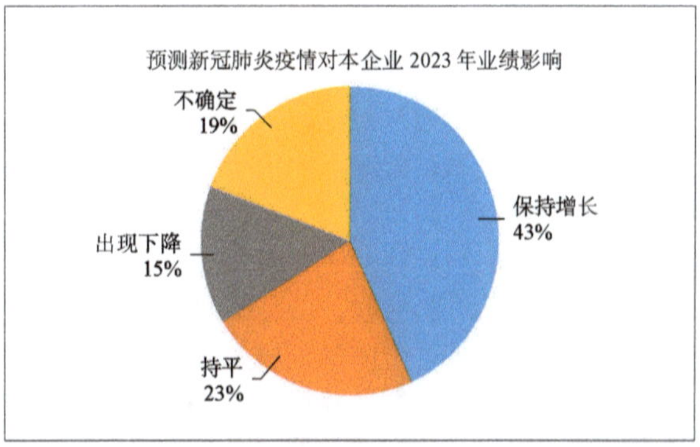

图 2-2-13 新冠肺炎疫情对本企业 2023 年业绩的预测

14. 新冠肺炎疫情影响将持续的时间（图 2-2-14）

调查显示，预测新冠肺炎疫情影响持续时长中持“常态化”的占比35%，“到2023年”为37%，“到2024年”为11%，“到2025年”为4%，“不确定”为13%。

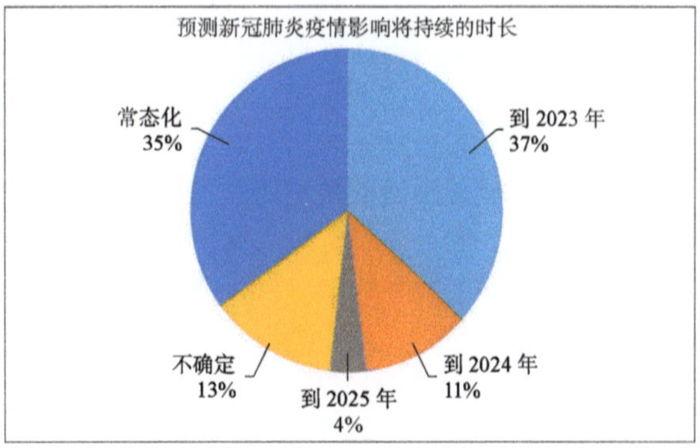

图 2-2-14 新冠肺炎疫情影响将持续的时间

四、产品注册情况

根据国家食品药品监督管理总局每月上线的“关于批准注册医疗器械产品公告”（批准注册产品目录以境内三类、港澳台和进口二、三类产品为主），批准数据为首次注册（不包含延续注册），统计显示如下。

1. 国产产品注册情况

截至2022年12月，2022年度国家食品药品监督管理总局共批准医疗器械产品2 500个，与2021年相比增加了46%。其中国产体外诊断产品354个（包含试剂以及相关检验仪器），占总注册数约14%。注册产品数量分布在北京（51个）、江苏（46个）、广东（103个）、上海（21个）、浙江（32个）、山东（7个）、吉林（4个）、河南（7个）、天津（13个）、四川（14个）、湖北（11个）、重庆（8个）、福建（17个）、湖南（8个）、安徽（6个）、陕西（1个）、海南（1个）、河北（2个）、云南（2个）。

2. 进口产品注册情况

截至2022年12月，国家食品药品监督管理总局批准注册国内三类及进口体外诊断产品（包含二类、三类及港澳地区）共计461个，其中国产三类体外诊断产品354个，占体外诊断产品76.8%；进口体外诊断产品107个，占体外诊断产品的23.2%（表2-2-12）。

各省市局批准注册国内二类与备案一类产品未有确切数据，不包含在此次统计范围内。

表 2-2-12 关于 NMPA 发布的批准注册医疗器械产品（首次注册医疗器械）数据分析

项目内容	2019年（个）	2020年（个）	2021年（个）	2022年（个）	同比
批准注册医疗器械产品	1 726	1 572	1 710	2 500	46%
其中体外诊断产品	524	448	335	461	38%
其中国产三类诊断产品	352	326	237	354	49%
其中进口诊断产品	172	122	98	107	9%

3. 值得关注

2022年批准首次注册医疗器械产品数量达2 500个，不仅较2021年增长了46%，也是自2017年增加此项调研数据的最高记录。

五、行业上、中、下游变化

根据2022年收集的体外诊断相关行业分析报告以及各细分领域的上市公司年报汇总，我们对行业上、中、下游情况进行了分析。

1. 上游

体外诊断上游市场规模约在 300 亿左右，增速约在 15%，进口品牌市场占有率在 80% 左右。其中原料占比超过 60%。

体外诊断原料包括用于制备体外诊断试剂的生物活性 / 非生物活性材料，以及研制体外诊断设备所需的关键零部件。上游诊断试剂原材料质量的好坏直接决定了体外诊断产品的质量，其中核心反应体系原材料是体外诊断质量控制最为重要的战略节点。从体外诊断试剂原材料分类及占比情况来看，抗原抗体、酶和底物占比最多。目前，全球体外诊断试剂原料市场突出地体现出参与者众多、个体规模较小、行业高度分散的特点，从竞争优势来看，大型试剂原料供应商继续巩固在常规检测项目、重点检测项目和整体项目数量上的领先地位，并积极打造创新项目、精品项目，形成纵横结合的全面性优势；而各中小实验室、中小原料供应商通过深化特色项目的开发能力，走差异化竞争路线；两者合力共同满足临床检测多样化的需求。

近年来的新冠肺炎疫情带来了庞大的检测需求，扩大了体外诊断产品的市场，相应地也带动了国内体外诊断原料市场。国内主流体外诊断原料厂家在过去两年迎来了业绩的高速增长，纳微科技、诺唯赞、近岸蛋白先后在科创板上市，义翘神州、百普塞斯、优宁维先后在创业板上市，菲鹏生物、翌圣生物也分别提交了创业板和科创板的 IPO 申请，同时这两年在一级市场上以瀚海新酶为代表的企业融资活动频繁。

未来上中游之间的流动和交流渠道会变多，一方面上游原料生产企业拓展中游细分领域的仪器试剂产品线，另一方面中游则战略布局原料业务。随着菲鹏、诺唯赞等一批国产原料企业的兴起，中游企业也更加关注自身原料的供应链问题，很多企业近两年都在往上游布局，迈瑞医疗在 2021 年以 5.45 亿欧元（约 40 亿元）收购了全球知名的体外诊断原料厂商海肽生物。这在一定程度上也会压缩原料公司的市场空间，在此背景下一部分上游原料商开始积极地向中游体外诊断领域进行业务拓展，像菲鹏、诺唯赞等企业纷纷建立或开拓中游试剂产品线，打通了上游原料行业与中游产业公司的流动渠道。未来能够基于市场或临床需求敏锐地发掘新的检测指标以及相对应的原料，或者针对性提升现有产品的性能（特异性或灵敏度等），并且有能力提供相应的原料和试剂盒工艺，帮助需方尽快完成试剂盒的研发的上游原料企业将具有更多的竞争优势。同时 CDMO 模式也开始兴起，作为国内为数不多提供体外诊断仪器及生命科学耗材定制化解决方案的凯实生物已在创业板过会。

由于集采政策的出台以及新冠肺炎疫情的发生，将有望打破进口品牌长期垄断国内体外诊断原料市场的局面。国内的试剂厂家通过近几年大量的技术引进和消化吸收形成了一定的规模，一些具有规模的厂家已经可以满足市场上的部分需求，并且国内企业在成本上更具优势，也拥有国内物流和市场渠道的优势，这将加速国产替代的脚步。不过自身的创新能力以及产品质量仍然是上游企业发展的核心竞争力，部分生产厂商为了压缩生产成本从而降低了原料的质量控制，是我国目前原料生产行业质量参差不齐的重要因素。总体来说，国内产品技术的性能、稳定性与国外产品还存在着一定的差距，尚不能满足高端项目的需求，因此聚焦原料研发技术及工艺打磨的原料公司才能立于不败之地。

2. 中游

（1）生化检测：生化检测的份额 15% 左右，没有增长，国产率超过 60%。

根据问卷调查结果，反馈企业认为 2022 年生化市场规模出现下降的比例达到 19%，在所有产品线中认为出现下降的比例是最大的。由于全年各地新冠肺炎疫情反复导致常规业务量（包括常规门急诊 / 住院量）下降，属于常规检测项目的生化销量也相应受到影响。

生化行业是国内发展最早、最成熟的体外诊断行业之一，市场增速主要由仪器销售及生化免疫的流水线带动，试剂增速较慢。生化市场的国产替代，整体试剂加上仪器大概可以达到 60% 以上，其中试剂 70% 以上国产化，仪器的国产化近 50%（其中高速仪器的国产占有率不到 30%）。目前国内生化试剂生产厂家超过 200 家，生化检测项目百余项，行业壁垒较低，竞争已经进入红海模式。国产生化分析仪主要在低速竞争激烈，800 速以下的生化仪市场国产占比在 70% 以上，主要销售客户还停留在二级以下医院，很难撼动进口生化分析仪长期占据大型二级、三级医院等优质客户的格局。特别是大多数三级医院，需要高速的全自动生化分析仪器来满足日标本量的检测，仪器几乎被国外公司垄断，1 000、2 000 速仪器只有 10 家以上国内企业可以生产，这主要是国产生化分析仪特别是国产 2 000 速生化分析仪在产品质量、产品稳定性以及品牌认可度等方面与进口产品还有较大差距。

目前的生化诊断市场虽然增速放缓，但市场体量不容忽视。随着生化试剂带量规则的出炉，单纯打价格战的传统竞争方式已经不可取，坚持走研发精品路线，降低上游原料成本，稳定质量，才是企业可以保持稳定发展的关键。生化企业想要突围，流水线以及生化仪器与其他产品（如免疫）的合作开发是未来生化企业发展的重要方向，生化企业更需要贴近临床需求，帮助检验科按照不同病种和需求重新组合检测项目套餐。目前生化现有项目已经相当成熟，但是部分新项目、高端项目的开发，尤其是既可在发光做又可在生化做的项目，生化方法具有极大的成本优势。目前作为国家医保局敲定的 2022 年药品耗材省际联盟采购重点任务之一，江西省牵头开展的 26 项肝功生化试剂采购联盟的集采结果公布，集采价平均降低 50%，集采政策下头部国产厂家的市场占有率有望进一步提升，对于头部企业来说更需要重视产品成本的优化，而对于使用开放系统的中小型生化企业未来的招标压力将越来越大。

（2）免疫诊断：免疫诊断市场份额首次下降至不到 25%，增速低于 10%，国产率在 30% 左右。

问卷调查显示行业对于免疫增长速度的期待有所下降，反馈企业中最大比例预估当年免疫市场的增速集中在 0%~10%，和以往调查结果 5%~15% 相比，是历年来最低的。由于大部分免疫项目属于常规检测，同样因新冠肺炎疫情影响导致市场份额下降。

经过十几年的发展，国产品牌项目主要集中在肿瘤、甲状腺功能、激素、传染病检测等领域，这些常规检测占整个市场金额的约 60%，占测试量份额的 75%~80%。化学发光领域国产的市场占有率 30% 左右，国产厂家数量 100 多家。在三级医院市场，外资品牌仍然占据了较高的市场份额，预计外资产品能够占据 70% 左右，国内品牌未来的增长动力将来自占比 65% 的二三级医院市场。在医保政策催化下，体外诊断的集采已经进入实质阶段，对于国内发光企业既是机会又是挑战，一方面政策推动国产替代进口趋势加快，另一方面诸多厂家面临降价压力，想要做大做强的根本竞争力在于持续的研发创新和强大的销售渠道。目前国产部分试剂组套已较为成熟，但部分性能要求较高的核心试剂组套仍被进口把持，对免疫化学原料的专利申请进行分析可以发现，这些细分领域主要被国外生物医药巨头所主导。未来化学发光企业的竞争能力，第一是提高产品性能，加强原料研发及与仪器的适配，重视仪器质控，保证原料和仪器的稳定性、适配性和高质量；第二是根据临床需求，在自身具备优势的检测项目基础上，逐步丰富检验项目，有助于提升自身产品的竞争力，继续开发新项目，通过丰富的检验菜单和完整的配套试剂实现进院装机量的提升；第三是在做强做大化学发光大型仪器的同时，积极推出小发光，补齐产品线，两种发展方向分别对应大型实验室和基层医疗机构以及特定科室的需求。大型化的能力同时也包括生化、血球等其他模块的研发能力，而小发光可以在某些项目上做到质量好、价格低，新冠肺炎疫情之下，小发光可以满足国家医疗产业发展方向，补充公共卫生短板，促进医院高质量发展，强化基层医疗。

（3）分子诊断：分子诊断市场份额超过 20%，增速超过 50%，国产率超过 70%。

由于 2022 年新冠肺炎疫情反复，全国常态化核酸检测覆盖了大部分时间，需求量巨大，因此分子诊断增速远超行业平均。根据问卷调查结果，认为分子诊断增速超过 25% 的企业占比最大，达到 25%。由于新冠病毒检测大部分使用的都是国内厂家所生产的仪器和试剂，因此分子诊断整体国产率大幅上升。随着 2022 年底新冠肺炎疫情政策调整，未来分子诊断的市场格局将出现剧烈变化。

分子检测是目前发展最快的体外诊断细分赛道之一，特别是新冠肺炎疫情的发生和发展已经改变了整个体外诊断行业的格局。目前在我国，分子诊断的主要应用是传染病的检测，比如 HPV、HBV、HCV、HIV 等。在产前筛查应用也相对成熟，如华大基因，贝瑞等，胎儿外周血游离 DNA 检测已经逐渐替代羊水穿刺技术。在新冠肺炎疫情中，全球包括中国的分子检测行业市场规模激增。未来新冠肺炎疫情对于传统检测场景的制约影响逐渐消失，随着传统检测项目中核酸检测渗透率提升及新检测项目的推广，传统临床应用市场有较高的增速。核酸检测需求导致国产 PCR 仪和核酸提取仪的销量成倍增长，并且推动了基层 PCR 实验室的建设。长期看，PCR 实验室资源下沉到基层更大的意义在于打开各类分子诊断项目基层网点。数量庞大、深入基层的 PCR 检测网点，有望成为各类分子诊断试剂长期流量入口，有助于加大各类核酸检测项目在基层的推广普及，拉近了分子诊断与基层患者的距离，有望长期带动各类分子诊断试剂放量。PCR 技术将通过提升聚合酶性能、提高 PCR 设备处理能力，朝高精度、高通量和自动化方向发展。分子诊断的发展很大程度上将依赖于上游设备的国产替代进程，随着政策鼓励以及更多优秀企业向上游仪器端布局，分子诊断的国产替代进程有望进一步加速。

展望未来，随着人们生活水平的提高，对分子诊断的认知和需求会越来越多，医疗卫生产业发展不再局限于诊疗，而是延伸到预防性医学。随着人类基因图谱的破译，分子诊断在个体化精准治疗甚至大消费方面也有广阔前景，结合人工智能大数据以及互联网平台，分子诊断的应用场景将越来越多。

（4）血液、体液检测：血液、体液检测市场份额不到 10%，没有增长，国产率超过 50%。

凝血检测、血细胞分析、尿液分析、尿有形分析等常规检测项目受新冠肺炎疫情影响，数量有所下降。但与新冠病毒相关的 D- 二聚体等指标检测数量有所增加。

随着近几年计算机技术的飞速发展，血液分析以及尿液分析仪器基于不断提高的医疗检测标准和庞大的市场刚需，开始了自动化、智能化升级。自动化检测设备和系统可以提高检测效率和质量、减小劳动强度和进一步提高血液 / 尿液安全水平，人工智能范畴的深度学习技术与嵌入式工业相机搭配使用，实现自动化血液 / 尿液成分的分离测试，帮助医生快速诊断各种疾病。参考临床实验室的发展历程，建设实验室全自动流水线，也将成为血液体液检测领域未来发展的必然趋势。

1）血凝：目前国内企业在血凝市场份额不到 20%，外资企业具有绝对优势，占有其中 80% 以上的市场份额，凝血国外三大巨头分别为 IL（沃芬集团）、希森美康、Stago。迈瑞和太阳跟随其后，赛科希德和积水其次。凝血市场目前还是以封闭为主，太阳积水等试剂厂家以高值项目（D- 二聚体、FDP、AT）打开市场，凝血设备也开始从封闭慢慢走向半开。随着近两年分级诊疗政策的不断深入，社区医院等相关概念的不断推广，中、低端血凝仪市场将会显著增大；另一方面，随着国家医疗改革的不断深入，医疗机构的整合使得面向大客户的中心实验室和自动化系统有了新的要求，可以简化检测流程，提高检测效率，保证数据准确度等，凝血自动化流水线对于大型综合性医院实验室来说是不可或缺的。

2）血球：血球检测领域经过几十年的发展，出现了希森美康和迈瑞两大血球巨头，占据 60% 的市场份额；同时也崛起了像帝迈等后起之秀，包括迈克近些年也在加紧布局血球高端市场。血球分析也从单机操作不断升级到如今的血球流水线。

3）尿液分析：尿液分析是临床检验的基础常规项目，通常以尿液干化学分析和尿液有形成分分析为主。近年来，随着优利特、迪瑞、爱威等国产品牌的发展壮大和不断创新，成功打破了国外产品一直以来在高端尿液分析市场的垄断地位，逐步替代进口。外资品牌因产品价格、使用成本、技术水平等因素，增速放缓，国产品牌市场占有率已超过 50%。随着人工智能技术的发展，其在检验医学特别是细胞形态学自动识别方面发挥着重要的作用，新一代人工智能技术呈现出深度学习、自主学习、人机协同等特征，这些技术均被导入尿液有形成分分析仪器中，提高了识别效率和精确度。同时，随着色谱串联质谱、PCR 等检验技术的不断发展，尿液的蛋白组学、代谢组学、基因组学的检测将成为未来发展趋势。

（5）POCT：POCT 在市场份额超过 25%，增速超过 100%，国产率超过 80%。

POCT 包含了新冠病毒抗原的快速检测，自 3 月卫健委将抗原作为新冠病毒核酸检测的补充、12 月将抗原加入新冠肺炎居家治疗指南，家用自测新冠病毒的需求激增，导致 POCT 市场份额大幅上涨，细分市场排名第一。由于国内得到批准上市的抗原检测产品生产商基本都为国内厂家，POCT 国产率超过 80%。去掉新冠肺炎疫情影响，POCT 的常规业务增长较少。随着 2022 年末新冠肺炎疫情政策调整，未来 POCT 的市场格局将会发生很大变化，但抗原检测需求还会继续存在。

由于 POCT 仪器具有便携、操作简便、结果及时准确等一系列优点，POCT 产品在临床的应用极为广泛。从细分领域增速来看，心脏标志物、传染病 POCT 产品正处于快速成长期，需求增速较快，未来发展空间大。随着我国社会向老龄化发展，糖尿病、心脑血管疾病、肝肾病等慢性病老年患者急剧增多，这类患病群体不仅需要医院的系统诊治，更需要长期的跟踪检查，POCT 产品操作简单、检测周期短、能对患者实施连续监测和管理的特点将会受到市场青睐，市场需求将伴随着老龄化进程不断增长。这是由于抢救心血管类患者在时效性上的要求比其他疾病救治要求高得多，POCT 凭借检测速度快的最大特色满足了这一需求；而传染类 POCT 主要是针对各类常见传染病及重大传染病等基层现场筛查、快速检测的产品，主要包括艾滋病、梅毒、病毒性肝炎、疟疾、流感等传染病的快速检测产品。传染病因其传染性、流行性、地域性、季节性等特点，在全球范围引起不同程度的关注，我国也逐渐加大了对重大传染病的预防和监控力度，POCT 产品已经成为相关传染类疾病防控工作的重要工具。随着国家政策利好和分级诊疗逐渐推行，基层医疗机构对快速筛查仪器的需求逐渐释放，而临床科室对于感染性疾病的快速筛查和诊断需求也逐渐增强，新冠肺炎疫情发生后，快速核酸检测的需求极大地推动了国内分子 POCT 的开发及应用。分子 POCT 具有微型化、自动化、全封闭、速度快、易携带、操作难度低的特点，同时灵敏度和特异性又优于普通的POCT产品。

卫健委2022年12月发布了《关于印发新冠病毒抗原检测应用方案的通知》，为防控做进一步的明确指示，也明确了抗原检测的应用场景，中长期内有望成为社会面主要检验方法之一，与核酸检测形成有效互补。

POCT是体外诊断行业增长最快的领域之一，由于老龄化程度加剧以及医疗资源分配不均，受益于分级诊疗及医改政策推进，未来几年我国POCT行业仍将保持较快速度的增长。随着科学技术的进步，新的技术和方法被不断地引入POCT领域，特别是化学、免疫层析、免疫标记、电极、色谱、光谱、生物传感器及光电分析等技术的发展，使POCT产品的稳定性、可靠性和准确性得到进一步提高，应用领域也进一步扩展。同时一些更为先进的技术也将逐渐进入应用阶段，包括高通量技术、三代单分子测序、CTC循环肿瘤细胞、ddPCR、质谱平台检测等技术，以及微流控芯片的广泛应用及人工智能技术的强势来袭，使得POCT产品的应用越来越广泛和深入，POCT将进一步向着“系统化、集成化、便携化、自动化、个性化、移动化”的方向发展。未来，POCT产品将会像手机、电脑等数码产品一样悄然渗透到人们生活的每一个角落，小型化、“傻瓜式”的自动检测系统将随处可见、随时可用，成为第一现场检测、第一时间检测、家庭健康管理的必需品。

(6) 微生物检测：微生物检测市场份额不超过5%，没有增长。国产率20%左右。

由于微生物检测以常规项目为主，因此在新冠肺炎疫情影响下，微生物整体市场没有增长。

近年来，抗微生物药物耐药引起广泛关注，我国高度重视微生物耐药管理问题，出台了一系列政策法规与技术规范、标准。早期识别引起患者感染的微生物并做出诊断，是减少盲目经验性用药、降低广谱抗感染药物使用比例、实现精准合理用药的前提，可以进一步减缓、遏制抗生素耐药发展，这有赖于临床微生物检测与鉴别技术的发展。因此国家卫生健康委等部门于2022年10月联合印发《遏制微生物耐药国家行动计划》，要求在2022—2025年间，需研发新型微生物诊断仪器设备和试剂5~10项。目前主要的临床微生物检测平台有传统技术、免疫学、分子诊断、微流控技术和质谱。传统法和血清免疫学相对比较成熟，免疫学检测技术能对已知菌种进行抗体检测，有较高的敏感性、特异性和便捷性，但目前可检测的病菌种类不够全面，免疫分析法是通过检测特异性抗原或抗体来确定患者是否感染某种特定病原体，抗原检测广泛应用于床旁诊断，具有快速简单、特异性好的优点。分子诊断、微流控以及质谱属于新型技术，质谱法核心壁垒在于菌种库的溯源问题，需要建立微生物蛋白指纹图谱云数据库。质谱国内的代表企业是毅新博创、融智生物、禾信仪器和安图生物，国外代表企业是布鲁克、梅里埃、BD。分子检测方法的核心在于细菌基因数据库的建立以及检测方法的选择，采用PCR方法可以对已知菌种进行检测，多重PCR主要应用于呼吸道病毒和非典型病原体的检测和鉴定。宏基因组方法突破了既往集中在少数靶点分析的局限性，可以直接针对样本中所有核酸进行无偏性测序，但是宏基因组方法测序费用较高。分子诊断代表企业是华大生物、江西普瑞森，以及专注于真菌检测领域的丹娜生物。微流控技术可实现对于纳克甚至皮克级的微量液体进行化学反应的操控，因此能够在一个微流控芯片上实现样品制备、反应、分离、检测等流程，极大地提升了反应效率，具有自动化、高效率、速度快、污染小、高通量、低检测成本等优势，在POCT平台上即可完成对微生物的快速检测。近年来，微流控技术与核酸等温扩增技术相结合，实现了病原微生物核酸提取、扩增与检测一体化，并具备多重检测、定量检测等功能，具有对仪器依赖度小、对操作人员要求不高、样本量需求小和自动化程度高等优点，适合于在多种环境下的病原微生物快速检测。国际市场上，梅里埃是全球微生物诊断行业的龙头企业，覆盖了微生物诊断领域的所有技术平台，占据全球微生物诊断60%的市场份额。

自动化、智能化是微生物检测未来发展的方向：由于新兴传染病、院内感染和抗生素耐药性增加，未来五年将有对微生物学和病毒学的持续增加的需求。自动化、智能化的微生物检测设备能够提高对样本微生物含量的检验效率，减少常规检测中需要耗费的时间，在较短的时间内就能够实现对微生物数量及种类的检测；同时检验技术要保障检测的结果，提高检验的精度与科学性。

(7) 病理诊断：病理诊断市场份额3%左右，没有增长。国产率20%左右。

在新冠肺炎疫情影响下，肿瘤疾病的业务量下降，导致病理市场没有增长。

在精准医疗的大趋势下，分子病理在肿瘤、感染性疾病及遗传病检测方面都有着重要应用。目前分子病理检测设备由国际品牌主导。

病理诊断的痛点在于病理医师、技术人员资源稀缺，以及资源分布严重不均，但是随着人工智能以及数字切片扫描技术和互联网的蓬勃发展，数字病理远程会诊 + 人工智能辅助诊断已经在全国各地生根发芽，日趋完善和成熟，可以有效发挥上级医院病理科的技术优势，促进优质病理专家资源下沉，助力分级诊疗的推进。除了引入人工智能技术外，病理诊断还与流水线结合，由于流水线可以实现检验样本分拣、传送、处理、分析和存储全流程的自动化，可以解决区域检验中心、病理中心和等级医院检验科、病理科样本量高峰拥堵的问题，大大提高临床病理检测的自动化程度，缩短检测时间。

国内病理市场规模稳步增长。随着国家分级诊疗的推进，基层医疗的病理诊断能力必然要提升，将为病理诊断行业发展带来持续稳健的增长动力，有利于国产品牌的发展。未来伴随着人工智能病理技术不断成熟与流水线的引入，病理诊断行业规模将会进一步扩大，病理诊断设备需求也将进一步增加。

3. 下游

体外诊断下游主要用户包括医疗机构、独立医学实验室、血站、体检中心和食品检测市场等。预计 2022 年下游市场没有增长，尽管新冠病毒检测为第三方实验室带来一部分增长，但下游市场整体受新冠肺炎疫情影响，常规业务量大幅度下降。

（1）医疗机构：目前国家卫生部门尚未对 2022 年医疗机构数据进行更新，此处保留 2021 年的数据。根据卫健委统计，2021 年底我国医疗卫生机构总量突破 103 万个，2021 年全国医院新增 1 176 家，基层医疗机构新增 7 754 个，相比 2020 年新增基层医疗机构规模缩水一半，诊所（含医务室、护理站）新增 11 233 家，全国诊所类机构突破 27 万家。2022 年 1~6 月，全国医疗卫生机构总诊疗人次 31.6 亿，同比增长 1.0%。医院 19.6 亿人次，同比基本无变化，其中：公立医院 16.5 亿人次，同比下降 0.8%；民营医院 3.2 亿人次，同比增长 4.2%。基层医疗卫生机构 10.4 亿人次（不包含诊所、医务室、村卫生室数据），同比增长 3.0%，其中：社区卫生服务中心（站）3.6 亿人次，同比下降 4.5%；乡镇卫生院 5.7 亿人次，同比增长 7.3%。

2022 年 1~6 月，全国三级公立医院次均门诊费用为 362.2 元，与去年同期比较，按当年价格上涨 3.4%，按可比价格上涨 1.7%；二级公立医院次均门诊费用为 223.9 元，按当年价格同比下降 0.4%，按可比价格同比下降 2.0%。

（2）第三方医学实验室：新冠肺炎疫情以来，伴随海量核酸检测的需求，大量第三方医学检验实验室走到人前，直接面向公众开展核酸检测，行业发展迅速，市场规模激增。以第三方业务为主的金域、迪安、华大、兰卫、贝瑞、诺禾致源等上市公司 2022 年前三季度业绩平均增长率达到 50% 以上，不过也因为新冠肺炎疫情，导致第三方检验所的常规业务受到影响。后疫情阶段，第三方医学检验实验室想要继续保持发展势头，一方面深耕自有业务，继续增加检测项目、提升检测质量、提升报告时效，另一方面扩大业务范围，开展临检以外的其他检测项目：如司法鉴定、药企的临床试验标本检测、食品卫生检测等；延展产业链：自己研发、生产仪器、试剂产品，向产业链上游布局；自给自足的同时，还可以给提供产品物流体系。

（3）体检中心：随着医学模式向以预防为主的健康管理转移以及新冠肺炎疫情带来的警醒，全社会对烈性传染病的事前预防、慢性病危险因素的早期筛查也日趋重视，也越来越意识到医疗预防工作的重要性。目前，国人的健康意识，特别是城镇居民的健康意识在发生着巨大的变化，一定程度上也促进了体检需求的增长，为体检市场的发展打开了巨大的发展空间。“十四五”规划明确指出，把保障人民健康放在优先发展的战略位置，坚持预防为主的方针，深入实施健康中国行动，为人民提供全方位全周期健康服务。目前，我国体检市场仍主要由公立机构主导，市占率为 71%。体检市场未来发展趋势：加强体检行业分级管理体系建设，规范体检收费；增加健康管理服务种类，比如检前咨询服务、检后健康评估与干预跟踪服务；增加体检报告数据指标解读，改进指标监测，结合调查问卷和医师咨询提供更专业准确的判断；增加特殊检查项目，丰富体检套餐，适应各类消费人群需求，打造个性化体检服务。受 2022 年新冠肺炎疫情影响，专业体检机构和医院端的体检业务量减少，甚至有部分体检中心中断营业，开展体检业务的上市公司美年健康 2022 年前三季度收入较去年略有下滑，同比下降 2 个点。

六、未来技术和产品的发展总趋势

集成化、高通量、快速化、便携化、智能化与人工智能技术以及精准医疗是诊断行业产品和技术未来的发展方向。同时，微生物耐药与药敏检测、质谱等新技术、新产品的不断涌入和更新迭代给体外诊断领域带来了更广阔的应用前景。

1. 集成化、高通量

在我国医药卫生体制改革过程中，基于全民医疗保障制度的建立，大量的医疗需求被释放，患者数量和标本增加，医学实验室迫切需要在最短时间内获得更可靠的检测数据及信息，为临床提供更快捷、更全面的诊疗依据显得尤为重要，因此医学实验室对于高通量、高效率和高安全性的流水线产品具有强烈的需求。其次，随着分级诊疗的推进，门诊量层层下放到更低级别的医院，基层医疗机构样本量逐步增加，二级医院、包括大量的县级医院对于流水线同样有潜在需求。此外，流水线产品本土化是降低临床实验室成本的重要途径，中国的流水线市场潜力巨大。未来10~20年，在上游产品端，体外诊断行业将会出现大量的智能化流水线，全实验室流水线、生化免疫流水线、血球流水线、分子流水线、尿液流水线、血凝流水线等细分领域流水线将大量进入终端市场，另外也有厂家将POCT利用流水线系统组合起来。大型流水线系统还包含样品前/后处理环节，真正实现全流程的自动化。自动化流水线除了检测效率高、减少操作失误，还可以避免感染风险，减少实验室污染。全自动流水线全程实现样本自动前期处理、传输、检测，避免操作人员接触标本的感染风险。同时，由于减少了样本人工传送过程，含有病原微生物样本的扩散风险降低。

2. 快速性、便携性

POCT产品操作简单，可以实现现场采样、及时出结果，非常适合基层医疗机构、急诊危重症病房和临床科室的应用场景。随着分期诊疗政策的全面推行、以全国4000县域为核心单位的胸痛、卒中、创伤、危重孕产妇、危重新生儿五大急诊中心大规模建设落地，POCT作为即时性、便携性设备的代表，能够释放急诊和基层需求，市场广阔。随着人口老龄化的上升和慢性病的流行，尤其是新冠肺炎疫情的暴发，传统PCR核酸检测技术流程繁琐，操作复杂，需集中送检等限制无法满足大量检测需求。而分子POCT结合了分子诊断灵敏度高、特异性强的特点和POCT平台的优势，突破了现有检测技术对人员和场所的限制，有效缩短了检测用时，提升了便捷程度。通过恒温扩增分子POCT的方式，核酸检测打破了只能在PCR实验室做的局限，将应用场景拓展到出入境、机场、火车站、基层医疗单位等，从而代替一部分免疫检测的市场空间。一方面，各种不需要复杂的热循环设备的等温扩增技术逐步代替PCR技术成为扩增手段；另一方面，它代替了传统的核酸提取和加样配液等复杂耗时的人工操作，而大大缩短了检测时间，降低了操作门槛。未来分子POCT的应用将不限于新冠病毒，可以进行多种病原体检测，适用多个科室和多种应用场景。同时，它也可以进行人源性基因靶点检测，促进精准合理用药。

3. 智能化与人工智能技术

在过去十年中，人工智能（AI）颠覆了人类医疗，其对未来医疗的重要性日益凸显。我国互联网大数据、智能机器人、3D打印等技术的不断发展，给体外诊断产业带来了新机遇、新理念，推动体外诊断向智能化发展。智能化与AI技术在图像处理、检测结果解读以及结果复核方面拥有强大优势，目前AI技术在临床检验的应用范围包括临床化学、免疫学、血液病理学、微生物学、分子生物学、重症医疗急救以及检验过程的质量管理，能够优化工作流程，帮助检验科医生更加快速、精准地判读结果。国内体外诊断行业首个AI+医疗智能化产品——迈瑞医疗与腾讯旗下AI Lab跨界合作开发自动外周血细胞形态学分析仪于2022年3月正式进入国家药品监督管理局创新通道；2022年11月，由北京协和医院检验科与北京小蝇科技联合研发的外周血细胞图像白细胞辅助识别软件通过国家药品监督管理局审批，获得体外诊断行业全国首张AI三类医疗器械注册证，这标志着AI+体外诊断商业化进入发展快车道。

4. 精准医疗与伴随诊断

目前中国肿瘤患者基数大、新增数量多，根据2022年全国癌症报告，预计2022年中国癌症发病数将达到482万人，平均增速2.7%。基数增量双重拉动患者对伴随诊断的需求，目前肿瘤药物销售前10的均为肿瘤靶向药物，占全球抗肿瘤处方药市场50%以上的份额，靶向治疗和免疫治疗的兴起带动了伴随诊断的市场。如今，伴随诊断已成为用药前不可或缺的检测环节，进入商业化阶段。2021年和2022年，国家陆续出台有关鼓励药物和伴随诊断共同开发的新规。整体来看，国内伴随诊断政策进入调整期，市场处于快速发展阶段，2019年我国伴随诊断的市场规模达27.2亿元，规模增速逐年攀升，2016—2019年的年复合增长率为33.3%。按33.3%的增速估算，2022年我国伴随诊断的市场规模为64.4亿元，2025年为152.6亿元。从市场延伸角度来看，院内共建实验室、和药企共同开发是大方向。共建实验室更适合投入较大的新技术在大三甲医院的初步落地，由头部企业尝试。药企相关的伴随诊断合作开始逐渐提前，在新药临床试验中就纳入伴随诊断开发，不仅优化了伴随诊断试剂开发效率，也在一定程度上降低了新药临床试验的风险。

5. 微生物耐药检测和药物基因组学

随着抗菌药物的广泛使用，耐药细菌不断涌现，细菌耐药问题严重地威胁着人类健康，也给临床实验室检测和监测细菌耐药性工作带来严峻挑战。全基因组测序技术能够分析得到耐药基因及其突变情况，除了已知的耐药机制，还可用于预测未知的潜在耐药机制。但是由于高成本的不足，全基因组测序在临床上的应用极为受限，因此，有针对性的基因组测序筛选是一种性价比更高的选择。基因组测序技术未来或将超越常规方法，成为耐药性研究的首选工具之一，更加广泛地应用到疾病的诊断及治疗中。

6. 质谱检测技术

在精准医学发展的大趋势下，质谱检验以其高通量、高灵敏度、高精度、高效率等诸多优势，在临床诊断中发挥着越来越重要的作用。目前国内的市场被赛默飞、安捷伦等国外巨头垄断。从中游市场来看，跨国企业优势多在仪器端，国外厂商在中国质谱仪市场占有率为 74.05%，但随着以谱育科技、禾信仪器为代表的一批国内企业在质谱仪产品性能上不断提升，再加上产品本土化的优势和政策扶持，质谱仪的国产替代进程有望全面提速。在试剂端，由于国内目前没有原厂配套的体外诊断试剂，所以给了国内临床质谱公司发展的机会，获得药监局批准的试剂盒几乎全都是国产试剂盒。长期来看，能够解决仪器试剂适配问题，为下游提供一体化解决方案的国内公司，在竞争中将处于有利地位。目前，临床质谱在新生儿早筛、维生素 D 检测、微生物检测等领域应用较为成熟，有望率先迎来快速增长，而在治疗药物监测、类固醇激素检测、肿瘤标准物检测、毒物检测、微量元素检测、核酸检测、蛋白质组学等领域有着广泛应用，远期成长空间巨大。

7. 新的标志物和新的检测项目

一方面，临床上存在很多需求，需要对疾病和疑难杂症进行诊断和确诊；另一方面，很多基础研究也不断推进，国家每年的基础科学领域的投入推动研究团队发现和开发新的标志物。我国自身免疫性疾病潜在患者群体基数庞大，患者人群广泛。健康管理中常见的自身免疫性疾病包括类风湿关节炎（RA）、干燥综合征（pSS）、自身免疫性甲状腺炎（AT）、1 型糖尿病和原发性胆汁性胆管炎（PBC）等。自身免疫性疾病目前尚不能完全根治，具有慢性迁移和反复发作的特点，需要长期的医疗支持和辅助，并定期进行必要的复查和诊疗。因此，自身免疫抗体的检测具有较大的临床价值与较高的临床需求，未来可期。而能满足多项联检、灵活组合，且能够标准化自动化实现检测及判读，是自身免疫性疾病检测的趋势。

8. 创新技术

由于体外诊断应用场景很广泛，涉及的技术很多，还有很多检测需求没有得到满足，因此各种新技术会不断开发出来，如单分子检测技术，第三、四代测序等。

（1）单分子检测技术，指在单分子水平上通过生物分子的构象变化、动力学、分子之间相互作用以及对单个分子进行操纵等方式进行检测。与整体分析法相比，单分子检测方法能提供观测物的分布和时间轨道，能够对异质群体中的单个分子进行观察、鉴定和分类，能提供直接的生物大分子的结构和功能之间关系的信息。单分子检测技术以超灵敏水平测量生物标志物，使研究人员能够仔细检查关键的生物标志物。目前，单分子免疫检测主要应用于神经性疾病、肿瘤及感染性疾病相关标志物的检测，其超高灵敏度的特性使得研究者开始探索痕量标志物的检测价值及寻找更易获得的标本类型如唾液、尿液等。目前神经性疾病检测的临床研究主要侧重于对阿尔茨海默病和多发性硬化症的检测；在肿瘤检测方面，单分子免疫检测可用于肿瘤早期诊断及治疗后的监测；在传染性疾病检测方面，目前主要集中在病原体自身标志物及细胞因子。

（2）第三代测序技术，即单分子测序。这项技术测序时不需要进行 PCR 扩增，而是基于单分子的电信号或化学反应信号检测，实现了对每一条 DNA 分子的单独测序。第三代 DNA 测序技术相较于前两代测序技术，具有超长读长、运行快、无需模板扩增、直接检测表观修饰位点等特点，主要用于基因组测序、甲基化研究、突变鉴定（SNP 检测）、病原微生物的测序鉴定等方面。此外，单分子测序技术能够识别包括复杂结构变异的癌症突变。在癌症检测方面，单分子测序技术适用于阐明等位基因突变状态和复杂癌症基因组的完整结构，这可能将为我们提供癌症分子分型新标准，指导临床个体化治疗。在检测大型基因组变异方面，单分子测序技术优势明显。另外，第三代测序技术在癌细胞的全长转录组检测及癌症表观基因组学等领域也有相应应用。

七、行业论坛及会议

1. 2021 年国内主要论坛

- 2021 第四届免疫治疗及伴随诊断合作峰会（12 月，上海）
- 2021 中国国际医疗创新论坛（CMIF）（11 月，苏州）
- 2021 第十三届中国体外诊断产业高峰论坛（CMEF 期间）（10 月，深圳）
- 2021（第五届）中国医学检验实验室高峰论

坛（易贸） （9月，南京）

• 2021第六届全球精准医疗（中国）峰会 （8月，广州）

• 第八届中国IVD产业投资与并购CEO论坛 （7月，太仓）

• 2021第七届分子诊断技术与应用论坛 （5月，上海）

• 2021（第九届）分子诊断产业高峰论坛（易贸EBC生物产业大会期间） （3月，苏州）

• 第八届中国体外诊断产业发展大会 （3月，重庆）

2. 2022年国内主要论坛

• 2022第七届全球精准医疗（中国）峰会 （12月，广州）

• 第九届中国IVD产业投资与并购CEO论坛 （12月，苏州）

• 2022中国国际医疗创新论坛（CMIF） （12月，苏州，已延期）

• 2022第十四届中国体外诊断产业高峰论坛（CMEF期间） （11月，深圳，改线上）

• 第九届中国体外诊断产业发展大会 （10月，南昌）

• “创之声”第七届中国实验医学大会CCEM （重庆，线下+线上）

• 2022（第六届）易贸医学检验实验室发展论坛 （已延期，无召开信息）

• 2022（第十届）分子诊断产业高峰论坛（易贸EBC生物产业大会期间） （8月，苏州）

3. 2022年国内主要展会

• 第86届中国国际医疗器械博览会CMEF（深圳，春季展会由于新冠肺炎疫情原因取消，秋季会也因新冠肺炎疫情关系只召开了一天）

• 中华医学会第十七次全国检验医学学术会议&展览会NCLM（长沙，已延期两次，延至2023年初）

• 第八届全国临床检验医学技术与应用学术会议暨第五届“一带一路”检验高峰论坛、第八届全国临床检验装备展览会CCLTA（改为线下+线上）

• 2022中国医师协会检验医师年会暨第十七届全国检验与临床学术会议（CDMA）（改为线上）

• 第十九届中国（国际）检验医学暨输血仪器试剂博览会（南昌，线下+线上）

4. 2022年海外主要展会

• 2022德国杜塞尔多夫医疗设备展览会（MEDICA）：2022年11月14—17日，第54届国际医院及医疗设备博览会（MEDICA）在德国杜塞尔多夫展览中心举办，本次展会吸引来自约70个国家和地区的5 000多家公司参展。

• 第74届美国临床化学年会暨临床实验室展览会（AACC）：2022年7月26—28日，第74届美国临床化学年会暨临床实验室医疗设备博览会在美国芝加哥麦考密克展览中心举行。2022年AACC年会共有781家参展商参展，其中有100多家来自中国的IVD企业，展示了包括新冠病毒检测、人工智能、移动健康、分子诊断、质谱、POCT等领域的尖端科技产品。

• 2022迪拜中东实验室展（MEDLAB MIDDLE EAST）：2022年迪拜中东实验室展于2022年1月24—27日在迪拜世界贸易中心召开，根据主办单位数据统计，共有来自中国、德国、法国、意大利、英国、美国、加拿大、日本等44个国家和地区的600家企业参展，吸引专业观众来自88个国家和地区25 600人次。

八、行业协会情况（表2-2-13）

表2-2-13 与体外诊断相关的全国性社会团体

序号	名称	主体
1	中华医学会检验医学分会	学术界
2	中国医师协会检验医师分会	学术界
3	中国中西医结合学会检验医学专业委员会	学术界
4	中国医院协会临床检验管理专业委员会	学术界
5	中国人民解放军医学科学技术委员会检验医学专业委员会	学术界
6	全国卫生产业企业管理协会医学检验产业分会	企业界
7	全国卫生产业企业管理协会实验医学分会	学术界
8	中国医疗器械协会体外诊断分会	企业界
9	中国医学装备协会检验医学分会	学术&企业
10	中国医学装备协会现场快速检测POCT装备技术分会	学术&企业
11	中国老年医学学会检验医学分会	学术&企业
12	中国研究型医院学会检验医学专业委员会	学术界
13	中国研究型医院学会分子诊断医学专业委员会	学术界
14	中华医学会微生物学与免疫学分会	学术界
15	中国生物化学与分子生物学会临床应用生物化学与分子生物学分会	学术界
16	中华中医药学会检验医学分会	学术界
17	中国免疫学会	学术界
18	中国分析测试协会标记免疫分析专业委员会（LIC）	学术界
19	中国合格评定国家认可委员会（CNAS）实验室专门委员会医学专业委员会	学术界

（续表）

序号	名称	主体
20	中国老年保健医学检验分会	学术 & 企业
21	中国医药卫生文化协会实验诊断与社会化服务专业委员会	学术 & 企业
22	中国生物医学工程学会医学检验工程分会	学术 & 企业
23	全国卫生产业企业管理协会风湿病与分子免疫分会	学术 & 企业
24	白求恩精神研究会检验医学分会	学术 & 企业
25	中国妇幼保健协会临床诊断与实验医学分会	学术 & 企业
26	中国生物物理学会临床分子诊断分会	学术 & 企业
27	中国遗传学会遗传诊断会会	学术 & 企业
28	全国医用临床检验实验室和体外诊断系统标准化技术委员会	学术 & 企业
29	中国质谱学会临床质谱专业委员会	学术 & 企业

（续表）

序号	名称	主体
30	中国医疗保健国际交流促进会临床检验医学分会	学术 & 企业
31	中国医药教育协会检验医学专业委员会	学术 & 企业
32	中国研究型医院学会血栓与止血专业委员会	学术界
33	全国高等医学院校医学检验专业校际协作理事会	学术界
34	中华预防医学会卫生检验专业委员会	学术界
35	中国免疫学会临床免疫分会	学术界
36	中国女医师协会检验医学专业委员会	学术界
37	中国医疗保健国际交流促进会基层检验技术标准化分会	学术界
38	中国医疗器械行业协会临床试验分会	学术界
39	中国防痨协会临床检验专业委员会	学术界

第三节
机遇与挑战

2021 年在全球各国暴发的新冠肺炎疫情，同时在全球政治环境、经济、技术创新、互联网等诸多因素作用下，体外诊断企业面临着新的机遇与挑战。

一、机遇

1. 医疗支出增加

根据 2021 年我国卫生健康事业发展统计公报，2021 年全国卫生总费用初步推算为 75 593.6 亿元。人均卫生总费用 5 348.1 元，卫生总费用占 GDP 的比例为 6.5%。2021 年，医院次均门诊费用 329.2 元，按当年价格比上年上涨 1.5%，按可比价格上涨 0.6%；次均住院费用 11 002.9 元，按当年价格比上年上涨 3.6%，按可比价格上涨 2.7%。日均住院费用 1 191.7 元。2022 年 7 月，国家卫生健康委会同财政部、国家中医药局印发《关于做好 2022 年基本公共卫生服务工作的通知》，其中明确基本公共卫生服务经费人均财政补助标准提高至 84 元。由此看出，中国的卫生总体支出在不断增加，人均卫生支出也呈现同步增长的态势。

2. 后疫情时代常规检测市场回暖

过去三年因为新冠病毒检测业务，众多体外诊断公司规模急速扩张，带动整个行业上升，2022 年底随着新冠病毒感染回归乙类管理后，新冠病毒核酸和抗原检测量会大幅度下降，不过新冠病毒的检测需求并不会消失，仍然会存在一些需求场景，未来新冠病毒检测可能变成一项常规检测，在临床诊断和个人防护上会继续得到开展。

随着国内新冠肺炎疫情的极大缓解和防疫措施的大幅调整，医疗机构将全面恢复常态，各类医疗工作和业务将全面正常进行，各类检查检测将全面恢复开展。常规体外诊断产品市场也将因此全面回升，将出现近三年来的最大增长。同时，一些新的临床诊断项目因新冠肺炎疫情暂缓开展的，也将随着新冠肺炎疫情缓解而开始进行积极推广并投入临床诊断应用。体外诊断企业非新冠业务逐步恢复，术前检测、慢病检测与肿瘤诊断相关业务可能会迎来激增。此外由于新冠肺炎引起的其他一些检测项目，如炎症类、心肌类指标，也得到重视和开展。同时作为医改重点，在基层医疗和分级诊疗政策推动下，基层医疗卫生机构将迎来设备、仪器及试剂的放量，市场前景极为广阔，对于体外诊断行业来说，是开拓检测项目的绝佳机会。对于在新冠肺炎疫情中抓住机遇且产品单一的企业来说，在疫情常态化之后，利用现有的产品技术和资金积淀，依据自身技术特点和企业优势，进一步完善构建未来正确的发展方向和战略方向。

3. 海外市场发展机会

根据中国海关总署发布的最新数据显示，2022年1—12月中国出口全球244个国家的IVD产品总额达889.10亿元，同比增幅4.03%，相较2021年152%的增幅有明显下滑。2022年针对欧洲的出口额最高，达到324.87亿元，但是同比2021年下降48.98%；针对亚太和北美的出口额基本持平，分别为221.57亿元和214.85亿元，同比增幅最高的是北美，达229.58%，其次是亚太，同比增幅为220%；南美和非洲的增幅基本持平，分别为77.31%和73.01%；东欧和西亚表现亮眼，增幅分别为132.88%和110.05%。2022年由于海外防疫政策调整，新冠病毒检测试剂需求量开始减少，国家海关总署的数据显示，新冠病毒检测试剂盒的出口货值1月出口额164.8亿元，2月达到180.24亿元的高峰后，开始大幅下降。2022年3—5月，其出口货值分别为145.91亿元、39.11亿元和18.13亿元；环比降幅分别达到19.05%、73.19%和53.64%。

受益于抗疫物资的大量出口，国内核酸及抗原生产企业在海外的影响力逐步扩大，带动了整体中国体外诊断行业产品出口额的增长，为国内公司未来走向国际市场打下基础。新冠肺炎疫情之下，大量诊断公司产能扩张，疫情结束后过剩的产能海外市场将是重要的消化渠道。凭借新冠病毒检测试剂打开的海外市场渠道，其重要性在这一背景下凸显。另一方面是国内体外诊断行业竞争激烈，“内卷”是不可避免的局面。布局出海对推动我国产业结构升级，提升体外诊断行业竞争力和影响力具有重大意义。在国内市场，医保控费是大势所趋，带量采购已席卷药品、高值耗材行业，而体外诊断试剂带量采购也被认为终将落地，一旦实现集采，成熟产品的利润空间将被压缩。国内增长压力陡增，有待开发的海外市场却还有很大的机会。中国的诊断企业拥有最齐全的产品线和成熟的上下游产业链，同时欧美市场的高要求推动了企业技术升级和产品更新迭代，也可以促进诊断公司国内市场的发展，形成良性循环。可以注意到，已经有部分企业开始布局海外，有些建立了海外本地化的体外诊断生产工厂，有些通过投资并购海外公司实现海外市场的开拓。未来中国体外诊断行业走向全球的趋势将越来越显著。

4. 完备的全产业链和全市场布局

除仪器和试剂外，原料、零配件、耗材等也呈现全面发展态势，并且将继续大力发展。各产品线、各细分领域均有中国企业的积极投入和发展；自动化流水线有不少国内企业已经在市场上进行推广，并且不断得到客户认可和使用，包括县级医院也在推广使用实验室流水线，这方面需求在不断提升。中国企业全面进军国际市场，除了发展中国家、一带一路地区和国家外，中国企业还在积极开拓发达国家市场；除常规产品外，中国制造的各类分子诊断产品，包括测序仪也开始在海外包括发达国家销售。

中国已经成为全球体外诊断行业产品线最齐全的国家之一、制造能力和产业链最强的国家之一、全球市场覆盖面最广的国家之一。相信随着中国体外诊断产业的不断提升、全球体外诊断市场的进一步发展，中国企业这些优势将继续得以发挥。

5. 多胎政策开放推动优生优育检查

根据2021年我国卫生健康事业发展统计公报，2021年，孕产妇产前检查率97.6%，产后访视率96.0%。与上年比较，产前检查率和产后访视率均有提高。2021年，3岁以下儿童系统管理率达92.8%，与上年基本持平；孕产妇系统管理率达92.9%，比上年略有提高0.2个百分点。2021年全国共为823万名计划怀孕夫妇提供免费检查，目标人群覆盖率平均达93.5%。筛查出的风险人群全部获得针对性的咨询指导和治疗转诊等服务，落实了孕前预防措施，有效降低了出生缺陷的发生风险。值得关注的是，自先后实施单独两孩政策、全面两孩政策、三孩生育政策以来，出生人口中二孩及以上占比由政策调整前的35%左右提高到近年来的55%以上。在多胎政策全面开放的背景下，随着孕妇年龄的增长，胎儿染色体异常的风险也会随之增高，这一趋势催生了妇婴市场对产前筛查、孕前检查（如单基因遗传病筛查等）、辅助生殖以及新生儿基因筛查的需求。未来几年，国内相关细分行业规模将迅速扩大。

6. 国家对微生物耐药领域问题的关注

2022年10月，国家卫健委等部门发布《遏制微生物耐药国家行动计划（2022—2025年）》（以下简称《行动计划》），旨在推动耐药菌感染发生率持续下降。文中强调，加强二级以上综合医院感染病科建设，规范诊治细菌真菌感染；强化临床微生物室建设，通过参加实验室室间质评、推广耐药菌快速诊断技术等，提升病原学诊断能力。《行动计划》要求完善抗微生物药物临床监测系统。在这项工作中，临床微生物检验的任务是对重要耐药菌进行动态监测、及时预警，并开展细菌分子流行病学检测。《行动计划》明确提出，鼓励研发耐药菌感染快速诊断设备和试剂，支持开发价廉、易推广的药物浓度监测技术。2022—2025年，主要达成以下指标：研发新型微生物诊断仪器设备和试剂5~10项。该项行动计划的推出有利于提高临床端对于药敏问题的关注，推动我国未来三年内国产微生物体外诊断检测的发展。

7. 外资本土化

新冠肺炎疫情下，很多国内诊断企业借助新冠病毒检测的契机纷纷走向国际市场，与之相对的是越来越多跨国巨头在中国推进本土化，如罗氏、西门子、贝克曼等。近日，国务院办公厅转发商务部、科技部《关于进一步鼓励外商投资设立研发中心的若干措施》，指出要加大对外商投资在华设立研发中心开展科技研发创新活动的支持力度，这当然也包括所有在国内发展的外资体外诊断企业。其中包括：对于外商投资设立的为本区域关键共性技术研发提供服务的新型研发机构，各地可在基础条件建设、设备购置、人才配套服务、运行经费等方面予以支持。该措施出台意味着在国内实现生产研发的外资企业将获得更多扶持。基于研发策略的本土化的一种方式是在中国设立研发生产基地，创建本土完整价值链：罗氏2018年投资约4.5亿瑞士法郎（约25亿元人民币）在苏州建设罗氏诊断亚太生产基地，2020年新增投资1.8亿美元，加大投资其在苏州的生产和研发中心。西门子医疗将在上海浦东落成实验室诊断工厂，成为西门子医疗在亚太地区的首家体外诊断试剂生产基地，其研发中心项目也正在积极推进过程中；另一种方式是战略合作、联合研发，跨国企业基于本土市场、基于国内的创新技术，和当地的初创企业、医疗机构和科研院所联合开展针对临床实际需求的科研合作，从市场特征和需求出发来研发适合市场的产品。从商业模式创新角度出发的合作方式有国内总代理模式、菜单组合模式和渠道共享模式，比如贝克曼代理艾科达高端血凝产品；罗氏诊断采购九强适用于自家全自动凝血分析仪的试剂盒，以补充自己的凝血检测菜单；罗氏诊断与威高达成战略合作，借助威高的全国集约化销售和服务网络渗透国内市场。跨国企业已不满足于单纯只做产品和设备的销售模式，而是从研发、生产、产品、渠道、市场各方面进行布局，强化本土化战略。目前中国体外诊断市场已经发生了根本性变化，国内企业基本占据了低价市场领域，外企今后的路必然是依靠更多高精尖的东西，才能具有更强的竞争优势。

8. 实验室自建检测方法（LDT）项目落地带来的机会

近些年新技术、新项目、新检测方法层出不穷，给国内体外诊断监管体系发展带来诸多新挑战。同时，检测项目的多样性、个体检测的差异性、操作方法的复杂性造成一些新技术、新项目无法第一时间在临床获得应用，不利于临床实验室技术的创新发展，而LDT新规落地将给诊断新项目带来广阔的市场应用前景。2021年修订的《医疗器械监督管理条例》53条首次明确了LDT的合法地位，对新领域、新技术检测的发展有重大推进作用，在官方的政策引导和推动下，上海、广州、杭州等多地发文，支持LDT项目落地。文件提出，在医学检验领域，提出积极支持LDT试点，鼓励开发“整合式”平台技术，研发高端检验检测一体化设备，攻克仪器的稳定性、可靠性、微型化和智能化等关键技术。鼓励医检业务外包，将第三方医学检验作为公立医疗机构的补充。有关部门也正在积极调研，制定相关规范细则。

9. 家用自测成为新的诊断应用场景

新冠肺炎疫情暴发后，多国为有力遏制疫情，欧盟、FDA等海外监管部门批准了多款新冠病毒居家检测试剂，包括中国也增加抗原检测作为补充。这次新冠病毒居家自检的放开，意味着将来可能会有更多的自检市场，居家自检也将要成为国家防疫应急体系的一部分。得益于新冠病毒居家自检额外提供市场教育，居家自检成为习惯，更多病种的居家自检的需求会提升。家用检测的应用场景将不仅限于防疫，疾病预防、慢性病（糖尿病、高血压、冠心病）监控，还将包括皮肤病性病自检、癌症早筛，以及兽用、宠物用等一次性使用的检测产品。产品的需求量大、使用频率高、复购率较高、操作便捷、能够实现全流程居家自检的项目是居家检测落地的首选，因此可预见未来家庭自检将主要集中在慢病管理、疾病筛查、预防等环节。对于癌症早筛这类市场庞大却检测技术复杂的体外诊断项目，在短期内还不具备实现小型化，主要依赖“居家采样，实验室送检”的形式触达家庭场景。居家检测市场未来一定是全流程居家，“居家采样，实验室送检”只是过渡。接下来还要经历长时间的攻关，才能推动更多复杂的检测项目在家庭场景落地。

10. 国家加大医疗机构设施建设的投入

“十四五”中央预算内投资对医疗卫生领域的支持力度要明显大于“十三五”，向疫情防控救治、优质医疗资源扩容、中医药振兴发展等群众期盼的重大工程倾斜。第一，将进一步加大对公立医院建设项目的投资支持力度，对院感建设进行倾斜，不断提升基础设施条件、完善设备配置、加强感染性疾病科内涵建设，采取有效措施为感染性疾病科的发展创造条件。第二，推动优质医疗资源向群众身边拓展延伸。在8个试点省份26个国家区域医疗中心建设取得阶段性成效的基础上，继续引导高水平医院到医疗资源相对薄弱、外转就医较多的地方，建设国家区域医疗中心，逐步完成全国范围内的规划布局。对于每一个国家区域医疗中心建设项目，中央预算内投资将分阶段给予资金支持，累计不超过5亿元。同时还将有序推进省级区域医疗中心建设，缩小地市和省会城市之间医疗水平的差距。

同时，财政部下达2022年卫生健康领域中央基建投资预算265.21亿元，推动“十四五”102项重大工程和《“十四五”优质高效医疗卫生服务体系建设实施方案》等任务落地。265.21亿元投资预算中涉及到的项目包括各省市疾病预防控制中心、区域医疗中心、各级医疗机构的新建、扩建、迁建项目，能力达标提升项目以及医疗设备购置项目等。省、市、县级疾病预防控制机构单个项目中央预算内投资补助额度最高分别不超过2亿元、5 000万元和1 000万元。承担区域公共卫生中心的省级疾控中心，单个项目补助额度最高不超过3亿元。省级区域医疗中心项目、县级医院提标扩能项目单个项目中央预算内投资补助额度最高分别不超过2亿元和5 000万元。省级妇产科、儿科建设项目单个项目中央预算内投资补助额度最高不超过2亿元，地市级妇幼保健机构不超过5 000万元。可见，未来五年，政策倾斜尺度将持续放宽、财政投入力度不断加大。城市三甲医院牵头之下的医联体、省级区域医疗中心建设以及县级医院将是体外诊断企业角逐的战场之一。

此外，2022年9月的国务院常务会议决定，对部分领域设备更新改造贷款阶段性财政贴息和加大社会服务业信贷支持，促进消费发挥主拉动作用。此次更新改造专项再贷款贴息政策由央行设立并审核，将优先审核和支持符合采购国产自主品牌设备；采购列入《首台（套）重大技术装备推广应用指导目录》的设备，以及使用20%以上自有资金支付设备购置货款的获贷主体；这对于国产医疗器械企业而言，又将是一重大利好。

11. 原材料和零配件迎来发展机会，克服卡脖子的难题

新冠肺炎疫情加速了体外诊断的发展，从业绩表现来看，多家企业在疫情后业绩增速起飞，在行业火热的同时，我国体外诊断行业仍有原料及高端仪器依赖进口、核心技术进口替代等方面的短板，国内企业正处于一个逐步追赶跨国公司的过程，对于国内企业来说，挑战不仅在于提高产品质量，成本上更是要控制在比较合适的范围内，这样才能与跨国企业抗衡。

值得高兴的是，国家政策层面持续加码支持上游关键原料和零件的研发。为落实“十四五”期间国家科技创新有关部署安排，国家重点研发计划启动实施“基础科研条件与重大科学仪器设备研发”“生物大分子与微生物组”“诊疗装备与生物医用材料”等重点专项，专项围绕科学仪器、科研试剂、实验动物和科学数据等四个方向进行布局，拟支持39个项目，拟安排国拨经费概算5.39亿元。围绕国家基础研究与科技创新重大战略需求，以关键核心部件国产化为突破口，重点支持辉光放电质谱仪、第三代基因测序仪等高端科学仪器工程化研制与应用开发，鼓励国内“专精特精”企业投入研发。

12. 国家相关部门为创新产品开启绿色通道

近年来，为了为鼓励医疗器械创新，激励产业高质量发展，国家相关部门屡屡为创新医疗器械开通绿色通道。为加快创新产品上市速度，国家药监部门发布相关操作规范，完善审评工作流程，开通创新医疗器械绿色通道，积极解决申请人关键技术节点存在的问题，在标准不降低、程序不减少的情况下予以优先审评审批，让创新产品“单独排队，一路快跑”。2022年，国家药监局按照《创新医疗器械特别审查程序》《医疗器械优先审批程序》继续做好相关产品的审查工作，共收到创新医疗器械特别审批申请343项，比2021年增加37.8%，其中68项获准进入创新医疗器械特别审查程序。2022年，国家药监局共批准55个创新医疗器械产品上市，相比2021年，增加57.1%，与体外诊断相关的包括基因测序仪、无创血糖仪等。同时，国家药监局在部分省（区、市）建立创新服务站，加强对地方创新医疗器械申报的指导，鼓励中小企业加强创新。2022年国家药监局落实国家重大区域发展战略要求，印发港澳医疗器械注册人在粤港澳大湾区内地9市生产医疗器械实施方案，进一步推动区域产业发展。

二、挑战

1. 集采政策影响范围变大，政策覆盖面从个别省份扩大到全国

2022年1月10日，国务院总理主持召开国务院常务会议，部署加快推进“十四五”规划纲要和专项规划确定的重大项目，扩大有效投资；决定常态化制度化开展药品和高值医用耗材集中带量采购，进一步降低患者医药负担。对于中标企业来说，短期内会面临着盈利冲击，特别是业务单一类型的企业将会遭受更大的资金风险。对于非中标的企业来说，竞品价格的大幅度下降使得企业不得不调整产

品价格来迎合市场，因此对企业盈利产生较大影响。长期看来，随着中标产品价格的降低，市场规模与产品降价幅度同步萎缩，未来产品市场份额主要集中在头部玩家，强者恒强，部分产品与技术落伍的中小企业将淘汰市场。

2. 创新能力不足，创新项目较少

我国体外诊断行业内产品种类相对集中、产品质量参差不齐、行业内同质化竞争现象严重，这些都严重阻碍了我国体外诊断行业的健康发展。虽然这些年行业企业在研发上投入不断增加，但总体比例还是不足，普遍在 10% 以下，这与国际行业领先企业相比还有很大差距。各类基金虽然很活跃，但愿意投资早期项目、创新项目的基金还是不多。大多数基金都集中在成熟期和上市前的企业及项目上。这使得每年产生原创的、全球领先的项目还很缺乏。

3. 市场上同质化竞争激烈

新冠肺炎疫情发生以来，拥有新冠病毒检测相关产品线的行业公司业绩暴增，与之相对的是众多没能抓住新冠病毒检测市场机遇的企业营收大幅萎缩，行业内分化严重，从公布的上市公司数据看，销售额从上百亿到只有几个亿，增长率从上百倍到负增长百分之几十；利润从上百亿到亏损几个亿。即使在同一产品线的企业，有获得快速增长的，也有显著下降的。新冠病毒检测“热度”褪去后，常规项目重新成为体外诊断行业公司的竞争领域。国产的体外诊断产品整体原创性不高，重在模仿成熟产品，导致在技术门槛较低的通用产品市场上竞争激烈，同类产品都会有几家、几十家甚至上百家企业在生产，同质化严重，加剧了竞争程度。而高端创新产品领域则是空白。集采政策的出台，更是加重了国内体外诊断企业的价格战，大大压缩了产品的盈利空间。因此，部分在新冠肺炎疫情中获得增长的企业改变竞争模式，利用闲置资金进行产业并购，撬动行业的深层次变革。圣湘和科华成立公司布局化学发光、入股真迈强化基因测序、设立大圣宠医动物医疗；热景成立尧景基因，加码外泌体相关基因检测、设立禹景药业聚焦活菌药物研发；宝太生物也花数亿元合作小分子药物研发，发布新药发展战略；东方基因也投资 6 亿元在成都建设生物芯片产研基地。对于技术门槛更高、场景替代难度更大的产品的供应商，强化对产业链上游和下游的把控能力，从而在一个垂直的领域中建立品牌和完整服务能力，变同质化竞争为错位竞争。

4. 新冠肺炎疫情对行业下游的市场参与者的经营带来压力和挑战

新冠肺炎疫情发生以来，医院门急诊量以及住院量相较疫情发生前减少，常规项目收入相应缩减，同时防护物资费用大幅增加，账面债务增加，部分医院出现经营困难，医疗机构亏损面扩大，导致在新项目上的投入减少或不再开发新项目。

对于第三方检验服务公司来说，应收账款周转压力也比较大，公开数据显示，兰卫医学、凯普生物、迪安诊断、达安基因、金域医学，今年前三季度归属于上市公司股东的净利润分别同比增长 240.73%、130.04%、96.94%、94.52%、46.41%。对应的是应收账款的快速增长。今年前三季度，兰卫医学、凯普生物、达安基因、迪安诊断、金域医学、这些企业的应收账款分别同比增长 175.25%、146.32%、84.18%、76.65%、65.67%。个别企业应收账款金额达到公司净利润的 3 倍以上。同时渠道商的账期也普遍延长了 50% 到 1 倍左右。随着新冠肺炎疫情防控政策持续调整优化，核酸检测的实际需求量正在萎缩，多地核酸检测点开始关闭，如果应收账款不能及时回收，将对企业运营造成较大压力。

5. 国内企业经营管理能力相对较弱

新冠肺炎疫情下部分体外诊断公司崛起迅速，经营业绩大幅攀升，但是经营管理能力仍然比较粗放。在激烈的国内外市场环境下，体外诊断企业需基于企业资源，需要从硬实力和软实力两个方面提升综合竞争力。一方面，需要企业不断提升产品质量，在新产品开发、新技术创新投入更多资源，提升仪器的自动化、智能化及信息化能力，进而提升在终端应用的品牌影响力；另一方面，企业也需要提升市场覆盖度，提升自有团队能力、赋能渠道，精耕终端医疗机构，并建立内外协同的售后服务体系，提高医疗机构的满意度，挖掘客户价值，提升上量潜力。

6. 国际大环境的不确定性

目前，中国体外诊断产业规模已经达到 2 800 亿元人民币，本地生产、出口都很多，产品门类和品种也较齐全。接下来的发展还需要不断拓展国际市场和各类合作，但国际市场面临很大的不确定性、存在各种风险和挑战。新冠肺炎疫情后，新冠病毒检测产品需求将大幅度下降，中国产品在国际市场需要寻找新的机会和市场。中国制造的常规检测产品在国际市场还比较弱、份额总体还不高。

2022 年 9 月 12 日，美国总统签署《国家生物技术和生物制造计划》；9 月 15 日又签署第 14083 号行政令更详细要求实行“美国外国投资委员会审查”(CTIUS)；并且 2022 年人民币与美元汇率波动超过 14%（是近 10 年来少有的）。这些会给我们中国体外诊断产业在海外发展带来很多不确定性、带来很多风险和挑战。中国体外诊断产业已经是一个非常市场化的领域，无论是产业企业属性、营运模式、进出口业务、海外投资和发展等都已经很市场化、国际化。如果不断受到一些国家政府的无理干预和阻挠，一定会影响行业发展、一定会给中国企业带来负面影响。

第四节
意见与建议

1. 积极参与政策咨询

希望行业协会和相关业内企业更多参与政策咨询和交流，在政府制定政策过程中及时积极参与，充分反映行业和企业的意见建议。使得出台的政策能更好推动和促进行业及企业良性发展。同时，除希望政府在出台各类相关政策前保持与行业协会交流沟通外，行业协会及企业也需要积极主动将行业及企业出现的情况和问题及时与有关政府部门交流沟通，建立双向交流机制。

2. 建立支持临床诊断学科发展的检验项目收费政策

在制定检验项目收费政策时不能将降价作为唯一目标，建议根据有关临床指南及共识等要求，接受项目合理组合检测，对有临床价值和需求的新诊断项目开展给予合理收费安排和医保支持，进而也鼓励体外诊断新技术和新产品的研发和创新。政府在出台相应检验收费标准前，希望组织包括体外诊断行业协会及企业参加的咨询会，充分听取各方意见和建议。

3. 建立行业自律的协调机制

随着行业发展，企业越来越多，各类竞争越来越激烈，社会各界对体外诊断行业及企业的要求越来越高。为了使企业能更加规范经营、良性发展、避免恶性竞争、促进行业及企业持续健康发展，建议适时由相关行业协会出面，与行业企业进行调研、交流和沟通，提出并建立行业自律协调的机制，协调有关规范事宜。

4. 大力发展创新技术和产品

行业企业要加大各类投入积极开发新技术和新产品，提高研发投入占销售额的比例，并积极申请中国和全球发明专利；各类基金要加大早期创新项目的投资，对早期项目予以更热情关注和支持；各级政府每年要保证一定金额和比例的资金资助创新项目开发，既可以是政府无偿资助方式，也可以是政府基金入股方式；鼓励行业企业与高校科研机构加强合作和交流，积极推进产学研项目合作和转化项目合作；有关行业协会及机构可以定期举办相应的创新技术和产品大赛，鼓励新项目新产品不断涌现并不断得到认可；对于早期医疗创新项目研发、专利申请、投资等方面，政府还可以有进一步的相应税收及财政支持措施。

5. 积极鼓励和推广创新医疗器械技术和产品的使用

在认定创新医疗器械技术和产品时，要多维度、多方面考虑和评估，而不是仅以一、二项指标来认定，并且不能仅仅以是否进入医疗器械产品注册的创新通道为准则；建议建立创新医疗技术和产品的评价机制，邀请各类临床专家、检验专家、卫生经济学专家及行业协会等一起参与；在市场准入、收费定价、医保支付、招标采购等予以适当鼓励和优先支持；在DRG/DIP制度实施中予以区别对待。

6. 尽快出台LDT实施细则

LDT实施细则是加快推动LDT项目落地和开展的基础。应该允许更多有实力的医疗机构，包括第三方独立实验室，按要求开展LDT项目。目前检验领域的一些新技术新检测项目，第三方独立实验室开展的比例最多，积累的各类人才包括高端人才也很丰富，各类技术和设备也很齐全；并且有实力的第三方独立实验室大多获得ISO实验室质量体系认证，还有一些获得国际实验室认证资格。允许第三方独立实验室开展LDT项目可以更好推进LDT项目开展。可以容许一些有条件的省市进行试点探索，将有关实施细则不断完善和拓展。医保管理机构要对按LDT实施细则开展的LDT项目的收费和医保予以相应鼓励和支持。

7. 合理安排招标采购和集采

如果一味以降价、压价方式进行招标和集采，一定会对行业健康发展带来负面影响，使得企业没有足够动力和收益来持续投入研发，也会对产品质量持续稳定带来波动，对提供各类优质和良好的售后服务和技术支持带来影响。建议设立综合指标来决定投标入围企业及产品；价格可以通过加权平均水平并以上下一定的浮动范围来选取；同时要坚决抵制以低于自己的成本价、明显偏离行业最低水平的投标价来参与投标和竞争，这类投标价和出价应该以违反不正当竞争法处理。

8. 积极鼓励开展家用自测

行业企业要大力并加快开发适合家用自测的产品，丰富家用自测产品种类；要积极宣传推广家用自测产品，以形式多样的方式进行应用指导；可以在社区、养老院等地方积极开展有关项目的检测和跟踪；医保系统也可考虑适当支持和鼓励使用，给予适当的医保费用支持。这样既可以加强健康检测、日常疾病监测、疾病防控等，又可以减轻对医疗资源的占用，提高整体诊疗效率和效果。

9. 积极鼓励和支持中国企业在全球发展

基于中国体外诊断产业已经在各产品领域、各产业链上有很多积累和基础，在全球行业中地位越来越高、影响力越来越大，企业会不断大力发展全球市场。而国际市场和环境的复杂性和不确定性，中国体外诊断企业要在全球发展一定会遇到各种挑战和困难。迫切需要中国政府有关部门予以积极鼓励和支持，包括友好的商务环境、进出口的便利、对外投资审批、外汇使用和结算、与外国政府间的协作和沟通、海外商务纠纷和冲突的援助等。在一带一路国家和地区，优先帮助企业积极推广中国的体外诊断产品。

10. 结束语

2021—2022 年对体外诊断来说是非常特殊的两年，经历了各种风风雨雨。经过风雨洗礼的行业和企业相信会引来更好的发展。我们由衷期望中国体外诊断行业能不断奋发有为、脚踏实地、开拓进取，为中国的医疗行业发展不断贡献自己的力量，同时也为全球行业发展增光添彩。

全国卫生产业企业管理协会医学检验产业分会
中国医疗器械行业协会体外诊断分会
上海市实验医学研究院

CAIVD

第三章

体外诊断试剂上游原材料发展报告

第一节
体外诊断试剂上游原材料分类

体外诊断通过对血液、尿液、唾液、粪便等样本的检测，为疾病诊断、健康评估提供依据，目前约 80% 的临床诊断信息来自体外诊断。体外诊断试剂上游为核心原材料产业，原材料质量的稳定性和可靠性直接关系到体外诊断结果的准确性，影响临床医生的判断及后续诊疗。因此，体外诊断试剂核心原材料是体外诊断试剂研发创新的基础，是体外诊断产业链中的关键一环。

体外诊断试剂核心原材料可根据其在体外诊断试剂中的用途分为四类：第一类为核心反应体系，包括抗原、抗体、引物、诊断酶等，是最重要的原材料，其质量是决定体外诊断试剂质量的最重要因素；第二类为信号体系，如胶体金、酶底物系统、荧光 / 发光物质等，作用是将不可见的生物反应过程和结果变成可视、可读的结果；第三类为反应体系载体，如 NC 膜、酶标板、磁珠、微球等，提供了生物化学反应发生的场所，各种材料的不同性能使诊断试剂具有快速、高通量、均相等丰富特性；第四类为反应环境体系，由各种生物活性材料和精细化学原料组成，包括牛血清白蛋白、阻断剂、缓冲盐等，为试剂的反应排除干扰、为试剂储存提供了稳定性，并保障反应得以顺利进行（表 3-1-1）。

根据体外诊断试剂的临床应用类型，还可分为生化诊断试剂原材料、免疫诊断试剂原材料、微生物诊断试剂原材料、分子诊断试剂原材料及其他原材料（如流式细胞、生物质谱等），每种类型试剂所需要的核心原材料也存在差异（表 3-1-2）。

表 3-1-1 体外诊断试剂原材料（按反应体系分类）

体系类型	主要核心原料
核心反应体系	抗原、抗体、引物、诊断酶等
信号体系	胶体金、酶底物系统、荧光 / 发光物质等
反应体统载体	NC 膜、酶标板、磁珠、微球等
反应环境体系	包括各种生物活性材料和精细化学原料，如牛血清白蛋白、阻断剂、氯化钠、碳酸钠和各种氨基酸以及有机酸等调配而成的体外诊断试剂缓冲体系

表 3-1-2 体外诊断试剂原材料（按试剂应用类型分类）

体外试剂类型		主要核心原料
生化诊断	常规生化	反应酶、酶底物、无机离子、特种蛋白等
	干式生化	
	免疫比浊	
免疫诊断	酶联免疫	抗原、抗体
	免疫荧光	抗原、抗体、荧光标记、微球
	化学发光	抗原、抗体、发光底物、磁珠
POCT	胶体金	抗体、NC 膜
分子诊断	PCR	DNA 聚合酶、逆转录酶、引物探针、荧光染料、dNTP 等
	NGS	DNA 连接酶、DNA 聚合酶、逆转录酶、扩增酶、引物探针、磁珠、dNTP 等
流式细胞		抗体、荧光标记、磁珠等
生物质谱		蛋白酶等

注：POCT，即时诊断。PCR，聚合酶链式反应。NGS，高通量测序技术。

第二节
体外诊断试剂上游原材料市场规模

受益于近年我国体外诊断行业的快速发展，作为产业链上游的体外诊断试剂原料市场规模相应快速扩大，根据2022年《体外诊断科技创新发展报告》统计，2021年我国体外诊断试剂原材料市场规模超过125亿元，2022年的市场规模预计为145亿元，预计2019—2024年的年均复合增长率将达到19.4%。从2021年体外诊断试剂原材料的市场份额组成来看，抗原抗体占比约44%，酶、辅酶、底物占比约28%，探针引物等占比约14%，磁珠、微球、NC膜等其他原材料合计占比约14%（图3-2-1）。

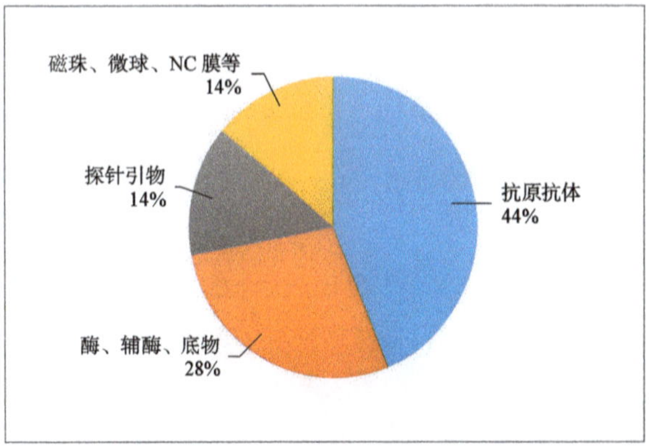

图3-2-1 体外诊断试剂原材料各类产品市场规模占比

抗原与抗体是免疫诊断试剂中最核心的原材料。抗原包括天然抗原、重组抗原、多肽抗原、小分子抗原等，广泛应用于感染病原体抗体检测、自免自身抗体检测、过敏性疾病特异性抗体检测、毒品检测、小分子药物/激素检测、抗体制备、质控品制备等；抗体用于感染性疾病、肿瘤、心血管、自身免疫等各类疾病的临床诊断，适应于各种免疫诊断技术平台。目前抗原抗体原材料用量最大的是化学发光诊断，国内市场规模约为50亿元，其次是生化诊断，其抗原抗体的市场规模约为2亿~3亿元。抗原抗体原材料主要供应商包括Medix、Meridian、BBI Solutions、HyTest、菲鹏、京达、科跃中楷、科赛格、迈跃、同仁心、华葵金配等。

部分生化诊断试剂以酶、辅酶和底物为核心反应体系，临床检验中酶法生化试剂常用的酶有60余种，包括乳酸脱氢酶、肌酐酶、胆固醇氧化酶、酮氨氧化酶等，市场规模估计约为5亿元；辅酶包括NAD、NADH、NADP、NADPH、Thio-NAD、CoA等，市场规模约为1亿元；底物包括Glupa-C、Gal-G2-GNP、EPS、CNP-AFU等，市场规模约为1亿元。主要的供应商有东洋纺、罗氏、瀚海新酶、阿匹斯、达成生物等，海外品牌占据80%以上的市场规模。

酶也是分子诊断试剂重要的核心原材料，目前基因工程重组分子酶已达到近200种，如Taq DNA聚合酶、UDG酶、Bst DNA聚合酶、Bsm DNA聚合酶、反转录酶和二代测序常用的T4 DNA连接酶、Kleonw片段、TN5转座酶等，我国分子诊断核心酶原料的市场规模7亿~8亿元，PCR及RT-PCR预混液的市场规模约10亿元，主要的供应商有罗氏、NEB、东洋纺、Takara、Thermo Fisher、诺唯赞、菲鹏生物、翌圣生物等。

免疫标记酶（辣根过氧化物酶、碱性磷酸酶、过氧化物酶等）及发光底物（APS-5、AMPPD、TPA、CDP-STAR、鲁米诺等）是化学发光等免疫诊断试剂的重要原料，市场规模约2亿~3亿元，主要供应商有罗氏、Thermo Fisher、Sigma、瀚海新酶等。

引物探针是分子诊断的重要工具，广泛应用于PCR、原位杂交（ISH）、基因芯片、NGS等分子诊断技术中，对于检测的准确性起到关键作用。常见的探针包括荧光标记探针、分子探针、酶标记探针等；常用引物包括PCR引物、LAMP引物、NGS建库接头引物和封阻引物等。国内分子诊断探针和引物的市场规模约10亿元，主要供应商有Thermo Fisher、IDT、安捷伦、Twist、生工生物、金斯瑞、通用生物、擎科生物、百力格等。

磁珠是一种高分子聚合微米/纳米级微球，在体外诊断产品应用广泛，主要用途包括在免疫诊断试剂中作为抗原抗体的固相载体，在分子诊断试剂中作为吸附介质提取和纯化核酸、作为载体捕获特定标记或长度的探针或核酸片段，此外还用于细胞或外泌体的分离载体等。目前磁珠用量最大的是化学发光诊断试剂，其市场规模约 4 亿元，国外品牌占据约 80% 的市场份额。磁珠的主要供应商包括 Thermo Fisher、Merck、Cytiva，JSR、Agilent、为度生物、纳微科技、海狸生物、英芮诚、普瑞迈格、佰迈格、领骏生物、博岳生物、东纳生物等。

硝酸纤维素膜（NC 膜）广泛应用于诊断试剂盒、生物芯片、蛋白质组学等领域，是胶体金法抗体检测试剂盒的核心耗材，也是结果呈现的载体，国内市场规模约为 2 亿 ~3 亿元。主要供应商有 Pall、Sartorius、Millipore、GE Whatman、深圳百穗康、汕头伊能等，国外品牌占据约 70% 的市场份额，市场集中度较高。

第三节
中国体外诊断产业上游原材料行业的发展及市场状况

近年来随着我国体外诊断（IVD）行业的快速发展，产业链上游的原材料市场需求也在不断增加，虽然我国 IVD 原材料行业仍面临起步晚、市场分散度高、个体规模较小、依赖进口等诸多挑战，但在政策鼓励、技术升级、资本关注等有利因素的助推下，IVD 试剂原材料行业正在加速发展，市场也正在逐渐发生变化。

1. 多重利好因素为原料行业带来新的发展机遇

近年来政策推动、技术发展、产业调整及诊断需求增加等因素极大促进了 IVD 产业发展，原材料作为 IVD 产业链的上游，也迎来了新的发展机会。首先，创新诊断技术的不断发展和转化，如单细胞分析、空间组学、单分子检测、蛋白测序和 AI 技术等，实现了 IVD 技术完善升级，不断拓宽 IVD 行业的边界，也为原材料行业发展提供新的动力。第二，老龄化、精准医疗、早诊早筛、健康管理为 IVD 行业带来巨大的未被满足的体外诊断需求，如肿瘤、阿尔茨海默症、器官衰竭等，促使 IVD 行业更高水平发展。第三，新冠肺炎疫情等多重因素对全球供应链的重大影响，IVD 企业出于供应安全的考虑，积极与国内原材料供应商合作，2020 年国内试剂公司原料国产占比约 10%，2023 年初国产比例预计接近 20%，且有进一步增长的趋势。第四，IVD 试剂集中带量采购、医保控费等政策降低了诊断试剂产品的价格，对 IVD 企业利润产生影响，出于成本管理的考虑，更多中游企业可能会寻找性价比更优的国产替代原料。

此外，国家还颁布了一系列政策鼓励核心原材料创新、开发和国产替代，以应对复杂的国际环境和行业需求。诸多因素叠加，为 IVD 原料行业发展带来新的机遇。

2. 原材料生产企业增多，竞争日益激烈

近年来国内原材料企业数量快速增加，产品通同质化加剧，行业竞争日趋激烈。以 CACLP 参展商为例，2020 年前 IVD 原料主营业务参展商不足 50 家，而 2023 年接近 200 家。

除了市场利好外，原材料企业数量增加原因还包括：第一，与 IVD 试剂和仪器相比，原材料行业的监管较弱，国家并未出台对 IVD 原料的直接监管要求，企业可根据生产工艺和质控体系来管理产品质量，行业尚缺乏统一的质量评价标准；第二，原材料行业的研发技术和生产工艺相对成熟，进入门槛不高，且蛋白测序技术也进一步降低了蛋白类原材料的开发难度，缩短开发周期；第三，原材料行业集中度低，产品种类多，涉及疾病领域广，需求多样化，即使头部企业占据的市场份额也不大，中小原料厂家可以依靠供应数款特色项目在行业内占据一席之地。

但另一方面，原材料企业成长通常缺乏爆发性，需要长期的积累。高质量的体外诊断试剂核心原材料需要长期的研发技术积累，稳定成熟的生产工艺，建立科学的产品筛选和评估体系，并对疾病的机制有深入认知。此外，原料品类的高度分散性，单一品种市场空间小，企业需要不断丰富产品线提高产品质量，获得稳定的收入增长。因此在后疫情时代，面对市场竞争加剧，原材料行业的整合可能会加速。

3. 上游原材料和中游试剂相互渗透，彼此之间界限越来越模糊

近几年上游原材料和中游试剂企业之间的业务相互渗透在逐渐增多，彼此的界限已越来越模糊。出于对生产成本、质量稳定、供应安全自主可控的诉求，一些头部中游体外诊断公司也布局上游原材

料，而IVD集采开展后这种趋势更加明显，并逐渐从核心原材料的自研自用逐渐发展到对外销售。由于体外诊断试剂原材料市场规模不大，原材料企业发展到一定规模后会面临发展瓶颈，而向产业链下游延伸是打破瓶颈的途径之一，形式包括提供试剂整体解决方案、提供试剂的CRO、CDMO服务、自研IVD试剂并注册销售等。此外，部分科研原料和生物医药原料供应商也入局IVD原料市场，从材料本质上讲，很多IVD原料、科研原料和药物原料都是同一类物质，在特定的时机或应用场景下，不同的原料可能快速地被应用于其他领域。

4. 整体开发解决方案逐渐成为原材料企业重要的业务形态

从销售原材料产品升级到提供整体开发解决方案，近两年这种趋势基本已覆盖国内原材料供应商。原料企业作为开发者，更了解如何围绕核心原材料搭配最合适的反应体系以发挥最佳效果，因此试剂企业对原材料产品以外的技术服务也有很大的需求，而很多IVD原料在开发过程中也需要以试剂的形式进行性能评估，使得原料企业有能力提供试剂整体开发解决方案。

目前原料公司提供的解决方案包含多种形式，如为客户在制定试剂配方和反应流程中提供技术支持，依托自身原料提供大包装试剂的半成品，试剂的定制化服务，而更加全面的解决方案还可以包含原料、试剂、检测设备，并整合研发、生产和试剂注册等多个服务环节，近两年也逐渐出现。

5. 原料企业加大研发投入，注重创新技术的引进

为了应对日益激烈的市场竞争，越来越多的原料企业加大研发投入，引进新技术，构建更完善的研发体系，如用于抗体筛选相关的单B细胞抗体测序技术、噬菌体展示技术、杂交瘤技术，抗体生产的细胞发酵技术的大量产业化应用，进而扩充优化现有产品线，为客户提供“一站式采购方案”，不断构筑企业发展的护城河，建立自身优质原料供应商的品牌。与创新技术匹配的知识产权保护也被提到了一个新高度，原料相关专利数量正在快速增加。

整体而言，国内原料行业正在逐渐抛弃原先以跟随、模仿为主发展模式，而转向以创新技术为驱动力的新模式，创新能力与产品质量成为企业发展的核心动力，相信在不久的将来，国内原材料行业发展会踏上新的台阶。

第四节

国内体外诊断上游原材料行业发展的有利因素

IVD关键原材料行业正处于一个大变革时代，既有头部企业的高速增长与示范效应，也有特色中小企业在细分市场的快速扩张，行业之所以能够保持持续高速增长，离不开以下有利的驱动因素。

1. 政府持续对关键原材料供应安全的高度重视

2021年以来，国务院、卫健委、证监会、药监局均发布了相关鼓励政策，特别强调关键原材料供应链安全、“卡脖子”等问题，为体外诊断试剂原材料的发展提供了方向性指导，同时逐渐加强了对体外诊断试剂原材料的监管（表3-4-1）。

随着国家“十四五”规划落地，对关系国民健康相关产业链供应安全的重视，基层医疗建设、优质医疗资源扩容下沉、关注慢性病诊疗，也是国产体外诊断试剂核心原材料行业发展的重大机遇。

表3-4-1 2021—2022年国家支持体外诊断原材料的主要相关政策

机构	日期	政策名称	内容摘要	相关性
国务院	2021年6月	《医疗器械监督管理条例》	明确提出医疗器械注册人、备案人可以自行生产医疗器械，也可以委托符合本条例规定、具备相应条件的企业生产医疗器械	鼓励更多有资质的企业参与生产医疗器械，需要体外诊断原材料的企业的支持
国家药品监督管理局	2021年10月	《体外诊断试剂注册与备案管理办法》	开展体外诊断试剂临床评价，应当进行临床试验证明体外诊断试剂的安全性、有效性。符合特定情形的，可以免于进行临床试验	为体外诊断原料企业产品开发与原料国产替代提供便利

（续表）

机构	日期	政策名称	内容摘要	相关性
国家发展和改革委员会	2022 年 1 月	《“十四五”公共服务规划》	推动县级医院提质扩能，加强胸痛、卒中、创伤、危重孕产妇、危重新生儿和儿童等救治中心以及肿瘤综合治疗中心、慢性病管理中心建设	推动县级医院提标扩能及各大救治中心的建设，释放了基层医疗的需求，都需要体外诊断原材料的支持
工业和信息化部等九部门	2022 年 1 月	《“十四五”医药工业发展规划》	开展前瞻技术布局，建设诊断试剂等应急研发和产业化技术平台，筛选和开发候选产品，形成良好技术储备。要求大力推动创新产品研发，重点发展体外诊断等领域的医疗器械产品	鼓励了体外诊断原材料研发型企业进行产品创新，研发出更具有竞争力的产品，保障体外诊断的行业的蓬勃发展的可持续性
国家卫生健康委员会	2022 年 2 月	《“十四五”健康老龄化规划》	加强老年人群高血压、糖尿病、冠心病等重点慢性病以及阿尔兹海默症、帕金森病等神经退行性疾病的早期筛查、干预、分类管理和健康指导。推动老年人高发恶性肿瘤早期筛查，加强癌症早诊早治	对体外诊断原料企业来说，除了要保障基础的原材料的供应，同时对开发新的指标也提出了要求，需要开发出具有中国特色的符合中国国情的差异化的特色指标，更好地指导医疗机构对于老年人身体健康的管理
国家药品监督管理局	2022 年 11 月	《体外诊断试剂主要原材料研究注册审查指导原则（征求意见稿）》	在主要原材料的选择、验证基础上，明确原材料的主要指标，并考虑试验方法的可行性，进一步形成主要原材料的质量标准，作为原材料到货后验收的依据	体外诊断原材料一直缺乏明确的国家指导原则，此次指导原则加强了对国产体外诊断原料的审查，提高了行业准入门槛，对行业监管起到了重大的指导作用

2. IVD 中游企业对关键原材料的重视程度加强

IVD 行业的快速发展和市场竞争，使 IVD 试剂企业越加注重品牌建设，重视产品质量，也传递到对 IVD 上游关键原材料供应商的重视，主要体现在以下几点。

（1）诊断试剂性能要求的提升使中游企业更加重视关键原材料质量

2021—2022 年多项行业标准、注册要求、指导原则的发布，体现了国家监管部门对体外诊断试剂质量的高度重视（表 3-4-2）。对于出口的体外诊断试剂，还需要满足世界卫生组织（WHO）及海外所销售各地区的质量标准要求（如 CE、PQ 认证等）。此外，常态化的市场竞争，体现的根本也是体外诊断试剂的质量，近几年越来越多的中游企业不仅追求注册试剂数量，也在加大已有注册证产品的质量升级迭代，体现了中游体外诊断试剂生产企业对产品质量的重视度。

对体外诊断试剂质量的影响有多种因素，而对体外诊断试剂质量最关键的还是所用的生物活性原料（如抗原、抗体、酶等）与核心辅料的质量（如磁珠、NC 膜等），故中游体外诊断试剂生产企业对关键原材料的重视度非常高。

表 3-4-2 2021—2022 年体外诊断试剂注册、标准及管理相关文件

机构	文件
国家市场监督管理总局	《体外诊断试剂注册与备案管理办法》（国家市场监督管理总局令 2021 年第 48 号）
全国医用临床检验实验室和体外诊断系统标准化技术委员会	《体外诊断检验系统性能评价方法》系列的 SAC/TC136 性能评价标准，包括 YY/T 1789.1—2021、YY/T 1789.2—2021、YY/T 1789.3—2022、YY/T 1789.4—2022
国家药品监督管理局医疗器械技术审评中心	《流行性感冒病毒抗原检测试剂注册申报资料指导原则》《人类免疫缺陷病毒抗原抗体检测试剂临床前注册审查指导原则》《EB 病毒抗体检测试剂注册审查指导原则》《来源于人的生物样本库样本用于体外诊断试剂临床试验的指导原则》《PD-L1 检测试剂临床试验 — 结果重现性研究注册审查指导原则》《抗缪勒管激素测定试剂注册审查指导原则》等

（2）供货安全

诊断行业“卡脖子”难题，在体外诊断上游也越来越明显。虽然这两年有不少优秀国产企业推出了原本进口垄断的一些关键原材料产品，但还未被更多的体外诊断试剂生产企业应用。目前 NC 膜、微球、酶以及部分抗原抗体项目，国内市场上仍旧是进口品牌为主，贸易环境的复杂性，给使用进口品牌核心原材料的体外诊断试剂生产企业的供应安全带来了部分不确定性。

此外，关键原材料是体外诊断试剂生产的重要成本，合理规划采购周期，优化库存，都是建立在有效交付的基础上，且许多关键原材料的运输条件

还有严格的要求，故中游体外诊断试剂生产企业对关键原材料的交付时间和运输过程也很重视。

(3) 原材料的规模化生产与质量控制

部分体外诊断试剂企业可能遇到小试或中试时能正常生产，但放量生产后就出现多种问题，常见原因包括关键原材料小量采购和大量采购存在批次差异。反映出上游的关键原材料供应商中存在产品的工艺成熟度问题，或单批产能不能满足中游体外诊断试剂生产企业的需要。能否规模化生产，产品生产工艺是否稳定，都成了中游IVD试剂生产企业对IVD上游关键原材料供应商考查的重点。

目前，国内大多数IVD关键原材料供应商都建立了产品质量控制体系，但质控方法和中游体外诊断试剂企业不一致的情况较为普遍，导致上游和中游企业的质量控制结果不一致。如何让双方质控标准接近统一或快速明确交付标准需要双方的协同和努力。

(4) 服务支持

原材料售后服务的响应速度同样也很重要。中游IVD试剂生产企业期望关键原材料供应商能积极配合，就具体的问题给出专业的意见和建议，有效且快速地解决问题。IVD上游关键原材料供应商解决问题的能力，有无专业的技术支持团队是中游IVD试剂生产企业较为重视的。

复杂的市场环境下，IVD中游和上游已非单纯的买卖合作关系，而是共同成长的伙伴关系，如何创造更大的价值实现共赢，既是IVD上游关键原材料供应商面临的挑战，也是重要的发展机遇。

3. 多元且多变的市场环境对IVD上游的影响

(1) 资本关注度不减

受金融市场整体流动性缩减影响，2022年国内IVD领域融资事件数量较2021年下降23%，但在IVD原料子行业依然保持活跃，熵焓论生物、英泽生物、杭州博岳等企业顺利完成大额融资（表3-4-3）。

表3-4-3 2021—2022年体外诊断原材料企业融资事件（部分）

公司名称	主营产品	披露时间	轮次	融资金额（人民币）
百力格	分子诊断原料	2021-10-22	A轮	3亿元
擎科生物	合成基因组学、原料、CRO/CDMO	2022-1-28	A轮	近2亿元
熵焓论生物	分子诊断原料	2022-4-6	天使	千万元级
申基生物	IVD上游原材料	2022-4-11	A+轮	超3亿元
英泽生物	分子诊断核心酶	2022-5-7	Pre-A轮	数千万元
博岳生物	IVD核心原料和解决方案	2022-5-9	A+轮	1.5亿元
百英生物	注于抗体发现CRO服务	2022-8-31	B轮	5亿元
赛普生物	高端IVD耗材供应商	2022-9-27	B轮	数亿元
恺佧生物	上游关键蛋白酶原料领域	2022-10-20	B轮	近2亿元

截至2022年底，体外诊断原料相关的企业，至少有7家企业成功IPO；至少4家企业在IPO排队；还有至少8家企业在2022年成功获得融资。金融资本的输入对于上游原材料研发与规模化生产、质量管理体系的健全，都将起到积极的推动作用，也将加快国内体外诊断原材料追赶世界先进水平的步伐。

(2) 底层技术突破

国产龙头企业多年来持续研发投入，基因工程技术用于生物原料产品的研发和生产已臻于成熟，成为体外诊断原料制备领域的重要技术路径，部分原材料产品的质量与进口品牌不相上下。随着抗体定制开发技术的成熟和普及，生物医药和生物技术企业也在进入IVD原料行业，如何把控大规模交付的生产质量成为业内的关注焦点。

近两年，蛋白测序技术的应用越来越广泛，大多IVD上游原材料供应商和中游企业都借此技术加速拓宽产线，使市面上出现较多同质化的产品，竞争环境更加复杂，但也让各企业对自有技术和产品的知识产权越加重视。

(3) 国际化趋势

新冠肺炎疫情打开全球IVD原材料向国内转移的窗口，极大刺激国内原料厂商的产品研发和生产应用，不仅加速国内市场的原材料国产化，而且部分优质企业已具备在国际市场竞争的实力。国际化路线成为越来越多原料企业的选择，深耕南美以及东南亚、中东等一带一路沿线地区，积极参与当地民生项目和行业共建，全面为客户提供技术赋能，加快当地IVD行业的发展。

第五节
国内体外诊断上游原材料行业的发展机遇

在众多有利因素驱动下，在未来发展过程中，国内体外诊断上游关键原材料将迎来众多发展机遇。

1. 市场布局机遇：加大国际化布局

根据中国海关总署数据显示，2022 年 1—12 月中国出口全球 244 个国家的 IVD 产品总额达 889.10 亿元人民币，同比增幅 4.03%。我国 IVD 企业纷纷瞄准海外市场，进行国际化布局。

我国 IVD 行业起步晚，尤其在具有较高技术壁垒的上游原材料领域，国内原材料企业的品牌知名度和产品质量均还有较大提升空间。而中国 IVD 原料产品性价比高，企业可快速响应市场需求，在海外市场具有一定优势。目前各国对于全民健康的关注不断提升，医疗支出增大，对于中国 IVD 企业来说是市场突破的关键时期，企业可以发挥自身优势，满足客户的即时需求，提升品牌认知度。尤其是对自身产品品质和特点非常有信心的原料企业可快速进入海外市场，加快国际化布局，拓宽产业天花板。

2. 业务模式机遇：专业、迭代、创新的业务模式

国内 IVD 试剂原材料企业可以围绕自身原材料业务的优势，提供从原材料、半成品试剂到配套设备的整体解决方案，提供多元化的服务。IVD 中游企业向下游的业务模式有值得 IVD 上游关键原材料企业学习的地方，以单一的关键原材料产品销售，转向打包或整体的解决方案服务，相互赋能，战略协同，共赢发展，会有很多创新业务模式的可能性。

3. 产线规划机遇：纵向、横向的产线拓展，加速产学研医资的多方合作

国内大部分原材料企业业务方向较为单一，容易触及天花板，通过并购，尤其是海外并购来扩大经营规模将呈现诸多优势：扩充产品线，推动产品升级；获取优质客户，进行客户升级；增厚营收和利润。国内原材料企业在选择基于原有业务提供原料相关整体解决方案的同时，还可以考虑横向扩展新管线和业务领域，纵向产业链一体化向下游试剂和仪器开拓。

国内 IVD 关键原材料行业的发展，还需要新的生物标志物的发现，抗原抗体分子的工程化改造，加强原材料的深入研究，提升生产规模化制备及质量控制技术。落实产学研医资的多方合作模式，提高创新转化成功率，在合理规划短中长期的产线布局中挖掘新机遇。

4. 外资企业本土化：强强联合，战略协同

在 IVD 行业国产替代、降本增效的背景下，外资 IVD 企业也越来越重视中国体外诊断行业本土化战略，一方面通过在中国布局研发生产基地，实现本土化生产，另一方面加大与本土企业的合作，实现优势互补，这也将为国产原料企业带来新的发展机遇。例如，罗氏诊断在苏州建立了亚太生产基地和研发中心，在本土化战略方面更多地采取了和本土企业进行优势互补，牵手菲鹏、热景、仁迈、东方基因等国内 IVD 企业。雅培将旗下美艾利尔收购的杭州艾博作为其中国区的总部，雅培中国研发中心也成为雅培全球五大诊断研发中心之一，并与九强生物和中生北控合作共同开发生化试剂。

第六节
国内市场体外诊断上游关键原材料行业主要供应商及布局

据不完全统计，国内 IVD 上游关键原材料的供应商已超过 300 家，2010 年后平均每年有 5~6 家新入赛道的企业。从临床诊断应用平台来看，国内主要原材料生产企业的布局集中在免疫诊断、分子诊断、POCT 的相关产线，均为增长较快的细分市场，与主要进口品牌企业的布局基本一致（表 3-6-1）。但深入分析不同临床诊断平台中各类疾病诊断相关的原材料产品布局，可以发现国内主要企业的原材料种类与海外主要品牌仍有一定差距，产品数量更少，尤其缺乏自主研发拥有自主知识产权的产品，主要是由于国内的 IVD 上游企业起步较晚，到 2010 年后才进入高速发展期。

在国内原材料企业中，产品数量最多的是菲鹏生物，有超过 1 300 个产品，其次是诺唯赞、翌圣生物、瀚海新酶，有超过 500 个产品；专利数量最多的菲鹏生物，拥有超过 700 件专利，其中发明专利占比超 80%。

表 3-6-1　国内主要上游关键原材料企业的产线布局（含主要进口品牌）

主要厂商	生化诊断	免疫诊断	分子诊断	血液体液诊断	即时检验（POCT）	微生物诊断	病理诊断	关键辅料（磁珠、微球、NC 膜、底物等）
菲鹏生物	●	●	●	○	●	○	○	○
金斯瑞生物	○	●	●	○	●	○	○	○
北化股份	○	○	○	○		○	○	●
优宁雅	●	●	●	●	●	○	●	○
纳微生物	○	○	○	○	○	○	○	●
近岸蛋白	●	●	●	○	●	○	○	○
百普赛斯	○	●	●	○	●	○	○	●
康为世纪	○	●	●	○	●	○	○	○
爱博泰克	●	●	●	○	●	○	○	○
诺唯赞	○	○	●	○	○	○	○	○
翌圣生物	○	○	●	○	○	○	○	○
瀚海新酶	●	●	●	○	○	○	○	●
义翘神州	●	●	●	○	●	○	○	●

（崔鹏　张会生　唐威　胡鹏　刘德荣）
（杨广宇　审稿）

CAIVD

第四章

体外诊断流通企业和供应链行业现状及发展趋势

一、基本情况

1. 体外诊断流通企业情况

现阶段我国体外诊断（IVD）产品流通与服务企业目前正处于充分的市场化竞争阶段，服务商种类繁多。按业务模式划分，既有单纯代理的经销商，又有提供技术支持服务的综合服务商；按产品内容划分，既有经销单一品牌多产品种类、经销多品牌单一产品种类，也有经销多品牌多产品种类的服务商；按经营区域划分，有区域性的服务商和跨地区综合服务商。由于 IVD 产品的终端用户，即各医学实验室分布在全国各地，服务商根据不同的地域和不同的经销品牌形成不同的主要覆盖区域。目前国内医学实验室服务商大多为省内区域性公司，企业数量众多，缺乏规模优势，经销品牌单一，服务能力较弱，而能够提供集约化供应链和实验室综合服务、具有规模优势的跨区域服务商则数量较少。

2. 体外诊断流通企业及供应链

在十九届五中全会上，中央将“提升产业链供应链现代化水平”作为“十四五”期间“加快发展现代产业体系、推动经济体系优化”目标的重要组成部分，为下一步供应链工作指明了方向。“十四五”规划和 2035 年远景目标纲要提出，要分行业做好供应链战略设计和精准施策，形成具有更强创新力、更高附加值、更安全可靠的产业链供应链。医疗器械供应链已发展成为医药经济中极为重要的新增长点。根据国家药品监督管理局《药品监督管理统计报告（2021 年第二季度）》显示，截至 2021 年 6 月底，全国实有医疗器械生产企业 2.75 万家，全国实有第二、三类医疗器械经营企业 99.20 万家，较 2020 年底增加了 10.5%。据中物联医疗器械供应链分会统计测算，2020 年我国医疗器械市场规模约 7 517.7 亿元，增速约为 20.52%，是全球医疗器械行业增速的近 4 倍。预计 2021 年，我国医疗器械市场规模有望突破 9 000 亿元，行业发展趋势向好，其中 IVD 是增速最快的细分领域之一。在宏观政策助力下，IVD 试剂供应链处于快速变革之中，行业企业以市场需求为导向，以提高服务质量为目标，加快转型，创新服务模式，打造核心竞争力。IVD 供应链在政策鼓励及市场需求等多重驱动下，行业迎来高速增长。2020 年 IVD 市场规模达 948.95 亿元人民币，同比增长 26.78%，预计 2021 年有望突破 1 200 亿元人民币，IVD 物流费用也将稳步提升。在出口方面，IVD 试剂是增长最快的类别，同比增长 151.7%，抗原自测产品拉动了 IVD 试剂出口增速，出口额达 130.93 亿美元。未来 IVD 供应链将克服重重挑战，向创新化、细分化、国产化、全球化、集中化、专业化、一体化、数智化、精细化等方向高质量发展。对新时代的多元化挑战，对流通经销企业如何跳脱传统模式，以及对企业自身价值的重塑与再造，都是严峻的考验，更是流通经销企业前行的驱动。

3.《体外诊断经营（流通）企业团体标准》制定

据国务院印发的《深化标准化工作改革方案》（国发〔2015〕13 号），改革措施中指出：“市场自主制定的标准分为团体标准和企业标准。政府主导制定的标准侧重于保基本，市场自主制定的标准侧重于提高竞争力。同时建立完善与新型标准体系配套的标准化管理体制……”在此背景下，协会与企业联手，以相关产业政策为指导思想，结合本行业的特点，并分别参考了以下三项文件——《医疗器械监督管理条例》（国务院令 680 号）、《医疗器械经营质量管理规范》（国家食品药品监督管理总局令第 58 号）和《医疗器械冷链（贮存、运输）管理指南》（国家食品药品监督管理总局公告 2016 年第 154 号），将标准主体内容分为收货、验收、贮存、在库检查、复核、包装、运输、售后服务、应急处理、物流作业温度异常管理等 16 个部分。

流通团标由全国卫生产业企业管理协会医学检验产业分会多次牵头组织讨论，最终由上海润达医疗科技股份有限公司、王颖、宋海波为主要起草者。江西乐成生物科技有限公司、河南迈德瑞医疗服务供应链有限公司、国药控股南京医学检验有限公司、湖南锦鸿时代科技有限公司、国药控股医学检验（天津）有限公司、吉林省泰斯特体外诊断产品有限公司参与编写。流通团标的制定和实施，完善了 IVD 试剂在流通过程中对于科学性和规范化的要求，明确了本行业团体标准发展方向、制定主体能力、推广应用、实施监督等事项，此举既有利于建立政府主导制定标准与市场自主制定标准协同发展、协调配套的新型标准体系，发挥团体标准对行业健康发展的促进作用，又能防止团体标准与本行业法律法规、强制性标准、有关产业政策相抵触，避免对行业发展的干扰和阻碍。流通团标在广泛实施后，必定会迅速提高广大流通企业的知名度和影响力，弥补该领域市场标准的空缺，也对企业实力作了最好的背书；同时，为该标准未来升级为行业标准、国家标准提供基本的应用支持。

二、政策环境

1. 整体政策

2021 年是“十四五”规划开局之年，也是构建

“国内国外双循环”新发展格局的重要开端。3月，国务院发布新版《医疗器械监督管理条例》明确“四个最严”监管要求，提出推动上市许可持有人制度全面实施。7月，国家发改委、国家卫健委等四部门联合印发《“十四五”优质高效医疗卫生服务体系建设实施方案》为医疗器械行业再添动力，加速高端、大型医疗器械进口产品进入中国市场。9月，国务院办公厅印发《关于“十四五”全民医疗保障规划的通知》明确加强医保医用耗材管理，分步实施医疗器械唯一标识制度。随着国家对医疗行业发展的愈发重视，鼓励创新和加速审批等利好政策不断出台，人民医疗卫生支出增加和健康意识增强，医械产品需求将不断攀升，进一步驱动医疗器械市场的发展。

2022年10月，党的二十大报告明确提出“高质量发展是全面建设社会主义现代化国家的首要任务，要坚持以推动高质量发展为主题，着力提升产业链供应链韧性和安全水平”，“推进健康中国建设，深化医药卫生体制改革，促进医保、医疗、医药协同发展和治理”等重要论述。推动构建新一代生物技术增长引擎，建设高效顺畅的流通体系，促进数字经济和实体经济深度融合，优化基础设施布局、结构、功能和系统集成，为我国医药产业链供应链高质量发展指明方向。

2. 医共体

2017年，国务院办公厅《关于推进医疗联合体建设和发展的指导意见》明确指出，要全面推进医联体建设，形成较为完善的医联体政策体系，使医联体成为服务、责任、利益、管理共同体，区域内医疗资源有效共享，基层服务能力进一步提升，有力推动形成基层首诊、双向转诊、急慢分治、上下联动的分级诊疗模式。

2018年，国家卫健委召开新闻发布会，提出要从加强县域内重点专科资金倾斜、省级医院托管县级医院、加强远程医疗建设、加强质控、推进同质化管理等方面建设县域医共体。医共体将从形式走向实质，实行“利益捆绑”，实现县乡村真正的“三位一体”。

2020年，国家卫生健康委、国家中医药管理局《关于印发医疗联合体管理办法（试行）的通知》要求，在充分总结各地医疗联合体（以下简称医联体）建设试点工作经验基础上，国家卫生健康委、国家中医药管理局制定了《医疗联合体管理办法（试行）》，加快推进医联体建设，逐步实现医联体网格化布局管理。

2022年，国家卫生健康委办公厅、国家医保局办公室、国家中医药局办公室《关于做好2022年紧密型县域医共体建设监测工作的通知》要求，为进一步了解和掌握试点地区紧密型县域医共体建设工作进展和成效，指导县域医共体健康发展，国家卫生健康委、国家医保局、国家中医药局决定继续开展2021年度县域医共体建设监测评价工作。

3. 带量采购政策

2019年，国务院办公厅印发《治理高值医用耗材改革方案》明确高值医用耗材分类集采办法以及跨省联盟带量采购，从2020年10月国家高值耗材联合采购办公室开展了冠状动脉支架带量采购工作开始，我国医用耗材集中带量采购工作全面铺开。

2022年8月，安徽省在全国率先探索开展临床检验试剂集中带量采购。谈判议价主要围绕化学发光类产品，包括肿瘤相关抗原测定、感染性疾病实验检测、心肌疾病实验诊断、激素测定、降钙素原检测共5大类23小类145个产品，最终顺利完成88个临床检验试剂产品谈判议价，相关产品价格平均降幅达到47.02%，预计每年可为医疗机构节约采购资金1.73亿元。此后，安徽省又进一步开展了临床检验试剂产品带量联动价格确认工作，对在安徽省医药集中采购平台检验试剂交易系统已挂网（截至2021年9月30日），属《安徽省公立医疗机构临床检验试剂集中带量采购谈判议价公告》采购产品范围未纳入谈判议价的同类产品进行价格联动。

2022年，为贯彻落实国家医保局等八部门《关于开展国家组织高值医用耗材集中带量采购和使用的指导意见》(医保发〔2021〕31号）等文件精神，江西省、河北省、山西省、内蒙古自治区、辽宁省、吉林省、黑龙江省、福建省、河南省、湖北省、湖南省、广东省、广西壮族自治区、海南省、重庆市、贵州省、云南省、陕西省、甘肃省、青海省、宁夏回族自治区、新疆维吾尔自治区、新疆生产建设兵团组成采购联盟，开展肝功生化类检测试剂集中带量采购，发布《肝功生化类检测试剂省际联盟集中带量采购文件（JX-HC2022-01)》，本次参与投标企业共211家，拟中选企业为131家，中标率约62%。此次集采报价降幅超过90%的产品有5个，均在容量组。其中，出现此次集采最高降幅的品种为低密度脂蛋白，由湖南海源医疗科技股份有限公司报出0.37元/毫升，而该产品的最高限价约5.8元/毫升，降幅达93.6%。测试组中，前白蛋白、白蛋白、总蛋白的报价最高降幅分别达到85%、84%、80%。

在医改的洪流之下，医疗市场的各个方面都或快或慢地发生着巨变，而在供应链最后一公里的流通经销商中“小”“多”“乱”“不规范”的现状将是行业规范发展的重要导向目标。如果说一系列政策法规的出台以及“带量采购”等市场杠杆，对生产企业是“放射疗法”的话，对流通企业则是“休克疗法”。药品流通领域已经印证，IVD 终端流通领域的企业也将势必迎来被出局、被合并、被转型的大潮。同时可以预见，一大批优秀企业将加速在这“一公里”的布局，IVD 流通领域将迎来快速发展的重大机遇。

三、行业现状及发展趋势

（一）行业现状

1. 经销商规模小，集中度低，亟待行业整合

根据中原证券研报（《低估的 IVD 流通服务龙头》，2019 年 3 月 6 日），2019 年美国日本的前三大 IVD 流通服务企业占 30% 市场份额。在长期 IVD 行业发展过程中，我国大部分 IVD 制造商均通过多级代理进行销售和市场拓展，仅少部分企业在部分地区采取直销，因此行业内存在大量规模不一的体外诊断代理商和经销商。我国 IVD 流通服务企业普遍存在规模较小、经销品牌较为单一、服务市场范围局限等问题，行业集中度水平较低。

由于体外诊断试剂种类众多，涉足的检验领域也较为细分，能够规模性覆盖试剂产品品种以及提供全面的市场网络覆盖的集约服务商才拥有更强的竞争力，这类企业在自身实现规模效应后，又能通过与上游供应商谈判取得更低的采购成本以及更合理的采购账期，从而进一步扩大竞争优势。因此，服务网络和业务规模大、产品种类齐全、仓储管理和物流配送效率高、客户需求响应速度快、学科发展及临床技术支持综合服务能力强的集约式服务企业将有望逐步成为行业内的龙头企业。

2. 医疗机构话语强，服务能力决定合作经销商

由于 IVD 行业产品种类多样、诊断试剂通常需要同诊断设备配套使用等多种原因，针对 IVD 试剂实施集采存在一定难度。经销商或代理商需要针对 IVD 试剂和设备，逐个医院、逐个品种进行竞标。医疗机构在体外诊断产品采购中具有较强的决策权。医疗机构通常选择能够满足多层次需求的供应商，基于集约化服务的经销商能够提供更多、更全面的个性化解决方案，并通过其他增值服务进一步增强与医疗机构的长期合作关系。

（二）体外诊断流通企业发展情况

中国的 IVD 行业也曾经历过供方市场。在 20 世纪 90 年代，当时的 IVD 市场还是供方市场，IVD 市场上是进口厂家的天下。对于当时的 IVD 经销商来说，这是一个“黄金时代”，可以拿着宣传单直接单枪匹马地进入医院进行仪器宣传推荐，客户直接付款订货，甚至坐在家里就可以直接接到客户订单，同医院谈好，货款到账，才安排厂家发货，没有库存压力，没有资金压力，当时客户对于售后、服务、临床支持等需求也比较低。这时候的 IVD 渠道也是混乱的，市场上出现了一大批“跑单帮”“一人制公司”，存在着大量的非正规公司。

随着 IVD 行业的逐步发展，进口品牌开始大量进入市场，IVD 自动化需求程度逐渐增加，大量品牌的出现逐渐由供方市场变成需方市场。在 2015 年之前，是中国 IVD 行业的野蛮生长时代。那时，医院们还有可观的药品加成收入，医生们尚有可观的药品收入，检验在医院还不那么显眼，尚未吸引到院长们的重点关注，检验设备和试剂耗材进院还没那么严格和规范。那时，IVD 厂家和渠道们可以一路高歌猛进。在那个时代，要想成为头部渠道，绑定进口品牌——与强者同行是不二法门，现在大量国产优秀品牌的老板都在其中获得了很大的收益。这个阶段，进口品牌厂商也开始要求经销商组建销售、售后，应用各种团队，做各种学术活动，建立合作规范等，对于现在 IVD 经销商的服务打下了坚实的基础。

2016 年以后，随着国家政策及国际形势的发展，国产品牌开始崛起。同时，国内 IVD 行业经过几十年的发展，经历了从手工到半自动、全自动、智能化的过程，产品也日益丰富。过去产品很少，行业不规范，信息封闭，经销商利润空间可观。随着数以千计的上游厂家进入 IVD 领域，终端医院可选择性非常多。议价权也逐步从渠道手上转移到医院手上。随着 2020—2022 年集采的不断推进，IVD 行业守住进院价成为各大厂家需要关注的头等大事。

经销商作为本地化服务商，面临税收、采购成本、终端议价、商务费用、人力开支等压力，同时又有区域检验中心、SPD 等大型项目的进攻，普通经销商要守住利润越来越吃力。过去，我们做检验业务，拼关系是硬道理。经销商要真的做大做强，必须要有专业化的市场团队，以前全部都是交给厂家做，现在技术、学术、应用，包括销售队伍，应该和厂家联合做。中小经销商如果不转型，或者还是按照老一代经销商的模式，靠和科室主任处关系等老一套模式，那被“去中间化”只是时间早晚问题。

只做部分医院配送业务的此类经销商，是一定会被冲击出去，因为他们在这些国字号大配送商面

前，没有任何竞争优势，无论是从资金，还是从产品上都没有任何的优势，更何况国家还没有使用两票制的“大杀器”。而如果是具有部分产品，特别是强势产品代理权的流通企业，依然可以在集采之后继续维持生意，因为集采之后，有一些厂家不一定会愿意配备太多的人员，怕影响利润率或者报表不好看，而采用厂家＋代理联合分级配合的形式对客户进行服务，减少自己企业的成本，这个也和我们前面所说的“效率为先”的原则相符合。最后如果是具备新项目推广能力，有足够的专家资源，区域覆盖能力的流通企业一定会活下去，因为能够有效地去避免厂家增设人员的负担，去帮厂家解决问题，这样的经销商不仅能活下去，还应该可以继续发展壮大。

从是否有产品库存的角度来看，现阶段的IVD经销商有两种情况。一种情况是，属于纯贸易型交易，销售前端人员主要以销售为主，没有库存，销售产品由厂家或者总代理发货，产品服务支持由厂家或者总代理提供。这种现象主要存在于二级经销商公司，这种公司的优点就是无库存压力，不需要进行压货，对于整个公司的资金能够有更好的把控。缺点也同样明显，无法对售后进行把控，对于后期试剂量的提升无法掌握，靠医院的正常发展来提升效益，如果客户突然需要增加项目或者服务支持，只能进行协调，影响客户体验。另一种经销商，如省区总代理或者平台商，有自己仓储物流体系，有自己的规范化、流程化的商务运营体系，能够快速响应市场、客户、政策的需求，而在未来，同时具备服务网络和业务规模大、产品种类齐全、仓储管理和物流配送效率高、客户需求响应速度快、学科发展及临床技术支持综合服务能力强等特点的集约式服务企业将会成为IVD流通领域的龙头企业。

对于IVD流通企业来说，要成为一家集约式服务企业，在未来的改革浪潮中活下来，就需要考虑以下的多方面。

1. 仓储物流体系

IVD试剂的流通渠道一般是，先通过上游材料行业运输到生产企业，生产企业通过一级、二级、三级经销商送到下游的医院、研发中心、体检机构以及消费者。商务订货，现阶段大多数采用以下五种方式进行运输：①冷藏车运输，可以实现温度全程控制，但是运输成本较高，一般为大企业或者对品质要求较高的企业采用；②专用冷藏箱运输，灵活性强，适合小型量少的经销商采用，但是这种方式难以实现反复使用，成本较高，不适合大企业规模化使用；③泡沫箱运输，价格低廉，应用的比较广泛，但是只能满足7天内运输，受时间影响较大，且带来环境污染问题；④一般防护性运输和⑤无防护性运输，这两种方式没有采取必要的温度控制方式，不符合药品运输基本规范，容易使试剂失效，引起检测结果不准确等问题。

由于IVD试剂的储藏的特殊性，根据药品经营质量管理规范（GSP）要求，不仅对于仓库的面积有要求，同时对于运输过程中的冷链温度监测也有非常严格的要求。查询多个省份的地方政策，对于医疗器械物流企业仓储面积的硬性要求在多个省市的政策中出现，3 000平方米及5 000平方米是两个较为常见的标准。另外，多数省份还要求企业必须能够与当地监管部门的电子监管接口进行数据实时对接，实现产品经营的全过程可追溯。同时需具备现代物流储运设施设备；具备医疗器械信息化物流综合管理系统，至少应当包括仓库管理系统、运输管理系统，提供医疗器械冷链运输服务的，还应当建立冷链运输追溯系统。

由于仓储物流体系需要大量的资金和人力投入，市场也出现了第三方医疗器械仓储物流企业提供专业的定制化服务，但与药品第三方物流市场的成熟度相比，医疗器械第三方物流市场相对还不成熟，行业内还未形成极具代表性的领头企业。

2. 采购订货

由于体外诊断试剂耗材的特殊性，采购IVD产品需要考虑到很多方面，比方说试剂的生产效期，部分区域客户对于IVD的试剂生产效期有着严格的规定，如低于半年就不能入库；订货时需要考虑试剂的种类，对于一家大的流通企业，所供货的产品种类能够达到上千种；同样地，生化产品、包装规格、仪器对应型号等都需要考虑进去，还有配套的试剂质控品、校准品等；同时还需要考虑到试剂的储运温度要求——是否冷链、是否常温等。对于流通企业订货来说，这是一个巨大的挑战，一方面需要完成厂家的采购任务，进行库存备货，另一方面需要考虑到终端市场对于产品的消耗，避免出现产品报废的情况出现。

3. 财务、税务

财务是一个公司的极其重要的部门，而经营性活动产生的现金流，可以说是一个企业发展的命脉，是所有财务报表中最重要的指标之一。对于IVD经销商来说，需要合理地规划自己的财务。近两年形势变化，IVD产品销量受影响，一方面面对厂家需要进行大量备货，从现金变成仓库里大量的产品；另一方面终端回款受影响，长时间资金周转率不高，企业财务部门需要统筹规划，保证公司的正常运行。

同时，国家的税务政策也对企业的运行有了新的要求，金税四期将加强对企业的资金流、票据流、业务流的监控，特别是对现金交易、私户转账、公户私户互转等行为进行重点关注，这就要求经销商公司税务必须合规化管理，搭建适合自己的纳税管理的标准、目标和实施方案。经销商未来如何合理合规地处理市场费用、推广费、业务费等将变得非常重要。

4. 数据软件运用

IVD 流通企业在订货采购时需要管理上千种产品的信息，不仅包括种类，还包括效期、厂家信息、批号等信息；仓储系统需要对几千种产品进行合规的储存运输。针对终端，需要对大量客户进行测试量、消耗量分析，以便合理地进行采购计划与执行。供货商通过数据软件系统，协助科室做好耗材的精细化管理，从计划开始，到入库、领用、用量分析、批号和效期控制，以及质控管理等。这样的精细化管理，在服务医院的同时，可帮助企业有效降低损耗，保持最佳库存状态。因此，合理高效地使用数据信息系统，可提高企业的运营效率、节约仓储空间、降低成本。

5. 人员配备

一个优秀的运营良好的 IVD 流通企业，现阶段及未来必须是以服务为核心，不仅需要专业的销售服务团队，还需要售后、市场、临床服务队伍，能够辐射到不同等级的医院，根据公司的战略方向进行营销规划。随着集采、区域化检验中心等国家政策的推进，企业必须建立专业的服务机构和职能，向上游生产企业寻求更多的专业培训和指导，培养专业且全面的技术人员，为后期承接服务做好准备工作。

销售市场人员：经销商代理区域为整个省内的基层医院客户，全省基层医院有将近四千家，销售人员需要对客户进行调研，挖掘商机，和区域的卫健委、医院的院长等进行商务沟通、介绍仪器等，还需要参与招投标工作，后续还有耗材的使用跟进、回款等工作，同时还要对接本地化的二级经销商客户。因此，一个销售人员负责区域客户不能超过 100 家，而直接承担对接的客户超过 20 家就会分身乏术。一系列的工作必须要求有专人负责，这就决定厂家必须依托经销商进行销售工作，同时需要销售人员的稳定性。销售人员会一定程度影响客户端，必须制定合理合规的考核模式。同时，经销商的销售还会协助厂家一起进行对于新产品的调研、推广等，共同促进品牌产品的销售。

售后服务人员：以前的售后主要依托厂家的售后支持，仪器数量少，一个维修售后人员可以服务一个省或者几个地市，并且主要集中在仪器维修方面，随着客户数量的增多、客户对于维修及时性要求的提高，现在如果只依托厂家的售后人员进行维护，会存在着维修不及时、客户端不满意等情况。因此，厂家必须和经销商进行联合，培养本地化的专业售后服务人员，平均一个地市需要 1~2 名专业的售后服务人员；对于大的三甲医院客户，一家客户就需要 2~3 名人员进行维护。

临床市场人员：经销商要真的做大做强，必须要有专业化的市场团队，以前全部都是交给厂家做，现在技术、学术、应用，应该和厂家联合做。经销商需要做好投入，打造自身的竞争能力，而不是只顾找关系开辟医院。专业的临床市场人员能够有效地进行产品的临床价值传递，帮助客户尽快顺利使用产品，提高产出。例如很多分子诊断项目、免疫诊断项目、POCT 项目等都需要跟临床科室打交道。哪些临床科室有需求？哪些科室需要侧重学术教育？如何进行医院收费备案？如何建立临床专家学术推广渠道？如何说服科室使用你们家产品？除了人情、商务之外，专业性服务能帮助你挖掘客户的潜在需求，将潜在价值释放出来。因此，要想在未来的竞争中打下自己的一片江山，必须注重临床市场人员的培养。

因此，总结而言，国内优秀的 IVD 流通及供应链企业需要具备以下能力：拥有高效率营销优质产品的能力，适应“低毛利率”的运营逻辑体系，高质量“合规”管理机制，迎合“服务能力提升”的专业技术团队，并且拥有高度智能化的信息网络工具，拥有专业医疗物资存储运输能力。

四、机会分析

在医改的洪流之下，集采、带量采购等改革措施带来的影响持续放大，市场格局将被重塑，这会对整个市场企业带来较大的改变。体外诊断讲究的是营销推广和市场学术为主的双驱动，小的企业没有资源可以覆盖到医院和经销商，拥有着市场推广和学术资源的集约式服务企业会更有利。同时，受到医改集采等影响，对于很多 IVD 的经销商，中间的利润空间会大幅度被压缩，更多的会由大型配送企业和医院直接对接，中间的总代、一代、二代会逐渐消失，具备完备的供应链体系的企业会拥有更大的市场。

医药流通企业大跨步进入低毛利率时代。医共体及医疗集团的不断推进，为 DRG 和 DIP 的执行提供了系统基础，会不断挤压流通企业的利润水分，对流通企业的运营能力提出更高要求。换句话说，“低毛率”时代生存下来的医药流通企业已经具备品牌价值，势必获得更多的“大厂”青睐，获得更大的合作机会和发展空间。

随着医改的推进，医疗机构的数量逐年增加，医疗机构管理人员结构发生变化，部分医院的组织结构没有变化，但是运营方式却发生了变化，采购流程和支付方式会发生重大改变，各个医院的床位数量会逐年增加，门诊和住院数量也会随之增加，国家对卫生总费用和人均费用的投入都在增加，对于 IVD 流通领域的发展将会是重大机遇。

三甲医院：公立医院是我国医疗服务体系的构成主体，也是人民群众身心健康的重要保障，三甲医院的体外诊断试剂需求量在逐年递增，并且体量逐渐扩大。医改下的三甲级别医院对于医疗耗材的配送提出了更高的要求，也对所提供的服务提出了更高的要求，不仅仅是需要满足日常工作的检测，还需要满足科研、教学等工作的支持。大批中小型的经销商、代理商，因为不满足资质要求淘汰出局，对于 IVD 试剂和耗材，现阶段部分医院选择一家企业集中配送，或者 SPD 服务模式下，企业选取一家或者几家配送供应商，对供应商的资质的可靠性、响应及时性、送货的速度、数量准确性等指标有着极高的要求。如果流通企业能够提供集约化供应链和实验室综合服务，不仅仅在配送方面，同时也可为医院在科研、教学等方面提供有力支持，绝对可以在医改的洪流中站稳脚跟。

县域检测中心：医共体的建设架构重要组成部分便是对运营结构的调整、医疗人员的重新分配以及新考核模式的建立。势必会重组采购框架、重建采购流程。流通企业必须适时变革，重组适应新模型的营销团队以及适应新团队的薪酬绩效考核体系。医院购买需求从进口化向国产化转变，IVD 流通企业的产品运营思路必须随之转变，必须选择更优秀的“国系”品牌合作及选择优质的产品合作，并且打造自身的技术服务力量。

基础医疗：2022 年 7 月 22 日，国家卫健委召开新闻发布会，介绍党的十八大以来深化医改工作进展成效。国家卫生健康委体制改革司司长许树强在会上介绍数据显示，达到服务能力标准的基层医疗卫生机构占比达到 53%，全国累计建成社区医院 2 600 余家，县域内常见病多发病就诊率超过 90%。乡镇卫生院 / 社区卫生服务中心服务能力提高，同时国家优质资源扩容下沉，基层医疗服务能力增强，基层医院采购习惯也从小、便宜向品牌、质量以及服务转变。IVD 流通企业需要将目光投向基础医疗这一庞大的市场。

民营医院：2022 年 6 月，国家卫健委公布了 2021 年全国卫生健康统计公报。数据显示，相较于 2020 年末公立与民营医院的数量，公立医院数量减少了 66 个，民营医院增加了 1 200 多个。群众对于民营医院的接受、认可程度正在逐步变高。民营医院逐渐从价格最低需求转向质量需求，IVD 流通企业对于民营医院的服务必须转变，从提供价格低廉的产品转向能够提供符合民营医院快速发展的专业、学术、售后、金融等整体综合服务。

从经济角度看，在医改控费的大背景下，随着“DRG”“耗占比”等系列政策出台，医院过去许多利润中心都逐渐转化为成本中心，医院运营核心从创收逐渐向降本和控费转化。那么，如何更好地降本和控费，也就成为了大部分医院的新需求。这些需求无疑对 IVD 企业的能力提出了更高的要求，首先要分析客户，了解客户需求，其次要有能力满足客户的需求。只有经销商彰显了自己不可替代的价值，才会越做越强，越战越勇，不被时代的洪流所淘汰。

（宋献功　成文龙）
（丁万和　审稿）

CAIVD

第五章

血液与体液诊断产品和技术发展及市场状况

第一节
血常规分析仪及试剂研发、生产和市场容量

一、血细胞分析仪器和试剂的研发、生产状况及市场容量

（一）血常规检测技术和方法

1. 血常规检测

血常规分析的主要检测对象为血液中的有形成分，包括红细胞、血小板、白细胞，以及红细胞中的血红蛋白。而针对血细胞的检测，基本的要求是细胞计数和分类计数。但随着检测技术的不断发展，衍生出来更多新的检测手段来保证计数和分类计数的准确性，也有更多的新参数为临床提供有用的诊断信息。

2. 血红蛋白的检测技术

氰化高铁血红蛋白（HiCN）分光光度法是世界卫生组织和国际血液学标准化委员会推荐的参考方法，该方法的测定结果是其他血红蛋白测定的溯源标准。但由于氰化高铁血红蛋白试剂有剧毒，对环境保护不利，各厂家均相继研发了不含 KCN 测定血红蛋白的方法，例如十二烷基磺酸钠血红蛋白测定方法（SLS-Hb），该方法为现在绝大部分血细胞分析仪所采用。

3. 血细胞的检测技术

血细胞的计数，特别是红细胞和血小板的计数，多采用电阻抗原理进行检测，包括普通电阻抗法和鞘流阻抗法。鞘流阻抗法相比普通电阻抗法具有更复杂的液路聚焦系统和试剂成本，但其血液稀释比例小，统计量大，重复性好，且具有动态侦测系统本底、自动识别干扰物等特色能力，为现在的主流仪器，特别是高端血细胞分析仪所采用。

有的仪器还采用流式细胞术加二维激光散射法进行检测，全血经过专用稀释液稀释后，使自然状态下的双凹圆盘形红细胞成为球形，并经戊二醛固定。这种处理不影响红细胞的平均体积，红细胞通过测量区时，激光束以低角度前向散射光测量单个红细胞的体积和红细胞的总数，可使红细胞计数结果更加准确。但该方法的试剂成本显著增高，因此高端的血液分析仪往往具备两种检测方法，互为补充。

而更为复杂的白细胞计数及分类计数，则分出多种技术路线，包括激光散射法、化学法、化学染色法、核酸荧光染色法等。

（1）激光散射法：激光散射法基于米氏散射原理，即粒子的内部复杂度与其散射光强存在比例关系，该方法首先应用于白细胞检测，可将白细胞划分为淋巴细胞、单核细胞、中性粒细胞、嗜酸性粒细胞、嗜碱性粒细胞五类。激发光源通常采用单色激光，通过光束整形技术得到一个极窄且能量分布均匀的光斑，照射在光学流动室上。流动室为一内外均为矩形的透明器件，运用液路聚焦技术，使样本液中的细胞逐个通过，在检测区受光斑照射从而产生散射光。散射光的接收使用光电器件转化为电信号，视信号强弱不同可采用 PD 或者 PMT。光散射法可利用至少两维或以上的信息，包括体积、复杂度、荧光信息，从而获得更准确的识别能力。

（2）化学法：化学法一般是使用化学试剂对血液细胞进行处理，再结合相应的检测技术，对血细胞实现计数和分类检测。其技术门槛相对较低，技术实现难度低，主要应用于三分群血液细胞分析仪和低端五分类血液细胞分析仪中。很多国内外厂家都有配套的仪器和试剂，除了知名的国外企业，如希森美康、雅培、贝克曼 · 库尔特等，国内的迈瑞、帝迈、优利特、蓝韵等企业都有应用此法于三分群溶血剂中，如迈瑞的最新系列仪器 BC-20、BC-30S 等，及早期产品如 BC-2800、BC-3000Plus 仪器中也有应用。帝迈的 DH31、DH36 等，优利特的 URIT-2900、URIT-3000Plus 等也有应用化学法试剂。化学法应用在五分类血液细胞分析仪中对检测系统有较高的要求，技术开发实现具有一定的难度，但此法的应用也有不少厂家，如优利特的 URIT-5510、URIT-5380 系列，迈瑞的 BC-5000 系列，帝迈的 DF55，迪瑞医疗的 BCC3900，中元汇吉的 Z5、Z3 系列等。应用于三分群细胞分析仪中的化学法试剂一般只有一种溶血作用的特殊试剂，而应用在五分

类血细胞检测仪中的化学试剂为了达到准确的五分类检测的目的，可能包含一到三种试剂。

(3) 化学染色法：化学染色法使用的化学染料能够区分染色不同的细胞结构，并且染色沉积后，具有不同的光学特性。血液细胞通过化学染料和特殊试剂的溶血处理，细胞的大小和细胞结构致密程度发生了改变，有了这些不同细胞间的差异化因素，检测系统就可以应用合适的检测技术，实现对血细胞的分类和计数。应用此方法于五分类血液细胞分析仪中，最典型的是迈瑞的中端五分类血细胞分析仪，如 BC-5390 和 BC-5390CRP 系列仪器中使用的配套试剂，配套试剂中化学染料通过对血液细胞进行染色和溶血处理，将不同的白细胞亚型进行差异化分类，检测系统就可以利用这些差异化因素进行计数和分类。该方法较为成熟，国产五分类血液细胞分析仪大都采用此方法。化学染色法还可以用于血细胞形态学检测，如推片染色仪的应用。

(4) 荧光染色法：荧光染色法则主要集中在高端五分类血液细胞分析仪中和流水线搭载的血液细胞分析模块中，荧光染色法与上面介绍的两种方法的主要区别是引入了荧光染色试剂。荧光染色试剂是一种可以靶向结合不同细胞或细胞中不同成分的化学物质，且这类物质在受到不同能量光照射激发时，又可以发出相应波长能量的激发光，也就是荧光，通过特殊的检测装置收集荧光的强度和多少，就可以实现对不同细胞的分类检测和计数。血液细胞中，不同的细胞或是大小结构不同（如：白细胞经过含有表面活性剂的特殊试剂处理后，中性粒细胞比淋巴细胞的细胞结构致密程度更大），或者含有不同的细胞成分（如：红细胞与网织红细胞的 RNA 含量不同），或是某种细胞成分的含量不同（如：异常粒细胞比中性粒细胞含有的 DNA 更多）。荧光染色法恰好利用这些差异和荧光染料靶向结合的特性，实现了更精细的分类检测和计数，如通过特殊染料实现了对髓系增生有提示作用的 NRBC 的检测，通过荧光信号的强弱实现了异常淋巴细胞的检测等。例如迈瑞的 BC-6000Plus、BC-6800Plus 等 6 系列及 BC-7500CRP 的 7 系列仪器均使用荧光染色法试剂，荧光染料的加入，对白细胞的准确检测和某些异常细胞的计数检测提供了另外的思路，其中 M-6FD 染液实现了对嗜酸性粒细胞、异常淋巴细胞、未成熟的粒细胞等异常细胞的精确检测，RET 通道染液和 M-6FN 染色液试剂分别实现了对网织红细胞和有核红细胞的分类检测。荧光染色法提高了临床检测的准确性和效率，其技术门槛较高，目前市场上应用此法的厂家较少，除了上面提到的迈瑞的机型外，国内的还有迈克生物的 8 系血液细胞分析仪、迪瑞医疗的 BF-7200 系列血液细胞分析仪、帝迈的 DH-615 系列血液细胞分析仪，国外的有希森美康的 XN 等。

（二）血细胞分析仪器和试剂的研发、生产现状及主要血细胞分析厂家产品介绍

1. 国内血细胞分析仪器和试剂研发、生产现状

血细胞分析是临床三大常规检验之一。传统的检查方法是借助于显微镜人工对血液中的红细胞、白细胞、血小板计数，并对染色后血涂片的白细胞分类，费时费力，检测项目也少，且准确性和结果一致性差。随着血细胞分析仪（又名血液细胞分析仪、血常规分析仪、血球计数仪、血球仪等）的面世及技术的发展，其以操作简单、方便、自动化程度高的特点，已经全面用于临床血液分析，成为检验科必备的、最基本的自动化设备。目前血细胞分析仪和试剂已经全面实现了国产化，产品涵盖三分群血细胞分析仪、五分类血细胞分析仪，以及连接了推片染色机、形态学分析仪（又名阅片机）、特定蛋白分析仪、糖化血红蛋白分析仪的血液分析流水线，广泛运用于各级医院并担当主力设备，正在加速进行进口替代。

如前所述，血细胞分析仪器和试剂已经全面实现了国产化，五分类血细胞分析仪和血液分析流水线已经成为中国各级医院的主要装备，三分群血细胞分析仪则主要运用于小型民营医院、私人诊所、乡镇 / 社区卫生站等小型医疗卫生机构。血细胞分析仪器、试剂研发制造行业的集中度很高，虽然目前能够制造五分类血细胞分析仪的生产厂家超过 20 家，能够制造三分群血常规的生产厂家上百家，但是真正掌握了核心技术，具有创新研发能力，实现了规模化生产的只有包括迈瑞医疗、迈克生物、迪瑞医疗、桂林优利特、深圳帝迈等在内的少数几家。

21 世纪的头一个十年，血细胞分析领域是进口品牌的天下。“血细胞分析标准化王国”美国贝克曼 · 库尔特公司和日本希森美康公司“你方唱罢我登场”，垄断了从五分类血细胞分析仪到血液分析流水线、从二级医院到三级医院的几乎全部市场。国产品牌挑战进口垄断的格局，是从 2006 年迈瑞医疗推出五分类血细胞分析仪进入到各大三级医院普遍使用，并不断升级完善开始的。

而真正打破进口品牌对中国市场的垄断，始于 21 世纪的第二个十年。迈瑞医疗自主研发出采用三维核酸荧光染色技术，具有白细胞五分类、网织红细胞、有核红细胞检测的 6 系高端血细胞分析仪，

并进一步推出了 8 系列血液分析流水线；桂林优利特消化吸收四角度激光散射五分类技术开发出 5 系列五分类血细胞分析仪；深圳帝迈通过细胞化学法五分类技术的扩散掌握了五分类血液分析技术，并将 CRP 分析功能整合到血细胞分析仪中，推出了 D 系列五分类 CRP 一体机；浙江省嘉善县加斯戴克公司通过自主研发开发出采用核酸荧光染色技术的 5 系列五分类血细胞分析仪（该公司在 2015 年被迈克生物并购，成为迈克生物五分类血细胞分析仪的技术来源）；迪瑞医疗采用半导体激光流式细胞技术结合细胞化学染色，乳胶增强免疫比浊法实现五分类 +CRP 联合检测……

21 世纪的第三个十年，更多的厂家进入血液分析仪的领域，呈现出更多元化的产品形态和更充分的市场竞争，除迈瑞医疗外，迈克生物、帝迈生物、迪瑞医疗、优利特等纷纷推出了血液流水线产品，大大提高了血液分析的自动化和智能化程度。

在这个阶段，国产血常规分析行业建立了仪器和试剂完整的上下游产业链，完成了从三分群到五分类再到血液分析流水线的跨越，实现了在顶级三甲医院的规模化突破。2020 年，第三个十年的第一年，中国血细胞分析仪的产能超过 6 万台（套），其中在国内市场装机超过 3 万台（套），“出海装机”超过一半；进口品牌在中国市场的装机台数占比，从 10 年前数量和质量的绝对优势，到 2020 年只有不到 20%。2021 年，已有血细胞分析仪注册证的国内企业超过 50 家，超过 15 家取得血细胞分析仪新产品注册证，充分反映了中国公司在血细胞分析仪器、试剂的研发和生产上取得的持续发展与进步。

2. 国内主要血细胞分析厂家及其产品介绍

（1）深圳迈瑞生物医疗电子股份有限公司（以下简称“迈瑞”）：成立于 1991 年，是一家全球领先的医疗设备供应商，现在是国内规模最大的 IVD 研发制造生产厂商，覆盖八大细分业务。迈瑞 1998 年推出第一台准三分群，2006 年生产出中国第一台五分类血球 BC-5500，打开了五分类血细胞分析仪的国产化时代。2011 年再次引领中国血细胞分析仪发展道路，推出了具有网织红细胞、有核红细胞等测量功能的 BC-6800 全自动血细胞分析仪，2013 年推出 BC-6900 全自动血常规和体液分析仪，可测量脑脊液、胸腔积液和腹腔积液中红细胞、白细胞、有核细胞数目，并可以细分单个核细胞、多个核细胞数目和比例，从此 BC-6800/6900 奠定了迈瑞高端血球仪的技术基础。随后，2017 年，迈瑞又推出了单机 200 速的 BC-6800Plus 全自动血液细胞分析仪（图 5-1-1），BC-6800Plus 具备聚集血小板自解聚功能以及红细胞九分图能辅助贫血鉴别诊断，这代表着中国在血细胞分析技术领域已经开始反超。

2014 年迈瑞推出我国首套自主研发的血液分析流水线 CAL 8000（图 5-1-2），该分析系统几经迭代，目前可搭载样本处理系统、全自动血细胞分析仪、全自动特定蛋白分析仪、全自动推片染色机、全自动细胞形态学分析仪、糖化血红蛋白分析仪，并可配备浓缩稀释液使用。整个 CAL 8000 可根据科室未来发展的需求，灵活增加模块，最高可实现 1000 测试每小时的血常规样本检测，极大提升效率节省人力。全自动细胞形态学分析仪 MC-80，通过多景深融合技术、磐石超稳防抖系统、边缘尾部扫描等技术实现了核心突破，彻底突破全自动阅片被进口垄断的局面，助力血常规形态学复检的落地及人员能力提升。

除单机及流水线外，迈瑞还深入洞察用户需求，为了解决实际工作中的难点及痛点，分别于 2015 年、2020 年和 2021 年推出血常规 +CRP 特定蛋白一体机 BC-5390CRP，BC-7500CRP、BC-7500CS（图 5-1-3），一次检测多个结果，大大优化血常规检测流程。同时 BC-7500CRP、BC-7500CS 产品的上市，实现了微量末梢血全自动进样检测，解决了微量末梢血五分类、CRP 需手动操作、无法批量作业的问题，极大提高了检验科微量末梢血检测的效率，

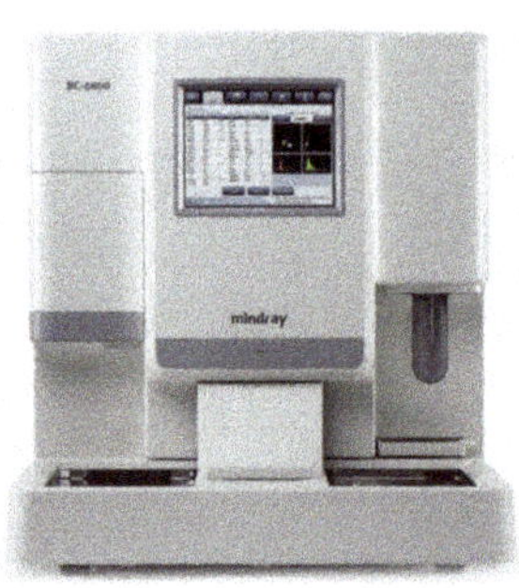

图 5-1-1　迈瑞 BC-6800 全自动血液细胞分析仪

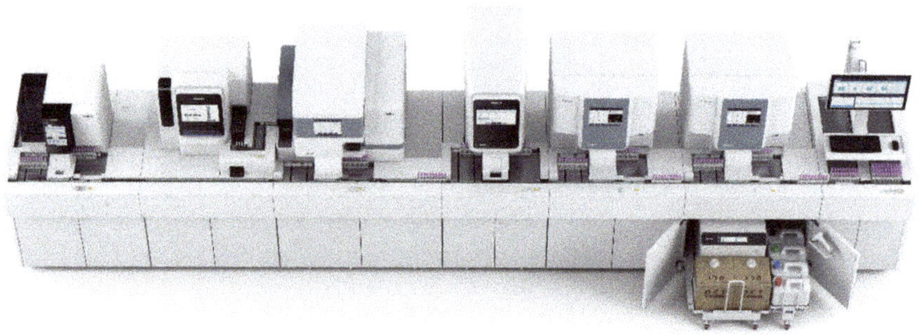

图 5-1-2　迈瑞太行 CAL 8000 血液分析流水线

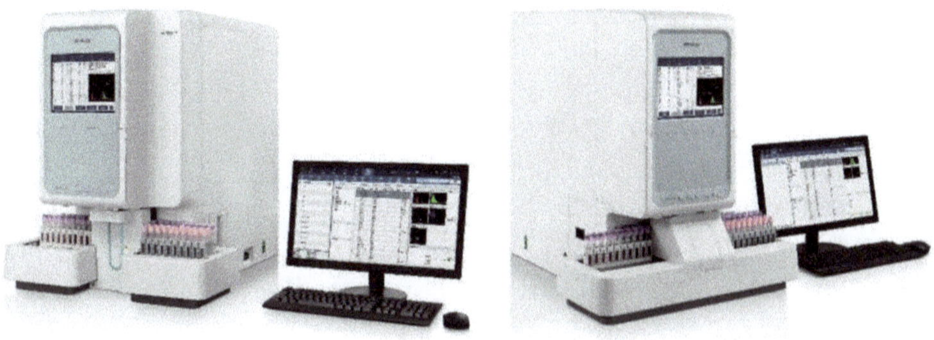

图 5-1-3 迈瑞 BC-7500 CRP（左）与 BC-7500 CS（右）全自动血液细胞分析仪

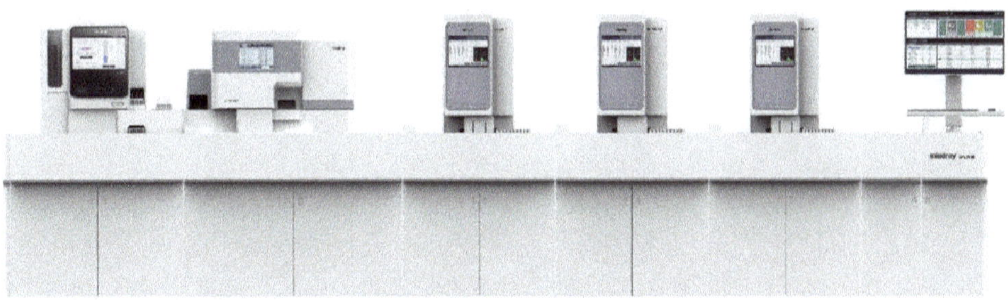

图 5-1-4 迈瑞 CAL 7000 柜式血液分析流水线

改善了实验室的检测流程。由迈瑞 7 系高端血球一体机连接推片染色机 SC-120 及全自动细胞形态学分析仪 MC-80 的血液分析流水新 CAL 7000（图 5-1-4），更是开创了一体机流水线新时代，为广大医疗机构提供更多解决方案，助力中国血常规检测领域快速发展。

2022 年 6 月，迈瑞推出四联一体的核酸荧光染色平台的 BC-760 CS 系列的全自动血液细胞分析仪（图 5-1-5），一管血可以进行血常规 +CRP+SAA+ 血沉相关项目的检测；在 BC-760 CS 上，同样可以实现末梢血批量全自动进样，且标配 labXpert 专家审核系统，使分析前、分析中和分析后，均可以全程做到高质量的检测和报告。

（2）迈克生物股份有限公司（以下简称“迈克生物”）：始创于 1994 年，从三分群用全血质控品进入血细胞分析领域，到现在产品已经覆盖血细胞分析的仪器、试剂、质控品、校准品，完整分析系统可以满足不同实验室的用户需求。2017 年，迈克生物推出 5 系全自动血细胞分析仪，然后陆续推出 8 系高端全自动血细胞分析仪单机、联机流水线、血液分析工作站。

2022 年，全自动推片染色机 AS 120 的上市，再一次补充血液分析工作站的功能模块，至此，LABAS F 9000X 全自动血液分析工作站（图 5-1-6），可连接血细胞分析仪、全自动特定蛋白分析仪 P 100、全自动糖化血红蛋白分析仪 G 01、全自动推片染色机 AS 120。配合智能化管理软件，实现全血“一管通”的临检实验室解决方案。智能管理软件还

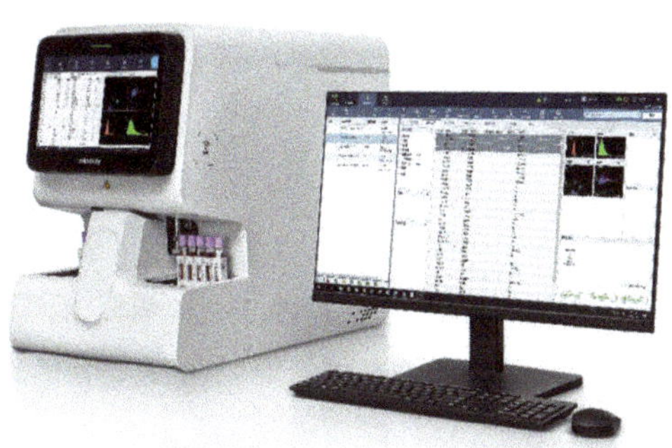

图 5-1-5 迈瑞 BC-760 CS 全自动血液细胞分析仪

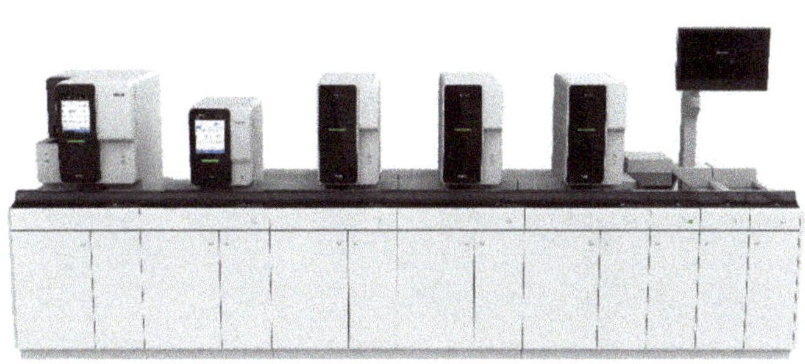

图 5-1-6 迈克生物血液分析工作站 LABAS F 9000X

可设置复检规则，自动筛选可疑样本，自动回退复检，实现复检判断一致，提高效率，降低成本。针对场地限制，流水线和工作站均可以搭配转角模块和跨柱模块实现多种摆放方式，进一步提高实验室场地每平方米检测效率。未来，流水线和工作站上还可以搭载前处理、后处理、阅片机等效率化产品，实现血细胞分析实验室全自动化检测。

（3）深圳市帝迈生物技术有限公司（简称“帝迈”）：成立于 2013 年，其血细胞分析仪产品涵盖了三分群、五分类、三分群 + 五分类一体机、血液细胞 +CRP 一体机产品。五分类血细胞分析仪采用了细胞化学染色 + 多角度激光散射法检测白细胞分类技术。在 2015—2020 年，帝迈公司相继研发出五分类血细胞分析仪 DH53、DH76，三五分类一体机 DH73，血常规 +CRP 一体机如 D5CRP、D7CRP、DH76CRP 等。2019 年，帝迈公司推出了 DM79X 一体机（图 5-1-7），一管血检测血常规、CRP、血清淀粉样蛋白 A（SAA）。2022 年，帝迈公司推出了基于核酸荧光染色技术平台的新一代血细胞分析仪 DH615 系列，并陆续推出血细胞分析仪与特定蛋白分析仪联机 DH-2000T、DH-9000 等级联流水线产品。

帝迈目前国内主要客户群体为基层医疗机构，在血液细胞检测细分领域中的低端市场，帝迈已经超过了其他国际国内品牌，仅次于迈瑞公司。

（4）迪瑞医疗科技股份有限公司（简称“迪瑞医疗”）：于 1992 年成立于中国长春，其血细胞分析仪产品涵盖了三分群、五分类、血液细胞 +CRP 一体机产品。产品种类丰富，可以实现不同规模的医疗机构的不同需求。目前主打的产品为 BF-6900CRP 血细胞分析仪，一管血可以检测血常规和 CRP 两个结果，仪器采用细胞化学染色、流式细胞术进行白细胞五分类，乳胶增强免疫比浊法检测 CRP，检测结果覆盖超敏和常规 CRP。

近年迪瑞医疗公司跟随国内技术发展步伐，于 2021 年推出采用核酸荧光染色原理的全自动模块式血液体液分析系统 BF-7200 系列（图 5-1-8），可检测五分类、有核红细胞、网织红细胞等；AI SPACE 三维分析技术精准检测和异常细胞的筛选，自动低值白细胞检测、自动复检规则，降低镜检率。可以联机形成模块式血液分析流水线，满足不同客户群体的检验需求。

（5）桂林优利特医疗电子集团有限公司（以下简称“优利特”）：于 2009 研制生产出 URIT-5500 全自动五分类血细胞分析仪，采用四角度激光散色技术（MAPSS）进行白细胞分类。该技术最大的特点在于无需染色液，最大限度地保持了白细胞内部结构近似于自然状态，且白细胞仅在一个通道内即可完成检测，真实呈现白细胞总数及分类情况。同时，这款仪器还具备半自动网织红细胞检测功能，为临床评估骨髓造血功能提高实验依据。

优利特五分类血细胞分析仪均基于 MAPSS 技术，包括 URIT-5500 系列、URIT-5380 系列、URIT-5250 系列、URIT-5180 系列等，并于 2018 年推出“白细胞五分类 +CRP+RET”一体机 BH-5380 CRP 系列，支持一管血检测血常规和 CRP。2019 年，优利特公司和深圳国赛生物合作推出 URIT-5510& 轨道式 Astep PLUS 全自动血液分析级联系统，实现血常规 +CRP+SAA 的快速检测，有助于感染类型的判断，这也是血球生产厂家与特定蛋白生产厂家强强合作，集中资源，实现效益最大化的现状。2022 年，优利特推出了基于核酸荧光染色技术的高端 BH-6580 系列血细胞分析仪，并将该血液分析仪连接成 BS-7000 血细胞分析流水线（图 5-1-9）。

（三）国内血常规检测市场容量

血细胞分析仪器及试剂产品在我国发展较早，为医院常规诊断检测项目，设备和试剂早已实现国产化，并已基本达到国际品牌同期水平。2022 年国内市场规模达 60 亿元（出厂价税后统计），约占全球市场规模的 20%。

1. 第一梯队

国内血细胞分析仪器和试剂产品市场中，希森

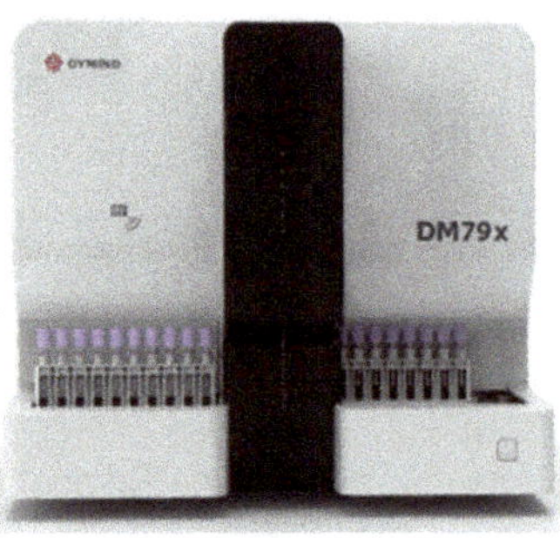

图 5-1-7　帝迈 DM79X 全自动血液细胞分析仪

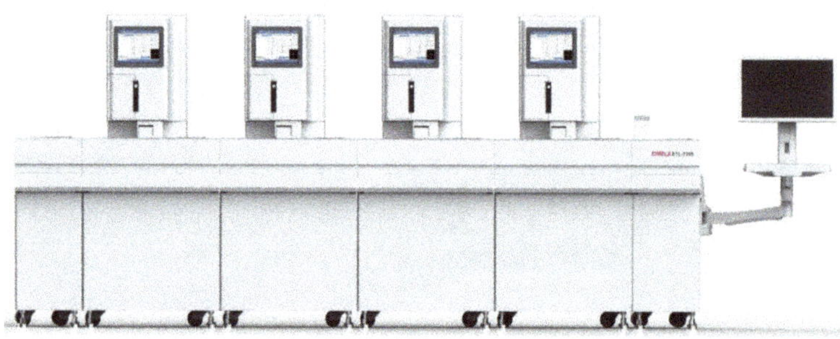

图 5-1-8　迪瑞 BF7200 系列血液分析流水线

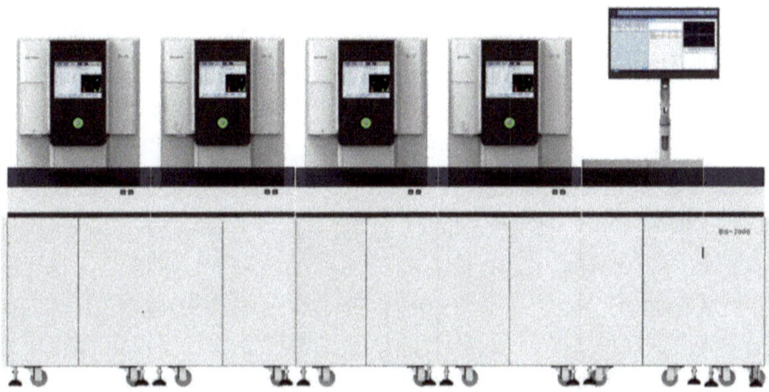

图 5-1-9 优利特 BS-7000 系列全自动血液分析流水线

美康和迈瑞医疗是属于第一梯队的两大品牌。

（1）日本希森美康公司：从 20 世纪 90 年代中期进入中国市场，和美国库尔特公司、美国雅培公司、日本光电公司等一起推动了中国血液常规分析技术从人工检测到自动化检测的转变。继 2006 年登顶全球市场份额第一之后，在 2009 年成为中国市场第一品牌，在中国市场的份额一度超过 50%。2012 年，希森美康引进了新一代血细胞分析仪器和试剂产品 XN 系列，将血液常规分析设备带入了需求定制化的新阶段。

（2）迈瑞医疗：于 1998 年开始进行血液常规分析仪器和试剂的研发制造，现拥有除日本希森美康公司之外人数最多、技术实力最强的研发队伍，完整地掌握了高端血液分析的核心技术。产品和客户群覆盖从顶级三甲医院到社区卫生服务中心、从大型第三方连锁实验室到私人诊所，是中国政府基层医疗卫生机构现代化建设的主要合作单位，并积极参与到中国医疗卫生体制改革事业和三级公立医院绩效考核工作中。2020 年，迈瑞医疗的 6 系列、7 系列血细胞分析仪器，以及血液分析流水线等高端仪器的新装机数量已经超过了日本希森美康公司，全自动细胞形态学分析仪也已上市；而在低端市场上，五分类特定蛋白一体机大量装机，继续保持着低端市场份额第一的品牌地位。

2. 第二梯队

国内市场的第二梯队主要包括深圳帝迈、桂林优利特、贝克曼 · 库尔特、迈克生物这 4 家年销售额已经进入或即将进入“亿元俱乐部”的国产和进口品牌。

（1）贝克曼 · 库尔特：作为曾经的全球第一品牌，在血细胞分析仪器和试剂领域已经多年没有大的投入，产品更新较慢，现排名中国市场第四。客户群主要是省市级的三甲医院，但新客户的开拓非常乏力。

（2）深圳帝迈：排名中国市场第三创建于 2013 年，以五分类血常规特定蛋白分析一体机为主打产品，成长非常迅速。截至 2022 年末，已经推出了血细胞分析仪、特定蛋白分析仪联机的流水线产品。

（3）桂林优利特：2009 年推出第一台全自动五分类血细胞分析仪；2018 年开发出五分类特定蛋白一体分析仪；2019 年 MP-8120 全自动推片染色机获得注册证，成为国内第二个同时具备血细胞分析仪和推片染色机研发制造能力的品牌；目前已经推出了 BS-7000 系列血液检测流水线，可实现多台血液分析仪的联机。优利特的主要客户群主要在二级以下基层医疗机构和民营医院，其血细胞分析仪年装机量（含三分群血细胞分析仪）仅次于迈瑞医疗。

（4）迈克生物：是国内继迈瑞医疗之后，第二家掌握了高端五分类核酸荧光染色技术和血液分析流水线研制能力并上市量产的公司，其在 2022 年推出了血细胞分析仪、特定蛋白分析仪、糖化血红蛋白分析仪、推染片机连接的流水线，其流水线上的产品丰富程度仅次于迈瑞医疗。

3. 第三梯队

国内市场的第三梯队主要包括日本堀场 ABX、日本光电、迪瑞医疗、深圳赛斯鹏芯、开立医疗、理邦仪器、重庆中元等。ABX 和光电是老牌的血细胞分析仪生产制造商，20 世纪就已经进入中国市场并得到了广泛的认知。进入 21 世纪后，由于产品和技术更新迭代速度缓慢，渐渐被希森美康、迈瑞、贝克曼 · 库尔特挤出高端市场。迪瑞医疗、赛斯鹏芯、开立、理邦、中元等公司，除了赛斯鹏芯是以五分类特定蛋白一体分析仪为核心产品之外，其他均是综合性公司，血常规分析产品线在其公司销售额中所占比例低于 15%。第三梯队的主要客户群也集中在公立二级以下和民营医疗卫生机构。

二、国内主要血细胞分析仪器和试剂的创新产品

（一）国内主要血细胞分析仪器创新产品

血细胞分析是体外诊断领域第一个在市场份额上国产品牌超过进口品牌的细分领域。近年来，进口品牌在血细胞分析领域的创新产品并不多见；相比之下，国内血细胞分析厂家在龙头企业深圳迈瑞公司的带领下，创新产品呈井喷之势，包括血常规特定蛋白联检一体机、末梢血全自动进样血细胞分析仪、全自动推片染色一体机、全自动细胞形态学分析仪、全自动血液分析流水线等。

1. 血常规特定蛋白联检一体机

全血特定蛋白项目开展量提升和全血特定蛋白分析技术成熟的双重条件激发了国内血细胞分析仪厂家的创新思维，即将原来在两台仪器上开展的血常规项目和全血特定蛋白项目合二为一，制造出血常规特定蛋白联检一体机，一次吸样同时检测血常规和特定蛋白项目。血常规特定蛋白联检一体机的优势是显而易见的，减少用血量，提升操作便捷性，减低 TAT 时间，所以血常规特定蛋白联检一体机的上市马上得到广泛的应用和实验室操作者的一致好评。根据血常规检测平台不同，血常规特定蛋白联检一体机可分为荧光染色平台一体机和化学染色平台一体机，前者代表产品有深圳迈瑞公司的 BC-7500 CRP、BC-7500 CS；后者代表产品有深圳迈瑞 BC-5390 CRP 系列、深圳帝迈 D7-CRP、桂林优利特 BH-5380 CRP、长春迪瑞医疗 BF-6900 CRP 等。而根据特定蛋白联检项目种类不同，血常规特定蛋白联检一体机可分为血常规 /CRP 二联检一体机和血常规 /CRP/SAA 三联检一体机，前者代表产品有深圳迈瑞公司的 BC-7500 CRP、BC-5390 CRP，帝迈 D7-CRP，桂林优利特 BH-5380 CRP，长春迪瑞医疗 BF-6900 CRP；后者代表产品有深圳迈瑞公司的 BC-7500 CS、深圳帝迈公司的 DM79X、深圳赛斯鹏芯公司 XPEN60/65 等。

2. 血常规血沉特定蛋白联检一体机

在中小型的医院目前仍然在使用传统的检测仪器，大多仪器为化学染色平台，由于方法学的局限，对于异常标本尤其是血液疾病的检出能力有限。此外，目前中小型医院对于血沉的检测方法很多还使用传统的魏氏法，该方法为手工操作，不仅存在生物安全风险问题，还增大了基层工作者的工作量。鉴于此，迈瑞于 2022 年，推出新一代血常规炎症项目检测一体机 BC-760CS，一管血可同时测血常规、CRP、SAA、血沉，不仅极大地降低患者采血量，缩短了 TAT 时间，减少了患者等待时间以及提升了实验室的工作效率，还简化了实验室操作流程，为一线检验工作者提供了操作上的便利。

迈瑞 BC-760 CS 一体机使用 Easy-W ESR 的检测技术，采用高速层流解聚等技术对红细胞聚集的动态过程进行精准测量，在已有快速法的基础上增加了红细胞聚集速度信息，并综合使用红细胞聚集速度和程度建立了红细胞沉降距离曲线模型，从而得到与魏氏法高度相关的一小时 ESR 结果，解决了快速法准确性差的问题，在共用一管血的前提下实现了快速准确的 ESR 检测。

3. 末梢血全自动进样血细胞分析仪

对于一些特定的工作场景，比如儿童医院、妇幼医院，常常需要大量检测末梢血血常规标本，末梢血血常规检测通常需要手工进行贴条码、输编号、手工混匀、手工上样、手工复检，操作流程复杂、自动化程度低、容易出错，这就诞生了末梢血全自动批量检测的需求。2020 年，深圳迈瑞公司率先研发出基于三维荧光染色分析原理，可以进行末梢血全自动混匀全自动检测、末梢血样本条码化管理、LIS 双向通讯、异常样本全自动复检的 BC-7500 系列血细胞分析仪。BC-7500 系列血细胞分析仪不仅可以进行末梢血全自动批量上样，而且可实现静脉血、末梢血同时批量上样。末梢全血批量上样检测所需用血量为 27.5 μL；检测血常规 +CRP 所需用血量为 36.5 μL；检测血常规 +CRP+SAA 所需用血量为 40 μL。

4. 全自动推片染色一体机

血常规检测结果异常，触发推片复检规则的样本需要进行血涂片制备和镜检复检。人工血涂片制备需要手工滴血、推片、晾干、手工染色、清洗、再晾干等诸多流程，操作繁琐、有生物安全风险、自动化程度低、标准化程度低。早期的血涂片制备和血涂片染色由两台机器完成，随着技术的进步，各大进口血细胞分析厂家均推出全自动推片染色一体机。截至 2022 年末，可以实现与血液分析流水线联机的全自动推片染色一体机包括迈瑞 SC-120（图 5-1-10），迈克生物 AS 120（图 5-1-11）和迪瑞医疗 BSP-800（图 5-1-12）。

5. 全自动细胞形态学分析仪

血常规检测结果异常，触发推片复检规则的样本制备好血涂片后需要进行镜检复检。人工显微镜镜检不仅需要较高的形态学能力，而且耗时耗力，难以标准化。进口厂家在 2000 年后研发出可以全自动拍摄血涂片、全自动预分类血细胞的细胞形态

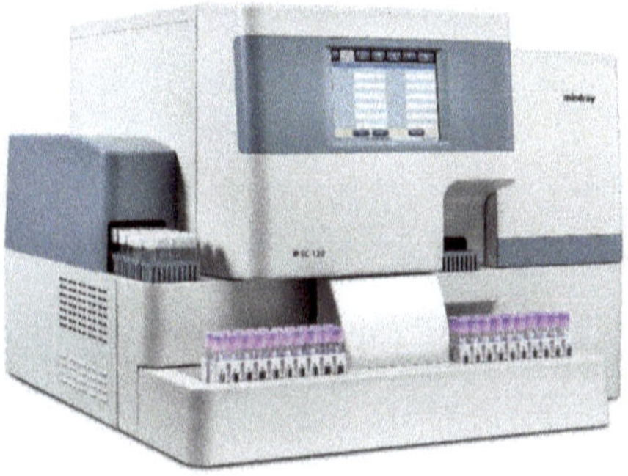

图 5-1-10 迈瑞全自动推片染色一体机 SC-120

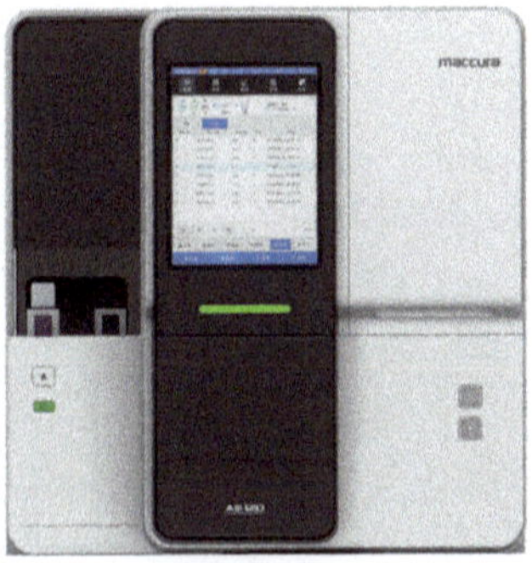

图 5-1-11 迈克生物全自动推片染色一体机 AS 120

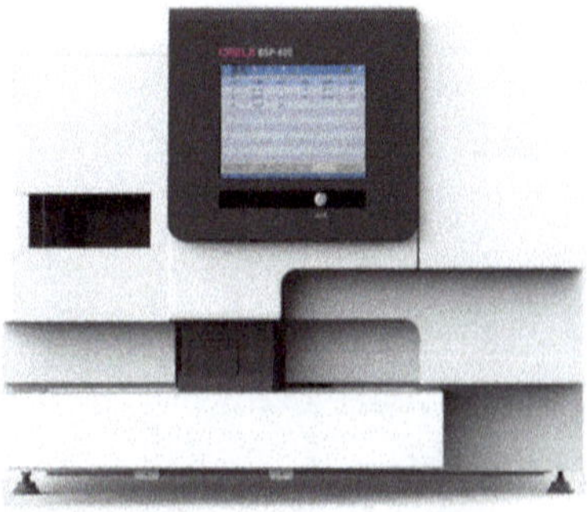

图 5-1-12 迪瑞医疗全自动推片染色机 BSP-800

学分析系统，价格昂贵，目前在一些大医院装机使用。国内也有一些自动细胞形态学分析仪如北京赛尔蒂扶 BCM-2、上海斯尔杰 CA-030S、北京亿赛 ME-150 等，基本参数与进口厂家类似，但不能与血细胞分析仪、自动推片染色一体机连接流水线。2021 年，深圳迈瑞公司推出自研自产的全自动细胞形态学分析系统 MC-80（图 5-1-13）。MC-80 不仅根据中国用户的需求进行大胆创新，而且在制造生产上聚集了材料学、数码成像及智能识别技术的最新前沿科研成果，可以接入血液分析流水线，性能上有诸多亮点：① MC-80 速度更快，可达 60 张血涂片 / 小时，比进口全自动细胞形态学分析仪的 30 张 / 小时快一倍；②图片更清晰立体，MC-80 对每一个白细胞进行 20 层垂直立体扫描，捕捉细胞每层细节，融合成一张清晰细腻图像，真实还原细胞的细微结构，精准捕捉能反应各类病理特征的细胞要素，有助于判断各类异常细胞，及时筛查各类血液病；③ MC-80 可结合血常规结果、报警、复检规则等，智能匹配适合的阅片模式，还能根据实时调整阅片模式，并支持用户自定义，完善审核规则，减少了繁杂的人工操作，有效提高检验质量。

6. 全自动血液分析流水线

全自动血液分析流水线将全自动血细胞分析仪、全自动推片染色一体机、全自动细胞形态学分析系统通过轨道连接一起。近些年，通过项目整合，CRP、SAA、糖化血红蛋白这些全血检测项目也被整合进血液分析流水线中，实现全血项目检测“一管通”，备受市场青睐。目前市场上血液分析流水线“全血一管通”的主要实现方式有两种：一种是全部模块均为原厂生产，代表品牌有迈瑞医疗、迈克生物、迪瑞医疗等；另一种是原厂血细胞分析模块 + 其他品牌分析模块，代表品牌有日本希森美康、美国贝克曼 · 库尔特等。日本希森美康具有血常规、CRP、SAA、糖化血红蛋白、全自动推片染色、全自动细胞形态学分析的一体化血液分析流水线 XN 9000、XN 9100，但其 CRP 和 SAA 分析模块、糖化血红蛋白分析模块以及全自动细胞形态学分析模块均来自其他品牌。迈瑞医疗的 CAL 8000、CAL 7000 血液分析流水线也可具有血常规、CRP、SAA、糖化血红蛋白、全自动推片染色、全自动细胞形态学分析等功能，所有模块均为来自迈瑞自研自产；迈克生物 F 9000 X 血液分析流水线也可开展血常规、CRP、糖化血红蛋白检测，所有分析模块均为迈克生物自研生产。迪瑞医疗全自动模块式血液体液分析流水线，由 BF-7200 系列 +BSP-800 组合无缝连接，所有分析模块均为迪瑞医疗自研生产。

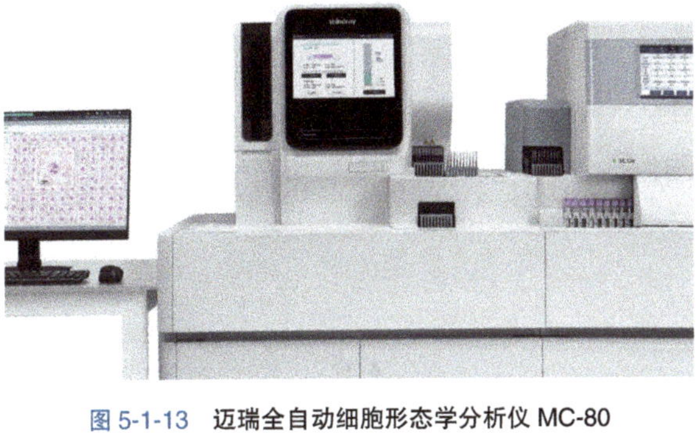

图 5-1-13 迈瑞全自动细胞形态学分析仪 MC-80

（二）国内主要血细胞分析试剂创新产品

1. 血小板（PLT）快速精准检测试剂

血小板检测是血球最重要的参数之一。其中，血小板聚集、低值血小板、红细胞碎片干扰等是血小板快速精准检测的主要痛点。

（1）血小板自解聚试剂：血小板是临床判断出血和血栓风险最重要的指标之一，针对血小板聚集引起血小板假性减少的重大问题，临床上可更换抗凝剂重新采血复查血小板，更换抗凝剂无法纠正的标本需要多次采血，并使用繁杂的手工镜检等方式检测。深圳迈瑞公司针对临床实验室聚集血小板样本难以及时准确发报告的痛点，通过对血小板聚集机理的研究，识别解聚关键细胞通路，如钙离子通道、酪氨酸激酶通路，在血小板检测试剂中加入多种新型解聚关键物质，实现血小板解聚。该试剂已经应用于多款迈瑞血细胞分析仪中，是迈瑞血球独有的重大首创技术——血小板自解聚技术——的基础。血小板自解聚技术已经申请国际发明专利，其应用获得了国内外专家一致好评，并成为国家行业指南推荐方法。

（2）光学法血小板（PLT-O）试剂检测低值血小板并排除红细胞碎片干扰：第一代血细胞分析仪的血小板检测是基于电阻抗法实现的，其原理是根据血小板和其他细胞体积差异来检测血小板，但易收到体积近似的细胞的干扰。第二代血小板检测技术是基于流式激光法实现的，其原理是激光照射经过试剂处理后的血小板，收集前向和侧向散射光和荧光信号实现血小板的检测，主要优势在于可检测低值血小板和巨大血小板，但仍易受到红细胞碎片因素干扰。其国外代表产品包括希森美康的 PLT-O、雅培的 CSD-O、西门子的 ADVIA 光学计数等。

深圳迈瑞公司的 PLT-O 检测是基于流式激光法和 PLT-O 试剂实现的，该检测方法所用的 PLT-O 试剂与以往的血小板检测试剂相比，可同时对血小板和网织红细胞中的核酸进行特异染色，检出低值血小板，将血小板中荧光强度和前向散射光强度较强的部分作为未成熟血小板（IPF）分类，并且能够清晰区分血小板和红细胞碎片的差异，排除干扰。其代表产品包括迈瑞 BC-6800Plus 系列、BC-6000Plus 系列、BC-7500 系列，希森美康 XN 系列的部分型号，迈克生物的 8 系部分型号，迪瑞医疗的 BF-7200 系列等。

除此之外，部分厂家还增加了单独的血小板检测通道，使用单独的试剂对血小板进行特异性的核酸荧光染色，选用的核酸染料不会对红细胞碎片等染色，而只对血小板胞内核酸物质染色，从而极大降低了红细胞碎片在侧向荧光信号上对血小板检测的干扰。代表产品有希森美康 XN 系列的部分型号、迈克生物的 8 系部分型号。

2. 网织红细胞（RET）和有核红细胞（NRBC）检测试剂

网织红细胞是尚未完全成熟的红细胞，它由骨髓释放到外周血后，随着不断的成熟，细胞内的 RNA 含量逐渐减少，直至完全消失。细胞内的 RNA 的含量表示了网织红细胞的成熟程度。网织红细胞提示骨髓造血功能旺盛，常见于各种增生性贫血如缺铁性贫血、巨幼细胞性贫血、失血性贫血，尤以溶血性贫血时增加最为显著。有核红细胞提示红系增生，对骨髓增生以及溶血性贫血都有诊断意义。两者联合检测对于血液病的诊断有很大的临床意义。

深圳迈瑞公司采用一种新型的阳离子菁类红色荧光染料对网织红细胞中的 RNA 进行标记，试剂成分中的促染剂对染色作用进行了有效的加速，使荧光染料可以快速地与网织红细胞内的 RNA 结合，通过荧光强度的差别实现了成熟红细胞和网织红细胞的区分，同时试剂中的球化试剂成分使红细胞在形态上趋向于球形形态，在体积特征上红细胞和血小板的区分度增加，有效地提高了该通道的红细胞及血小板的分类准确性。在单独的通道，通过溶血剂裂解成熟红细胞，采用碱性菁类荧光染色剂对 NRBC 和 WBC 中的核酸物质进行染色，由于有核红细胞的核酸含量以及其细胞结构特征与白细胞有明显的差别，试剂处理过的有核红细胞染色程度小于正常白细胞，根据该特征通过检测细胞的荧光信号和前向散射光信号有效地实现了有核红细胞的分类和计数。

目前市场上可以检测 RET 的五分类血细胞分析产品还包括桂林优利特的 URIT-5510 系列，它通过 MAPSS 分类计数，纯物理分析，无需染色，提供网织红细胞三项检测参数；迈克生物的 F810 和 F880、迪瑞医疗的 BF-7200 系列、帝迈的 DH-615 系列等五分类血细胞分析仪也可以进行 RET 的检测。

3. 全血蛋白检测试剂

C 反应蛋白（CRP）是一种常见的急性时相反应蛋白，因其能够与肺炎链球菌的荚膜 C 多糖发生沉淀反应而得名，在组织损伤、炎症或感染时，由肝细胞受刺激产生，临床上越来越多地将 CRP 作为监控指标。正常人外周血中 CRP 含量极低，约 90% 的人群 CRP < 3 mg/L，约 99% 的人群 CRP < 10 mg/L。当 CRP > 10 mg/L 时表明炎症的发生，浓度越高严重程度越高。当 CRP > 20 mg/L 时（新生儿 CRP > 2 mg/L），表明机体细菌感染的可能。因此，CRP 检测可用于细菌或病毒感染类型的鉴别，以及抗生素疗效的鉴别。同时超敏 C 反应蛋白（hs-CRP）可作为心血管疾病风险识别的辅助手段。配合传统的急性冠脉综合征临床诊断使用，可作为冠状动脉疾病或急性冠脉综合征复发的预警指示物。血清淀粉样蛋白 A（serum amyloid A，SAA）也是一种急性时相反应蛋白，是反映感染性疾病的灵敏指标，有助于感染的诊断、病情评估及转归预测。在炎症、感染性和非感染性疾病期间，它在血液中的浓度能在数小时内急剧升高。

目前，血细胞分析市场上“血常规 +CRP”一体机占了很大的市场份额，以市场份额最大的迈瑞一体机为例，其 CRP 和 SAA 检测采用乳胶增强免疫散射比浊法原理，试剂中抗体标记乳胶微球与样本中分析物（CRP 或 SAA 蛋白）产生凝集反应，导致溶液浊度增加。当一定波长的入射光沿水平方向射向抗原抗体反应复合物时，该复合物由于折射和衍射形成散射光，散射光信号与特定蛋白浓度成正比。通过比浊度分析获得样本中特定蛋白浓度，该浓度进一步通过样本中全血细胞体积占比（blood cell volume，BCV，包括红细胞、白细胞、血小板的全血细胞体积）换算得到血清中特定蛋白浓度，使全血测试结果和血清测试结果保持一致。

三、血细胞分析仪及试剂的未来发展方向

血细胞分析仪及试剂的发展归因于多因素的推动和促进。一方面是临床诊疗工作对血液分析更准确、快速和更多参数等的要求，另一方面是科学技术的发展，尤其是电子科技、计算机技术、激光等光源开发和生物化学及染色标记技术的进步奠定了检测仪器发展的基础。同时，随着人们生活水平的提高、健康意识的增强，对疾病的预测、预防、治疗和监测有了更全面、深入的认识和提升，临床检验的工作强度也快速增加，为顺应这一发展，一代接一代更加高速、便捷、智能的产品不断推陈出新。回顾过去，展望未来，血细胞分析仪及试剂的发展有如下趋势。

1. 分析能力多参数化

更加细致的细胞分类和细胞的物理、化学特性不断被发现和挖掘，利用计算机技术加以识别、统计和分析，经过与临床共同研究，血细胞分析仪能够提供给临床的参数和信息量越来越多，从最早的、业已在各种贫血的诊断和治疗中发挥重要作用的红细胞体积分布宽度（red blood cell volume distribution width，RDW），到与网织红细胞相关的网织红细胞数量（reticulocyte number，RET#）、网织红细胞百分比（RET%）、网织红细胞血红蛋白含量（cell hemoglobin content of reticulocytes，CHr），血红蛋白浓度均值（MCHC）、血红蛋白含量（hemoglobin content，CH），高荧光（hyper fluorescence，HF）、中荧光（moderate fluorescence，MF）和低荧光（low fluorescence，LF）网织红细胞百分比（HFR%、MFR%、LFR%），未成熟网织红细胞荧光比例（immature reticulocyte fluorescence，IRF%），再到幼稚粒细胞百分比（IG%）、幼稚粒细胞数量（IG#）和未成熟血小板比率（IPF%）等，在临床疾病诊断、鉴别诊断、治疗监测、预后判断和随访等方面发挥着日益重要的作用。除了传统的血液细胞参数外，由于临床上血常规同时联合 CRP、SAA 等开单检查，为满足用户一体化检测的需求，CRP、SAA 也逐渐成为血液细胞分析系统的检测参数。未来可能还会有更多与临床疾病或优化检测流程相关的新参数出现，同时配套的试剂保障是肯定的。

2. 检体种类多样化

随着微量检测技术和信号处理能力的突破，一方面新推出的一些血细胞分析仪所能检测的样本种类不再局限于血液，而扩展至体液，比如脑脊液、胸腔积液、腹腔积液和关节腔滑液等检体中的细胞，可以对这些体液中的细胞（包括红细胞、白细胞、有核细胞、单个核细胞和多个核细胞）数目进行快速和高精度的检测。另一方面，血细胞和血浆检测项目的分界正在被模糊化，随着全血样本免疫反应技术的突破，一些传统的免疫项目被整合到血细胞分析仪中，如 BC-5390 CRP、BC-7500 CRP 等血细胞分析仪不仅可以快速完成血常规的检查，还可以完成CRP的检测。未来，如降钙素原（procalcitonin，PCT）等参数整合到血细胞分析仪中也极为可能。此外，利用单克隆抗体和免疫荧光标记技术，在细胞计数的同时，利用针对白细胞分化抗原（cluster of differentiation，CD）的抗体对血细胞进行免疫表型分析，可以更准确地得到细胞亚群的信息和计数。

3. 仪器的高度自动化

血细胞分析仪的自动化步伐从未停止，经过半个多世纪的发展，血细胞分析仪已经从手动、半自动、全自动发展到自动进样、自动推染片甚至自动细胞形态统计分析的、由轨道连接的流水线。目前单机的测试速度，最高可达到每小时 200 个样本以上，采用自动进样器，仪器自动闭管穿刺、吸样，操作技术人员打开样本管盖和手动上样的历史即将结束，在节省人力的同时，更提高了操作的安全性。轨道连接的流水线系统，可以串联多台仪器同时工作，当和推片染色机、数字细胞形态分析系统等连接在一起时，根据设定的规则，由控制系统统一进行样本的调度、分配、复测、推片、染色、阅片及糖化血红蛋白分析仪，更是大幅度提高了工作效率，减少了操作误差和工作人员的劳动强度，有效缩短了样本检测周转时间（turn around time，TAT），也因此改善了患者就诊体验，节约了社会资源。检验人员有更多的时间和精力投入到检验结果审核、检

验质量提高和为临床服务中。未来，随着检测项目的多样化，更多的相关联产品如流式细胞分析仪、血沉仪、血型等也将可以接入血液分析流水线中。

4. 信息化与网络化

随着计算机技术的飞速发展，血细胞分析仪的信息化程度也越来越高。仪器内置的条码扫描仪可以自动扫描样本管条码，读取检测申请信息并据此灵活调配样本。目前，高端血细胞分析仪还实现了内置复检规则，自动筛选需要复测、推片和染片的样本，通过与医院信息系统（hospital information system，HIS）连接获取患者的历史数据，还可以对样本结果进行趋势分析，或者获取其他检测项目的结果以便对不同项目的结果综合分析判断。通过对临床诊断路径、样本审核要求等信息的分析和整理，智能的信息管理和审核系统可以快速地筛选异常样本，并可以按照设定的规则对样本进行后续的处理，如重新测量、制作涂片、更换模式确认等操作。同时借助检验设备的整体信息化解决方案，可以实现自动质控、试剂的信息化管理、跨院区的审核、跨科室的交流以及多维度的培训等等。随着移动互联网技术和远程医疗业务的发展，相信血细胞分析仪及其流水线设备的信息化、网络会步伐会越走越远。

5. 自动化细胞形态学检测

人工镜检是血常规分析的金标准，但合格的镜检人员少且难于培养，临床对血常规样本检测的 TAT 要求高，实验室迫切需要自动化形态学检测设备作为人工镜检的重要补充。因此，对高速、清晰、智能化、信息化的全自动细胞形态学分析仪的要求与日俱增。血细胞分析仪对样本进行初筛，根据复检规则筛选出来的异常样本进入全自动推片染色机制片，染好色的血涂片再进入到全自动细胞形态学分析仪自动阅片并进行预分片，最后由经验丰富的检验师对比分析血涂片预分类结果和血细胞分析仪检测结果，审核后发送报告，将大大缩短 TAT，提高血常规分析的效率，进一步降低假阴性率，避免血液病样本的漏检。希望有更多的全自动细胞形态学分析产品能进入到市场，为医学实验室的形态学发展提供助力。

血细胞分析作为医学实验最普及的常规检验项目，其检测技术也经历了从手工、半自动、单机自动化、流水线自动化的发展历程，并逐步实现全实验室自动化，国内乃至全球的行业集中度比较高，随着国产产品技术的成熟和性能的提升，越来越多的国产品牌从基层医院进入三级医院，也越来越被终端客户接受和认可。各厂家在低值样本检测、全系幼稚细胞检测能力方面也进行了深入研究，检测等技术、算法能力都在不断提升，可以更好地解决用户困扰。并在硬件自动化程度及智能化程度上不断优化，满足用户使用场景需要。

随着国产技术的成熟和国家政策的鼓励，相信可以进一步加快公立医院进口替代的速度；另外，民营医院和第三方实验室的蓬勃发展，也让产品可以进入更为广阔和具有潜力的市场。当然，更充分的市场竞争环境也给各厂家带来压力，促使各厂家在产品的稳定性，功能的多样性，操作的便捷性，项目的集成化和软件的智能化等多方面下功夫，才能在未来的市场中具有更强的竞争力，在公司健康、持续发展的同时，更好地促进行业和医学实验室的发展。

（周丹　余康）

（马光娜　吴标　审稿）

第二节
血凝仪、试剂及流水线（单一流水线）

一、凝血检测的发展历程

（一）国际发展史

回顾国际凝血检测发展历程，至今已经历百年。根据相关资料显示，1910 年，Duke 用出血时间（BT）开创了凝血检测；同年，Kottman 发明了世界上最早的凝血仪，通过测定血液凝固时黏度的变化来检测凝固的时间。1950 年，凝血检测技术正式起源，Schnitger 和 Cross 发明了电流法凝血仪，率先推出可同时分析 4 个标本的自动凝血分析仪，主要用于检测出血性疾病和抗凝治疗。

20 世纪 70 年代后，在临床化学、生物技术的促进与推动下，机械、电子工业实力不断提升，使得各种类型的凝血仪先后问世，凝血检测技术在欧美等国家得到了迅速发展，如凝血酶时间（PT）和活化部分凝血活酶时间（APTT）等检测项目陆续应用于临床实践。20 世纪 80 年代末，双磁路磁珠法的出现再次给血栓与止血检测带来新的技术突破，由于其独特的设计原理，使光学法检测的一些影响因素在本类型的检测仪器上均不复存在。

接下来的几十年里，国际上的凝血检测技术仍在不断发展，凝血仪器涵盖多种检测方法学，检测项目也更加全面，为血栓与止血的检测提供了新的手段。

（二）国内发展史

中国作为世界上人口最多的国家之一，对凝血检测技术的需求和发展关注度也在逐年攀升，越来越多的检验技术和新的检测项目不断丰富起凝血检测的发展，成为近几年关注的重点。

早在 20 世纪 90 年代，中国就引进了国外的凝血检测技术，并在 2000 年代初期取得了一系列重要突破。例如，2002 年，中华人民共和国卫生部发布了《血液制品生产质量管理规范》，明确规定了血液制品的生产、检验和质量控制标准，这为中国凝血检测技术的发展奠定了基础。2006 年，国产品牌赛科希德推出了中国首台全自动凝血测试仪 SF-8000 以及原厂配套的试剂，该仪器凝固法采用的是双磁路磁珠法，这标志着中国凝血检测市场从进口仪器到国产自主研发的第一次转变。

回顾中国凝血检测技术的发展，可以看出其在引进国外技术的基础上，不断进行创新和突破。如今，中国凝血检测技术已经在国内外市场占据一定份额，并为诊断和治疗出血性疾病、监测抗凝治疗等方面发挥着重要作用。

在中国，凝血检测技术的发展得益于政府的大力支持以及企业的积极投入。据统计，2010—2020 年，中国政府对凝血检测领域的研究投入逐年增长，相关研究论文数量也呈上升趋势。市场上对高品质、低成本、易操作的凝血检测产品的需求也越来越大。为了满足这一需求，众多医疗器械企业纷纷加大研发力度，开发出具有自主知识产权的凝血检测产品。如今，国内市场上已经出现了多款具有竞争力的凝血检测仪器和试剂，为我国凝血检测事业的发展提供了有力支撑。

总之，凝血检测技术在中国的发展历程充分展示了中国科技创新的能力和潜力。从引进国外技术到自主研发，中国凝血检测市场已逐渐形成了一套完善的产业链，未来有望在国际市场上占据一席之地，国产化将大有可为。

二、凝血检测领域市场概况

随着人口老龄化加剧的影响，心脑血管疾病患者人群不断增多，心脑血管疾病的死亡率近年来一直是我国第一位，慢性病发病率也在不断提升；同时，血栓与止血诊断技术也在进步，血栓与止血体外诊断市场规模随之不断扩大。

在《2021—2025 年中国血栓与止血诊断行业全国市场开拓策略研究报告》中，提出目前我国血栓与止血诊断正处于高速发展期，年均复合增长率为 19%；宏观上预计 2024 年我国血栓与止血诊断市场规模将达到 136 亿元左右（图 5-2-1）。然而，在实际的增长中，由于 2020—2022 年对市场的影响，增长速度有所减缓，因此这一指标将会在 2027 年实现。

2020—2022 年，为了更好地应对种种不利事件对市场的影响，近年来国家利好政策频出，不断推动凝血检测项目的发展。由国家卫健委发布的《新型冠状病毒肺炎诊疗方案》第一版到第九版中都将凝血检测项目列入诊疗方案中，方案中提到“D- 二聚体等凝血功能相关指标明显升高可作为重型 / 危重型早期预警指标”，凝血检测可为临床诊疗提供具有价值性的依据。

另外一些国内权威医院，比如北京协和医院、中日友好医院、四川大学华西医院等多家医院都发布了《新型冠状病毒感染基层诊疗方案建议及适宜技术》《新型冠状病毒肺炎诊治手册》等，共同把凝血检测作为必须检测项目写进方案中，推动我国出凝血领域快速发展。

我国血栓与止血体外诊断市场中高端设备仍以

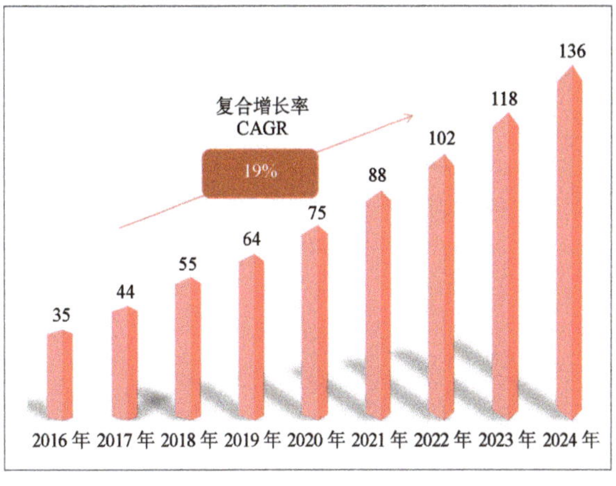

图 5-2-1　2016—2024 年中国凝血市场规模及预测（亿元）

进口为主，约占中国凝血市场份额的 40%，牢牢占据了国内三级医院资源，使得近年来国产设备通过向二级及以下市场下沉，逐渐扩大自己的市场份额，并努力打破高端市场的进口壁垒，增强自己的市场影响力及市场份额。

截至 2022 年，我国凝血市场销售总额约 55 亿元，其中国产品牌占据 20%，进口品牌占据 80%，外资企业在该领域具有绝对优势。美国国家仪器实验室（IL，沃芬集团）、日本希森美康（Sysmex）和法国思塔高（Stago），三者基本占据了整个凝血市场近 80% 的份额。国内三级市场使用的凝血仪器主要以进口为主，除上述三大家外，还有日本积水、德国 BE 等品牌。在中国血栓与止血体外诊断领域的国产企业中，九强、赛科希德、迈瑞、上海太阳、雷杜的市场份额也在逐年提升，主要以二级医院市场作为主要目标，同时覆盖基层医疗机构、民营医院，并不断向三级医院实现突破（图 5-2-2）。

值得注意的是，进口品牌与国产品牌在市场竞争中存在显著差异。以往，进口品牌在技术水平、品质以及市场占有率等方面均优于国产品牌。然而，近年来，随着我国研发技术及制造能力的不断提升，国产品牌逐渐在产品质量和技术创新方面取得突破，在国内凝血市场中逐渐占领一席之地，部分国产凝血检测产品已经走在国际前列，市场占有率也在不断提升。另一方面，国产品牌在我国凝血市场具有广阔的中端及基层市场的覆盖优势，整体市场空间大，增速高，进口替代机遇大，国产化将大有可为。

三、中国凝血厂家概况

随着中国凝血检测市场的快速发展，国内涌现出一批具有技术实力和市场竞争力的凝血厂家。这些厂家遍布全国各地，形成了以北京、深圳、广州

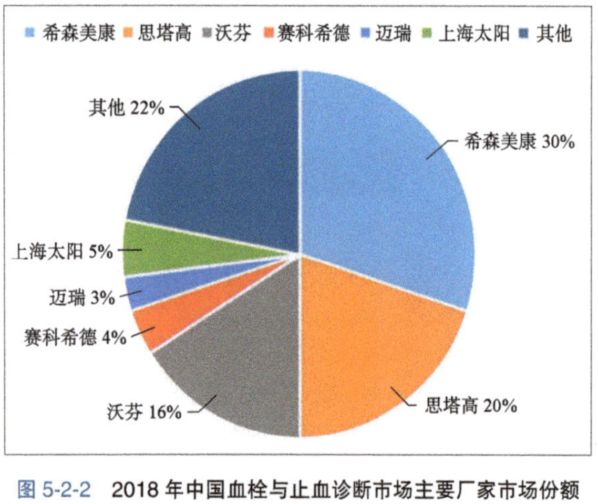

图 5-2-2　2018 年中国血栓与止血诊断市场主要厂家市场份额

等一线城市为核心的产业集群，例如九强生物、赛科希德、深圳迈瑞、雷杜、上海太阳等。

除了主流凝血品牌外，国内还有一些地区性的凝血厂家，例如浙江的普施康、四川的艾科斯伦、广西的标佳等，它们主要针对本地市场提供凝血检测产品和服务。这些企业虽然规模相对较小，但在地方市场上具有一定的竞争力。

此外，随着我国血栓与止血体外诊断领域市场规模的不断增长，众多 IVD 企业纷纷将目光转向了凝血市场，比如迈克生物，安图生物、万孚生物、新产业等厂家都推出了凝血仪器及获批了试剂的注册证，逐渐在凝血检测领域开展合作与布局。

这些国内凝血厂家在产品研发、生产和销售方面具有一定的竞争力，为中国凝血检测市场的发展提供了有力支持。同时，政府部门和行业协会也应给予这些企业更多的政策扶持和资源支持，如加大科研投入、优化税收政策、提供低息贷款等措施，以帮助国内凝血厂家更好地应对市场挑战，实现可持续发展。

总之，国内凝血厂家在全国范围内呈现出多元化和分布广泛的特点。这些企业不仅推动了凝血检测技术的发展，也为市场提供了更多的选择，有助于提高整个行业的竞争力。

四、有关凝血仪器注册信息概况

（一）信息来源——国家药品监督管理局

在中国，凝血仪器作为医疗器械，需经过国家药品监督管理局（NMPA）的严格审批和注册，才能投入市场销售和使用。注册流程主要包括申请、受理、技术审评、现场检查、审批决定等环节，以确保凝血仪器的安全性、有效性和质量可靠性。

凭借严格的注册审批制度，中国政府确保了凝血仪器在上市前经过充分的安全性、有效性和质量评估，降低了患者使用风险，保障了公众健康。在未来，随着凝血检测技术的不断发展，政府部门有望进一步完善注册管理制度，以适应市场发展需求，推动凝血检测行业的健康、有序发展。

（二）我国凝血仪器注册情况

制造业是立国之本、兴国之器、强国之基。随着我国研发能力和制造能力的不断提升，医疗器械领域的相关利好政策也在陆续出台，我国血栓与止血体外诊断领域产业发展取得了历史性成就。不仅产业体系更加健全，产业链也更加完整。国产品牌

自动化的凝血仪器以及配套的试剂、耗材等也越来越完善和丰富。

根据国家药品监督管理局网站的资料显示，据不完全统计，截至2022年底，中国市场上曾有约200款凝血仪器获得了国家药品监督管理局的注册批准。这些产品涵盖了全自动、半自动和手持式等不同类型，以满足不同医疗机构和实验室的需求。

（1）目前在注册证有效期内的产品中（图5-2-3），国产品牌凝血仪器注册数量占比77%，而进口品牌则占据了剩余的23%，国产品牌注册批准数量较多；2022年较2021年获批注册数量同比增长271%。这说明国内凝血仪器厂家在注册方面已经取得了一定的成绩，与国际品牌形成了良好的竞争态势。

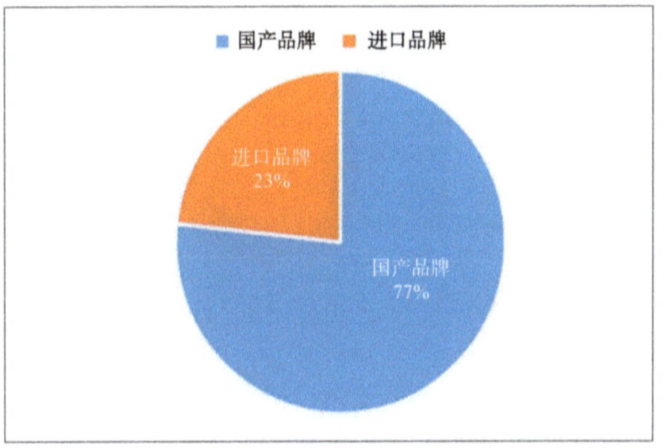

图5-2-3 国产品牌与进口品牌凝血仪器获批注册数量比例

（2）截至2022年数据，在进口医疗器械（注册）中（图5-2-4），共有8个进口厂家33款凝血仪器获批注册证，其中全自动凝血分析仪32个、即时凝血分析仪1个。

（3）截至2022年数据，在境内医疗器械（注册）中（图5-2-5），共有59个国产厂家109款凝血仪器获批注册证，其中全自动凝血分析仪74个、半自动凝血分析仪23个、凝血分析仪（未分类）9个、手持式凝血分析仪2个、便携式凝血分析仪1个。

（4）近两年（2021—2022年），中国凝血市场整体获批注册证总量为39个，其中常德普施康生物科技有限公司、北京赛科希德科技股份有限公司、深圳迈瑞生物医疗电子股份有限公司、重庆艾维迪医疗科技有限公司等厂家获批数量较多（表5-2-1）。

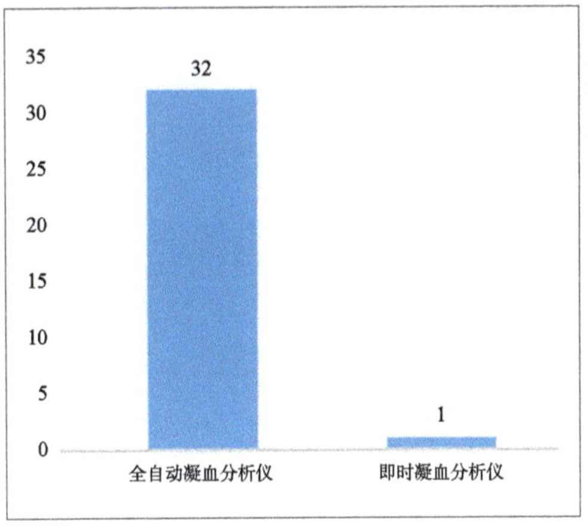

图5-2-4 进口医疗器械（注册）中凝血分析仪产品类型分布

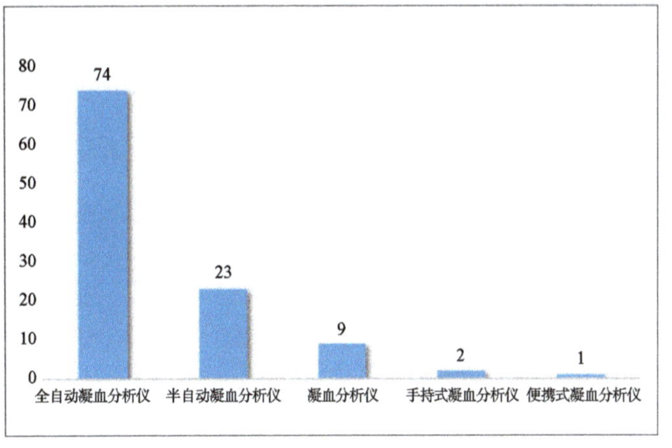

图5-2-5 境内医疗器械（注册）中凝血分析仪产品类型分布

表5-2-1 2021—2022年获批注册的凝血厂家及产品

编号	注册人名称	注册证编号	产品名称	型号规格	批准时间
1	常德普施康生物科技有限公司	湘械注准20222221616	全自动凝血分析仪	HMC200	2022-8-18
2		湘械注准2022221769	全自动凝血分析仪	HMC680	2022-9-19
3		湘械注准20222221227	全自动凝血分析仪	HMC800、HMC810	2022-7-7
4		湘械注准20222221236	全自动凝血分析仪	HMC600、HMC610	2022-7-11
5		湘械注准20212221069	凝血分析仪	MC100	2021-6-9
6		湘械注准20212221926	凝血分析仪	HMC160	2021-10-26
7		湘械注准20212221924	全自动凝血分析仪	HMC560、MC550	2022-1-7
8	北京赛科希德科技股份有限公司	京械注准20222220078	全自动凝血分析仪	SF-8200C	2022-2-9
9		京械注准20222220077	全自动凝血分析仪	SF-8100C	2022-2-9
10		京械注准20222220424	全自动凝血分析仪	SF-9200、SF-9200E	2022-11-22

（续表）

编号	注册人名称	注册证编号	产品名称	型号规格	批准时间
11	希森美康株式会社 SYSMEX CORPORATION	国械注进 20222220561	全自动凝血分析仪	CN-6500	2022-3-23
12		国械注进 20222220562	全自动凝血分析仪	CN-3500	2022-11-22
13	深圳迈瑞生物医疗电子股份有限公司	粤械注准 20222220368	全自动凝血分析仪	CX-9200、CX-9210	2022-3-21
14		粤械注准 20222220202	全自动凝血分析仪	Cx-9000、Cx-9010	2022-10-9
15	长春赛诺迈德医学技术有限责任公司	古械注准 20222220903	全自动凝血分析仪	SUNMATIK 7600	2022-10-25
16		吉械注准 20212220583	半自动凝血分析仪	SCLoT S4	2021-12-23
17	重庆艾维迪医疗科技有限公司	渝械注准 20212220197	全自动凝血分析仪	DC-500、DC-550、DC-560	2021-9-9
18		渝械注准 20212220198	全自动凝血分析仪	DC-3000、DC-3020	2021-9-9
19	北京九强生物技术股份有限公司	京械注准 20222220119	全自动凝血分析仪	MDC7500	2022-3-10
20	长沙明德生物科技有限公司	湘械注准 20222220378	全自动凝血分析仪	CL3000	2022-2-28
21	湖南知新上智生物科技有限公司	湘械注准 20222220775	全自动凝血分析仪	S-600	2022-5-9
22	北京中控精创生物技术有限公司	京械注准 20222220217	全自动凝血分析仪	2K-600	2022-5-10
23	湖南赛新生物科技有限公司	湘械注准 20222221052	全自动凝血分析仪	Talix-m3000	2022-6-13
24	广西标佳生物技术有限公司	桂械注准 20222220175	全自动凝血分析仪	S2000、S-500	2022-6-27
25	迪瑞医疗科技股份有限公司	吉械注准 20222220400	全自动凝血分析仪	BCA-4000	2022-6-30
26	山东艾科达生物科技有限公司	鲁械注准 20222220855	全自动凝血分析仪	GW-1000	2022-7-8
27	基蛋生物科技股份有限公司	苏械注准 20222221624	全自动凝血分析仪	CA5100、BCA-700、CA5200、BCA-710、CA5500、CA5600	2022-8-11
28	广州埃克森生物科技有限公司	粤械注准 20222221470	全自动凝血分析仪	Coag XL、Coag L、Coag M	2022-9-27
29	重庆鼎润医疗器械有限责任公司	渝械注准 20222220283	全自动凝血分析仪	DRC3600、DRC3200	2022-11-3
30	廊坊恒益生物技术有限公司	冀械注准 20222220463	全自动凝血分析仪	HC-7000、HC-6000	2022-12-15
31	深圳市国赛生物技术有限公司	粤械注准 20222220510	全自动凝血分析仪	GC-1000	2023-3-1
32	深圳市科创志达技术有限公司	粤械注准 20222221789	全自动凝血分析仪	MOK-90、MDK-100	2023-3-22
33	深圳市帝迈生物技术有限公司	粤械注准 20212220071	全自动凝血分析仪	CA510、CA520、CA530	2021-1-19
34	深圳传世生物医疗有限公司	粤械注准 20212220691	全自动凝血分析仪	YX-2000，YX-2100，YX-2200	2021-5-17
35	武汉景川诊断技术股份有限公司	鄂械注准 20212223538	半自动凝血分析仪	BCS-6100	2021-12-3
36	沐拓医学光电技术（武汉）有限公司	鄂械注准 20212223482	半自动凝血分析仪	MTG-4	2021-10-22
37	浙江普施康生物科技有限公司	浙械注准 20212220043	凝血分析仪	MC100	2021-1-29
38	深圳优迪生物技术有限公司	粤械注准 20212221311	全自动凝血分析仪	UD-C2000	2021-9-28
39	阿里生物技术泰州有限公司	苏械注准 20212220023	全自动凝血分析仪	ST800	2022-12-6

（5）大部分厂家已形成了具有差异化定位的系列产品，从低端全自动凝血到高端全自动凝血分别适用于不同标本量的用户，更好地满足不同层级终端医疗机构的需求。全自动凝血仪的研发、生产意味着我国已经在自动化方面取得了很大的进步，正积极追赶主流厂家的步伐。

（6）此外，在境内获批注册证的厂家中，行业内熟知的进口品牌希森美康株式会社 SYSMEX CORPORATION 也在 2022 年获批了两个国产注册证，分别是全自动凝血分析仪 Automated Blood Coagulation Analyzer CN-6500 和 CN-3500。希森美康是国内较早专注于实现本土化商业布局的企业。1995 年 6 月，济南希森美康医用电子有限公司成立。2018 年后，本土化仪器生产项目在济南工厂正式启动。

由此也可看出，不仅是国产品牌在逐步推动国产替代的进程，近些年外企厂家也在为深入中国市场做出大量布局，他们将中国体外诊断行业本土化作为未来重要的发展战略。例如：2021 年，罗氏与九强签署《试剂采购协议》，以补充罗氏诊断的凝血检测菜单。贝克曼库尔特与艾科达签署了战略合作协议，独家代理艾科达凝血类产品。同年，在凝血流水线方面，积水医疗与安图生物进行战略合作，拟形成 A1/B1 生化免疫凝血综合流水线以及凝血独立流水线。

（三）改革与措施

在具体的注册过程中，国内外厂家仍面临一些挑战，如临床试验周期较长、审批流程复杂等。为了解决这些问题，国家药品监督管理局近年来不断推进医疗器械审批制度的改革，如缩短审批时限、简化审批流程、加强风险监管等措施。这些改革旨在降低企业注册成本，缩短产品上市周期，提高市场准入效率。

此外，国家药品监督管理局还加强了对已注册凝血仪器的监管力度，如定期开展市场抽查、严查不合格产品、加强不良反应监测等。这些措施有助于确保凝血仪器在上市后的安全性和有效性，保障患者利益。

总之，中国的凝血仪器注册制度在保障产品质量和患者安全的同时，也为企业提供了较为公平的市场竞争环境。在未来，随着凝血检测技术的持续进步和市场需求的日益扩大，政府部门和行业监管机构需要继续深化改革，提高审批效率，优化监管措施，以推动中国凝血检测行业的高质量发展。

五、未来凝血检测的发展方向

（一）自动化流水线市场竞争格局

实验室智能化是当下及未来的发展趋势。根据BCC数据显示，2021年全球实验室自动化流水线市场为119亿美元，到2027年市场规模预计达到187亿美元，2022—2027年CAGR为7.9%，高于全球IVD行业整体5.5%的增速。

在国内居民医疗支出水平不断提高和国家不断推出有利政策的背景下，我国IVD产业呈现蓬勃发展的态势，综合性大中型医疗机构的中心实验室对自动化系统有了新的要求。因此，TLA（total laboratory automation，整体实验室自动化流水线）应运而生。

IVD流水线起源于日本，发展于欧美，用轨道联接检测系统和处理模块，目的是简化检测流程，提高检测效率，缓解医护人力资源紧张的局面，保证结果数据的准确性和安全性。凝血流水线与生免、血球等流水线相比有所区别，由于凝血检测TAT时间的要求、标本抗凝区别等因素，凝血流水线的主流是以凝血仪器链接的岛屿式流水线，而并非是一体式的TLA。目前进口三大品牌都已拥有凝血模块流水线产品，比如沃芬HemosIL自动化流水线系统；希森美康CS-5100凝血分析仪可与西门子流水线轨道进行连接；思塔高凝血流水线STA-Workcell Max等。

然而，国产凝血厂家也并不甘落后于进口品牌，在凝血模块流水线产品上也在不断努力深耕，逐渐跟上了市场的步伐，比如九强、赛科希德、迈瑞、艾科达、迪瑞和迈克等厂家都在为国产品牌崛起打下坚实基础。

（二）凝血仪器逐渐国产化趋势

随着中国人口老龄化的加速以及人们生活方式的变化，凝血检测在诊断、治疗和预防血栓性疾病方面的重要性将进一步凸显。与此同时，我国政府对医疗器械产业的支持力度不断加大，为凝血检测市场的发展提供了有力保障。

在这样的背景下，凝血仪器逐渐国产化的趋势将更加明显，具体表现在以下几个方面。

（1）技术创新：国内凝血仪器厂家将加大研发投入，不断提升自主创新能力，开发出具有更高性能、更低成本的凝血检测产品。例如，通过新兴技术，实现凝血检测的高灵敏度、高准确度和高通量分析。

（2）市场竞争：随着国产凝血仪器的性能和品质逐步提升，市场竞争将更加激烈。国内厂家需要不断优化产品结构，提升品牌影响力，扩大市场份额，与国际知名品牌形成合作共赢的竞争态势。

（3）国际化布局：国内凝血仪器厂家将积极拓展海外市场，加强与国际同行的交流与合作，提升自身在全球市场的竞争力。这将有助于推动国产凝血仪器的技术水平和品牌形象进一步提升，实现全球产业链的优化布局。

（4）个性化和智能化发展：未来凝血检测将更加注重个性化和智能化，以满足不同患者和医疗机构的需求。例如，通过大数据、人工智能等技术手段，实现凝血检测结果的智能解读、预测和报告，提高诊断和治疗的效率和准确性。

（5）政策环境：政府将继续完善医疗器械产业政策，优化产业结构，鼓励企业加大技术研发和产业升级力度。

（三）畅谈未来凝血检测市场

未来，凝血检测市场发展和凝血仪器国产化进程中，以下几个方面值得进一步关注。

（1）精准医学的推动：随着精准医学理念的深入人心，凝血检测将更加关注患者的个体差异，从而为疾病预防和个性化治疗提供更加精确的依据。例如，通过基因组学、蛋白质组学等多维度数据分析，揭示患者凝血异常的病因和分子机制，为精准干预提供新的靶向策略。

（2）医疗联盟与区域协同：未来国内凝血仪器厂家将积极参与医疗联盟的建设，加强与医疗机构、科研院所、行业协会等多方合作。这将有助于形成一个共享资源、优势互补、协同创新的产业生态，推动凝血检测技术的快速发展。

（3）互联网医疗的融合：随着互联网技术在医疗领域的广泛应用，未来凝血检测将更加便捷、高效，实现远程监测、云端分析等新功能。例如，通过物联网设备将凝血仪器与移动终端连接，患者可实时查看检测结果，医生也能随时进行远程诊断和指导，提高医疗服务的可及性和满意度。

（4）泛在监测和家庭化趋势：为满足患者在家庭和社区等多场景的检测需求，未来国产凝血仪器将朝着便携化、智能化的方向发展。例如，开发出体积更小、操作更简便的便携式凝血检测设备，使患者能够在家庭和其他非医疗场所方便地进行自我监测和管理。

（5）创新驱动的产业链整合：随着凝血检测技术的发展，国内凝血仪器厂家将加强与上下游企业的合作，实现产业链的整合和优化。例如，与试剂、传感器、数据分析等相关领域的企业展开深度合作，共同研发出更具竞争力的凝血检测产品和解决方案。

（陈哲　闫旭）

（王海　裴燕彬　审稿）

第三节
血型检测产品和技术发展及市场分析

一、概述

在现代医学不断向核酸变异，基因表达等微观方向发展时，人类对血型鉴定的认知也从原来的血清抗体、红细胞抗原检测深入到抗原表位基因鉴定、人类白细胞抗原（HLA）基因分型等分子检测水平。但是，作为常规输血辅助实验，实际工作中普遍采用的血型检测系统仍然是基于血液免疫学原理的方法，在配套设备方面，全自动仪器的普及则可以更好地保障血型相关检测结果的准确和安全。

人类 ABO 血型由 Landsteiner 于 1901 年发现，他采用免疫学方法检出红细胞抗原特性，奠定了免疫血液学的理论基础。免疫血液学主要解决供受者双方血液是否相合的问题，所研究的主要内容就是抗体在适当条件下与抗原发生特异性的可见反应，比如凝集反应、溶血反应等。血型检测是对红细胞表面抗原类型的测定，目前人类红细胞表面抗原系统已经高达 43 种。由于人类种群基因的差异，各血型系统在世界不同国家人群中的分布概率不同，不同国家的血型检测管理要求不同，就我国而言，目前血型相关常规检测仍然是对 ABO 血型和 RhD 抗原的测定，RhC/E/c/e 抗原检测应用较少。

二、国内血型检测产品当前应用概况

我国实验室血型常规检测系统为 ABO 血型系统和 Rh 血型系统，主要服务于输血相容性检测，为安全输血提供血型分析用基础数据。根据《输血相容性检测标准 WS/T 794—2022》的内容可知，对于 ABO 血型和 RhD 抗原检测包括两大应用场景，分别是采供血单位对献血者人群样本检测以及临床用血单位对患者人群进行检测。

采供血单位对献血者样本的检测包括 ABO 血型初筛、正反定型复检和 RhD 抗原鉴定，通常采用的检测方法为纸片法和微孔板法；同时，采供血单位需要对 RhD 抗原阴性样本进行确认。对于临床用血单位而言，血型相关检测已成为临床输血科及检验科常规检测项目，包括 ABO 血型检测、Rh 血型检测、交叉配血试验、稀有抗体筛查试验等。通常采用微柱凝胶卡式方法，根据各实验室的技术能力和各医院管理模式不同，医院检测的方法还包括试管法、聚凝胺法、微孔板法、纸片法以及固相捕获法。

无论是临床单位还是采供血单位，对血型的所有检测方法原理仍然是免疫血液学原理，即抗原抗体特异性结合的反应原理，最终根据凝集反应强度或情况来判断血型检测结果。

除了临床常规检测的 ABO 和 Rh 血型系统，Duffy、Kidd、MNS 血型系统中的不规则抗体检测在实际检验工作当中也越来越重要，对于这类稀有血型系统抗原抗体的鉴定，需要配套特殊的稀有抗体试剂或者抗原谱清晰的谱细胞试剂，受限于昂贵的试剂成本和检测费用，目前，不规则抗体的鉴定仅见于大型三甲医院或者采供血单位的血型参比实验室。而最终确认稀有血型系统归属时仍然需采用基因检测技术。通过对样本 DNA 基因序列的测定（PCR 技术），即可明确样本血型系统的特殊性质。但是从检测通量到检测成本，基因检测技术暂时还不适合血型筛查市场，多见于疑难血型的鉴定，通常在科学研究中更能显出其无法替代的价值。

三、血型检测产品相关产业政策

1998 年 10 月 1 日《中华人民共和国献血法》开始施行，这标志着我国无偿献血工作进入法制化管理的历史性新阶段。以献血法为依托，截至 2019 年我国有 12 项血液标准，从《临床输血技术规范》到《临床用血质量控制指标（2019 版）》都为输血医学的发展提供了规范指导依据。相对应产业所输出的产品均按照国家药品监督管理局颁布的《医疗器械监督管理条例》和《医疗器械分类目录》进行监管，除了常规耗材外，所有与血型检测相关的主要试剂和设备均按照第三类医疗器械进行入市监管，如全自动血型分析仪、全自动血库系统以及血型检测相关试剂等。根据现有法规体系要求，血型检测产品相关产业的准入门槛较高，截至 2022 年 12 月，国内共有 27 家被批准上市的三类血型检测产品厂家，仅占全国 2 320 家 IVD 生产企业的 1%。另外，血型市场还包括 9 家进口血型检测产品品牌代理。

随着数字信息化管理的不断发展，国内于 2022 年 6 月正式实施医疗器械唯一标识（unique device identification，UDI）管理，UDI 管理的首要原则是产品编码的唯一性，是准确采集医疗器械全生命周期数据的基础。通过追踪产品的唯一的不重复标识，最终实现该产品的精确识别及应用追溯，UDI 的唯一性是标识发挥其功能的核心原则。所有单位可借助通用扫描设备时时解析产品相关生产信息。数字信息的集成和追溯对于血型检测产品企业的体系监管更为严格，尤其是提供血源筛查试剂的相关企业，该类企业需要按照药品生产企业的监管要求进行管理。

从厂家申报体系考核到 UDI 的追溯，血型类产品的转化周期和经营成本变相增高，结合终端应用市场产出的经济效益进行综合分析，对投资该领域的企业整体要求较高，资金流向更容易被利益回输所引导，这对血型检测行业的发展有着重要影响。与近五年内迅速崛起的近千家化学发光试剂生产企业相比，血型检测产品的准入和监管更为严苛，血型产品新增厂家数量基本变化不大。一定程度上看，血型行业的竞争相对有限，整体市场的挖掘仍有空间。

从技术能力和经济实力分析，只有技术和经济实力均有一定储备的企业，才有进入血型领域的魄力；从学科发展方面分析，新进入该领域的国内企业承担了更多的社会责任和行业发展责任。

四、血型检测技术方法学

基于抗体血清与红细胞抗原反应的介质、载体不同，血型检测技术可以大致分为以下几种方法，分别是：①瓷板法（玻片法、纸片法）；②试管法（盐水法、酶法和聚凝胺法）；③微孔板法；④固相法；⑤微柱凝集法；⑥红细胞磁化法；⑦基因测序等分子生物学技术；⑧微流控凝胶法。

1. 瓷板法（玻片法、纸片法）

三种方法采用作为载体的耗材不同，分别为瓷板、玻片和纸片。所有方法操作流程基本相同，检测原理基于 1908 年 Ottenberg 等人提出的“盐水法”技术。主要用于检测 IgM 抗体，与相应红细胞反应后有凝集颗粒的即为阳性结果，无凝集颗粒的为阴性结果。该类方法操作简单，不需要离心，对实验室设备和场地要求较低，但是整体准确度较差，灵敏度较低，人为误差较大，结果溯源性差，目前仅用于 ABO 血型的初筛。

2. 试管法

在 1945 年前，Coombs 实验和酶法尚未建立，试管法仅用于盐水中可凝集的抗原抗体检测，主要是 ABO 正反定型检测。随着 Coombs 实验方法、酶法和聚凝胺法的诞生，试管法不仅可以检出 IgM 类型的抗体，同样可以检出 IgG 类型的抗体。在实际工作中，试管法作为一种经典的测定方法得到了广泛的应用。试管法相对瓷板法，需要离心机设备，对操作标准要求更为严格，从而使得该方法的准确度大大提高，但是，目前该方法正在逐步实现全自动化操作。在手工操作条件下，对实验人员的技术经验要求较高，尤其是 Coombs 实验的操作，需要多次洗涤，存在人为误差干扰。近年来，对该技术全自动化方向的研究一直受到业内人士的关注，2020 年国家药品监督管理局批准了江苏贝索生物工程有限公司的试管法的全自动血型分析仪。

3. 微孔板法

微孔板法采用的反应载体主要是类似酶标板的 96 孔 U（U/V）型检测板或者 120 孔 V 型板。血型检测项目的反应原理类似试管法，微孔板多应用于采供血单位对批量样本的测试。由血型项目测定扩展的 Capture 法和红细胞磁化法也以微孔板技术为基础，其反应介质不再只是盐水，可适用于不规则抗体筛查、交叉配血以及抗体鉴定等多个项目。

微孔板法最大的优势是全自动化批量处理样本。整体检测速度更符合采供血单位发报告的时间要求，检测项目相对单一。各地区有代表性的、检测量相对集中的临床单位也会采用微孔板法，从既往招标中标信息可知，微孔板设备采购成本相对高于微柱凝胶卡法的全自动设备。

4. 固相法（渗滤法）

固相法（渗滤法）采用的反应载体为免疫层析检测卡配套专用检测膜，实验反应原理仍然是抗原抗体结合的免疫血液学原理。根据现在的市场分布情况可知，该类产品主要应用于临床体检和部分采供血样本血型复检的环节当中，检测项目仅见于 ABO 血型定型和 RhD 血型测试，无法实现交叉配血等其他项目的测试。通过对国家药品监督管理局（NMPA）数据库的检索可知，市售产品同类方法学的产品还包括渗率法，与 Capture 法的固相反应原理截然不同。Capture 法采用微孔板包被抗原或抗体，可以实现全自动设备的测试，该技术主要应用于交叉配血，不规则抗体筛查及鉴定以及血小板抗体相关检测项目的测定。

固相法（渗滤法）相较于 Capture 法的优势为操作相对简单，成本相对有优势，但是同样无法实现检测结果的全程溯源，目前尚无对应全自动设备上市。

5. 微柱凝集法

1985 年，法国里昂的 Yves Lappierre 博士研发了微柱凝胶技术。1988 年，他与瑞士 DiaMed A.G. 合作，商业化生产血型凝胶卡，微柱凝胶法灵敏度高，特异性强，有较好的实验重复性，易于标准化。目前，临床输血科常规实验多采用凝胶技术进行检测。

微柱凝集法改变了常规判读模式，由一维图像结果转化成二维空间判读，对于弱反应结果的观察更为全面。目前，该方法学主要在临床实验室使用，部分采供血机构的鉴定中心及输血研究所有相关研发的配置。受限于设备和试剂的成本评估，该方法学的应用空间还有待进一步提高。

6. 红细胞磁化法

红细胞磁化技术是法国 DIAGAST 公司的专利技术，依然以微孔板为依托，可用于血型、交叉配血以及抗体筛查等多种项目测定。该方法学结合了微柱凝胶技术和微孔板盐水技术两种模式，适合批量测定样本，可以满足临床对检测项目种类齐全的要求，也同时适合采供血机构的大通量测试。

红细胞磁化法可以实现全自动设备的配套应用，目前专利保护和设备成本仍然是限制其占有率的重要因素。

7. 基因测序等分子生物学技术

与常规免疫血液血清学技术原理不同，分子生物学技术通过对基因遗传信息的分析，完成对某些特殊疑难血型种类的鉴定。截至 2022 年 9 月，ISBT 保存了所有目前公认的血型系统的官方记录，共有 43 个公认的血型系统，其中包含 349 个红细胞抗原，由 48 个基因决定。2023 年 2 月，我国陕西省宝鸡市血站发现了一例罕见的 ABO 亚型——CisAB 血型，该例血型基因已通过美国国家生物信息中心（NCBI）专家审核，正式被“GenBank”数据库收录并发布，作为新基因被世界共享。这一发现丰富了国际核酸序列数据库，对于阐明中国人群 ABO 亚型的分子遗传背景，进一步揭示中国人群 ABO 血型基因的特点具有重要意义。分子生物学技术主要应用于科研方向，结合国内实验室的规划管理，该技术多适用于个体案例分析阶段。

8. 微流控凝胶法

微流控凝胶技术以微流控芯片为基础，将抗体包被和凝胶填充到特定检测区域，可实现微流控血型检测卡的应用推广，目前与其配套的智能血型分析仪已获得美国专利授权，国内市场暂时没有相关产品在临床应用中的报道。

五、血型检测产品体系

血型检测产品体系主要包括血型检测仪器及血型检测相关试剂。

（一）血型检测仪器

血型检测仪器按照自动化程度分为半自动设备和全自动设备，客户端尚未见到血型流水线设备，业内信息调研可知，深圳市爱康和迈瑞医疗正在推动全自动血型检测流水线的研发。半自动设备多见于基层医疗单位，通常会作为夜班辅助器械或者急诊备用设备来使用，而国内有独立输血科建制的医院通常需要配置全自动血型设备。

1. 基于方法学的全自动血型设备分类

全自动血型设备可以根据所配套试剂的方法学不同进行区分，市售设备共包括三种方法学：微柱凝集法、微孔板法和试管法。

全自动血型设备主要模块由加样系统、孵育系统、离心系统、判读系统和软件系统组成。加样系统主要是对样本和试剂进行分配；孵育系统是对反应体系进行孵育；离心系统对反应体系进行离心；

判读系统则对检测结果进行拍照及图像分析；软件系统可实时记录所有操作日志，最终实现血型定型、不规则抗体筛选及交叉配血等多种检测项目的自动化检测和智能化分析。

目前市场上常见的全自动血型设备的配套试剂不同，设备的离心系统也各有差异，主要与试剂的反应原理相关，具体如下。

（1）基于微柱凝集法技术的全自动血型分析仪：微柱凝集法技术包括微柱凝胶技术和微柱玻璃珠技术。以微柱凝胶技术为例，该技术是凝胶过滤技术和免疫血液学反应相结合的产物，通常所采用的试剂耗材为 6 孔或 8 孔的微柱检测卡。检测卡当中的填充颗粒可以是凝胶或玻璃珠，颗粒间隙具有分子筛作用，阴性结果时红细胞沉积在卡底部，若红细胞凝集在凝胶或玻璃珠层上部或柱内，则为阳性结果。全自动血型设备可实现样本及试剂分配、孵育，血卡搬运，离心及判读等所有操作的自动化处理和全程追溯。

（2）基于微孔板法技术的全自动血型分析仪：微孔板法技术包括微孔板技术（U 型 /V 型 /UV 型）和红细胞磁化技术。该技术采用微孔板为反应载体，微孔板可以是 96 孔或者 120 孔。临床实验室多采用 96 孔 U 型透明聚丙乙烯作为载体，采供血机构多采用 120 孔检测板。以 U 型微孔板技术为例，该技术反应原理是免疫血液学中 IgM 抗体与红细胞抗原结合为肉眼可见的凝块，通过适当的孵育振荡，孵育，即可对阴阳性进行判读。反应后红细胞平铺于微孔底部则为非凝集，如果红细胞沉降至微孔底部形成集中的圆点状则为凝集。

微孔板采用的耗材如果是日本 Olympus 梯形微孔板，则该系统中没有离心过程。梯形微孔板里的抗原抗体发生免疫反应后需要自然沉降。微孔板也可以配套红细胞磁化技术实现对血型相关检测项目，整个系统不再配备离心机，通过磁力吸引，实现红细胞抗原抗体的加速反应。通过 CCD 成像技术或者利用光源接收器对微板投射光线信息进行捕捉分析，最终将反应结果记录在软件系统中，实现实验结果的自动判读。

（3）基于试管法技术的全自动血型分析仪：近年国内企业采用经典试管法原理，以六孔空白反应卡为试验载体，结合透射光通量变化机制测定凝集状态的强弱。该类设备目前可完成常规血型检测和聚凝胺实验检测，并享有专利保护。该类设备也可以实现加样，离心和拍照的全自动处理。

已上市全自动血型分析仪可检测项目包括 ABO 血型正反定型、Rh（D）血型定型、不规则抗体筛选、交叉配血和抗体效价等。随着输血科作为二级学科参与到疾病的诊疗救治过程当中，血液供应相关检测不仅是手术用血的基本保障措施，而且是有可能影响治疗效果的重要依据，所以，全自动血型分析仪的应用可以更客观、更精确地辅助诊疗方案的拟定，并为更多的科研技术提供硬件基础。

2. 全自动血型设备市场品牌

对于临床用户而言，全自动设备按照国产和进口品牌区分。国产的主要品牌有爱康生物、苏州长光华医、新华医疗以及源博生科；进口的主要品牌为美国伯乐、英国奥森多（美国强生）以及基立福。

对于采供血机构而言，全自动设备按照国产和进口品牌区分。国产的主要品牌有爱康生物；进口的主要品牌为美国贝克曼库尔特、瑞士 Hamilton、美国 Immucor 等。

国内全自动血型设备持证企业见表 5-3-1。

表 5-3-1 国内全自动血型设备持证企业列表

序号	注册证号	企业名称	产品名称
1	国械注准 20163221576	中山生物工程有限公司	全自动血型分析仪（微柱）
2	国械注准 20153221977	深圳市爱康生物科技股份有限公司	全自动血型分析仪（微孔板）
3	国械注准 20173224063	苏州长光华医生物医学工程有限公司	全自动血型分析仪（微柱）
4	国械注准 20223221431	苏州苏大赛尔免疫生物技术有限公司	全自动血型分析仪（微柱）
5	国械注准 20213220734	深圳麦科田生物医疗技术股份有限公司	全自动血型分析仪（微柱）
6	国械注准 20193220180	山东新华医疗器械股份有限公司	全自动血型分析仪（微柱）
7	国械注准 20213220311	烟台艾德康生物科技有限公司	全自动血型分析仪（微柱）
8	国械注准 20223220242	无锡源博生物科技有限公司	全自动血型分析仪（微柱）
9	国械注准 20163221401	深圳市爱康生物科技股份有限公司	全自动血型分析仪（微柱）
10	国械注准 20203220385	江苏贝索生物工程有限公司	全自动血型分析仪（试管）

注：参考自国家药品监督管理局医疗器械查询数据库。

国内主要进口品牌及代理商的简介如下。

（1）美国伯乐（Bio-rad）收购了西班牙达亚美公司，达亚美公司为全球最早推出微柱凝胶卡的厂家。主要血型仪产品为全自动血型分析仪 IH-1000、IH-500，配套微柱凝胶卡试剂，该系统主要用于临床实验室。

（2）奥森多（Ortho）收购了英国奥森多（美国强生）公司的输血检测产品。该系列产品于 1939 年进入临床实验室和输血医学领域。主要血型仪产品为全自动血型分析仪 ORTHO VISION，配套微柱玻璃珠检测卡，主要用于临床实验室。

（3）基立福（Grifols）收购了 Diana 免疫血液系列产品。主要血型仪产品为全自动配血及血型分析仪 WADiana Compact，配套 8 孔微柱凝胶卡，主要用于临床实验室。

（4）长春博迅生物技术有限责任公司成立于 2001 年，是将生物体外诊断试剂的研发、生产和销售融为一体的国家级高新技术企业，是瑞士 Hamilton 的全自动血型分析仪（微柱凝胶法）代理商。主要血型仪产品为全自动血型分析仪 Microlab STAR Line，配套微柱凝胶卡，主要用于临床实验室。

（5）烟台澳斯邦生物工程有限公司成立于 1992 年 10 月 10 日，是瑞士澳斯邦控股股份有限公司和烟台澳斯邦生物研发有限公司在中国设立的合资企业，公司是瑞士 Hamilton 的全自动血型分析仪（微孔板法）代理商。主要血型仪产品为全自动血型分析仪 Automatic Blood Grouping Diagnostic Instrument，配套微孔板技术，主要用于血站实验室。

（6）贝克曼库尔特（美国）股份有限公司在 1981 年在中国成立技术中心，2009 年收购 Olympus 诊断业务部，2011 年加入丹纳赫集团，并被拆分为贝克曼库尔特临床诊断与贝克曼库尔特生命科学 2 家运营公司。贝克曼库尔特商贸（中国）有限公司提供的 PK7400 血型分析系统，能够检测 ABO 血型和 Rh 血型，配套微孔板技术，主要用于血站实验室。

（7）北京汉泰旭和生物科技有限公司成立于 2008 年，是一家致力于血型诊断产品领域的体外诊断试剂公司，是意大利 G.S.G 公司的全自动血型分析仪代理商。主要血型仪产品为全自动血型分析仪 Fully Automatic Blood Grouping System，配套微孔板技术，主要用于血站实验室。

（8）北京博富瑞基因诊断技术有限公司代理的美国宜美康 Immucor 公司的血型仪产品为 Galileo Neo Automated Blood Bank System（全自动血型分析系统）。Immucor 公司从 1982 年开始推出血型相关自动化设备，配套微孔板及 Capture 技术，主要用于血站和临床实验室。

（9）万泰生物成立于 1991 年，主要从事生物诊断试剂与疫苗研发及生产，是法国 DIAGAST 的全自动血型分析仪代理商。主要血型仪产品为全自动血型分析仪 QWALYS3，配套微孔板技术，主要用于血站和临床实验室。

3. 全自动血型设备市场品牌占比

通常，临床单位与采供血单位使用的设备在方法学上不同，所以各品牌在市场上占有比率的统计，需要综合考虑用户群体和方法学应用与对应品牌的关系。

对省级三甲医院的初步调研数据显示如图 5-3-1，由图可知三甲临床单位目前主要采购的全自动设备仍然是进口品牌为主。数据显示，国产设备在省级三甲医院的占比仅有 21%，主要原因是进口产品推出全自动设备进入临床单位的时间要早于国产全自动设备。另外，一定程度上，三甲医院用户更倾向选择进口设备以体现自己在区域行业中的地位。随着国产设备性能的完善，进口设备的国产替代也成为后续同行业发展的潜在市场。

近年来，国家政策不断引导国产设备在各大医疗单位的落地，国产全自动血型设备也逐渐进入临床单位，经过不断的磨合，国产全自动血型检测设备也不断得到用户的认可。同时，血型检测相关试剂新品牌的诞生，也推动了行业中试剂与国产设备的合作进程，整体促进了国产设备在整个市场当中的发展进度。市场占比较大的品牌主要为深圳爱康生物、烟台艾德康和源博生科（广东宝莱特）。本次对国产设备品牌的统计中，遇到同品牌设备配套不同品牌试剂时，仅按照设备品牌进行汇总，具体信息见图 5-3-2。

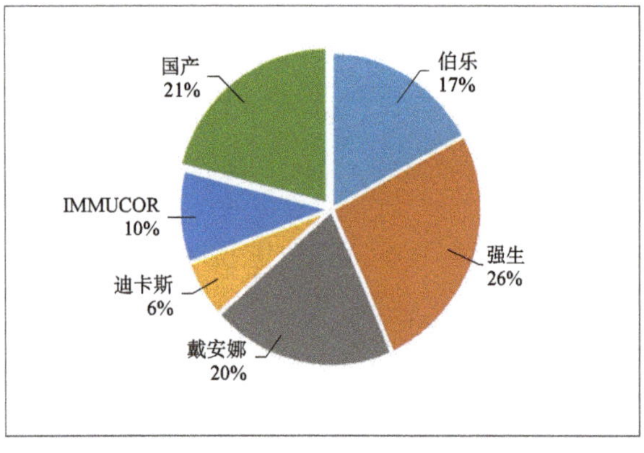

图 5-3-1　三甲医院血型检测设备占比图

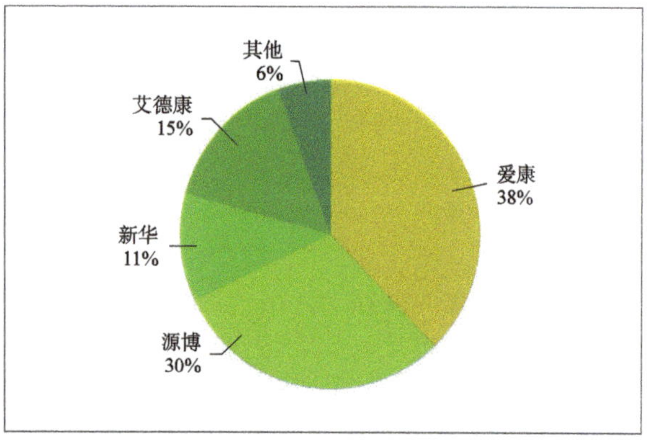

图 5-3-2　国产血型检测设备医院用户占比图

目前我国共有452家血站，其中全国共设置血液中心32个，中心血站321个，中心血库99个。目前，采供血单位用户所使用全自动血型设备均为开放系统，并且，所配套全自动设备的方法学均为微孔板技术，进口品牌设备包括贝克曼库尔特PK7300、瑞士Hamilton的Microlab STAR、美国Immucor的Galieo和法国迪卡斯的Qwalys；国产的品牌设备仅有爱康生物的Metis。2003年爱康生物推出第一台国产血型仪（半自动），2010年推出微孔板式全自动血型仪，2013年推出微柱凝胶卡式全自动血型仪，2020年全自动血型分析仪、全自动酶免仪、板式化学发光免疫分析仪3个平台荣获优秀国产医疗设备。普华有策数据显示，2021年全自动血型分析仪国内血站端市场规模为0.88亿元，深圳市爱康生物科技股份有限公司血站市场占有率为44%，排名市场第一，领先于其他国内外竞争对手。

4. 国产血型检测设备前期推广特点

国产血型检测设备在前期进入国内市场时有两个特点：一个是进入市场时间晚。相对于进口产品，国产设备进入市场的整体时间较晚，这与输血检测体量不大相关。早期输血检测仅作为检验科室的血库组，设备行业对客户的诉求反应相对滞后。另一个是国产设备推广周期更长。设备生产企业与配套试剂生产企业相对独立，也就是说，试剂供应企业需要与具有设备研发生产能力的企业共同推广市场，即使在商务合作顺利的基础之上，整个推广周期也变相延长。在遇到一台设备适配多种检测试剂的情况下，同质化竞争相对进口产品也变得更为激烈。

以上特点对于国产血型检测设备的后续推广有一定程度的影响，因为入市时间差的存在，使得进口设备的体系化服务更早地被用户适应，配套新的服务体系需要时间，也需要机遇。同时，这种适应也变相督促国产设备借鉴其成熟的体系化设置，从而推动国产设备和试剂的配套体系稳定性的研究，目前已知，部分设备厂家已经启动配套试剂产线的建立，或者部分试剂厂家也已筹建设备研发子公司，比较有代表意义的是爱康生物品牌和江苏力博品牌。在不久的将来，北京九强、北京乐普等品牌也会有自主体系的推出。甚至国内做血型产品的更多企业，也会给国内客户带来更全面更完善的检测体系。在血型检测设备无法与既定流水线实现接口互认的前提下，进口设备单机尚无法实现流水线模式的组合，国产血型检测设备在国产流水线领域或许有更快的节奏。

5. 国内血型检测设备的发展

随着输血行业标准化管理的层层深入，国家对输血安全性的重视程度越来越高，医疗单位对全自动血型设备的要求也进一步提高，这对输血医疗设备行业的研发能力而言，是机遇也是挑战，血型分析设备经历了从早期半自动小型设备到现在的全自动化设备，结合客户的实际需求，向全自动流水线的方向发展。

半自动小型设备主要包括卡式离心机和孵育器，部分厂家会配置对应自己产品的拍照系统或者微孔板清洗系统。半自动小型设备在基层医疗单位更为常见。

全自动血型设备可全程自动完成输血相容性检测相关项目的实验操作，从样本条码扫描开始，样本稀释、样本分配、试剂分配、孵育、离心以及判读等所有步骤均可通过后台软件控制，设备硬件自动完成操作并全程将系统信息反馈记录。

全自动血型设备的应用优势包括：第一，所有实验操作步骤均按照试剂说明书进行设定，有效规避人为误差对检测结果的干扰。第二，实验室检测效率得到全面提高。在国家《YY/T 1245—2014 自动血型分析仪》行业标准发布后，市售全自动血型仪设备在保证优良精密度和准确度的同时，可高效优化实验室工作流程，不仅缩短了操作人员的手工参与时间，而且降低了实验室生物危害风险。第三，智能化信息管理系统可有效保证测试结果的全程溯源。从系统初始化到设备运行动态实时监测，从数据收集整理到图像算法分析，全自动设备可全程记录操作运行日志，自动识别结果并永久保存，保证检测过程的可追溯性。

2000年卫生部发布的《临床输血技术规范》要求“二级以上医院应设置独立的输血科（血库）”。其中，全/半自动配血系统属于输血科（血库）必备仪器设备，从实验室管理和实验室结果溯源的方面考虑，全自动血型设备更能满足医疗单位长期发展规划的需求，因此，全自动血型设备或将成为我国医疗单位的基础设备之一。根据卫生健康委网发布的《2021年我国卫生健康事业发展统计公报》可知，2021年末全国医院中，公立医院有11 804个，民营医院有24 766个。按等级分：三级医院3 275个（其中：三级甲等医院1 651个），二级医院10 848个，其他22 447个。2021年末，全国医疗卫生机构床位944.8万张，与2020年比较，床位增加34.8万张。2021年，全年无偿献血人次数达到1 674.5万人次，较2020年增长7.5%。从床位数和献血人次数可知，全自动血型设备的需求仍然很大，无论是各级医疗单位还是采供血机构均需要更全面的推广。

据推测，全自动血型设备将向大型设备和小型设备两个方向发展。首先，样本量集中的大型三甲医院或大型采供血机构对大型设备提出需求，对于检测速度和检测项目种类要求更高，部分厂家已经着手构思全自动流水线的设计研发。其次，对于二级医院的客户而言，结构紧凑的小型设备更有应用空间。市场可见，曾经在全国三甲医院活跃的进口品牌也逐步推出新型号的全自动血型设备，来适应二级医院的诉求。另外，实际工作中，全自动设备品牌之间仍然有优化空间，如进口设备的开放程度，国产设备的体系化整合等。在经历了人机磨合匹配，质控体系完善，以及软件优化更新等必经阶段之后，全自动血型设备将向着检测效率更高，检测体系更完善的综合方向发展。

（二）血型相关检测试剂产品

1. 血型相关检测试剂分类

血型相关检测常规试剂按照方法学分类时，可以分为微柱凝集法（卡式）和液体试剂（非卡式）两大类。前者配套卡式离心机使用，后者配套微孔板或者试管法使用。非常规使用的基因检测试剂多为疑难血型的确诊方法，需要配套 PCR 设备使用。

血型相关检测常规试剂按照注册管理分类时，抗 A 抗 B 试剂为按照药品管理的体外诊断试剂，其他试剂属于Ⅲ类体外诊断试剂管理的医疗器械产品。根据国家药品监督管理局对该类试剂的分类管理可知，该类试剂的检测结果对患者的生命安全有极为重要的影响，所以血型试剂的安全性是每家医疗单位首先考虑的性能指标。

血型相关检测按照项目分类时，包括常规的 ABO 血型试剂，还包括不规则抗体筛查和交叉配血试剂，采用的试剂主要包括不规则抗体筛查红细胞和抗人球蛋白检测试剂。抗人球蛋白检测试剂可以是液体试剂或者是微柱凝胶卡试剂。

由于人类血型系统的复杂性，结合疾病病程的转归，实际工作中还会遇到很多的疑难血型的鉴定，包括亚型鉴定、稀有抗体鉴定、抗体效价以及血小板输注前的相关检测等，该类试剂多数属于科研试剂管理。其中，天津市秀鹏生物技术开发有限公司研发的人类红细胞 ABO 血型基因分型试剂盒（PCR-SSP 法）目前已经获得 NMPA 认证，这也说明分子水平检测试剂在疑难血型鉴定当中起着不可或缺的作用。另外，血型系统相关的其他检测还包括血小板抗体的检测。血小板表面含有 HLA 和 HPA 等抗原，血小板 HLA 和 HPA 抗体的存在会导致血小板输注无效，进而影响患者的治疗效果，严重时会危及患者生命，所以血小板输注前的检测也相当重要。NMPA 批准上市的血小板抗体试剂包括荷兰 Sanquin、欧蒙医学、长春博迅、爱康生物等 11 家企业。

2. 血型相关检测项目

血型相关检测试剂主要服务于输血相容性检测，具体检测项目包括：①患者的 ABO 血型、RhD 抗原、抗体筛查；②献血者的 ABO 血型、RhD 抗原、抗体筛查；③交叉配血。

根据临床用血需求汇总相关检测项目组合如下。

（1）申请输注红细胞成分的检测项目：

- 患者 ABO 血型正定型、反定型，RhD 血型和抗体筛查。
- 献血者 ABO 血型复检，RhD 阴性的献血者红细胞成分应当进行 RhD 血型复检。
- 必要时加做献血者抗体筛查。
- 主、次侧交叉配血。

（2）申请输注血浆成分的检测项目：

- 患者 ABO 血型正定型、反定型和 RhD 血型。
- 献血者 ABO 血型反定型复检。
- 必要时加做献血者抗体筛查。

（3）申请输注血小板成分的检测项目：

- 患者 ABO 血型正定型、反定型和 RhD 血型。
- 献血者 ABO 血型反定型复检。
- 必要时加做献血者抗体筛查。
- 手工制备血小板应进行交叉配血试验。
- 必要时可增加患者白细胞抗体和血小板抗体检测。

3. 血型相关检测新项目及市场情况

2022 年发布了《输血相容性检测标准》(WS/T 794—2022)，由此可见，献血者 ABO 血型复检将会引起各输血企业的关注。此外，在 RhD 抗原已经实现常规检测的情况下，具有显著临床意义的 C、c、E、e 抗原成为产生不规则抗体概率最高的诱发因素，RhD、RhC、Rhc、RhE、Rhe 抗原的检测也将成为后续血型检测相关产品的焦点。

结合新的行业标准的发布，部分地区已经着手献血者血浆的血型复检工作，但是，部分地区限于血浆供应紧缺，对该项工作的落实力度仍然有限。主要原因是当地血浆的保存和复融过程中，样本的留取受限，从制备到发放，所有环节均要面临新的变更。重要的是，同型相输的要求与科研结果不尽相同，科研结果显示，不同血型的血浆输注风险可控。在不同血型输注时，AB 型血浆作为血浆输注的首选方案；在 AB 型血浆库存不足时，A 型血浆相对于其他型血浆发生输血相关并发症的机会更小，可作为备选方案。如果刻意要求同型相输，现有血浆制品完全不能满足实际临床用浆需求，甚至会导致无浆可用的局面。另一方面，在已知献血者血浆复检血型的情况下，输注不同型血浆将会面临法律风险。

根据NMPA查询的RhD、RhC、Rhc、RhE、Rhe抗原的检测试剂可知，该类产品的生产企业已经由最早的4家增加到16家，结合行业学术研究方向可知，未来5年内RhD、RhC、Rhc、RhE、Rhe抗原的检测将会成为输血产品企业的竞争焦点。目前已知部分沿海地区和少数民族聚集区域，已经在建立和扩充自己的稀有血型库。从全国范围来看，重点保障单位建立稀有血型库的趋势正在加强，中国参与国际社会的赛事逐渐增多，国外特殊血型用血的储备和检测体现的不只是一起急救能力的保障，更有可能成为国际形象的代言，所以，未来稀有血型库相关的RhD、RhC、Rhc、RhE、Rhe抗原的检测将会成为热点。

4. 血型试剂主要品牌

血型试剂的主要国内品牌见表5-3-2。

表5-3-2 血型试剂的主要国内品牌列表

序号	注册证号	公司名称	试剂名称
1	国械注准20183400078	北京九强生物技术股份有限公司	ABO血型反定型检测卡（微柱凝胶法）
2	国械注准20143401911	上海血液生物医药有限责任公司	人ABO血型反定型用红细胞试剂盒
3	国械注准20163401340	长春博迅生物技术有限责任公司	ABO血型反定型检测卡（微柱凝胶）
4	国械注准20183401024	长春博德生物技术有限责任公司	抗e（IgM）血型定型试剂（单克隆抗体）
5	国械注准20153400739	天津市秀鹏生物技术开发有限公司	人类红细胞ABO血型基因分型试剂盒
6	国械注准20223400082	深圳市爱康试剂有限公司	ABO血型正反定型及Rh血型检测卡
7	国械注准20143402130	江苏力博医药生物技术股份有限公司	ABO血型反定型、不规则抗体筛查质控品
8	国械注准20183400386	苏州苏大赛尔免疫生物技术有限公司	ABO、RhD血型抗原检测卡（微柱凝胶）
9	国械注准20193401028	中山生物工程有限公司	ABO正反定型和RhD血型检测卡
10	国械注准20163401059	北京金豪制药股份有限公司	RhD（IgM）血型定型试剂盒（单克隆抗体）
11	国械注准20223400345	珠海贝索生物技术有限公司	Rh血型抗原检测卡（微柱凝胶法）
12	国械注准20223400310	厦门信德科创生物科技有限公司	ABO血型正定型和RhD血型检测卡
13	国械注准20163402482	石家庄凯达生物工程有限公司	人ABO血型正/反定型和Rh（D）血型检测卡
14	国械注准20193400850	天津德祥生物技术股份有限公司	Rh血型抗原检测卡（微流控凝胶法）
15	国械注准20173400665	英科新创（厦门）科技股份有限公司	ABO血型正定型试剂盒（固相法）
16	国械注准20153400438	上海润普生物技术有限公司	ABO血型正反定型及Rh血型检测卡
17	国械注准20203400810	广东菅安生物科技有限公司	人ABO血型反定型用红细胞试剂盒
18	国械注准20223401299	江苏中济万泰生物医药有限公司	ABO血型反定型检测卡（柱凝集法）
19	国械注准20173401412	北京乐普诊断科技股份有限公司	ABO血型反定型试剂盒（人血红细胞）
20	国械注准20223401112	珠海丽珠试剂股份有限公司	ABO正定型血型检测试剂（渗滤法）
21	国械注准20193400184	迈克生物股份有限公司	Rh血型抗原检测卡（柱凝集法）

注：参考自国家药品监督管理局医疗器械查询数据库。

采供血机构所使用的血型试剂通常按照药品试剂管理，市售血型检测试剂的品牌主要国内品牌包括：长春博德、上海血液生物和北京金豪。进口品牌的试剂目前仅可查到加拿大Dominion Biologicals Limited的试剂。

血型试剂的主要国外品牌见表5-3-3。

表5-3-3 血型试剂的主要国外品牌列表

序号	注册证号	公司名称	试剂名称
1	国械注进20173402210	宜美康（加拿大）公司	抗D（IgM+IgG）血型定型试剂（单克隆抗体）
2	国械注进20213400489	奥森多临床诊断（英国）公司	Rh/K血型检测试剂卡（柱凝集法）
3	国械注进20163403216	达亚美有限责任公司	人ABO血型反定型用红细胞试剂盒（微柱凝胶）
4	国械注进20153402890	法国迪卡斯公司	抗D（IgM）血型定型试剂（单克隆抗体）
5	国械注进20163404538	基立福诊断股份公司	ABO血型检测卡（微柱凝胶法）
6	国械注进20193401962	密理博（英国）有限公司	抗D（IgM+IgG）血型定型试剂（单克隆抗体）
7	国械注进20163400273	英国阿尔巴生物科技有限公司	RhD（IgM）血型定型试剂（单克隆抗体）

注：参考自国家药品监督管理局医疗器械查询数据库。

目前所有已知有配套质控品试剂的厂家见表 5-3-4。

表 5-3-4 已知有配套质控品试剂的厂家列表

序号	注册证号	公司名称	试剂名称
1	国械注进 20183400312	美国宜美康 Immucor, Inc	Rh 血型检测用质控品
2	国械注进 20213400429	达亚美有限责任公司 DiaMed GmbH	血型检测质控品 8IH-QC 8
3	国械注进 20153400634	荷兰三昆试剂有限公司 Sanquin	血型鉴定和抗体筛查质控品
4	国械注进 20183400310	奥森多 Alba Bioscience	血型检测质控品
5	国械注准 20203400955	天津德祥生物技术股份有限公司	血型鉴定及不规则抗体筛查质控品
6	国械注准 20193401771	长春博迅生物技术有限责任公司	ABO、RhD 血型检测质控品
7	国械注准 20223400207	上海润普生物技术有限公司	血型鉴定、不规则抗体筛查及交叉配血质控品
8	国械注准 20173400434	北京金豪制药股份有限公司	血型鉴定及不规则抗体筛查质控品
9	国械注准 20193401030	上海血液生物医药有限责任公司	血型试剂质控试剂盒
10	国械注准 20233400150	合肥天一生物技术公司	ABO、RhD 血型检测质控品
11	国械注准 20143402130	江苏力博医药生物技术股份有限公司	ABO 血型反定型、不规则抗体筛查质控品

注：参考自国家药品监督管理局医疗器械查询数据库。

5. 国内血型相关检测试剂的发展

近年来，市售血型相关检测试剂的发展相对平缓。从技术层面来看，免疫血液研究相对成熟。从国内企业规划分析，国际原料相对成本可控，政策方向相对稳定。所以，整体发展趋势相对平稳。

从国内该行业的深层次发展分析，国内输血行业仍有大量工作要开展。

首先是要做全。市场重点关注稀有抗体等科研试剂的生产和提供，由于同类产品的市场份额有限，目前多依赖进口。国内品牌相对国外品牌，从科研试剂清单，到市场准入时间都有一定优势，但是，随着国际贸易关系状况以及生物制品清关等细节问题的影响，国内企业如果可以研发出该类试剂产品，将会从根本上减少技术研究材料卡脖子情况的发生。

其次是要做稳。各种特异性血型抗体与红细胞等试剂的质量及稳定性将直接影响检测结果的准确性，因此血型检测试剂性能，全自动血型分析仪仪器性能以及试剂与设备的匹配一致性均会影响最终的实验结果，所以目前市场上每种方法学配套的设备和试剂均需接受市场用户与时间的考验。

最后是共赢。目前血型检测设备暂时无法实现检测系统的完全开放。以微柱凝胶系统为例，微柱凝胶卡技术已广泛应用于临床血型检测中，该技术灵敏度高、易于标准化，已成为输血相容性检测的首选方法。但是，在实际工作中，各个厂家的设备并不通用，即使国产全自动血型设备型号相同，其组件系统中的参数信息也不完全一致，这在后续流水线的开发方面，将是需要重点解决的问题。

六、血型检测仪器及配套试剂的市场发展状况

（一）国产全自动血型设备及配套试剂的品牌

根据国家药品监督管理局数据查询系统信息可知，国产全自动血型分析仪上市厂家共有 9 家，其中深圳爱康生物科技股份有限公司的全自动血型分析仪包括微孔板法和微柱法两个系列，江苏贝索生物工程有限公司的全自动血型分析仪以试管法为实验原理，其余厂家方法学多为微柱凝胶法，具体信息见表 5-3-5。

表 5-3-5 国产全自动血型分析仪厂家及试剂方法学

序号	注册证号	血型设备公司名称	自研试剂	方法学
1	国械注准 20163221576	中山生物工程有限公司	有	微柱凝胶法
2	国械注准 20163221401	深圳市爱康生物科技股份有限公司	有	微柱法
3	国械注准 20173224063	苏州长光华医生物医学工程有限公司	无	微柱法
4	国械注准 20213220734	深圳麦科田生物医疗技术股份有限公司	有	微柱凝胶法
5	国械注准 20193220180	山东新华医疗器械股份有限公司	有	微柱凝胶法
6	国械注准 20213220311	烟台艾德康生物科技有限公司	有	微柱凝胶法

（续表）

序号	注册证号	血型设备公司名称	自研试剂	方法学
7	国械注准 20223220242	无锡源博生物科技有限公司	有	微柱法
8	国械注准 20223221431	苏州苏大赛尔免疫生物技术有限公司	有	微柱凝胶法
9	国械注准 20153221977	深圳市爱康生物科技股份有限公司	试剂开放	微孔板法
10	国械注准 20203220385	江苏贝索生物工程有限公司	试剂开放	试管法

注：参考自国家药品监督管理局医疗器械查询数据库。

国产设备及配套试剂的代表品牌有长春博迅、江苏力博和爱康生物。

(1) 长春博迅生物技术有限公司成立于2001年，与博迅配套的全自动血型设备包括国产山东新华医疗器械股份有限公司的 Aretha 系列，还包括博迅代理的瑞士 Hamilton 的 Microlab STAR 系列。长春博迅在 2020 年的营业收入达到 3 亿元以上。

(2) 江苏力博医药生物技术股份有限公司成立于 2007 年，与博迅配套的全自动血型设备为无锡源博生物科技有限公司的 YBXK 系列。该公司在 2021 年营业收入达到 1.56 亿元，净利润 3 118.87 万元。

(3) 深圳爱康生物科技股份有限公司成立于 2003 年，目前为止仍然是国内唯一一家同时拥有基于微孔板式及微柱凝胶法两种技术的全自动血型分析仪的企业。与爱康设备配套的试剂由其全资子公司深圳市爱康试剂有限公司提供。爱康生物在 2021 年营业收入达到 3.97 亿元。在 2021 年前，爱康生物所提供的设备可以配套其他品牌试剂厂家，如北京九强和迈克生物等血型试剂厂家。为加快集团内部上下游产业链的配套发展及全面质量控制，2022 年后爱康生物设备配合其全资子公司的试剂上市推广。

2021—2022 年期间，设备厂家共增加 3 个新的品牌，试剂品牌数量暂时没有变动，这一现象提示未来血型设备与试剂也终将朝着完整体系化的方向迈进。同时，督促试剂生产商研发出匹配自己试剂的设备，或者至少要保证与仪器供应商的合作处于战略合作地位才能有稳定的体系供应。

（二）国产全自动血型设备及配套试剂的市场分析

据灼识咨询统计，全球医疗器械市场规模在 2020 年已突破 4 400 亿美元，预计 2020—2030 年期间年均复合增长率为 6.3%，超过药品行业增速。据南方医药经济研究所分析，中国医疗器械产业营业收入 2021 年达 1.156 万亿元，从 2015—2021 年年均复合增长率为 10.65%。我国医疗器械和药品市场规模的比例约为 0.31:1，而发达国家基本接近 1:1。我国医疗器械市场规模还有巨大的提升空间。医疗器械国产化率低，国产替代空间巨大。

全自动血型设备主要使用场景包括医疗机构、血站以及其他端口（政府机构、企业用户以及科研单位等）。根据国家卫生健康委编制的《全国血站服务体系建设发展规划（2021—2025 年）》，全国无偿献血血液采集量将由 2020 年的 2 636 万单位增长至 3 200 万单位，年均复合增长率 3.95%。未来我国血液采集量增长将带动血站市场的仪器与耗材的需求。

据 Medii Research 调查统计，2020 年我国血型试剂耗材市场规模增长至 11.5 亿元，增速为 10.57%。到 2025 年，中国血型检测试剂耗材的市场规模将达到 18.48 亿元，仍具有巨大发展的潜力。

2021 年我国全自动血型设备市场规模为 3.66 亿元，国内医疗机构及其他端口市场规模为 2.77 亿元。深圳市爱康生物科技股份有限公司市场占有率为 2%，排名市场第六，排名前五名的品牌仍然是进口三巨头和入市较早的国产代表，即美国伯乐、英国奥森多（美国强生）、基立福、长春博迅和江苏力博（图 5-3-3）。

医院市场的销售模式不同于采供血机构直接销售仪器，以试剂配套设备整体销售为主，国内设备供应商数量仅为试剂供应商数量的 1/2，因而国产品

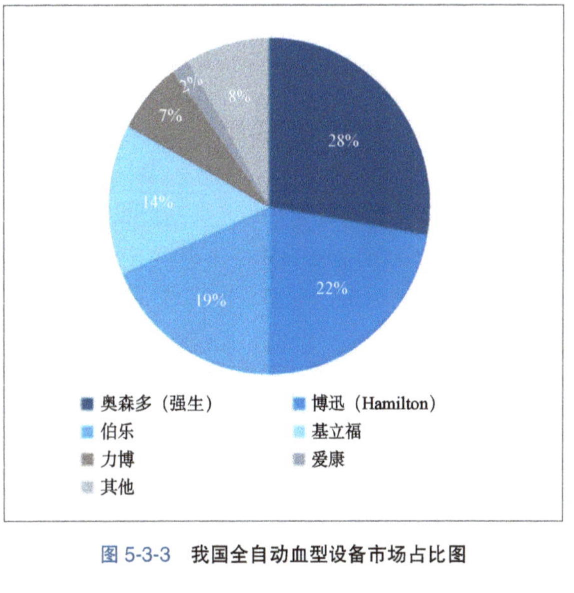

图 5-3-3 我国全自动血型设备市场占比图

牌在医院终端的组合形式多样，与体系化供应的进口产品相比有一定劣势。但是，随着进口贸易政策的变动，效期较短的红细胞试剂受到清关周期影响，不利于实验室体系化管理，这也使得医院客户愿意给国产品牌的设备和试剂一些机会。根据中金企信统计数据对整体市场空间进行分析，2021—2025 年预测采血量年均复合增长率为 6.1%，对应的医院终端的用血需求进行分析，未来 3~5 年内，国产全自动血型设备和试剂市场规模将保持稳步增长趋势（图 5-3-4）。

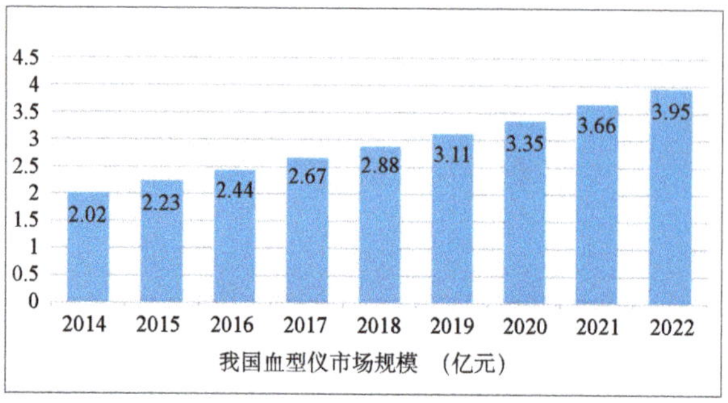

图 5-3-4 2014—2022 年我国血型分析仪市场规模走势图
（资料来源：智研咨询整理）

（三）国产全自动血型设备及配套试剂的市场方向

2021 年，国家财政部、工信部联合发布《政府采购进口产品审核指导标准》和《政府采购进口产品管理办法》，通过提高政府采购国产化比例，确需采购进口产品的，实行审核管理。进一步加速了医疗器械“进口替代”过程。

中国输血行业的行政管理不同于国外的输血服务机构，根据《新型冠状病毒肺炎疫情期间 2 309 家医院输血科（血库）生物安全防护调查分析》，目前我国输血科作为行政独立单位的比例为 45%，全自动血型分析仪使用比例仅为 40%。未来 3~5 年不仅有输血科全自动设备的国产化替代，还包括手工设备市场的全自动替代市场值得关注。

从方法学收费和医保管控可知，微柱凝胶技术在临床单位中的应用将会有更明显的优势。在国家医保严格控费和医疗耗材集中采购的情况下，微柱凝胶产品的设备及试剂在医疗单位将会有明显优势，国产试剂在集采中价格会有一定优势。而微孔板血型全自动设备则以开放系统的优势在采供血单位的采购中拥有很大的优势，尤其是 RhD、RhC、Rhc、RhE、Rhe 抗原微孔板技术的应用。

（四）国产全自动血型设备及配套试剂发展影响因素

输血检测行业的未来走向是试剂与设备的匹配，要求国产设备和试剂整个检测体系的完整性能得到很好的管理，即试剂与设备一一对应，或者开放系统的合理评估。

对于封闭系统而言，要求有稳定的红细胞试剂供应，这一点对于多数试剂供应厂商都有一定的影响。国外设备均配套有自主品牌的红细胞试剂，目前供应的稳定性或多或少均有一定影响。国内设备目前配套自主品牌红细胞试剂的厂家数量不多，主要与原材料来源受限有关。目前无法实现人类血液的制造，仅依赖于广大爱心人士的采血捐赠；患者自身的深度造血目前多是通过刺激患者血液再生造血来增加红细胞含量。并且，体内红细胞的代谢周期为 120 天，保存期限相对较短，从生产到运输再到终端应用，受到来自细胞代谢、环境、物流等多方面的影响，这一点对于国产设备和封闭试剂的体系化发展有一定程度的影响。除了设备和红细胞试剂，还包括全套质控品。整个体系的优化和完善要综合考虑红细胞试剂的保存时间、生产资质和准入门槛等，从而降低各因素对整个输血行业长远发展的影响。

对于开放系统而言，要平衡专利保护与垄断经营的利害关系。在保证检测结果准确性，试剂设备适配性的基础上，要做好售后服务的延续性，确保各品牌的体系化管理的合理性。开放系统的应用，在整个体系的稳定性方面有更全面的要求。在后续输血设备研发过程中，设备的开放程度及体系稳定性也会影响行业内不同品牌的发展方向。

总之，从稳定性考虑，封闭系统是更优的选择；从实验室管理方面，封闭系统也更为受欢迎。从医保控费角度分析，在试剂技术和设备技术都相对成熟的条件下，开放系统如果可以达到评估范围内的性能要求，也会成为国产替换进口市场的一个方向。

（五）国产全自动血型设备及配套试剂的技术发展方向

从“十二五”期间，科技部制定《医疗器械科技产业发展专项规划（2011—2015）》，到 2021 年 12 月《“十四五”医疗装备产业发展规划》的发布，国家政策一直在鼓励医疗器械行业技术创新。从近 10 年的专利申请可知，国内医疗器械企业已经突破多项技术壁垒，但是目前我国自主创新的医疗器械依然存在核心技术和关键部件，依赖国外进口的“卡脖子”难题。国内血型检测设备产品技术目前已经相对成熟，从微孔板到微柱凝胶，再到试管法和微流控技术，全自动设备工艺在客户端逐渐得到认可。据不完全统计，2011—2016年血型专利共有164项申请获批，2017—2022年的专利总数达到242项，由此可知，血型产品及配套设备技术在近10年的研究中在持续发展。预计在未来5~10年里，血型设备及配套试剂的发展方向将以稀有血型鉴定，疑难用血和特殊疾病辅助诊断为技术研讨难点，结合临床应用方向，主要体现在以下几个方面。

(1) 新技术的培训和推进。如新生儿溶血性疾病的检测方向，鉴别和实验诊断。新生儿溶血性疾病的研究机制日益明确，以国家“二孩”“三孩”政策和“优生优育”政策为引导，与输血检测相关的新生儿溶血性疾病会受到更大的关注，至少在妇幼保健医院，将形成全自动设备配套应用的必然性。

(2) 新的体系化管理理念的建立和推动。如稀有血型库的建立得到采供血机构和医院客户的认可，尤其是国内少数民族聚集区，稀有血型血源的储备和应急应用，将成为我国疑难血型分析和研究最基础的数据信息库。

(3) 智能集成化体系的建立。以数据共享为背景，逐步开展地区化的电子交叉配血系统的建立。在满足常规备血、特殊疾病合理用血的基础之上，以智能体系为管理工具，确保体系化建设的完整性得到完善。

(4) 跨学科联合应用研究。输血治疗作为医学诊治的重要检测手段，合理用血与疾病种类息息相关，如：凝血因子与血浆输注的关联性探索，新冠病毒导致的全身性血管炎和微小血栓病变时如何安全输注血液制品，肿瘤患者自身输血安全性的确认等。在凝血和自体输血等交叉学科的领域内，输血相容性检测的细化程度也将成为未来探讨的一个方向。

(5) 高端科研项目的设计。伴随着基因组学技术的完善和普及，中国特有血型系统的基因诊断和分析也将得到进一步的推动。从稀有血型基因水平的确认到稀有血型分布概率统计，从单独个体到社会人种基因差异，这将是一项长远且必要的基础工作，尤其是在输血基础性工作相对完善的情况下，高端科研项目将体现国内科研相关研究实力。

（杨小燕　马延尚　盛丹　邹左军）
（赖鹏飞　王学琴　强勇平　审稿）

第四节
尿液分析产品、技术及发展趋势

一、尿液检测概述

尿常规检测是三大常规检测之一，是作为临床评估健康状态最常用的检测项目，在临床上是不可忽视的一项初步检查，尤其在泌尿系统疾病的监测与治疗中发挥了重要的临床应用价值。

完整的尿液常规检测主要为尿液的理学性状检测、化学成分检测及有形成分的分析。从临床医学检验角度进行分析，相较于单独的尿干化学检测、理学检测或尿有形成分检测，联合检测可以得到更精准的检测结果，可为临床提供更全面、更有价值的报告展现。

1. 尿液理学指标检测概述

主要针对尿液颜色、浊度、比重、电导率、渗透压等一些特性的展现，可根据尿液外观变化及内部特性的分析对患者进行初步的判断。

2. 尿液干化学检测概述

尿液是一种化学成分十分复杂而又很不稳定的体液，许多病理情况都会导致尿液化学成分的改变。尿液干化学检测是利用尿干化学分析仪对尿液中相应的化学成分进行检测，尿液中的化学成分可使尿多联试纸上的模块发生颜色变化，颜色深浅与尿液中相应物质的浓度具有相关性。

3. 尿有形成分检测概述

尿有形成分可来自肾脏或尿道脱落的细胞、形成的管型、结晶和感染的微生物寄生虫等，有形成分的检查可以弥补尿理、化检查不足造成的漏检，对辅助泌尿系统疾病的定位诊断、鉴别诊断及预后判断等有重要意义。

4. 尿液生化检测概述

尿生化检测是以尿液为标本，通过全自动生化分析仪、特定蛋白分析仪等对尿液中的化学成分进行定量的检测。相对于干化学检测的定性检测，尿生化检测可实现对于更多检测项目的精确定量分析，可对泌尿系统疾病、肝胆疾病、糖尿病等疾病进行辅助诊断与疗效观察，对安全用药进行监护，以及评估健康状态。

二、尿液分析产品市场现状

1. 全球尿液分析市场现状

全球尿液分析仪品牌按厂家地区大致可分为：欧美品牌（Roche、Siemens、Beckman Coulter、77ELEKTRONIKA Kft）、日韩品牌（Sysmex、ARKRAY、YD Diagnostic）和中国品牌（DIRUI、URIT、AVE）等。根据 *Worldwide Medical Devices Market Factbook 2021*（Fitch Solutions，2022）披露数据，2022 年全球体外诊断市场约 917 亿美元，尿液分析市场占比这两年有所下降。

2. 中国尿液分析市场现状

中国尿液分析市场的国产品牌主要有迪瑞、优利特、爱威等。

（1）迪瑞是行业内率先开发全自动尿液分析仪，以及采用流动式数字影像拍摄技术尿液有形成分分析仪的公司，一体式尿液分析系统及尿液分析流水线倡导者；荣获多项国家发明专利；并参与起草了尿液分析仪、尿液分析质控物、尿液分析复合质控物等多项行业标准，在国内三级以上医院拥有很高的市场占有率。

（2）优利特推出了采用深度学习 AI 图像识别技术研制的模块化尿液分析系统，同时配合尿液特定蛋白检测技术实现了尿液全检测链流水线。公司拥有完善的尿液分析溯源体系并参与了多项尿液分析领域行业的起草编制，优良的品质促成了 URIT 便携式尿液分析仪入驻中国空间站和核心舱，为监测宇航员健康保驾护航。

（3）爱威在尿液、粪便、妇科等医学检验形态学领域深耕多年，其“机器视觉技术”和“医学显微镜形态检验自动化”等多项关键共性技术，填补了多项国内技术空白。随着迪瑞、优利特、爱威等国产品牌的发展壮大和不断创新，成功打破了国外产品一直以来的在高端尿液市场的垄断地位，逐步替代进口。外资品牌因产品价格、使用成本、技术水平等因素，市场占有率明显萎缩。再由政策导向的推进，国产品牌市场占有率已超过 50%。

三、尿液分析产品及技术情况

（一）尿液干化学分析产品及技术情况

1. H-1600 全自动干化学尿液分析仪（图 5-4-1）

由迪瑞公司生产，可满足医院对尿液干化学检测智能化、自动化和高通量的需求。

（1）结构组成：仪器由机械模块、液路模块、电路模块、预存盘与回收盘模块（选配）、软件系统组成。

（2）检测原理：多波长光电比色法。

（3）检测参数：检测速度 240 个标本 / 小时，可检测干化学 14 项，理学 5 项，提供蛋白肌酐比值（P/C）和微量白蛋白肌酐比值（A/C）参数等。

（4）技术创新：①精确的定量滴样技术，避免项目间的交叉干扰。②精确控制反应时间，确保结果的准确性。③高亮度冷光源、多波长检测，减少环境光干扰。

2. UC-1800 全自动尿液分析仪（图 5-4-2）

由优利特公司生产的新一代产品，其检测速度快，结果稳定可靠，一键即可完成样本的连续检测。

（1）结构组成：仪器由自动进样装置、自动选条装置、试纸条传送装置、液路装置、光学系统、中央处理器、废料收集装置、分析处理软件、显示器和打印机组成。

（2）检测原理：采用接触式图像扫描分析技术，

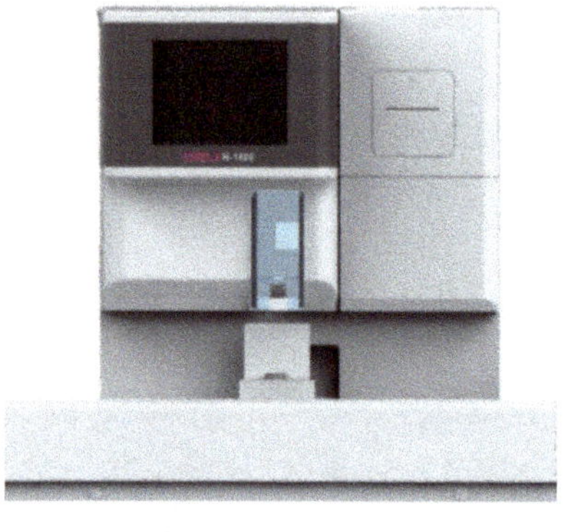

图 5-4-1 迪瑞 H-1600 全自动尿液分析仪

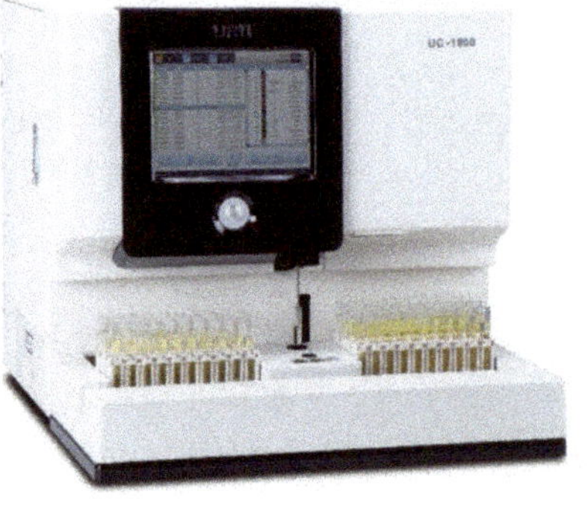

图 5-4-2 UC-1800 全自动尿液分析仪

通过判断试纸条的反应颜色变化得到待检物质含量。采用折射/透射法、RGB三原色法，检测尿液的比重、浊度、颜色。

（3）检测参数：检测速度480个标本/小时，可检测干化学14项，理学3项，提供尿微量白蛋白与肌酐比值（ACR）和尿白蛋白与肌酐比值（PCR）。

（4）技术创新：①采用液面感应功能加密闭试管穿刺采样，阻断尿液气溶胶传播途径；试纸仓磁条密封并内置干燥剂，保证试纸质量。②矩阵式高速滴样，精确定量滴样，避免测试项目间交叉污染。③温度控制功能，保持试纸检测区域的温度恒定，确保干化学反应在最适温度下进行。④试纸图像显示功能，可捕捉、显示并存储加入样本后的尿试纸条图像，便于复查和溯源。

3. AVE-752全自动尿液分析仪（图5-4-3）

由爱威公司生产，其自动化程度高，前端配有自动送样装置。

（1）结构组成：仪器由自动送样装置、样本处理装置、试带分送装置、干化学分析装置、理学检测装置、中央控制装置组成。

（2）检测原理：应用电荷耦合器（CCD）检测技术。

（3）检测参数：检测速度240个标本/小时，可检测干化学14项，理学5项，提供ACR参数。

（4）技术创新：①仪器采用独特的“子弹夹式”卡壳装载试纸条，确保试纸清洁无污染，避免人工直接接触试纸而干扰检测结果。②采用专利分纸技术和装置，确保纸条自动单条正面输出，准确入位，避免卡纸。③应用独创的淋样加样方式。④检测结果通过CCD拍照留存，方便人工复审和溯源。

4. UA-5600全自动干化学尿液分析仪（图5-4-4）

是由迈瑞公司生产，能对尿液中的所有常规物理、化学项目进行检测，提供完整的尿液干化学分析的体外分析仪器。

（1）结构组成：分析仪由选纸单元、纸条传送单元、液路单元、自动进样器、检测单元、控制单元、人机交互接口、输入输出接口、打印机、安装光盘组成。

（2）检测原理：尿液干化学分析仪以反射光测定为基本原理。仪器通过试剂块反应的显色来进行尿液成分的半定量检测。尿比重的变化会引起尿液折射率的变化。可通过检测光线经过注满尿液的三棱镜后折射角的变化来测定尿比重。浊度的检测通过散射法测得。颜色采用RGB颜色传感器对样本进行检测。

（3）检测参数：检测速度240个标本/小时，可检测干化学14项，理学3项，研究参数有P/C和A/C两项。

（4）技术创新：①试纸条配方全新升级，色块快速显色稳定大幅降低结果假阴率。②存纸、选纸、进纸、滴样模块全面升级，确保整机系统稳定可靠。③全自动的点阵式加样技术，提高分析精度，还能避免项目之间的交叉干扰。④试纸舱同时容纳不少于200根试纸条，密封性能好，保证试纸条储存质量。

（二）尿液有形成分分析产品及技术情况

1. FUS-360全自动尿液有形成分分析仪（图5-4-5）

由迪瑞医疗科技股份有限公司生产，产品可高自动化，高通量检测尿液有形成分。

（1）结构组成：分析仪由显微成像模块、样本自动进样模块、液路机构、数据处理模块组成。

（2）检测原理：基于平面流式技术原理，流体力学系统由特别设计的具有薄层结构的流动池构成，采样后样本进入流动池，样本在尿液分析用层流液的作用下以单层细胞的厚度在流动池的薄层结构处流过，然后被高速拍摄成像。

（3）检测参数：检测速度120个标本/小时，可自动分类尿有形成分25项。还可提供红细胞位相、

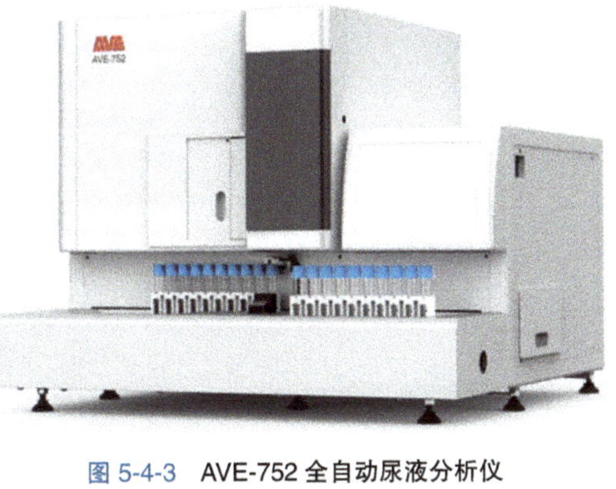

图5-4-3 AVE-752全自动尿液分析仪

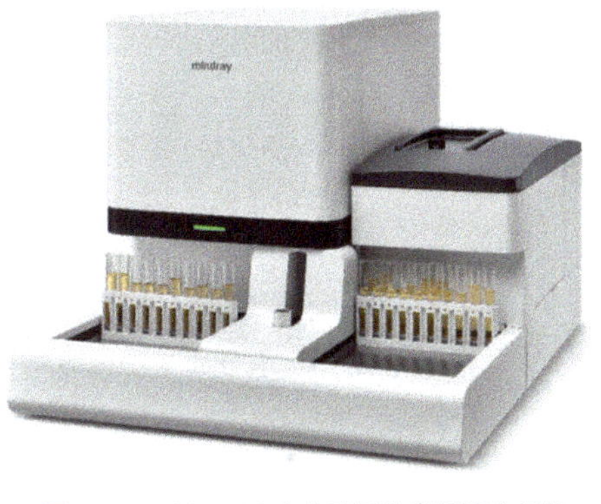

图5-4-4 UA-5600全自动干化学尿液分析仪

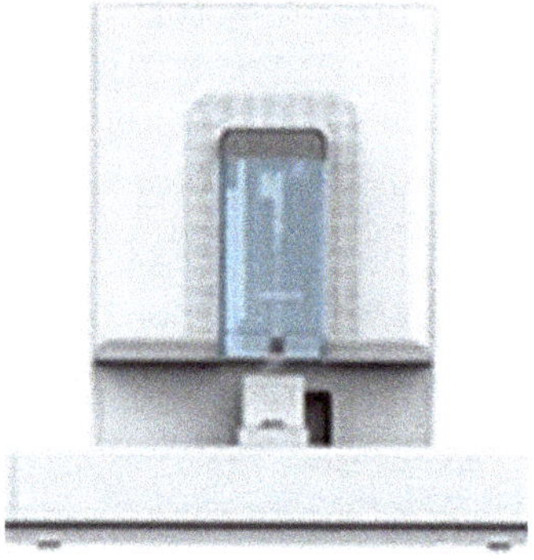

图 5-4-5 FUS-360 全自动尿液有形成分分析仪

尿培养提示等相关信息。据权威机构性能验证报告显示其形态学符合率均在 95% 以上。

（4）技术创新：①采用平面流式细胞技术，保证每个有形成分在显微镜镜头的焦点范围内从显微镜镜头和高速相机前流过，然后被高速拍摄，此外尿液的流动是扩散式的，也可有效避免有形成分聚集等现象的发生。②人工智能识别技术，自动有形成分识别软件和高度训练的智能识别技术可迅速地将有形成分粒子的图像提取出来，并根据被拍摄到的“粒子”的形态、纹理和频域特征来进行识别分类；通过对有形成分自动识别进行分类后，根据拍摄到的“粒子”影像数量和扫描的尿液样本体积来计算有形成分的浓度。

2. UD-1320 全自动尿液有形成分分析仪（图 5-4-6）

由优利特公司生产，于 2019 年升级优化人工智能深度学习识别算法，大幅度提高尿液有形成分快速智能分析和识别的能力，可适应医疗机构对尿液分析的智能化、自动化和大批量标本的快速处理能力的要求。

（1）结构组成：分析仪由显微拍摄系统、液路系统、控制系统、识别软件、机械装置、输入输出部分组成。

（2）检测原理：有形成分采用数字成像自动识别、平面流式细胞及深度学习人工智能技术，理学采用电阻抗法。

（3）检测参数：检测速度 120 个标本 / 小时，可检测有形成分 38 项，理学 2 项，红细胞形态学 4 项。

（4）技术创新：①采用人工智能深度学习技术，运用大量经过专家审核分类的粒子图片对仪器进行训练，使仪器从中自己总结出了一套涵盖绝大部分粒子变异形态的识别规则，对尿液有形成分的综合识别率由行业平均水平的 80% 提升到了 95% 以上。②支持穿刺的生物安全试管，该试管采用高密封性可穿刺塑料复合膜；在确保密封性的同时，防破损、防外泄、防洒漏，降低尿液气溶胶对检验人员的生物安全危害。③与华为云合作实现 AI 训练和云计算，使人工智能识别率和识别项目不断提升。

3. AVE-766 尿液有形成分分析仪（图 5-4-7）

由爱威公司生产，是具备机器视觉技术、低倍过筛、定位和高跟踪识别的全新系列产品。

（1）结构组成：分析仪由自动送样装置、样本处理装置、视觉传输处理装置、理学检测装置、中央控制系统组成。

（2）检测原理：机器视觉技术、显微镜快速自动聚焦技术、低倍阴性过筛技术、低倍目标定位技术和高倍目标跟踪识别技术。

（3）检测参数：检测速度 100~200 个标本 / 小时，可检测有形成分 30 余项，红细胞形态学 5 项。

（4）技术创新：①仪器配套的尿液标本采集器全密封设计，标本运送过程中全程封闭，可气动传输，上机后闭盖穿刺取样，避免环境污染及气溶胶传染风险，解放人力，缩短标本周转时间。②通过应用低倍镜下全视野快速扫描技术，实现阴性标本过筛功能；对阳性标本应用定位跟踪技术，在低倍镜下对目标定位，高倍镜下对目标自动跟踪放大，对细微结构进行鉴别分类。③通过高速 ARM 显微镜控制技术及自动快速聚焦技术，快速采集有形成分图片，确保图像清晰度与图像质量稳定性。④依托人工智能技术，不断优化识别算法，基于五千家

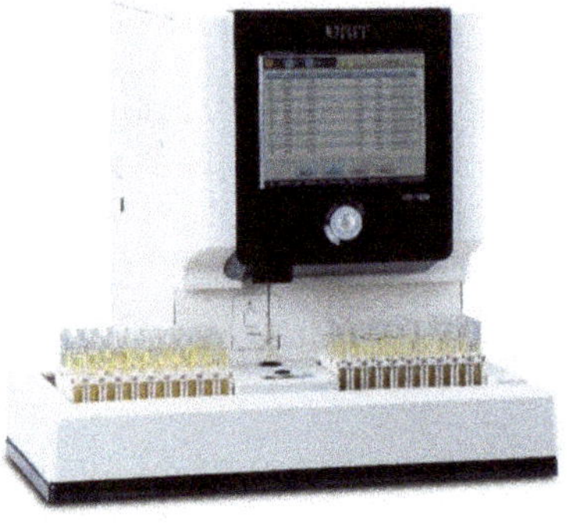

图 5-4-6 UD-1320 全自动尿液有形成分分析仪

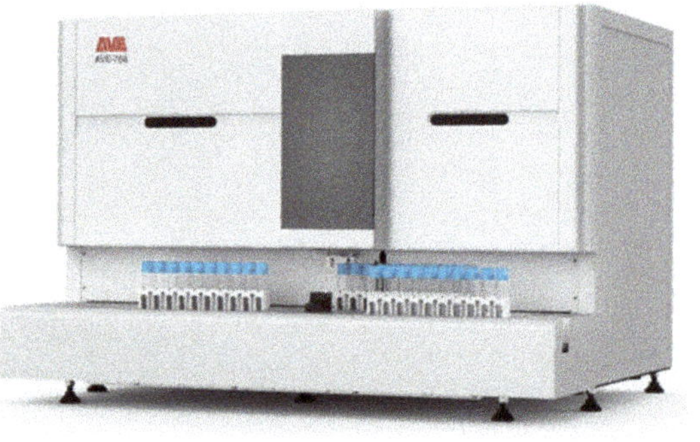

图 5-4-7 AVE-766 全自动尿液有形成分分析仪

用户的海量数据库不断训练。

4. EH-2090全自动尿液有形成分分析仪（图5-4-8）

是由迈瑞公司生产，采用计算机视觉技术，对尿液中的有形成分进行分析鉴别的体外分析仪器。

（1）结构组成：分析仪由液路模块、光学模块、机械模块、电路控制模块、分析处理软件和显示打印模块组成。

（2）检测原理：计算机视觉（computer vision）是用光学成像系统、光耦感知设备以及计算机等代替检验医师的手、眼和脑来做测量和判断的。在尿液有形成分分析领域，计算机视觉通过CCD/CMOS和图像采集卡等视觉感知设备等将尿液中各种有形成分转换成数字图像信号传送给计算机，通过分析软件对图像进行形态学分析与图像特征提取，识别尿液中的有形成分，实现分类和计数。

（3）检测参数：检测速度120个标本/小时，有形成分报告参数包括本分析仪自动检测参数和自定义检测参数（最多30个）。

（4）技术创新：①采用形态学金标准，结合流式计数池和机器视觉技术、坐标定位追踪识别技术，无需定焦液，实现对尿液有形成分的定量检测。②磐石超稳防抖技术，保障高速、稳定的检测有形成分。③多景深融合技术，保障高统计高清晰的拍摄有形成分图像。④自动多倍统计技术，确保管型不漏件，提高干化学与有形成分分析的符合率。⑤兼顾检测速度的同时，应用全新纳米级算法对样本进行逐个对焦，确保图像拍摄清晰度经久不衰。

5. Mejer-1800尿液有形成分分析仪（图5-4-9）

由美侨推出的国内最早使用S-M染色法与AI技术相结合，对尿液有形成分进行自动识别的一款仪器。

（1）结构组成：分析仪由自动进样装置、采样装置、染色池、显微拍照装置组成。

（2）检测原理：采用机器视觉成像技术对尿液中的有形成分进行自动定位、聚焦、识别、分类和计数。

（3）检测参数：检测速度90~150个标本/小时，可检测尿有形成分39项。

（4）技术创新：①采用16孔一次性定量计数板对尿有形成分进行染色和计数，根据尿沉渣中不同类别细胞自身的生理特性，染液中的色素不同程度地附着在细胞表面，轮廓边缘更加清晰，对比度更高。②不同类别的细胞在色彩上也呈现出较大的差异。染色后整体图像对比度增强，细胞边缘清晰，提高了聚焦的精度和识别的准确度。③测试过程浓稠样本自动稀释，确保结果的准确性。④多线程多种人工智能识别模型，细胞识别率高。

（三）尿液分析系统（流水线）产品及技术情况

1. MUS-3600/MUS-9600全自动尿液分析系统（图5-4-10和图5-4-11）

是迪瑞于2020年推出的模块化尿液分析流水线，可满足临床实验室对于自动化、高通量尿液标本检验的现实需求。

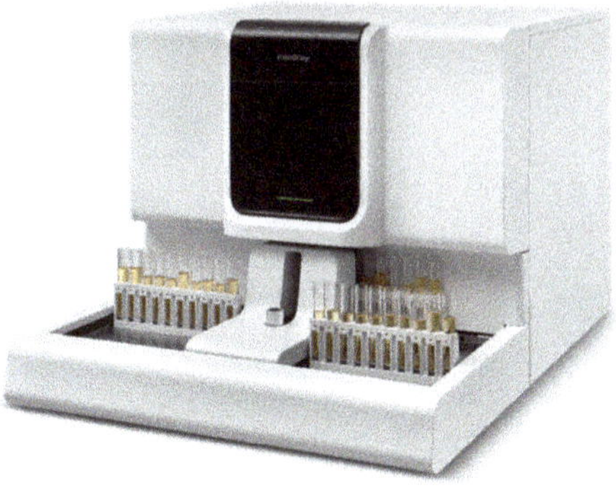

图5-4-8 EH-2090全自动尿液有形成分分析仪

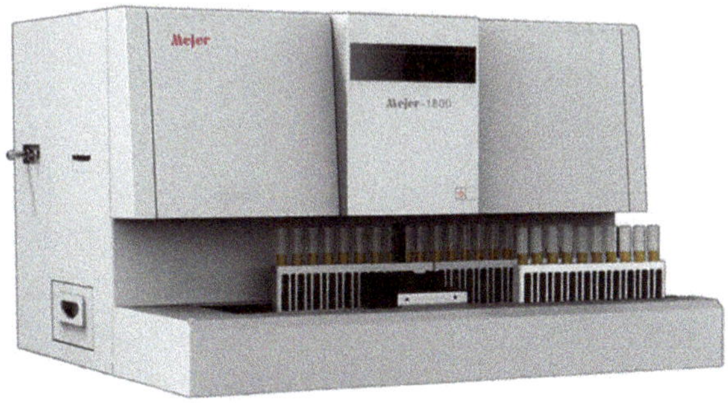

图5-4-9 Mejer-1800尿液沉渣分析仪

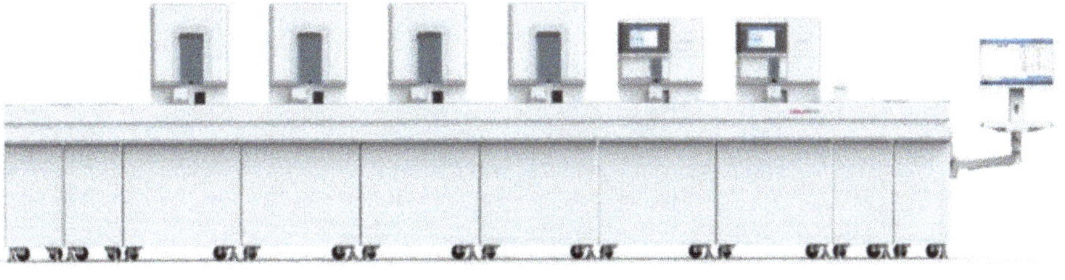

图5-4-10 MUS-3600尿液分析流水线

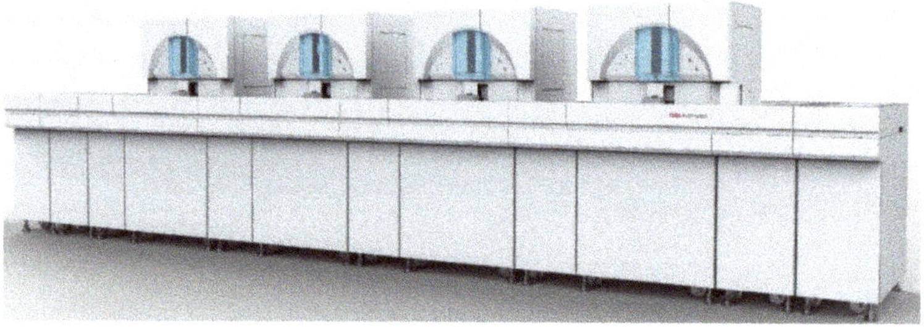

图 5-4-11 MUS-9600 尿液分析流水线

（1）结构组成：MUS-3600 系列由 FUS-360 全自动尿液有形成分分析仪与 H-1600 全自动尿液干化学分析仪联机组成，支持直线型布局的 11 种组合，最大可实现 2+4 组合模式；MUS-9600 系列由全新一体机模块组成，由标本预存盘、回收盘、标本输送装置将测试模块串联一起，最大支持四模块联合检测。

（2）检测原理：干化学采用多波长光电比色法，通过测定试纸条反应后的颜色值从而得出干化学测试结果；有形成分采用平面流式细胞技术 + 高速摄像技术 + 人工智能识别技术，通过软件将有形成分图片进行分割、转换成数字信息后，进行分类。

（3）检测参数：MUS-3600/MUS-9600 最多一次性装载 520 个标本。最高测试速度 480 个标本 / 小时，一键测试即可完成尿液有形成分、干化学、理学共计 44 项参数的检测，其中有形成分 25 项，干化学 14 项，理学 5 项，还可提供红细胞位相、尿培养提示等相关信息。

1）有形成分可识别的项目有：正常红细胞、小红细胞、棘形红细胞、影红细胞、其他异形红细胞、白细胞、白细胞团、鳞状上皮细胞、肾小管上皮细胞、移行上皮细胞、透明管型、颗粒管型、蜡样管型、宽大管型、其他管型、杆菌、疑似球菌、假菌丝酵母、酵母菌、草酸钙结晶、尿酸结晶磷酸铵镁结晶、其他结晶、精子及黏液丝共 25 种有形粒子。

2）干化学测试项目有 10~14 项：尿胆原、胆红素、酮体、潜血、蛋白质、亚硝酸盐、白细胞、葡萄糖、酸碱度、比重、维生素 C（可选）、微白蛋白（可选）、肌酐（可选）、尿钙（可选）。

3）理学检测项目为：颜色、比重、浊度、电导率、渗透压。

4）其他参数项目：A/C、P/C、红细胞位相信息、尿培养信息等。

（4）技术创新及临床意义：①尿液标本在鞘液的包裹下进入检测系统，确保尿液的有形成分始终以单层独立的方式通过显微镜头，避免粒子重叠与聚集；采用高速摄像技术，40 倍物镜放大，每个标本拍摄 2 500 余幅图片，避免漏检。②采用人工智能识别技术，基于海量临床标本建立尿液有形成分图像大数据库，应用人工神经网络技术准确提取图像特征信息，自动完成有形成分识别与分类。③系统提供红细胞形态学（位相提示）信息，提示均一性红细胞、非均一性红细胞及混合性红细胞，协助诊断肾脏疾病及出血部位并能详细呈现异常红细胞形态；管型亚分类丰富，可有效协助临床诊断和监视肾脏实质性病变及肾病进程。④可区分致病病菌种类，提示尿培养信息，为尿路感染诊断与治疗提供参考；提供 ACR 参数，为肾病早期筛查提供依据。⑤支持复检条件设置，当标本满足复检条件时仪器自动提示镜检。

2. *US-3000/US-1680 尿液分析流水线*（图 5-4-12 和图 5-4-13）

是优利特 2020 年推出的产品。其中 US-3000 系列在原有尿液常规分析流水线基础上创新增加尿特定蛋白模块和尿生化检测模块，实现尿液标本理学、干化学、有形成分、特定蛋白、生化定量的一站式检测；US-1680 系列在一体机基础上，增加联机功能，满足不同市场的需求。

（1）结构组成：US-3000 系列由干化学测试模块、有形成分测试模块、特定蛋白测试模块、生化测试模块和全自动样本处理模块组成，支持 “I” “L-90” “L-270” “U” “Z” 5 种布局的多种组合形式；US-1680 系列通过 1 台或多台干化学、有形成分一体机测试模块和全自动样本处理模块连接组成。系统集成了干化学测试模块、有形成分测试模块、理学测试模块装置于一体，通过全自动样本处理系统的 ST 标本前处理装置、SS 标本输送装置、YC 标本后收容装置、SZ 标本过渡装置，组成尿液分析流水线。

（2）检测原理：系统理学采用折射 / 透射法、RGB 三原色法、阻抗法，测定尿液的比重、浊度、颜色、电导率、渗透压参数；干化学采用接触式图像扫描分析技术，通过判断试纸条的反应颜色输出

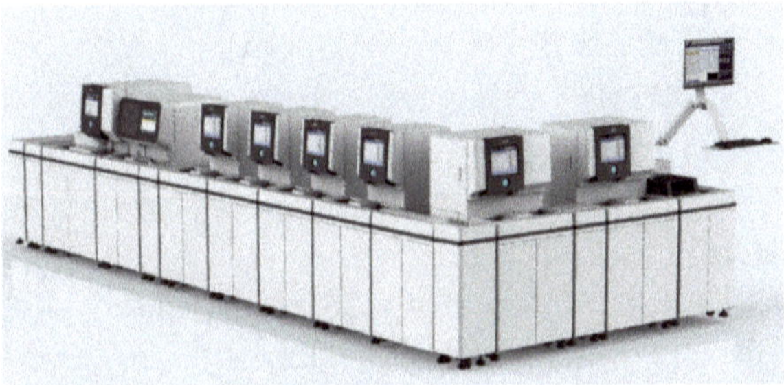

图 5-4-12 US-3000 全检测链尿液分析流水线

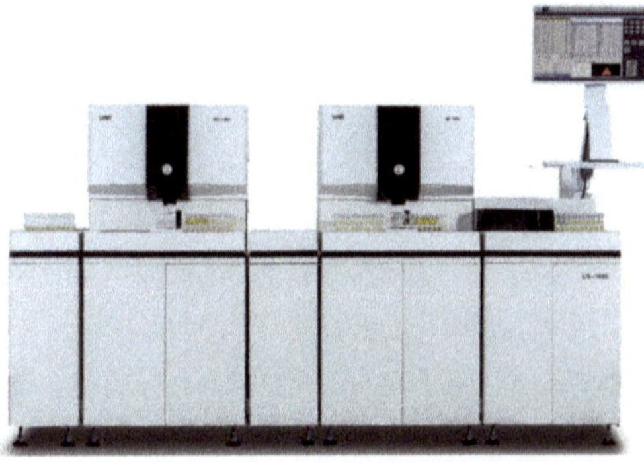

图 5-4-13 US-1680 尿液分析流水线

检测结果；有形成分采用数字成像自动识别、平面流式细胞及深度学习人工智能技术，自动识别有形粒子形态，对其进行正确分类；特定蛋白采用免疫散射比浊法，定量测定各特定蛋白指标；生化采用比色法、透射比浊法，定量测定各微量蛋白、酶等指标。

（3）检测参数：US-3000 系列最高检测速度 800 个标本 / 小时；US-1680 系列系统分为干化学和有形成分联合模式、单干化学模式、单有形成分模式，2 台 US-1680 联机时，最高检测速度 240 个标本 / 小时。综合检测项目最高 87 项，其中有形成分 38 项，干化学 14 项，红细胞形态学 4 项，理学 5 项，特定蛋白 10 项，生化 14 项，研究性参数 2 项。

1）有形成分可识别的项目为：红细胞总数、棘细胞、球状突起样红细胞、皱缩红细胞、白细胞、巨噬细胞、尿路上皮细胞、肾小管上皮细胞、细胞管型、血液管型、宽大管型、草酸钙结晶、尿酸结晶、非晶形结晶、球菌、杆菌、酵母菌、镰刀菌等 38 种有形粒子。

2）干化学检测项目为：维生素 C、白细胞、酮体、亚硝酸盐、尿胆原、胆红素、蛋白质、葡萄糖、尿比重、隐血、酸碱度、肌酐、尿钙、微量白蛋白。

3）红细胞形态学项目为：红细胞平均体积、红细胞平均体积变异系数、异常红细胞比值和红细胞体积分布直方图。

4）理学检测项目为：颜色、比重、浊度、电导率、渗透压。

5）特定蛋白定量检测项目为：尿微量白蛋白、尿转铁蛋白、尿免疫球蛋白 G、尿 α_1- 微球蛋白、尿 β_2- 微球蛋白、尿肌酐、ACR 等 10 项。

6）尿生化定量检测项目为：尿微量白蛋白、尿液总蛋白、α- 淀粉酶、尿转铁蛋白、尿免疫球蛋白 G、尿视黄醇结合蛋白、中性粒细胞明胶酶相关脂质运载蛋白、尿肌酐等 14 项。

7）研究性参数项目为：ACR、PCR。

（4）技术创新及临床意义：①鞘液将有形粒子包裹压缩成单层通过高倍显微镜头，避免堆积、重叠。②深度学习人工智能识别技术升级及优化，配备完善的有形粒子专家库，AI 自主在云端完成学习和训练、自动迭代，真正解决复杂环境下尿液有形成分的模糊识别问题。③提供 5 种红细胞亚分类，有效帮助临床判断血尿来源。④可准确识别巨噬细胞、肾小管上皮细胞、细胞管型，为临床鉴别尿路炎症和肾小管间质性肾炎等疾病提供实验室依据。⑤提供 ACR/PCR 参数，为肾脏疾病的早期诊断、治疗、预后提供重要的依据。⑥保留原始粒子、试纸反应高清图片，有图可依、结果可溯。⑦特定蛋白及生化模块支持 20 余项特定蛋白及生化项目的定量检测，精确定位蛋白来源，有助于临床判断肾脏受损部位。

3. AVE-772 尿全项自动分析仪（图 5-4-14）

由爱威公司推出的产品，采用一体化设计，一次吸样即可完成理学、干化学及有形成分检测，操作简便，节省实验室空间。

（1）结构组成：该分析仪由干化学测试模块、有形成分测试模块、理学测试模块、样本进样模块、采样模块等结构组成。

（2）检测原理：干化学及理学采用电荷耦合器（CCD）检测技术，实现对尿液理学及干化学指标进

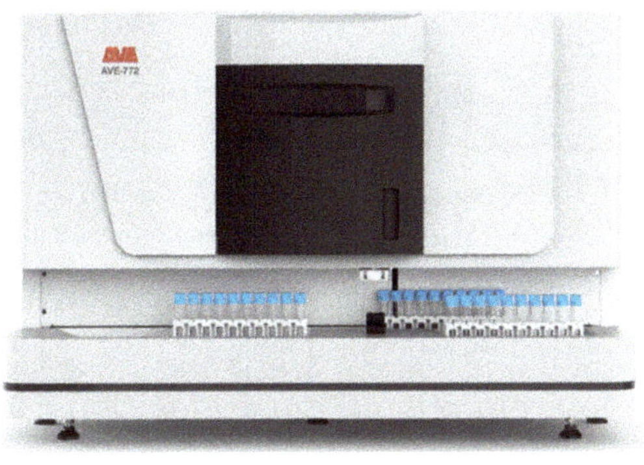

图 5-4-14 AVE-772 尿全项自动分析仪

行全自动检测；有形成分采用人工智能机器视觉技术，模拟经典显微镜检测方法，在高低倍镜下采集有形成分实景图并自动识别和分类计数。

（3）检测参数：系统最高检测速度240个标本/小时，综合检测项目50余项，其中有形成分30余项，干化学14项，理学5项，研究性参数1项。

1）有形成分可识别16项：正常红细胞、影红细胞、白细胞、白细胞团、肾小管上皮细胞、移行上皮细胞、细胞管型、血液管型、草酸钙结晶、尿酸结晶、球菌、杆菌、酵母菌、镰刀菌、精子、黏液丝等。

2）干化学检测项目可根据临床需要选择4~14项：尿胆原、胆红素、酮体、肌酐、潜血、蛋白质、微白蛋白、亚硝酸盐、白细胞、葡萄糖、比重、酸碱度、维生素C、尿钙。

3）理学检测项目为：颜色、比重、浊度、电导率、渗透压。

4）研究性参数项目为：ACR。

（4）技术创新及临床意义：①系统一次性完成尿液理学、干化学及有形成分检测，提供红细胞形态学、电导率及渗透压、ACR等参数，为泌尿系统、内分泌系统疾病及肾脏浓缩稀释功能等临床诊断提供参考。②系统具备完善的复审规则，干化学及镜检结果自动进行智能化综合分析，提升审核效率，减轻工作负担。③检测结果客观、真实，提供干化学检测试纸图片及有形成分实景图，可发出确证性报告；具备完善的质控体系，提供原厂试剂、试纸、质控品、校准品，AAA溯源系统，保证检验质量。④系统搭载远程智能服务平台，第一时间了解设备运行状况，提供在线故障诊断、实时技术支持、远程诊断及指导等服务，提升服务效率及服务质量。

4. 迈瑞全新推出的EU 8600全自动尿液分析仪（图5-4-15和图5-4-16）

是一款干化学与尿沉渣结果符合率极高的高性能流水线。该款产品可以大幅降低手工镜检率。其研发传承了迈瑞高端血球流水线轨道技术，以及阅片机高清成像技术的深厚沉淀，具有“高清晰、高统计、高速度”的尿液有形成分的分析性能。

（1）结构组成：系统由UA-5600全自动干化学尿液分析仪和EH-2090全自动尿液有形成分分析仪模块化联机组成。

（2）检测原理：干化学采用光电比色+点阵式加样技术，避免项目间交叉污染，实现干化学结果输出；尿有形成分采用磐石系统和多景深融合技术，结合流式计数池和机器视觉、坐标定位追踪识别技术，实现对各种尿液有形成分的定量检测。

（3）检测参数：1+2联机模式时，系统最高检测速度达240个标本/小时，综合检测项目50项，其中有形成分近30项，包括有形成分20项、研究参数1项、红细胞位相相关参数8项。干化学14项，理学3项，研究性参数共3项。

1）有形成分可识别的项目有：红细胞、白细胞、白细胞团、细菌（球菌、杆菌、其他细菌）、酵母菌、鳞状上皮、非鳞状上皮、结晶（一水合草酸钙结晶、二水合草酸钙结晶、尿酸盐结晶、三磷酸盐结晶、其他结晶）、透明管型、未分类管型、黏液丝、精子等20余种有形成分。

2）红细胞位相相关项目：正常红细胞（#）、正常红细胞（%）、异形红细胞（#）、异形红细胞（%）、棘形红细胞（%）、球形红细胞（%）、影形红细胞（%）及其他红细胞（%）。

3）干化学检测项目为：维生素C、白细胞、酮体、亚硝酸盐、蛋白质、葡萄糖、尿比重、隐血、酸碱度、肌酐、微量白蛋白等14项。

4）理学检测项目为：颜色、比重、浊度。

5）研究参数：P/C、A/C、异形红细胞率（POI）。

（4）技术创新及临床意义：①系统采用磐石超稳防抖技术和多景深融合技术，在兼顾高速与高清晰拍摄图像的前提下保障足够高的样本统计量，其

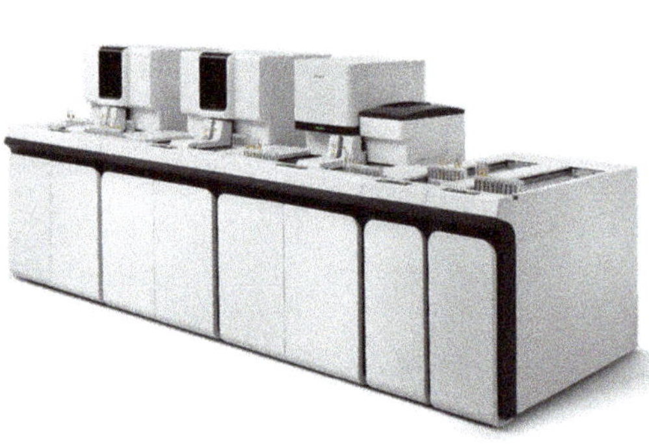

图5-4-15 EU 8600全自动尿液分析流水线（柜式）

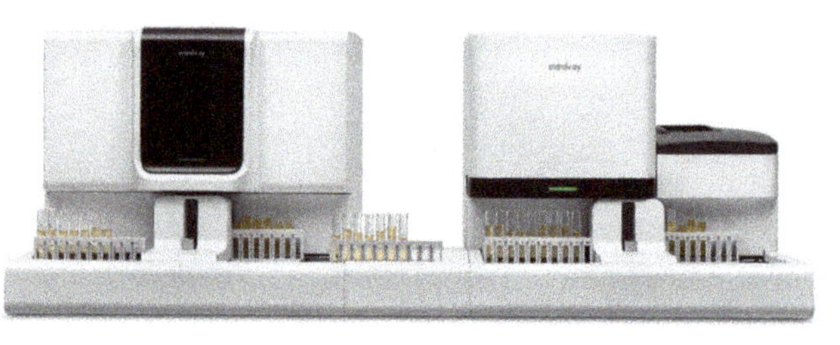

图5-4-16 EU 8600全自动尿液分析流水线（台式）

中的低值多倍统计技术，更是进一步降低了管型漏检情况的发生。②兼顾检测速度的同时，应用全新纳米级算法对样本进行逐个对焦，确保图像拍摄清晰度经久不衰。③试纸配方、存纸、选纸、进纸、点样、废纸回收等模块全新升级，确保干化学结果精确，整机系统稳定可靠。④支持11/14项试纸检测，自由切换，干化学可自动判读颜色、浊度、比重。⑤提供复检规则设置，支持用户自定义复检规则。

（四）尿液生化分析产品及技术情况

1. BST300特定蛋白分析仪（图5-4-17）

是博士泰2020年推出的高自动化特定蛋白分析系统。

（1）结构组成：系统匹配标本条码自动识别、标本前处理模块，兼容轨道和转盘进样，可拓展选配电解质模块。该仪器可多模块联机组成特定蛋白检测流水线；也可以与尿液常规分析流水线、生化免疫流水线联机，组成尿液全检测链流水线。

（2）检测原理：系统采用散射比浊双光路检测技术，同时兼容生化免疫比浊法和酶法，对标本特定蛋白、常规生化项目进行定量测定。

（3）检测参数：单机检测速度300个标本/小时，综合检测项目20余项，其中肾小球性蛋白4余项，肾小管性蛋白6余项，常规尿生化项目10余项，可定量输出ACR值。

1）肾小球性蛋白检测项目：尿微量白蛋白（mALB）、尿转铁蛋白（TRF）、尿免疫球蛋白G（IgG）。

2）肾小管性蛋白检测项目：尿α_1-微球蛋白（A1M）、尿β_2-微球蛋白（BMG）、尿视黄醇结合蛋白（RBP）等6项。

3）常规生化项目：尿肌酐（CRE）、尿总蛋白（UTP）、尿尿酸（UUA）等10余项。

（4）临床意义：①特定蛋白的检测可实现对慢性肾脏病的筛查，对早期肾脏损伤的检测提供了可能。②有利于在各种肾病引起肾实质损害之前（显性蛋白尿出现之前），对肾损伤进行早期监测和病理定位。③为临床采取干预措施治疗各种肾病和保护肾脏提供了更为全面的辅助性诊断依据。④有助于防止各种肾病并发症的发生。

2. Aristo全自动特定蛋白分析仪（图5-4-18）

是国赛生物2020年底推出的专门针对尿液特定蛋白检测的仪器。

（1）结构组成：仪器由连续式进样轨道、样本采样装置、试剂加样装置、试剂冷藏装置及反应检测装置组成。可以与尿液常规分析流水线联机，组成尿液全检测链流水线。

（2）检测原理：仪器采用免疫散射比浊法，配备灵敏度高、线性范围宽的试剂，实现对标本特定蛋白的定量检测。

（3）检测参数：单机检测速度200个标本/小时，针对尿液的综合检测项目10项。具体检测项目为：尿微量白蛋白（mALB）、尿转铁蛋白（TRF）、尿免疫球蛋白（IgG）、尿α_1-微球蛋白（A1M）、尿β_2-微球蛋白（BMG）、尿α_2-巨球蛋白（AMG）、尿Kappa轻链（KAP）、尿Lambda轻链（LAM）、尿肌酐（CRE）、ACR。

（4）临床意义：①联合测定尿液中的mALB、TRF、IgG和A1M（或BMG），可有效排除个体的差异，定位蛋白来源，判断肾脏受损部位。②ACR定量测定，有助于肾炎和肾病的早期发现和诊断。③监控微量白蛋白在20~200 mg/L的变化，可有效评估肾损伤的严重程度。④尿液检测专机专用，避免生化分析仪上血液标本和尿液标本交叉检测。⑤可在尿检组开展特定蛋白检测，形成尿常规+尿有形+尿特定蛋白流水线检测，并可用一张报告单出具检验结果，更准确地判断病情，科学决策。

3. CS-690全自动生化分析仪（图5-4-19）

是迪瑞医疗推出的一款专用于尿液生化检测的

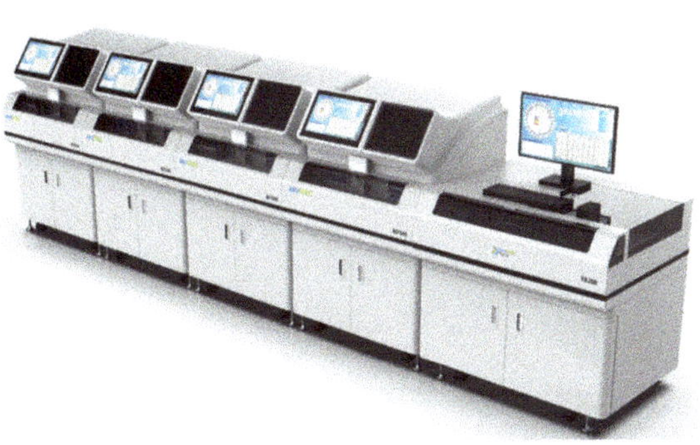

图5-4-17 博士泰尿液特定蛋白检测流水线

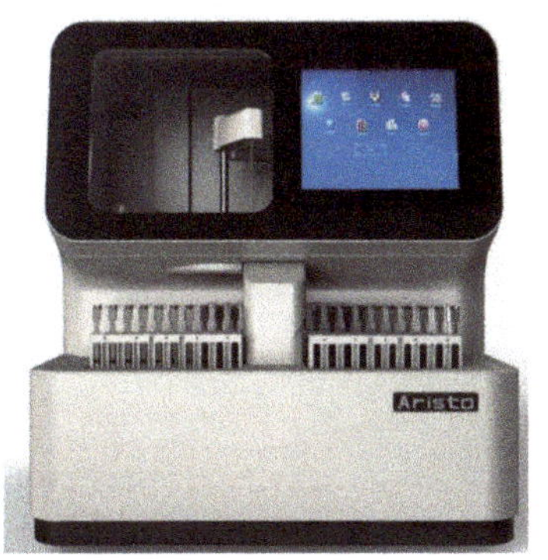

图5-4-18 Aristo全自动特定蛋白分析仪

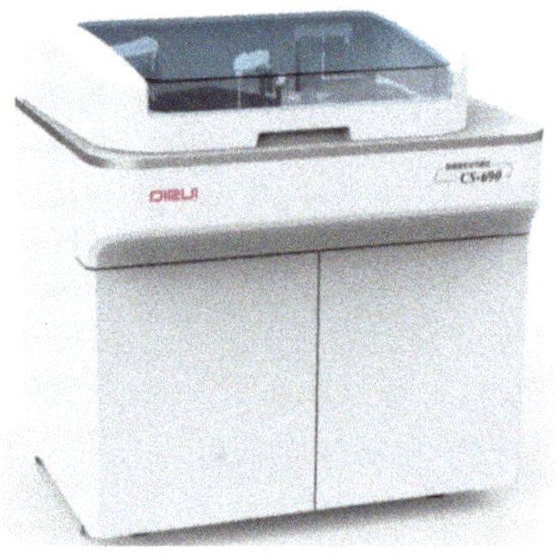

图 5-4-19 CS-690 全自动尿生化分析仪

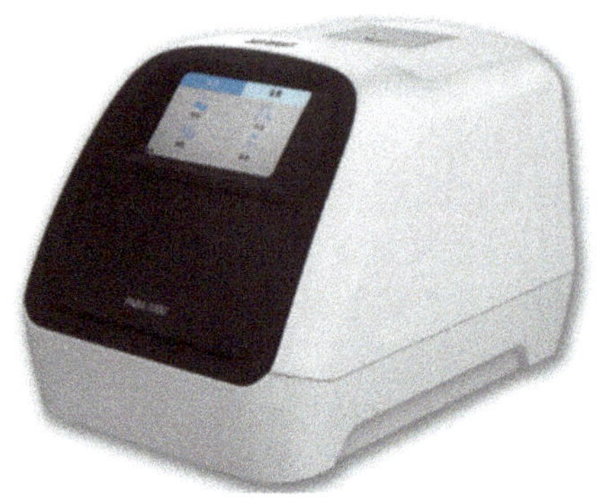

图 5-4-20 PAPB-1000 便携式全自动生化分析仪

全自动生化分析仪。

（1）结构组成：分析仪由试剂系统、样本系统、数据系统、分析系统组成。

（2）检测原理：透射比色、比浊法。可定量检测尿液中标志物的含量。

（3）检测参数：检测速度 600 个标本 / 小时，配套尿液检测项目 18 项，具体为尿素（UREA）、尿酸（UA）、肌酐（CRE）、α_1- 微球蛋白（α_1-MG）、β_2- 微球蛋白（β_2-MG）、α_2- 巨球蛋白（α_2-MG）、N- 乙酰 -β-D- 氨基葡萄糖苷酶（NAG）、中性粒细胞明胶酶相关脂质运载蛋白（NAGL）、尿总蛋白（TPU）、尿微量白蛋白（mALB）、尿转铁蛋白（UTRF）、尿免疫球蛋白 G（UIgG）、葡萄糖（GLU）、钙（Ca）、磷（P）、淀粉酶（AMY）、胰淀粉酶（P-AMY）、视黄醇结合蛋白（RBP）。

（4）技术创新：①尿液样本管可直接上机，操作更简便，使用更安全。②专机专用特殊防堵样本针设计，可进行凝块检测、智能防堵及高压冲洗排堵，有效提高检测的可靠性。③独创特殊算法，有效判断曲线勾变，提升检测结果的精准性。④检测结果自动判读定量尿液 ACR 比值，检测结果更有临床意义。⑤快速清洗、补充清洗、特殊项目特殊清洗分注针，全程跟踪反映杯状态，有效降低污染率。

4. PAPB-1000 便携式全自动生化分析仪（图 5-4-20）

是三诺生物推出的一款用于肾病早筛的 POCT 全自动生化分析仪。

（1）结构组成：该分析仪由传动单元、测量单元、控制单元、显示及打印单元组成。

（2）检测原理：分析仪采用比色法和荧光法。光束通过试剂卡检测区后，经检验物吸收或检测物中荧光物质被激发产生荧光，通过分析被吸收的光信号或产生的荧光信号，能够定量获取被测物质的含量，以获得临床上有意义的结果。

（3）检测参数：仪器检测速度 60 个标本 / 小时，样本量 800 微升随机尿，2 000 个测试数据存储量。可定量测定人尿液中微量白蛋白、肌酐和尿微量白蛋白 / 肌酐比值（ACR）。

（4）技术创新及临床意义：①操作简单，无清洗液路，无需定标操作，放入试剂卡后轻触屏幕即可静待结果。②强化质控，满足医院质控需求。③结果可靠，与大型生化一致的方法学带来的可媲美大型仪器的准确性。④临床上主要用于早期肾损伤的辅助诊断。

四、尿液分析技术及发展展望

（一）人工智能技术在尿液有形成分中的应用

随着硬件计算能力的突飞猛进，GPU 的计算能力大幅提升，人工智能技术得到突破式的发展，其在检验医学，特别是细胞形态学自动识别方面发挥着重要的作用，新一代人工智能技术呈现出深度学习、自主学习、人机协同等特征。通过海量图像数据库不断训练及自主深度学习，智能化设备对尿液有形成分的自动识别能力不断提高，人工审核负担逐步降低。

深度学习人工智能技术发展速度很快，新的深度学习算法模型也很多，目前采用最为广泛的是多层神经网络，因神经元更多，识别效果比单层和双层网络要好很多。同时，Google、Microsoft、Facebook 等巨头都参与了这场深度学习框架研发设计大战中，从开始广泛使用的 Caffe 到 TensorFlow，从监督式训练学习到无监督式训练学习，深度学习人工智能在形态学的应用越来越精准和有效。

无监督学习也应用到了自我学习的机制中，深度学习算法通过输出大量的经过分类标记的细胞图片，可以自我学习到细胞的特征。而其他之前算法必须人为告诉它学习什么特征，它就学习什么特征。这就好比是一个具有自我学习能力的人，和一个填鸭式教育下的人，成绩谁好不言而喻。

此外，部分厂家还采用了扩增学习方法。首先深度学习采用了自我学习特征的模式，然后我们又引入了扩增学习特征技术，这样一来，算法学习到的细胞特征更准确、更全面，分类时兼容性更好。而过拟合识别技术的采用，可以使得当出现未经学习的细胞或杂质出现时，不至于出现错误分类，使得识别系统更稳定。

互联网技术的发展，以及大数据的分析处理能力加速了识别算法和识别效果的提升速度，通过大量临床病理样本的影像数据的汇总、分析、训练，相信人工智能技术在尿有形成分的检测中还能起到进一步质的突破。

（二）染色技术在尿液自动化检测中的应用

目前手工镜检下因没有染色，一些尿液细胞形态不容易辨别，且人工个体差异大，无法统一标准。即使有形成分设备可以做到黑白分析，但不能染色，依然不能提高阳性检出率，也不能较好地解决疑难识别问题。例如：透明管形在普通光学显微镜的强光下易漏检，而染色后很容易就会被发现。黏液丝或棉、毛纤维等常被缺乏经验的检验者误认为是管形。酵母菌、草酸钙的特殊形态很容易被误识别为红细胞。肾小管上皮细胞有时也会被误认为白细胞或其他异形细胞，在非典型状态下很容易被忽略或识别成外观相近的细胞。特殊结晶，特别是药物结晶，更是所有检验者都不能很好地确认出来的识别难点。有价值的尿液样本，因没有更好的长期保存的方法而失去价值。这些都是困扰检验者如何识别细胞及如何储存信息的绝对的因素，而染色则可以改变这一切，使样本从黑白到彩色，从看不清到全彩显示，由原来的看不到，变成清晰可见。

目前尿检测设备的智能识别有的是以图库为数据模型，进行对比后确认细胞，有的是单组模型识别细胞，确认其大小、形状、特征、纹理，在模型下相近细胞确认。而目前尿液染色项目在原有的大小、形状、特征、纹理的基础上，在模型下，增加染色信息，在对细胞颜色深浅、细胞颜色分布、染色后细胞内部结构、染色后纹理等信息的染色前后对比后确认细胞，在借助方法学本身就提高检出率的前提下给出精准判断和有力提示，是检验与病理的完美融合体，在报告单中能体现更多、更实用的检查项目分类，大幅提升检出率，提升准确率。

（三）尿液外泌体检测的未来趋势

外泌体（exosome）是细胞分泌到胞外的一种囊泡（extracellular vesicle，EV），其大小为30~150 nm，具有双层膜结构和茶托状形态，含有丰富的内含物（包括核酸、蛋白和脂质等），参与细胞间的分子传递。其广泛分布于各种体液中，如：尿液、唾液、血液、羊水、脑脊液及病理性腹水等。相对于其他体液，尿液具有取样安全简单、样本量大且无创等优点，因此，尿液外泌体研究对泌尿系统疾病的早期诊断、治疗、监测靶点以及疾病的机制研究具有重大的意义。

下面介绍尿液外泌体在肾癌、膀胱癌方面的相关研究。

肾脏作为尿液的产生器官，尿液外泌体蛋白组学发现了多种肾细胞的蛋白表达，还鉴定了膀胱移行上皮的蛋白，表明肾肿瘤产生的外泌体可直接进入尿液，因此检测尿液的外泌体可以作为检测肾癌的新手段。

膀胱是尿液储存的直接器官，在尿液中可能比血液更快检测到膀胱癌（bladder cancer，BCa）相关指标的改变。有研究者分析膀胱癌细胞分泌的外泌体含有多种蛋白，而这些蛋白同样可以在膀胱癌患者的尿液中被检测到，所以通过标记这些蛋白，可以对膀胱癌进行有效的诊断。Smalley 等通过质谱检测技术对 BCa 患者及健康对照人群中尿液外泌体的 307 种蛋白进行检测，鉴定出 BCa 患者尿液外泌体中有 8 个蛋白高表达，健康人群尿液外泌体中 1 个蛋白高表达。Perez 等对 BCa 患者尿液外泌体 RNA 进行分析，证实尿液外泌体中的 RNA 是个稳定的分子标志物，其中黏液蛋白糖化酶 1 和人源性长寿保障基因 2 可作为 BCa 患者的诊断指标。通过对膀胱移行细胞癌患者尿液外泌体 miRNA 表达谱的研究，发现有 7 种 miRNA 的表达明显高于健康对照，并且对膀胱移行细胞癌的分期分级有参考意义。

目前液体活检是热门赛道，主要的生物标志物有循环肿瘤 DNA（circulating tumor DNA，ctDNA）、循环肿瘤细胞（circulating tumor cell，CTC）、外泌体（exosome）、微小核糖核酸（miRNA）等。基于 LC-MS/MS 和第二代测序技术（next generation sequencing，NGS）的蛋白质组学分析和基因组学相关研究会筛选出大量的肾脏疾病相关候选分子标志物，未来将在肿瘤的早期诊断、明确肿瘤的分型、检测病理的发展、监测耐药性、判断预后等方面具有广阔的前景。

五、尿液分析的市场发展趋势

（一）政策驱动国产尿液分析产业发展

《中华人民共和国政府采购法》规定，政府采购应当采购本国货物[①]、工程和服务。国家的这一政策，鼓励并扶持了大批国产优秀企业，特别是有自主知识产权的产品获得市场的认同，国产尿液分析产业将得到快速发展，国产替代进口成为大势所趋。此外，进口产品采购需要进行论证备案，部分省份甚至经过专家论证形成了政府采购进口产品清单"非必要不进口"，进而限制进口仪器的采购，非进口产品清单上的仪器设备要求采购国产。

另一方面，医保控费一直是近年主旋律。医保控费的核心在于提升医疗设备及药品的使用效率和取消药品加成，就这一点来看，体外诊断行业的发展与应用有助于优化医疗资源的配置，提高使用效率，所以医保控费对体外诊断行业来说起正向推动作用，尤其是 DRGs 和 DIP 政策的推行。

在 DRGs 和 DIP 政策推行后，将使药品、医疗器械、各类检测设备试剂等转变为医药运营的成本，而不再是盈利的手段，医院为了降本增效，更愿意选择产品性能接近，但价格更低的国产品牌，特别是对价格敏感的二级及基层医疗机构。目前，尿液分析市场呈现低端市场增长放缓、中端市场迅速放量、高端市场逐步开拓的"橄榄型"市场结构格局。低端市场在检验方法学上已无更新和迭代，市场增量空间有限，增速放缓；中高端市场中，国产尿有形成分分析技术正在逐步被国内顶级医院和专家认可，优势愈发明显。在进口品牌维持原有价格体系的条件下，未来国产品牌将迎来全面替代进口品牌的机会。

（二）尿液分析市场带量采购的趋势

集中挂网阳光采购政策已在中国多个省份推行，集中化、公开化、透明化成为体外诊断试剂采购的大趋势。但是由于尿液分析产品复杂度等原因或许很难形成统一的评价标准，尿液分析产品又大多为封闭式系统，即诊断试剂的使用要与设备配套。单一诊断试剂的集采会对检测结果的可靠性带来一定的影响。客户置换成本高，如果通过设备、试剂一起换厂家会造成浪费，连锁反应或许也会背离国家医保控费政策的初衷。随着国家药品集采常态化制度化推行，或有新的一致性评价方法，进而实现带量采购。比如，确定行业标杆，以标杆企业为参照体系进行一致性评价。再如，从患者检测样本出发，确定标准化样本进行一致性评价，进而实现带量采购。所以，短期来看，尿液分析市场集采有困难。但是，中长期来看，随着国家人口老龄化趋势明显，国家医保控费切实提高人民医疗健康水平大势所趋，尿液分析市场应该是趋于理性化的渐进式发展。

（李颜静　朱佳男　杨乔斯）
（蒋均　陈业钦　审稿）

第五节
粪便、肠道微生态检测

一、概述

粪便检测是以人类粪便为研究对象，检测其外观性状、形态颗粒、生物化学等的改变，以及研究粪便中携带的人类基因信息、致病性微生物、共生微生物（亦称"肠道微生态"），以及人或微生物细胞的代谢物等相关信息。粪便检测对胃肠功能失调、消化机能障碍，以及消化道溃疡、梗阻、出血、或与肠道连通的器官病变，如肝、胆炎症及寄生虫病等的诊断都具有重要的意义，对消化道的炎症、肿瘤、出血和肠道寄生虫病等疾病的诊断也极为重要；此外，通过对粪便中的肠道微生态进行检测，也对便秘、糖尿病、肾病、非酒精性脂肪肝、自闭、抑郁等多种非传染性慢病，以及自身营养状况的评估，都具有一定指导意义。粪便标本取材方便，无创伤，可以对多种疾病进行病因学和病原学检查。因此，

① 本国货物，是指在中国境内生产，且国内生产成本超过一定比例的最终产品。国内生产成本比例 =（产品出厂价格 — 进口价格）/ 产品出厂价格。

粪便检测不仅适用于住院患者和一切疑有消化道疾病的患者，也常作为健康体检、慢病筛查的内容。

多项研究显示，粪便中携带部分脱落的人体消化道表皮细胞，检测其中的基因信息对结直肠肿瘤的早期筛查具有一定参考价值。近年来，粪便DNA检测在肿瘤早期筛查中已经显示出较好的市场规模和应用前景。目前国内外已有一系列公司开发了基于粪便标本基因甲基化检测的肠癌早筛产品，如*KARS*、*APC*等基因的突变；*SDC2*、*BMP3*和*NDRG4*等基因的甲基化等。于2019年10月发表的《中国早期结直肠癌筛查流程专家共识意见（2019，上海）》首次明确提到，粪便DNA单靶点和多靶点甲基化检测，与免疫化学法粪便隐血试验（fecal immunochemical test，FIT）联合检测，可作为肠道肿瘤的筛查方法之一；粪便基因检测具有取材容易、受检者无需特殊准备、无创等优点，有望应用于肠道肿瘤高危人群的普查。

此外，粪便中细菌DNA及代谢物检测也可用于评估人体肠道微生态健康状况。人体肠道微生物的种类和数量占到人体共生微生物的90%以上，和人体消化道器官一起组成人体肠道微生态系统，并密切影响人体健康。肠道微生物对人类自身细胞不能消化的食物成分进行降解，构建宿主-菌群共代谢网络，肠道细菌参与产生的代谢物深刻影响人体正常新陈代谢和免疫功能。维持肠道微生态系统的平衡，是维系和加强宿主免疫反应、抵抗外来致病菌、帮助人体消化吸收、物质能量代谢、促进人体生长发育的决定因素之一，并直接或间接地调控人体多个系统的功能，人体微生态失衡与以肠道疾病为代表的多种疾病的发病机制有着密切关联。粪便中含有大量来自肠道的微生物细胞和代谢物质，可以作为评估微生态健康的“窗口”。

二、粪便常规检测及多功能粪便分析仪

（一）粪便常规检测的内容及应用

粪便的常规检测主要包括一般外观性状检测、粪便形态学检测、粪便化学和免疫学检测等。

一般外观性状检测，主要观察粪便的颜色如淡黄色、绿色、果酱色等；形状如扁平带状、球形硬便；硬度如软便、硬便、水样便、粥样便等；粪便的外观性状检测，主要通过肉眼观察判断。临床和健康管理机构常根据布里斯托大便分类法将大便分为七类。因大便的性状和其待在大肠内的时间有关，可以用它来推测食物经过大肠所需的时间，并判断消化能力和肠道健康状况。该方法由英国布里斯托大学的希顿和路易斯于1997年首次发表在《北欧肠胃病学杂志》（*Scandinavian Journal of Gastroenterology*）上。第一到第七型依次为：①粗糙颗粒的羊粪球状；②表面凹凸的麻花状；③表面有裂痕的香肠状；④表面光滑的香肠状；⑤断边光滑的柔软块状；⑥粗边蓬松的糊状；⑦无固体块的完全液体状。第一型和第二型表示有便秘；第三型和第四型是理想的便形，尤其第四型是最容易排便的形状；第五至第七型则代表可能有腹泻（新生儿正常是第六型）。此外，黏液如脓液、带血粪便等，各种肠道寄生蠕虫，如钩虫、蛔虫、蛲虫、绦虫片等，也可在粪便外观检测中发现。

粪便的形态学检测，指观察粪便中有形成分的形态特征。主要有人类细胞（红细胞、脓细胞、嗜酸性细胞、上皮细胞、巨噬细胞等）、寄生虫卵与原虫、食物残渣、结晶、细菌等。粪便有形成分形态的观察方法目前一般采用湿涂片显微镜观察技术。粪便形态学的手工检测一般由操作人员在载玻片上滴适量生理盐水，用洁净竹签取粪便样本涂片，涂片应保持均匀，厚薄适宜，以尚能透过字迹为宜，然后放在显微镜下观察形态。而自动化的粪便分析仪则可以通过整合的形态学检测模块以及图像传输系统完成该项检测。

粪便的化学和免疫学检测是利用被测物质的化学和免疫学特性，检测其在粪便中是否存在及其含量。常见的临床意义重大的粪便免疫学检测项目有：隐血检测、转铁蛋白检测、轮状病毒抗原检测、腺病毒抗原检测、幽门螺杆菌抗原检测等。其中，粪便潜血检测在英文中常被称为FOBT（fecal occult blood test），因21世纪以来多采用免疫学方法检测血红蛋白作为隐血指标，所以英文也常称其为FIT（fecal immunochemical test）或iFOBT（immuno-FOBT），以区别于最早发明的化学法粪便潜血检测（gFOBT，guaiac fecal-occult blood test，愈创木脂测试）。粪便潜血检测最显著的作用是预测并降低结直肠癌病死率。据不完全资料统计，可降低结直肠癌病死率10%~30%，所以，防治指南推荐其作为一线筛查项目。除此之外，其无创、易被接受以及低成本等也是被推荐的重要原因。粪便免疫学检测还可以通过特定的检测试剂，对肠道致病性病毒、致病性细菌和寄生虫等进行检测，用于评价个体的感染状况。

目前临床实验室对粪便的检测，主要开展粪便常规检测（外观检测、形态学检测）、免疫化学检测（主要有隐血检测、部分致病性病毒和细菌抗原检测

等）、寄生虫筛查、微生物培养等项目。随着自动化粪便分析平台的普及，粪便常规检测的方便程度、效率和准确度在近年来都已有较大的进步。

（二）多功能粪便分析仪产品介绍

多功能粪便分析仪，或名粪便分析工作站、多功能粪便分析工作站（Feces Analysis System）等，一般用于实验室或临床检验科对粪便标本进行常规检测。粪便分析仪是在手工检测的经验和基础上发展起来的、利用现代技术研制的自动化设备，目的是使粪便检测实现自动化，提高效率，规范管理，改善环境。随着粪便检验自动化技术的发展和日趋成熟，粪便检验工作效率得到提升，检出率逐步提高，生物安全性也得到了更好的保障，有效减轻了检验工作人员的压力。

粪便分析仪一般包括标本处理、形态学检测、免疫学检测和三废处置等四大功能模块。近年来的自动化粪便分析仪通常还整合有标本图像识别和处理系统。

标本处理模块是指将粪便标本处理成有代表性的应用液，满足形态学和免疫学检测需求。标本处理模块一般包含进样系统、加液系统、混匀系统和过滤系统。有些机型增加浸泡功能，有些仪器采用不过滤技术。根据仪器具体型号和实际操作需求，进样系统可以分为盘式或条式进样等方式。混匀系统可以采取旋转混匀、机械搅拌混匀、气泡混匀等方式；过滤系统有全过滤分离法、侧向过滤法、底部过滤法、抽滤法等方式，也有的仪器采用不过滤方法直接涂片。有些设备还配有标本外观拍照和记录功能。

形态学检测模块通常包含显微镜系统、固定在显微镜上的流动计数池，或者使用一次性计数板、液体样本输送系统等。显微镜有不同放大倍数的镜头，以及图像传输系统；流动计数池有单通道和多通道；一次性计数板可以是单个池或多个池。显微镜系统有全自动显微镜系统或半自动显微镜系统。配置全自动显微镜系统的粪便分析仪，由仪器自动完成图像的采集和存储，操作人员可随时对存储的图片进行分析、编辑。配置半自动显微镜系统的粪便分析仪，由操作人员通过手工操作显微镜完成图像采集及分析。

免疫学检测模块一般使用胶体金法，定性分析粪便标本中的被检测对象，包含集成化、自动化的微量加液模块、试剂添加模块、检测分析模块等。

三废处置模块是指对废物、废气、废液进行控制，从而改善实验室环境。

数据处理模块一般包含单位基本信息设置、患者信息建立、报告处理、数据导入、备份、连接医院系统，甚至出具报告等功能。

最近几年，粪便分析仪/工作站的性能不断提升，已在中国市场得到较为广泛的推广应用，中国以外的市场也在不断扩大。

（三）主要生产厂家及市场分析

粪便自动化检测仪器的发展目前还处于初级阶段。2013年2月，国内第一款“多功能粪便分析工作站”获得批文。该仪器将粪便标本处理、形态学镜检、免疫学检测几个创新技术融合在一台设备上，采用全过滤分离法标本处理技术，使用全自动显微镜自动获取镜检图片，首次开发出具有4个试剂位、20个检测位的免疫学检测机构，实现对粪便标本多项目、全自动化检测。

近五年来，国内很多企业加大了粪便分析仪的研制投入，仪器的性能得到了较大的提升。粪便分析仪在中国的发展，经历了粪便标本处理仪、半自动分析仪、到目前阶段的“准”全自动化多功能分析仪三个阶段，现今这三个阶段的设备并存于市场中，而自动化多功能分析仪无疑具有更为广阔的市场前景。迄今为止，国内市场上的自动粪便处理仪也基本上都是中国企业生产的设备。目前国内市场占有率较高的厂家有厦门信道、四川沃文特、科域生物、湖南海路等（表5-5-1）。

表5-5-1　国内主要的自动粪便分析仪厂家及产品信息

厂家	主要产品名称及型号	厂家及产品特点
厦门信道生物技术有限公司	多功能粪便分析工作站 2000R/6000R	2009年发明“全过滤分离法标本处理技术”，获得了中国、美国、日本、欧盟等发明专利授权。利用该技术研制出业界首款“标本液化处理仪”以及“多功能粪便分析工作站”。经过10年的完善和技术积累，以及相关基础理论研究和实际应用，在固态标本的液化处理和粪便常规检测领域具有独特技术和领先优势，相关产品具有完全的自主知识产权。编写了国内外首本粪便形态仪器检测的图书：《粪便形态学图集》（第一册）
湖南海路生物科技有限公司	HALO-F280 全自动粪便分析	全封闭式系统，标本盒采用凸台设计，保证有效混匀，粗细二种滤网结合过滤和集卵功能，检测速度每小时40~120个样本，自动灌注计数池。自动粪便分析仪获一项发明专利，并获得科技部创新基金的支持。公司同时为十三五国家重点研发计划“益生菌健康功能与基于肠道微生物组学的食品营养代谢机理研究”项目主持单位

（续表）

厂家	主要产品名称及型号	厂家及产品特点
四川沃文特生物技术有限公司	FA160 自动粪便处理分析系统	检测内容包括粪便性状及有形成分、便隐血、转铁蛋白、轮状病毒、腺病毒、幽门螺杆菌及钙卫蛋白。主要技术参数如下：样本架循环轨道式流水线上样，检测速度60样本/小时；样本管过滤网 60~10 目；吸样针倒置上穿定量吸样（0.8 mL）；低倍镜（10×，预设 12 个视野），高倍镜（40×，预设 18 个视野）
爱威科技股份有限公司	AVE-562 全自动粪便分析仪	检测综合速度＞90 标本/小时，有形成分回收率＞80%；送样装置为轨道式送样，待检区容量 40 个标本；采用一次性计数板，计数板储存容量为 200 个。可多层次自动聚焦，分层拍照和采集数据，由人工辅判完成识别和分类计数
济南兰洁生物技术有限公司	粪便分析工作站 LJ-5000	粪便分析仪获多项国家知识产权发明专利，自动处理、搅拌、混悬、过滤和灌注，整个检查过程在密封中完成，避免标本污染，直接改善了医院检验科操作环境，提高了工作效率
珠海科域生物工程股份有限公司	KU-F10/20 全自动粪便分析仪	检测技术包括：显微镜图像法，免疫法，化学法 主要技术参数包括：轨道式进样，50 个标本位；5 个检测仓，容纳 100~200 个试剂卡；同时开展 1~10 个项目。二或三通道镜检计数。配有质控功能
江西特康科技有限公司	TEX760z 全自动粪便分析仪	对样本定量稀释，高速有效混匀，不破坏样本中各类成分；全自动内置原装进口显微镜镜检系统，具有自动、手动控制两种方式，带图像分析，传输，储存功能；采用流动计数池，密闭管道，自动吸入标本，自动清洗；胶体金检测计数，根据显色判读结果，仪器自动选择试纸卡，自动检测；超大待检区一次可容纳 50 个样本。对仪器产生的废液，废物自动排出，可集中处理
襄阳市科瑞杰医疗器械有限公司	自动操作粪便检验仪 KRJ/FJ2-1T 16DC	2014 年公司自主研发的自动操作粪便检验仪入选国家普通高等教育“十二五”规划教材，是国内唯一一家不过滤标本、设有外置目镜的粪便自动化仪器
重庆天海医疗设备有限公司	DBFJ-1000 全自动粪便分析仪	粪便性状、细胞形态学、粪便隐血等全指标、全自动化检测上、下消化道出血；粪便采样器直接上机，测试过程全封闭，避免生物污染；粪便混匀过滤、细胞提取技术，有效提高细胞形态学结果准确性
珠海市丽拓生物科技有限公司	LTS-E100 粪便分析处理系统	镜检采用特制玻片，模拟人工制片，智能摄像选图；耗材自动载入、自动推卸两步完成检测、全自动封闭式操作；连续循环进样，可随时添加 5 个急诊标本；LIS 联网，自动生成彩色图文报告

自动粪便分析仪可以称得上是体外诊断行业中少有的“只有国内品牌”的细分领域，而相对于中国的医疗机构数量，直到近几年之前，自动化粪便分析仪的普及率仍然显著偏低。据中国体外诊断网（CAIVD）于 2016 年发布的《粪便自动分析仪发展史暨 2015 年全国产品状况》，国内这三种设备在市场上的保有量在当时大约仅有 1 500 台，分布在各个省市的二级和三级医院。究其原因，可能有以下几个：①粪便检测在临床应用弱化，检测项目少，检测效率低；②粪便自动化检测技术发展慢，粪便形态复杂，检测项目跨多种技术平台，行业尚无统一的自动化检测指导意见；③粪便常规收费较低，科室开展积极性不高。

但是在我国，粪便分析仍然是各级医疗机构实验室开展和应用最广泛的基础检验项目之一，粪便常规检查覆盖了临床路径检查项目的绝大部分，是医生做出临床诊断重要的诊断依据。因此，随着产品技术的不断改进以及临床应用效果的不断优化，相信全自动粪便分析仪会在各级医疗机构更加普及。据公开资料显示，截至 2022 年 5 月，沃文特品牌的粪便分析仪全国装机量约为 2 500 余台（数据来源于其招股说明书），其他厂商的装机量也在逐年上升。比起前几年，市场接受度和覆盖率已经有了极大的发展。可以预见，全自动粪便分析仪将迎来广阔的发展前景。

三、基于粪便检测的结直肠癌早筛

（一）结直肠癌早筛技术及产品介绍

结直肠癌是一种常见的严重危害人类健康的恶性肿瘤，其发病率居我国恶性肿瘤第 3 位，死亡率居第 5 位。肠癌的早期筛查和早期诊断对患者生存至关重要。结肠镜检查是目前早期发现结直肠癌和癌前病变的金标准，然而由于其创伤性以及对医疗条件的要求，患者的依从性受到限制。近 20 年来，我国结直肠癌患者的总体生存率有一定改善，这可能与我国初级医疗卫生服务可及性的改善、筛查与早期诊断技术的发展以及治疗技术的提高有关。然而，我国的结直肠癌生存率与美国等发达国家仍存在着相当大的差距。筛查是加强结直肠癌早期诊断的有效方法，能有效降低大肠癌的发病率和死亡率，而且能进行一级和二级预防。而粪便检测具有可居家采样、无侵入性、方便快捷等特点，成为近几年结直肠癌筛查的重点研究方向之一。

目前，基于粪便检测的结直肠癌早筛方法主要有粪便免疫化学检测（FIT）技术和粪便 DNA 检测技术。《中国早期结直肠癌筛查流程专家共识意见（2019，上海）》在我国早期结直肠癌人群筛查流程中，明确建议目标人群（50~75 岁）应实行 FIT 和（或）粪便 DNA 检测，非高危人群建议每年进行 FIT 检测或每 1~3 年进行粪便 DNA 检测。需要注意的是，筛查和早期诊断的不同之处在于，筛查是对目标人群进行潜伏期癌症和癌前病变的评估，癌症早期筛查筛选出的阳性结果还需要经其他技术手段（影像学、穿刺活检等）明确诊断。

FIT 方法的技术原理是使用免疫抗原反应对粪便隐血进行检测。据一项发表于 *Annals of Internal Medicine* 杂志上的荟萃分析结果显示，FIT 对结直肠癌（CRC）的总体诊断准确度较高。FIT 的诊断性能主要取决于阳性检测结果的截点数值。研究者们共分析了 19 项试验，包含 113 000 多例受试者，并且提供了关于在美国使用的 8 种不同 FIT 的数据。除 FIT 的敏感性和特异性之外，还计算了阳性和阴性似然比（LR），分别评估这些检查“纳入”或“排除”CRC 诊断的能力。为阳性 LR 设定的截点为数值＞ 5，对于阴性 LR 为 0.2。结果显示，FIT 对诊断 CRC 的敏感性为 79%，特异性为 94%。来自这些试验的汇总数据显示阳性 LR 为 13.10，阴性 LR 为 0.23。FIT 样品数增加不会影响汇总的 FIT 对 CRC 的敏感性、特异性、阳性 LR 或阴性 LR。研究中评估的不同 FIT 品牌的性能也无显著差异。不过研究者承认，因为多数研究未进行头对头比较，故对这些结果的解释还需谨慎。

粪便 DNA 检测技术的原理则是分析粪便中肠道脱落细胞的基因突变信息。由于携带肿瘤突变信号的异常肠道细胞会脱落到粪便中，通过检测粪便里的脱落细胞，可以有效捕获肿瘤的突变基因，这为早期结直肠癌的分子检测提供了理论基础。原癌基因 *KRAS* 突变是结直肠癌发生的重要早期事件。而抑癌基因启动子高甲基化也是肿瘤发生的另一重要机制，已有研究证实肿瘤抑制因子 *BMP3* 和 *NDRG4* 基因高度甲基化是结直肠癌早期的重要生物学特征。结直肠癌早期 DNA 标志物众多，联合检测多个相关基因要比检测单个突变基因更加敏感。2014 年美国一项大样本量前瞻性研究结果显示，多靶点 DNA 标志物（*KRAS* 突变、*BMP3* 甲基化和 *NDRG4* 甲基化）与 FIT 联合检测和单独 FIT 相比，其对肠癌和进展期腺瘤敏感性更高，肠癌敏感性达 92.3%，进展期腺瘤敏感性达 42.4%，特异性达 86.6%。

基于该项研究，美国精密科学公司（Exact-Sciences）曾与梅奥诊所合作，开发了基于多靶点粪便 FIT-DNA 联合检测技术的大便 DNA 结直肠癌筛查试剂盒（Cologuard），并于 2014 年 8 月获得了 FDA 批准，进入美国医保，得到美国预防服务专责小组（USPSTF）等权威指南推荐。Cologuard 应用 PCR 技术检测 7 个 *KRAS* 基因突变位点，以及 *NDRG4* 和 *BMP3* 基因的 DNA 甲基化状态。产品建议适用人群为 50 岁及以上具有结直肠癌平均风险的群体。Cologuard 产品的安全和有效性于 2017 年在一项筛选了 10 023 人的大型临床试验中得到了证实。该试验将 Cologuard 与粪便 FIT 进行对比，结果证实 Cologuard 能准确检测癌症和末期瘤，其效果优于 FIT。Cologuard 能检测出 92% 的结直肠癌及 42% 的末期瘤，而 FIT 筛选能检测到 74% 的癌症及 24% 的末期瘤。然而，Cologuard 在校正鉴定结直肠癌或末期瘤阴性患者方面没有 FIT 准确，Cologuard 的阴性筛选结果为队列的 87%，FIT 结果为 95%。公司于 2020 年下半年发布 Cologuard 2.0 版本，从简便易用角度出发，去掉 *KARS* 突变和 FIT 检测，灵敏度依然保持在 92%，假阳性减少 30%，成本同步降低 5%~10%，但截至 2022 年末，该版本尚未获得 FDA 批准。

在中国，基于 FIT 和（或）DNA 靶点的粪便检测产品也正在蓬勃发展中，近年来已有一批产品成功面市（表 5-5-2）。长安心®人类 SDC2 基因甲基化检测试剂盒（荧光 PCR 法）是国内首个获得国家药品监督管理局（NMPA）批准的粪便 DNA 肠癌检测伴随诊断产品，由广州康立明生物科技股份有限公司开发，于 2017 年 3 月纳入国家药监局创新医疗器械特别审批通道，2018 年 11 月 20 日正式获批三类医疗器械注册证并上市。2020 年 3 月，长安心®获欧盟（CE）批准上市。长安心®的检测靶点是粪便中脱落肿瘤细胞中的 *SDC2* 基因甲基化。注册资料显示，该试剂盒适用于临床医生建议患者做肠镜检查的依据之一，并不能作为肿瘤早期诊断或确诊的依据。根据国家药监局公开的临床试验技术评审报告显示，长安心®人类 *SDC2* 基因甲基化检测试剂盒（荧光 PCR 法）（CSZ1800035）在 1 213 例试验样本（结直肠癌 374 例，非结直肠癌 839 例）中达到 Kappa=0.85，Kappa ＞ 0.75，说明产品与金标准（肠镜＋病理）一致性好。据康立明公司公开宣传资料，其正在与包括中山大学附属第六医院、南昌大学第一附属医院、东莞市人民医院在内的各家科研合作试点，进行前瞻性筛查研究。截至 2021 年 12 月，长安心®共完成 33 万例前瞻性筛查，其中 175 528 例筛查数据可追溯，12 114 例受检者长安心®检测结果阳性（阳性率 6.9%），其中 4 970 例长安心®检测结果阳性的受检者进行了肠镜复查（肠镜依从性 41.0%），一共发现 3 408 例需要治疗的受检者，其中 755 例肠癌，1 444 例腺瘤，1 209 例息肉。长安心®对肠道肿瘤的阳性预测值（PPV）为 68.6%（其中肠癌的阳性预测值为 15.2%），来自国家科技部项目的数据显示，长安心®的阴性预测值更是高达 99.9%。

2020 年 11 月，由杭州诺辉健康科技有限公司开发的常卫清®人类 *KRAS* 基因突变及 *BMP3/NDRG4* 基因甲基化和便隐血联合检测试剂盒（PCR 荧光探针法-胶体金法）获国家药监局批准上市。该产品的预期用途说明中指出，其“适用于 40~74 岁结直肠癌高风险人群筛查”，不能替代肠镜，不能用于普通人群的肿瘤筛查，临床诊断过程中不应以本产品检测结果作为临床诊断的唯一依据。2020 年 9 月，诺辉健康在当年度中国临床肿瘤学会（CSCO）学术年会上公开发布与常卫清®产品相关的中国首个癌症早筛前瞻性大规模多中心注册临床试验（Colorectal Cancer Early Screening in China，Clear-C）数据。据其公开资料显示，“Clear-C”注册临床试验由浙江大学医学院附属第二医院作为牵头研究单位，联合 8 家三甲医院共同开展，于 2018 年 9 月正式启动，两年内累计入组数据近 6 000 例，实际纳入统计分析数据 4 758 例。常卫清®对结直肠癌患者筛查的灵敏度为 91.9%，对进展期腺瘤的检测灵敏度为 63.5%。

除了以上两款获得 NMPA 审批的结直肠癌分子检测产品之外，国内还有多家公司正在研发相关产品，并已获得一系列成果。2019 年，上海锐翌生物科技公司于《中华消化内镜杂志》发表联合海军军医大学长海医院、同济大学附属第十人民医院以及解放军总医院第七医学中心等三家医院获得的临床数据，应用甲基化特异度 PCR 法对 500 例患者（结直肠癌 132 例，进展期腺瘤 38 例）粪便中的 *SDC2* 和 *SFRP2* 基因启动子甲基化进行检测，并与单个基因甲基化检测和 FIT 的检测性能相比较，发现 *SDC2* 和 *SFRP2* 两基因联合检测在肠癌组中的灵敏度为 97.73%（129/132），显著高于单基因 *SDC2* 检测 [70.45%（93/132）]、*SFRP2* 检测 [81.82%（108/132）] 以及 FIT 检测 [69.70%（92/132）]，其肠癌早筛产品常易舒正在向 NMPA 进行申报。上市公司华大基因也于 2019 年 3 月发布了由其自主研发的多组学泛癌种早筛技术和肠癌早筛技术，并公开了回顾性临床试验结果，其肠癌早筛产品华常康目前也正在向 NMPA 进行申报。

表 5-5-2 国内主要基于粪便检测的肠癌早筛产品

产品名	公司名	应用技术	应用场景	截至 2022 年底获批情况
常卫清	杭州诺辉健康科技有限公司	FIT- 多靶点 DNA 联合检测	居家采样/体检机构/医院	NMPA 第三类医疗器械许可证（国械注准 20203400845）
长安心	广州康立明生物科技股份有限公司	单靶点 DNA 甲基化检测		NMPA 第三类医疗器械许可证（国械注准 20183400506）
常易舒	上海锐翌生物科技有限公司	多靶点 DNA 甲基化检测		NMPA 第三类医疗器械许可证（国械注准 20223400637）
华常康	华大数极生物科技（深圳）有限公司	多基因甲基化位点检测		暂无
艾长康	武汉艾米森生命科技有限公司	DNA 甲基化检测		NMPA 第三类医疗器械许可证（国械注准 20223400373）
睿肠太	深圳市晋百慧生物有限公司	RNA 定性检测		NMPA 第三类医疗器械许可证（国械注准 20183400108）
畅青松	厦门艾德生物医药科技股份有限公司	单靶点 DNA 甲基化检测		NMPA 第三类医疗器械许可证（国械注准 20212400007）

（二）国内外市场分析及未来展望

结直肠癌的发生发展大多遵循“腺瘤—癌”序列，从癌前病变进展到癌一般需要 5~10 年的时间，为结直肠癌的早期诊断和临床干预提供了重要时间窗口。此外，结直肠癌的预后与诊断分期紧密相关。据国内外数据显示，Ⅰ期结直肠癌的 5 年相对生存率为 90%，而发生远处转移的Ⅳ期结直肠癌 5 年相对生存率仅为 14%。因此，早发现和早诊断对于提升结直肠癌患者的生存率至关重要，而我国民众对肠癌筛查的认知远远不足。为了提高公共卫生和疾病预防水平，2017 年 1 月，《中国防治慢性病中长期规划（2017—2025 年）》发布，其中提到，到 2020 年和 2025 年，高发地区重点癌种早诊率要分别提升至 55% 和 60%；2019 年发布的《健康中国行动——癌症防治实施方案（2019—2022 年）》中进一步提到，将推进癌症早期筛查和早诊早治，推进癌症区域医疗中心建设，并促进境外新药在境内同步上市。

据公开信息称，基于粪便检测的肠癌早筛目前的趋势上来看会逐渐成为主流方式。美国精密科学的 Cologuard 获得 FDA 审批后，得到了美国医疗保险和医疗补助服务中心全国覆盖的准入，在医疗保险的支付下，93% 的检测用户无需自费买单，使得粪便肠癌基因早筛得到较好的推广，检测数量从 2015 年的 10 万例迅速增加到 2019 年的 170 万例。

对比美国 Cologuard 的产品定位和市场销售情况，中国肠癌早筛市场将受到以下几个因素的影响：①产品的价格。目前，华常康的官网定价为人民币 799 元，长安心和常卫清的市场定价则分别是人民币 1 108 元和 1 726 元，均高于普通肠镜的价格。其他各家肠癌早筛产品的终端单价也基本上在 1 000~2 000 元这个区间，对于普通患者来说，粪便检测目前仍然是一笔比较昂贵的支出。②产品的性能。虽然在统计学意义上，粪便检测能够给出灵敏度和特异性较高的结果，但一些检测为阴性的用户，尤其是高危人群，出于谨慎考虑仍需选择肠镜这一金标准检测方式进行检测，也使得粪便筛查检测的价值有所降低。因此，如果未来更大规模的临床研究能够帮助粪便检测的灵敏度和特异性有进一步的提高，相信对于消费者会有更大的吸引力。③医学界及普通民众的认可。Cologuard 在获得 FDA 审批后，被美国癌症协会、美国预防服务工作组等各种机构纳入其肠癌筛查指南中，为产品打开了信任度。而在国内，《中国早期结直肠癌筛查流程专家共识意见（2019，上海）》也已经明确提到了粪便 DNA 检测的重要性。同时，随着经济条件的提升，民众常规体检和肿瘤筛查意识的普遍加强也会对市场发展前景产生重大的积极影响。④肠癌粪便基因筛查纳入医保及商业保险的可能性。目前部分省级医保机构已经开始逐渐纳入癌症早筛，一些肠癌早筛公司与商业保险合作，由保险公司为检测支付费用。

四、粪便微生态检测

（一）微生态检测技术及应用方向

今日的世界一方面面临着重大传染病暴发流行、耐药“超级细菌”等来自病原微生物的威胁，另一方面随着生活方式和卫生条件的改善，人体共生微生物也发生了改变，这种变化极有可能与日益流行的肥胖、糖尿病、哮喘、过敏、癌症、自免疫疾病和自闭症等慢性疾病有关。而这其中，人体共生微生物及其组成的微生态系统是与人类自身的健康最为息息相关的，其所涉及的微生物组学也在近二十年中逐渐成为新兴的研究前沿。由此方向技术转化的微生态检测及相关健康干预产品也成为微生物健康产业中的一个创新的市场增长点，并在疾病精准诊疗、营养健康管控等方面得到了广泛的应用。

人体肠道微生态系统具有多样性高、功能复杂的特点。据科学家估计，人体肠道内存在 1 000~1 150 种细菌，主要位于下消化道结直肠部位，其总数与人体自身细胞总数在同一个量级。成人肠道菌群编码 300 万以上的功能基因，是人类基因组编码基因数的 150 倍之多。人类不同个体间肠道微生物组的差异可以达到 80%~90%。当人体上消化道不能代谢吸收的食物成分（如抗性淀粉、膳食纤维等）进入结肠阶段，活跃生长的肠道菌群会分解和代谢这些食物，产生大量的活性物质，参与肝肠循环，介导短链脂肪酸、胆汁酸、氨基酸、维生素、色胺等物质的产生和代谢，这些代谢物进一步透过肠屏障进入血液循环，参与调节人体基因表达和维持正常免疫功能。

因为其组成和功能上的复杂性，目前，不少科学家和生物科技公司都在利用新兴的多组学技术对微生态系统进行检测和评估。一般而言，人体微生态检测以简便、易采集的粪便为检测标本。荧光定量 PCR（qPCR）、16S rRNA 基因测序和宏基因组测序（mNGS）是检测微生态系统物种和基因组成的主要方法。其中，最常用方法之一是基于 16S rRNA 基因测序的检测。这种方法是利用不同细菌种类具有特异的 16S rRNA 基因序列，来识别确定样本中的细菌种类和相对丰度。此方法可以提供相对完整的肠道微生态图谱，并且检测成本较低，但也存在一定局限性，例如：物种或菌株水平的分辨率低，常常只能准确鉴定到属水平；无法检测非细菌类微生物，如真菌和病毒；在样本文库制备中可能存在错误的扩增反应，由此导致测序结果出现偏差。另一种常见的微生态检测方法是基于宏基因组技术，对粪便样本中的所有 DNA 进行测序。该方法可以提供肠道微生态在物种和功能水平上更详细的信息，包括 16S rRNA 检测所不具备的非细菌微生物组成、功能基因和代谢通路直接检测等。然而，这种检测方法比 16S rRNA 基因测序更昂贵、复杂和耗时。

肠道微生态系统的结构和功能失衡被认为与人体一系列疾病的发生发展密切相关。已有大量基础和临床研究着力于揭示各种重要疾病发生发展过程中的微生物分子标记物（biomarker），并用于建立疾病和健康的监测模型。微生态检测的最终目标是为干预和治疗提供靶标和方案建议。肠道菌群的调节干预方式一般包括特医食品、益生菌/益生元产品、特殊膳食方案、肠菌移植等。

2018年，上海交通大学赵立平教授课题组在*Science*杂志上发表了一项以肠道菌群为靶点对2型糖尿病人群进行饮食干预的研究论文。本项研究纳入43名患者，U组（16人）按照2013年版《中国糖尿病学会患者教育和膳食指南》管理饮食，而W组（27人）则选择一种富含多样化膳食纤维的饮食(每日膳食纤维摄入量约为40克)。两组人群每日总能量和营养素的摄入量相等，均只以阿卡波糖作为治疗药物。干预3个月之后，W组的89%的患者糖化血红蛋白降到了7%以下，U组仅有50%的患者达标。此外，W组患者体重下降更多，血脂改善也更明显。基于宏基因组测序的微生态检测结果表明，干预结束时，两组患者的肠道菌群结构与基因的丰富度均发生了显著变化，最终两组患者的菌群结构差异显著，具体区别表现在：W组菌群中参与抗性淀粉和菊粉代谢的基因增加，一些丁酸盐产生通路上的基因仅在W组中出现。同时，粪便样本中的乙酸和丁酸浓度也只在饮食治疗后的W组中增加。作为短链脂肪酸的代表，乙酸和丁酸被认为可以增加肠道中的两种胰高血糖素样肽（已知的控糖分子），也具有抗炎特性。本研究进一步鉴定出包括一株普拉梭菌（*Faecalibacterium prausnitzii*）在内的15个功能菌株，可能与高纤维膳食模式的代谢响应密切相关，并有助于2型糖尿病的缓解和代谢功能的好转。本项研究有助于鉴定代谢综合征干预中的关键菌株，阐明作用机制，以发展新一代的益生菌/益生元，建立膳食纤维调控菌群防治糖尿病的临床方案。

2019年，香港中文大学于君教授课题组在*Nature reviews Gastroenterology & Hepatology*杂志上发表综述文章指出，已有一系列研究成果显示，一些重要的肠道菌群标志物与结直肠癌以及癌前病变腺瘤的发生发展密切相关。于君组曾发现，检测肠道中4种细菌组成的分子标记物（biomarker）组合，可以用于区分结直肠癌患者与健康人群，其效果甚至优于FIT检测。他们还进一步发现，肠道具核梭杆菌（*Fusobacterium nucleatum*）含量是一种较理想的预测大肠癌患者化疗耐药及预后不良的指标，甚至优于TNM分期，未来临床甚至可能依据手术切除标本中该菌的含量来确定选择哪种化疗药物。2020年3月，于君教授与上海仁济医院消化内科房静远教授共同接受新媒体“消化界”公开采访时表示，未来有希望把宿主的小RNA或者DNA甲基化的标志物与粪便细菌的标志物结合，构建一个新型的诊断工具。目前已成功筛选到了诊断标志物组合，其敏感性和特异性均超过92%。

除了上述直接针对微生物基因的检测以外，生化检测、气相和液相色谱、质谱等技术也经常被用于检测微生物代谢产物，并帮助评估人体正常的代谢功能。比较重要的菌群代谢产物有短链脂肪酸、次级胆汁酸、维生素、氨基酸、内毒素、三甲胺，以及各种神经递质等，也可以作为粪便微生态检测的对象。2018—2022年，受浙江省自然科学基金资助，杭州海路医疗科技有限公司首席科学家、浙江省农业科学院王欣研究员与浙江省邵逸夫医院戴宁主任团队曾领衔进行了一项目前国内最大规模的腹泻型肠易激综合征（IBS-D）饮食干预研究。本项研究共纳入108例成年中国IBS-D患者，随机给予低发酵糖及低多元醇饮食方案（low FODMAPs diet，LFD），或临床经验性传统中国饮食控制方案(traditional dietary advice，TDA)，干预3周后，对两组患者粪便中的短链脂肪酸水平进行检测。研究发现，LFD组患者在大便频率方面的症状改善更早。随着症状的改善，LFD还显著降低了双歧杆菌、拟杆菌等糖发酵菌的代谢活性，抑制了一些可能刺激肠道过度蠕动的代谢物的产生。研究者们还发现，可以依据短链脂肪酸检测结果，计算食物发酵指数，将患者区分为“偏蛋白发酵型”和“偏碳水化合物发酵型”，而后者对于LFD干预方案有更好的响应度。本研究提示，根据粪便菌群代谢物检测结果，可以对个体的饮食代谢类型进行精准分型，并制定分别适用于高碳水化合物代谢型和高蛋白代谢型人群的精准营养干预方案，帮助IBS-D患者更好地从干预中获益。

肠道微生态检测的另一个主要应用方向便是肠菌移植（fecal microbiota transplantation，FMT），这是一种将健康人粪便中的功能肠道菌群移植到患者肠道内的治疗方法，其目的是帮助患者重建肠道微生态系统，实现肠道及肠道外疾病的治疗。FMT已广泛应用于难辨梭状芽孢杆菌（*Clostridium diffcile*）感染、炎症性肠病、顽固性便秘、代谢病、肠道免疫缺陷、肠道过敏等多种菌群相关性疾病的治疗和探索性研究，并被认为是近年的突破性医学进展。FMT的安全性是临床决策的首要考虑因素。亚太胃肠病学协会（APAGE）和亚太消化内窥镜学会（APSDE）总结了FMT领域最受临床关注的问题，于2019年10月在权威杂志*Gut*上发表亚太地区FMT临床专家共识，包括香港中文大学黄秀娟、广州市第一人民医院周永健、南京医科大学第二附属医院张发明在内的中国专家亦参与了该共识的撰写。共识中明确提到，FMT 的不同临床效果与供体和受体的肠道微生态组成和功能差异均有密切相关。因此，粪便微生态检测可能是供体筛选和受体匹配的必需手段之一。2022 年，《肠道菌群移植临床应用管理中国专家共识（2022 版）》发布，该共识涵盖了 FMT 的定义、适用范围、组织架构、人员要求、技术要求和伦理要求，旨在规范 FMT 的临床应用，促进其在中国的健康发展。该共识中也指出，微生物检测是 FMT 的重要组成部分，因为它既涉及对供体和受体进行各种病原体的筛选和监测，还有助于通过分析粪便微生态和代谢物的组成和多样性来评价 FMT 的质量和疗效。两份专家共识的发行，进一步说明了粪便微生态检测在以菌群为靶点的临床应用及疾病诊疗中的必要和重要意义。

（二）微生态检测市场分析及未来展望

微生物组学技术的进步，不仅促进了科研领域的进展，还为广大消费者带来了个性化肠道保健的可能，其中主要方法就是对粪便样本的微生物进行检测和定量分析，即肠道微生态检测。该检测可以提供有关肠道微生物群的丰度、多样性和结构组成等信息，以及它与各种健康状况、疾病症状、药物作用的关系。目前，国际上有不少生物科技公司都在利用微生态检测技术，将各种临床研究领域的突破性进展转化为消费级产品，通过肠道微生态检测和评估，提供个性化的饮食、膳食干预、以及疾病诊疗方面的建议（表 5-5-3）。

表 5-5-3　国际较为知名的微生态检测公司及其优势方向

公司名称	国别	检测产品及特色
Viome	美国	通过将人工智能应用于复杂的肠道微生物数据，为消费者提供个性化饮食、营养和生活方式建议，以实现其帮助人们控制自己的健康，并最终预防和逆转慢性疾病的使命。其核心技术在于独有的宏转录组测序技术 +AI 算法
SecondGenome	美国	建立了专有的微生物组药物发现和开发平台，这一平台结合了微生物组检测、云计算、机器学习和基因编辑等诸多技术。在炎症性肠病和癌症领域，Second Genome 公司正在开发能实现精准诊断和治疗的微生物标志物及药物
Microba	澳大利亚	建立了世界上最大的肠道菌群宏基因组数据库，并在持续收集和完善肠道菌群样本数据，力图揭示肠道菌群与睡眠、营养等的关联
Biohm	美国	联合创始人为美国凯斯西储大学医学真菌学中心主任 Mahmoud Ghannoum 博士，基于粪便检测微生物组中 6 种主要细菌和 4 种主要真菌的水平，并提供个性化的饮食、生活方式和补充剂建议。同时研发的膳食补充剂主要不仅包括了益生细菌和消化酶，还包括了益生真菌，以共同分解消化道内的生物膜，抵制有害细菌和真菌
Carbiotix	瑞典	源于瑞典抗糖尿病食品中心与隆德大学生物技术系研究成果。开发的 OneGut 测试平台，利用 NGS 技术对样本进行 16S rDNA 测序，纵向监测个体摄入益生元的影响，跟踪肠道微生物组的变化，评估益生菌或益生元等干预措施对肠道健康的实际影响。该公司的专利可溶性膳食纤维 CARBI-AXOS，被欧洲和美国的 Nutrition Capital Network 评为顶级新原料
Ixcela	美国	开发了世界上第一个家庭肠道微生物组血液测试，这种针刺验血，可以检测血液中 11 种与肠道微生物组相关的小分子代谢物的水平，如 5- 羟色胺、酪氨酸、吲哚 -3- 乳酸等，从而评估机体健康的多个方面，比如情绪、认知度、效率和免疫健康等。同时开发了个性化干预，利用独特的膳食补充剂、营养或健身计划来改善个体健康
Thryve	美国	利用测序方法检测肠道内的细菌种类，计算出肠道微生态多样性和平衡性以及整体健康得分，为他们的饮食和补充剂提供可行的建议。该公司的免疫保健产品配方中主要含有副干酪乳杆菌 LP33 和 AAP-2，以及罗伊氏乳杆菌 ADR1 等
DayTwo	美国	利用肠道菌群检测、人工智能分析和虚拟护理来为代谢性疾病（糖尿病、糖尿病前期、临床肥胖、非酒精性脂肪肝）提供可持续的缓解方案的公司。公司产品是一款基于微生态检测数据的个性化营养应用，可以预测不同食物或食物组合对血糖的影响，帮助用户改善饮食习惯，降低 A1C 水平，减少或停止药物干预
ZOE	美国	一家营养科学领域的创业公司，由 Tim Spector、Jonathan Wolf 和 George Hadjigeorgiou 三位创始人于 2017 年成立。它利用大规模的人类研究、机器学习技术、微生态检测和与世界各地的顶尖科学家合作，来了解个体对食物的不同反应
Sun Genomics	美国	一家专注于通过个性化益生菌治疗肠道菌群失调的微生物健康公司。它于 2016 年成立，推出了其旗舰产品 Floré，一种微生态检测和肠道益生菌解决方案，利用宏基因组测序来评估不同的肠道菌群数据，并确保客户收到基于他们独特的肠道菌群特征的完全个性化的产品。它还推出了 Floré Defense，一种创新的免疫健康补充剂。它的使命是减少腹胀、气体和便秘，缓解消化问题，增加食物耐受性，帮助调节排便，平衡能量水平，支持免疫力。它的团队由来自世界一流的科学家、软件工程师和人工智能专家组成，与领先的学术机构合作，已经在一些重要的科学期刊上发表了多篇同行评审的论文

随着越来越多的人意识到肠道健康的重要性并寻求改善他们的健康状况，肠道微生态检测市场正在迅速增长，其中主要来自对精准医学、预防保健和个性化营养的需求。除此以外，该领域的科研创新和技术进步也推动了微生态检测市场的发展，尤其是以多组学、人工智能技术为主要驱动。根据 Grand View Research 的一份报告，2020 年全球肠道微生物组检测市场规模为 12 亿美元，预计 2021—2028 年的复合年均增长率（CAGR）将达到 22.5%。

肠道微生态检测市场可以分为临床和健康两个方向。临床方向是指使用肠道微生态检测来诊断、治疗和监测与肠道微生态相关的疾病。健康方向是指使用肠道微生态检测来保持健康、预防慢性病、抗衰老等。这两个细分市场对肠道微生态检测有不同的需求和偏好，例如准确性、可负担性、便利性和可及性。

从 2020—2021 年这两年市场走势来看，临床方向预计将在收入份额方面占据市场主导地位，因为全球胃肠道疾病以及肠道功能紊乱的患病率很高，例如炎症性肠病（IBD）、肠易激综合征（IBS）、结直肠癌和腹腔疾病。对于这类患者，通常需要医疗专业人员进行定期监测和干预指导，在此场景下有较高可能性会使用肠道微生态检测作为其诊断或治疗方法的一部分。临床方向也会受益于针对或调节肠道微生态的新药物或新疗法的开发，例如益生菌、益生元，还有目前进展十分快速的肠菌移植治疗。

对于大健康方向，当前有越来越多的人有兴趣通过改变生活方式和饮食营养干预来改善自身的健康状况，因此健康细分市场预计将比临床细分市场具有更快的增长速度。健康管理医生、营养师等可能会使用肠道微生态检测作为一种工具来评估他们客户的基线肠道菌群状况，识别潜在的菌群失衡或相关疾病风险，并获得个性化营养的最佳方案。健康方向的目标人群还可能包括患有与肠道微生态相关的轻微或偶发症状（如腹胀、胀气或便秘）的人，例如儿童、老人及亚健康人群，他们可能会通过自然或替代解决方案寻求缓解或改善。

目前的情况是，一方面基于多组学检测的肠道微生态研究百花齐放，在各种临床研究领域都不断有着突破性进展，相关产业的崛起似乎正在酝酿着一场医疗健康行业的革命；而另一方面，国内面向大众的粪便微生态检测产品仍然处于初级阶段，产品基本集中于消费级检测，即评估微生态系统结构的失衡程度，并给出个性化的营养建议等。例如，宝藤医学、华大营养、金域医学、迪安诊断、谱元科技等公司主要利用高通量测序技术检测菌群组成，结合其他临床指标，给出菌群多样性评分、慢病风险指数及营养均衡指数等指标；杭州海路联合浙江省农业科学院体外发酵技术平台，推出肠道微生态代谢指标及益生元代谢能力快速检测，以肠道微生物参与的主要代谢产物：短链脂肪酸、胆汁酸、氨类、色氨酸等为关键标志物，综合评估人体的营养代谢能力，并对饮食营养、生活方式等提出干预建议。此外，目前国内外也有公司或实验室开发了基于荧光定量 PCR（qPCR）技术的肠道微生态快速检测方案。该技术比较符合市场需求，因为可以快速、准确和定量地检测特定的肠道微生态类群，这些类群往往具有明确的临床意义或营养干预方案。并且，还可以与其他方法（例如 16S rRNA 基因测序和宏基因组检测）相结合，以获得有关肠道微生态的更全面信息。qPCR 技术可以帮助诊断和监测各种与肠道微生态相关的疾病，例如炎症性肠病、肠易激综合征、肥胖症、糖尿病等；它还可以帮助评估饮食干预、益生菌、抗生素和其他因素对肠道微生态的影响。因此，qPCR 技术是肠道微生态检测市场中不可忽视的宝贵工具，具有良好的应用前景。

虽然已有一些数据和成果积累，但目前，国内的微生态检测公司基本仍然停留在人体的整体健康状态及营养利用的评估上，其适用性和结论尚难以进入临床体外诊断阶段。市场规模严重依赖益生菌、保健食品等行业，其自身市场开发能力也都乏善可陈。

标准化是微生态检测行业首先要关注的问题。国内消化道微生态专家北京 301 医院的杨云生教授在 2018 年发布的《消化道微生态标准化样本库共识》中指出：由于消化道微生态的复杂性和多样性，目前缺乏统一的标准和方法来进行微生态检测和分析；这导致了不同实验室之间的结果不可比较，也影响了微生态检测的准确性和可靠性；因此，建立消化道微生态标准化样本库，是提高微生态检测水平和推动消化道微生态学发展的关键步骤。国际上，美国主导的微生物组质量控制项目（MBQC，microbiome quality control project）就是为了全面评估不同实验室在人体微生态检测结果上的变异大小和来源，并评估不同的正负对照策略的设计和效用，最终为提高微生态检测与研究的质量、可重复性等提供指导和标准。2019 年，国家卫健委临检中心发起了全国首次肠道菌群 16S rRNA 基因测序和宏基因组检测的室间质评预研活动，旨在摸底和评估国内实验室在微生态检测上的可重复性及准确性。

公开资料撰文分析微生物组产业特点及未来发展趋势，提到肠道微生态检测，乃至整个微生物组产业商业化的难点主要在以下几个方面。

第一，基础研究的不确定性。微生物组学相关的研究大多利用多组学关联的方法，研究成果以发现菌群变化与疾病发生发展的相关性为主，缺乏明晰的因果关系，许多宿主-菌群相互作用的机制尚不明朗。在很多研究中发现的微生态失衡现象，与疾病关联的特异性还不够强。反映到微生态检测中的显著不足即为：难以找到与疾病明确相关的指示标志物，数据证据不足，难以打造出灵敏度和特异性满足临床诊疗要求的产品；肠道微生物组产业在微生物检测、菌群移植和微生物治疗三个主要的产业化应用领域皆面临不同的挑战。

第二，政策的滞后性。在国内，肠菌移植和活菌药物暂时还没有明确的行业指导意见。肠菌移植目前只作为一种医疗技术使用，各个医院自行开展，治疗效果的评估缺乏统一的标准。

第三，缺乏数据管理规范。微生物组学测序和代谢组学检测主要的数据获取渠道都是在科研领域，只有少量数据来自临床医生和个体消费者环节。但就目前而言，商业微生态检测的目标人群更多的是消费级检测的用户，其数据质量与科研数据质量存在差异，对数据库和数据处理流程的建立带来一定的困难。而目前，临床和消费级的微生物数据规范也非常缺乏，需要政策层面的推动；除了检测之外，国内的公司在布局微生态治疗领域方面会面对更大的政策不确定的风险。

第四，市场认知不足。我国缺乏对应的微生物市场教育，技术发展程度相对较低，国内微生物治疗或药物研发程度低，微生物产业对政府和社会资金的高依赖性都对肠道微生物行业的发展带来了挑战。行业对肠道微生物的研究以及数据积累不足，尚不能支撑与菌株水平功能对应的药物研发和治疗，也一定程度上削弱了微生态检测产品的吸引力。

目前微生态检测行业的挑战主要在于四点：检测缺乏标准化和监管、个体和人群肠道微生态的可变性和复杂性、对肠道微生态与健康结果之间因果关系的理解和证据有限、伦理和数据隐私问题。

微生态检测行业的发展，一方面需要加强基础研究，积累更多的临床应用数据，为拓展微生态检测的应用提供更多的支持，其次需要政策的引导和产业资本的支持。

（李降龙　覃俊杰　陈军奎）

（廖清华　审稿）

第六节

精液、前列腺液检测市场分析和产品技术发展现状

一、精液、前列腺液检测分析概述

精液由精子和精浆组成。精子由睾丸生精细胞分化衍变而来，在附睾内成熟，通过输精管道输出。在射精过程中，储存在双侧附睾内的高度浓缩精子悬液与附性腺分泌液混合和稀释，形成了精液。约 90% 的精液量是由附性腺的分泌液组成，主要来源于前列腺和精囊腺，少量来源于尿道球腺和附睾。

精液检测包括精子的浓度、活力、存活率、形态学、DNA 碎片评估，精浆生化、免疫学、微生物学检测及精子功能评估等。

精液检测的主要临床意义有：①评价男性生育功能，为不育症的诊断和疗效观察提供了依据；②辅助男性生殖系统疾病的诊断；③输精管结扎术后的疗效观察；④计划生育和科研；⑤为人工授精和精子库的筛选优质精子；⑥法医学鉴定。

前列腺液为黏稠乳白色半透明的稀薄液体，是精液的重要组成部分，约占精液的 30%。前列腺液成分较复杂，含有多种无机离子和有机化合物，其中前列腺特异抗原是前列腺癌的肿瘤标记之一。用于前列腺癌的诊断前列腺酸性磷酸酶更灵敏、特异。此外，前列腺液中还含有淀粉样小体，少量上皮细胞和白细胞等有形成分。

前列腺液检测包括前列腺液常规（一般性状和显微镜镜检）、生化、微生物检查等。

前列腺液检测主要用于前列腺炎、前列腺脓肿、前列腺肥大、结石、结核及前列腺癌等疾病的辅助

诊断，病原微生物检查及疗效观察等，也可用于性病检查。

二、精液、前列腺液检测市场分析

随着我国人口结构化失调风险的趋势日益增加，未来如不加以手段大幅度提高生育率，预计2050年我国人口结构将呈现倒金字塔型，人口结构失调将严重影响我国经济和社会的持续健康发展。近年来政府针对人口结构化失调颁布了一系列减缓出生率下滑趋势的政策。另据研究表明，我国男性生育能力持续下滑导致不孕不育家庭的逐年增加，目前国内育龄夫妇的不孕不育率接近13%，且呈继续增长趋势。因此人们对男性生殖与男性健康的关注力度越来越大。随着国家“三孩”鼓励生育政策发布与落地以及医疗器械“国产替代”的大趋势，宏观因素与政策为精液及前列腺检测市场扩容提供了持续的驱动力，我国的精液与前列腺液检测的市场需求会进一步地扩大，同时对国产检验产品的质量和功能要求会越来越高。

（一）精子分析仪市场分析

截至目前，我国精液检测细分市场仍处于早期发展阶段。国内医疗卫生领域精子质量分析仪市场规模不足1.5亿元人民币，用于医疗卫生领域的仪器年产量七百余台；年仪器需求量不足千台。同主流IVD领域企业相比，整体市场容量较小、占比较低，医疗单位检测仪器总装机量较少，相关领域企业也相对分散，整体竞争未至红海，行业标准尚待统一和完善。

国内的精子分析仪品牌按国产进口来分类：国产品牌主要有上海北昂、北京赛司、北京穗加、北京伟力、南京瑞琪、瑞图生物、三维医疗等，进口品牌有以色列SQA、西班牙SCA、美国Hamilton等。据统计，国内医疗卫生领域精子分析仪市场中国产精子分析仪市场占比达到85%以上，国产品牌在国内精子分析仪市场上占主导地位。

（二）精浆生化市场分析

精浆生化主要是对精浆中的果糖、锌、中性α-葡糖苷酶、弹性硬蛋白酶、乳酸脱氢酶的检测。目前市场上主要使用生殖医学全自动生化分析仪和生殖医学半自动生化免疫分析仪进行精浆生化检测。

精浆生化免疫分析仪同样以国内品牌为主，主要包括深圳博瑞德、深圳市盛信康、南京欣迪等，上述品牌厂家对应提供精浆生化检测试剂（盒）。

据相关统计，目前国内精浆生化分析市场总容量约5亿元，短期内精浆生化分析市场仍会保持低速增长趋势。

三、我国精液、前列腺液检测产品技术发展现状

近年来精子质量分析产品技术变化不大，仍以一体式设备和分体式设备占主流，但都进一步融入了机器学习算法作为辅助，提高了图像处理与图像识别算法性能，让准确性得到提升。

WHO《人类精液检查与处理实验室手册》第五版的要求进一步得到体现。设备操作规程进一步规范化，操作人员质量意识进一步提高，检测前的标本处理更加规范，更有利于精液分析标准化的提高，利于质量控制。操作过程进一步简化，一些分析仪有些厂家还集成了pH值检测功能，更加方便。也集成了精子动力学及精子形态学、精子存活率及精子DNA损伤分析功能。通过显微成像采集精子图像仍然为多标准，计算机对精子图像进行分析识别后得到精子的动力学结果及形态分类结果，临床医生可以通过对精子图像的观察进行检测结果的确认与修正，保证结果的可靠性。

图像分析以前有两类识别分析算法：第一种使用传统的形态学几何外形数据对精子形态学进行分类；第二种使用更为先进的机器学习方式或深度学习方式，将精子外形进行特征提取后使用经典的机器学习分类算法进行分类。

技术研发过程中，精子动力学及形态学图像AI算法目前仍处于实验测试阶段，AI图像识别对结果准确性提升有限，跟临床报告的高准确性要求有较大差距，AI仍然作为辅助性因素，检测结果离不开临床医生的审核。

精浆生化检测产品以半自动酶标仪、全自动生化仪为主。半自动酶标仪分析需要较多的人工操作，技术人员的操作熟悉程度和操作习惯等会影响分析结果，因此不同技术人员之间的结果差异较大。而全自动生化仪相对人工干预较少，有效地减少了人员差异，重复性较好。目前国内机构根据自身实际情况选择适合自己的分析仪。基础医院等机构考虑成本，可能优先选择半自动酶标仪。大型医院等机构的标本量大且对质量有较高要求的，可能优先选择全自动生化仪。近几年内，半自动酶标仪并不会被全自动生化取代。

四、国内有影响的品牌和生产企业

（一）精液分析行业内有影响的产品及企业

1. 上海北昂 S 系列精子质量分析仪

上海北昂是一家从事 IVD 仪器和试剂的研发、制造和营销一体化全产业链的高科技企业，在 IVD 领域提供生殖、遗传、细胞、病理、生化、免疫、分子和微生物精密分析仪器、诊断试剂（芯片）和服务，同时率先实现人工智能在显微产品上的应用，致力于打造具有自主硬核科技品牌的 IVD 高端产品并实现进口替代、进口升级。

BEION S 系列产品目前主要型号为 BEION S3、BEION S3-3、BEION S4、BEION S5、BEION S6 及医学图像软件 V4.90 中的精子质量模块软件。

BEION S 系列产品均为一体化整机设计，内置 XYZO 全电控生物显微镜、计算机系统及触控屏显示器、温控系统、电源系统、精子计数池及精子质量分析管理系统软件。

BEION S 系列精子质量分析仪主要技术指标如下。

（1）显微镜自动控制功能：实现自动聚焦、自动扫描采集精子动态视频与形态学图像。

（2）恒温控制功能：能使精液标本保温在 37℃进行检测分析。

（3）精子动力学分析。可在明场和相衬条件下进行动力学分析，精子自动识别，其符合率≥ 95%；可在明场和相衬条件下，进行精子活力 a 级、b 级、NP、IM、PR 分级及总活力（PR+NP）分级，其符合率均≥ 90%；可在明场和相衬条件下，进行精子浓度分析，其符合率≥ 90%，检测结果的杂质误认率≤ 10%；可在明场和相衬条件下，进行动力学分析，单标本的分析时间≤ 60 秒；自动识别形态分析精子总数的符合率≥ 90%。

（4）形态学分析。精子形态学分析单标本的时间≤ 2 分钟。可识别分析显示项目：正常形态精子、异常形态精子、头部异常精子、颈部和中段异常精子、主段异常精子，过多残留胞浆；大头精子、小头精子、梨形头精子、锥形头精子、圆形精子、不定形精子、空泡头精子、顶体后区空泡精子、顶体区过小精子、顶体区过大精子、双头精子、无头精子；锐角部曲精子、非对称性插入精子、中段粗或不规则精子、中段过细精子；锐角弯曲尾精子、卷曲尾精子、多尾精子、短尾精子、无尾精子。

（5）精子 DNA 损伤分析。自动识别计数精子数、有 DNA 碎片精子、无 DNA 碎片精子，识别结果符合率≥ 80%。精子 DNA 损伤分析一个标本的时间≤ 90 秒。

（6）质控功能。能自动保存质控结果，绘制月度质控图曲线，并打印输出；支持精子动力学活力质控视频录制可对第三方录制的质控视频载入并进行分析检测；生成 X_{bar} 图、S 图，人员间差异质控图（Bland-Altman 图，Youden 图）。

（7）病例数据管理及报告系统。采用大型后台数据库管理系统，报告及检验项目可根据用户品求增添修改，打印报告格式可自定义设计输出。报告项目全开放、可编辑，除固定项目外，可报告项目包括精液理学性状、精子显微镜动力学分析类、形态学分析类、DNA 损伤分析类、精子功能实验类、化学分析类及免疫分析类等。

2. 赛司医疗科技（北京）有限公司 SAS-Ⅱ精子质量分析仪

赛司由北京宇创恒远科技有限公司更名而来，成立于 2013 年，是一家以医疗图像处理，模式及人工智能识别，自动化控制为核心竞争力、集研发、生产、销售为一体的医疗器械生产公司。

（1）SAS-Ⅱ精子质量分析仪主要技术指标：由显微图像扫描模块、计算机系统、计数池模块、精子质量分析仪软件（版本：V2.3）组成，具备灰度版分析和相差版分析两种功能；可以自动检测分析精子总数、密度 / 浓度、速度分级、精子总活率、平均曲线速度、平均直线速度、平均路径速度、侧摆幅值、鞭打频率、平均角度、快速直线个数、快速直线密度、快速直线活率、直线性、摆动性、前向性、平均大小、平均周长、检测时间等；可任意切换世界卫生组织人类精液检查与处理实验室手册第四版和第五版的标准。

（2）主要性能指标：①采集分直线速度析时间：＜ 1.5 秒，采集静态样品的数量每幅图像可采集的最大静态样品数不少于 500 个（只计算精子密度用），误差≤ ±0.2%。②精子质量分析仪能测定的动态样品得不小于 500 米 / 秒。③对每个视野采集的图像数范围为 2~120 幅；精子个数的捕捉准确率误差≤ ±5%。④精子密度、活率测定结果的 CV 值≤ 5%。⑤精子形态个数分析符合率≥ 94%。⑥正常形态精子分析符合率≥ 98%。⑦异常形态精子分析符合率≥ 94%。⑧分析仪识别精子染色质个数符合率≥ 93%。

3. 江苏瑞祺生命科学仪器有限公司精子质量分析系统

瑞祺主要产品分为医疗器械、生命科学仪器两大类。

精子质量分析系统系列产品目前主要型号为CFT-9201、CFT-9202、CFT-9203，结构型为工作台桌式，按照WHO《人类精液检查与处理实验手册》第五版标准，用于精子质量分析，具备精子浓度、活动力分析功能，精子形态学分析功能，DNA碎片分析功能，质控功能。配备精子浓度与活力分析软件、精子形态分析软件、DNA碎片分析软件、浓度月监测表自动绘制软件、形态月监测表自动绘制软件、浓度室内质控 X_{bar} 图自动绘制软件、形态室内质控 X_{bar} 图自动绘制软件、视频刻录软件、LIS衔接软件。

4. 北京穗加软件有限公司SSA-Ⅱ精子自动检测分析系统

穗加软件成立于2012年，是一家创新计算机软件开发企业，主要经营医疗软件开发和销售、销售医疗器械Ⅰ、Ⅱ类，产品主要涉及医疗、专业软件开发。

SSA-Ⅱ精子自动检测分析系统符合WHO《人类精液检查与处理实验手册》第五版标准，功能主要包括精子浓度活力分析（相差技术、对比分析）、形态学自动分析、质量控制模块，同时支持LIS系统连接、POE技术、GDI+界面技术、触摸技术、无线打印及自动备份技术。

SSA-Ⅱ精子自动检测分析系统特点主要有：①采用国家专利硬件系统，相差显微镜（进口）+高帧率Fireware B/GigE接口摄像头（进口）+苹果iMAC一体电脑。支持微软Surface等平板电脑演示。②具有质控功能，支持人机对比分析，自动统计多个研究者与计算机检测值之间的平均值和标准差。③自动标识并将精子分割为顶体、头部、中段3部分，并可以选择颜色填充或边缘填充。④自动计算精子的长度、宽度、面积、周长、顶体比率、椭圆率等11项精子形态学数据。⑤自动计算DFI；自动统计周、月、季度、年病例检测数和天平均数。⑥自动统计所有检测病例的各项精液指标的正常例、异常例的平均值、标准差，并可以自定义精液指标的标准值。

5. 深圳市瑞图生物技术有限公司RT-S100精子质量分析仪

瑞图生物聚焦人工智能与医学诊断的深度融合，是一家集人工智能体外诊断产品研发、生产、销售于一体的国家高新技术企业。

RT-S100精子质量分析仪可以一键完成理学性质及动力学分析，自动完成样本液化时间、黏稠度、外观、pH和体积等检测。

RT-S100精子质量分析仪特点主要有：①AI加持，可智能判断精子凝集情况，识别精子运动轨迹并提供彩色轨迹标识辅助分析高清成像技术，可10×和20×物镜自动切换，拍摄高质量精子图像和运动视频全流程37℃恒温设定，支持37℃恒温液化环境，计数卡37℃恒温保存，显微成像平台37℃恒温预热。②“一键式”完成理学性质及动力学分析7大检测步骤；一次性支持10份样本同时检测，检测速度高达20个标本/小时；自动计算遵循WHO与国际CASA标准，自动计算分析精子浓度，活力等级与相关动力CASA参数；自动启动样本稀释。③告别异味，安全可靠；专利设计精液样本杯，采用医用硅胶材质；无需开盖直接上机，检测全过程无异味释放；底部漏斗设计，便于少精液样本收集。

6. 邦睿生技股份有限公司LensHooke精子质量分析检测仪

邦睿生技主要开发高精准度且人性化的体外诊断设备，以协助提高全球医疗品质。

LensHooke精子质量分析检测仪为掌上型全自动精子质量分析仪，可对pH、浓度、形态及活力进行检测。配备自动聚焦系统，可连接大型显示器呈现图像；可出具医学级检测报告并通过局域网共享检测报告；在3种不同浓度的基准下进行pH和浓度的品质管控测试；配备条码扫描功能。检测时间约2~5分钟。

（二）精浆生化相关检测的厂家及产品

精浆生化主要是对精浆中的果糖、锌、中性α-葡糖苷酶、弹性硬蛋白酶、乳酸脱氢酶的检测。行业内有影响力的产品和企业如下。

1. 深圳市博锐德生物科技有限公司生殖医学生化分析仪

博锐德生物是一家为不孕不育诊断及辅助生殖治疗提供自动化检测平台与配套产品的集研发、生产和销售为一体的高新技术企业。

生殖医学生化分析仪有CHEMWELLBRED生殖医学全自动生化分析仪（sm001）和生殖医学半自动生化分析仪（sm002）两种型号，具备WHO推荐方法学的自动检测功能。可实现高黏度精浆标本的准确加样，可满足部分特殊生殖检测项目的自动化检测需求。sm001具备生化和ELISA一体化检测功能，配备有稳定的精浆复合质控物，可满足质量控制和标准化的要求，也可用于除精浆以外的其他类型标本的检测，以及其他各种生化免疫项目的检测。

2. 深圳市盛信康科技有限公司生殖医学生化分析仪

盛信康科技一直致力于医学检验领域产品的研

发、生产及销售，研发了生殖医学半自动生化免疫分析仪、生殖医学全自动生化分析仪、全自动甩干洗板机、酶标仪、全自动血液分析仪、生化分析仪、血凝分析仪等检验分析仪器。

生殖医学生化分析仪型号主要有 SK6000 生殖医学全自动生化分析仪和 SK3002 生殖医学半自动生化免疫分析仪，专用于男科精液生化及免疫定量分析，测试结果符合 WHO《人类精液检查与处理实验手册》第五版标准要求。携带污染率≤ 0.1%，吸光度重复性≤ 1.0%，可中途加样。

五、精液、前列腺液分析领域未来发展预期和方向

精液、前列腺液分析经历了手工检验、半自动化分析的初步阶段，全自动化分析的飞速发展阶段，迈入全实验室自动化和实验室信息化的新时代，下一个检验医学发展的热点和飞跃或许在人工智能技术的应用。

近年来，精子质量分析仪从只有单一的精子浓度、活力的动力学分析检测，逐步发展为精子浓度、活力、存活率、形态学、DNA 碎片等多功能一体的检测，以及精子 DNA 损伤检测等。

精子 DNA 损伤的检测方法有很多，如彗星实验（COMET assay）、精子染色质扩散实验（sperm chroma tin dispersion test，SCD）、末端转移酶介导的 dUTP 末端标记法（TUNEL）以及吖啶橙（AO）荧光染色法。其中，AO 荧光染色结合流式细胞术的检测方法，即染色质结构分析法（sperm chromatin structure assay，SCSA），是检测精子 DNA 断裂指数（DNA fragmen tation index，DFI）的一种更快捷、准确、直观的方法。采用流式细胞仪对经 AO 荧光染色的精子进行分析，数秒内就能高速检测数万个精子，检测结果客观可信，重复性高。目前已经广泛应用于临床。SCSA 除了能检测精子 DNA 损伤程度，还能给出受检标本中不成熟精子的百分率，提高了结果的可应用性。

随着实验室进入自动化和信息化的新时代，精液、前列腺液分析的仪器也会向自动化和流水化方向发展。此外，深度学习和图像识别算法近年来得到突破性发展，利用计算机去学习人的思维能力和经验，辅助人类处理日常的工作已经变得越来越常见。智慧医疗就是将更多的人工智能技术运用到临床疾病的诊断和治疗当中。将深度学习和图像识别的技术运用到医疗领域中进行医学图像的识别和分析，利用高性能的计算机去处理大量的医学图片，是医疗大数据的一个重要的研究方向，也是加速智慧医疗体系建设的重要分支。

此外，该领域发展的另一方向是便携化发展。便携式精子分析仪主要是将精子分析仪 POCT 化，来满足检测的便捷和快速，可以在采样现场即刻进行分析，省去标本在实验室检验时的复杂处理程序，且精液标本采集可居家进行。目前国内市场上取得注册证的便携式精子分析仪有莱特儿精子分析仪，目前这个市场现在还是尚未被完全开发的巨大蓝海市场。

但是，便携式精子分析仪检测的准确度、检测结果是否被临床认可作为诊疗依据等一系列问题仍需进一步探讨。相比较于一些成熟的 POCT 化医疗检测项目，精子分析仪的 POCT 化正处于起步阶段，精子分析仪的便携化发展才刚刚开始。

（李颜静　朱佳男　聂麒峰）
（胡斌　窦晨月　审稿）

第七节
阴道分泌物检测技术现状及热点产品

一、概述

白带即阴道分泌物，由多种腺体的分泌物混合而成，包括前庭大腺、子宫颈腺体、子宫内膜以及阴道黏膜的渗出液和阴道上皮细胞的脱落物。因其可反映女性生殖道健康状况，所以白带常规检查是妇科诊疗中重要的一部分。

阴道分泌物检测项目主要包括理学检验、干化学检验和有形成分分析等。其中，理学检验是通过观察标本的颜色、性状、气味、黏度和量等外观指

标，从而判断阴道分泌物的健康状况。正常的阴道分泌物呈酸性，pH 在 4.0~4.5。

干化学检验是用化学方法对阴道分泌物进行检测，包括过氧化氢、白细胞酯酶、唾液酸苷酶、乳酸、脯氨酸氨基肽酶和氧化酶等指标。与理学检验相比，干化学检验的操作更为精确和敏感，能够更准确地判断阴道分泌物中的病原微生物。

有形成分分析是对阴道分泌物中的形态、数量和种类进行检测，包括细菌、真菌、滴虫等常见病原微生物。此外，阴道分泌物检测还包括病原体DNA 检测、血清学检测等项目。

阴道分泌物检测能够帮助医生判断女性生殖系统是否存在炎症、感染或肿瘤等疾病。近年来，对阴道分泌物检测方法的研究和应用不断增多，检测结果更加精确和可靠，对妇科疾病的诊断和治疗提供了更为科学的依据。阴道分泌物有形成分分析主要依赖于人工镜检，检测项目主要包括白细胞、线索细胞、滴虫、真菌、上皮细胞、杆菌等。结果判读可参考阴道清洁度的判定标准进行诊断（表 5-7-1）。其中Ⅰ~Ⅱ度为正常；Ⅲ~Ⅳ度为异常，提示可能为阴道炎，结合是否发现病原菌、真菌、滴虫等，可诊断细菌性阴道病、真菌性阴道炎、滴虫性阴道炎等。

表 5-7-1 阴道分泌物有形成分分析及结果判读

清洁度	杆菌	杂菌	上皮细胞	白细胞
Ⅰ度	++++	无或少许	满视野	0~5/HP
Ⅱ度	++	+	1/2 视野	5~15/HP
Ⅲ度	+	++	少许	15~30/HP
Ⅳ度	—	++++	无或少许	＞30/HP

目前阴道分泌物检测主要采用传统显微镜镜检和干化学酶法检测两种方式。显微镜镜检可以直观地观察样本的形态、数量和种类，有形成分简单直观的特点；而干化学检测则可以通过化学方法检测样本中的指标物，具有快速简便的特点。两种方法结合使用可以提高检测的灵敏度和特异性，提高阴道炎的诊断率。然而，在实际情况中，人们往往注重阴道分泌物常规检查而忽略联合检测，可能导致真菌或滴虫性阴道炎及与细菌性阴道病的混合感染漏诊或治疗不彻底，进而增加患者的负担和病情复发的风险。

因此，有形成分联合干化学酶法检测对于诊断临床常见的细菌性阴道病、真菌性阴道炎、滴虫性阴道炎以及老年性阴道炎等妇科疾病有着重要的意义。

二、阴道分泌物检验技术现状及发展

（一）技术现状

目前，对于阴道分泌物的检测大多依赖于传统的人工显微镜镜检方法。然而，随着临床标本量逐渐增大，人工镜检的缺陷也越来越成为检验科工作中需要面对和解决的难题。

人工镜检的主要问题包括：①步骤繁琐，整体耗时长；②标本前处理、检测过程中人为误差影响较大，如涂片均匀度，不同人员阅片能力等问题；③标本暴露，导致生物污染和标本之间的交叉感染；④经验要求高，主观性强；⑤人工染色，操作人员长期接触危险性化学试剂，并可污染实验室环境；⑥染液沉渣，易导致镜检背景复杂，干扰观察。

为了解决这些问题，国内医疗器械厂商通过与医院和专家的合作以及结合临床需求，推出了半自动和全自动仪器来进行阴道分泌物的检测。

（二）技术发展

检测技术的发展必将引领检测仪器的发展与应用。以下通过仪器从半自动到全自动的发展历程对其检验技术的发展进行介绍。

（1）半自动干化学仪器：采用光电比色的原理对联检卡自动进行评估，标本制备、滴样、预温、联检卡放置及报告单整合均需人工操作。代表性的厂商和仪器包括安图生物 AutowoMO 联检分析仪和硕世 bPR-2011A。

（2）全自动干化学仪器：采用光电比色原理，能够实现自动加样、自动温育、自动量化判读结果，批量处理并提高检测速度。然而，标本制备和镜检结果与干化结果整合需要人工操作，仪器自动化程度有所提高，但人工参与过多，仍未能完全解决检验科所面临的问题。

（3）全自动一体机：为了实现形态学和干化学的联合检测，全自动一体机采用流式图像技术或自然沉降显微镜拍照技术与光电比色技术相结合，实现了阴道分泌物的一体化检测。智能化的一体机能够实现自动加样、预温、结果判读及出报告单，并且标本制备、加样、预温、染色及结果自动判读。以迪瑞医疗为例，其 GMD-S600 全自动妇科分泌物分析系统实现标本自动制备、加样、预温、染色及结果自动判读。标准化的标本制备、结果检测和结果判读保证检测结果全程的质量控制。

三、国内部分代表性产品生产企业的热点产品

1. GMD-S600 全自动妇科分泌物分析系统

2018 年，迪瑞医疗科技股份有限公司推出 GMD-S600 全自动妇科分泌物分析系统（图 5-7-1），该仪器采用流式图像技术实现妇科分泌物的全自动化智能化的检测，标本自动制备、自动滴样、自动预温、自动染色、自动识别及报告结果。一键测试，1 分钟 1 个结果，最多可同时报告 8 项有形成分及 9 项干化学结果。

检测项目：有形成分检测项目包含红细胞、白细胞、上皮细胞、线索细胞、杆菌、真菌、滴虫、杂菌。干化学测试项目包含唾液酸苷酶、白细胞酯酶、过氧化氢、N- 乙酰氨基己糖苷酶、酸碱度、乳酸、氧化酶、β- 葡萄糖醛酸酶、脯氨酸氨基肽酶。

配套试剂：配套试剂、试纸、质控及校准均由迪瑞医疗自主研发和生产。阴道分泌物分析试纸条 3~9 项 17 种不同组合，满足不同临床需求，用于辅助诊断细菌性阴道病、真菌性阴道炎、滴虫性阴道炎、需氧性阴道炎及混合型阴道感染。

2. GD-S120 阴道分泌物检测仪

2021 年，迪瑞医疗科技股份有限公司推出 GD-S120 阴道分泌物检测仪（图 5-7-2），该仪器采用的干化学检测技术应用光电比色原理可实现 9 项干化学检测，可实现检测仪全流程、全自动、智能化、高准度检测，大大提高工作效率。闭盖穿刺吸样，保证生物安全性。

检测项目：包含唾液酸苷酶、白细胞酯酶、过氧化氢、N- 乙酰氨基己糖苷酶、酸碱度、乳酸、氧化酶、β- 葡萄糖醛酸酶、脯氨酸氨基肽酶。

配套试剂：配套试剂、试纸、质控及校准均由迪瑞医疗自主研发和生产。阴道分泌物分析试纸条 3~9 项 17 种不同组合，满足不同临床需求，用于辅助诊断细菌性阴道病、真菌性阴道炎、滴虫性阴道炎、需氧性阴道炎及混合型阴道感染。

3. bPR-2014A 阴道微生态评价系统

江苏硕世生物科技股份有限公司的阴道微生态评价系统是由显微镜和干化学仪器 bPR-2014A 阴道炎检测系统组成（图 5-7-3）。通过显微镜镜检检测形态学（描述阴道菌群的密集度、多样性、优势菌、炎症反应和病原菌形态学），并结合干化学检测等功能指标综合地对阴道微生态进行全面评价。

bPR-2014A 阴道炎检测系统集光、机、电和计算机软件等为一体，多指标、多人份连续检测，操作自动化，检测结果量化、有可比性、客观。手工制备标本，人工镜检联合仪器自动加样、自动温育自动量化判读结果。

配套试纸：细菌性阴道病检测试剂盒（干化学 4 项：pH、过氧化氢、白细胞酯酶、唾液酸苷酶）、阴道炎联合检测试剂盒（干化学 6 项：pH、过氧化氢、白细胞酯酶、唾液酸苷酶、β- 葡萄糖醛酸酶、乙酰氨基葡萄糖苷酶）。

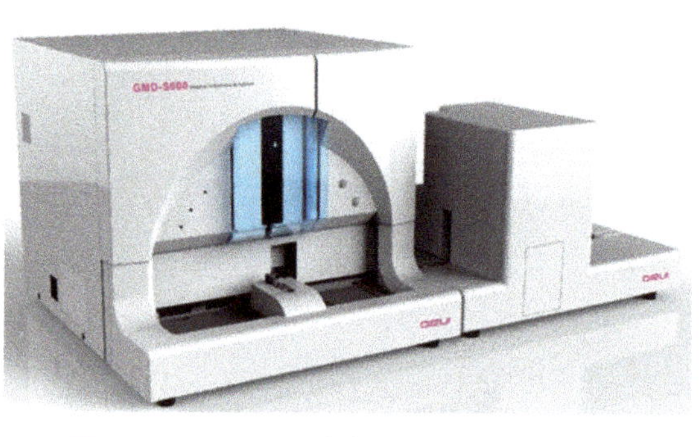

图 5-7-1 GMD-S600 全自动妇科分泌物分析系统

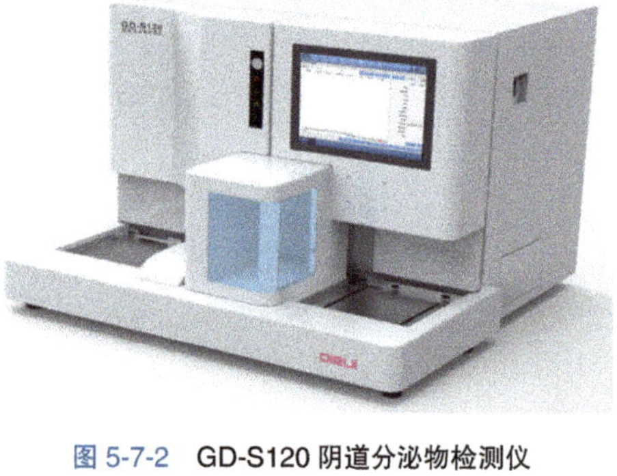

图 5-7-2 GD-S120 阴道分泌物检测仪

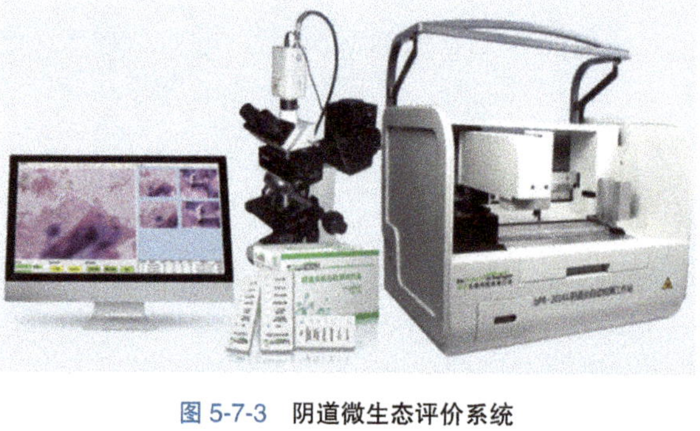

图 5-7-3 阴道微生态评价系统

4. AutowoMo 全自动生殖道分泌物工作站

安图生物的 AutowoMo 全自动生殖道分泌物工作站（图 5-7-4）集光、机、电和计算机软件等为一体，具有自动加样、自动温育、自动出报告等功能。本工作站与阴道感染五联检试剂盒Ⅱ配套使用，用于对阴道分泌物干化学进行检测分析、感染性疾病的检查、辅助诊断和疗效评价。

配套试纸：阴道感染五联检试剂盒Ⅱ（包含干化学 8 项：唾液酸苷酶、白细胞酯酶、过氧化氢、乙酰氨基葡萄糖苷酶活性、葡萄糖苷酶活性检测、pH、脯氨酸氨基肽酶、凝固酶）。

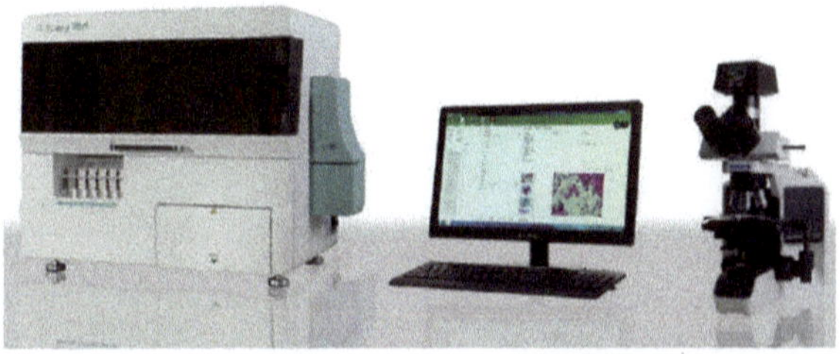

图 5-7-4 AutowoMo 全自动生殖道分泌物工作站

5. 生殖道微生态实验室整体解决方案

生殖道微生态实验室整体解决方案（山东仕达思）由阴道微生态分析仪（Unit-700）、多功能高倍镜检分析系统（Comet-800）、全自动革兰染色仪（WST-R）及配套试剂组成（图 5-7-5）。其中多功能高倍镜检分析系统具备明视野、暗视野、相衬视野及摄像头转换功能。通过革兰染色模块结合形态学镜检可有效观察阴道环境中的菌群情况。

配套试纸：阴道微生态检测试剂盒（干化学 4 项：唾液酸苷酶、白细胞酯酶、过氧化氢、pH）。

6. AT-1600 全自动细菌性阴道病检测仪

AT-1600 全自动细菌性阴道病（BV）检测仪（江元医疗）采用光学反射加色和减色法原理设计，是集温育、加样、检测、结果计算、判断、显示、清洗、报告输出等于一体的全自动细菌性阴道病（BV）检测仪（图 5-7-6），配合唾液酸酶法液体检测试剂，用于检测阴道分泌物唾液酸酶活性水平。比繁琐费时的手工法节省人力成本，检测结果更加直观，避免了人工操作和肉眼目测结果产生的误差。

7. BD-500 白带检测分析仪

BD-500 白带检测分析仪（重庆天海）集“形态学、功能学与微生态”为一体全自动诊断分析仪器（图 5-7-7），采用液体沉降计数板计数 + 显微镜拍照的技术。手工制备标本，仪器自动滴样、预温、染色及报告结果。

有形成分检测项目包含白细胞、上皮细胞、线索细胞、杆菌、真菌、滴虫。干化学检测项目包含过氧化氢、唾液酸酶、白细胞酯酶、霉菌性阴道炎、滴虫性阴道炎和 pH 的定性检测。用于细菌性阴道

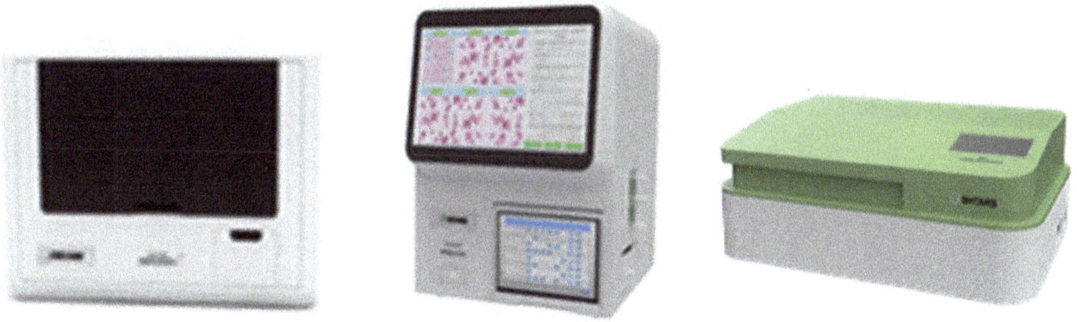

图 5-7-5 生殖道微生态实验室整体解决方案

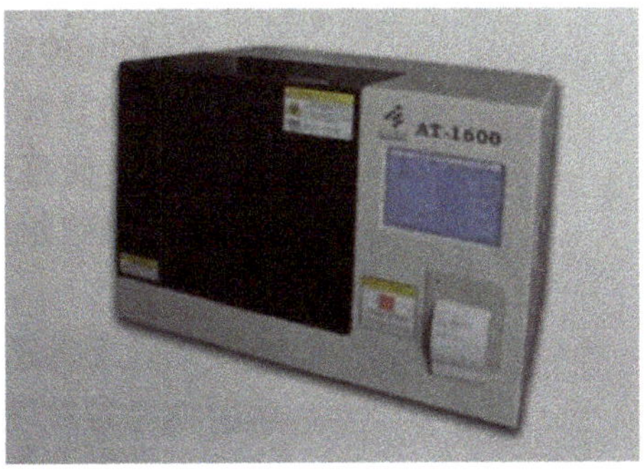

图 5-7-6 AT-1600 全自动细菌性阴道病检测仪

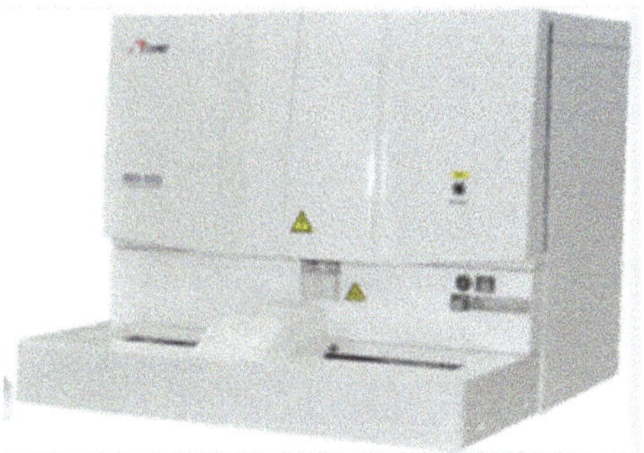

图 5-7-7 BD-500 白带检测分析仪

病、霉菌性阴道炎及滴虫性阴道炎的辅助诊断。

8. RT-F2000 阴道分泌物检测仪

RT-F2000 阴道分泌物检测仪（深圳瑞图）（图 5-7-8），是瑞图基于深度学习技术开发的一套针对细胞形态学的高精度识别系统，支持棉签上样，检测速度更快，实现了对阴道分泌物的形态学镜检和功能学化学检测一体化。

检测项目包含白细胞、上皮细胞、线索细胞、杆菌、真菌、滴虫。干化学检测项目包含唾液酸苷酶、白细胞酯酶、过氧化氢、N- 乙酰氨基己糖苷酶、酸碱度、乳酸、β- 葡萄糖醛酸酶、脯氨酸氨基肽酶等 8 项指标。

配套试剂：阴道分泌物分析 8 项联检卡，清洗液等用于辅助诊断细菌性阴道病、真菌性阴道炎、滴虫性阴道炎、需氧性阴道炎及混合型阴道感染。

9. AVE-321 生殖道分泌物分析仪

AVE-321 生殖道分泌物分析仪（图 5-7-9）采用新颖的一体化设计，一次进样即可完成形态学和干化学检测，避免单一检测方法导致的误诊、漏诊，提高检出率。独创的标本采集及处理，配备可折断尼龙植绒采样拭子，吸附能力强，利于病理成分的采集。样本处理器一端有“A”形凹槽，便于有形成分充分脱落，保证阳性检出率。形态学检测原理：应用智能机器视觉技术，对标本中有形成分进行实景采图、识别和分类计数。干化学检测原理：采集试纸条图像，通过比色分析法自动判读检测结果，提供图片审核和溯源。

检测项目：形态学检测项目红细胞、白细胞、上皮细胞、线索细胞、阴道毛滴虫、球菌、杆菌、真菌、病原微生物，可拓展提供菌群密集度、多样性、优势菌、Nugent 评分、AV 评分等指标。干化学检测项目：pH、过氧化氢、乳酸、氧化酶、白细胞酯酶、碱性磷酸酶、唾液酸苷酶、β- 葡萄糖醛酸酶、脯氨酸氨基肽酶、乙酰氨基葡萄糖苷酶、凝固酶。

10. 百博生物 HJ-500 分泌物分析工作站

通过自动化干式化学检测及自动镜检结合的 HJ-500 型分泌物分析工作站（图 5-7-10）是全自动联合检测仪，实现细胞形态学检测及功能学检测的全自动化检测，对女性下生殖道微生态环境进行更精准、更全面的评估。

检测项目：检测项目包含过氧化氢、白细胞酯酶、唾液酸苷酶、乙酰氨基 β- 半乳糖苷酶、脯氨酸氨基肽酶。

配套试剂：阴道炎联合检测试剂盒。

11. BV-721 全自动阴道病联合检测分析仪

BV-721 全自动阴道病联合检测分析仪（广州鸿琪）与细菌性阴道病联合检测试剂盒（酶化学反应法）配套使用（图 5-7-11），仪器自动完成加样本、加显色液、自动温育。设备通过光电传感器，采用冷光反射式色别及色深识别技术对干化学试纸的颜色进行自动检测并读取结果，同时自动对检测结果进行存储和输出，自动将结果导入医院的 LIS 和 HIS

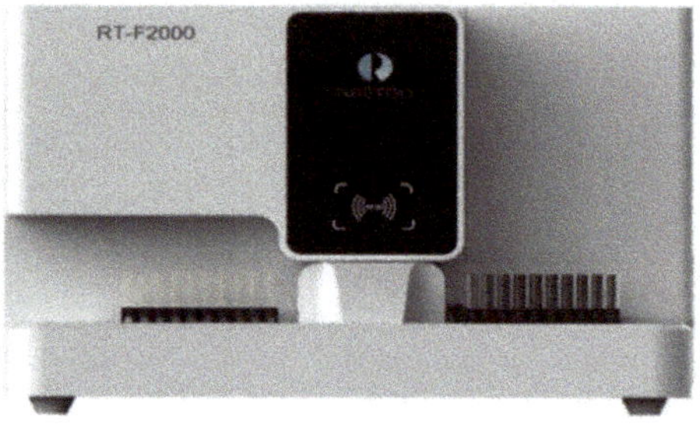

图 5-7-8 RT-F2000 阴道分泌物检测仪

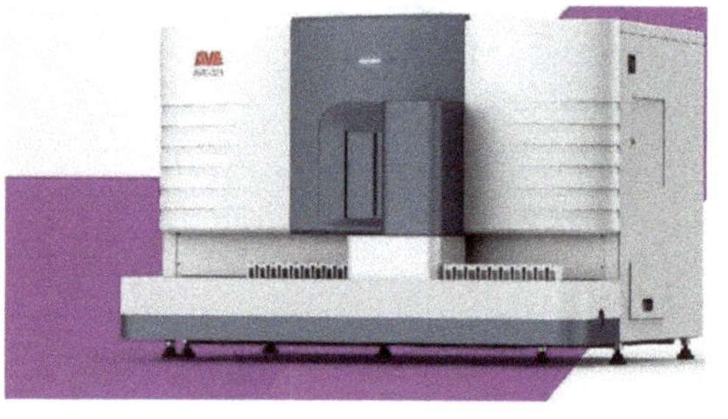

图 5-7-9 AVE-321 生殖道分泌物分析仪

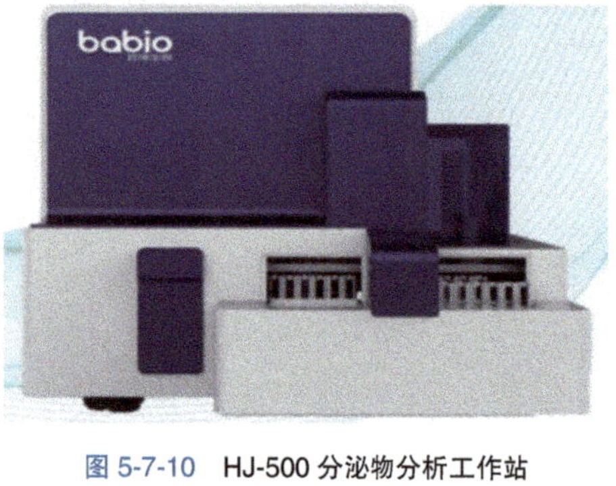

图 5-7-10 HJ-500 分泌物分析工作站

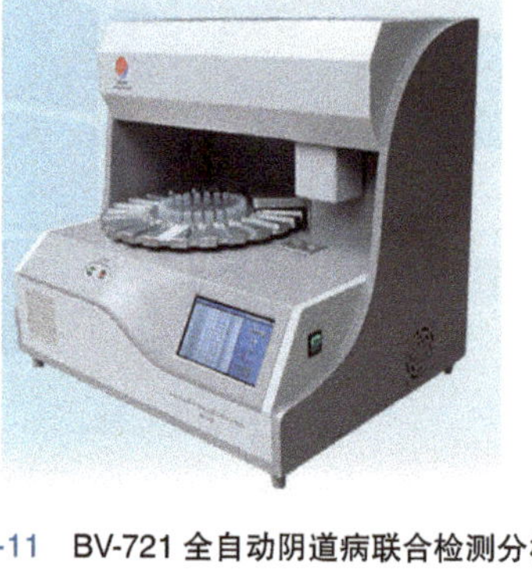

图 5-7-11 BV-721 全自动阴道病联合检测分析仪

系统，亦可将数据传入鸿琪检验报告系统进行阴道微生态评估。

检测项目：pH、过氧化氢、唾液酸苷酶、白细胞酯酶。

配套试剂：细菌性阴道病联合检测试剂盒（酶化学反应法），包括相关试剂与四项联合检测卡。

12. HJ-500 阴道分泌物分析工作站

HJ-500 阴道分泌物分析工作站（青岛华晶）（图 5-7-12）将细胞形态学检测与酶法联检试剂检测相结合，更加全面、准确地评估阴道微生态，降低由于个人经验原因导致的差异，还通过检测干化学指标辅助诊断，提高检测的准确性，提高检测效率，以数据的形式保留标本信息数据，方便溯源。

检测项目：过氧化氢、白细胞酯酶、唾液酸苷酶、β- 葡萄糖醛酸酶、乙酰氨基葡萄糖苷酶、多胺，共 6 项。

配套试纸：阴道感染六联检试剂盒Ⅱ。

13. VFS-600 全自动阴道分泌物分析仪

VFS-600 全自动阴道分泌物分析仪（佰思瑞）（图 5-7-13）能直接显示动态图像，并能对图像进行采集和处理。在系统精确控制下，仪器从试管内吸入白带稀释液标本，再向一次性计数池、检测卡点入标本，通过显微检测装置、摄像系统，在显示器上显示放大之后清晰的镜下图像，方便了医生的检测和鉴别工作，并能存储和打印白带分析综合报告单。仪器结构紧凑，镜下图片清晰，自动化程度高，操作简单方便，能够满足临床检验的需要。

检测项目：有形成分检测项目包含上皮细胞、线索细胞、杆菌、球菌、滴虫、清洁度。干化学检测项目包含过氧化氢、唾液酸酶、白细胞酯酶、酸碱度、N- 乙酰氨基己糖苷酶、β- 葡萄糖醛酸酶。

配套试剂：清洗液、一次性计数池及相关干化学 6 项联合检测卡。

14. XD-B7000C 阴道分泌物分析仪

阴道分泌物分析仪 XD-B7000C（协大生物）（图 5-7-14）采用自动标本快速湿染技术，白带有形成分形态学镜检与细菌性阴道炎检测相结合，一键启动，标本检测过程自动，无需有人值守。定量滴染技术，保证检测用量精准，成像清晰。自动对拍摄的染色图片中的红细胞、白细胞、霉菌、上皮细菌、滴虫等有形成分进行智能识别、分类和计数。

检测项目：有形成分检测项目包括红细胞、白细胞、霉菌、上皮细胞、滴虫等。干化学检测项目包含过氧化氢、唾液酸酶、白细胞酯酶、酸碱度、N- 乙酰氨基己糖苷酶、β- 葡萄糖醛酸酶。

配套试剂：细菌唾液酸酶检测试剂盒（唾液酸酶法）。

15. AutowoMO W500 全自动生殖道分泌物分析仪

AutowoMO W500 全自动生殖道分泌物分析仪（图 5-7-15）由仪器主机、计算机（选配）、随机软

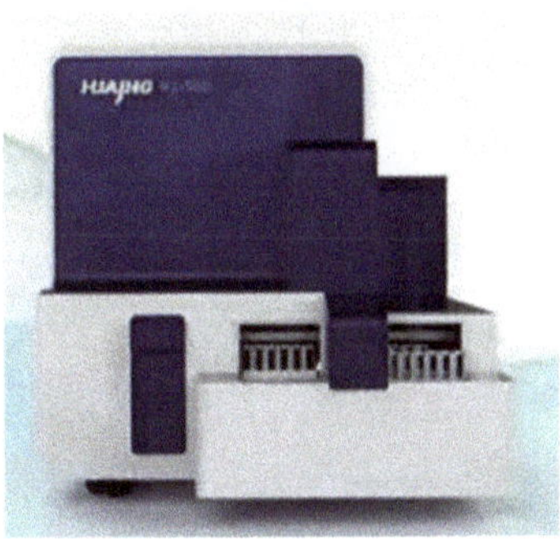

图 5-7-12　HJ-500 阴道分泌物分析工作站

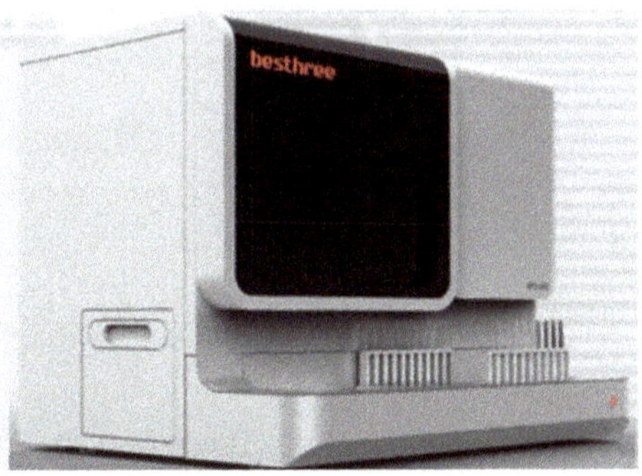

图 5-7-13　VFS-600 全自动阴道分泌物分析仪

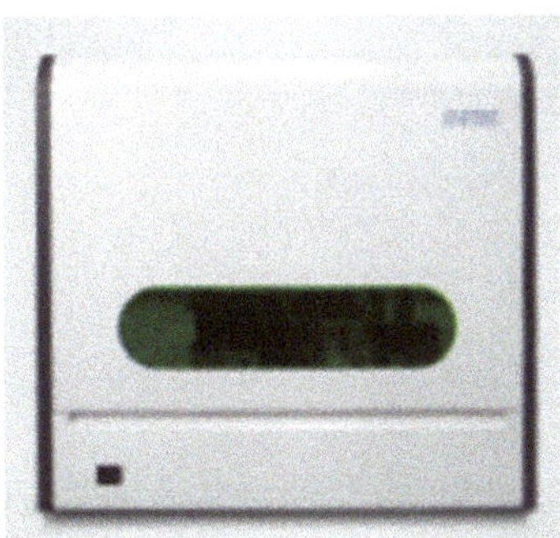

图 5-7-14　XD-B7000C 阴道分泌物分析仪

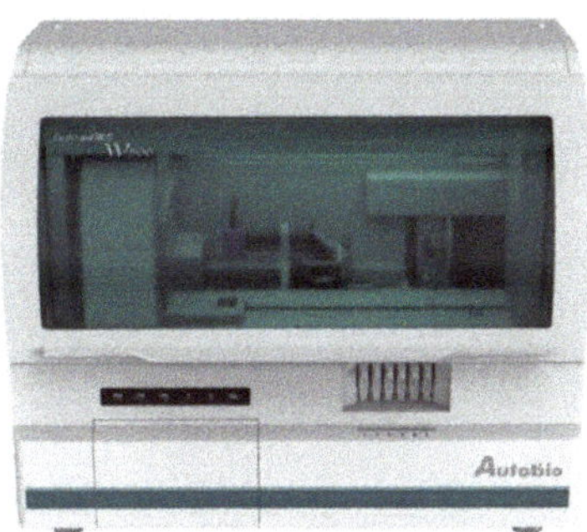

图 5-7-15　AutowoMO W500 全自动生殖道分泌物分析仪

件组成。仪器主机包含干化学检测部件、显微镜检测部件、传输部件、温育部件、加样部件、电控部件。采用干化学酶法和显微形态学法，用于人体生殖道分泌物样本中被分析物的定性、半定量检测分析。通过百万级判读库智能标识滴虫、念珠菌单孢子、芽生孢子、菌丝、线索细胞、白细胞、上皮细胞、杆菌、红细胞、药物结晶等，实现单次加载 30 样本不停机装载，并支持急诊上样。

检测项目：过氧化氢、白细胞酯酶、凝固酶、脯氨酸氨基肽酶、乙酰氨基葡萄糖苷酶、葡萄糖苷酶、pH 等。

以上企业及产品只是国内 IVD 企业众多优秀产品的代表。半自动干化学仪器的代表为山东仕达思，全自动一体机的代表为迪瑞医疗。这些代表性企业致力于新技术、新产品开发和创新，引领阴道分泌物的检测从手工到仪器半自动，发展到全自动人工智能化，不仅解决了日益增多的标本量的需求，也解决了标本检测全流程的标准化，提高检测结果的灵敏度和特异性，为阴道分泌物疾病的准确诊断及用药指导提供更加有力的依据。

四、行业发展趋势

阴道分泌物检验已成为妇科临床日常检查中不可或缺的检测项目，经过长期的发展，阴道分泌物检验的行业发展趋势主要体现在以下几个方面。

（1）无创化技术发展：阴道分泌物检查将逐步发展为无创化操作，通过智能芯片、光学成像等技术，从而更加舒适有效地进行检测。

（2）个性化诊疗方案：阴道分泌物检验将更加注重个性化原则，医生可以通过检查结果更准确地判断患者的病理类型和风险，从而开出更加合适的治疗方案。

（3）数据化管理：随着云计算、物联网等信息技术的迅速发展，阴道分泌物检查的数据管理将更加方便高效，医生和患者都可以通过网络平台随时了解检查结果，实现诊疗过程的透明化和规范化。

（4）快速诊断技术革新：新型技术的不断引入，使得阴道分泌物检验的诊断速度得以提升，患者可以更快地得到确诊，获得更加及时的治疗方案。

（5）微生物组学技术应用：随着微生物组学技术的应用，阴道分泌物检验将更好地检测阴道微生物的质量和数量，并通过代谢组分析，对不同病理状态做出更加准确中肯的诊断意见。

总的来说，随着科技的不断进步和医疗诊疗的需求，阴道分泌物检验将逐渐迎来新的发展阶段，也必将在未来得到大力推广和应用。

（崔玉峰　胡斌　康燕燕　窦晨月）
（李颜静　高尚　杨乔斯　审稿）

第六章

临床化学诊断产品和技术发展及市场状况

第一节
生化试剂产品现状、新技术发展和市场情况

生化诊断（biochemical diagnosis），又称临床生化（clinical chemistry）。国际临床化学学会（IFCC）对临床生化的定义为："临床化学包含对人体健康和患病时化学状态的研究，以及用于疾病诊断、治疗和预防疾病的化学实验方法的应用。"它既是一门研究人体健康和疾病时生理生化过程的理论基础学科，又是一门应用各种技术和方法分析机体健康和疾病时体液或组织样品中化学成分的应用技术学科，在医学理论与实践中均具有重要作用。

生化诊断是国内发展最早、最成熟的 IVD 诊断手段之一，是在人体外基于各种生物化学反应测定人体内生物化学指标（如酶类、脂类、糖类、蛋白和非蛋白氮类、无机元素类等）获取临床诊断信息并判断人体疾病的产品或服务。生化诊断主要应用在医疗机构、疾控中心及第三方医学实验室的常规生化检测项目，如肝功能、肾功能、血糖、血脂及电解质检测等。通过测定特定生化物质的含量（或活性）来判断人体是否处于健康状态，并指导分析病因。

生化诊断分类方式较多：①按照检测项目类型，生化诊断可分为肝功能检测、肾功能检测、血脂检测、心血管疾病检测、糖尿病检测等；②按照技术原理，生化诊断可分为干化学技术、免疫比浊技术、胶乳增强技术、酶显色技术等类型；③按照生化诊断仪器类型，可分为干式生化仪及湿式生化仪，或可分为全自动生化仪、半自动生化仪及手工生化仪等；④按照生化诊断产品系统，可分为开放式系统与封闭式系统。

生化诊断曾经是中国占比最高的体外诊断细分市场，但是近几年来，生化诊断的市场份额在逐渐降低，该技术路线的增速慢于行业整体的平均增速，但中国日益庞大的诊疗需求持续推动体外诊断行业发展，而生化诊断是体外诊断领域重要的细分领域，存在刚性检测需求，行业发展稳健。2021 年中国生化诊断市场共发生 2 起投融资事件，投融资金额完成 0.95 亿元。资本市场的持续繁荣，带动全产业链受益。

虽然从市场结构来看，我国体外诊断行业的细分市场中，目前生化诊断的市场占比排名第二，但生化诊断具有技术成熟，操作简便，分析时间短，检验成本低等特点。例如在血糖、血脂、胆固醇、酶等常规项目上，若使用化学发光方法反而程序复杂，需要进行一系列前期准备，对样本进行清洗、筛除干扰因素。因此，尽管生化市场在体外诊断市场占比从第一名降至第二名，但生化诊断仍不会被代替。

从国产替代的情况分析，经过三十余年的发展，生化诊断试剂已成为我国体外诊断产业中发展最为成熟的细分领域，整体技术水平已基本达到国际同期水平。生化诊断在国产替代方面已走在前列，国产生化试剂占比已超过 70%，并已全面进入二甲、三甲等大型医院。目前约 2/3 的市场份额已由国产品牌占据，同时涌现出了一些可与国际巨头竞争的企业，主要有美康生物、利德曼、中生北控、九强生物、科华生物、四川迈克、中元生物等。

目前的生化诊断市场趋近于红海市场，虽然增速放缓，但生化市场体量是不容忽视的，基本盘仍然是体外诊断行业排名第二的。未来生化市场，拼的是生化企业的整合能力，形成集成化供应的生产企业，比如以生化为主营业务的九强、中元、美康等企业会不断和外资巨头加强合作，最终会形成一个生化行业的高端领域蓝海市场。

一、生化试剂产品现状及发展

（一）概述

生化诊断试剂是诊断试剂的主要类别之一，其覆盖人群规模大、服务及服务用户占比高，市场规模庞大。生化诊断试剂国产化已相对成熟。国产生化行业主要公司包括迈克生物、九强生物、迪瑞医疗、利德曼、美康生物和中元汇吉等。从营业收入来看，利德曼和美康生物超过 90% 的收入都来自生化试剂的销售；迪瑞医疗则以尿化学分析和生化分

析仪器为主；九强自收购福州迈新之后进入病理业务。近年来，生化诊断行业规模持续增长，国产生化诊断试剂占有率已达 70%，但仪器占有率仍不足 10%。

在生化试剂市场中，国内企业已经打破了进口垄断，约 2/3 的份额被国产品牌占据，其余 1/3 被一些实力雄厚的跨国公司（如贝克曼、朗道、东亚等）占据。国内生化试剂领域佼佼者主要有九强生物、中元汇吉、中生北控、科华生物、利德曼、迈克生物等企业。国内企业除了自主研发品牌产品以外，一般也是进口试剂的国内区域代理商。

我国生化诊断产业起步较早，是体外诊断试剂行业中最为成熟的细分领域，生产厂商超过 200 家，销售试剂品种超过 2 000 种，并且国内约 70% 的市场份额被国产品牌占据。根据数据显示，2021 年我国生化诊断市场规模约为 92 亿元，预计 2022 年市场规模达 96 亿元。

（二）2020—2022 生化试剂产品情况及新产品、新技术的发展

在当前生命科学技术迅猛发展的大背景下，伴随着临床生化检测技术的发展，生化检测平台中的产品种类及可检测项目逐渐丰富，生化检测现在已经覆盖肝功、肾功、血脂、心肌类、糖代谢类、特种蛋白类、肿瘤标志物、胰腺类、电解质及无机离子类、炎症类、药物检测及其他类。同时，各生化诊断公司为占有市场，不断完善现有生化检测菜单推出新项目，以新方法学研制新产品实现跨平台检测。

从 2020 年至 2022 年，从各厂家新品注册数据可以看出，在新冠肺炎疫情的三年时间内，国内厂家仍陆续推出了较多新产品，无论在检测方法的深挖还是技术平台的搭建都不曾停歇。表 6-1-1 为收集的部分厂家新品信息。

表 6-1-1 部分厂家新品信息

序号	产品	厂家	注册证号
1	超敏 C 反应蛋白（hs—CRP）检测试剂盒（乳胶增强免疫散射比浊法）	深圳迈瑞	粤械注准 20202401147
2	总免疫球蛋白 E 测定试剂盒（胶乳免疫比浊法）	深圳迈瑞	粤械注准 20202400745
3	C 反应蛋白（CRP）测定试剂盒（乳胶增强免疫散射比浊法）	深圳迈瑞	粤械注准 20202400893
4	血清淀粉样蛋白 A（SAA）检测试剂盒（乳胶增强免疫散射比浊法）	深圳迈瑞	粤械注准 20212400005
5	游离前列腺特异性抗原测定试剂盒（胶乳免疫比浊法）	北京九强	国械注准 20203400771
6	细胞角蛋白 19 片段测定试剂盒（胶乳免疫比浊法）	北京九强	京械注准 20222400101
7	糖类抗原 125 测定试剂盒（胶乳免疫比浊法）	北京九强	京械注准 20222400099
8	皮质醇测定试剂盒（均相酶免疫法）	北京九强	京械注准 20222400079
9	卡马西平测定试剂盒（均相酶免疫法）	北京九强	京械注准 20202400485
10	甘胆酸测定试剂盒（均相酶免疫法）	北京九强	京械注准 20202400488
11	苯妥英测定试剂盒（均相酶免疫法）	北京九强	京械注准 20202400486
12	丙戊酸测定试剂盒（均相酶免疫法）	北京九强	京械注准 20202400487
13	B 因子检测试剂盒（免疫比浊法）	中元汇吉	渝械注准 20202400104
14	触珠蛋白检测试剂盒（免疫比浊法）	中元汇吉	渝械注准 20202400068
15	α_1- 酸性糖蛋白检测试剂盒（免疫比浊法）	中元汇吉	渝械注准 20202400055
16	α_1- 抗胰蛋白酶检测试剂盒（免疫比浊法）	中元汇吉	渝械注准 20202400054
17	脂联素检测试剂盒（胶乳增强免疫比浊法）	中元汇吉	渝械注准 20212400239
18	免疫球蛋白 G4 检测试剂盒（胶乳增强免疫比浊法）	中元汇吉	渝械注准 20212400098
19	脂蛋白相关磷脂酶 A2 检测试剂盒（胶乳增强免疫比浊法）	中元汇吉	渝械注准 20222400168
20	不饱和铁结合力测定试剂盒（亚铁嗪法）	四川迈克	川械注准 20212400258
21	触珠蛋白测定试剂盒（免疫比浊法）	四川迈克	川械注准 20212400217
22	超敏 C 反应蛋白测定试剂盒（免疫散射比浊法）	四川迈克	川械注准 20212400029
23	25- 羟基维生素 D（25-OH VD）测定试剂盒（胶乳增强免疫比浊法）	北京利德曼	京械注准 20202400519
24	血清淀粉样蛋白 A（SAA）测定试剂盒（胶乳增强免疫比浊法）	北京利德曼	京械注准 20202400518
25	谷胱甘肽还原酶（GSR）测定试剂盒（谷胱甘肽底物法）	北京利德曼	京械注准 20212400414
26	补体 C1q 测定试剂盒（免疫比浊法）	北京利德曼	京械注准 20222400249
27	抗环瓜氨酸肽（CCP）抗体测定试剂盒（胶乳免疫比浊法）	北京利德曼	京械注准 20222400154

九强生物 2020—2022 年生化诊断产品的研发依然借助已有优势的两个方向。一方面是其他体外诊断领域在生化平台的实现。肿瘤标志物类的产品，该类产品检测方法大多为化学发光法，九强生物研发出与化学发光同灵敏度和准确度的生化产品。2020—2022 年又推出了游离前列腺特异性抗原测定试剂盒（胶乳免疫比浊法），细胞角蛋白 19 片段测定试剂盒（胶乳免疫比浊法），糖类抗原 125 测定试剂盒（胶乳免疫比浊法）等 4 个检测试剂盒，有效地将肿瘤标志物向生化检测靠近，减少检测成本。另一方面，基于生化平台新技术的开发，尤其以均相酶免疫测定方法的进一步应用，推出了更多的新品，实现了低浓度小分子药物的生化平台检测，药物监测类产品继卡马西平、甘胆酸、苯妥英、丙戊酸后，还推出皮质醇测定试剂盒。

中元汇吉生物技术有限公司不仅新布局分子、血球、微生物、质谱、化学发光等产品线，在生化产品上也不断突破。IgG4 检测试剂盒（胶乳增强免疫比浊法），中元汇吉从抗体的特异性筛选到小微球技术平台的应用，于 2020 年国内获得注册证并申请专利，保证了检测的正确性。将原本只能在特种蛋白检测分析仪上检测的项目完成在全自动生化仪上检测的应用，保证检测特异性的同时有效提升了检测效率，降低了检测成本。中元汇吉 IgG4 产品有效打破了胶乳比浊检测方法的局限，扩宽了检测极限，荣获 2021 年 CACLP“创之星”杯中国体外诊断年度优秀创新产品。2018 年，中元生物首先报道酶水解法及质量法结果一致性存在差异的原因，与 Topbas C 在 *Clinical Chemistry* 发表的结论一致，更加明确了 Lp-PLA2 酶法测定方法的科学性，成为 Lp-PLA2 检测的标准方法，荣获 2019 年 CACLP“创之星”杯中国体外诊断年度优秀创新产品。2022 年，中元汇吉又推出胶乳增强免疫比浊法检测 Lp-PLA2，突破了酶水解法和质量法检测结果的差异性，不仅拓宽了检测方法，还保证了检测结果的准确性。

深圳迈瑞始终致力于临床医疗设备的研发和制造，产品涵盖生命信息与支持、临床检验及试剂、数字超声、放射影像四大领域。作为国内医疗器械的龙头企业，迈瑞在生化领域拥有几十年的行业经验累积，通过科技创新推出了能满足各级医疗机构的生化系列产品。产品运营上，迈瑞通过建立参考测量程序，控制量值传递过程中的检测系统，保证将最高溯源标准的量值有效传递至终端用户，以保证终端用户结果的准确性和一致性。2022 年度参与质评的实验室中，迈瑞的多种生化机型以及多项目参加了评价，凭着各机型的可靠稳定性，试剂的卓越质量，实现了超高的合格率。产品创新上，Lp（a）摩尔法检测产品的研发上市，有效采用胶乳增强免疫比浊法将脂蛋白（a）的检测方法突破，打破国外罗氏摩尔法检测的技术壁垒。

生化的常规检测方法为湿式生化检测；干式生化检测即干化学试剂，是生化检测中重要的补充。干化学检测最先由强生公司推出，截至目前，全球市场主要干式生化分析试剂片生产商包括罗氏、强生、BD、IDEXX、Ortho Clinical Diagnostics、Fujifilm 等，检测项目多达 30 多项，能够满足常规生化检测的基本需求。其中，根据不同产品类型，干式生化分析试剂片细分为医学诊断与动物诊断，人医企业成立子公司进入动物诊断领域也在近几年逐步凸显。全球动物生化市场约 15 亿美元规模，其中龙头 IDEXX 的生化约 10 亿美元。IDEXX 生化代生产自 OCD，OCD 人用市场生化销售额全球约 7.6 亿美元，国内约 8 亿 ~10 亿元，主要是急诊。基于反射光度法的干式生化和基于离心微流控的盘式生化在动物医疗行业的应用，为宠物行业提供高质量诊疗产品，提高宠物诊疗诊断水平，逐渐替代进口产品。

随着生化检测行业的发展，国内集采和国产替代深入变革，国内原材料研发与生产、生化检测已经进入全面的国产时代。随着肝功集采的完成，国产肝功检测项目会逐步进入大三甲医院。这些背后都是技术创新让国内企业不断引领国内生化检测行业。

二、我国生化诊断市场情况

目前国内生化诊断市场竞争比较激烈，部分国内品牌的市场份额已接近或赶超国际品牌。2021 年，中国体外诊断市场规模突破 604 亿元人民币，同比增长 18.43%，其中生化市场规模为 161 亿元人民币；2022 年，中国体外诊断市场规模突破 700 亿元人民币，其中生化市场规模为 191 亿元人民币。2022 年相对于 2021 年生化市场市场规模升高约 30 亿元人民币。

（一）生化诊断企业发展情况

1. 上市 IVD 企业（有生化业务的）发展情况

需求端和供给端双重需求助力国产 IVD 扩容。近几年，中国作为新兴发达国家，IVD 行业处在一个大变革时代，中国的 IVD 试剂原材料行业已经进入高速发展期，远高于全球增速。受益于研发技术进步、检测项目的拓展、新标志物的发现等供给端利好，以及早诊早筛、老龄化加重、支付水平上升等需求端驱动，IVD行业将会在中国有较大增长空间。根据灼识咨询，预计至2030年，中国IVD市场规模将增长至1 303亿元人民币，在全球市场中的占比显著提高，成为最大的IVD产品消费国。近年来，我国生化诊断试剂的市场规模逐渐增长，2022年的市场规模约为191亿元（表6-1-2）。

表6-1-2 2020—2022年体外诊断行业部分公司生化营收情况

序号	厂家	产品	生化营收（单位：元）		
			2020年	2021年	2022年
1	罗氏	生化	~110亿（中国区~20亿）	~132亿（中国区~25亿）	~143亿（中国区~30亿）
2	贝克曼	生化	~49亿	~56亿	~70亿
3	雅培	生化	~56亿	~60亿	~65亿
4	西门子	生化	~40亿	~42亿	~48亿
5	迈瑞	生化	~16亿	~21亿（国内~12亿）	~23亿
6	九强	生化	~7亿	~8亿	~9亿
7	美康	生化	~7亿	~8亿	~8亿
8	迈克	生化	~5.7亿	~6亿	~6亿
9	利德曼	生化	~4.3亿	~5亿	~5.8亿
10	中元汇吉	生化	~4.5亿	~5亿	~5亿
11	迪瑞	生化	~5亿	~4亿	~5亿
12	中生北控	生化	3.2亿	3.5亿	~3.7亿
13	安图	生化	~1.53亿	~1.86亿	~2.4亿
14	宁波瑞源	生化	~1.8亿	~2亿	~2.1亿
15	科华	生化	~1.7亿	~2亿	~2亿
16	伊普诺康	生化	~1.1亿	~1—2亿	~1.6亿
17	新健康成	生化	/	~1.2亿	~1.5亿

2. 主要生化诊断企业代表发展情况

生化诊断领域中，国内生化诊断试剂的整体技术水平已基本达到国际同期水平，涌现出了一些可与国际巨头竞争的企业。目前，中国市场的国产生化试剂销量占比已超过70%，并已全面进入二甲、三甲等大型医院，其余份额被一些实力雄厚的跨国公司（如贝克曼、朗道、东亚等）占据，可见国产企业已经打破了进口垄断的格局，基本实现国产化。国内的竞争格局上，主要有九强生物、美康生物、中元汇吉、利德曼、中生北控、科华生物、四川迈克等。

作为以生化试剂发展起来的企业，九强生物、中元汇吉、美康生物、利德曼、迈克生物、中生北控等在生化领域风采依旧，保持现有生化产品线的同时不断研发新产品，以生化诊断为发展基础，拓入其他领域。其他如安图生物、新产业、基蛋生物等在免疫、化学发光领域的龙头企业，也在不断完善产品线，进军生化市场（表6-1-3）。

表6-1-3 生化产品代表性企业主营方向

公司名称	主营方向
九强生物	生化、血凝、血型卡、病理
利德曼	生化、发光
迈瑞医疗	生化、免疫、微生物诊断
美康生物	生化、免疫、POCT、质谱
迈克生物	生化、免疫、分子、POCT
迪瑞	生化、尿液分析、血细胞分析、免疫
中元汇吉	生化、免疫、分子、POCT、质谱、微生物诊断
科华生物	生化、免疫、分子诊断
安图生物	免疫、生化、微生物诊断
伊普诺康	生化、化学发光
宁波瑞源	生化、血凝、化学发光
基蛋生物	POCT、免疫诊断、生化

（1）生化为主营的IVD企业

1）迈瑞：尽管生化业务并非迈瑞的主营IVD业务，但其在生化市场占据的份额依然是行业内国产品牌的领跑者。2003年，迈瑞推出了中国第一台拥有自主知识产权的全自动生化分析仪BS-300，并同时开始生化试剂的研发与生产，是国内首批筹建生化参考实验室及标准化实验室的厂家。截至目前，迈瑞已推出10余款全自动生化分析仪、54种试剂，以及配套的具有完整溯源性的校准、质控品，从而构建了迈瑞生化检测系统，成为国内首具完整溯源检测体系的IVD厂家。凭借其自主研发、生产的仪器、试剂、校准品，迈瑞构建了生化检测系统的核心要素，并且通过参考实验室、标准化实验室等完备的实验平台确保了迈瑞生化检测系统的溯源完整性。

2）九强生物：九强生物创立自有品牌“金斯尔”，产品品种齐全，处于行业领先水平。生化诊断试剂方面，公司2002年建立了自有品牌“金斯尔”，凭借二十年的积累成为行业内知名品牌，处于国内第一梯队水平，是生化诊断试剂品种较齐全的生产厂商之一。公司产品覆盖体外生化诊断试剂的大多数项目，主要诊断试剂种类涵盖肝功类、肾功类、血脂类、心肌损伤、特种蛋白和糖代谢类等11类生化指标，主要产品包括胱抑素C、同型半胱氨酸、小而密低密度脂蛋白胆固醇、肌酸激酶同工酶（mass法）等生化诊断试剂。趋于生化诊断试剂封闭化的发展趋势，公司在2017年完成了“试剂+仪器+核心原材料”的封闭生化系统建设，推出了G92000和G9800两款生化分析系统。

3）中元汇吉：中元汇吉基于生化为主营业务的开端，持续专注于试剂研发，近年来进行项目的迭代升级和新项目的推出。同时对生物原料、化学原料也加大研发力度，核心物料自产，有效解决卡脖子问题和控制试剂质量。在仪器方向也实现了200速~2 000速生化分析仪的全面覆盖以及轨道级联技术。同时，获得CNAS国家认证的参考溯源实验室，多仪器的出厂赋值有效解决试剂的仪器间差异。生化也在持续推出特色项目，如：IgG4/C1q/GR等。同时在不断扩大产品线，如今产品线覆盖生化分析系统、化学发光免疫分析系统、POCT、分子诊断系统、质谱分析系统、凝血分析系统等多个IVD细分领域，自主研发与国内外著名研究机构合作同步进行。

4）利德曼生物：利德曼生物作为一家在生物化学、体外诊断试剂及医疗器械领域拥有核心竞争力的多元化企业，生化诊断试剂产品公司生化诊断试剂产品具有丰富的检测项目，拥有287项生化诊断试剂产品注册证（含子公司德赛系统代理的德国德赛产品），涵盖了肝脏疾病、肾脏疾病、心血管病、糖尿病、免疫性疾病、代谢性疾病、胰腺炎、凝血与纤溶障碍等主要疾病类型，在相关疾病的诊断和治疗检测过程中起到辅助诊断的作用，主要应用于各级医院、体检中心、第三方医学检验机构的常规检测，公司为临床生化诊断提供一系列解决方案，生化诊断试剂产品可以满足终端用户的生化检测需求。

5）美康生物：生化是美康生物科技股份有限公司最传统的产品线，美康生物主要提供体外诊断产品的研发、生产和销售服务及第三方医学诊断服务。生化、化学发光、血细胞、POCT、分子诊断、尿液、质谱、VAP血脂分型等都在公司自主产品的范围内。在我国行业内同时能够供给诊断试剂和诊断仪器的少数供应商中，公司占据一席之位，美康生物是国内IVD生产企业中产品最为丰富的企业之一。与此同时，美康生物和国际知名品牌有达成战略合作意向，一方面能更好地满足各级医疗机构和体检中心客户的需求，另一方面能更好地满足独立医学实验室等客户的需求。

6）迈克生物：历经二十余年发展，迈克生物已成为国内IVD生产企业中产品品种最为丰富的企业之一。迈克生物已具备研发制造体外诊断设备、试剂、校准品和质控品的系统化专业能力，完成了从生物原材料、医学实验室产品到专业化服务的全产业链发展布局。公司自主产品涵盖生化、免疫、临检、分子诊断、快速检测、病理、原材料等多个技术平台。目前，迈克生物自主产品的用户已经覆盖全国六千余家各级医院，二级和三级医院产品覆盖率分别达到35%和50%，自主产品在国内三级以上医院的高端市场日益具备与国际品牌相竞争的实力。

7）科华生科：科华生科是国内IVD企业中产品线最为丰富的企业。生化和酶免一开始就是核心业务，也是国内较早开始化学发光产品研发的企业，分子诊断业务也逐步成为业绩增长动力。可以说，科华在免疫诊断、分子诊断上有强大的发展潜力，必定会成为拉动业绩的核心动力。

8）伊普诺康：伊普诺康公司成立于2012年，主要从事生化诊断试剂的研发、生产和销售，产品涵盖肝功能类、肾功能类、心肌标志物类、血脂类、糖代谢类、特种蛋白类、肿瘤类等生化检测项目。伊普诺康主要通过全国各地经销商面向各级综合医院、专科医院、社区卫生服务中心与检验机构等医疗卫生机构，致力于打造“以诊断产品为核心，诊断产品＋诊断服务一体化”的商业模式。

（2）后进入生化领域的IVD企业

1）安图生物：安图生物是中国免疫诊断行业的佼佼者，为了加快“产品线＋技术＋渠道”的发展步伐，收购北京百奥康泰生物技术有限公司75%的股权，迅速切入生化诊断领域；目前公司的生化检测产品拥有182项注册（备案）证书，并取得了118项产品的欧盟CE认证，涵盖了肝脏疾病、肾脏疾病、心血管病、糖代谢疾病、免疫性疾病、胰腺类疾病、胃筛查、凝血与纤溶障碍、微量元素及离子、肿瘤等12大类别的生化检测。公司丰富的生化检测产品能够满足终端用户的常规需求。同时，安图生物整合了高品质的佳能生化分析仪，搭建了生化产品线。

2）新产业：新产业在流水线方面已经做得相当出色，比如近期新产业选择了两家公司合作：一是同赛默飞合作推出了SATLARS-TCA实验室全自动化整体解决方案，该流水线产品主要以免疫诊断产品合作为主；二是同日立合作推出了全实验室自动化流水线（MAGLUMI X8+ LABOSPECT 008AS），该流水线用的就是新产业的高速发光仪器MAGLUMI X8。新产业一直专注于化学发光免疫分析领域的研究，属于国内化学发光领域的一线梯队。

3）基蛋生物：基蛋生物CM-800全自动生化分析仪上市以来，相继推出肝功能、肾功能、血脂及心血管、心肌酶、糖代谢、微量元素及电解质、风湿类、特种蛋白等系列的配套试剂。新增五项生化检测试剂类产品的上市，使基蛋生物生化检测试剂类产品达到80余项，检测试剂产品种类和数量进一步丰富，在未来的日子里，基蛋生物必将带来更多好消息，为客户提供更多优质的 IVD 产品。

3. 近两年生化企业投融资及企业间的合作

生化作为国产替换最显著的 IVD 板块，带动了 IVD 行业的“连锁反应”，行业整合成为主流。由于国内 IVD 细分行业众多，虽然高速增长，但短期内规模仍相对有限，加上每个子行业都有国内外厂商的激烈竞争，因此想在一个子行业里获得绝对的市场份额比较困难，所以积极地向纵向发展、横向合并可以让企业获得多个增长点，成为企业不断发展的重要选择。

（1）2020 年，九强生物收购迈新，在迈新原有业务良好发展的基础上，对其市场、渠道、研发及管理等方面进行资源优化配置，实现互利共赢、协同发展。

（2）迈瑞收购原料供应商海肽生物，海肽生物是全球知名的、一流的 IVD 上游原料供应商；在传染病、炎症、凝血等方面也有原研和生产能力。通过并购，迈瑞医疗将加强化学发光产品及原料的核心研发能力建设，推动 IVD 业务的国际化进程。

（3）中元生物于 2020 年收购了承载原厦门质谱核心团队、全部资产及知识产权整体的江苏天瑞仪器股份有限公司，是提升产品结构竞争力的机遇，也是面对国际品牌的奋勇挑战。此次的强强联合，定能将民族质谱技术推向一个新的高度，进而为人类健康事业作出更大的贡献。

（4）2020 年，万泰生物经过多年的研发技术沉淀及积累，技术转让收入成为公司新的利润增长点，如与 GSK 合作技术收入、与巴斯德技术转让收入。同年 3 月 31 日，万泰生物与捷时雅株式会社签订《股权转让协议》，通过本次股权收购，捷和泰变更为北京万泰的全资子公司。

近年来，A 股多家上市公司（其中包含相关生化主营上市企业）相继实施股权转让，一些上市公司实际控制人变更为国资管理部门，如利德曼、润达、达安、九强、迪瑞、基蛋等。

4. 国外企业加快本土化进程

（1）丹纳赫：丹纳赫集团 2022 年启动了本土化 4.0 战略，丹纳赫诊断平台中国研发及制造基地即将建设完工，不断实现本土研发、本土生产、本土服务能力的商业化。旗下贝克曼库尔特率先将 AU5800 高速生化分析仪落地苏州工厂，获得江苏省药品监督管理局颁发的注册证，首台国产 AU5800 也于 2022 年 12 月正式下线。

（2）罗氏诊断：罗氏诊断在中国本土化方面，同样做了大量布局。位于苏州的罗氏诊断亚太生产基地和研发中心，累计投资总额已达 35 亿元人民币。赛诺迈德 + 罗氏诊断推出 RS600 自动化流水线，在本土化战略方面，罗氏诊断更多地采取了和本土企业进行优势互补，牵手菲鹏、热景、仁迈、东方基因等国产 IVD 企业。2021 年，罗氏中国加速器正式启动，投资额逾 2 亿元。期待未来罗氏诊断仪器产线实现本土国产化突破。

（3）雅培诊断：雅培诊断目前没有直接在中国设立生产基地，旗下的美艾利尔（Alere）国产化程度很深，Alere 曾于 2006 年收购杭州艾博，作为其中国区的总部。2016 年 9 月，雅培中国研发中心正式启用，成为雅培全球五大诊断研发中心之一。早前，雅培已经与本土企业九强生物和中生北控开展合作，共同开发生化试剂。

（4）西门子医疗：西门子医疗亚太区首个诊断试剂工厂于 2018 年落户上海，投资约 30 亿元，生产临床化学和免疫分析试剂。2022 年，西门子医疗中国正式发布了全新“国智创新”本土化战略，宣布将通过“推动实现全产品线国产化”。备受瞩目的西门子医疗上海实验室诊断工厂将成为西门子医疗在亚太地区的首家体外诊断试剂生产基地，其研发中心项目也正在积极推进过程中。

（5）希森美康：希森美康可以说是最早在国内实现本土化的进口 IVD 品牌之一，济南希森美康医用电子有限公司成立于 1995 年 6 月，生产Ⅰ、Ⅱ、Ⅲ类临床检验分析仪器及体外诊断试剂。2018年初，本土化仪器生产项目在济南工厂启动，完成注册并量产的产品主要有 XS-500ix 全自动血液分析仪、XN-10x 全自动血细胞分析仪、UF-3000 全自动尿有形成分分析仪、SP-50 全自动血涂片制备仪等产品。

（6）奥森多医疗：奥森多医疗和快臻公司（Quidel）于 2022 年 5 月正式完成合并交易，成为全球排名前六的体外诊断公司 QuidelOrtho。奥森多医疗于 1994 年进入中国，中国总部设在上海。2019 年起，奥森多医疗加大中国本土化投资，相继建立研发验证实验室培训中心、研发验证中心、生物科技创新中心等，积极推动产品的本土化研发进程。

（二）政策及环境对生化市场的影响

1. 集采对生化企业的影响

2022 年，江西省医药采购服务平台正式发布公告称，将与河北省、陕西省等 22 地联合开展肝功生化类检测试剂省际联盟集采，涉及总蛋白、白蛋白等 26 款临床常用产品。肝功生化是国家医保局今年年初时重点部署的三大省级专项集采之一，由江西省负责牵头。

（1）国产替代正当时。多家自媒体及券商分析师预测，本次新组建的 22 省际联盟集中带量采购联盟，其产品降价的威力或不亚于国家集采。公开资料显示，如按安徽 IVD 集采标准，国产品牌入围需降价 20%~25%，而进口产品入围门槛更高，降价幅度需达到 28%~30%。这意味着，企业想要入围集采就必须降价。IVD 集采就是以量换价，放弃的利润靠增加的量来弥补。但 IVD 行业在我国仍算是个新兴领域，与国外相比，我们起步较晚。因此在药品、高值耗材、医疗器械集采“搏杀”下，能够偏安一隅，获得长足发展，孕育出了迈瑞医疗、新产业等国产 IVD 领军公司，逐步缩小与世界领先水平的差距。可是冰冻三尺，非一日之寒，我国企业与外资企业仍有不小差距，外资 IVD 公司仍然可以依靠技术优势赚取高昂的利润。省际联盟集采已经打开了一个口子，国内企业可利用好政策机会，加速实现国产化替代，我们拭目以待。

（2）头部效应加剧。这个趋势和第一个趋势不矛盾，集采肯定会有大批的企业入围，IVD 讲究的是市场推广和学术推广双驱动，小的企业不一定有这些资源可以覆盖到医院和经销商，所以，短期可能是利好降价幅度大的企业，长期来看，还是拥有完善配套体系的厂家才能长久。这个情况会加剧头部现象，虽然集采入围，医院的选择比较多，但是还是哪个利于自己，用哪个。

（3）品牌优胜劣汰。在集采的浪潮之下，会对产品进行重新洗牌，净化不具备竞争力的产品，消除同质化产品，未来高性价比的产品会更加有竞争力。头部效应同样会在项目上适用，某几个项目可能就是这几个品牌的，另外的就是其他的品牌，一些想再进来的企业，会更难。

2. 生化企业发展的挑战及机遇

集采之下，生化诊断企业面临着严峻的挑战，中国生化产业 280 多家经营企业，没有一家能独善其身，均受到不同程度的影响，尤其是一些小微创新型企业面临的资金运转压力、原材料匮乏压力、人员待岗压力、供应链不畅压力等，都让企业举步维艰。以民营经济为主的企业作为社会主义市场经济的重要组成部分，承受着前所未有的压力。

近年来，国内企业在高速全自动生化及免疫流水线领域空前发展，国内很多上市企业都在积极推进生化免疫流水线布局，目前主流高端市场基本被罗雅贝西垄断。但是诸如迈瑞、安图等上市企业的生化免疫流水线已开始在二、三甲医院装机运行。未来随着国产企业创新研发的不断投入、资本的进一步加码，高端流水线市场将逐步被撕开缺口。而这背后的重要因素是流水线的核心配件进行全球性整合，并不是全部由国内企业自研。

集成化：未来 10~20 年，在上游产品端，IVD 行业将会出现大量的智能化流水线，全实验室流水线、生化免疫流水线、血球流水线、分子流水线、尿液流水线、血凝流水线等细分领域流水线将大量进入终端市场，或将出现无人化智能化实验室流水线。同时，将会有越来越多的标准化实验室、区域检验中心出现，2022 年全国两会依然提出加快区域化医疗服务中心的发展，在分级诊疗、医保控费、反腐等国家政策的推动下，区域检验中心将会越来越多，诸如金域、迪安、安图、迈瑞、美康、润达等一直布局集成服务领域等企业，将快速跑马圈地。

另外，集采是否大面积带量，现在确实不好说，但是行业集采、降价已经是不可避免的趋势，就在近期已经有省份开始出台集采新规，全国早晚也会大面积拉开集采大幕。至于降价机制、降价效果、降价幅度，由于各省收费标准不一致，区域发展也不平衡，或将会呈现多样化方式。但是，集采也将会带来行业的洗牌，小微企业将会面临更大的挑战。

3. 国家利好政策加持

党的十八大以来，国务院先后出台《“十三五”国家战略性新兴产业发展规划》《关于积极推进“互联网 +”行动指导意见》《促进大数据发展行动纲要》等重大政策文件，持续推动战略性新兴产业快速发展。目前，国家发改委、科技部、工信部、财政部联合印发了《关于扩大战略性新兴产业投资培育壮大新增长点增长极的指导意见》(以下简称《意见》)，从重点产业、集群发展、资金保障和环境建设四方面提出了 20 条政策措施。其中，体外诊断与检测试剂被列入我国战略性新兴产业投资，国家将在审批、监管、资金方面给予大力支持。针对生化分析仪器试剂业务形态，明确了互联网资源协作服务业务的相关市场管理政策陆续配套出台；工信部发布《生化分析仪器试剂发展三年行动计划（2019—2021 年）》，提出了我国生化分析仪器试剂发展的指导思想、基本原则、发展目标和重点任务。2020 年，中央印发的《生化分析仪器试剂行业发展“十三五”规划》明确要求，到 2020 年生化分析仪器试剂行业将增加 30%；各地方出台了地方政策，提高行业渗透率。

为深入贯彻落实党中央、国务院关于在常态化疫情防控中扎实做好“六稳”工作，全面落实“六保”任务，扩大战略性新兴产业投资、培育壮大新的增长点增长极的决策部署，更好发挥战略性新兴产业重要引擎作用，加快构建现代化产业体系，推动经济高质量发展，提出该《意见》。《意见》明确提出，加快生物产业创新发展步伐。加快推动创新疫苗、体外诊断与检测试剂、抗体药物等产业重大工程和项目落实落地，鼓励疫苗品种及工艺升级换代。

三、未来发展趋势

生化诊断行业规模持续增长，国产生化诊断试剂占有率已达70%，但仪器占有率仍不足10%。

随着国产生化试剂的种类逐步丰富、品质逐步提高，集采的促进，且国产生物试剂在价格方面具有一定的竞争优势，我国科研院校、高通量测序服务企业、IVD试剂生产企业、制药企业及CRO企业等对国产生物试剂的接受度逐渐提高，国产生物试剂的市场份额不断扩大。另一方面，进口生物试剂受复杂国际形势影响出现了价格提升、供货紧张等现象，使得生物试剂的本土化供应链得到越来越多的重视，一些优质品牌的生物试剂市场份额逐步扩大，进一步推动生化试剂的进口替代进程。

（一）集采将持续进行，行业集中度逐步提高

肝功生化试剂集采的有23个省（市/自治区）包括：江西省、河北省、山西省、内蒙古自治区、辽宁省、吉林省、黑龙江省、福建省、河南省、湖北省、湖南省、广东省、广西壮族自治区、海南省、重庆市、贵州省、陕西省、甘肃省、青海省、宁夏回族自治区、新疆维吾尔自治区，以及新疆生产建设兵团，覆盖大半个中国；当然，可以看出，这次集采，区域的选择上也是煞费苦心，单独收费的浙江没有纳入，价格5省联动的四川也被排除在外，也是成功绕开安徽、江苏这些自助谈判的省份，还有像上海和北京这些进口品牌多、医疗机构庞大的地区。也可以看出，国家在集采推进上，已经有成功的模式和成熟的经验，对于此次肝功试剂联盟采购来讲，是检测试剂存量市场的一次大胆尝试。

从生化诊断的发展趋势上看，主要是存量市场的竞争，市场的集中度提升是趋势。在国家行政部门的干预和市场治理后，产业逐步完善，具有能力的公司通过研发优势、品牌效应及平台建设，提高全自动生化分析仪的进口替代和生化诊断产品在基层医疗机构的覆盖率，进一步促进行业集中度提高。上市公司利用资本市场的融资优势和杠杆优势，通过收购和兼并、创新技术和资本联合，渠道、服务商和供应商联合，行业上下游链条逐渐打通，加快产业整合步伐。随着产业升级，规范化管理和科学技术提升，落后的企业将会在产业升级中逐步淘汰，具有核心竞争力的龙头企业将成为中国IVD产业发展的基石。未来，性价比高和渠道能力强的企业有望最终胜出，市场集中度将逐步提升。

（二）成熟的供应对生产企业至关重要

集采与以往不同，检验试剂属于医院成本，而非直接医保成本。集采价格下降并不能直接体现在患者收费上，最终还是要通过下调收费来实现医保少支出、患者少掏钱，真正惠及国家和老百姓。浙江实施的收费标准统一，且收费价格全国最低，真正做到节约医保成本。当然，通过医疗机构的成本控制，倒逼上游厂商降低供应价格，起到不错的效果。另外，浙江在医疗改革，尤其是收费方面，一直走在前列。集采大幅度的降价促其原料的价格也必须大幅度降低，依托于外购进口原料的厂家面临巨大挑战。

对国内生化产业链进行全面梳理，识别产业链中存在的优势及瓶颈领域，有针对性地进行补链及强链，加强供应链的稳定性。同时，围绕产业链来部署产业的创新链，深入产品整个生命周期的各个阶段，将对应的人才、资金及资源合理分配到产品周期的每个环节中。加大研发端的投入，进一步深化产学研的结合，将高校及科研院所的平台及人才资源利用起来，出台利好的政策保障，改善科研人员在研究成果中的收益分配，提升IP转化的效率，推行精细化品质服务等是助推品牌成长的重要举措。建设数字化的服务平台，将线下的实体企业进行线上数字化，平台整合区域的空间、人才、资本、政策等资源，通过线上的服务资源的虚拟聚集，扩大服务的范围。对企业的需求进行快速响应，实现精准化的资源匹配。不断促进产业的聚集，提升产业的创新能力，同时促进区域的产业发展降本增效，实现对产业精准化的治理。

（三）更加注重质量控制

体外诊断作为临床诊疗的重要参考依据，保证检测结果的准确性是要务。量值溯源可以提高检测结果的准确性，提高不同实验室检测结果的可比性。量值溯源通过对整个检测系统，包括试剂、仪器、人员和操作流程进行验证，为检验结果的准确性提供重要支撑，以便于将检验结果追溯到国际、国内的有证参考物质或参考方法，是医学检验标准化的重要途径。

国家卫生健康委临床检验中心每年都针对各种生化试剂开展室间质量评价（EQA）工作。EQA是多家实验室分析同一标本，并由外部独立机构收

集和反馈实验室上报的结果，以此评价实验室操作的过程。通过实验室间的比对反应实验室的检测能力以及监控其持续能力。参加 EQA 计划，可为评价实验室所出具的数据是否可靠和有效提供客观的证据。

为了满足社会对测试报告 / 证书的质量要求，实验室不仅要对测试报告 / 证书的校核和审定把关，而且要对影响测试报告 / 证书质量的各类因素进行全面控制，因此实验室必须采取预防措施以减少或消除质量问题的产生，这就要求我们必须以管理体系的理念去处理好各项质量活动。CNAS 国家实验室认可对于试剂质量控制可进一步加强，国内生化头部企业多数建有通过 CNAS 认可的参考溯源实验室，生化项目是最早通过 CNAS 认证。

目前，由于不同检验机构之间还没有建立完善的检验流程和相应标准，加上操作人员技术水平参差不齐，导致检验结果在不同医疗机构之间无法得到相互认可，重复检测现象比较严重。随着国家医改的不断深入和检验标准化的逐步完善，医疗机构互认检验结果是必然趋势，未来能否建立量值溯源的体系将成为各企业重要竞争优势。

（四）流水线

生化免疫级联，又叫全自动生化免疫分析系统，或者说生化免疫一体机，具有高自动化程度和快速准确的检测能力，主要包括控制电脑、数据服务器、样品处理系统、生化模块、发光模块以及连接轨道组成。代表厂家如罗氏、雅培、贝克曼、西门子、迈瑞、新产业、安图等。实验室自动化流水线系统是将不同分析仪器通过硬件和信息网络相关设备进行连接整合，通过标本条码化、检验分析模块化、数据管理网络化，实现了从标本上机、离心、分类、去盖、检测、复查等整个检验过程的自动化。代表厂家有四大家族、迈瑞等。

开放生化试剂厂家没有强有力的生化仪器做后盾，二、三级医院大都是用进口厂家的开放机型，加上现在生化试剂市场已经成为了红海市场，不谋求发展，让财报数据更好看，未来很难有更好的出路。因此，不管是美康、迈克还是九强等都在布局仪器产业的同时，加入了整体打包阵营。通过整体打包不仅可以短期快速提升业绩，同时还可以来掌握二、三级医院流水线和级联的渠道资源，以及为未来企业其他产品线打下渠道基础。

和开放生化试剂老牌企业不一样的是，主流发光企业都在积极布局生化免疫级联市场和实验室自动化流水线市场，甚至还加入了整体打包的市场阵营，主要代表如安图和迈瑞，迈瑞不仅有生化免疫级联，最近又发布了流水线，同时又在做迈瑞标准化实验室（其实也是换种方式进行实验室整体配送合作）。而安图通过收购东芝全国总代，也间接切入生化免疫级联市场，同时也在全国推行整体打包合作。这一布局的意义在于，全实验室整体配送服务不仅可以提升业绩报表数据，同时更能为以后自己企业的流水线打下基础，因为目前国产流水线才起步，还不能和进口同台竞争，而随着国产企业技术的不断提升，未来这又是另一个强大的利润增长极。打包不一定能创造丰厚的利润，但流水线如果做下来了的话，其实也基本上把科室 60% 以上的业务都打包了，同时还是集成到自己公司的平台上，不仅方便管理，更节约成本，在提升业绩的同时也增加了企业利润。

因此，未来实验室整体打包和生化免疫级联以及全实验室流水线将在相当长一段时间内，占据国内的主流。因为，整体打包解决的是降本增效，而流水线代表的是未来医学实验室的发展方向，即自动化、标准化、信息化、智能化。

（五）提升综合服务能力

IVD 流通服务商是连接上游 IVD 生产企业和下游医疗机构的重要环节，是国家医疗卫生事业和体外诊断产业的重要组成部分。医学检验工作主要通过检验系统完成，检验系统除了检验设备，试剂、标准品、质控品等耗材和检验人员等构成要素，还需要配合全面的质量管理、实验室环境、标本采集输送、技术维修服务等。可以作个类比，临床检验实验室好比生产检测报告的生产车间，其中检测样本和检测试剂为生产的原材料及辅料，相关检测仪器设备为生产工具，检验人员为相关技术工人，最后从实验室产出的成品为患者的检测报告单。目前，国家医保对相关检验收费标准亦以检测报告单费用作为结算单位，而非以检测试剂等终端商品价格作为结算。作为 IVD 流通服务商，由于所处检验领域行业特点，与传统的药品流通企业不同，除了从上游生产企业采购相关检测仪器及试剂，还需要参与从试剂采购到检测报告成品产出的各环节工作，仪器试剂的物流配送只是其承担的部分工作，还需为医学实验室提供系列包括质量控制、技术维修、实验室运营管理等综合服务，服务属性更强。随着诊断技术的不断发展，检验项目的种类持续增加，需要不断引进新的诊断项目和先进的诊断技术和设备，对诊断结果取得的及时性和准确性也日趋提高。医学实验室为提高检验系统的工作效率和管理水平，在设备产品选择、技术应用培训、流程操作规范、质量控制措施、试剂耗材管理存储、设备维修养护方面，更加需要依助专业化的技术支持服务和管理服务，以保证检验系统运行的稳定性和持续性，因此对IVD流通服务商的服务能力要求也越来越高。

而近几年在医保控费的压力下，以及药品及高低值耗材加成逐步取消，医院及检验科更加注重开源节流、成本优化，从而对IVD流通服务商提出更多综合性服务以助其达到降本增效的目标。集约化模式将检验科的人力、物力、财力、管理等诸多生产要素进行有效整合，统一优化配置资源，从实验室整体需求出发，不但在外部“供应链”层面通过提供“集中采购、统一配送”的方式为医院实现降低试剂耗材的采购成本及管理成本的目的，更进一步通过提供信息化服务、质控服务、售后技术服务、学术支持等系列增值服务帮助检验科提升医学实验室内部运营能力，帮助检验科打造更先进的实验室，提升检验科经济受益及学术水平，改善人员绩效，提升医院在其区域内的影响力等。

同时，随着国家大力推行分级诊疗政策，积极推进紧密型医联体、医共体建设，目前区域检验中心模式在全国各地蓬勃发展，通过区域检验中心的建设，大幅度提高区域内医学检验资源的利用水平和效率，提升基层医疗机构整体能力和水平，减少区域内重复检测，实现检验结果互认，医疗资源均衡化，从而实现“小病不出村，大病不出县”的分级诊疗目标。作为IVD综合服务商，可以通过服务能力的提高，提高区域整体的诊断检测水平，有服务能力的大型IVD综合服务商将迎来较好的发展机遇。

四、总结

2022年，对中国IVD影响最深远的事就是江西牵头的23省肝功生化试剂集采。集采打破了旧有市场分配格局，国产企业获得入场券。随着IVD集采走向更大规模，在公平的规则下，将加速该市场的进口替代，同时进一步提升产品使用渗透率。此次集采后，肝功生化检测试剂市场格局或将发生变化，本土替代外资的进程进一步提速。

国内部分上市企业，经过新冠肺炎疫情的洗礼，拥有了大量的现金流，为企业自主创新提供了坚实的后盾，不仅有钱投入研发，更有钱去收购核心技术、优秀企业和核心原材料供应链等，同时实现自身实力的加速提升。国内生化仪器性能仍需提升，未来需要往样本存储量、检测多功能性和检测效率方面提升，生化诊断仪器会向着自动化、模块化、级联化的方向发展，大型自动化流水线将是国内生化企业向高端迈进的重要目标。

国内医疗改革促进了IVD行业出海的热情，也打通了不少渠道。对于很多企业来讲，海外业务已经是企业战略布局的核心，比如迈瑞、迈克、安图、万孚、中元等。所以，出海是刻不容缓的事情。

同时，企业也应该积极布局行业标准建立、参考实验室建设、FDA认证等方面，以提升企业综合竞争力。随着资本的加速进场以及国产生化诊断产业链的不断整合和并购加速，未来会出现一大批具有国产替代能力的产品，相信未来生化高端市场会被国产产品所占据！

（李元丽　易维京）

（马延尚　季然　李大雷　审稿）

第二节
生化仪器及流水线

一、概述

生化分析仪是把生化分析中的取样、加试剂、去干扰、混合、恒温反应、自动监测、数据处理和实验后清洗等一系列步骤进行自动化操作的检测设备。生化分析仪的发展经历了从最初的分光光度计、半自动生化分析仪到现在的全自动生化分析仪的过程，实现了取样、检测、结果分析自动化，已成为当代医学实验室中必不可少的设备。

我国的生化分析仪起步较晚，但是发展迅速。2003年推出了第一台具有自主知识产权的全自动生化分析仪BS-300，自此，国产低中速生化设备陆续进入市场。2008 年推出了国产第一台 800 速生化分析仪 CS-800，国产生化分析仪开始摆脱定位在基层医院的现象，进入中高端医院。2011 年推出了首款国产生化模块机 CS-6400，可实现 4 台联机，光学检测最高可达 6 400 测试 / 小时。2014 年推出了国产生化免疫流水线 SAL8000，将全自动生化检测系统、全自动化免疫检测系统通过样本处理模块连接形成的生化免疫检测系统，实现了一个样本既可完成生化检测，又可完成免疫检测。自此，国产的生化分析仪进入新时代，从单台生化分析仪进入紧凑型生化免疫流水线，为空间有限、有自动化需求但对自动化功能要求适中的医学实验室提供解决方案。

为了进一步满足医学实验室对于全自动化系统的需求，国内厂家开始推出全自动化流水线整体解决方案。2018 年，安图生物推出了第一条磁悬浮自动化流水线 Autolas A-1 Series，自此，国产品牌流水线进入了快速发展的阶段。随着医疗改革的推进，国产医疗器械不断创新，医疗器械国产化成为大趋势，一些优秀的国产企业陆续推出自主研发的高速生化仪、紧凑型流水线和全自动化流水线整体解决方案（TLA）等。在医疗器械国产化大趋势的影响下，进口品牌也快速行动起来，一方面加速仪器国产注册，另一方面加深和国产品牌的合作，例如贝克曼 AU5800 已获得国产注册证，同时贝克曼和苏州立禾一起推出了国产全自动生化免疫流水线 T6000。

二、新增的高速国产品牌生化分析仪

1. 蓝怡全新一代高通量全自动生化分析仪 AS-2450（M）

2021 年蓝怡推出了全自动生化分析仪 AS-2450（M）（图 6-2-1）。最高测速：2 400 测试 / 小时；生化恒速：1 800 测试 / 小时；全系标配：600 测试 / 小时电解质。AS-2450（M）是蓝怡科技集团在全面吸收国外先进技术基础上，自主开发全新一代高通量全自动生化分析仪，具备“进口品质”、四大核心技术优势，使用“专用人份包装试剂”“流水线直连设计”，应用场景丰富，可满足二级、三级医疗机构，中大型体检中心及第三方独立实验室生化项目“快速精准检测”需求。

2. 迈瑞全新生化检测系统 BS-2800（M）

2021 年，迈瑞推出了智能化高速生化分析仪：BS-2800M（图 6-2-2）。独创的 PDR™ 全景动态光测功能，应用大数据运算、采取全波长、全时段、全反应域动态收集数据的并行光测方案，将所需的数据量扩充近 1 000 倍，保证反应过程中每个数据点都精准可靠。BS-2800M 首创 Usonicwash™ 超声净洗功能，实现样本针＜ 0.1 ppm 的超低携带污染，同时避免人工日常拆卸与维护。BS-2800M 一触立检功能，可实现分析仪待机、校准质控与维护保养等任意状态下，1 分钟即启动吸样开始检测，8 分钟出具急诊常规项目的检测结果。单模块 2 400 测试 / 小时的高通量，完美适用批量测试场景，解决实验室管理难题。

3. 品峰昆仑系列模块化高速全自动生化分析仪 KunLun c2800

2022 年品峰医疗经过不断技术创新，推出了全新一代昆仑系列高速生化分析仪 KunLun c2800（图 6-2-3），创新样本针布局，独立三臂三针，恒速 2 600 测试 / 小时（光学 2 000 测试 / 小时和离子 600 测试/小时）。KunLun c2800 融入 20 余项实用型技术，使系统占地更小、效能更高，适用各类应用场景中的生化检测，系统结果更精准，更稳定，也更经济。

三、新增的国产紧凑型流水线

1. 安图生物 Autolas B-1 Series 流水线

安图生物 Autolas B-1 Series（图 6-2-4）流水线，集成了安图生物自主研发的全自动去盖模块，将全

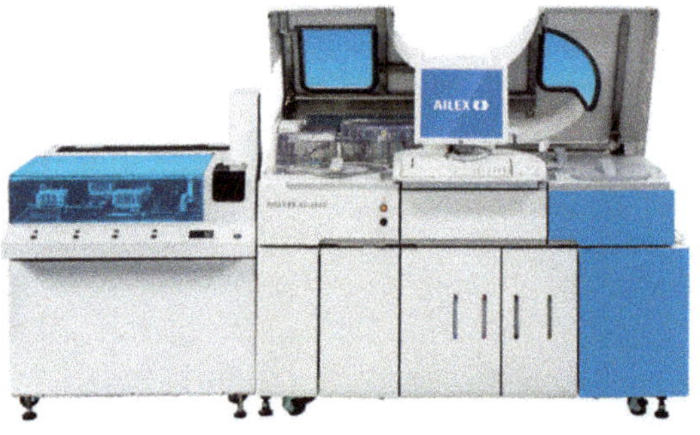

图 6-2-1 蓝怡全自动生化分析仪 AS-2450（M）

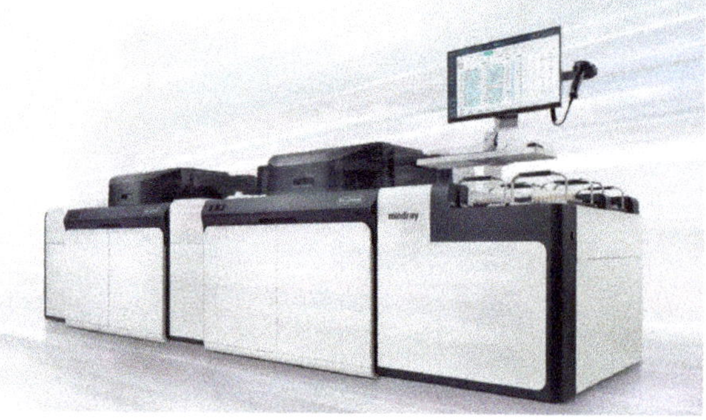

图 6-2-2 迈瑞全新生化检测系统 BS-2800（M）

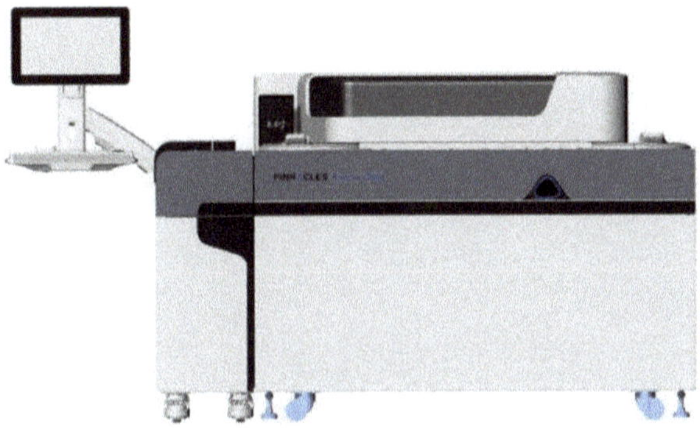

图 6-2-3 品峰高速全自动生化分析仪 KunLun c2800

封闭旋转去盖，条形码自动对齐，气溶胶过滤排放，废弃仓紫外消杀等功能浓缩于一体，提高实验室生物安全防护。搭载生化分析仪 TBA-FX8，速度高达单模块 2 000 测试 / 小时，电解质 600 测试 / 小时，携带污染率低于 0.1 ppm，可实现流水线生化、免疫一管血完成检测，最大限度减少采血管数，减轻病患痛苦，并缩短 TAT，提升整体工作效率。搭载安图生物自主研发生产的免疫分析仪 A2000Plus，其自动化程度高且拥有最先进的磁微粒检测技术。最高支持 8 个生化免疫分析模块，检测通量超过 1 万测试 / 小时，检测项目超过 230 项，适应各级医学实验室的检测需求。拥有完整及全面的生化、免疫试剂菜单，方便开展新的检测项目，更好地服务于临床。可根据实验室的空间需求，形成直线型、内转角、外转角、绕柱等组合，为实验室提供定制化解决方案，满足实验室现在及未来的发展需求。

2. 新产业 BRS-SIB 超高速生化 / 免疫流水线系统

2021 年，蓝怡集团联合新产业发布了 BRS-SIB 超高速生化 / 免疫流水线系统（图 6-2-5）。BRS-SIB 超高速生化 / 免疫流水线系统具有“占地小”“超高速”“全自动”“安全化”“高品质”五大特质，可连接蓝怡 AS-2450 全新一代全自动高通量生化分析仪、新产业 MAGLUMI® X8 全自动化学发光免疫分析仪，将为用户提供超乎想象的体验。

3. 迈瑞全新一代紧凑型生化免疫流水线 M1000

2022 年，迈瑞推出了全新一代紧凑型生化免疫流水线 M1000（图 6-2-6），连接 2 000 测试 / 小时的生化仪 BS2800M 和 500 测试 / 小时的免疫分析仪 CL8000i。搭载了开盖，具备采血管自动去盖、样本容器智能识别、紫外线自动消毒等功能。机械手去盖，降低生物安全风险；电子眼识别，智能区分样本容器；紫外消毒，隐藏式设计提升效率。M1000 的智能化轨道采用了智能算法与匠心设计，优化了样本检测工作流，大大提升了实验室的效率。随着实验室自动化、信息化、智能化的快速发展，迈瑞

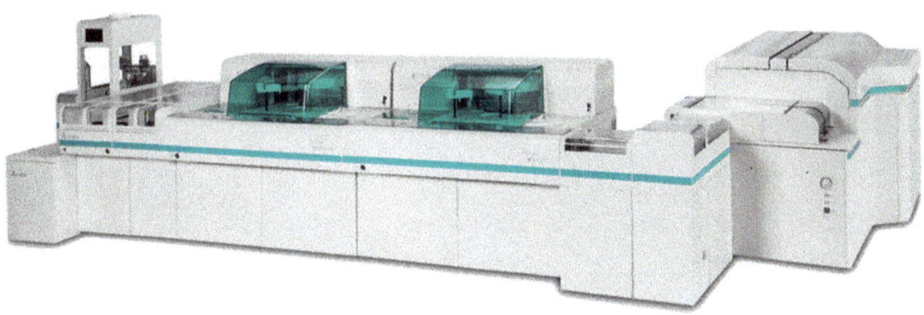

图 6-2-4 安图生物 Autolas B-1 Series 流水线

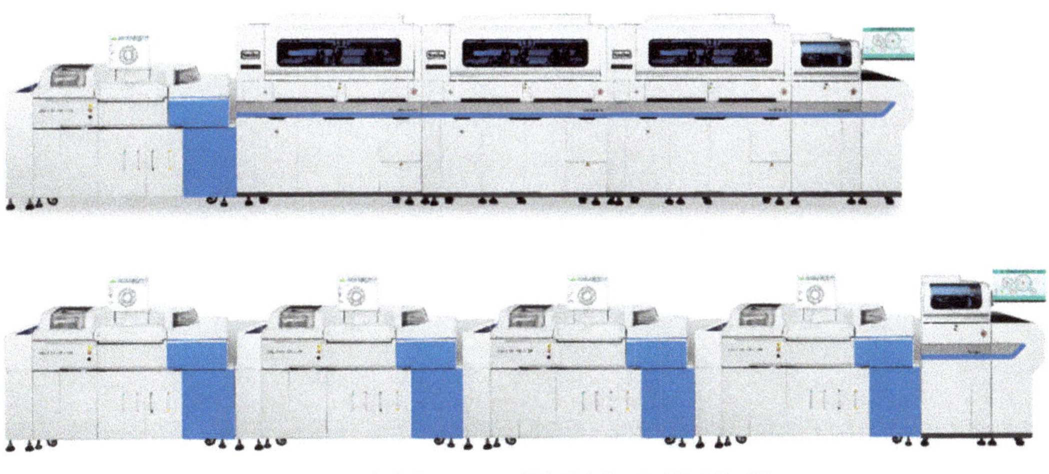

图 6-2-5 新产业 BRS-SIB 超高速生化 / 免疫流水线系统

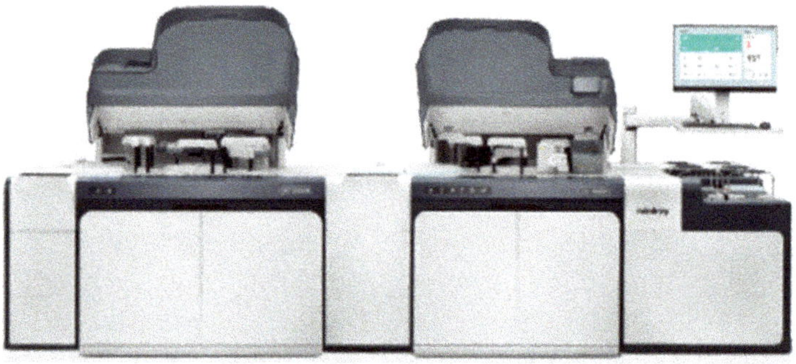

图 6-2-6　迈瑞全新一代紧凑型生化免疫流水线 M1000

致力于通过前沿技术的突破和持续创新，为实验室提供智慧化样本轨道解决方案，助力实验室卓越运营的实现。

4. 其他新增紧凑型流水线

见表 6-2-1。

表 6-2-1　其他新增紧凑型流水线

企业	代表生化免疫一体机	参数
迈克生物股份有限公司	MACHI 5000	生化速度 2 000 T/H，免疫速度 300 T/H，最大连接模块 2 个
迪瑞医疗科技股份有限公司	CSM-6000	生化速度 1 600 T/H，免疫速度 320 T/H，最大连接模块 4 个
苏州立禾生物医学工程有限公司	LH1200	生化速度 1 000 T/H，免疫速度 200 T/H
宁波美康生物科技有限公司	MKL8000	生化速度 2 000 T/H，免疫速度 300 T/H，最大连接模块 4 个

四、新增的生化相关的流水线

全实验室自动化系统（total laboratory automation，TLA）是指为了实现实验室内整合，将不同的检测平台以及分析前和分析后的样本处理模块通过自动化输送轨道和信息网络进行连接，构成全自动化流水线作业环境，覆盖整个检验过程，形成大规模全检验过程的自动化，因而通常在国内称为流水线。根据检测项目可分为生化免疫流水线、血球流水线、尿液流水线，但是由于其他细分市场容量较小，通常狭义的流水线指生化免疫流水线，主要包括样本前处理系统（进样模块、离心模块、开盖模块）、样本检测系统（生化检测模块、免疫检测模块）、样本后处理系统（加盖 / 封膜模块、在线冰箱、二次去盖模块、出样模块）及样本传输轨道。检测系统可以是只有生化分析仪组成的生化流水线，也可以是含有生化分析仪和免疫分析仪的生化免疫流水线。

1. 安图生物：全新自主研发自动化流水线

2017 年，安图生物推出了中国首条医学实验室磁悬浮全自动流水线 Autolas A-1 系列产品，5 年的时间，流水线用户已覆盖大江南北。在服务客户的过程中，安图生物深入了解客户需求，走访了近千家医学实验室，记录了四千多条客户需求和建议，在此基础上，启动了本土化流水线的开发工作。经过不懈努力，2022 年安图生物正式推出自主研发、制造的流水线 Autolas X-1 Series（图 6-2-7），该产品实现了流水线线体的完全国产化，提升了线体多项关键性能指标，同时大幅降低了成本，是安图生物在医学实验室流水线领域的又一次跨越。

Autolas X-1 Series 流水线具有以下特点。

（1）灵活自由。产品采用立体可循环的三轨设计，自由转向，优化实验室标本周转时间；支持急诊优先检测；功能模块及分析仪器均可双侧布局，

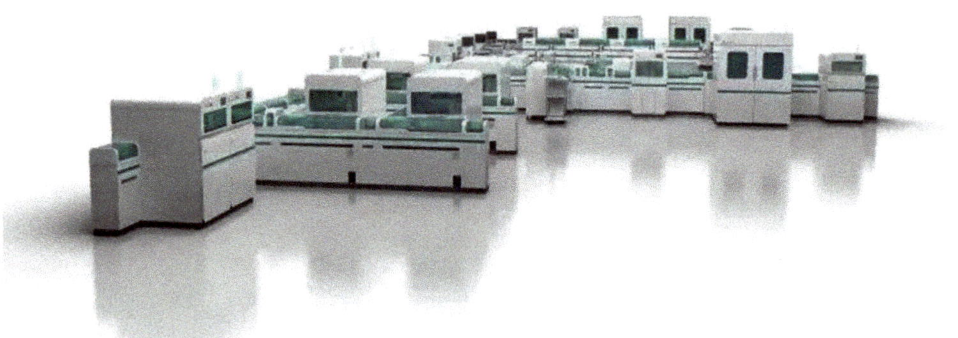

图 6-2-7　安图全新自主研发生产自动化流水线 Autolas X-1 Series

灵活布局，提高实验室空间利用率，自由扩展，满足不同实验室的发展需求。

(2) 性能卓越。产品采用纯电机驱动，无需气泵；RFID 无线射频技术，实时高效追踪标本信息；配备低温离心机，单模块离心速度可达 450 管 / 小时，支持多模块扩展；封闭轨道、旋转去盖等技术为实验室生物安全保驾护航；低温冷藏冰箱，单模块可存储超过 15 000 管标本，并支持多模块扩展，满足不同实验室标本储存的需求。

(3) 人工智能赋能。产品运用了人工智能（AI）技术，通过 AI 技术实现对标本的智能识别与控制，可以实现标本信息识别，标本状态评估，血清质量检测等功能。

(4) 精益慧选。安图生物拥有一支专业、成熟的流水线服务团队，可为客户提供全方位的服务。此外，搭配全新升级的 AutoLean® 精益管理整体解决方案，可为客户提供全流程的精益管理服务，为客户提供持续改善的内驱力，打造精益化实验室，助力医学实验室高质量发展。

2. 透景：国产流水线精灵快线系列

2018 年末，透景与日立诊断联合推出透景特色兼容流水线 PAM（Sample Pre-Analytical Modular System）和 TS（Total Solution），采用日立高速稳定的前处理、轨道和生化分析系统，接入透景独有的流式荧光与吖啶酯化学发光结合的免疫平台，同时兼容市场上主流的免疫分析仪，开启了国内兼容性流水线的崭新模式。

2022 年，透景推出了带有国产样本前处理的精灵快线 T6 系列的流水线（图 6-2-8）。直连式免疫流水线，采用透景一体化前处理精灵快线 T6，大大缩小了前处理的占地空间，实现了免疫样本从进样、离心、开盖至检测的全流程自动化。精灵快线 T6，可分别与透景全自动化学发光免疫分析仪 TESMI i200、透景全自动流式荧光发光免疫分析仪 TESMI F4000，以及由 F4000 及 i200 组成的免疫双子岛形成联机，拥有多种搭载方式，可以满足不同客户在技术平台（化学发光、流式荧光）、场地限制等方面的需求。透景直连式免疫流水线（精灵快线 T6）具有以下特点。

(1) 成本可控。进样、离心、开盖一体化前处理，小巧灵活，节省占地，性价比极高。

(2) 智能化工作流程，操作简便，节省人力成本，多种免疫仪器组合，可选择性更大。

(3) 项目齐全。透景免疫检测项目齐全，一管血可测百余项。

(4) 运行稳定。检测项目结果准确、及时、可靠。流水线运行稳定、故障率低。

3. 迈克 LABAS MAX 全实验室智能化流水线

迈克在 2022 年南昌会推出了 LABAS MAX 全实验室智能化流水线（图 6-2-9），此款流水线能够灵活整合血液分析、免疫分析、生化分析和凝血分析等检测平台。支持自动完成样本的前后处理工作，

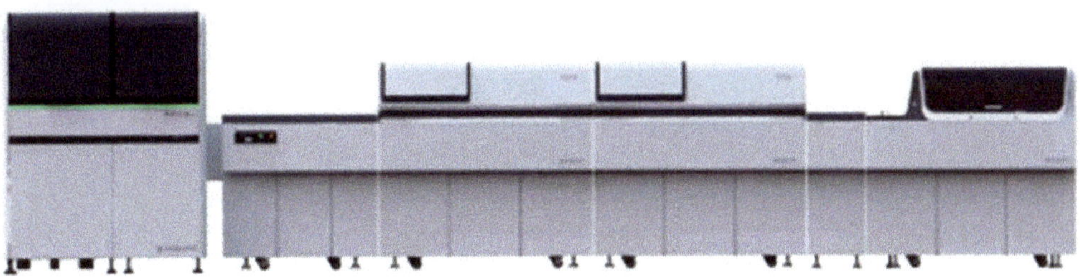

图 6-2-8 透景精灵快线 T6 系列的流水

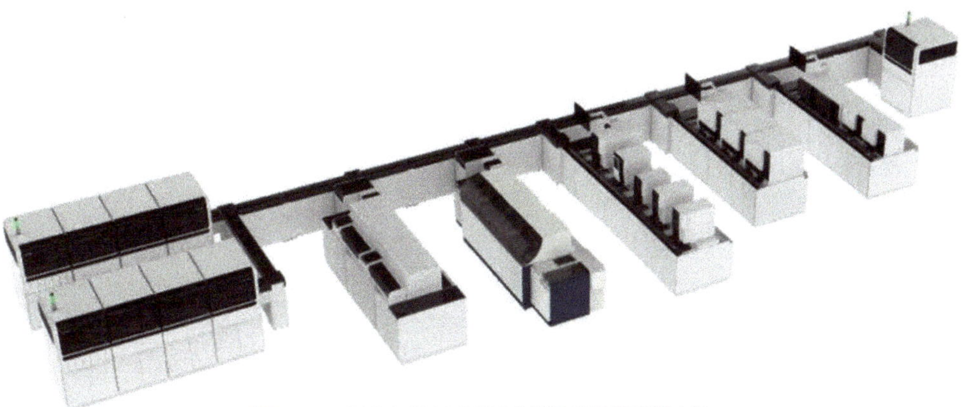

图 6-2-9 迈克 LABAS MAX 全实验室智能化流水线

满足用户个性化定制需求。各模块连接简约紧凑，灵活的配置形式可以适应多种复杂的场地环境，在提升实验室检测效率的同时，又节约了占地空间。

LABAS MAX 简约、集成、开放、灵活。标准配置：进样、双离心、移载模块、后处理回收模块；占地面积为 4.8 m^2；进样单元一次性投入 500 管标本，自定义急诊样本和常规样本的分区；离心机模块，离心速度 450 管 / 小时 / 模块，支持自动数量平衡和配重平衡；开盖速度单开盖位置，旋转开盖 1 200 管 / 小时，兼容不同类型的采血管，识别采血管高度；样本回收模块，加盖 1 200 管 / 小时；样本分析检测智能调度。

LABAS MAX 搭配迈克自主研发的 MALAB 实验室智能化系统软件，具备简洁直观监控管理界面，方便用户识别样本所处的状态，包含样本管理、数据管理、危急值管理等，让客户面对庞大的检测数据时也能从容应对。

4. 其他新增生化免疫流水线

见表 6-2-2。

表 6-2-2 其他新增生化免疫流水线

企业	代表流水线
苏州立禾生物医学工程有限公司	全自动生化免疫流水线 T6000
苏州长光华医生物医学工程有限公司	长光华医 -PAM 流水线
深圳市新产业生物医学工程股份有限公司	新产业 — 日立全实验室自动化流水线 TS
上海科华生物工程股份有限公司	北极星 Polaris LAS 生化免疫流水线
上海品峰医疗科技有限公司	Kun Lun S-LAS 系列智慧生化免疫流水线智能分拣系统 PINNACLES KunLun s2000
四川沃文特生物工程股份有限公司	凌云全自动生化免疫流水线

（乔亚琴　赵虹云　杨砚　杨增利）

（程明　马路　盛晔　姚见儿　审稿）

第三节
电解质分析仪及试剂

一、电解质分析仪发展概述

20 世纪初，由德国 F · 哈伯等人研制的世界上第一种玻璃膜性质的离子选择电极——pH 电极诞生，开启了离子选择分析技术在临床的应用。从 20 世纪 90 年代以来，离子选择电极技术快速发展，涌现了许多新型的电极材料，大大提高了分析的特异性，使得过去难以准确测定的离子钙、离子镁浓度等项目，在现在的新型电解质分析仪均可实现测定，这对心血管和精神疾病的研究和监护起到了极大的推动作用。目前，电解质分析仪已基本实现国产化，检测方法逐渐成熟并趋于一致，均采用离子选择性电极法这种世界上通用的先进测定方法；同时国产电解质分析仪在测试项目、耗材价格和售后服务等方面甚至优于国外产品，逐渐被全球的医院用户接受。

在临床上，许多器官、系统的疾病，一些全身性的病理过程，外界环境的某些变化和某些外源性因素，都可能引起或伴有电解质代谢的紊乱。电解质分析仪主要测试人体的各种体液，包括血液、尿液、脑脊液、透析液等。在手术、烧伤、腹泻、急性心肌梗死等需要大量均衡补液的患者中，离子的测试和检测起了至关重要的作用。相比于其他测试仪器和检测方法，采用离子选择性传感器的电解质分析仪具有测试精度高、速度快、耗材价格低廉、操作简单等优点，所以电解质分析仪是各级医院的必备通用设备。特别是对于乡镇医院、诊所和各级社区康复中心等用户来说，电解质分析仪具有不可比拟的高性价比优势，目前已成为实验室离子检测的首选仪器。

从产品形态和类型上来说，由于新型传感器的发展，电解质分析仪的体积正在向小型化发展，同时，根据市场用户的需求变化，高自动化、数据存储容量大、易于操作的仪器需求越来越多，是影响用户选择电解质分析仪考量的几个重要因素。

二、电解质分析仪技术发展

电解质分析仪现在主流采用离子选择电极测量法来实现精确检测，而其他方法学如火焰光度法等基本已经退出市场。在检测项目上，离子选择电极测量法的仪器上主要配置有 8 种电极——钾、钠、氯、钙、锂、镁、pH 和参比电极，用于相关项目的检测。另外，碳酸氢盐（HCO_3^-）虽然也可以采用离子选择性电极，但目前主流电解质分析仪厂商一般采用气体量压法进行测试 TCO_2。在耗材设计上，每个电极都有一个离子选择膜，会与被测样本中相应的离子产生反应，内部电极液和样本间的离子浓度差会在工作电极的膜两边产生电化学电压，电压通过高传导性的内部电极引到放大器，参考电极的电位同样引到放大器，通过检测一个精确的已知离子浓度的标准溶液获得定标曲线，从而检测样本中的离子浓度，将各种电极组合，即可同时测定某一样品的各种离子浓度。

（一）电解质模块

电解质模块是指嵌入在生化分析仪中的 ISE 模块，由生化分析仪将样本吸入到电解质模块指定的位置，定标液的吸取和废液排出也都由电解质模块和生化分析仪之间的控制指令完成，电解质模块一般提供 K、Na、Cl 三种测量参数，电解质模块也可以被安装在一台独立的整机中，构成电解质分析仪。

现阶段国外生产高速全自动生化分析仪器的公司中，部分厂家本身就能生产高速电解质分析模块，如 BECKMAN、罗氏，部分厂家通过购买其他专业生产电解质分析模块的公司产品来实现功能测试。专业生产电解质分析模块的公司主要有美国的 MEDICA 公司及日本的 A&T 公司及日立公司等，为了实现进口替代，国内主要的电解质仪器设备商都做了不同的尝试，比如深圳大学和新产业生物公司合作研发的基于流动注射的高速医用电解质分析模块研制，巧妙地采用了对样本和载流液混合液的连续的动态抽样，减少了离子选择电极对测量样本的等待时间。深圳市希莱恒公司、深圳市康立公司、深圳市凯特公司、南京攀世达等公司为了突破生化分析仪大多数采用国外电解质模块的现状，都设计出各自不同的模块产品。

随着技术的不断发展，电解质模块产品在不断优化，特别是国产厂家，可以期待这些模块产品最终能做到像电解质单机版那样，全面实现全自动生化分析仪 ISE 模块的国产替代。

（二）高速电解质分析仪单机

传统意义上的直接法电解质的速度很难提高到高速领域，这是因为电极响应的速度一直无法实质性提高，所以为了提高速度有必要考虑新的思路。离子选择电极法 ISE 又分为直接法和间接法，标本在机内稀释后测试为间接法，不稀释直接测试为直接法。间接法需稀释样本，改变原标本的待测物质浓度比例，会对结果产生一定偏差，但这些偏差都是恒定而有规律的，经过行业内多年的实验研究和算法探索，通过建立直线回归方程后间接法能够得到极为准确的结果。间接法的优势是加样量少、电极响应快、等待时间短、一般不需要单点跟踪，因此适合作为高速电解质的主要方法。另外，间接法可以有效地消除血清的基质效应带来的和水剂质控之间的偏差，传统的直接法 ISE 电解质在基质效应这方面一直没有解决得特别彻底，比如在测量水剂质控准确的情况，测量血清会有偏差，而为了保证测量血清准确，又会在测试水剂质控时候不太准确。很多厂家的内校液，或者出厂时候配备的是水剂质控，这就造成了出厂时候检测通过的仪器测实际患者时会有一定的偏差，给用户造成了一定的困惑，用间接法电解质仪器就可以有效地解决这个问题。

一款典型的高速电解质分析仪主要由轨道进样模块、ZR 旋转加样模块、电极测量模块、管路模块、电路模块、数据输出模块、显示模块等组成，用于分析血液及体液中的电解质含量（图 6-3-1）。

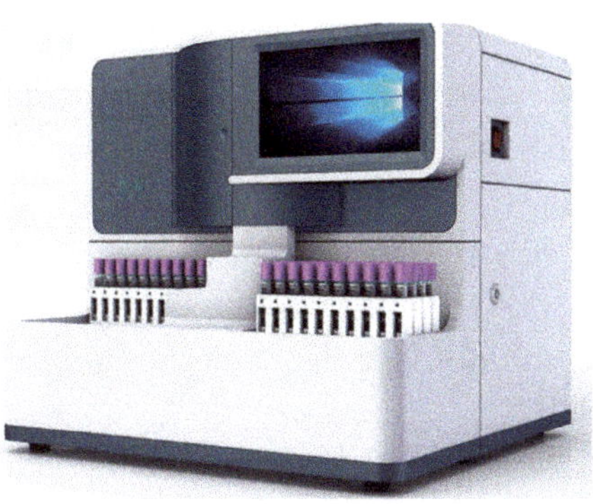

图 6-3-1 典型的高速电解质分析仪示意图

（三）电解质传感器

无论是模块还是整机，无论是直接法还是间接法，电解质测量的核心部件是传感器，即离子选择性电极。离子选择电极根据材料的不同，主要分为玻璃电极和 PVC 电极，其中玻璃电极因为维护和保养不方便等情况而逐渐被 PVC 电极替代。玻璃电极主要测量的有 Na^+、pH 等，其敏感膜是一个玻璃球型薄膜，制作方法是将敏感膜的成分置于铂金坩埚中，在高温 1 350℃以上熔化，使其溶体成为无气泡的透明玻璃体。先将其拉裂成玻璃棒状的玻管在端部预热后，蘸取熔化的敏感膜玻璃体，吹制成球状，内部加入一个 pH 缓冲溶液作内参液和一根内参比电极 AgCl。因其这几年逐渐被 PVC 电极替代，下面主要介绍 PVC 电极的特点。

PVC 电极的原理可以简单地叙述为：电位测量电路的一侧为测量电极（即离子选择电极），另一侧为参比电极，当被选择离子与 ISE 电极膜接触反应时，电位计电路中的电动势立即发生变化，产生电位差。电位差的大小，与溶液中被测离子活度呈正比，亦与离子浓度呈正比。

电极的关键部分是离子选择膜，它一面与样品接触，响应样品中电解质浓度的变化，另一面与电极内充液接触，再通过涂 AgCl 的银棒，实现离子传导到电子传导的过渡，称之为内导电极。此外还有参比电极，用于提供参考电位，从而形成完整的测量回路。当溶液中的电解质浓度变化时，参比电极的电位不变，从而提供一个测量电位差的参考点。电极内液与样本之间的离子浓度差使电极膜产生电化学电位，这个电位可由内电极取出，输入放大器的输入端，放大器的另一个输入端与参比电极连接并接地，因为参比电极接地，电极电压可以进一步放大。

在实际测量中，电极的偏差主要来自三个方面：①由于 ISE 电极缺乏选择性造成的误差，例如 Cl 电极对于其他卤素离子缺乏特异选择性；②由于多次反复使用，离子电极膜上覆盖了一层蛋白膜，造成测试误差；③电极膜破裂或被其他竞争性离子所污染。

不同的离子电极膜只对响应的离子敏感，目前国内市场上应用较为成熟的有 K、Na、Cl Ca、pH、Li、Mg 等离子选择性电极，实验室常用的几种离子都可以替代传统的化学法等检测方法，转而采用 ISE 法进行测试，特别是 Li 的监测，在精神病医院或者有精神科的综合医院的检验科室占据举足轻重的地位。

K 电极：通常由对 K^+ 具有选择性响应的中性载体钾离子活性材料和聚氯乙烯（PVC）等组成，此敏感膜的内侧与电极内充液接触，另一侧与样品溶液接触，膜电位的变化与样品溶液中 K^+ 活度对数成正比，K 电极与参考电极之间的电位差随着样品溶液中 K^+ 活度的变化而改变。

Na 电极：传统的 Na 电极采用玻璃电极，通常用对 Na^+ 具有选择性响应的特殊玻璃毛细管（special glass capillary）装配而成，玻璃毛细管的外侧与电极内充液接触，内侧与样品溶液接触，毛细管膜电位的变化与样品溶液中 Na^+ 活度对数成正比，Na 电极与参考电极之间的电位差随着样品溶液中 K^+ 活度的变化而改变。由于玻璃电极制作的工艺比较繁琐，近年来已经有越来越多的厂家选择用 PVC 材料进行制作钠电极。

Cl 电极：Cl 电极通常由对 Cl^- 具有选择性响应的氯离子活性材料和 PVC 组成等组成，此敏感膜的内侧与电极内充液接触，另一侧与样品溶液接触，膜电位的变化与样品溶液中 Cl^- 活度对数成反比，Cl 电极与参考电极之间的电位差随着样品溶液中 Cl^- 活度的变化而改变。

Ca 电极：通常由对 Ca^{2+} 具有选择性响应的中性载体钙离子活性材料和 PVC 等组成，此敏感膜的内侧与电极内充液接触，另一侧与样品溶液接触，膜电位的变化与样品溶液中 Ca^{2+} 活度对数成正比，Ca 电极与参考电极之间的电位差随着样品溶液中 Ca^{2+} 活度的变化而改变。值得注意的是，通过离子选择性电极方法测试出的结果是实测离子钙（iCa），iCa 是钙的生理活性形式，许多重要的生理过程都与 iCa 的活度有关，iCa 比总钙更能反映患者的临床症状和钙代谢的关系，因此 iCa^{2+} 的测定比总钙更有临床意义。但由于电解质测试的样本是暴露于空气中，溶解于血液中的 CO_2 逃逸后会造成血清 pH 升高，因此此时血清的 pH 不能代表患者血液中的 pH。随着 pH 的升高，Ca^{2+} 络合程度会加强，造成 iCa 活性钙离子的测量偏低，因此需要用 pH 的变化进行补偿。通常情况下 iCa^{2+} 与 pH 负相关，即 pH 升高，iCa^{2+} 测量值偏低；pH 降低，iCa^{2+} 测量值偏高。通常 pH 每改变 0.1 个单位，iCa^{2+} 变化约为 4%~5%。在一定范围内（pH 在 7~8），这种关系可以认为是一种线性关系。通常我们认为在 pH 在 7.4 时结果不需要进行校正，认为此时的 pH 对待测溶液的 iCa^{2+} 没有影响，此时的 iCa 我们认为就是 nCa^{2+}（标准化钙离子）。如果 pH 不为 7.4，就需要用一定的校正公式将 iCa 换算到 nCa 进行报告。另外，一般而言，人体的标准化离子钙占总钙的 40%~50%。

pH 电极：传统的 pH 电极采用玻璃电极，通常

用对 H^+ 具有选择性响应的特殊玻璃毛细管装配而成，玻璃毛细管的外侧与电极内充液接触，内侧与样品溶液接触，毛细管膜电位的变化与样品溶液中 H^+ 活度对数成正比，pH 电极与参考电极之间的电位差随着样品溶液中 H^+ 活度的变化而改变。由于玻璃电极制作的工艺比较繁琐，近年来已经有越来越多的厂家选择用 PVC 材料进行制作 pH 电极。如前文所述，由于临床电解质分析中大多数是血清样本，与空气接触后，溶解于血清中的 CO_2 释放后会造成血清 pH 升高，因此电解质分析仪测量的 pH 的结果不能代表患者血液中的 pH，我们一般用这个测量结果进行 iCa 到 nCa 的校正。血清 pH 是没有临床意义的，测量患者血液 pH 的最好方法是用血气分析仪，血气分析仪在血样采集到分析整个过程中，血样不能与空气接触。

CO_2 在血清或者血浆中主要以三种形式存在：含量最多的是 HCO_3^-，含量约在 64%~65%；物理溶解的 CO_2 约占 3%；血浆蛋白的氨基酰衍生物约占 33%；其他还有少量的碳酸和碳酸根离子。临床检测中总二氧化碳（TCO_2）的测定方法很多，有传统的量压法、酶法、热导法、气敏电极法，碳酸根离子选择性电极法和压力传感器法。

参比电极是连接样本和电信号地的一个装置，由两部分组成，即参比电极套和参比电极芯。在参比电极套中的参比液在参比电极芯和样本之间形成了一个盐桥，使用参比电极前将参比液注入到参比电极套中，同时有一部分参比液由玻璃毛细管中渗入测量室，从而在样本和参比电极芯之间形成盐桥，而参比电极芯在电信号地和参比液之间构成回路。

（四）电解质试剂

与电解质传感器对于测量体系一样重要的是电解质试剂。电解质试剂要求具有稳定的 pH 和恒定的离子浓度（通过在试剂中加入特定成分），试剂主要用于电解质分析仪的定标和管道冲洗，同时在测试过程中及时跟随电极的响应度，提高测试的准确性。标准定标液一般分为两种：第一种是漂移校正液，又称 A 标，通常由和人体指标相近的离子溶液加上表面活性剂和防腐剂构成；另一种是斜率校正液，又称 B 标，通常由和人体指标有差异的离子溶液加上表面活性剂和防腐剂构成。每种测量传感器（电极）根据两种试剂构造出各自的内部测量曲线。

直接法试剂包括高低浓度定标液、内校液等；间接法试剂除了包括上述溶液还需增加血清稀释液（做高比例稀释，此时离子活度可视为离子浓度）。

配套仪器的还有其他试剂，比如电极内充液，是为了提供电极反应环境；参比电极内充液（饱和氯化钾溶液），是为了提供稳定电位信号；电极清洁液，是为了清洗电极膜上残留的蛋白质；清洗液，是为了清洗仪器管路和反应池等。

各个厂家的试剂配方未完全公开，因此各种型号仪器的适配试剂应使用原厂家提供的配套试剂，从这些配套试剂说明书上我们可以了解高低定标液的离子浓度确认线性范围。直接法试剂测定的浓度是相对离子活度，不需要稀释样品。正因为样品不需要稀释，离子活度与水相中离子浓度呈正比，不是与总血清体积中离子浓度成正比。由于直接法测定的是离子的活度，因此从某种意义上而言，直接 ISE 测定结果要比间接法测定结果更具有生理意义；但间接法的优势在于，由于血清基质的样本被高比例稀释后和定标液的基质几乎吻合，因此能够提供更快的稳定结果。当血浆水中电解质浓度属于正常生理浓度时，离子浓度与活度的误差可忽略；若存在病理情况，血浆水体积改变后（例如高血脂症和高蛋白血症）离子浓度和活度将有较大偏差。

有些电解质模块中也会使用单一浓度内标液，它作为一种参比液流过离子选择性电极。内标液和样本交替执行检测。通过两次检测结果的整合计算，可以确定单个样本的离子浓度值。由于内标液属性稳定，它同时被用于补偿温度变化。但更通常的做法是在电解质测试前进行两点定标，这是因为试剂的储存环境并非无尘且密闭的，且不同科室的环境因素也会影响到上机的试剂，这就会导致每天过后试剂会产生不同程度的变化。虽然可能是极其细微的，但在每日开机后，ISE 流路的检测环境也会随之发生变化，此时为了保证结果的稳定可靠，定标这一环节就必不可少。一般的操作流程是先用两种标准液来确定电极的工作曲线，定标若不通过，说明仪器有问题，仪器无法进行测量工作，必须想办法让定标通过后才能使用仪器进行测量样本。

三、电解质分析仪市场概述

随着电解质分析仪市场的发展及客户需求的增加，目前全球电解质分析仪市场在稳定扩张中，预计 2028 年将达到 704.29 百万美元，年复合增长率（CAGR）为 3.25%（图 6-3-2）。随着国内分级诊疗的政策进一步推进，国内的电解质分析仪市场将进一步扩增，特别是乡镇卫生院、社区服务中心等基层市场需求量会逐渐增加。

国内电解质分析仪的起步发端于 20 世纪 80 年代末，当时进口电解质单机分析仪是市场的主流机

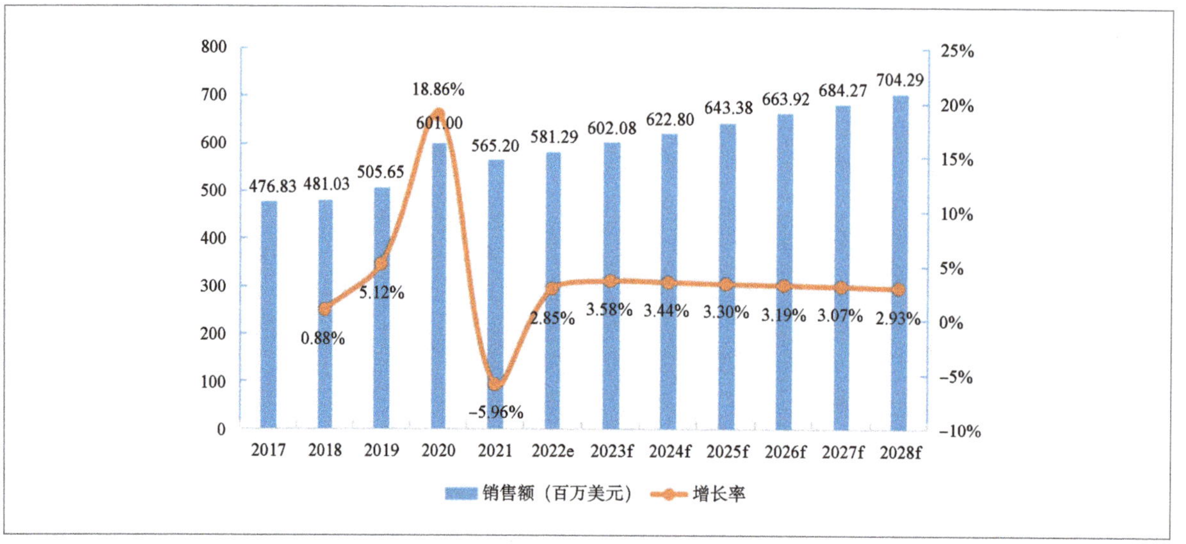

图 6-3-2 全球电解质分析仪市场收入及增长率（2017—2028）（百万美元）
（数据来源：第三方资料、新闻报道、业内专家采访及 QYResearch 整理研究）

型，专门用于测定血清、全血或尿液中电解质浓度，特性各异。直接法以美国 MEDICA、日本常光为代表，速度略快于国内产品，主要客户群二级医院居多；而间接法则面向高端客户，以日本 A&T 为代表，尤其是其 ISE 模块与各大主流生化厂家合作，速度快，结果准，基本上垄断了三级客户市场。

四、国内电解质分析仪主要生产企业介绍

近年来，进口电解质企业更新速度较慢，基本上还是沿用几年前的产品，而国内电解质行业发展这些年如雨后春笋，方兴未艾。经过近 30 年的发展，国产电解质单机在很大程度上替代了进口电解质同类产品，因此以下主要介绍国内电解质分析仪生产企业。

1. 深圳市希莱恒医用电子有限公司

（1）企业发展概况：深圳市希莱恒医用电子有限公司成立于 1998 年，主要从事临床医疗检验设备和试剂的研发、生产、销售和服务，是深圳市高新技术企业、软件企业和国家高新科技企业，是深圳大学的“实习基地”和“就业实践基地”。总部位于深圳市光明区，在国内各省、市区共设有 40 多个服务网点，同时在南亚、东南亚、中东、非洲等多地设立服务网点，强大的售后服务网络形成全国联保，售后无忧。公司始终专注临床检验设备的研发与制造，并与国内外医学专家建立了良好的研发合作关系，产品具有完整、独立的自主知识产权并且获得了电解质分析仪的 CE 认证。公司主要经营电解质分析仪、特定蛋白分析仪、糖化血红蛋白分析仪、血沉分析仪等产品。

（2）电解质分析仪型号：型号有 IMS-972 Popular 半自动电解质分析仪，IMS-972 系列全、半自动电解质分析仪，IMS-972Plus 系列全、半自动电解质分析仪，H900 系列全、半自动电解质分析仪，H980 全自动高速电解质分析仪等（图 6-3-3~ 图 6-3-5）。希莱恒是目前市场上唯一可以同时测试九种离子参数的生产厂家。公司作为唯一一家入选企业参与主编的，国

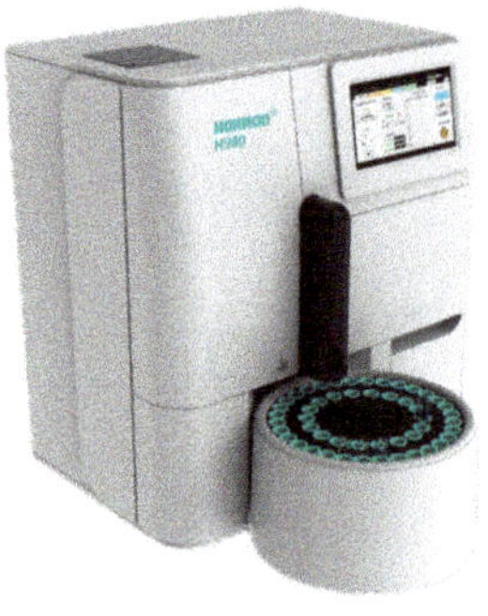
图 6-3-3 希莱恒 H980 全自动高速电解质分析仪

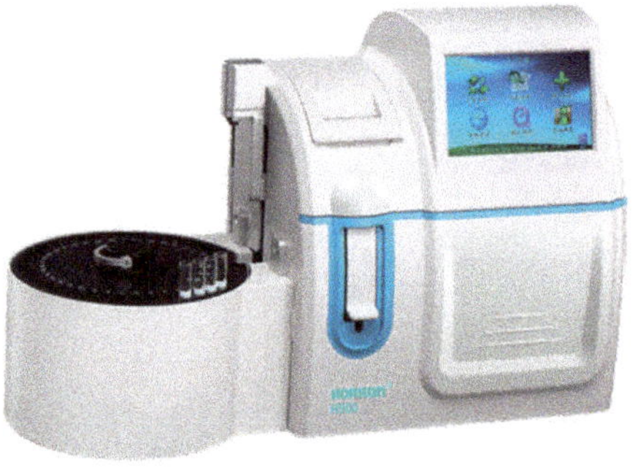
图 6-3-4 希莱恒 H900 系列电解质分析仪

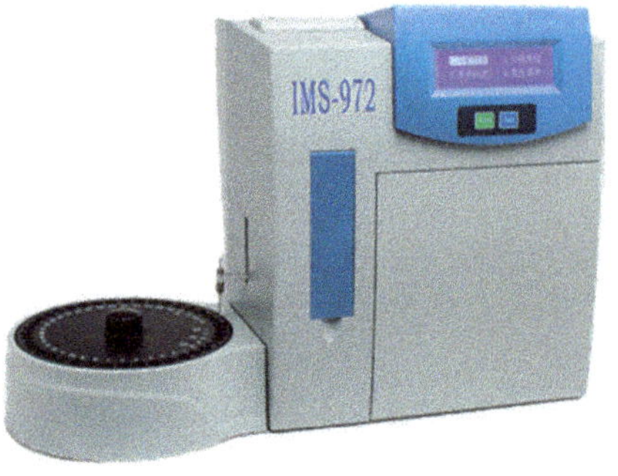

图 6-3-5 希莱恒 IMS-972 系列电解质分析仪

家质量监督检验检疫总局颁发的《中华人民共和国国家计量检定规程——电解质分析仪》已在全国实施。

2. 梅州康立高科技有限公司

（1）企业发展概况：梅州康立高科技有限公司是国家高新技术企业，成立于 1993 年，是国内医疗器械生产行业中较早获得 ISO9001 及 ISO13485 管理体系认证的企业，并且 2008 年获得了电解质分析仪的 CE 认证。

（2）电解质分析仪型号：型号有 AFT800 系列、AFT500 系列、AFT400、K-Lite8 系列、K-Lite6 系列、K-Lite5 系列、PR705 系列（图 6-3-6~图 6-3-8）。

3. 深圳市凯特生物医疗电子科技有限公司

（1）企业发展概况：深圳市凯特生物医疗电子科技有限公司创建于 2001 年，是一家集医疗仪器研发、生产、销售、服务为一体的高新技术企业。目前公司生产的主要产品有：电解质分析仪系列、糖化血红蛋白分析仪、酶标洗板机、全自动血沉分析仪系列。

（2）电解质分析仪型号：型号有 XI-951 系列、XI-931 系列、XI-921 系列、XI-1021 系列（图 6-3-9~图 6-3-12）。

4. 上海迅达医疗仪器有限公司

（1）企业发展概况：上海迅达医疗仪器有限公司成立于 1993 年，是一家专业开发、生产、销售临床检验仪器的科技型企业，曾被上海市科学技术委员会认定为“上海市高新技术企业”。公司现有电解

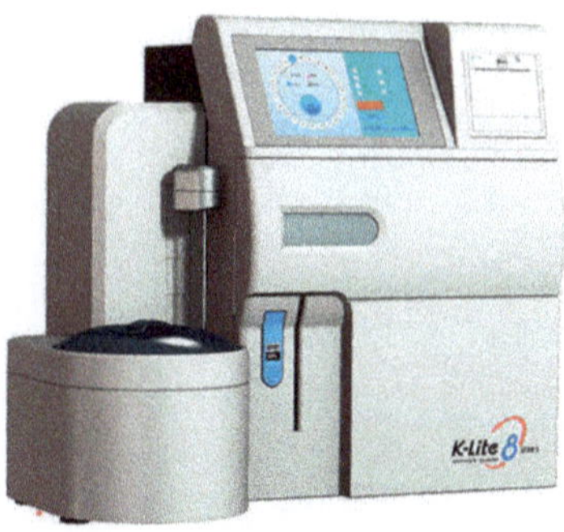

图 6-3-6　康立 K-Lite8 系列电解质分析仪

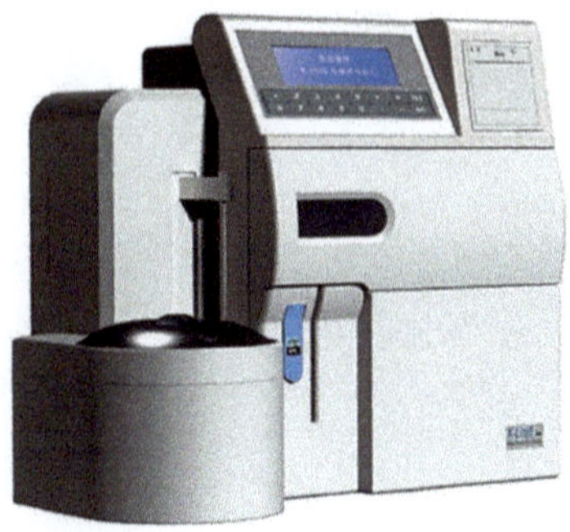

图 6-3-7　康立 K-Lite6 系列电解质分析仪

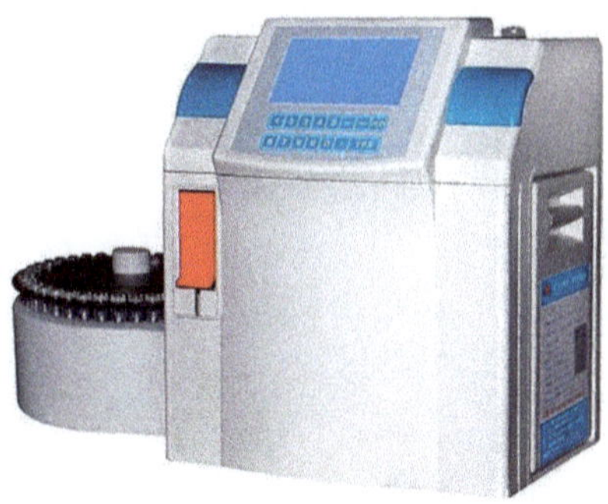

图 6-3-8　康立 AFT-500 系列电解质分析仪

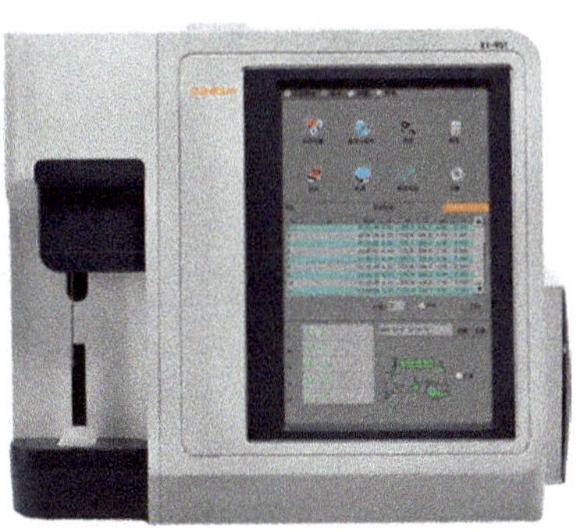

图 6-3-9　凯特 XI-951 系列

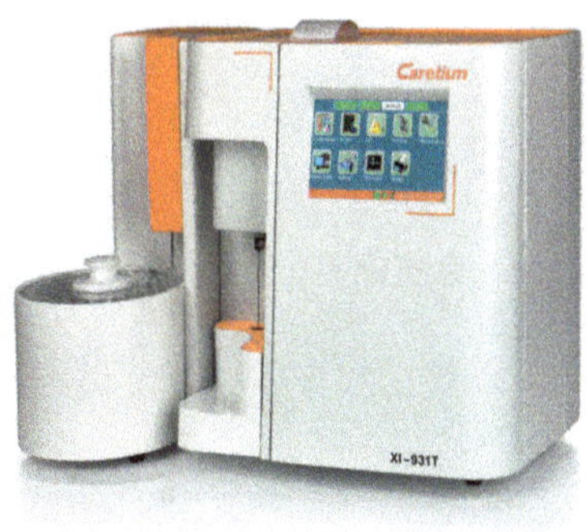

图 6-3-10　凯特 XI-931 系列

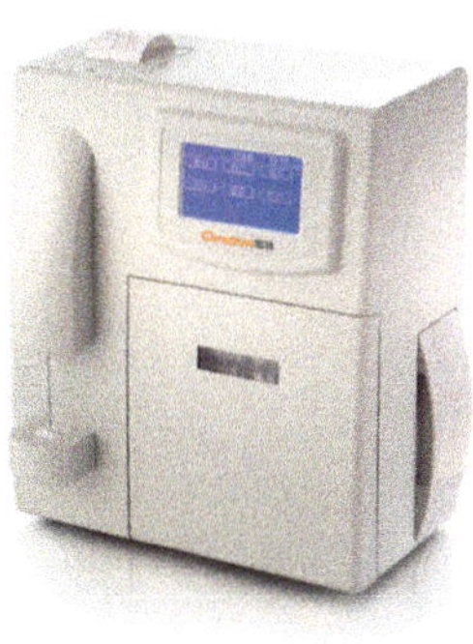

图 6-3-11　凯特 XI-921 系列

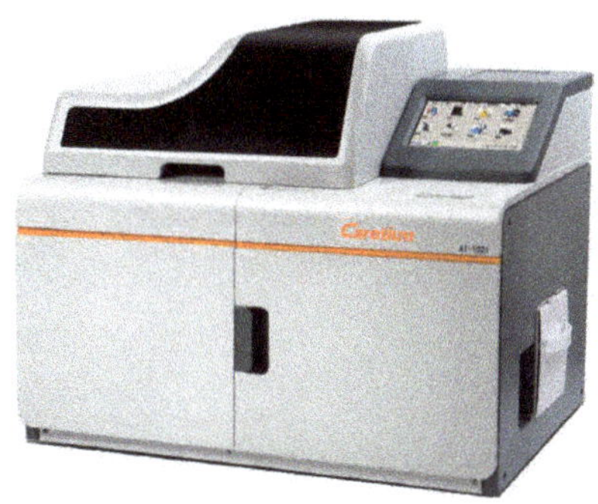

图 6-3-12　凯特 XI-1021 系列

质分析仪、生化分析仪、自动蛋白印迹仪、动态血沉分析仪、尿沉渣分析仪五大系列十几种型号产品，这些产品均由公司各专业人员结合大量实践经验、自主研制开发设计完成的，拥有自主知识产权，其关键技术已申请了国家专利。

（2）电解质分析仪型号：型号有 DIS-900 系列、XD600 系列、XD69 系列。XD600、69 系列可选配组件成全自动仪器（图 6-3-13~ 图 6-3-15）。

5. 深圳市锦瑞生物科技股份有限公司

（1）企业发展概况：深圳市锦瑞生物科技股份有限公司是一家专业从事临床医疗检验仪器和试剂研发、生产、销售及服务的高科技企业，并且是首批国家级高新技术企业及深圳市软件企业，于 2004 年 8 月创立。公司目前可提供包括全自动 / 半自动特定蛋白、荧光免疫定量、胶体金定量、全自动 / 半自动生化、全自动血细胞、电解质、凝血、尿液等分析仪器，以及配套的特定蛋白分析试剂、荧光免疫层析法检测试剂、胶体金法检测试剂、全自动生化分析试剂、全自动血细胞分析试剂、电解质分析试剂、尿化学分析试纸、全自动化学发光等近百个品种的系列产品。

（2）电解质分析仪型号：型号有 GE320、GE300、GE20 全、半自动电解质分析仪（图 6-3-16）。

6. 江苏奥迪康医学科技有限公司

（1）企业发展概况：江苏奥迪康医学科技有限公司创建于 1994 年，是经江苏省食品药品监督管理局批准、在镇江工商行政管理局注册的医学临床分析仪器制造企业。公司专业从事医学临床糖化血红蛋白分析仪、电解质分析仪、生化分析仪、临床诊断试剂的研发、生产、销售和服务。其主导产品为 AC6000 系列糖化血红蛋白分析仪、AC9000 系列电解质分析仪、AC880 系列生化分析仪、AC6000 系列糖化分析仪专用试剂，以及 AC9000 系列电解质专用试剂。

（2）电解质分析仪型号：型号有 AC9100、AC9600、AC9800、AC9900 全 / 半自动电解质分析仪（图 6-3-17）。

7. 南京攀事达电子仪器有限公司

（1）企业发展概况：南京攀事达电子仪器有限公司成立于 1997 年，是一家专业开发、生产、销售临床电解质分析仪的科技型企业。公司现有 PSD-10 系列 5 种型号的电解质分析仪产品，这些产品均由本公司各专业人员结合大量实践经验，自主研制开发设计完成的，拥有自主知识产权。由于在产品的研制中融合了国际最新的传感器技术、单片机技术、模具技术，使得产品的可靠性和各项性能指标都得到了显著提高，在技术上已接近或达到国际水平。

（2）电解质分析仪型号：型号有 PSD-11、PSD-15A、PSD-15B、PSD-16A、PSD-16B 全 / 半自动电解质分析仪（图 6-3-18）。

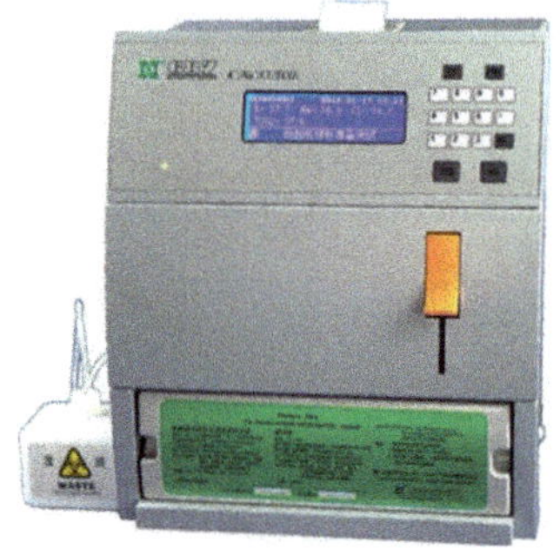

图 6-3-13 上海迅达 687 系列电解质分析仪

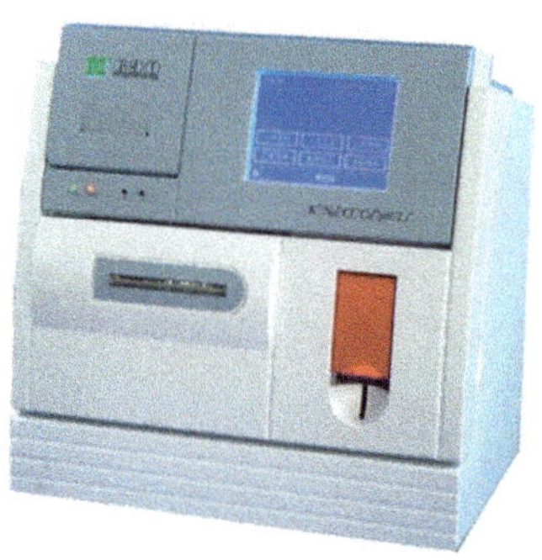

图 6-3-14 上海迅达 690 系列电解质分析仪

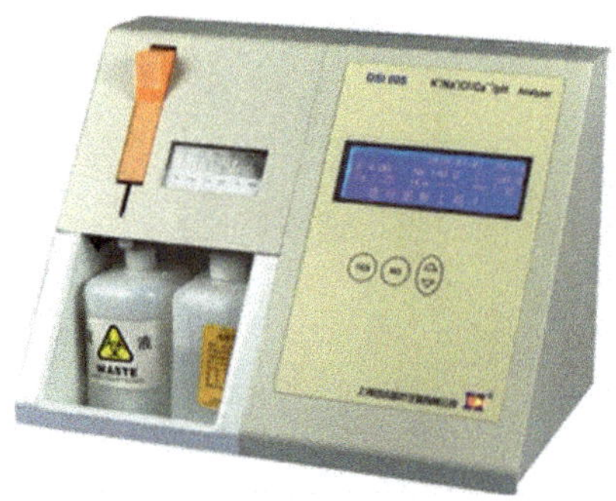

图 6-3-15 上海迅达 905 经典款电解质分析仪

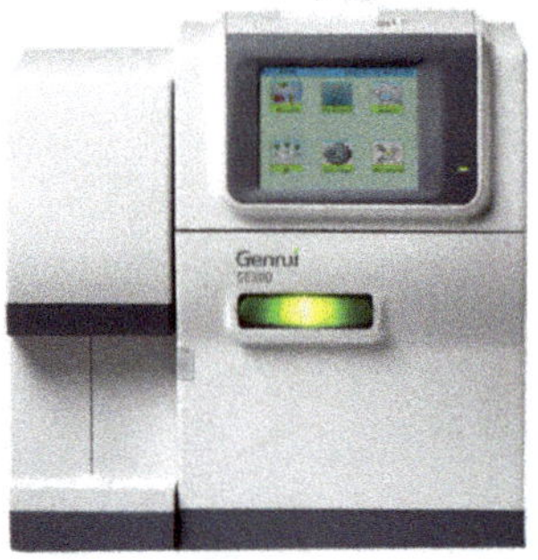

图 6-3-16 锦瑞生物电解质分析仪

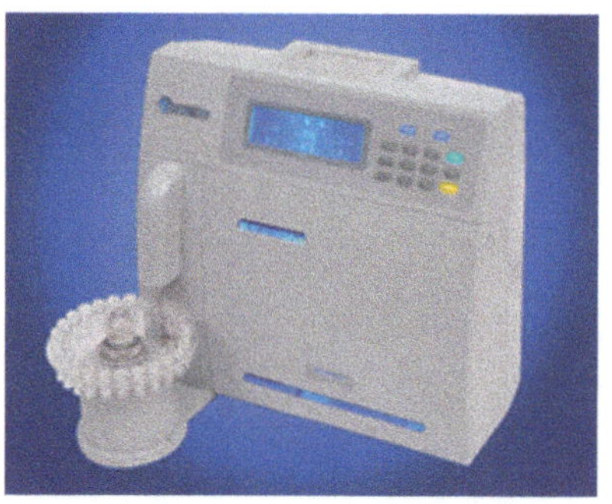

图 6-3-17 奥迪康电解质分析仪

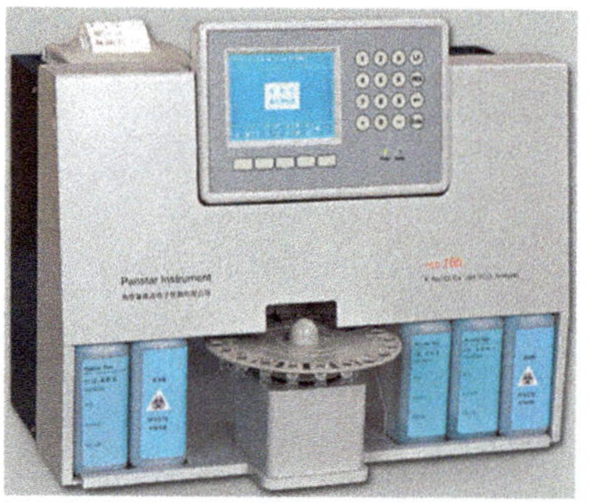

图 6-3-18 南京攀事达电解质分析仪

8. 桂林优利特电子集团有限公司

（1）企业发展概况：优利特集团是医学诊断产品的制造商、供应商和服务商，国家火炬计划重点高新技术企业、全国CAD（计算机辅助设计）应用工程示范企业，国家发改委授牌“免疫诊断试剂国家地方联合工程实验室”。桂林优利特电子集团有限公司的前身成立于1954年。优利特公司拥有血细胞分析系统、尿液分析系统、生化分析系统、基层医疗信息化整体解决方案、血糖/尿酸分析仪等即时检验（POCT）诊断产品、免疫诊断与基因诊断系统、全科诊断系统与医用电子产品（监护仪）等系列产品。

（2）电解质分析仪型号：型号有URIT-910、URIT-910C、URIT-910Plus电解质分析仪（图6-3-19）。

9. 深圳市航创医疗设备有限公司

（1）企业发展概况：深圳市航创医疗设备有限公司是深圳市高新技术企业，由航创（Histrong Info）投资控股的集研发、生产、销售为一体的专业医疗仪器生产公司和水质检测设备供应公司。公司仪器的销售策略以区域代理商制度为主，拥有离子分析仪和电解质分析仪两大类共10多种产品系列，多次获得国家级、省级、市级科技进步奖和重点新产品证书，其中全自动离子分析仪获得计量器具型式批准证书，准确等级达0.1级，全自动电解质分析仪获得了两项国家级专利。仪器设备采用ARM构架快速高性能处理器，为公司迅速发展提供了强大的支撑和广阔的前景。

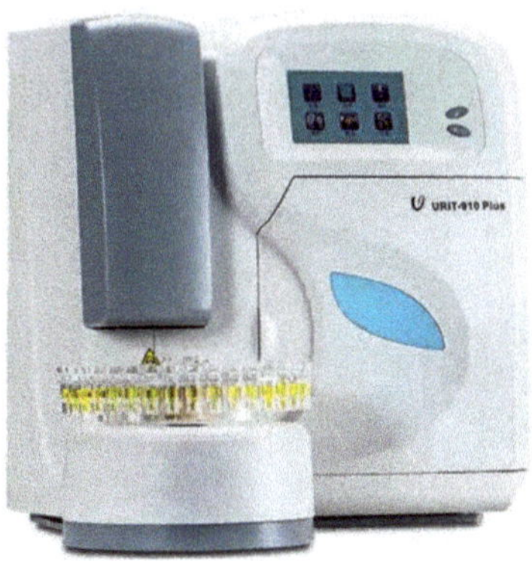

图 6-3-19　优利特电解质分析仪

（2）电解质分析仪型号：型号有HC-9883、HC-9884、HC-9885、HC-9886全/半自动电解质分析仪。

五、结语

近年来，我国自主研发的电解质分析仪质量不断提高，在电解质单机国内市场销售方面，国产产品已经占据90%的市场，主要厂商份额占比超过50%，预计未来几年行业竞争将更加激烈，尤其在中国市场。同时，各主要生产企业纷纷走向国外，不断取得佳绩，获得全球医疗用户认可。但是从目前整体市场情况来看，以模块嵌入到全自动生化分析仪的产品销售将是电解质分析仪厂家销售额的主要来源，也是利润的主要来源。而这方面国内企业涉足甚少，大部分仍被国际品牌垄断，因此以上用了较多的篇幅介绍关于电解质模块技术发展的信息，我们也期待各国内生产企业能持续投入研发，推出高质量的模块化产品，并且借助国家政策的东风，在电解质模块产品这一巨大的市场中实现国产替代，进一步提升国产电解质产品的市场影响力。

（陈莉莉　谭文广　杨敏　蒋美辰）

（王建东　王小龙　徐辉　审稿）

第四节
2021—2022年中国血气分析市场状况

一、血气分析发展简介

血气分析（blood gas analysis）是指应用血气分析仪测定人体血液的H^+浓度和溶解在血液中的气体含量（主要指CO_2、O_2），它能直接反映肺换气功能及其酸碱平衡状态。血气分析是近年来发展较快的医学检验技术之一，自20世纪50年代末丹麦的Poul Astrup教授和雷度米特公司共同研制出第一台血气分析仪的六十多年来，血气分析技术一直在急性呼吸衰竭诊疗、外科手术、抢救与监护过程中发挥着至关重要的作用。

20 世纪 50 年代末至 60 年代，血气分析仪发展和应用起步不久，血气分析一直处于手动时代，结构笨重（100 kg），所需样品量大（约为 2 mL），可测定值较少，仅有 pH、pCO_2、pO_2。到 70 年代至 80 年代，计算机和电子技术的应用推动了血气分析仪进入自动化时代，由于采用了集成电路，仪器结构得到重要改进，使得仪器重量降至 30 kg 以下。仪器工作菜单也日趋简单，操作可在提示下进行，可测量和计算的参数也不断增多，仪器的预热和测量时间也逐步缩短。90 年代以来，计算机技术进一步渗透到血气分析领域，先进的界面帮助模式、图标模式使操作更为直观，同时，血气分析仪已经从传统的单一判断酸碱平衡的分析发展到符合现代临床医学要求的全面危重症参数监测，系统可以对患者进行心肺功能、肝肾功能、酸碱平衡、氧合状态、代谢功能等综合诊断。

近年来随着医学技术的不断发展，医疗机构的服务水平不断提高，医院在患者护理和成本管理方面对血气分析技术提出了更高的要求。血气检测参数有一定的特殊性，要求样本在采出后的最短时间内进行测定，同时要保证获得的数据有高的可信度，从而帮助临床医生进行快速准确的诊断以进行及时有效的治疗。血气分析仪逐渐朝着便携式、免维护、易操作、多参数且检测快速、结果准确的方向发展，逐渐诞生了 POCT 血气分析仪。

POCT 血气分析仪这一新的概念和相应的产品的应用，大大提高了临床诊断和治疗的效率，为越来越多的医院和医生所接受，成为危重病人监护室、心脏病人监护室、手术室和急诊等部门必不可少的装备，同时也成为实验诊断科室的良好工具。

二、血气分析仪市场综述

目前市面上的血气分析仪都能进行自动化分析，其基本原理大致相同，即利用分析物的电化学或光化学特性进行检测。主要检测指标包括 pH、pCO_2、pO_2、Na^+、K^+、Ca^{2+}、Cl^-、Glu、Lac、Hct 等。

血气分析的准确度和精确度要求较高，且适用人群往往为重症患者。由于国内厂家起步晚，技术有限，因此目前国内血气分析市场主要是被国外品牌占据，国外品牌产品在中国的血气产品的市场占有率在 90% 左右。从中国及全球血气市场来看，雷度米特和沃芬两家公司的市占率较高，其中雷度米特在全球市场中份额第一。

近年来国内企业技术不断发展，其中明德生物、理邦仪器、康立公司、普朗医疗、万孚生物等已推出具有代表性的血气生化分析产品（图 6-4-1~ 图 6-4-5，表 6-4-1），与进口品牌雷度米特、沃芬、罗

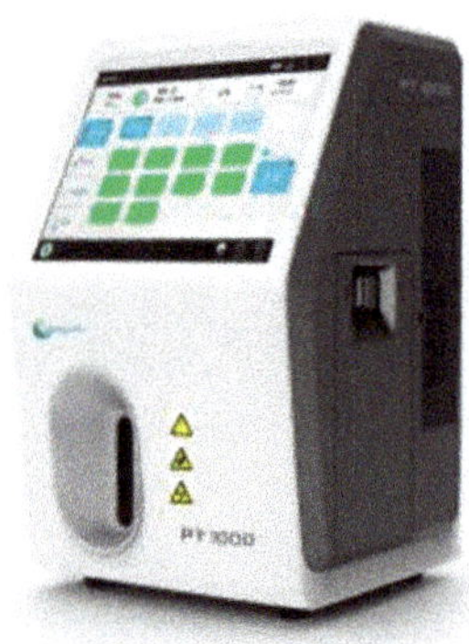

图 6-4-1　明德 PT1000 血气分析仪

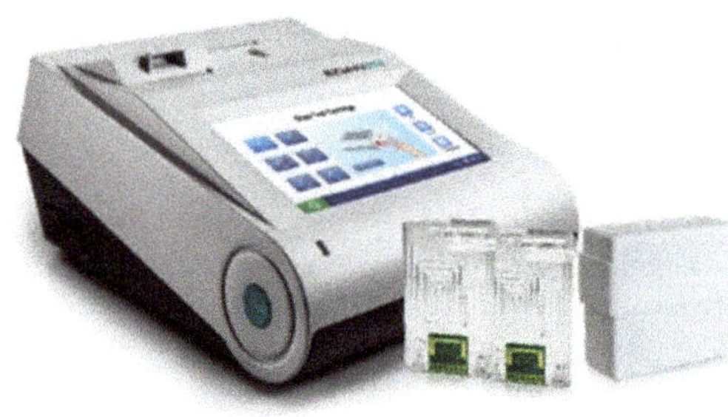

图 6-4-2　理邦 i15 血气生化分析仪

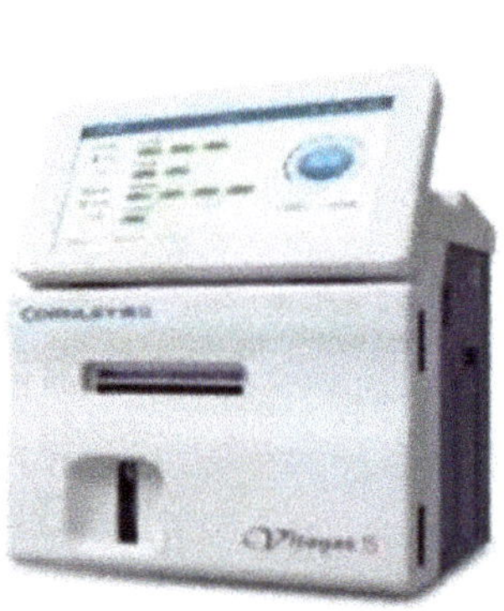

图 6-4-3　康立 Vitagas 5E 血气电解质分析仪

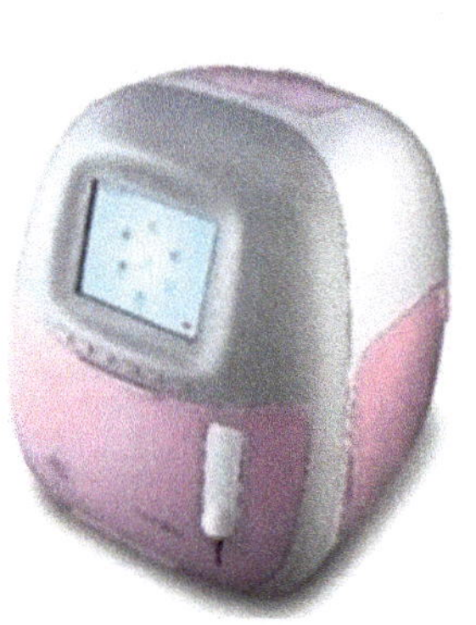

图 6-4-4　普朗 PL2000Plus 血气生化分析仪

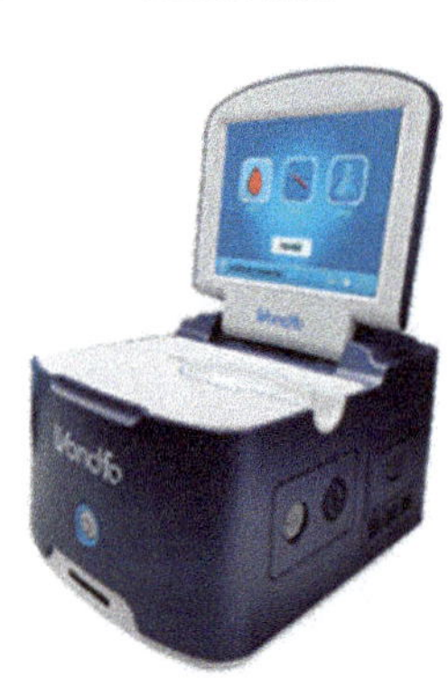

图 6-4-5　万孚 BGA-102 血气生化分析仪

氏、雅培、西门子、Nova、Medica 等不断争抢血气分析市场份额，市场竞争逐渐加剧。

三、血气分析仪市场现状分析

（一）全球血气分析仪市场规模统计分析

随着全球慢性疾病发病率逐年递增及人口老龄化加剧，近年血气分析仪的国际市场发展非常迅速。根据联合市场研究公司（Allied Market Research）的报告《血气及电解质分析仪市场——全球机遇分析与行业预测（2017—2023）》，2017 年全球血气分析仪市场规模约 15.1 亿美元，2023 年将达到 21.0 亿美元，年复合增长率 5.7%。未来，随着技术的进步以及下游市场需求的进一步加强，预计血气分析仪将呈现出持续的爆发式增长，预计到 2025 年年底全球血气分析市场规模可接近 30 亿美元。

（二）中国血气分析仪市场规模统计

血气分析行业的技术门槛较高，根据国家药监局官网查询到的数据，截至 2022 年，已获得血气分析产品注册证的国内厂家包括明德生物、理邦仪器、普朗医疗、万孚生物、康立公司等（表 6-4-1，部分新获注册证厂家未统计在内）。

表 6-4-1 已获批上市的国内企业生产的血气分析产品

上市时间	产品	类型	厂家	主要耗材
2019 年	PT1000 湿式血气生化分析仪与配套试剂包	湿式	明德生物	一体化试剂包
2021 年	BGA-102 血气生化分析仪与配套试剂卡	干式	万孚生物	测试卡、试剂包
2013 年	i15 血气生化分析仪与配套试剂卡	干式	理邦仪器	测试卡、试剂包
2006 年	BG-800、Vitagas 8E、Vitagas 5 系列血气电解质分析仪与配套试剂包	湿式	康立公司	电极、定标试剂、电极内充液
2013 年	PL2000Plus 血气生化分析仪与配套试剂包	湿式	普朗医疗	电极、试剂包
2022 年	i-check 手持式血气电解质分析仪	干式	山东卓越	测试卡
2022 年	EG-i10、EG-i20、EG-i30、EG-i40 血气生化分析仪	干式	南京晶捷	测试卡

注：表格由希莱恒公司根据公开资料整理。

近年来，我国血气分析市场规模逐渐扩大，从 2018 年的 15.61 亿元上涨到 2022 年的 26.05 亿元，平均增速为 13.65%（图 6-4-6）。

（三）血气产品形态及演变

血气分析结果时效性要求高，血气检测的是动脉血，血液采集后，其中的血细胞仍会持续代谢且气体具有不稳定性，这种不稳定对于血气测量结果的影响较大，一般样本放置超过 30 min 未检测则检测结果被视为无临床意义。另外，如果采血过程中密闭性做得不够好，也容易使得测试结果出现产生较大误差，这些都会影响医生对于后续诊断、治疗的判断。血气样本要求如此苛刻，以至于如果样本采集后再送到中心检验科检测的话，由于检验科常规检测任务往往较重，样本处理和测试流程复杂，因此往往无法在要求的时间内完成血气测试，所以床旁检测是目前院内开展血气分析的趋势。

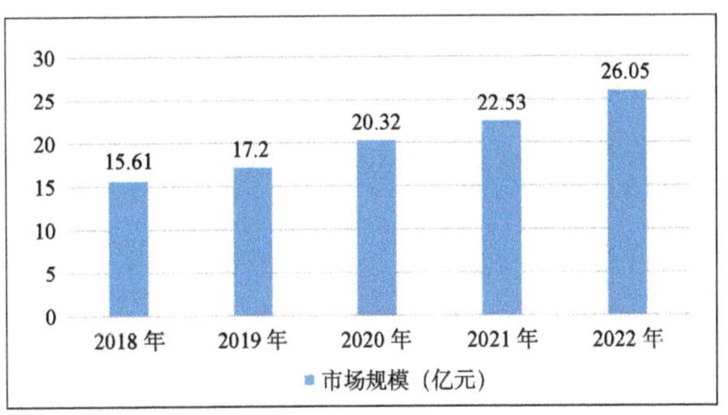

图 6-4-6 2018—2022 年中国血气分析仪市场规模情况
（数据来源：中研普华产业研究院、希莱恒公司整理）

国内床旁 POCT 血气分两大阵营：一类为以雅培 i-STAT、理邦仪器 i15 为代表的干式血气分析仪，采用电化学微流控技术；另一类为以雷度米特 ABL90、沃芬 GEM5000 以及明德生物 PT1000 为代表的电极法湿式血气床旁设备。

大电极设备在高通量检测时有优势，但并不太适用于床旁检测这一场景。在床旁血气设备中单人份测试卡及单人份试剂产品普遍更加便携，但相对而言单个测试成本较高，对成本较为敏感的医院科室一般会选择试剂包型以节约整体检测成本（图 6-4-7）。

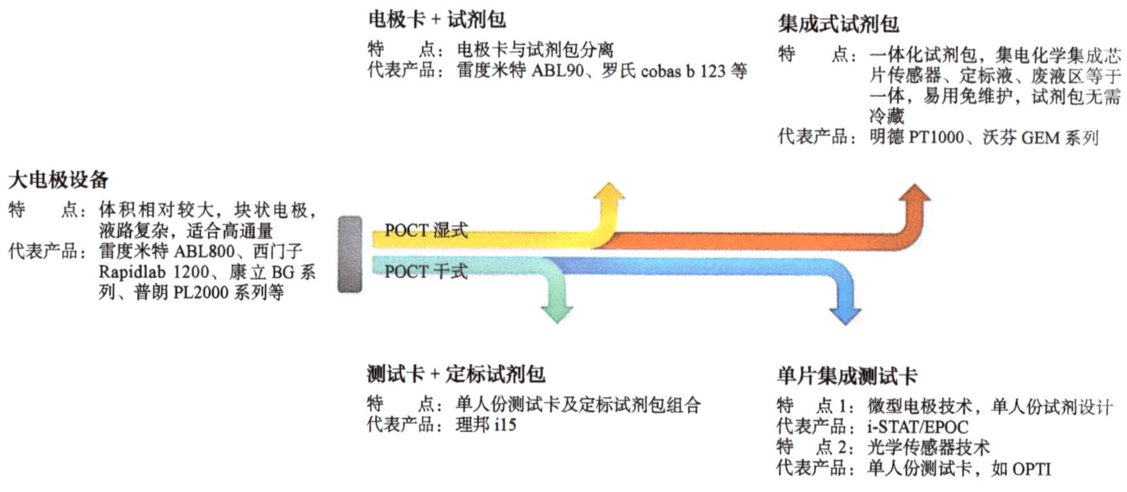

图 6-4-7　血气产品形态及演变

（四）血气分析常见临床应用

见表 6-4-2。

表 6-4-2　血气分析常见临床应用

科室	临床意义
检验科	评估呼吸功能，酸碱平衡分析
呼吸科	呼吸衰竭分类、缺氧程度评估、呼吸机调整指导
ICU	重症患者血气、电解质和酸碱平衡监测
急诊科	中毒、昏迷、抽搐
麻醉科	麻醉期间血气监测
妇产科 / 新生儿科	新生儿窒息诊断、新生儿肺部疾病及酸碱平衡监测
神经内科	昏迷患者血气、酸碱平衡监测
心内科	心衰患者血气监测
外科	手术期间血气、电解质及酸碱平衡监测
消化内科	腹泻 / 呕吐伴昏迷患者电解质与酸碱平衡监测
皮肤科	严重创伤、烧伤、烫伤患者电解质、酸碱平衡监测
糖尿病科	酮症酸中毒患者的血气、酸碱平衡监测

注：表格由希莱恒公司根据公开资料整理。

四、血气分析仪供应量分析

2022年底以来，由于各级医院重视呼吸科建设，血气生化分析仪的需求在短时间内迅速上涨。尤其针对呼吸重症患者，必要时需对动脉血气进行就地快速分析，以便对病患进行及时有效的器械通气，起到抢救生命的作用。

统计数据显示（图 6-4-8），2018 年中国血气分析仪供给量为 2.04 万台，2019 年至 2021 年中国血气分析仪供给量分别为 2.23 万台、2.66 万台和 2.95 万台，2022 年底到 2023 年初血气分析仪供应量大幅增加，2022 年全年供应量超过 3.4 万台。

传统的血气分析仪是为中心检验科设计的大型设备，而近年来床旁式和便携式已经成为主流市场，便携式、无线传输方式的床旁监护、诊断和检验类设备仪器将是各临床科室的优先配置。

五、血气市场集中度分析

血气分析的适用人群往往为重症患者，医生要根据血气测试的结果对患者进行一系列的医疗干预。相比其他 IVD 产品而言，医疗机构对血气产品的准确性和精确性的要求更高。如前所述，目前国内血气分析市场主要被国外品牌占据，其市场占有率在 90% 以上，但国内企业，包括理邦仪器、康立公司和明德生物等，近年来不断提高市场占有率，产品被越来越多的客户所接受。

据统计，2022 年国内血气市场容量为 26 亿元人民币左右，年复合增长率约为 13.65%，各主要品牌的市场占有率如图 6-4-9 所示。

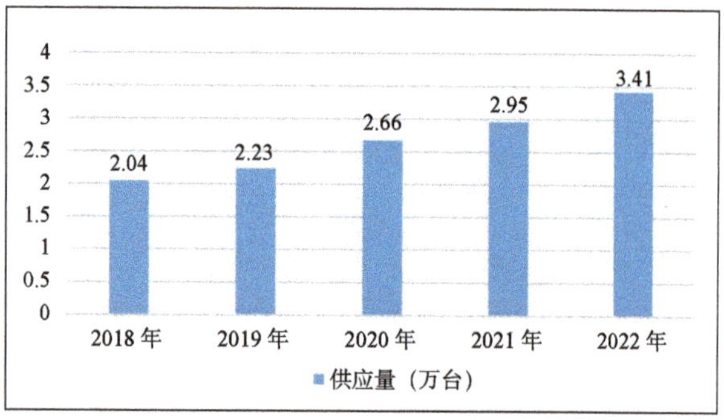

图 6-4-8　2018—2022 年中国血气分析仪供给量情况
（数据来源：中研普华产业研究院、希莱恒公司整理）

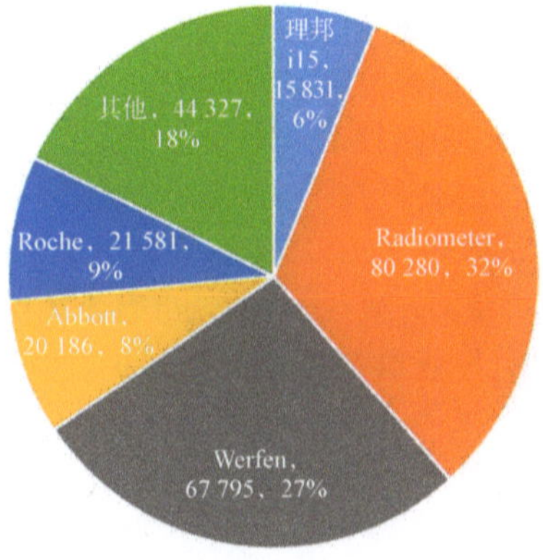

图 6-4-9 2022 年中国国内血气分析仪市场集中度情况（数据来源：由理邦仪器提供）

国内医疗机构常见的血气分析仪品牌及其型号见表 6-4-3。

表 6-4-3 国内常见血气分析仪品牌及其型号

产地	品牌	常见型号
丹麦	雷度米特	ABL90FLEX、ABL800、ABL80、ABL9
西班牙	沃芬	GEM Premier 3500、GEM Premier 4000、GEM Premier 5000
美国	雅培	i-STAT 300
瑞士	罗氏	Cobas 123
美国	Nova	pHOx Plus L
德国	西门子	RapidPoint 500、EPOC
中国	理邦	i15、i20
中国	明德	PT1000
中国	康立	BG-800E、Vitagas 8E、Vitagas 5 系列
中国	普朗	PL2000、PL2100、PL2200、PL2000PIus
中国	万孚	BGA-102

注：数据来源由希莱恒公司根据公开资料整理。

六、血气分析仪主要生产企业介绍

（一）国内主要企业

1. 武汉明德生物科技股份有限公司

武汉明德生物科技股份有限公司成立于 2008 年，位于武汉光谷生物城。目前公司主营业务已覆盖全国 30 个省、直辖市、自治区近 7 000 家医疗机构，同时在亚洲、欧盟、南美等多个区域实现销售布局。

明德生物 PT1000 血气分析系统拥有完全自主知识产权，仪器和试剂于 2019 年通过 NMPA 认证、2020 年通过 CE 认证，独创国内首家卡包一体式血气分析系统，不同于其他国产厂家的血气分析平台，实现了技术的突破，该产品斩获“创之星”杯 2019 年度中国体外诊断优秀创新产品金奖。由中国质量检验协会组织编写、明德生物等单位参与制定的《即时检验血气分析质量控制技术规范》团体标准于 2023 年 3 月 21 日发布，于 2023 年 4 月 20 日起正式实施。

2. 深圳市理邦精密仪器股份有限公司

深圳市理邦精密仪器股份有限公司成立于 1995 年，位于深圳市坪山区，是一家集研发、生产、销售和服务为一体并具有企业自营进出口权的专业型医疗电子仪器设备供应商。公司致力于产科监护设备、多参数监护设备、超声诊断设备、心电生理设备、血气等设备产品的研发和生产。

i15 血气生化分析系统，应用了微流体设计、微型传感器多功能膜制备技术、微型传感器一体化液路控制技术。拥有 70 多项国家专利和国际专利，曾荣获“中国优秀专利奖”，是一款创新性、高性能的干式快速检测血气分析仪。

3. 深圳市康立生物医疗有限公司

深圳市康立生物医疗有限公司（梅州康立高科技有限公司）最早成立于 1993 年，是专门从事研发、生产、销售体外诊断仪器及试剂的国家级高新技术企业，目前在售的主要产品包括血气电解质分析仪与电解质分析仪。

2006 年，康立公司首推自主研发的血气电解质分析仪 BG-10、BG-20、BG-30，公司目前血气产品代表型号为：Vitagas 8E、Vitagas 5E。康立是国内最早研发血气分析仪的厂家之一，是唯一一家参与起草《血气分析仪》行业标准的国内血气分析仪生产厂家。

4. 南京普朗医疗设备有限公司

普朗医疗集团创建于 1993 年，是集产品研发、生产、销售、服务为一体的综合性医疗器械厂家。主要产品有：胃肠机、小儿呼吸机、酶标仪、体外诊断试剂、血液分析仪、X 线机、全自动生化仪等先进检验科和放射科设备。普朗医疗是国内最早研发血气分析仪的厂家之一，其代表血气产品型号为：PL2000 PLUS。

5. 广州万孚生物技术股份有限公司

广州万孚生物技术股份有限公司成立于 1992 年，是一家集体外诊断行业中快速检测产品的研发、生产和销售于一体的高新技术企业。万孚生物致力于为顾客提供专业的快速诊断与慢性病管理的产品和服务，产品涵盖传染病、妊娠、心血管疾病、毒品、肿瘤疾病、代谢疾病等业务领域。

2018 年初，万孚生物相继推出了基于电化学平台技术的血气分析仪和凝血分析仪，补充了其在急危重板块产品，丰富了公司的产品线，目前公司血气分析代表产品为 BGA-102。

（二）国外主要企业

1. 雷度米特

丹麦雷度米特（Radiometer）是全球最大的危重症解决方案提供商之一，开发、生产以及销售危急症检测全面解决方案相关产品。雷度米特旨在为危急症检测中的每一环节提供技术先进的全面解决方案，并引领该领域一直向前发展。其全方位的解决方案涵盖了血气分析、经皮检测，以及包括心脏、血凝、感染及妊娠标志物方面的免疫检测。公司创立于 1935 年，总部设于丹麦哥本哈根，是 2022 年《财富》世界 500 强之一的丹纳赫集团成员。

雷度米特在 1959 年推出了世界上第一个商用血气分析仪，是血气领域的鼻祖。雷度米特在血气检测的研发、生产和分销领域，都位列世界领先。

2. 沃芬

沃芬诊断成立于 1966 年，总部位于西班牙巴塞罗那市，Werfen 旗下有接近 30 家公司，全球员工约 4 000 人。其中专注于体外诊断业务的公司有 4 家，分别是 IL（美国，血凝、血气）、Inova Diagnostic（美国，免疫试剂）、Biokit（西班牙，血凝试剂）和 Systelab（西班牙，软件信息开发）。

沃芬的血气产品来自美国 IL 公司。1999 年沃芬公司收购的 IL 公司的床旁血气产品 GEM3000 堪称业内经典，性能优异，质量稳定，作为国内最早推出乳酸参数的设备，抢尽先机，出尽风头。沃芬独有的 IQM 床旁质量管理体系，可以从任何一台网络分析仪做远程访问查看结果，追求自动、持续的质量管理，保障每份检测结果的质量，帮助改善患者护理。

3. 罗氏

罗氏集团始创于 1896 年，罗氏总部位于瑞士巴塞尔，在制药和诊断领域是世界领先的，以研发为基础，旨在通过个体化医疗为每一位患者提供具针对性的治疗方案。美国基因泰克公司（Genentech）是罗氏集团的全资子公司；此外，罗氏也是日本中外制药株式会社（Chugai）的控股方。罗氏集团名列 2022 财富世界 500 强榜第 169 位。

罗氏诊断隶属于罗氏集团，是全球体外诊断排名第一的公司。罗氏诊断的血气产品前身为 AVL 公司的产品，AVL 是世界上最著名的血气分析设备专业制造商之一。自瑞士 AVL 和丹麦 ABL 公司（后来并入雷度米特）在 20 世纪 50 年代末共同推出全球首台血气分析仪以来，AVL 一直是世界上开发和生产血气医疗仪器的开拓者和先驱。

4. 雅培

美国雅培作为全球诊断产品的领先者，在其 130 多年的发展史中，不断为临床检验领域提供高科技含量的产品和完善的服务。

手持血气分析仪 i-STAT 是现代微电子和生物芯片技术结合的高科技产品，是目前世界上功能多、体积小、重量轻（仅 520 g）、装机量大的血液分析仪。一机可检测：血气 / 生化、电解质、凝血。

作为干片式血气产品最经典的产品，雅培的 i-STAT 对中国床旁血气的发展有着不可磨灭的贡献，是目前国内干片式血气产品中市场占有率最高的产品。

5. 西门子

西门子 IVD 产品线的迅猛发展起始于 2006 年和 2007 年，在这两年内，西门子完成了整个 IVD 领域具有轰动性的 3 桩并购，即 2006 年 7 月以 15 亿欧元收购美国德普诊断（DPC）、2007 年 1 月以 42 亿欧元收购拜耳诊断部和 2007 年 11 月以 70 亿美元收购德灵诊断（DADEBEHRING），使其迅速地形成了最齐全的产品线。

西门子的血气产品来自收购公司拜耳诊断。最新的 EPOC 来自美艾利尔。在收购了美艾利尔的 EPOC 之后，西门子在血气这个细分领域内，成为产品线最为齐全的厂家。覆盖了血气产品全部的技术流派：干片式血气、卡包式床旁血气、大电极台式血气。

6. Nova

美国 Nova Biomedical 是一家从事生物医学产品的专业制造商，公司总部设在美国马萨诸塞州。一直以来，Nova Biomedical 在实验室分析仪、临床医学分析仪和生物制药过程多参数分析仪领域都处于主导地位。世界上许多著名的医药公司，如 Genentech、Novanordisk、Eli Lilly&Company、Merck and Company、Amgen、Pfizer 等，均是 Nova Biomedical 产品的忠诚用户。

Nova 公司从 20 世纪 70 年代起在血气分析仪的研究开发领域一直处于领先地位，在生物传感器（电极）领域拥有很多的专利。Nova 公司全自动血气 / 电解质分析仪在世界上处于主导地位，其产品的优越性主要体现在电极及电极膜的长寿命、稳定性，管路系统的可靠性、低成本性、测定结果的准确性及灵活广泛的测定项目上。

七、中国血气的发展与展望

（一）血气分析仪形态的发展

实现血气的快速床旁检测是目前医疗机构开展

血气分析的趋势；血气分析仪的产品形态也逐渐向小型化、高度集成化方向发展。

血气产品的技术门槛较高，特别是酶包被电极技术，想要实现突破并不简单。国内最早做血气的普朗医疗、康立公司，在电极技术方面做了最初的探索。理邦仪器的i15发扬了干式血气的敏捷化优点，近几年在医院用户，特别是临床科室有优异的市场表现；后起之秀明德生物一体化试剂包攻克了POCT血气的技术壁垒。国产血气技术日趋精进，随着国产厂家的持续发展及产品迭代，有望超越进口品牌，逐步提升国产血气产品的市场影响力。

（二）政策情况

随着目前国际政治形势以及世界经济格局的演变，国产化替代成为大势所趋，这将给国产仪器更多的市场机会。

2020年国家发展改革委推出的《公共卫生防控救治能力建设方案》中显示，床旁血气分析仪被列入到“重大疫情救治基地应急救治物资参考储备清单”中。由此可见国家十分重视血气分析设备的临床应用价值。

优秀国产医疗设备产品遴选工作是在国家卫健委规划与信息司委托下，由中国医学装备协会遴选，按照覆盖面广、具有一定市场占有率和竞争力、用户反应好、对降低医疗成本有显著作用等要求进行评选，评选结果客观体现了入选企业的真实实力。

2021年第七批优秀国产医疗设备产品遴选结果中，国产血气分析仪有4个厂家的5个产品入选，分别为：理邦仪器的i15、明德生物的PT1000、梅州康立的BG-800E、Gaslite80E以及深圳康立的Vitagas8E。

当前，从国家到地方，各级政府对国产医学设备发展予以高度重视，充分发挥政策优势和资金导向，为国产血气分析仪的发展创造了条件，血气分析仪中“专、精、特、新”的好产品将能抢占先机，迎来一轮发展的“东风”（表6-4-4）。

表6-4-4　2018—2022年国家及地方部分政策文件

时间	发布单位	文件名称	简要内容
2018年8月	国家中医药管理局	《关于进一步做好分级诊疗制度建设有关重点工作的通知》	统筹区域内医疗资源，网格化布局医联体建设，加快优质医疗资源下沉，加强县级医院诊疗能力。力争到2020年，全国有500家县医院和500家县中医院分别达到县医院和县中医院医疗服务能力推荐标准，绝大多数县医院达到县医院医疗服务能力基本标准
2018年5月	四川省卫生和计划生育委	《四川省推进大型医院高质量发展实施意见》	合理配置适宜医学装备，与医院功能定位、临床服务需求相适应，优先选择国产医用设备耗材
2018年6月	财务司	《国家卫生健康委员会政府采购管理暂行办法》	政府采购应当采购本国货物、工程和服务
2019年4月	国家卫生健康委	《关于印发乡镇卫生院服务能力评价指南（2019年版）》和《社区卫生服务中心服务能力评价指南（2019年版）的通知》	发布基层医院建设要求及评分表
2020年5月	国家发展改革委 国家卫生健康委 国家中医药局	《公共卫生防控救治能力建设方案》	建设目标旨在全面改善疾控机构设施设备条件，加强ICU建设，具备传染病病原体、健康危害因素和国家卫生标准实施所需的检验检测能力。床旁血气分析仪被列入到《重大疫情救治基地应急救治物资参考储备清单》中
2020年6月	国家卫生健康委	《关于完善发热门诊和医疗机构感染防控工作的通知》	发热门诊需配备血气分析仪等检验类设备
2020年7月	国家卫生健康委	《关于2019年县级医院服务能力评估情况的通报》	县级医院医疗服务能力整体提升，但仍存在公共卫生事件救治能力不足等问题，下一步计划：加强综合能力建设，健全诊疗科目，提升急危重症诊治能力及突发公共卫生事件应对能力
2022年7月	国家卫生健康委	《国家卫生健康委办公厅关于印发方舱医院装备配置指南（试行）的通知》	适用于指导各地开展方舱医院装备配置工作，明确了相关装备配置的基本原则，提出了相关装备采购安装条件、保障能力等要求
2022年9月	国家卫生健康委	《关于印发使用阶段性财政贴息贷款购置设备相关建议和参考材料的通知》	明确使用财政贴息贷款更新改造医疗设备在医院端落地实施的政策

注：数据来源由希莱恒公司根据公开资料整理。

（三）展望

目前，国产血气分析仪的检测参数主要集中在十项参数的检测，包括三项血气参数：pH、pCO_2、pO_2；四项电解质参数：Na^+、K^+、Ca^{2+}、Cl^-；两项代谢参数：Glu、Lac，以及一项血液学参数 HCT。

随着临床对血气分析的认识与了解，血氧 / 碳氧相关的参数也越来越被临床认可，如血红蛋白衍生物、胆红素等急危重症参数。新的检测项目在国内处于学术推广阶段，其中部分项目在相关疾病临床诊治指南及专家共识（表 6-4-5）都被明确列为强相关检测项目。在血气产品的检测项目上，国产血气厂家的创新突破值得期待。

表 6-4-5　血红蛋白衍生物及胆红素部分相关指南共识

资料名称	相关内容
《一氧化碳中毒临床治疗指南》	碳氧血红蛋白（COHb）对于诊断急性一氧化碳中毒（ACOP）有重要参考意义，应作为主要检查项目，定量检测血 COHb 浓度可信度高。ACOP 后纠正低氧血症和酸碱平衡失衡是急诊抢救治疗的重要环节。有条件的医疗机构应对昏迷的重症患者行血气分析作为常规检测
《职业性急性一氧化碳中毒诊断标准》	轻度中毒者，血液碳氧血红蛋白浓度可高于 10%；中度中毒者，血液碳氧血红蛋白浓度可高于 30%；重度中毒者，血液碳氧血红蛋白浓度可高于 50%。COHb 检测若不及时，不宜作为诊断分级的依据
《新生儿高胆红素血症诊断和治疗专家共识》	胆红素是诊断高胆红素血症的金标准，目前在新生儿黄疸的风险评估及处理中均按照 TSB 作为计算值。另外，检测血液中 COHb 水平也可作为胆红素生成情况的参考。在换血疗法中，需注意监测患儿血气、血糖、电解质、血钙、血常规；在白蛋白的药物治疗中，应注意患儿是否出现酸碱失衡，如酸中毒等

注：数据来源由希莱恒公司根据公开资料整理。

血气分析产品技术壁垒高，由于国产血气起步较晚，国内市场长期处于进口垄断的局面。但是，随着国产血气技术积累与国内供应链的成熟，一批优秀的国产血气厂家已如雨后春笋蓬勃发展起来，相信未来会涌现更多优秀国产血气产品。同时，因发热门诊以及专科 ICU 建设风潮而催生的新的血气分析市场需求，国产血气分析产品会进一步朝着便捷、精准、快速、指标全面、智能化的方向发展，为急危重症患者的救治提供更多助力。

2023 年 5 月 1 日起，新制定的血气分析的行业标准 YY/T 1784—2021 将进入实施阶段，本标准适用于采用选择性电极为传感器，通过电化学技术，对人体血液样本或其他体液样本进行血气项目 pH、PCO_2、PO_2 检测的血气分析仪。血气分析行业标准的发行将是血气分析产品发展的一个里程碑事件，标志着血气分析行业将进入快速发展期，血气市场规模的不断扩大也会吸引更多的企业加入到血气产品的研发生产中来，进而推动血气分析产品和技术标准化的进一步发展。

八、结语

近年来，国内血气分析企业整体技术水平不断提升，在国内外血气分析需求进一步释放以及国家政策扶持的大背景下，海外业务和进口替代成为驱动国内血气生产企业快速发展的“双擎”。在此机遇面前，我们有理由相信国产血气分析产品市场巨大、前景光明。

（王建东　王小龙　徐辉）

（陈莉莉　谭文广　杨敏　蒋美辰　审稿）

CAIVD

第七章

免疫诊断产品和技术发展及市场状况

第一节
化学发光免疫分析仪及试剂产品、市场分析和发展方向

一、概述

（一）化学发光免疫分析技术发展历程

从 20 世纪 60 年代开始，免疫分析就广泛应用于科研及临床领域。从最开始的放射免疫法，逐步发展到胶体金、免疫荧光、酶联免疫法，直到目前广泛应用的化学发光免疫法，常被用于检测蛋白质、激素等微量物质。

1977 年，Tsuji 等基于放射免疫分析的原理，将酶的化学发光与免疫反应结合起来。将发光物质和酶标记在抗原或者抗体上，免疫反应结束后，加入氧化剂或酶底物而发光，通过测量发光强度，根据标准曲线测定待检测物的浓度。

20 世纪 80 年代，拜尔（前身为美国 Ciba Corning 公司）应用吖啶酯试剂开发出全自动化学发光免疫分析系统 ACS-180，配套吖啶酯标记试剂，为首台全自动化学发光分析仪。

1994 年，Ullman 等最初报道了均相、一步、免清洗和高通量的独特检测方法，即光激化学发光技术（luminescent oxygen channeling immunoassay，LOCI）技术，美国德灵公司研发成功，后由 Perkin-Elmer 公司生产出相关试剂（AlphaScreen），西门子公司生产出免疫诊断试剂（LOCI）。

1996 年，德国宝灵曼公司推出的 Elecsys2010 系统，这是世界上第一台应用电化学发光免疫技术的全自动免疫分析仪。

2013 年，由贝克曼库尔特子公司 Lumigen Inc. 在 *JACS* 报道了一种全新的完全均相化学发光免疫分析方法，该方法使用一种以吖啶为基础的化学发光化合物和一种过氧化物酶分别标记的特异性结合分子。全过程无需包被抗体、无需分离洗涤，化学反应在完全液态环境下均匀，真正实现了完全均相的检测，后被命名为空间邻近化学发光（spatial proximity analyte reagent capture luminescence，SPARCL）。

经过近 40 年的发展历程，化学发光免疫分析技术根据化学发光所用的标记物和发光原理的不同可分为三类：雅培、西门子拜耳 Centaur 系列采用吖啶酯直接化学发光体系；贝克曼、西门子 DPC Immulite 系列采用碱性磷酸酶-金刚烷间接化学发光体系；罗氏采用三联吡啶钌电化学发光体系。化学发光已经成为免疫诊断领域市场容量最大的细分领域，在生命科学、临床诊断、环境监测、食品安全和药物分析等不同领域得到越来越多的关注。

（二）化学发光检测技术原理及分类

“化学发光”一词是由 Eilhardt Weidemann 于 1888 年首次提出的。化学发光免疫分析是将化学发光或生物发光与免疫反应相结合，用于检测微量抗原或抗体的一种新型标记免疫测定技术。化学发光免疫分析仪包含两个部分，即免疫反应系统和化学发光分析系统。化学发光分析系统是利用化学发光物质经催化剂的催化和氧化剂的氧化，形成一个激发态的中间体，当这种激发态中间体回到稳定的基态时，同时发射出光子，利用仪器接收系统产生的光子，并将光信号转换为电信号，从而得到相应的信号值。免疫反应系统是将发光物质（在反应剂激发下生成激发态中间体）直接标记在抗原或抗体上，或酶作用于发光底物。化学发光免疫分析仪中核心探测器件为光电倍增管，它是能将微弱光信号转换成电信号的真空电子器件，由单光子检测并传输至放大器，并加高压电流放大，放大器将模拟电流转化为数字电流，数字电流将发光信号由数据线传输给电脑并加以计算，得出临床检测结果。化学发光免疫技术较传统的放射免疫环保、安全，较酶联免疫灵敏度高、检测范围宽，广泛应用于传染病以及病原体感染、自身免疫性疾病、生殖健康类疾病、消化系统疾病、恶性肿瘤 / 肿瘤标志物、循环系统 / 心脏标志物、血液系统疾病 / 贫血、血糖尿病 / 糖代谢、骨骼系统 / 骨代谢、其他系统疾病（神经系统）的检测。化学发光免疫检测环保、快速、准确等特点得到了人们的普遍认可，已成为目前临床免疫诊断的主要手段。

直接化学发光，其特点是采用吖啶酯（图 7-1-1）、异鲁米诺衍生物 ABEI（图 7-1-2）等作为示踪物质标记抗原或抗体分子形成发光标记物，采用磁微粒为固相载体的分离方式，通过激发液诱导结合标记物发光，并通过测定发光强度实现对超微量物质的定量分析。

酶促化学发光免疫分析以酶蛋白标记抗原或抗体制备酶结合物，利用酶催化发光底物反应所提供的能量诱导光信号的产生，最终通过测定光学信号实现对待测物质的免疫分析，简称“酶促发光免疫分析”。与酶联免疫分析相同，酶促发光免疫分析采用辣根过氧化物酶（HRP）或碱性磷酸酶（ALP）作为标记物，不同的是酶促发光免疫分析采用发光底物。酶促化学发光免疫分析的发光类型属于间接化学发光（图 7-1-3）。

电化学发光免疫分析是以三联吡啶钌作为示踪物质标记抗原或抗体，并采用磁性颗粒为固相载体的分离方式，以三丙胺作为电子供体，通过电场作用诱导结合标记物发光，通过测定发光强度实现对目标物质的定量分析（图 7-1-4）。

光激化学发光分析（light initiated chemiluminescence assay，LiCA）为一种新型化学发光分析方法，也称为第四代化学发光免疫技术。此项技术与前三代化学发光检测不同，采用发光物质（luminescent material）和感光物质（photoactive substance）两种标记，发光物质分布于发光纳米微球表面，感光物质分布于感光纳米微球表面，体现出“双标”和“双球”特征。两种微球之间借助抗原-抗体间结合，可将距离缩近至 200 nm，在此条件下，给予 680 nm 激光照射，实现两种纳米微球间高能活性氧的传递，诱导光激发化学发光过程。LiCA 技术真正实现了“免分离”的均相免疫分析，且微球粒径降至纳米水平（图 7-1-5）。

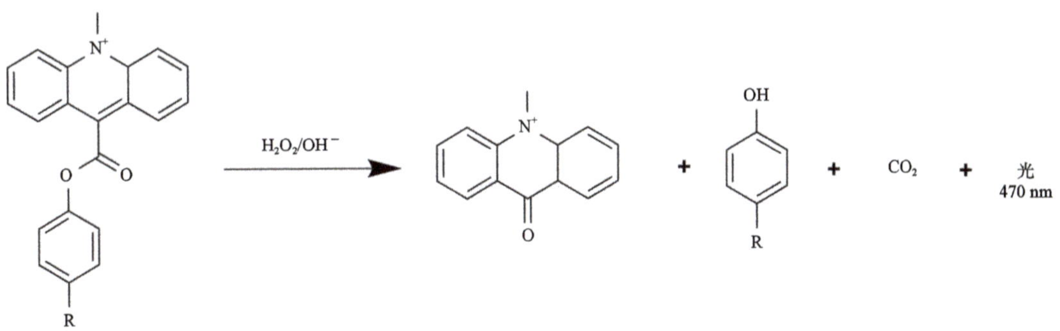

图 7-1-1 吖啶酯直接发光原理图

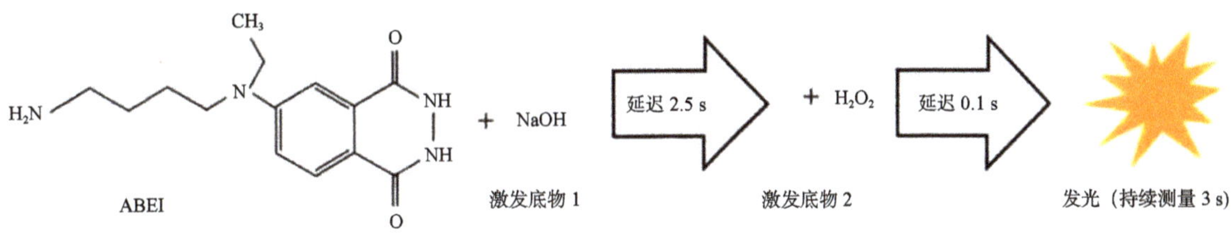

图 7-1-2 异鲁米诺直接发光原理图

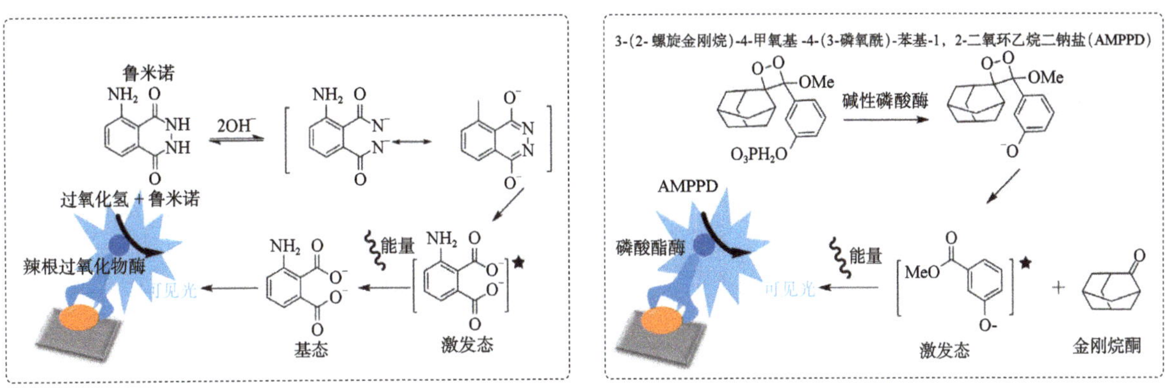

图 7-1-3 a、b 酶促化学发光原理

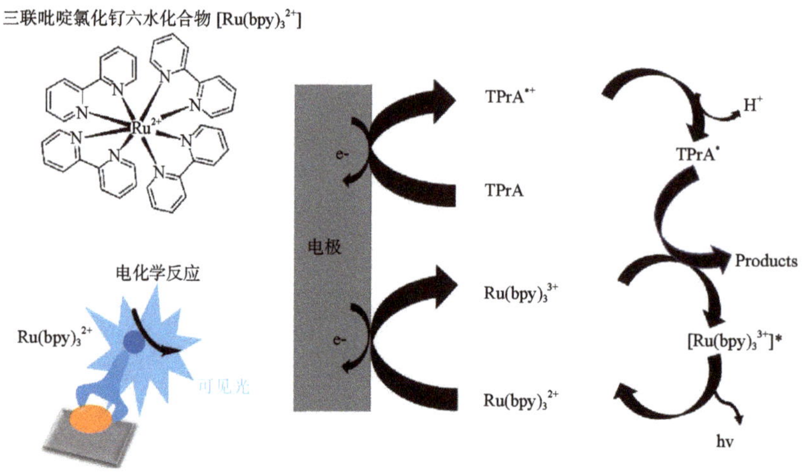

图 7-1-4 电化学发光原理

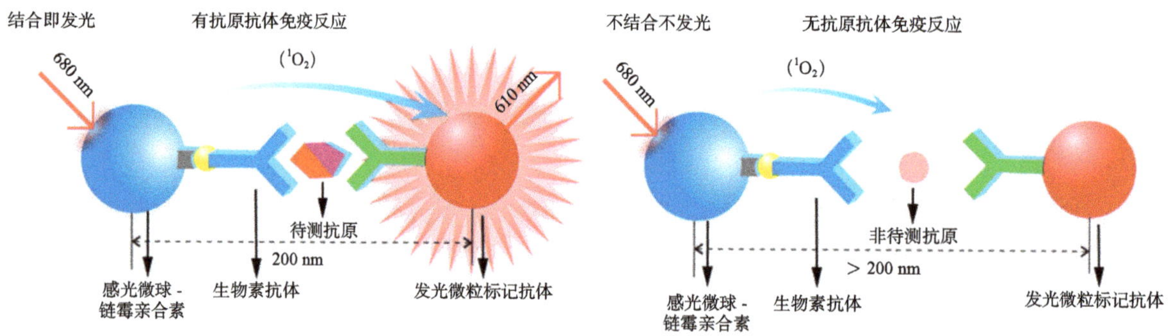

图 7-1-5 光激化学发光原理

二、国内化学发光免疫诊断产品现状

（一）国内主要全自动化学发光免疫分析仪产品介绍

1. CL-8000i

从 2013 年开始，深圳迈瑞生物医疗电子股份有限公司陆续推出 CL-2000i、CL-1000i、CL-900i、CL-6000i 等多款全自动化学发光免疫分析仪，最新型号为 CL-8000i（图 7-1-6），检测系统采用碱性磷酸酶（ALP）为标记物，AMPPD 为底物。CL-8000i 单模块检测速度为 500 个测试 / 小时，有 36 个冷藏试剂位，300 个样本位，可级联拓展并兼容 M6000 全实验室智能化流水线。CL-8000i 助力医疗质量与运营效率提升。首先，采用 VU-Mix（涡旋 + 超声）混匀技术，去除非特异性结合物，减少纤维蛋白干扰；FS-Sampling 全景精准加样，实现自动识别样本容器，异常液面智能识别与报警，提高检测结果的准确性。其次，CL-8000i 校准质控无须分装，自带条码，即放即测，一键完成；并实现试剂智能预测，磁珠全自动混匀，可视化装载，简化操作流程；高通量的检测速度、样本急中急功能，有效保障 TAT 时间。最后，CL-8000i 获得过 iF 产品设计、用户体验、用户界面设计奖和红点用户体验与界面设计奖。通过一体化智能报警系统、跨媒介信息整合，实现了由远及近的信息传递，使检验工作人员精准定位并从容处理各种突发风险；同时，结合实验室质量管理规范，CL-8000i 提供了检验信息全流程追溯平台，助力结果分析排查，使临床检验更安全、可靠。

2. iFlash 3000-C

2016 年，深圳市亚辉龙生物科技股份有限公司推出了 iFlash 3000-C 化学发光免疫分析仪（图 7-1-7），采用磁微粒吖啶酯化学发光技术。仪器测试速度最大 300 个测试 / 小时，有 30 个 2~8℃冷藏试剂位，140 个样本位，15 个急诊位，支持多模块联机。加样模块：双针设计，液面、气泡、空吸检测和立体防撞功能，自动样本稀释，精准液路设计，精确驱动控制。混匀模块：非接触式偏心涡旋，自动转速检测功能，混匀效率高、效果佳。孵育模块：230 个孔位，精准动态接触式，固体直热加热体系，精确 PID 控温方式，恒温（37±0.3）℃。磁分离模块：四重磁分离，结合涡旋式磁珠重悬浮，实现最佳洗

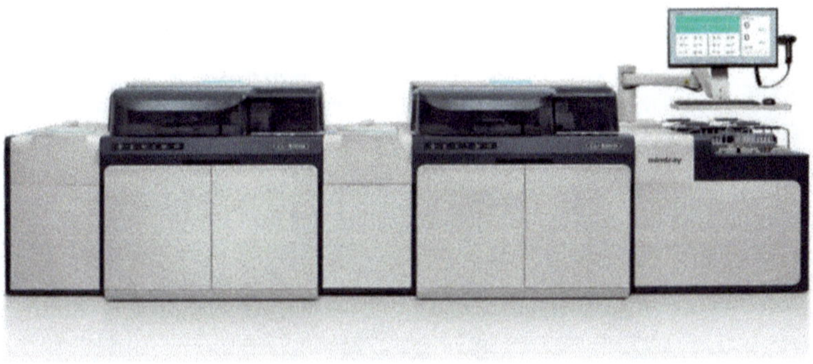

图 7-1-6 CL-8000i M2

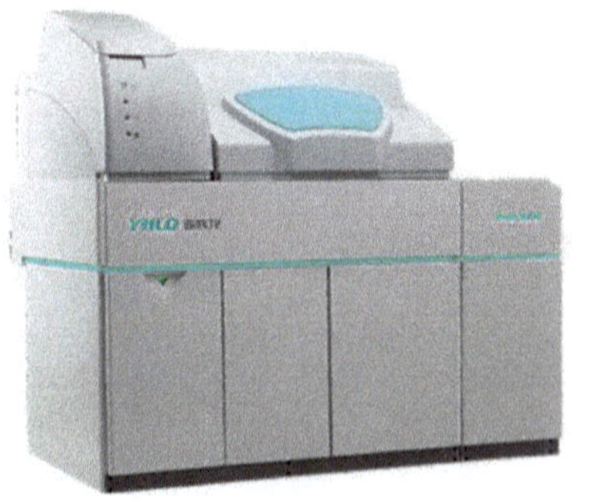

图 7-1-7 iFlash 3000-C

涤效果，陈列式环绕磁场设计，精密控制清洗时磁珠损失，实现最佳重复性。光学读数模块：独立的读数站，多重避光结构，背景低，信噪比高。反应杯：一次装载 2 000 个，随时添加。抓手模块：快速准确抓取反应杯，智能抓空和碰撞检测，自动清理残留反应杯。软件系统：人性化操作界面，实时故障报警。

3. iFlash 3000G/iFlash 9000-A

深圳市亚辉龙生物科技股份有限公司推出全新的 iFlash 3000G 和 iFlash 9000-A（图 7-1-8），采用磁微粒吖啶酯直接化学发光技术，单模块检测速度高达 600 个测试 / 小时，首个测试出结果时间最快 12 分钟，大大提升实验室日常工作效率。iFlash 3000G 和 iFlash 9000-A 具备 40 个冷藏试剂位，支持试剂不停机装载，可灵活搭载 140 个样本位或 480 个样本位进样单元，支持急诊优先处理。可与同系列仪器组合互联，兼容实验室自动化流水线系统。采用独立的样本针与试剂针设计，无需 TIP 头，具有液面、空吸、堵针检测和立体防撞功能，同时将携带污染率降低至 0.1 ppm 以内。耗材方面，一次性可存储 3 000 个反应杯，支持随时倾倒式装载，支持浓缩清洗液在机稀释，以及所有耗材不停机装载功能，保持样本检测过程的连续性，保障实验室 TAT 时间。

4. MAGLUMI X8

深圳市新产业生物医学工程股份有限公司最新的全自动化学发光免疫分析仪型号为 MAGLUMI X8（图 7-1-9），采用直接化学发光，发光标记物为 ABEI。测试速度最大 600 个测试 / 小时，有 42 个试剂位，300 个样本位，可与同型号仪器、生化仪、电解质分析仪组合互联，后续可兼容全实验室自动化系统（TLA）。支持急诊优先，可自定义急诊位，具有自动重测功能；取样采用一次性吸头，一吸多注技术，提高 TIP 头利用率；自动液面探测、凝块探测、气泡探测、碰撞探测；一次可装载 576 个 TIP 头，智能化装载方式，支持连续装载、实时数量显示；试剂针钛合金材质，TEFLON 包被；双针设计，可同时吸取不同试剂；4 站式清洗技术，高速单通道设计；多重磁分离技术，非接触式磁球重悬浮技术。

5. SMART6500

上海透景生命科技股份有限公司的化学发光试剂采用吖啶酯作为发光标记物，更适合甲功、激素等小分子检测。SMART6500 全自动化学发光免疫分析仪，速度 360 个测试 / 小时，单位面积产出率为每小时每平方 389 个测试。可连接透景生命创新性的免疫检测解决方案——透景“免疫岛”（图 7-1-10），能够融合流式荧光技术和化学发光技术，实现联检加单项的灵活组合。用户可按实验室的检测需

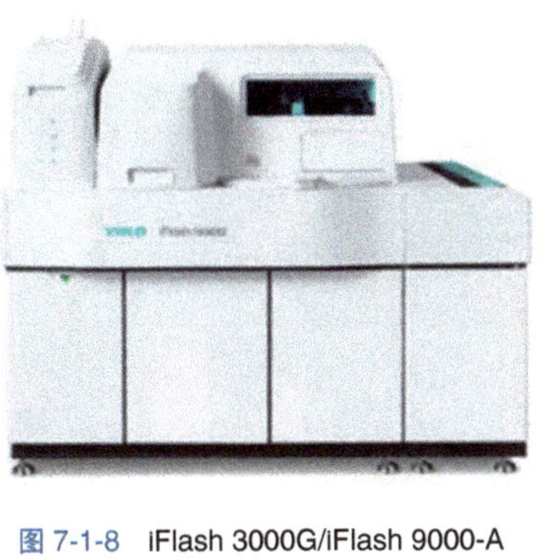

图 7-1-8 iFlash 3000G/iFlash 9000-A

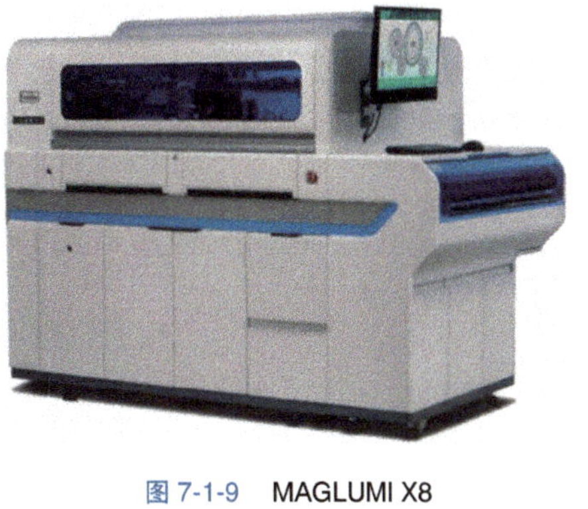

图 7-1-9 MAGLUMI X8

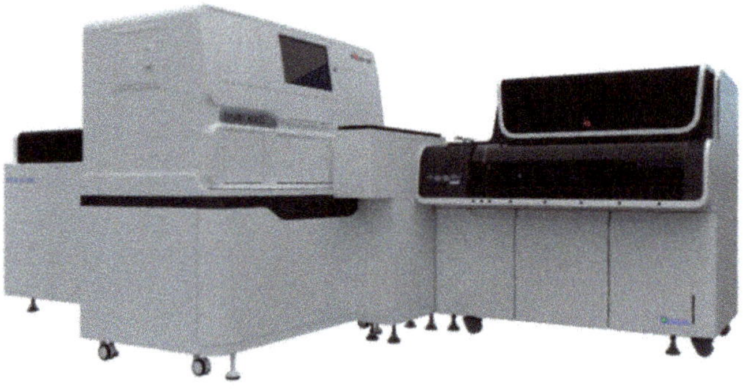

图 7-1-10　透景“免疫岛”

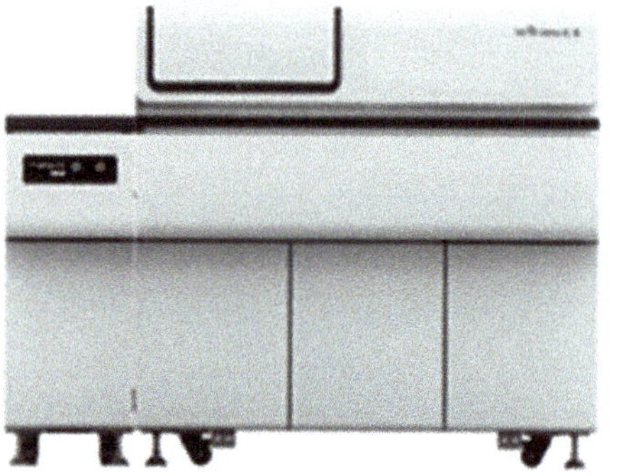

图 7-1-11　透景发光大精灵——TESMI i200

求灵活搭配仪器的数量，最高检测速度 3 000 个测试 / 小时。透景免疫岛也可接入日立透景兼容性流水线中，其紧凑而独特的免疫检测方案，让流水线能在更小的面积提供更大的检测通量。

6. TESMI i200“大精灵”

TESMI i200（图 7-1-11）是透景 2021 年发布的一款全自动化学发光免疫分析仪，采用吖啶酯直接化学发光技术。仪器最大测试速度 480 个测试 / 小时，有 120 个上样样本位，300 个回收样本位，25 个冷藏试剂位，搭配在线预约更换试剂功能，无需备份试剂。耗材方面，一次性可存储 2 000 个反应杯，2 套预激发液、激发液。具有独立优先通道，支持急诊，自动加载反应杯、自动稀释、自动更换缓冲液，四重磁分离，支持不停机不停流程更换试剂。功能新，模块化，联机流式荧光，组成双子岛，可连接流水线。

7. A2000 Plus

郑州安图生物工程股份有限公司全自动化学发光免疫分析仪型号为 A2000 Plus（图 7-1-12），采用酶促化学发光，发光标记物为辣根过氧化酶（HRP）/ 鲁米诺。单模块检测速度 200 个测试 / 小时，有 24 个试剂位，100 个样本位，最多支持四模块联机；独立三轨，急诊畅通无阻；无一次性 TIP 头，成本更低；反应杯倾倒式添加，无需人工排列；试剂、耗材均可实现不停机连续加载；极高的加样精度，变异更小；创新的磁分离清洗技术，本底更低；非接触式混匀，避免携带污染；耗材状态清晰预警，提前添加更省心；检测中标本，轻松掌握结果报告时间；故障预警、远程协助，主动式售后更贴心；专业及时的售后服务，解除后顾之忧。

8. AutoLumo A6000

安图生物推出的新一代高通量化学发光免疫分析仪 AutoLumo A6000（图 7-1-13），采用酶促化学发光，发光标记物为辣根过氧化酶（HRP）/ 鲁米诺。具有双核护航、极速检测、便捷使用、拓展互联、生物安全等特点，可满足大、中型医学实验室的检测需求。仪器测试速度最大 600 个测试 / 小时，50 个试剂位整机休眠模式下不间断冷藏，试剂 5 分钟快速混匀，支持 RFID 射频扫码，实时记录试剂消耗，支持级联、流水线，支持专用急诊轨道；双核护航，试剂盘、试剂针、样本转运通道、底物液、清洗液双备份设计，试剂、反应杯、底物、清洗液支持不停机更换，浓缩清洗液实时自动配制供给，多系统配合，仪器可实现 6 小时离机不间断运行；生物安全方面，反应杯固液分离后丢弃，进出样和轨道模块为全封闭设计，减少气溶胶外泄，前处理去盖模块，可实现旋转式去盖、气溶胶负压过滤排放及废弃仓紫外消杀。

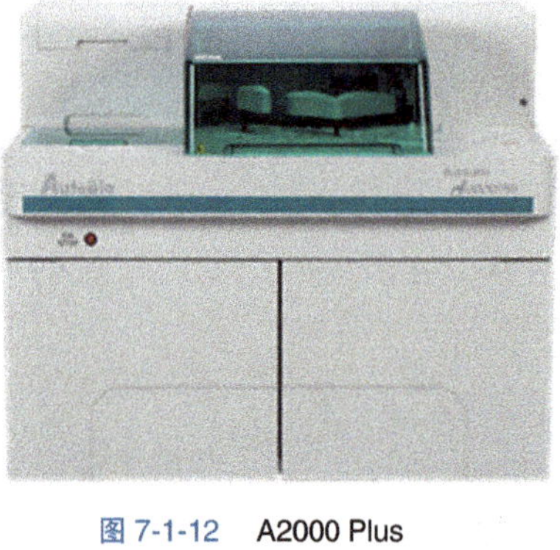

图 7-1-12　A2000 Plus

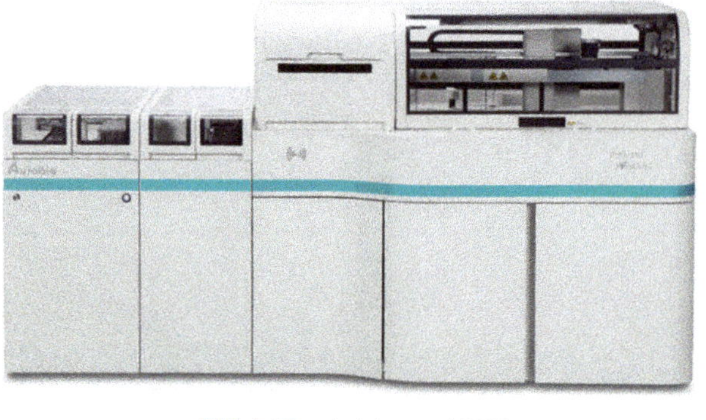

图 7-1-13　AutoLumo A6000

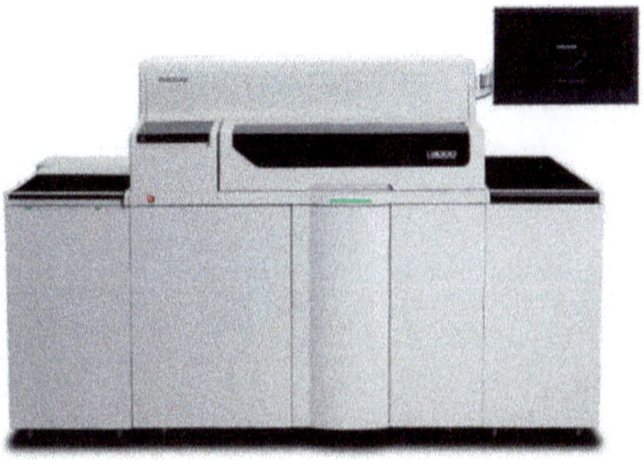

图 7-1-14 i3000

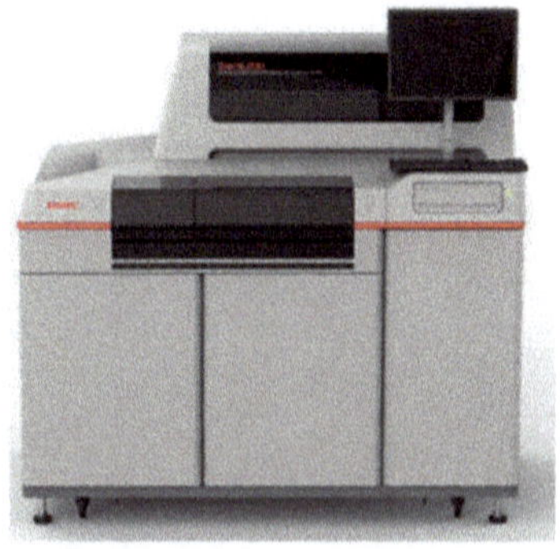

图 7-1-15 Caris200

9. i3000

迈克生物股份有限公司最新的全自动化学发光免疫分析仪型号为 i3000（图 7-1-14），采用磁微粒吖啶酯直接化学发光技术。具备高速迅捷、灵活拓展、性能卓越、操作方便、维护简单等特点，可实现多模块联机，能充分满足各级实验室的应用需求。单机速度 300 个测试 / 小时；结果最短报告时间 14 分钟；样本一次最大加载量 200 例，可循环添加；独立的急诊通道，样本即时插入；样本携带污染率小于 0.1 ppm；一次性反应杯最大加载量 2 000 个；试剂加载专用通道，支持在运行过程中随时添加试剂；耗材储备功能，由指示灯提示更换，浓缩清洗液储备功能，自动配制；灵活的清洗方式，多重磁分离技术，专利磁场设计；无需用户操作，仪器自动执行每日维护；先于用户发现故障并及时协助用户解决问题。

10. Caris200

北京万泰生物药业股份有限公司全自动化学发光免疫分析仪型号为 Caris200（图 7-1-15），采用吖啶酯直接化学发光技术。强大的检测通量：50 组试剂位，带有独立电源，试剂装载后 28 天无需管理；50 个项目同机检测，每小时可获得 200 个检测结果；110 个样本位、10 个优先位设置，满足临床需要。在线添加不停机：在线添加检测样本、检测试剂；在线添加 / 更换缓冲液、预激发液、激发液等所有通用试剂；在线添加一次性吸头、反应杯等所有耗材。合理的结构布局：三维机械臂运转更加灵活稳定；采用压力传感液体探测技术探测液面；采用一次性普通吸头（非碳纤），防止交叉污染，节省成本；试剂加样针采用预加热清洗功能，清洗效果更好；反应杯防卡杯设计，故障率更低。

11. Wan200+

北京万泰生物药业股份有限公司最新的全自动化学发光免疫分析仪型号为 Wan200+（图 7-1-16），采用吖啶酯直接化学发光技术。仪器最大测试速度 200 个测试 / 小时，最多可级联 4 台，可对接流水线，轨道式进样，150 个样本位，有独立急诊位，20 个试剂位，实现在线连续装载，15 分钟快速出结果。加样模块：一次性 TIP 头，避免样本间交叉污染，试剂针清洗，避免携带污染。24 小时全天在线支持，自动计算并提示耗材、试剂使用情况，智能自检，主动提示维护需求，触屏操作，中英文界面，IT 信息化管理，基于 AI 技术，促进人机对话，提升用户体验，实时掌握仪器运行状态，维护设备稳定运行。

12. CM-320

迪瑞医疗科技股份有限公司最新的全自动化学发光免疫分析仪型号为 CM-320（图 7-1-17），采用亲合素 – 吖啶酯化学发光技术。分析速度为 320 个

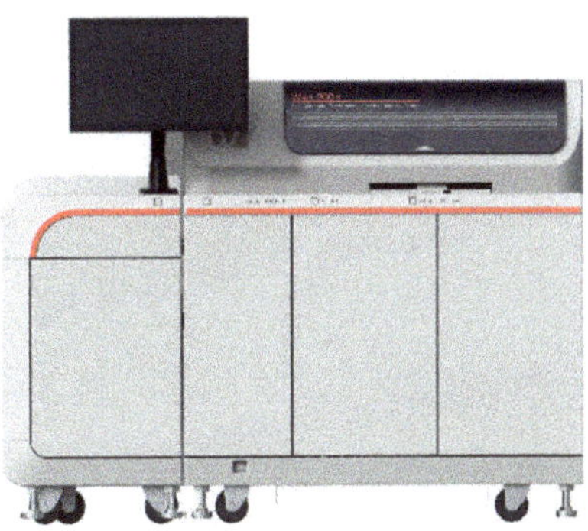

图 7-1-16 Wan200+

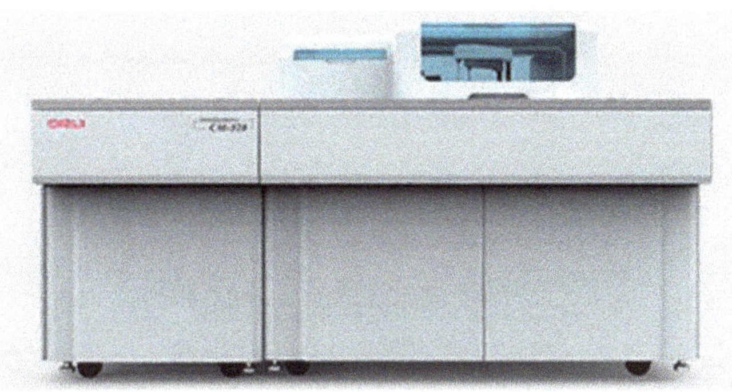

图 7-1-17 CM-320

测试 / 小时，有 620 个样本位，36 个试剂位。支持不停机装载试剂、不停机加载反应杯、机上自动稀释浓缩清洗液，减少人机交互时长，提高工作效率；三条独立样本轨道，常规、急诊、回收，完成样本的高效分配；一次性加载 1 500 个反应杯；可选配自动去盖模块，实现样本试管自动去盖，降低手工作业；可实时故障报警数据回传，在线客服沟通，保障用户使用无忧；贴心的反应杯废料回收，液体分离，防止实验室生物污染；支持与免疫、生化模块任意组合，可与迪瑞 LA-60 全自动样品处理系统连接，为用户提供集约化智能化标准化实验室的整体解决方案。

（二）国内化学发光免疫分析的主要试剂产品介绍

国内化学发光试剂厂商增长势头明显，越来越多的厂家加入试剂产品开发生产行列，提供更多优质的产品，化学发光试剂涉及项目繁多，主要涉及内分泌、肿瘤标志物、自身免疫性疾病、感染类、胃功能、肾功能、心肌炎标志物等（表 7-1-1）。

表 7-1-1 化学发光试剂厂家注册产品明细表

类别	疾病谱	检测项目	中文名称	迈瑞	亚辉龙	新产业	透景	安图	迈克	万泰	迪瑞
内分泌	生殖激素类	AMH	抗缪勒氏管激素	√	√	√	√	√	√	√	√
		Inhibin B	抑制素 B	-	√	-	-	-	-	-	√
		HCG	人绒毛膜促性腺激素	√	√	√	√	√	√	√	√
		free-β-HCG	游离 β- 绒毛膜促性腺激素	-	√	-	√	√	√	√	√
		DHEA-S	硫酸脱氢表雄酮	√	√	√	-	√	-	-	√
		17α-OH-P	17α 羟孕酮	-	√	√	-	√	-	-	√
		androstenedione	雄烯二酮	-	√	√	-		-	-	-
		SHBG	性激素结合球蛋白	-	√	√	-	√	-	-	√
		Progesterone	孕酮	√	√	√	√	√	√	√	√
		Testosterone	睾酮	√	√	√	√	√	√	-	√
		Prolactin	垂体泌乳素	√	√	√	√	√	√	√	√
		E2	雌二醇	√	√	√	√	√	√	√	√
		LH	促黄体生成素	√	√	√	√	√	√	√	√
		FSH	促卵泡生成素	√	√	√	√	√	√	√	√
		PAPP-A	妊娠相关蛋白 A	-	√	√	-	√	√	-	√
		F-Testosterone	游离睾酮	-	-	√	-	-	-	-	-
		uE3	游离雌三醇	√	√	√	-	√	√	-	-
	甲状腺	T4	总甲状腺素	√	√	√	√	√	√	√	√
		FT4	游离甲状腺素	√	√	√	√	√	√	√	√
		T3	总三碘甲状腺原氨酸	√	√	√	√	√	√	√	√
		FT3	游离三碘甲状腺原氨酸	√	√	√	√	√	√	√	√
		TSH	促甲状腺激素	√	√	√	√	√	√	√	√
		Tg	甲状腺球蛋白	√	√	√	√	√	√	√	√
		Anti Tg	甲状腺球蛋白抗体	√	√	√	√	√	√	√	√
		Anti TPO	甲状腺过氧化物酶抗体	√	√	√	√	√	√	√	√
		Anti-TSHR	促甲状腺素受体抗体	√	√	√	-	√	-	√	√
		rT3	反三碘甲状腺原氨酸	√	-	√	-	√	-	-	√
		Anti-TM	甲状腺微粒体抗体	-	-	√	-	-	-	-	-
		T-Uptake	甲状腺素结合力	-	-	√	-	-	-	-	-
	糖尿病	Insulin	胰岛素	√	√	√	√	√	√	√	√
		C-Peptide	C 肽	√	√	√	√	√	-	√	√
		Adiponectin	脂联素	-	√	-		-	-	-	-
	骨代谢	25-OH-Vitamin D	25- 羟基维生素 D	√	√	√	√	√	√	-	√
		PTH	甲状旁腺素	√	√	√	√	√	-	-	-

（续表）

类别	疾病谱	检测项目	中文名称	迈瑞	亚辉龙	新产业	透景	安图	迈克	万泰	迪瑞
内分泌	骨代谢	iPTH	全甲状旁腺素	-	-	-	-	-	√	√	√
		骨钙素（BGP/OST）	骨钙素	-	-	√	√	√	-	-	√
		β-CTx	β- 胶原特殊序列	-	-	√	-	-	-	-	-
		CT	降钙素	√	-	√	√	√	√	-	√
		PINP	Ⅰ型前胶原氨基端原肽	-	-	√	-	-	-	-	-
	生长发育	hGH	生长激素	-	√	√	-	√	√	√	√
		IGF-1	胰岛素样生长因子	-	-	√	-	√	-	-	-
	高血压	Renin	肾素	√	-	√	-	√	√	-	√
		ALD	醛固酮	√	-	√	-	√	√	-	√
		A Ⅰ	血管紧张素Ⅰ型	-	-	√	-	-	-	-	-
		A Ⅱ	血管紧张素Ⅱ型	-	-	√	-	√	-	-	-
		Cortisol	皮质醇	√	√	√	-	√	√	√	√
		ACTH	促肾上腺皮质激素	√	√	√	-	√	√	-	√
自身免疫	结缔组织病	ANA	抗核抗体	-	√	√	-	-	-	-	-
		dsDNA	抗双链 DNA 抗体 IgG	-	√	√	-	-	√	-	-
		Sm IgG	抗 Sm 抗体 IgG	-	√	√	-	-	√	-	-
		RNP IgG	抗核糖体蛋白 70 抗体 IgG	-	√	-	-	-	√	-	-
		Jo-1 IgG	抗 Jo-1 抗体 IgG	-	√	-	-	-	√	-	-
		Scl-70 IgG	抗 Scl-70 抗体 IgG	-	√	√	-	-	√	-	-
		SS-A IgG	抗 SS-A 抗体 IgG	-	√	√	-	-	√	-	-
		SS-B IgG	抗 SS-B 抗体 IgG	-	√	√	-	-	√	-	-
		P0 IgG	抗核糖体 P 蛋白抗体 IgG	-	√	-	-	-	√	-	-
		Centromere IgG	抗着丝点抗体 IgG	-	√	-	-	-	√	-	-
		Nucleosomes IgG	抗核小体抗体 IgG	-	√	-	-	-	√	-	-
		Histones IgG	抗组蛋白抗体 IgG	-	√	-	-	-	√	-	-
		PM-Scl IgG	抗 PM-Scl 抗体 IgG	-	√	-	-	-	√	-	-
		Ro-52 IgG	抗 Ro-52 抗体 IgG	-	√	-	-	-	√	-	-
		PCNA IgG	抗增殖细胞核抗原 IgG	-	√	-	-	-	√	-	-
	自身免疫性血管炎	MPO IgG	抗髓过氧化物酶抗体 IgG	-	√	-	-	-	√	-	-
		PR3 IgG	抗蛋白酶 3 抗体 IgG	-	√	-	-	-	√	-	-
		GBM IgG	抗肾小球基底膜抗体 IgG	-	√	-	-	-	√	-	-
	自身免疫性糖尿病	GADA	谷氨酸脱羧酶抗体	-	√	√	-	-	-	-	-
		IAA	胰岛素自身抗体	-	√	√	-	-	-	-	√
		IA-2A	酪氨酸磷酸酶抗体	-	√	√	-	-	-	-	-
		ICA	胰岛细胞抗体	-	√	√	-	-	-	-	-
		ZnT8A	锌转运蛋白 8 抗体	-	√	-	-	-	-	-	-
	抗磷脂综合征	Cardiolipin IgG	抗心磷脂抗体 IgG	-	√	-	-	-	-	-	-
		Cardiolipin IgM	抗心磷脂抗体 IgM	-	√	-	-	-	-	-	-
		Cardiolipin IgA	抗心磷脂抗体 IgA	-	√	-	-	-	-	-	-
		Anti-Cardiolipin	抗心磷脂抗体	-	√	-	-	-	-	-	-
		β-Glycoprotein IgG	抗 β_2 糖蛋白Ⅰ抗体 IgG	-	√	-	-	-	-	-	-
		β-Glycoprotein IgM	抗 β_2 糖蛋白Ⅰ抗体 IgM	-	√	-	-	-	-	-	-
		β-Glycoprotein IgA	抗 β_2 糖蛋白Ⅰ抗体 IgA	-	√	-	-	-	-	-	-
		Anti-β-Glycoprotein Ⅰ	抗 β_2 糖蛋白Ⅰ抗体	-	√	-	-	-	-	-	-

（续表）

类别	疾病谱	检测项目	中文名称	迈瑞	亚辉龙	新产业	透景	安图	迈克	万泰	迪瑞
自身免疫	自身免疫性肝病	AMA-M2	抗线粒体抗体 M2 型	-	√	√	-	-	√	-	-
		SMA IgG	抗平滑肌抗体 IgG	-	√	-	-	-	-	-	-
	类风湿性关节炎	RF IgG	类风湿因子 IgG	-	√	-	-	-	-	-	-
		RF IgM	类风湿因子 IgM	-	√	-	-	-	-	-	-
		RF	类风湿因子	-	√	-	-	-	-	-	-
		Anti-CCP	抗环瓜氨酸多肽抗体	-	√	-	-	-	√	-	-
		RA33 IgG	抗 RA33 抗体 IgG	-	√	-	-	-	-	-	-
	IgG 亚类相关疾病	IgG1	免疫球蛋白 G1	-	√	√	-	-	-	-	-
		IgG2	免疫球蛋白 G2	-	√	√	-	-	-	-	-
		IgG3	免疫球蛋白 G3	-	√	√	-	-	-	-	-
		IgG4	免疫球蛋白 G4	-	√	√	-	-	-	-	-
感染	术前十项	HAV IgM	甲型肝炎病毒抗体 IgM	-	-	-	-	√	√	√	-
		Anti HAV	甲型肝炎病毒 IgG 抗体	-	-	-	-	-	-	√	-
		HBsAg	乙型肝炎病毒表面抗原	√	√	√	-	√	√	√	√
		Anti-HBs	乙型肝炎病毒表面抗体	√	√	√	-	√	√	√	√
		HBeAg	乙型肝炎病毒 e 抗原	√	√	√	-	√	√	√	√
		Anti-HBe	乙型肝炎病毒 e 抗体	√	√	√	-	√	√	√	√
		Anti-HBc	乙型肝炎病毒核心抗体	√	√	√	-	√	√	√	√
		Anti-HCV	丙型肝炎病毒 IgG 抗体	√	√	√	-	√	√	√	√
		HDV IgG	丁型肝炎病毒 IgG	-	-	-	-	-	-	√	-
		HDV IgM	丁型肝炎病毒 IgM	-	-	-	-	-	-	√	-
		HEV IgG	戊型肝炎病毒 IgG	-	-	-	-	√	-	√	-
		HEV IgM	戊型肝炎病毒 IgM	-	-	-	-	√	-	√	-
		Anti-HBc IgM	乙型肝炎病毒核心抗体 IgM	-	-	√	-	√	√	√	√
		Anti-HBc IgG	乙型肝炎病毒核心抗体 IgG	-	-	√	-	-	-	-	-
		HBV-PreS1-Ag	乙型肝炎病毒前 S1 抗原	-	-	-	-	√	√	√	-
		Anti-TP	梅毒螺旋体抗体	√	√	√	-	√	√	√	√
		HIV Combo	人类免疫缺陷病毒抗原抗体	√	√	√	-	√	√	√	√
		Anti-HIV	人类免疫缺陷病毒抗体	-	-	-	-	√	-	-	-
	EB 病毒	EB NA IgG	EB 病毒核心抗原 IgG 抗体	-	√	-	-	-	-	-	-
		EB NA IgA	EB 病毒核心抗原 IgA 抗体	-	√	-	-	-	-	√	-
		EB VCA IgG	EB 病毒衣壳抗原 IgG 抗体	-	√	√	-	-	-	-	-
		EB VCA IgM	EB 病毒衣壳抗原 IgM 抗体	-	√	-	-	-	-	-	-
		EB VCA IgA	EB 病毒衣壳抗原 IgA 抗体	-	√	√	-	-	-	√	-
		EB ZTA IgA	EB 病毒 ZTA 抗体	-	-	-	-	-	-	√	-
		EB EA IgM	EB 病毒早期抗原 IgM	-	√	-	-	-	-	-	-
	呼吸道病原体	Mycoplasma pn. IgG	肺炎支原体 IgG	-	√	-	-	√	-	-	-
		Mycoplasma pn. IgM	肺炎支原体 IgM	-	√	-	-	√	-	-	-
		Chlamydia pn. IgG	肺炎衣原体 IgG	-	√	-	-	-	-	-	-
		Chlamydia pn. IgM	肺炎衣原体 IgG	-	√	-	-	√	-	-	-
		2019-Cov IgG	新型冠状病毒（2019nCoV）IgG 抗体	-	√	-	-	√	√	√	√
		2019-Cov IgM	新型冠状病毒（2019nCoV）IgM 抗体	-	√	-	-	-	√	√	-
		Anti 2019-Cov	新型冠状病毒（2019nCoV）抗体	-	-	-	-	-	-	√	-

（续表）

类别	疾病谱	检测项目	中文名称	迈瑞	亚辉龙	新产业	透景	安图	迈克	万泰	迪瑞
感染	呼吸道病原体	EV71 IgM	肠道病毒 71 型 IgM	-	-	-	-	√	-	-	-
		ADV IgM	腺病毒 IgM	-	-	-	-	√	-	-	-
		COXB-IgM	柯萨齐病毒 IgM	-	-	-	-	√	-	-	-
		LP-IgM	嗜肺军团菌 IgM 抗体	-	-	-	-	√	-	-	-
	优生优育	Toxo IgG	弓形虫 IgG 抗体	-	√	√	-	√	√	-	-
		Toxo IgM	弓形虫 IgM 抗体	-	√	√	-	√	√	-	-
		CMV IgG	巨细胞病毒 IgG	-	√	√	-	√	√	-	√
		CMV IgM	巨细胞病毒 IgM	-	√	√	-	√	√	-	-
		Rubella IgG	风疹病毒 IgG	-	√	√	-	√	√	-	-
		Rubella IgM	风疹病毒 IgM	-	√	√	-	√	√	-	-
		HSV-2 IgG	单纯疱疹病毒Ⅱ型 IgG 抗体	-	√	√	-	√	√	-	-
		HSV-1 IgG	单纯疱疹病毒Ⅰ型 IgG 抗体	-	√	√	-	√	√	-	√
		HSV-2 IgM	单纯疱疹病毒Ⅱ型 IgM 抗体	-	√	√	-	√	√	-	-
		HSV-1 IgM	单纯疱疹病毒Ⅰ型 IgM 抗体	-	√	√	-	√	√	-	-
肿瘤	肿瘤标志物	AFP	甲胎蛋白	√	√	√	√	√	√	√	√
		CYFRA 21-1	细胞角蛋白 19 片段	√	√	√	√	√	√	√	√
		CEA	癌胚抗原	√	√	√	√	√	√	√	√
		CA125	癌抗原 125	√	√	√	√	√	√	√	√
		CA15-3	癌抗原 15-3	√	√	√	√	√	√	√	√
		CA19-9	糖类抗原 19-9	√	√	√	√	√	√	√	√
		TPSA	总前列腺特异性抗原	√	√	√	√	√	√	√	√
		SCCA	鳞状上皮细胞癌抗原	√	√	√	√	√	√	√	√
		FPSA	游离前列腺特异性抗原	√	√	√	√	√	√	√	√
		HE4	人附睾蛋白 4	√	√	√	√	√	√	√	√
		ProGRP	胃泌素释放肽前体	√	√	√	√	√	√	√	-
		CA72-4	癌抗原 72-4	√	√	√	√	√	√	√	√
		CA50	糖类抗原 50	√	√	√	√	√	√	√	√
		NSE	神经元特异性烯醇化酶	√	√	√	√	√	√	√	√
		CA242	糖类抗原 242	√	√	√	√	√	√	√	√
		HER-2	人类表皮生长因子受体 2	-	-	√	-	-	-	-	-
		PAP	前列腺酸性磷酸酶	-	-	√	-	-	-	-	-
		PIVKA-Ⅱ	异常凝血酶原	-	-	√	-	√	-	-	√
胃功能	胃功能	PGⅠ	胃蛋白酶原Ⅰ	√	√	√	√	√	√	√	√
		PGⅡ	胃蛋白酶原Ⅱ	√	√	√	√	√	√	√	√
		G17	胃泌素 17	-	√	√	√	-	-	-	-
		H.pylori IgG	幽门螺旋杆菌抗体 IgG	-	-	√	-	-	-	-	-
肾功能	肾功能	H-ALB	人尿微量白蛋白	-	-	√	-	-	-	-	-
		β_2-MG	β_2- 微球蛋白	-	-	√	√	√	-	√	√
心肌标志物	心肌炎症	TroponinⅠ	肌钙蛋白Ⅰ	√	√	√	√	√	√	√	√
		CK-MB	肌酸激酶同工酶	√	√	√	√	√	√	√	√
		Myoglobin	肌红蛋白	√	√	√	√	√	√	√	√
		BNP	B 型脑钠肽	√	√	√	√	√	-	-	√
		NT proBNP	氨基末端脑利钠肽前体	-	-	√	√	√	√	√	-
		PCT	降钙素原	√	√	√	√	√	√	√	√
		HS-CRP	高敏 C 反应蛋白	-	-	-	-	√	√	√	√

（续表）

类别	疾病谱	检测项目	中文名称	迈瑞	亚辉龙	新产业	透景	安图	迈克	万泰	迪瑞
心肌标志物	心肌炎症	IL-6	白细胞介素 -6	√	-	√	√	√	√	√	√
		sST2	可溶性生长刺激表达基因 2 蛋白	-	-	-	√	-	-	-	-
		CRP	全量程 C 反应蛋白	-	-	√	-	-	-	-	-
		D-dimer	D- 二聚体	-	-	√	√	-	-	-	-
		H-FABP	心型脂肪酸结合蛋白	-	-	√	√	-	-	√	-
		Lp-PLA2	脂蛋白相关磷酸酶 A2	-	-	√	-	-	-	√	-
		SAA	血清淀粉样蛋白 A	-	-	√	-	-	-	√	√
肝功能	肝纤维化	COI Ⅳ	Ⅳ型胶原	√	√	√	-	√	-	√	√
		HA	血清透明质酸	√	√	√	-	√	-	√	√
		LN	层粘连蛋白	√	√	√	-	√	-	√	√
		PⅢPN-P	Ⅲ型前胶原 N 端肽	√	√	√	-	√	-	√	√

三、中国化学发光免疫产品的市场分析

根据《中国医疗器械蓝皮书（2021）》统计，免疫诊断是国内体外诊断市场规模最大的细分领域，占比高达 38%。免疫诊断先后经历了放射免疫、胶体金、荧光免疫、酶联免疫和化学发光免疫分析等技术阶段。根据 Kalorama 数据，化学发光是中国免疫诊断技术的主流方向，具有特异性好、灵敏度高、结果稳定等优势，预计 2022 年市场份额占比高达 88%（图 7-1-18）。

（一）中国化学发光免疫产品的市场容量

近年来，在国家政策支持、社会经济发展及技术发展等多因素驱动下，预计中国化学发光免疫诊断市场将进一步扩容增长。

1. 国家政策支持，免疫诊断应用场景增加

2022 年 5 月，国家发展改革委印发《“十四五”生物经济发展规划》，着重强调了要大力发展化学发光免疫诊断等先进诊断技术和产品。同时，我国也在加速推进分级诊疗政策。2021 年 11 月，国家卫健委印发《“千县工程”县医院综合能力提升方案（2021—2025 年）》，明确推动省市优质医疗资源向县域下沉，逐步实现县域内医疗资源整合共享。2022 年 4 月，国家卫生健康委印发《“千县工程”县医院综合能力提升工作县医院名单》，县医院综合能力提升工作全面启动。2022 年 7 月，国家卫健委和国家中医药局联合印发了基层医疗卫生机构服务能力标准（2022 版）等 3 项服务能力标准，对社区卫生服务中心、乡镇卫生院和村卫生室做了具体分工，明确考核内容和标准，服务能力标准不断升级，全面提升基层医疗服务能力。随着医疗新基建推动检测场景的扩充，分级诊疗政策逐渐落地，基层需求带来增量市场，推动国内化学发光免疫产品市场增长。同时，在 2022 年 7 月，国家卫健委发布要求全自动化学发光分析仪能够配置到基层乡镇医院，从而带来化学发光仪的长足发展以及广阔的市场前景。并且，IVD 耗材以及相关试剂项目开启集采，在四川、安徽、海南等地开展，对企业成本、质量提出更高要求，无疑对国产企业来说是一个非常有利的因素。相比较于国外品牌全球定价，国产企业在生产及研发成本较低，更有机会在集采中获益。

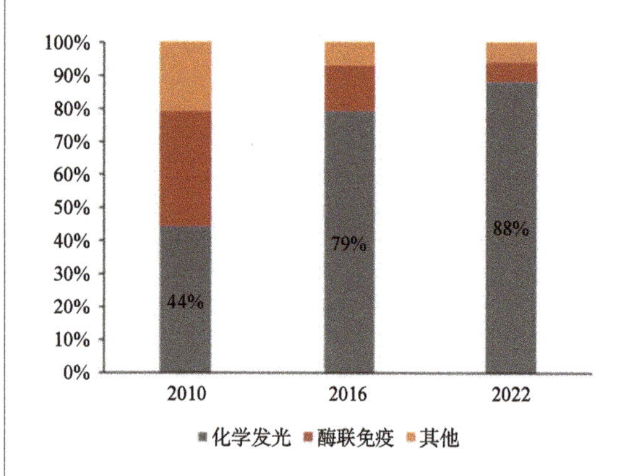

图 7-1-18　2010—2022 年化学发光临床免疫比例变化情况
（来源：Kalorama，国联证券研究所）

2. 人均医疗花费提升，国民健康意识增强

根据国家统计局数据，我国 65 岁以上人口在 2017—2021 年从 1.6 亿人增长至 2.0 亿人，老龄人口占比从 11.4% 扩大至 14.2%，中国老龄化人口规模扩大且正处于加速增长阶段。随着人口老龄化程度不断加深，患者基数增加，进而导致我国医疗诊疗需求不断增加。同时，2021 年全国居民人均可支配收入为 35 128 元，其中人均医疗保健消费支出 2 115 元，同比增长 14.8%。这反映了居民可支配收入水平提高，

健康意识不断加强，对疾病诊断预防及健康管理的需求增强。预计未来国民人均医疗花费将持续提升。

3. 技术发展，持续迭代

免疫诊断技术中，放射免疫由于耗材昂贵、放射污染已基本被淘汰，胶体金和酶联免疫的检测灵敏度较低。与其他免疫检测方法相比，化学发光免疫技术自动化程度高、易操作、灵敏度高、特异性强、结果稳定，整体综合优势明显。经过十余年的发展，化学发光在临床免疫中的占比，已实现翻倍增长，超过酶联免疫检测，成为临床免疫主要应用技术。随着化学发光免疫技术的发展和持续迭代进步，成本进一步降低，有望继续扩大其在免疫诊断领域的占比。

根据 Kalorama 数据（图 7-1-19），预计 2022 年全球化学发光市场容量约为 250 亿美元，平均增速为 6%。2015—2021 年，国内化学发光行业保持平均 22.4% 增长，高于全球平均水平，2022 年市场容量接近 400 亿元，预计 2022—2023 年维持接近 20% 的平均增速。

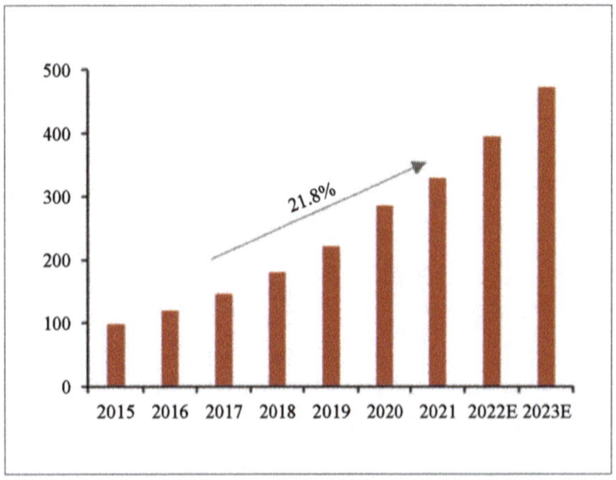

图 7-1-19　2015—2023E 年国内化学发光市场容量（亿元）及复合增速
（来源：中国医疗器械蓝皮书，国联证券研究所）

4. 国产品牌实现技术突破，国产化率不断提升

中国化学发光免疫诊断市场国产化率相对较低，以罗氏、雅培为代表的国外厂商占据了 70% 以上的市场空间，国产替代空间巨大。在诊断平台技术层面，国产企业的旗舰机型已经可以实现与海外一线品牌直接对标。在诊断试剂层面，大量中国体外诊断企业已经实现了诊断试剂的研发上市，且相比海外试剂有显著的价格优势。随着国产品牌研发的持续推进，品牌认可度不断提升，中国化学发光免疫诊断市场国产化水平有望进一步提高。同时根据卫健委临检中心室间质评能力验证分析报告公开数据分析，中国化学发光产品持续保持较高的国产化转化率，以及化学发光方法学转化率（图 7-1-20 和图 7-1-21）。

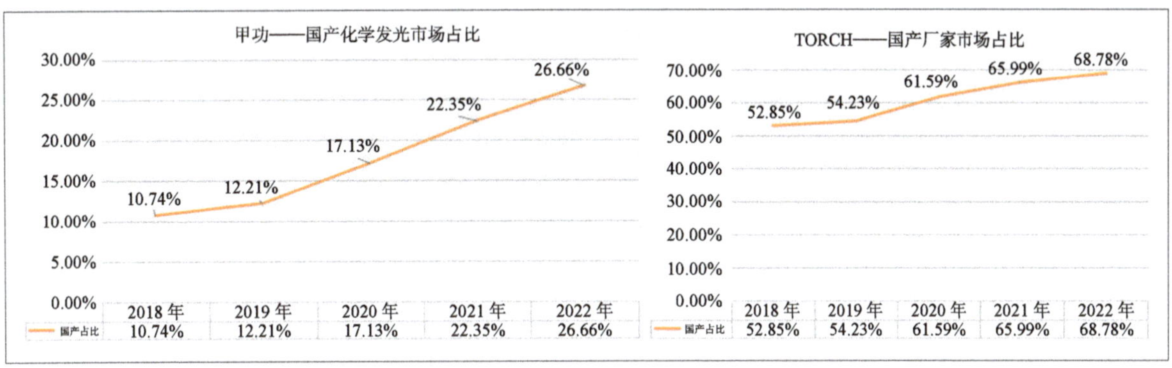

图 7-1-20　2018—2022 年国家临检中心内分泌及优生优育能力验证报告分析（甲功与 TORCH）

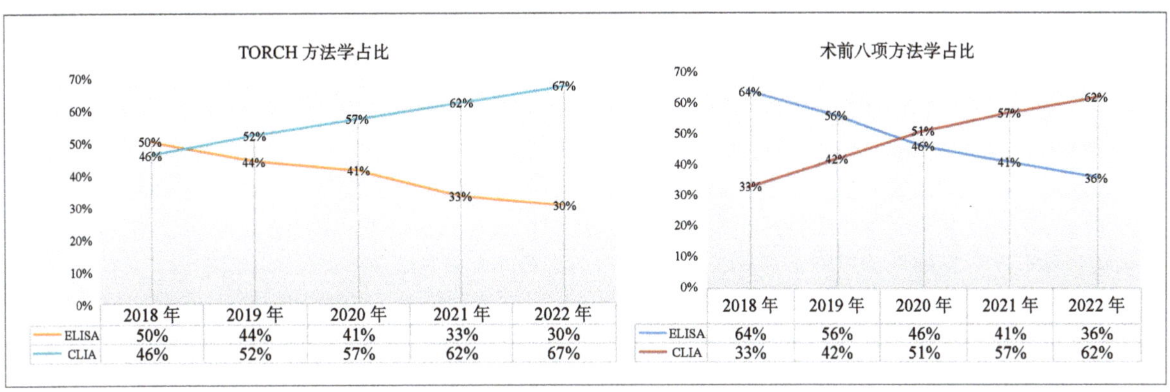

图 7-1-21　2018—2022 年国家临检中心优生优育及感 C 能力验证报告分析（方法学占比）

（二）中国化学发光免疫产品的市场格局

化学发光免疫技术领域的市场竞争格局愈发激烈。目前，国内市场仍由进口厂商占据市场主体份额，国产厂商正处于快速成长期。2021 年国内体外诊断市场，按销售额计算，化学发光赛道（含试剂、仪器）市场占比格局如下：罗氏 36%，雅培 20%，贝克曼 9%，西门子 8%，迈瑞 7%，安图 5%，新产业 4%，迈克 2%，亚辉龙 2%，其他企业合计约 7%。

近年来，国家政策端对优先采购国产设备的支持力度加大，加上带量采购、DRG/DIP（疾病诊断相关分组 / 按病种分值付费）的进一步推进，加速了具备核心竞争力和高性价比的国产产品在终端用户的渗透。随着以迈瑞、安图、新产业、亚辉龙、迈克为代表的国产企业医疗设备质量持续提高，与进口品牌的差距不断缩小，品牌认可度不断提升，预计中国化学发光免疫诊断市场国产化水平将进一步提高。

四、化学发光免疫分析未来发展变革与趋势

化学发光免疫分析技术已经成为生命科学领域中的一个重要分析方法，被广泛应用于临床诊断、药物研发和基础生命科学研究，成为目前最重要的常规免疫检验技术，化学发光免疫诊断行业市场规模增长迅速。随着技术的不断进步和发展，该平台将面临的变革和发展趋势如下。

（一）化学发光免疫分析仪方向

1. 自动化和高通量，满足更高通量要求

未来化学发光免疫分析仪的自动化程度进一步提升，从而更快地完成样本处理和结果分析，实现更大的测试通量，以适应超大型医院、检验中心日益增长的样本检验量需求。

2. mini 机型，满足 POCT 场景及小型医疗机构的需求

一方面为满足基层医院、社康、卫生院的化学发光免疫检验需求，化学发光免疫分析仪小型化、低通量是另一个发展趋势。另一方面，随着移动互联网和移动医疗的发展，便携手持式化学发光免疫分析仪也将诞生，随时随地对样本进行分析，满足现场快速进行化学发光免疫检测的需求。

3. 人性化及智能化，支持化学发光领域发展

未来化学发光免疫分析仪将不断提升用户体验，采取统一简化、多媒体化的操作设计，如图标化操作、语音交互、视频互动等；同时采取自主学习技术，通过记录和分析用户操作过程和习惯，进行自动化和智能化的自动操作、提示以及提醒，智能完善用户体验。大大降低人为操作失误的发生概率，提高工作效率和准确性。同时未来化学发光免疫分析仪可以连接云端平台，实现远程控制和协作：用户可以远程控制仪器进行分析；服务商可以提升远程维护、技术支持和培训。同时通过将数据上传到云端，结合人工智能和大数据技术，实现更加全面、深入的数据分析和挖掘，提高数据的利用价值和应用能力。

4. 应用范围不断扩大

随着技术的进步，未来化学发光免疫分析仪的应用范围将不断扩大。除了在临床诊断领域的应用外，还将广泛应用于环境监测、食品安全检测、药物研发等多个领域，满足不同领域的分析需求。

（二）化学发光技术发展方向及变革

1. 固相载体－磁珠发展趋势

多样化的磁珠粒径，更加精准的蚀刻和磁性纳米材料填充，一层或多层磁性纳米材料包覆，使微球在不同粒径下都有合适的磁响应能力；更多的活性基团可供选择，如可稳定保存的预活化 NHS 酯、环氧、炔等；基团支架上由更亲水的物质组成，如不同长度 PEG，可呈单链或多链，或除所需基团外，可间隔修饰 PEG 支链，以便在活性基团偶联消耗后，剩余的 PEG 支链为微球提供合适的亲水性和抗干扰能力。

2. 定向偶联技术发展趋势

传统的定向偶联方案，Fab 端和 Fc 端带电量存在差异，水化层也存在区别，通过对反应缓冲的调整，使得大部分抗体的 Fc 优先于 Fab 结合在微球表面，而形成近似定向的结果；部分抗体糖基化位点的天然糖可用于偶联，通过强氧化物的氧化，形成醛，与微球表面氨基缩合，形成 Schiff 碱；同时，可采用点击化学中叠氮－炔基 Husigen 环加成反应，可迅速进行蛋白的偶联以及固相载体、发光物质与抗原抗体偶联，且极少产生副产物。合成带有硼酸和双吖丙啶（Diaz）的交联剂，硼酸基团与 Fc 片段的顺式二醇结合，形成锚定效果，双吖丙啶与邻近基团在 UV 光下交联，形成稳定的结合物，这种方法可有效规避光敏基团交联的不确定性。

3. 发光底物－吖啶酯展望

吖啶酯作为体外诊断领域常用发光试剂，已经得到广泛应用。商用的吖啶酯都是针对水溶性进行改性，并未触及吖啶酯发光基团的母核分子。这一

方面是改变发光母核的技术难度，另一方面是针对母核的改变会对后续水溶性，水解性能有较大影响。提高检测灵敏度，开发发光效率更高的吖啶酯是根本手段。特异性修饰，吖啶酯都是 NHS（N- 羟基丁二酰亚胺）活化的羧基，主要用于标记氨基基团其种类较为单一。后续发展多功能标记，如一种吖啶酯可以具有多个标记基团，引入生物正交反应等先进技术，提高其特异性。基于抗体 Fab 及 Fc 端电荷分布不一致，亲疏水性不同的特质，通过调整偶联缓冲液的配方，以实现抗体在磁微粒上的定向偶联，充分暴露抗原结合位点，提高灵敏度。

4. 抗体等核心原材料工艺改善方向

赋予抗体原料更优异的性能，促进诊断方法学的优化和迭代，以获得更高的检测灵敏度、分析特异性，更良好的稳定性，更快的检测速度。通过人源化抗体的应用，减少或避免鼠源等动物源性抗体的使用，以降低试剂反应体系中异嗜性抗体所带来的干扰；通过对既有抗体进行双特异性、多特异性的改造，实现同一个抗体对待测物多个不同亚型或突变体的检出；利用纳米抗体分子量小、稳定性高的特点，实现对于待测物易于“隐藏”的特定表位的识别，提升检出水平；通过基因工程技术，在抗体分子上引入相应的氨基酸序列或者多肽片段，为后端的包被工艺、标记工艺提供定向的识别位点以及定量的修饰程度。与此同时，通过 AI 技术的应用，提升对抗体及其与待测物形成的免疫复合物构象的精确分析，强化抗体亲合力成熟的开发效率，结合单 B 细胞筛选、Beacon 等技术，实现高品质抗体原料的快速开发。抗体原材料的供应质量，核心点在于制备工艺的稳定性，较之传统的腹水制备手段，重组技术可以排除因动物个体差异所带来的影响，结合稳转细胞株技术，可实现原料不同产能需求的合理切换和稳定供应。

（于秋萍　张福星　王刚　叶嘉欢　高括）

（李爽　审稿）

第二节
全自动酶免仪及相关仪器产品和技术发展及市场状况

一、概述

1971 年，瑞典学者 Engvall 和 Perlmann、荷兰学者 Van Weerman 和 Schuurs 分别报道将免疫技术发展为检测体液中微量物质的固相免疫测定方法，即酶联免疫吸附测定法（简称“酶免法”，enzyme-linked immunosorbent assay，ELISA）。ELISA 已成为分析化学领域中的重要课题，它是一种特殊的试剂分析方法，是在免疫酶技术（immunoenzymatic technique）的基础上发展起来的一种免疫测定技术。

ELISA 的原理是，将已知的抗原或抗体结合至固相载体表面，使其具有免疫活性，标记抗原或抗体通过酶连接成酶结合物，酶结合物与包被在固相载体的抗原或抗体结合后，被固定在固相载体上，加入酶的底物后出现显色反应，根据反应的颜色深浅可计算抗原或抗体的相对含量。根据检测对象不同，酶免检测分为抗原检测和抗体检测。抗原的检测主要有双抗体夹心法和竞争法，抗体的检测主要有间接法、双抗原夹心法、竞争法和捕获法，其中双抗体夹心法原理如图 7-2-1 所示。具体检测方法需依据抗原或抗体的结构、实验成本和实验要求进行选择。

酶免法因具有灵敏度高、特异性好、易于操作、成本低廉、对仪器设备要求低等特点，得到众多研究机构及企业的青睐，已广泛应用于多种检测领域，如常见的乙肝两对半、艾滋病、梅毒、优生优育、过敏原筛查等，是目前最常规的检测方法之一。

因为存在手工操作误差大、耗费人力，结果报告时间久，灰区结果较多，难以准确定量，需要批量操作，市场上应运而生了自动化仪器及标准化的耗材，将免疫学检验过程中的取样、加试剂、混合、温育、洗板、判读、数据处理、结果报告和检测后的仪器清洗维护等步骤由计算机控制、仪器自动完成。据美国临床病理学院的调查报告，实验室误差产生原因 80% 是由于实验过程中标本处理不当以及人为的因素而造成的。全自动酶免仪由于减少了人工操作的环节，实现了全自动的操作，其意义不仅仅在于降低实验者的劳动强度，更重要的在于提高

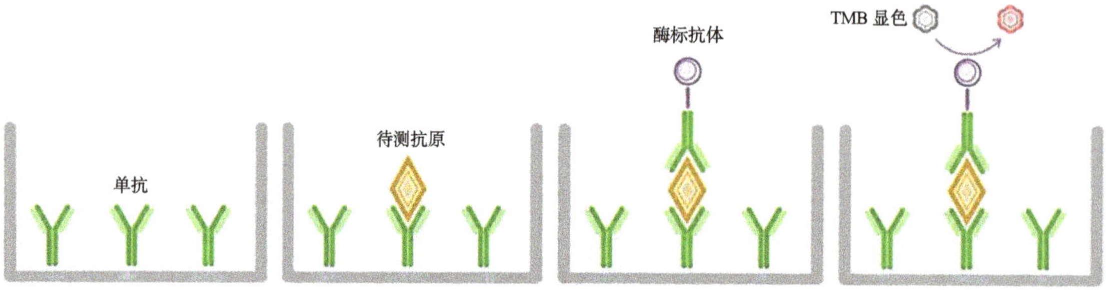

图 7-2-1 酶免检测双抗体夹心法原理示意图

整个实验和检测过程的质量。半个世纪以来，酶免相关的试剂和仪器相互促进发展，即使近年出现的化学发光、PCR 等技术对其具有一定的挑战，但它在医疗检测领域仍具有不可替代的地位，极富生命力，是血站、医院、计生、疾控、体检、生物制品等单位必不可少的检测技术。

二、全自动酶免仪发展阶段

酶免法发源于国外，与之相关的全自动酶免仪也源自国外，国外对全自动酶免分析系统的研究，可以回溯到 20 世纪 90 年代初期。

第一代全自动酶免分析系统基本特征是单 / 双针加样系统与酶标板处理系统一体化，多数孵育位置少于 4 块板。由于加标本将占用较长时间，单针每板约 15 分钟，三块板通常需 45 分钟完成加标本工作。第一代全自动酶免分析系统可以节约劳动力，但在效率提高方面不突出。

第二代全自动酶免分析系统不含标本加样装置全自动酶免分析系统，通常也称为“后处理系统”，其基本技术特征为单一轨道模式。由于不能同时处理两种过程，如洗板的同时不能加试剂等，因此其工作任务表或时间管理器 TMS 拥堵现象无法避免，从而造成处理过程不能严格执行、试验完成时间延长的问题。

第三代全自动酶免分析系统的基本特征是采用多通道的方式，实现并行处理多任务的过程。典型的就是瑞士哈美顿公司的 FMAE 全自动酶免分析系统，广泛采用液体水平检测技术、体积与重量传感、光学位置传感等技术，基本实现了全过程控制。在软件与功能上，采用全面的系统跟踪记录与系统追溯，标本 / 试剂加样校验及“自由任务管理”，实现随时增加检测板的功能。

随着自动化、智能化的进一步发展，为满足更高的检测通量、更多的检测项目，必将实现设备与设备之间的互联互通，将自动化从单台设备内部操作拓展到全实验室众多不同设备的联机自动化。目前，将实验室多台同种类型或不同类型检测设备通过自动化技术进行组合统一调度的全实验室流水线，正在逐渐推向市场。

三、我国全自动酶免仪现状

早期，国内仅有几家企业做单独的设备，如洗板机、酶标仪等，全自动酶免仪研制起步相对较晚，对全自动酶免分析仪的工作机理研究相对不够深入。虽然有产品进入市场，但其产品性能不够完善，从整机上性能上来说，比如重复实验的可靠性与准确性有待进一步改善。另外，前期，国产全自动酶免分析系统对各个模块性能研究不够深入，比如加样模块的加样效率、孵育模块的温度控制、判读模块的功能实现、各模块之间的工作次序的配合等方面，与国际上先进产品有一定差距。

但随着我国科技发展与进步，以及企业不断的创新，目前，全自动酶免仪的部分性能指标甚至已经达到先进水平，在操作使用方面也更贴合于中国用户。国内体外诊断设备生产企业开始进行技术追赶，在血站、三级医院、二级医院以及基层医院抢占市场，与此同时，也涌现了许多优秀的全自动酶免设备国产厂家，如深圳爱康、山东博科、烟台艾德康等。

四、国内外全自动酶免仪主要企业及其代表性产品

1. 深圳市爱康生物科技股份有限公司

深圳市爱康生物科技股份有限公司生产的 URANUS AE 系列的全自动酶免仪设备主要分为四大类，即高通量全自动酶免仪、全自动酶免仪一体机、全自动酶免仪联体机、全自动酶免仪后处理。

（1）高通量全自动酶免仪：URANUS AE 288 全自动酶免仪（图 7-2-2）作为爱康公司新一代高通量全自动酶免分析系统，集多项技术于一体，实现了多任务、多通道、平行处理，确保反应过程最优化以及大通量的处理能力。高通量全自动酶免仪型号还包括：URANUS AE 288s 、URANUS AE 188s 、URANUS AE 188、URANUS AE 158。

（2）全自动酶免仪一体机：由爱康公司自主研发生产，产品型号齐全，如 URANUS AE 55、URANUS AE 65、URANUS AE 75、URANUS AE 95、URANUS AE 115、URANUS AE 145（图 7-2-3）。针对不同客户的实际需求，可提供不同配置的全自动酶免仪。

（3）全自动酶免仪联体机：URANUS AE 175、URANUS AE 275、URANUS AE 375（图 7-2-4）。全自动酶免仪联体机首创多舱多机械臂联体机的设计理念，将酶免的实验步骤合理分配在多个工作舱分别处理，流水线作业，实现多批次标本在机器上同时进行检测，不同项目、不同批次、不同实验步骤可同时运行。

（4）全自动酶免仪后处理：URANUS AE 168、URANUS AE 268、URANUS AE 368（图 7-2-5）。全自动酶免仪后处理打破了进口品牌对全自动酶免仪后处理的垄断，实现了将 ELISA 检测的加样部分、加样之后的后处理部分在不同设备上独立完成，适合于样本量大、项目多的实验室，可批量、连续进板。

2. 烟台艾德康生物科技有限公司

烟台艾德康生物科技有限公司是国内一家研发、生产、销售全自动酶免仪设备的厂家，拥有型号为 ADC ELISA 1800、ADC ELISA 1100（图 7-2-6）、ADC ELISA 600、ADC ELISA 400、ADC ELISA 300、ADC ELISA 200 的流水线式全自动酶联免疫工作站。

3. 山东博科生物产业有限公司

山东博科生物产业有限公司全自动酶免工作站主要机型：BIOBASE1000、BIOBASE2000、BIOBASE2001、BIOBASE4000、BIOBASE4001、BIOBASE8000、BIOBASE8001（图 7-2-7）。

4. 嘉兴科瑞迪医疗器械有限公司

嘉兴科瑞迪医疗器械有限公司拥有全自动酶联免疫分析仪型号有：HB-500E（图 7-2-8）、HB-300E、HB-150E、HB-100E、HB-900E、HB-1000E。

5. 郑州安图生物工程股份有限公司

全自动酶标分析仪 GLP-F300（图 7-2-9）是针对疑似血流感染患者的血液等样本进行病原菌感染分析和标志物定量检出的设备，配套检测试剂可快速区分血流感染中的革兰阳性细菌、革兰阴性细菌和真菌，指导临床进行抗菌治疗。

6. 瑞士哈美顿博纳图斯股份公司

瑞士哈美顿博纳图斯股份公司在国内的总代理

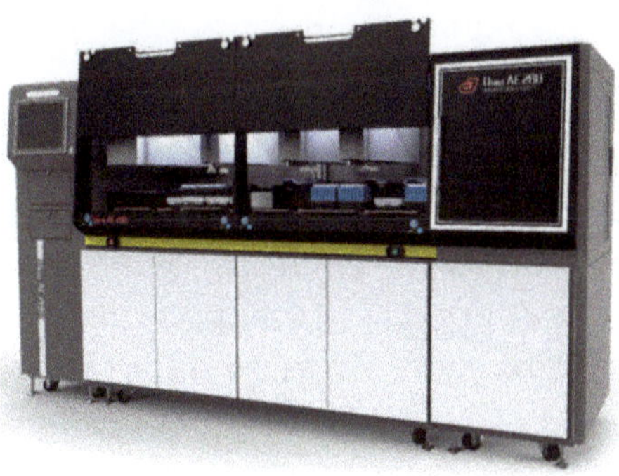

图 7-2-2　URANUS AE 288 全自动酶免仪

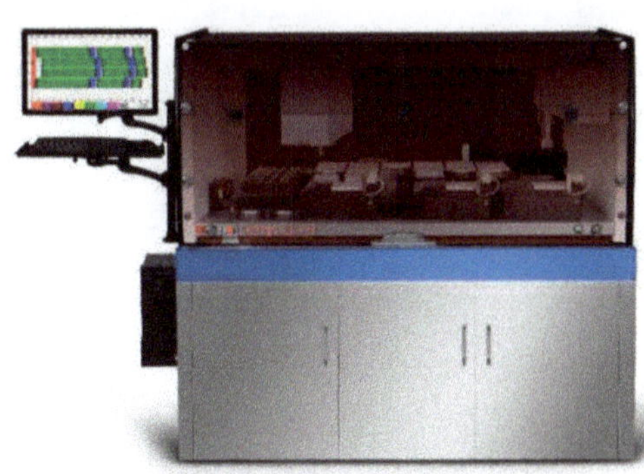

图 7-2-3　URANUS AE 145 全自动酶免仪

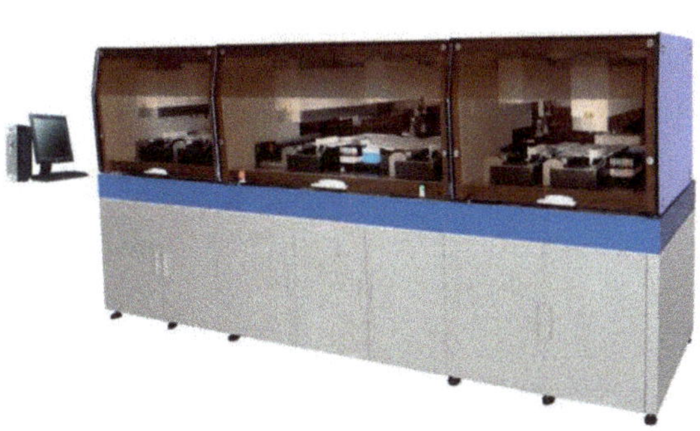

图 7-2-4　URANUS AE 375 全自动酶免仪

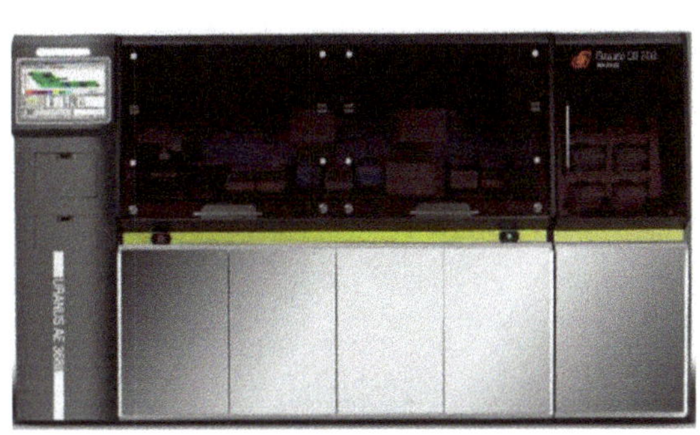

图 7-2-5　URANUS AE 368 全自动酶免仪

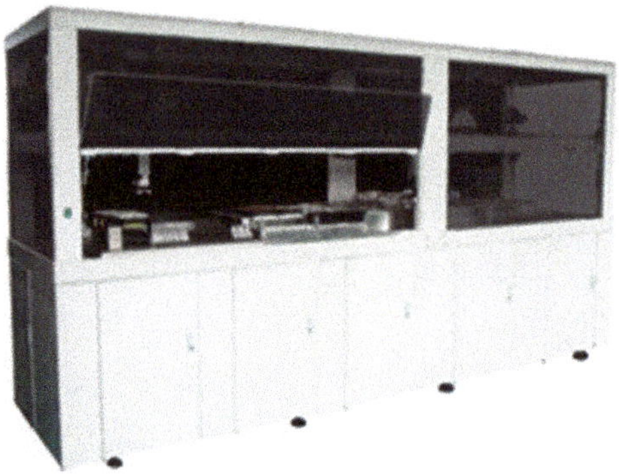

图 7-2-6　ELISA ADC 1100 全自动酶联免疫工作站

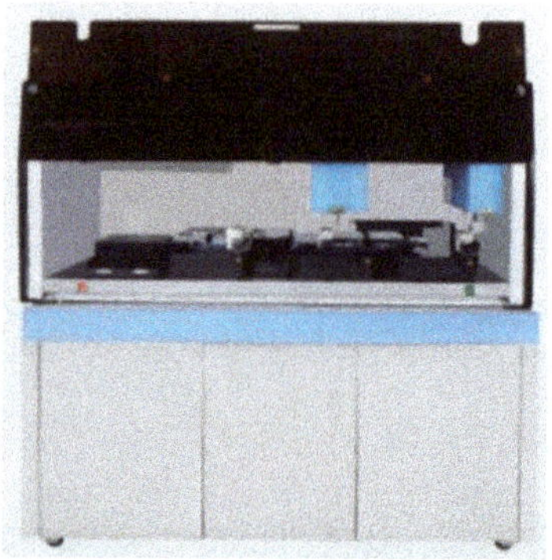

图 7-2-7　BIOBASE8001 全自动酶免工作站

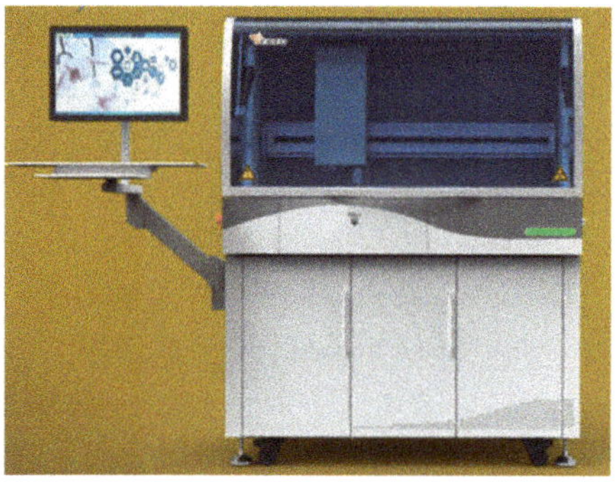

图 7-2-8　HB500E 全自动酶免工作站

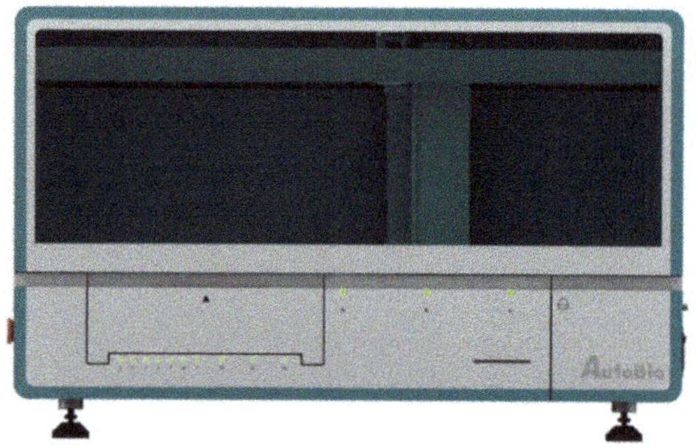

图 7-2-9　GLP-F300 全自动酶标分析仪

为烟台澳斯邦生物工程有限公司，主要产品分为前后处理设备及一体机设备。前后处理设备由酶免分析加样系统 Microlab STAR 和全自动酶标仪 Microlab F.A.M.E. 组成。酶免分析加样系统 Microlab STAR 型号为 Microlab STAR、Microlab STAR let、Microlab STAR Venus、Microlab STAR let Venus；全自动酶标仪 Microlab F.A.M.E.（图 7-2-10）型号包括 F.A.M.E. 16/20、F.A.M.E. 16/30、F.A.M.E. 24/20、F.A.M.E. 24/30；一体机包括全自动酶免分析仪 ELISA STAR、全自动酶免分析仪 Microlab STAR IVD ELISA（图 7-2-11），其中全自动酶免分析仪 ELISA STAR 型号是 194000，全自动酶免分析仪 Microlab STAR IVD ELISA 型号是 2CH、4CH、8CH。Microlab STAR 具有气动置换加样技术、防滴漏控制功能、三种模式的液面水平探测功能，该品牌目前在进口产品中占有较高的市场份额。

7. Tecan Schweiz AG

Tecan Schweiz AG 代理人名称帝肯（上海）贸易有限公司，全自动酶免分析仪 Freedom EVOlyzer 型号有 FREEDOM EVOLYZER-2 200、FREEDOM EVOLYZER-2 150、FREEDOM EVOLYZER-2 100/2、FREEDOM EVOLYZER-2 100/4、INSTR. FREEDOM EVO ELISA 200 2 LIHA（图 7-2-12）。

8. Adaltis Inc.

加拿大亚特斯公司，是世界领先的体外诊断产品公司，总部设在加拿大蒙特利尔，在全球免疫诊

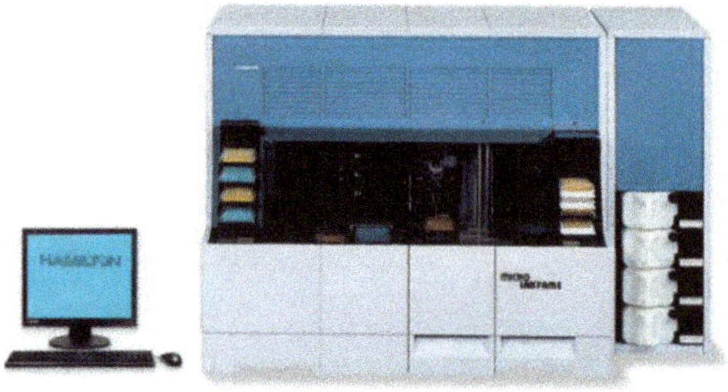

图 7-2-10　MICROLAB®F.A.M.E 全自动酶标仪

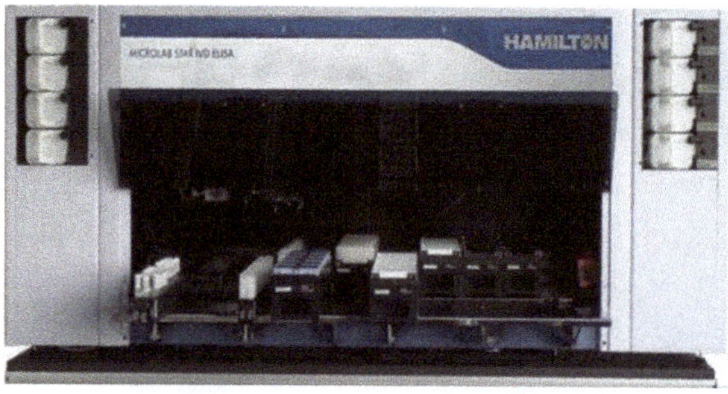

图 7-2-11　Microlab STAR IVD ELISA 全自动酶免分析仪

断试剂及诊断仪器的研发方面具有卓越贡献，主要从事研发开发，生产和销售实验室诊断产品，用来诊断危及人类健康的疾病。

Nextgen 7 全自动双系统酶免分析仪：Nextgen 7（图 7-2-13 和图 7-2-14）是一款全自动的开放型酶免分析系统，可以根据试剂供应商提供的操作程序进行编程和实验。最多可以同时处理 7 块酶标板。双系统设计可保证左右两侧能独立运行。快速可靠地处理工作量，高速移液连续加载样品，同时处理极端灵活的分析编程，仪器支持远程控制。操作人员在较短的仪器使用培训时间后，每天在工作时间内就可以处理较大的数据量，具有成本效益的测试和测试结果，节省人力的优点。同时有 Personal lab 型号全自动酶免分析仪，可以同时检测 2 块板，满足不同通量客户需求。

9. Dynex Technologies，Inc.

Dynex 公司成立于 1954 年，总部位于美国弗吉尼亚州。作为 96 孔微孔板的生产者，Dynex 在全自动 ELISA 工作站、实验室仪器及相关耗材和配件的设计与制造领域，始终处于全球先进地位，产品在全球的临床诊断、药物开发、生物化学研究以及工业应用均有广泛应用。

DS2® 全自动酶标免疫分析系统：DS2（图 7-2-15）是一款小巧的、全自动的、开放的酶免工作站，自动完成酶免实验全部过程。DS2 可以同时处理 2 块 96 微孔板，最多可整合 12 个不同的实验项目。主要应用于自身免疫实验、感染性疾病、食品安全、药物滥用等临床检验或实验室研究工作。

五、全自动酶免仪技术发展方向

受益于国家医疗器械的相关扶持政策及配套产业链的日渐成熟，国内全自动酶免仪制造企业积极提升核心技术竞争力并对产品持续创新升级，逐步打破进口品牌制造商多项技术壁垒，全自动酶免仪产业得到快速发展。检索全球专利，目前，美国、欧洲、日本等国家的全自动酶免仪相关专利申请速度趋缓，发展稳定；我国在该领域专利申请持续活跃，申请量保持增长态势，企业创新意识较高。如图 7-2-16 所示，在 2003 年之前，国内全自动酶免

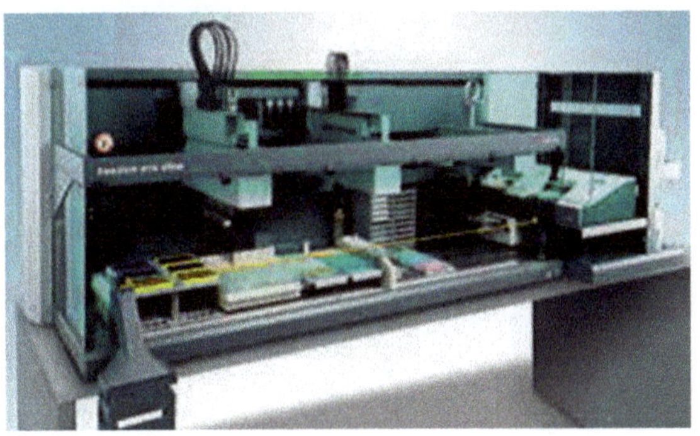

图 7-2-12 FREEDOM EVO ELISA 200 全自动酶免分析仪

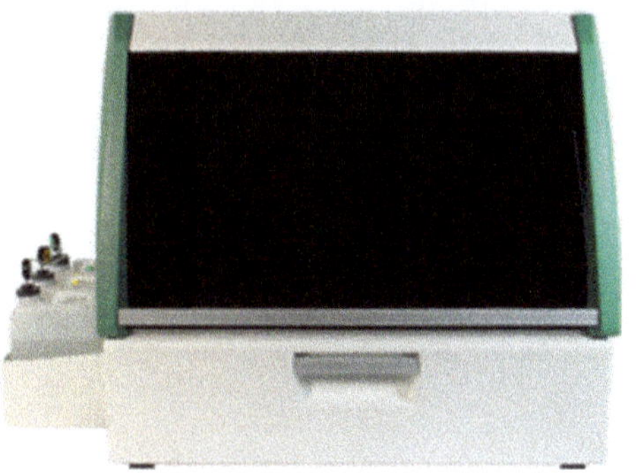

图 7-2-13 Personal Lab（2 块板）全自动酶免分析仪

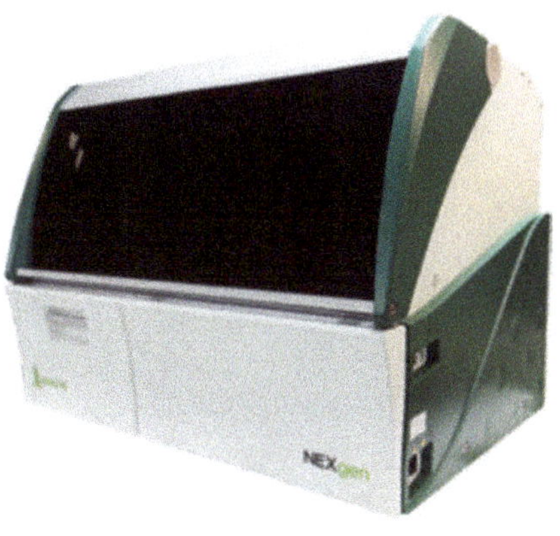

图 7-2-14 Nextgen 7（5+2）全自动酶免分析仪

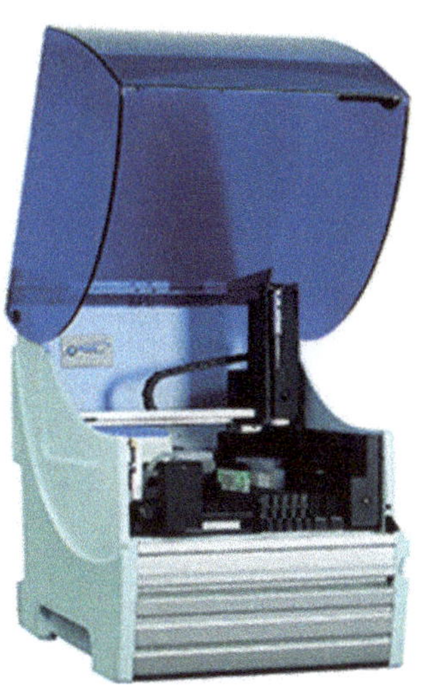

图 7-2-15 DS2® 全自动酶标免疫分析系统

仪相关专利申请量较低；2003—2010 年专利申请量有所增长，国内企业已开始在该领域进行技术研发及布局，已有少数优秀企业的全自动酶免仪获批上市；2011—2017 年进入专利申请快速增长期，国内企业纷纷持续优化核心技术；2017 年专利申请量到达顶峰，全年申请 62 件；2018—2019 年申请量有所下降，但仍保持 40 件以上，2020—2022 年，国内全自动酶免仪相关技术相对成熟，专利申请数量有所下降，维持在年均 20 件左右。

2005 年，深圳爱康已围绕全自动酶免仪展开了技术研究，成为该领域较早的入局者，2006 年爱康 URANUS AE 系列产品获批上市。2007 年，烟台艾德康开始布局酶联免疫工作站专利申请，同年，其流水线式全自动酶联免疫工作站获批上市。近年来，一批优秀设备企业，如山东博科、深圳德夏、嘉兴科瑞迪等公司也纷纷在该领域布局，进行技术研究及开发创新，进一步丰富全自动酶免仪产品，为用户提供了更多的选择机会。

通过对 2017—2019 年公开的全自动酶免仪相关专利申请文件进行分析，可以看出，近年来该领域的技术研究主要集中在孵育温控技术、光学检测技术、加样控制技术、传送控制技术等核心模块的性能改进及与荧光和化学发光分析功能的模块整合等方面。可以预见，全自动酶免仪将向着进一步提高性能、强化检测自动化程度、延伸功能模块及实验室自动化流水线等方向发展。同时，通过对 2020—2022 年近 3 年公开的全自动酶免仪相关专利申请进行分析，发现我国的全自动酶免仪经过 2017—2019 年的高速发展，相关技术已经相对成熟，专利布局上主要围绕对产品的外观改进、界面优化等方面，随着用户对全自动酶免仪性能要求的不断提高，以及智慧实验室的逐步推进，全自动酶免仪在实验室的智能化应用，与样本处理系统、样本传输轨道及其他实验室设备的智能融合方面的创新技术预计将迎来新的变革，并推动该领域专利技术布局量的新增长。

六、全自动酶免仪的市场状况

（一）2016—2027 年中国全自动酶免仪市场规模

目前市场上领先的酶免仪产品已完成了全自动酶免疫法实验的全自动化，具有多任务处理、多通道加样、完全实现平行过程处理等特征。欧、美、日等发达国家或地区的体外诊断行业发展较早，产品稳定性、技术含量以及设备平台开放程度等方面具备优势，国际厂商帝肯、哈美顿的全自动酶免仪在我国三甲医院等高端医疗市场占据主导地位。近年来，以深圳市爱康生物科技股份有限公司为代表的国产厂商已明显缩小与国际厂商的差距，国产品牌全自动酶免仪凭借性价比优势、贴合本土需求的能力以及售后服务优势，逐步渗透国际厂商占据的市场，国产替代进口趋势明显。

据 Global Info Research 整理研究（图 7-2-17），2016 年我国全自动酶免仪市场规模为 3 069 万美元，

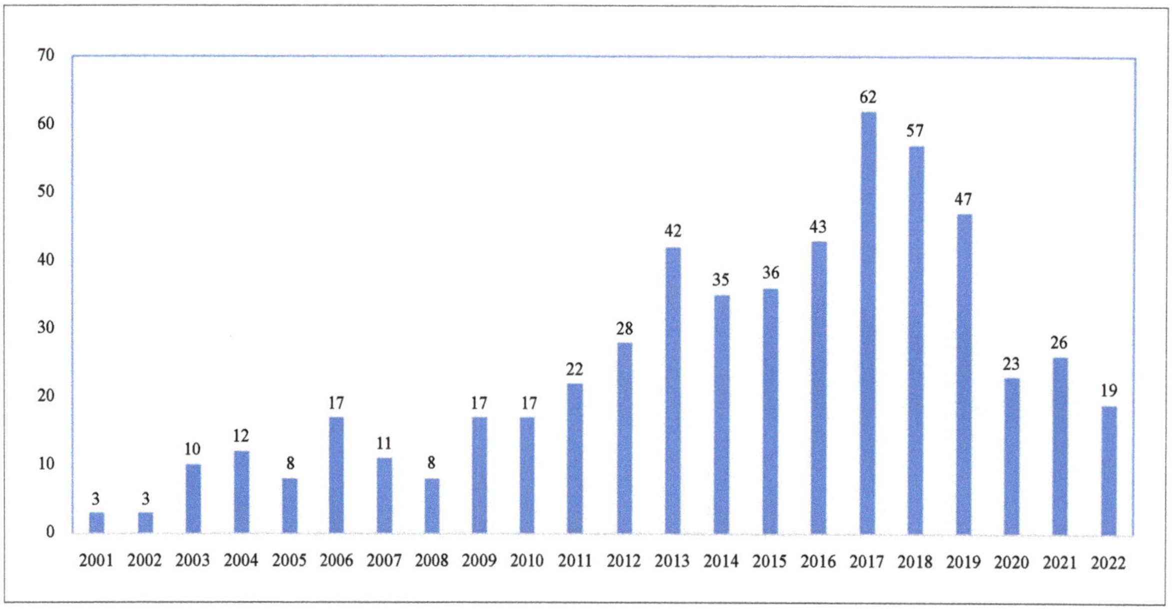

图 7-2-16 国内全自动酶免仪相关专利申请量趋势图
（资料来源：Global Info Research 整理研究，2022 年）

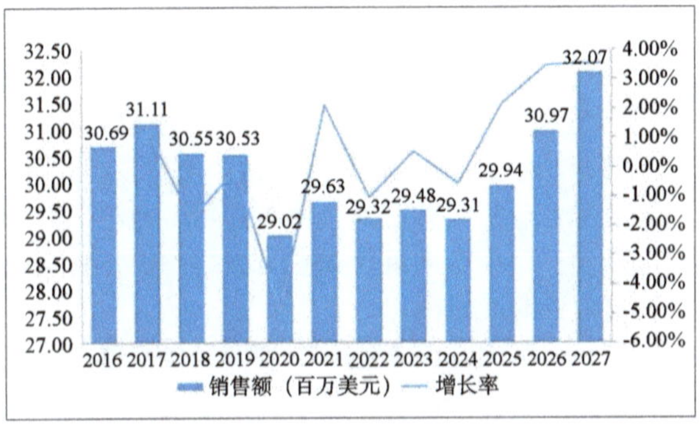

图 7-2-17 2016—2027 年我国全自动酶免仪市场规模走势图
（资料来源：Global Info Research 整理研究，2022 年）

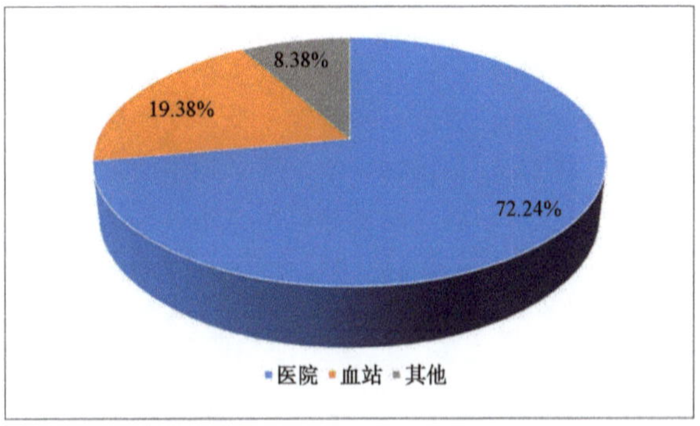

图 7-2-18 2022 年我国不同应用全自动酶免仪市场份额图
（资料来源：Global Info Research 整理研究，2022 年）

约 1.98 亿元人民币；2020 年我国全自动酶免仪市场规模由于受新冠肺炎疫情影响略有下降，为 2 902 万美元，约 1.87 亿元人民币；2021—2022 年市场恢复较为乐观，全年分别达 2 963 万美元和 2 932 万美元，分别约 1.91 亿元人民币和 1.89 亿元人民币；2025 年之后，预测医院市场对自动化仪器更加重视，采购力度加大，可能会替换部分酶标仪；预计 2027 年，我国全自动酶免仪市场规模将达到 3 207 万美元，约 2.07 亿元人民币。

（二）中国全自动酶免仪细分应用场景市场份额

中国全自动酶免仪应用场景主要包括医院、血站及其他科研机构等。目前，在医院领域，全自动酶免仪可提供乙肝六项（HBsAg、Anti-HBs、HBeAg、Anti-HBe、Anti-HBc、Anti-HBcIgM）、免疫四项（HBsAg、Anti-HCV、Anti-HIV、TP）、优生优育五项（CMV、HSV、TOX、RV、TP）、癌胚抗原及产前筛查等，可提供的检测项目较为丰富。一般在三甲类大型医院，由于酶免检测项目较多，且检测数量较大，能够同时处理多项目的高通量的全自动酶免仪相对更加适用；在小型医院，检测项目较多，但单个项目的检测数量不多，往往多个项目可在同一块微板上进行检测，基于此特点，高度集成化的小型全自动酶免仪相对更加适用。血站应用全自动酶免仪对采集的血液进行检测，主要检测项目为传染病标志物（HIV、HBsAg、HCV、TP、ALT 等），由于血站的待测样本量较大，而且检测项目相对固定，能够同时检测所有项目的高通量全自动酶免仪相对更加适用。

据 Global Info Research 整理研究（图 7-2-18），2022 年中国全自动酶免仪应用场景中医院占有最大份额，达 72.24%；其次是血站，占比 19.38%；其他机构占比 8.38%。可见，全自动酶免仪细分应用场景中医院市场占有绝对优势。随着分级诊疗政策推动医疗资源下沉，二级医院及乡镇医院的市场需求形成全自动酶免仪市场新增量，对国内全自动酶免仪企业来说，更应紧贴不同应用市场场景的用户需求，创新多元化产品，为临床提供全方位的检验解决方案，方能形成竞争优势，为用户创造最大价值。

（三）全自动酶免分析仪市场发展趋势

根据免疫分析仪和检测行业研究及“十四五”规划分析报告部署，我国酶免疫分析仪业应以市场为导向，实施管理和技术创新，独立于企业，内外结合。将现有产品与高新技术相结合，促进其升级换代，提高酶免疫分析仪行业企业的知名度。随着酶免疫分析仪业的发展和市场的成熟，以及政策法规的完善，酶免疫分析仪业的发展趋势可以概括为以下几个方面。

（1）酶免疫分析仪业的社会化：目前，我国酶免疫分析仪业的资本投资模式已逐步形成了以用户投资为主、国家投资为辅的格局。在发达国家，政府有意识地引导大型经济组织参与资本投资，并以此作为推动产业发展的手段。传统的酶免疫分析仪业已不能完全满足社会发展和人民生活的需要，这是一种社会化的需求。这些因素决定了酶免疫分析仪业管理的社会化。同时，随着市场经济的发展，酶免疫分析仪业管理的社会化将得到促进和发展。

（2）大规模的酶免疫分析仪业：从酶免疫分析仪业的发展时期来看，酶免疫分析仪业的市场发展程度决定了酶免疫分析仪业的规模。产业资本投资和实施的社会化是其规模化的条件，酶免疫分析仪业管理的社会化是其规模化的保障。随着酶免疫分析仪业的社会化，它已经从单位和个人转变为区域化。因此，安全社会化也是其大规模发展的过程。另一个因素是，酶免疫分析仪业的“互联网 +”加快了其规模的实现。

（3）多学科交叉的酶免分析仪业：随着科学技

术的进步，尤其是生物学、临床医学、材料学的不断进步，学科间的交互合作越发紧密，用户对全自动酶免仪性能要求也不断提高，全自动酶免仪在实验室智能化、信息化建设中，越来越趋向全自动化检测，该领域通过不断创新技术、拓展功能、提升性能，向外延伸，整合、融入样本处理系统、样本传输轨道及其他实验室设备，实现全实验室自动化流水线分析系统。

“十四五”期间，我国酶免疫分析仪业企业在国内市场具有独特的优势。当前我国酶免疫分析仪行业的市场竞争十分激烈。特别是近年来，随着中国经济的快速发展，越来越多的业内人士认为，中国酶免疫分析仪行业市场的高年增长率，吸引了来自世界各地的酶免疫分析仪行业知名企业巨头。这些企业巨头有明显的优势：巨大的技术优势，数十年甚至更多的市场运营经验，以及悠久的品牌效应历史。面对这些跨国企业巨头，中国酶免疫分析仪业企业充分发挥了扬长避短的战略，将地理优势和与人和谐的优势发挥到了极致。其次，国内酶免疫分析仪行业企业更适合国情，更符合中国人的需求。在服务方面，中国的酶免疫分析仪企业也做得更好、更周到。为了抢占市场份额，国内酶免疫分析仪企业与几乎所有客户保持着良好的合作关系。此外，中国酶免疫分析仪行业的企业也在巧妙地利用“价格战”这一国内企业最佳的竞争策略，占领酶免疫分析仪行业的市场。

最后，我国许多企业已经意识到，要想在当前酶免疫分析仪市场的残酷竞争甚至恶性竞争中生存下来，让自己发展壮大，将面临巨大的压力。所以“十四五”期间，国内酶免疫分析仪企业要发展壮大，就必须勇于创造超越潮流的领先优势，同时为了获得技术领先优势，做适销对路的产品和服务。企业还应该敢于直面困难，不断地开拓创新，在技术、质量和市场上超越竞争对手，拓展自己的生存和发展空间。

（王兢　吴海龙　易维京）

（赖鹏飞　王学琴　强勇平　审稿）

第三节
免疫流水线①

一、免疫流水线简述

（一）免疫流水线介绍

免疫流水线是专门用于免疫分析的实验室自动化处理系统。实验室自动化系统包含实验室自动分析仪、实验室前处理系统、实验室后处理系统，通过自动化轨道和信息网络连接，覆盖整个检验过程，形成检验自动化。免疫流水线将实验室的免疫检验流程：样本进样、标本运输、离心、去盖、分杯、样本分拣、免疫分析、加盖、出样、存储等进行自动化处理，从而提升检验效率；降低人工错误，确保测试结果准确、可重复性好，实现标准化；降低成本。

按照免疫流水线的自动化程度可分为免疫全实验室自动化系统（Total Laboratory Automation，TLA）和免疫前处理系统（Task Targeted Automation，TTA）。免疫 TLA 通常由进样、离心、去盖、分杯、免疫分析、加盖、存储、出样、轨道、接口等模块组成，是前处理、免疫分析与后处理全流程自动化的系统；免疫 TTA 通常由进样、离心、去盖、分杯、免疫分析、轨道、接口等模块组成，是前处理、免疫分析半流程自动化的系统。

从系统的封闭性与开放性来看，免疫流水线又分为封闭式免疫流水线与开放式免疫流水线。封闭式免疫流水线上的免疫分析仪仅为同一厂家的免疫分析仪，试剂菜单有限；开放式免疫流水线接入不同厂家免疫分析仪，满足用户对不同试剂菜单的需求，但对接入不同厂家免疫分析仪有较高的技术要求。

（二）免疫流水线技术发展阶段

免疫流水线属于实验室自动化系统在免疫学科

① 本节的“免疫流水线”仅指单一流水线。

检验应用的分支。

实验室自动化系统从20世纪初汽车制造工业自动化系统发展而来，其目的是为了解决检验工作量大、劳动力不足、提升检验效率、降低人力需求的问题。20世纪80年代最初实验室自动化系统为手工搭建轨道进行样本传输；20世纪90年代至21世纪初实验室自动化系统转变为工业化标准化系统，在日本、欧美等得到迅速发展；近年来国产实验室自动化系统也相继涌现；而当前阶段实验室自动化系统也从自动化向智能化的方向发展。通过样本智能调度，中间件进行分析仪及耗材状态、样本结果大数据智能分析处理。

其学科应用也从最初的一条流水线覆盖生化、免疫、血液学、血球等多学科的综合型流水线，慢慢分化出生化免疫流水线、血球流水线、凝血流水线等专业学科流水线。当前阶段又朝着两级化发展：一方面综合型实验室需要多学科综合型流水线；另一方面专业科室对专业学科流水线需求日益增加，这也促成了免疫流水线的发展。

除了流水线技术不断发展外，免疫分析技术也在不断地发展。从最初酶联免疫到主流化学发光免疫，再到流式荧光免疫、免疫荧光、免疫微流控等新型技术的兴起，也将带动免疫流水线进入更新的技术发展阶段。

二、国内免疫流水线产品现状

近年来，国家政策利好，支持国产设备的研发，国内IVD龙头如深圳亚辉龙、郑州安图、深圳迈瑞、上海透景、四川迈克、深圳新产业等民族企业相继推出国产化全自动免疫流水线，以满足国内不同地区不同规模医院对全自动流水线的广泛需求，提升国内医院实验室自动化水平。免疫流水线根据其功能及其复杂程度可分为模块化级联免疫流水线，如深圳亚辉龙iFlash 3000系列、上海透景TESMI i200系列、郑州安图AutoLumo A6000系列、深圳新产业MAGLUMI X8系列等；带样本前处理功能的免疫流水线，如深圳亚辉龙-日立iPAM BCIM全自动免疫流水线，上海透景-日立兼容性免疫流水线等；包含完整前后处理功能的全自动化免疫流水线，如深圳亚辉龙iTLA全开放式免疫流水线、郑州安图Autolas X-1 Series全自动免疫流水线、深圳迈瑞M6000实验室智能化免疫流水线等。现对各厂家全自动免疫流水线的主要性能指标及关键技术参数分别做单独介绍。

（一）模块化级联免疫流水线

1. 深圳亚辉龙iModules全自动免疫分析流水线

深圳市亚辉龙生物科技股份有限公司（以下简称亚辉龙）推出的iModules全自动免疫分析流水线（图7-3-1），以单机化学发光免疫分析仪iFlash 3000-C、iFlash 3000-G和iFlash 9000-A为基础，可同时支持4个模块联机并可加装iLoader样本进样单元，iFlash 3000-G和iFlash 9000-A是亚辉龙于2022年推出的最新型号化学发光免疫分析仪器。级联4模块流水线（M4），最大检测速度高达2 400测试/小时，是目前检测速度最快的基于吖啶酯直接化学发光技术的模块化流水线。配备ADS自动稀释模块，支持浓缩清洗液自动在机稀释，减少更换频率，增加离机操作时间；支持试剂及耗材在线装载功能，测试过程中可随时添加试剂耗材，无需等待，操作更省心。高度可拓展性，灵活搭配进样单元，最大样本位480个，具备独立急诊通道，急诊样本随到随测，满足急诊优先检测需求，可无缝对接亚辉龙iTLA及iPAM BCIM全自动整体实验室自动化系统，实现检验全流程无人值守，助力实验室智能化升级。iFlash 3000和9000系列具备通用的检测试剂，配套完善的检测菜单，涵盖肿瘤标志物、性激素、甲状腺功能、心肌梗塞、贫血、骨代谢、自身抗体、优生优育、呼吸道病毒、肺炎、生殖健康等检测项目140余项，除常规检测项目外，还支持AMH、Inhibin B、肺炎支原体抗体IgM、肺炎支原体抗体IgG、锌转运蛋白8抗体、脂联素、磷脂综合征等相关特色项目，用户可灵活进行项目组合，全方位满足临床检测需求及科研需求。

2. 上海透景TESMI i200系列

TESMI i200免疫流水线（图7-3-2）是上海透景生命科技股份有限公司（以下简称透景）于2021年发布的一款全自动化学发光检测分析系统，单模块检测速度达到480测试/小时，25个试剂位，支

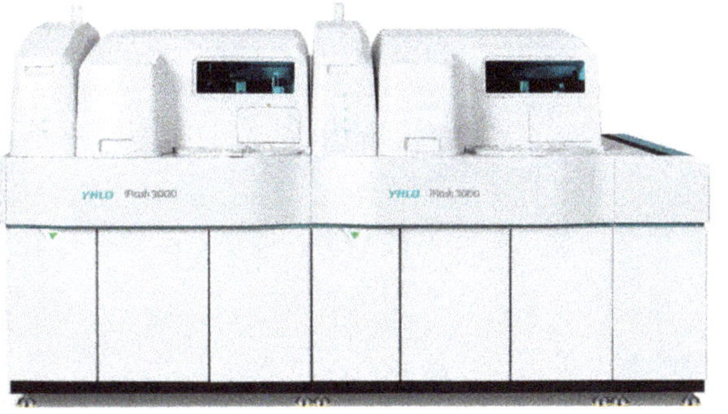

图7-3-1 亚辉龙iFlash 3000-G/iFlash 9000-A免疫流水线

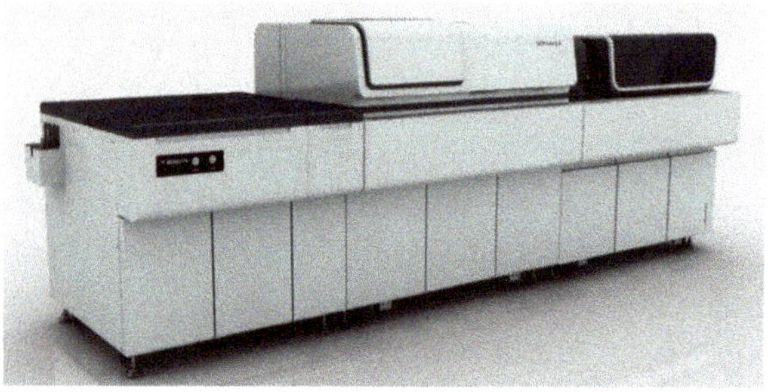

图 7-3-2　上海透景免疫双子岛

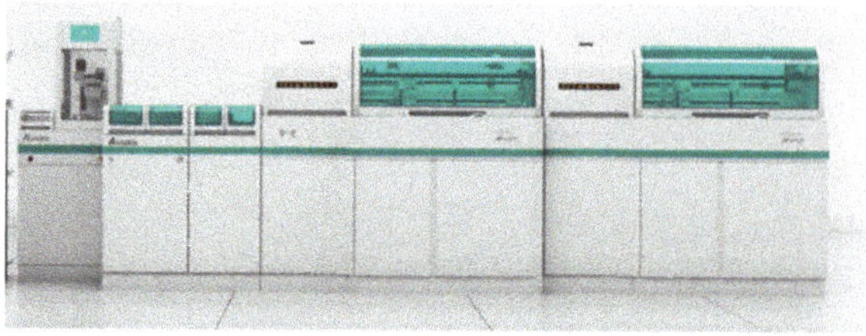

图 7-3-3　郑州安图 AutoLumo A6000 免疫流水线

持 4 个模块级联拓展。该仪器支持全天 24 小时不待机运行，具有不停机不停流程更换试剂的特点，搭配透景 70 余个免疫检测项目，为临床提供全面的解决方案。同时，TESMI i200 免疫分析仪可与透景流式荧光发光平台 TESMI F4000 组合成透景免疫双子岛（图 7-3-2），有机结合流式荧光和吖啶酯直接化学发光技术，各取所长，结合流式荧光和化学发光的特点，高速高效，模块化组合，最高检测速度 3 360 测试 / 小时，一岛顶十台，满足大规模检测量需求。集免疫常规 150 项检测项目为一身，双平台跨联互动，联机单检优势项目互补，既可以实现高速高效的多指标联检，也能对甲功激素等小分子精准检测，一管血便可以完成基本全部体检检验项目。搭载智能样本调度分配系统，空闲仪器优先进样，减少等待时间，统一样本数据的管理，将仪器检测效率最大化。

3. 郑州安图 AutoLumo A6000 系列

郑州安图生物生物工程股份有限公司（以下简称安图）在继 2013 年推出首款全自动化学发光测定仪 AutoLumo A2000 之后，于 2022 年推出新一代高通量化学发光免疫分析仪 AutoLumo A6000 系列，4 模块联机组成免疫流水线（图 7-3-3）。该产品具有双核护航、极速检测、便捷使用、拓展互联、生物安全等特点。单分析模块检测速度 600 测试 / 小时，最高可达 2 400 测试 / 小时；支持试剂 5 分钟快速混匀，试剂仓支持整机休眠模式下不间断冷藏，缩短实验准备时间；专用急诊轨道，急诊标本优先于在检样本架。试剂、反应杯、底物、清洗液支持不停机更换；单个分析模块 50 个试剂位，支持 RFID 射频扫码，实时记录试剂消耗；浓缩清洗液实时自动配制并供给，储运方便、更换便捷；多系统配合，仪器可实现 6 小时离机不间断运行。试剂盘、试剂针、样本转运通道、底物液、清洗液均为双备份设计，有效降低停机概率，护航整机稳定运行。反应杯支持固液分离后丢弃；进出样和轨道模块为全封闭设计，减少气溶胶外泄。仪器适用于 100 余种磁微粒化学发光检测试剂，可检测肿瘤相关抗原、肝病、激素、感染性疾病、肝纤维化、呼吸道病原体、心肌疾病等多种项目。AutoLumo A6000 系列免疫流水线可拓展为安图 Autolas A-1 系列、Autolas B-1 系列实验室全自动流水线，在实现流水线自动化的同时，满足各级用户对功能与空间的个性化需求。

4. 深圳新产业 MAGLUMI X8 系列

MAGLUMI X8 免疫流水线（图 7-3-4）是深圳市新产业生物医学工程股份有限公司于 2020 年推出的一款自主研发生产的最新机型，该机型具备“多、快、好、省、准”的产品特点。检测项目多，140 余项化学发光项目；仪器专利多：单机已获授权专利高达 85 项；样本位多：可同时检测 300 份样本，支持不间断连续加载；试剂位多：单模块可装载 42 个不同项目的试剂盒，支持不间断连续加载；耗材装载量多：所有耗材一次满载可完成 2 800 个测试，支持不间断连续加载。检测速度快：单模块检测速度高达 600 测试 / 小时，支持四台联机，最大检测速度可达 2 400 测试 / 小时。省成本：一次性 TIP 头一吸多注技术，提高耗材利用率；试剂自带质控和标准品，无需另购。品质好：故障率低，官方验证 10 万个测试无报警，仪器寿命长，零部件全球选材，仪器实际寿命高达 10 年。重复性好，更低 CV 值，突破行业极限，达到 3% 左右；一次性 TIP 头加样，杜绝样本间交叉污染；系统保持高度可拓展性，可与同型号仪器、生化分析仪等互相级联组合，也可兼容全实验室自动化系统。

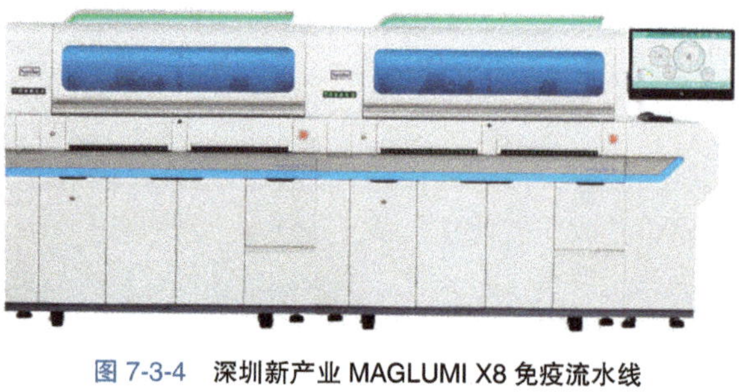

图 7-3-4　深圳新产业 MAGLUMI X8 免疫流水线

5. 深圳迈瑞 CL-8000i 系列

CL-8000i 免疫流水线（图 7-3-5）是迈瑞生物医疗电子股份有限公司在 2021 年推出的一款全自动化学发光免疫分析系统，也是目前的最新机型，CL-8000i 曾获 iF 和红点设计双项大奖，CL-8000i 用户体验交互系统以及对应的用户界面视觉系统和工业设计均荣获德国 iF 设计大奖；CL-8000i 用户体验与界面斩获 2021 红点用户体验与界面大奖。CL-8000i 单模块检测速度 500 测试 / 小时，双模块联机可达到 1 000 测试 / 小时，助力医疗质量与运营效率提升。质稳：采用 VU-Mix（涡旋 + 超声）混匀技术，利用超声空化能量，去除非特异性结合物，减少纤维蛋白干扰。FS-Sampling 全景精准加样，可实现自动识别样本容器，异常液面智能识别与报警，提高检测结果的准确性。易检：校准质控无须分装，自带条码，即放即测，一键完成；实现试剂智能预测，可视化装载，磁珠全自动混匀，简化操作流程；一键校准质控、快速试剂更换等易用性设计，大幅提高工作效率。高通量的检测速度、样本急中急功能，有效保障 TAT 时间。从容：通过一体化智能报警系统、实现了由远及近的信息传递，使工作人员精准定位并从容处理各种突发风险。同时，结合实验室质量管理规范，CL-8000i 提供了检验信息全流程追溯平台，助力结果分析排查，使临床检验更加安全可靠。

6. 四川迈克 i3000 系列

i3000 全自动化学发光免疫分析系统是四川迈克生物科技股份有限公司 2018 年推出的一款高端机型（图 7-3-6）。i3000 具备高速迅捷、灵活可靠、性能卓越、操作简单、维护方便等特点。采用主流磁微粒吖啶酯直接化学发光技术，高速度高效率，单模块检测速度 300 测试 / 小时，双模块联机可扩展至 600 测试 / 小时，双模块联机 60 个试剂位，首个结果最短报告时间 14 分钟。轨道式循环进样模式，一次性可同时加载 200 个样本，提供需复查样本缓存区域，支持用户自定义复查条件。精准的加样系统，随量跟踪技术确保样本量少时仍能准确加样，支持样本液面探测，能对样本气泡、凝块、加注系统的防撞进行动态监测，以及样本在线自动稀释功能，样本携带污染率低至 0.1 ppm。支持试剂耗材不停机加载更换，具备试剂加载专用通道，可在仪器运行过程中随时添加试剂；维护方便，无需用户操作，仪器自动执行每日维护，如有较长时间的维护项目，可设置仪器自动开机完成，用户可根据情况自定义维护组合项目，批量执行。模块化的组合方式不仅可以实现更高速度的要求，也可以极大地丰富检测项目，满足不同形式的检测需求，同时也可以适应实验室复杂的场地环境。

7. 迪瑞 CM 系列

CM 模块化免疫分析系统（图 7-3-7）由高通量的免疫模块组成。组合模式灵活，流程管理高效，操作软件智能化，结果准确可靠。系统配备完善的检测菜单，可支持多种灵活组合方式，满足用户不同需求，免疫模块可达 640 测试 / 小时 / 模块；超强的急诊处理能力，确保急诊的优先测试；智能化的操作管理软件，智能易用；超大容量样本台提篮式转运，可一次性装载 620 个样本。

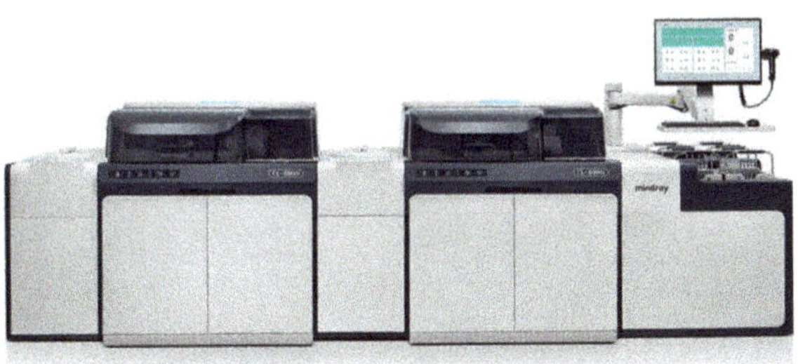

图 7-3-5 深圳迈瑞 CL-8000i 免疫流水线

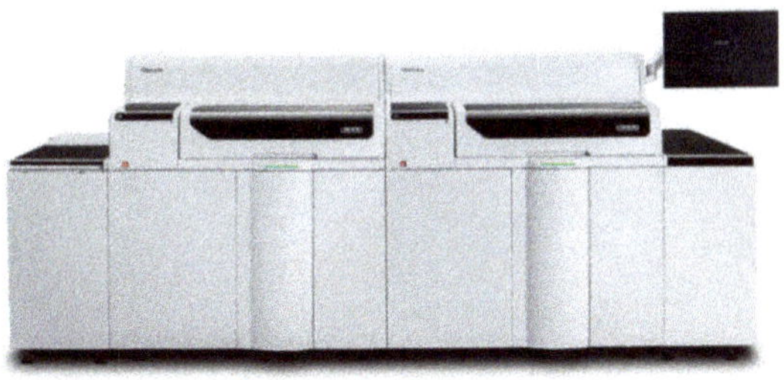

图 7-3-6 四川迈克 i3000 免疫流水线

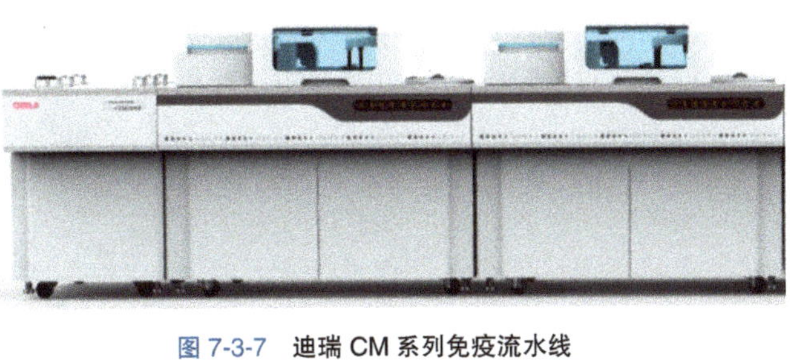

图 7-3-7 迪瑞 CM 系列免疫流水线

（二）带样本前处理功能的整体实验室自动化生化免疫流水线

1. 深圳亚辉龙－日立 iPAM BCIM 全自动免疫流水线

iPAM BCIM 全自动免疫流水线是亚辉龙与日本日立诊断于 2020 年联合打造的一款高性价比、灵活紧凑、极具拓展性的实验室自动化产品（图 7-3-8）。通过智能传输轨道和智能信息系统将日立 PAM 样本前处理系统和亚辉龙 iFlash 3000 系列高速免疫分析仪连接，保留拓展连接日立最新的 LABOSPECT 008 系列生化分析模块以及第三方化学发光免疫分析仪的能力，满足生化免疫方面的检测需求。形成流水线作业模式，实现样本进样、离心、去盖、分注、分析、回收等检验流程自动化，助力实验室自动化升级。灵活紧凑：系统将进样、离心、去盖、分注、收纳等功能模块进行一体化设计，同步整合免疫分析系统，追求整体的一致性和高效性，多种组合方式灵活选择，可根据实验室场地布局以及样本转运流程灵活调整摆放方式，占地面积小，实验室空间利用最大化。自由拓展：模块化组合式设计，既保持系统高度可拓展性，可根据实验室检测需求自由拓展功能模块和分析模块，单免疫接口最大检测速度高达 2 400 测试 / 小时，支持在线直接增加分析模块，无需预留轨道和接口，仪器接口可无限拓展，提升检验通量，满足实验室长期发展需要；同时保持系统高度容灾能力，应对极端故障条件，为实验室平稳运行保驾护航。iPAM BCIM 全自动免疫流水线凭借极低故障率，超高的检测速度和良好的操作体验赢得用户认可。目前，该系统已在北京协和医院、浙江省儿童医院、广州市妇女儿童医院、柳州市中医院、平顶山市第一人民医院等几十家国内大型三甲医院装机使用。

2. 上海透景－日立兼容性免疫流水线

上海透景于 2018 年联合日本日立公司共同发布了这款兼容性流水线（图 7-3-9），该型流水线可兼容日立 PAM、TS 两款样本前处理系统，连接透景 TESMI 多指标流式荧光仪，且具备良好的扩展性和兼容性，可拓展连接日立最新的 LABOSPECT 008 系列生化分析模块以及第三方化学发光免疫分

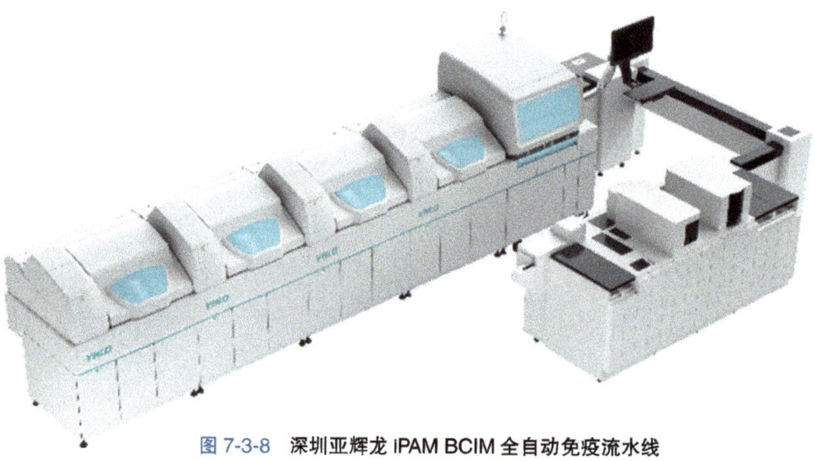

图 7-3-8　深圳亚辉龙 iPAM BCIM 全自动免疫流水线

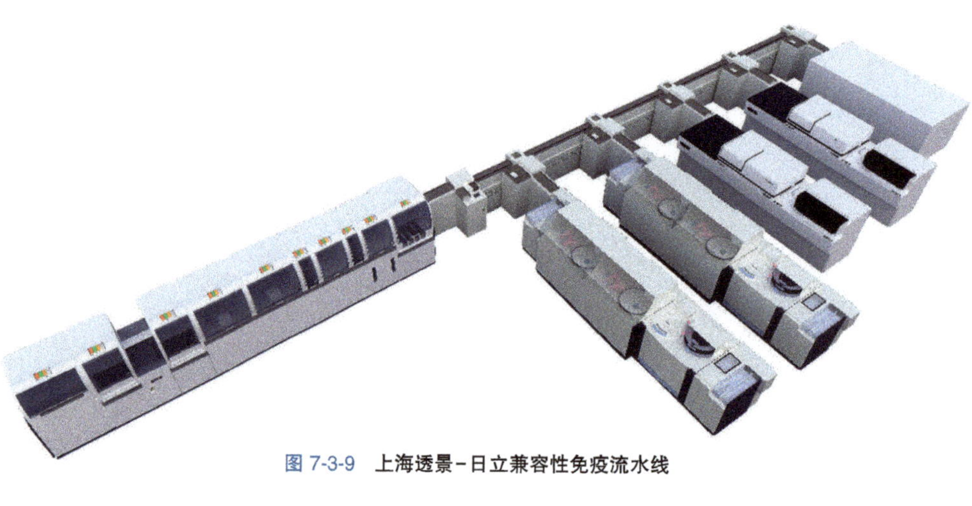

图 7-3-9　上海透景－日立兼容性免疫流水线

析仪，满足生化免疫方面的检测需求。透景依托其独家的高通量流式荧光技术产品优势，结合流式荧光技术具备多指标、高通量、准确性和可靠性高的特点，单次理论最多可检测 100 个指标，检测速度在 840~4 000 测试 / 小时，检测准确度和可靠性媲美进口品牌。透景－日立兼容性免疫流水线具有 TS 和 PAM 两个不同版本，可适应不同检测样本量的客户需求。高速的 TS 线具有高达 800 样本 / 小时的前处理速度，适用于日样本量 1 500~2 000 的大型医院。经典的 PAM 线技术成熟，系统稳定，适用于中等标本量的医学实验室，对于推动分级诊疗、促进优质资源下沉的落地具有重要意义。透景－日立兼容性流水线为解决实验室的痛点应运而生，透景免疫平台联检高效，日立流水线技术成熟，两者结合可提供优良的实验室自动化整体解决方案，提供标准版、升级版及高配版等多种配置方案，并可根据用户实际需求进行定制，满足不同地区不同等级用户多样化需求。

3. 上海透景精灵快线 T6 直连式免疫流水线

透景新推出的精灵快线 T6，直连式免疫流水线，颠覆了传统认知，采用一体化前处理设计，摒弃了传统流水线复杂的外部轨道，利用仪器内部三轨，实现样本进样、返回及超车运输，完全满足了操作简单、高效且占地面积小的需求（图 7-3-10）。

精灵快线 T6，宽度仅为 1.3 m，即可完成进样、离心、开盖、转架等样本前处理工作，支持原始管直接上机，100 mm 与 75 mm 采血管可混合上样，且整体效率高达 300 管 / 小时，极大地节省了前处理的空间。完成上样后，只需等待流水线出检测项目结果即可，全程无需更多操作，方便简单。

精灵快线 T6 可连接透景免疫解决方案，包括全自动化学发光免疫分析仪器——发光大精灵 TESMI i200，其速度可达 480 测试 / 小时，还具有不停机不停流程加载试剂等功能，可以实现科室检测仪器"全天运行不用停"，高效又方便。全自动流式荧光发光免疫分析仪 TESMI F4000，其采用独特的流式荧光发光检测原理，可对多个检测指标进行联检，单机检测效率比传统化学发光平台提高 5~10 倍，理论最高速度可达 4 000 测试 / 小时。两款仪器自由组合，可检测百余项免疫指标，对于面积紧张的实验室来说，如此高效的免疫分析仪器，是非常适用的。

精灵快线 T6 最多可搭载四台透景免疫联机，实现高通量检测，如此高效且占地面积小的流水线，真正做到"精灵快线省空间"。

（三）包含完整前后处理功能的全实验室自动化免疫流水线

1. 深圳亚辉龙 iTLA 智能化免疫流水线

iTLA 智能化流水线系统是亚辉龙在 2018 年推出一款高端的、智能化实验室流水线（图 7-3-11）。系统秉持全开方性理念，兼容第三方品牌分析仪器，能把不同厂家、不同平台的分析设备整合，实验室可以灵活选择合作品牌和分析平台，集众家之所长，提升检验质量，降低实验室成本。系统采用最新一代磁悬浮传输轨道，实现标本转运全过程静音传输，磁悬浮传输速度快，效率高，且故障率低。全电机驱动模式，系统稳定性高，降低系统维护成本。系统智能化程度高，通过条码信息实现标本最优路径规划和全流程定位追踪。多功能存储冰箱持标本自动复查，自动质控，自动丢弃，一键实现标本复查、追加测试、标本调取等功能，检验全流程无需人工干预。iTLA 智能化流水线具备完整的前处理和后处理功能模块，包括自动进样、倾倒式批量进样、自动离心、自动去盖、二次去盖、自动加盖、多功能储存冰箱、自动出样等功能模块，实现样本从上机至丢弃全过程自动化流水线作业模式，无需人工操作。模块化组合，拼接式安装，配置灵活，布局多样，根据用户实际需求进行个性化定制，拓展性高，可自由拓展功能模块和分析模块，兼容生化、免疫、凝血、血球等多种学科，实现多学科、多平台在线连接，满足实验室长期发展。从"封闭"到"开放"，从"独立"到"整合"，全新的开放式智能化流水

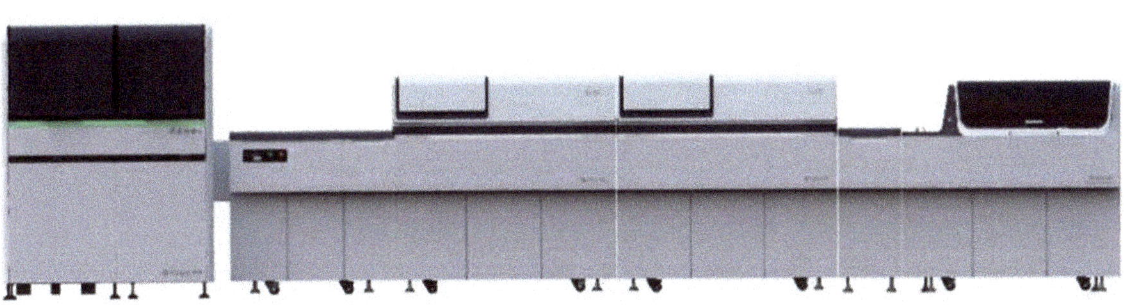

图 7-3-10 上海透景精灵快线 T6 直连式免疫流水线

线系统将深度融入实验室的日常管理中，打造最契合临床实验室需求和发展的自动化解决方案，同时，可配套亚辉龙 iCube 智能实验室管理系统，符合 ISO 15189 质量管理体系要求，实现检验流程规范化、标准化，全面满足自动化、智能化医学实验室的管理需求，自动化流水线和智能化管理系统相结合，将引领物联时代的临床实验室变革。

2. 深圳迈瑞 M6000 全自动免疫流水线

M6000 系列是迈瑞于 2019 年推向市场的第一套全自主检测模块的智能化流水线（图 7-3-12）。M6000 可整合实验室生化、发光、血球、凝血等四大关键专业学科，四大专业检测模块均由迈瑞全自主研发制造。系统具有深度整合多学科能力，三轨磁悬浮轨道系统高效稳定静音环保，智能化场景显著改善用户操作体验，一管血精益化管理解决方案，协同迈瑞智检信息化解决方案等诸多优势。M6000 流水线在线最大可连接总检测速度达 1 万测试 / 小时的发光模块，同时搭载新颖的磁动力三线设计轨道，配以信息数据管理系统，实现全流程数据交互式管理，并通过大数据分析，和科室共同建立相应自动审核、复检规则、危急值报警等功能，更好缩短报告 TAT 时间。配置灵活，可搭载多种功能模块，实现检验样本分拣、传送、处理、分析和存储的全流程的完全自动化；模块化设计，积木式拼接，无需预留接口，支持灵活扩展；灵活布局，I 型 /L 型 / U 型 /F 型，满足实验室各类场地要求。急诊优先轨道配合分析仪大容量缓冲单元，灵活调度急诊插队，超时样本自动优先，满足急诊样本上线立检，复检自动优先要求。智能调度每一支样本，减少等待时间，高危样本独立管理，全链路特殊标记，减少人员与样本接触，保障实验室生物安全。配套流水线管理软件与分析仪操作软件协作，实现分析仪实时设备状态、试剂状态、结果状态等信息互享，整合项目检测结果、使用耗材追踪、量化血清指数及样本历史信息等实现结果异常智能提醒、自动审核功能，保证检测结果质量可靠。

3. 郑州安图 Autolas X-1 自动化免疫流水线

Autolas X-1 系列是一款安图全新自主研发生产的自动化流水线（图 7-3-13），于 2022 年推出市场，该产品实现了流水线线体的完全国产化，提升了线体多项关键性能指标，同时也很好地控制了硬件成本，是安图在医学实验室流水线领域的又一次跨越。系统采用立体可循环的三轨设计，自由转向，优化实验室标本周转时间，支持急诊优先检测；功能模块及分析仪器均可双侧布局，灵活布局，提高实验室空间利用率，自由扩展，满足不同实验室的

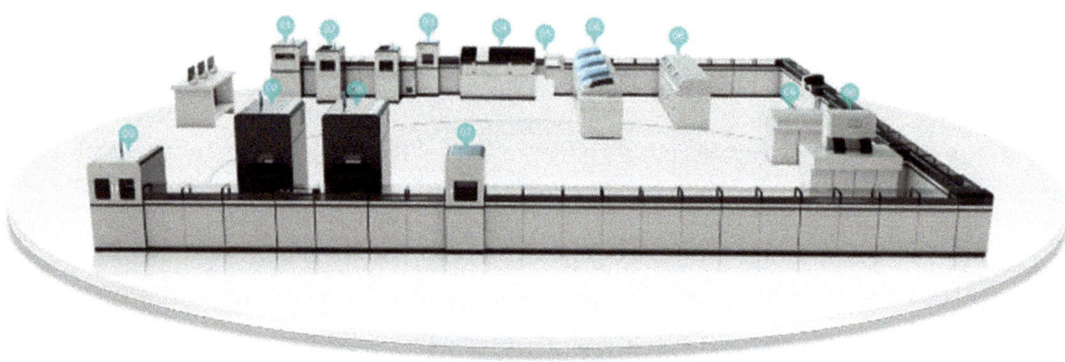

图 7-3-11 深圳亚辉龙 ITLA 智能化免疫流水线

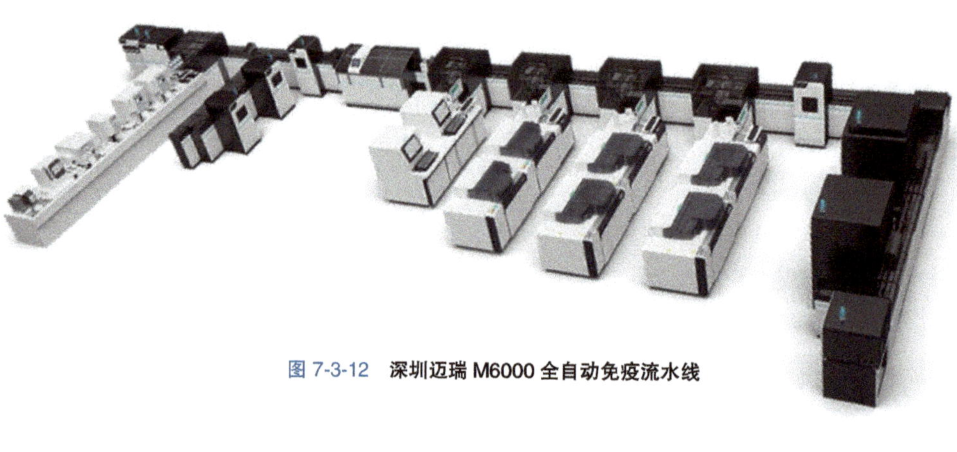

图 7-3-12 深圳迈瑞 M6000 全自动免疫流水线

发展需求。产品采用纯电机驱动，无需气泵；RFID无线射频技术，实时高效追踪标本信息；配备低温离心机，单模块离心速度可达450管/小时，支持多模块扩展；紫外消毒、气溶胶过滤技术结合封闭式轨道、旋转去盖等技术为实验室生物安全保驾护航；在线低温冷藏冰箱，单模块可存储超过15 000管标本，并支持多模块扩展，满足不同实验室标本储存的需求。系统整体运用了人工智能技术，通过AI技术实现对标本的智能识别与控制，可以实现标本信息识别、离心状态及质量识别、血清量及血清质量检测（溶血、脂血、黄疸）等功能。同时，安图生物拥有一支专业、成熟的流水线服务团队，可为客户提供全方位的服务。此外，搭配全新升级的AutoLean® 精益管理整体解决方案，可为客户提供全流程的精益管理服务，为客户提供持续改善的内驱力，打造精益化实验室，助力医学实验室高质量发展。

4. 迈克LABAS MAX全实验室智能化流水线

LABAS MAX全自动样本处理系统是迈克2022年新推出的一款流水线（图7-3-14），能灵活整合血液分析、免疫分析、生化分析、凝血分析等检测平台，充分满足用户的个性化定制需求。各模块连接简约紧凑，灵活的配置形式可以适应多种复杂的场地环境，在提升实验室检测效率的同时，又节约了占地空间。系统包含了进样模块、离心模块、移载模块以及回收模块，其中移载模块包括样本开盖、血清质量识别、将样本转移到五联架或十联架上以及样本分类的操作。采用螺旋式开盖方式，配备高效过滤装置，严格防止气溶胶污染，可监测废弃管盖的填充高度，并进行超限提示，可识别样本血清质量，并根据用户需求自定义识别灵敏度。各模块灵活布局，自由搭配，可实现仪器的H型、F型、E型的摆放，有效利用空间，满足不同场地条件的个性化布局。搭配实验室智能化系统，通过该系统实现对样本和数据的智能化管理，优化工作流程，实现可视化管理，提高实验室效率。

5. 新产业-赛默飞SATLARS-TCA流水线

新产业和赛默飞联合打造的一整套全实验室自动化整体解决方案SATLARS-TCA（图7-3-15），适用于不同类型实验室，具有超灵活、可拓展及高通

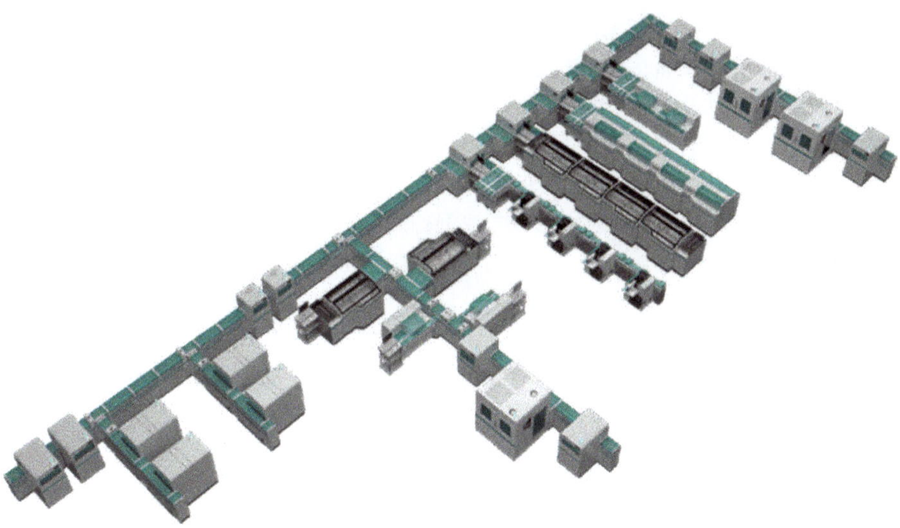

图7-3-13 郑州安图Autolas X-1自动化免疫流水线

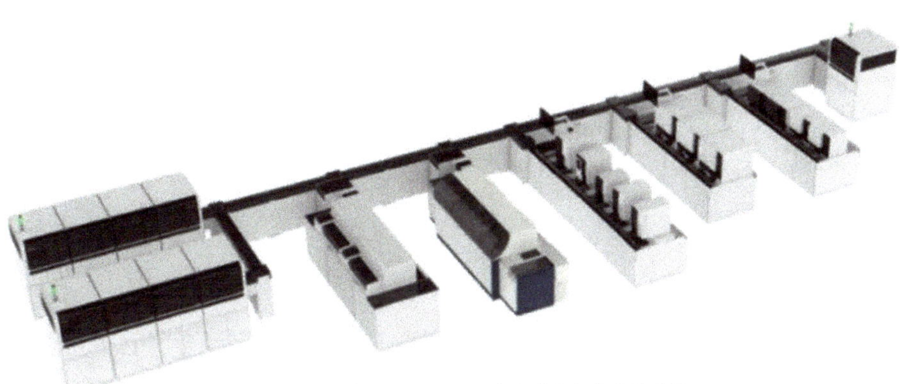

图7-3-14 迈克LABAS MAX全实验室智能化流水线

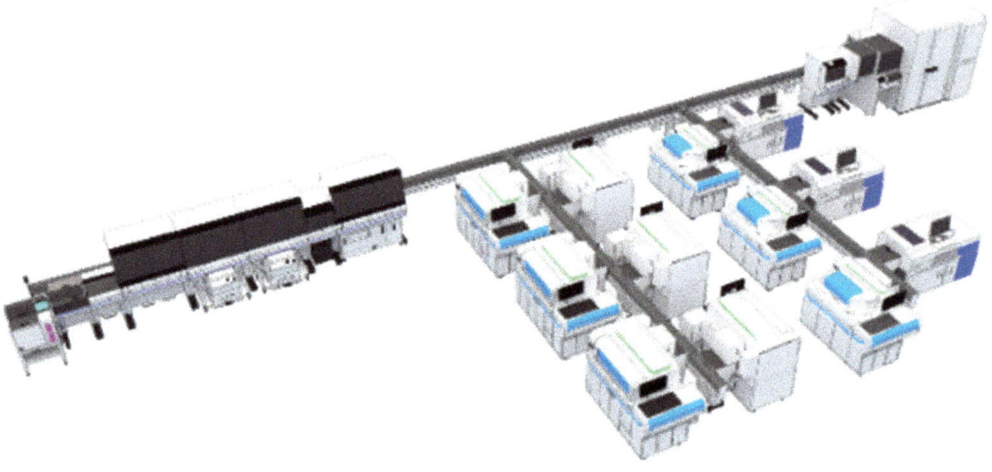

图 7-3-15　新产业-赛默飞 SATLARS-TCA 流水线

量的功能特点。SATLARS-TCA 分为前处理单元、后处理单元及分析仪单元，其中前处理单元包括控制模块、进 / 出样模块、离心模块、去盖模块四大组成部分，免疫分析仪器单元为 MAGLUMI X8，后处理单元由加盖模块、出样模块和在线冰箱储存模块三大部分组成。采用模块化的设计，可以为实验室提供完整的进出样、离心、去盖、加盖、存储等功能。在 SATLARS-TCA 系统中，整个流程为全封闭式，其中离心和开盖是全自动化处理，无需人工参与，可有效避免气溶胶。搭配智能信息系统，实现样本调度、追踪、统计，远程诊断超前服务；智慧大屏，实时掌控全局。布局多变，可增加新模块，开放兼容实现实验室个性化定制。

6. 沃文特 LS10 全自动免疫流水线

LS10 系列是四川沃文特生物工程股份有限公司（以下简称沃文特）拥有全自主知识产权的一套全自动流水线产品（图 7-3-16），于 2021 年推向市场。三合一进样模块，集气动进样，架式进样和离心单元，支持根据样本分析优先级切换，螺旋式去盖方式，同时配备气溶胶防护装置，可有效减少实验室污染。系统采用三轨道布局，三轨并行设计，支持急诊样本优先和动态避障功能。后处理模块包含自动加盖单元和二次去盖单元，支持用户自定义线下样本分类规则；多功能冰箱可储存 3 150~15 000 管样本，具备样本自动复查，自动质控功能。同时具备自动丢弃单元，自动对已丢弃样本进行打包处理和更换垃圾袋，安全高效。在线搭载沃文特 LA3000 新一代全自动化学发光免疫分析仪，单模块检测速度 300 测试 / 小时，支持 4 模块联机，单模块在机 30 个冷藏试剂位，超声混匀技术和试剂针 / 样本针双重清洗技术，降低交叉污染，试剂盒采用多层覆膜技术，无开盖污染，避免试剂挥发，有效保证试剂稳定性。沃文特 LS10 全自动免疫流水线支持与样本前处理自动化系统无缝对接，实现全流程覆盖且全系国产化，做到从采到弃，“沃”全都有。

7. 上海透景精灵快线 T8 高效生免流水线

精灵快线 T8 是透景推出的一款针对中等标本量医学实验室的国产高效生化免疫流水线（图 7-3-17）。精灵快线 T8 开创性地采取了一体化前处理的设计，不仅使得各项性能参数高度一致，而且解决了一般流水线前处理占地面积大的难题。精灵快线 T8 前处理长宽都约 1 米，在这一米见方的空间内，

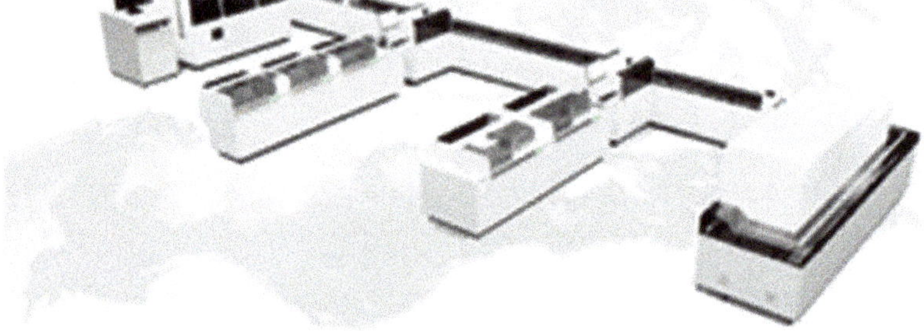

图 7-3-16　沃文特 LS10 全自动免疫流水线

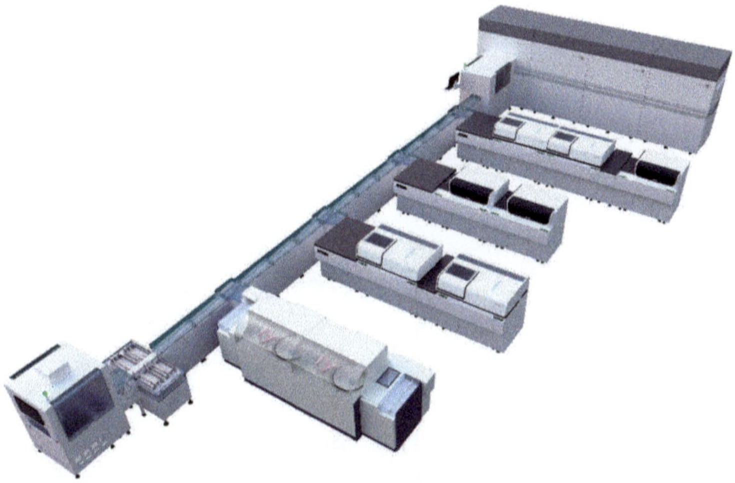

图 7-3-17 上海透景精灵快线 T8 高效生免流水线

可以自动地以 600 样本 / 小时的速度完成样本的进样、离心、旋转开盖、出样等样本前处理工作。前处理虽然小，但功能齐全，整体速度高，且配置了高效空气过滤元件，吸附因离心开盖产生的气溶胶，降低生物危害风险。

透景国产生化免疫流水线配置灵活，可以自由选择进口、国产全自动生化分析仪，透景的全自动化学发光分析仪 TESMI i200 及全自动流式荧光发光分析仪 TESMI F4000，另外可以根据用户需求配置智能化后处理，后处理容量 8 000~28 000 管可供选择。在智慧实验室建设方面，透景配置了数据管理中心、自动质控、自动审核、试剂推送及预警等多个满足科室需求的功能。

8. 迪瑞全实验室自动化流水线

迪瑞推出全实验室自动化流水线（图 7-3-18），这是一套可以将样本前处理和后处理模块与体外诊断分析仪连接的实验室自动化系统。系统组成包括：无序进样模块、输入模块、输出模块、离心模块、血清识别模块、去盖模块、分杯模块、加盖模块、转运模块、低温存储模块。根据不同用户需求定制，实现灵活组合；同时满足生化、免疫、凝血、血细胞等多种检测需求，可拓展。智能分配样本路径，合理分配检测项目，提高工作效率。多种急诊方式，急诊位可切换，方便快捷。自动识别溶血、脂血、黄疸样本，保障结果有效，实现样本全流程自动化封闭检测，全程无气溶胶接触。全实验室工作流程智能管理，实时监控，支持远程维护，保障系统稳定运行。

三、国内免疫流水线市场分析

1. 市场容量分析 / 市场格局介绍

免疫检验技术经过不断发展和更新迭代，免疫

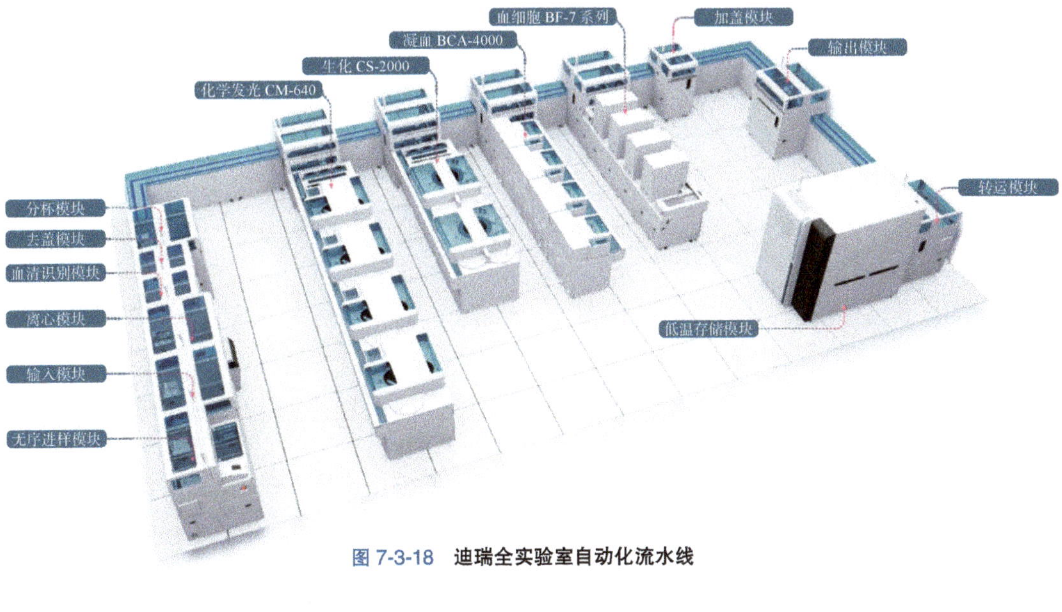

图 7-3-18 迪瑞全实验室自动化流水线

诊断也经历了从过去半自动化仪器，到全自动化仪器，再到全自动化流水线的发展历程，操作方式从手工向自动化演变，自动化的引进极大地提升了检验工作效率和检测能力。

国内大型三甲医院对全自动化流水线的需求是明确的，然而随着分级诊疗推进、人们健康意识提升、人口老龄化加剧、三孩政策全面开放等因素，门诊量不断下压基层医疗机构，二级及县级医院样本量激增，样本量的分布相对扁平化，二级医院甚至发达区域的县级医院对于全自动化流水线都有强烈的需求。

据中国卫健委不完全统计，中国三级医院 3 200 多家，并且以每年 300~400 家的速度增长；二级医院总数超过 11 000 家，民营第三方实验室和体检中心也在蓬勃发展。截至 2021 年底，全国流水线装机保有量不足 3 000 条，保守预计，全国流水线的市场空间会在 7 000 条以上，且三级医院中存在一家医院引进多条全自动化流水线的可能，叠加二级医院的快速发展、新院区的修建、分级诊疗的推进等因素，将进一步释放自动化流水线的市场空间（图 7-3-19）。

国内自动化流水线起步较晚，目前国内实验室的全自动流水线仍主要以进口品牌为主，其中以贝克曼、罗氏、雅培、西门子等企业为主要代表，占据全国免疫诊断流水线市场 70% 以上的市场份额。随着国家政策利好，国产替代加速，国内 IVD 龙头国内企业如亚辉龙、安图、迈瑞、透景、新产业、迈克、沃文特等如雨后春笋般涌现，相继推出国产化全自动免疫流水线，以满足国内不同地区不同规模医院对全自动流水线的广泛需求。就市场竞争格局而言，迈瑞、安图、亚辉龙、迈克等化学发光老牌玩家因其市场规模较大，布局流水线时间较早，处于国内厂家中流水线市场第一梯队，而沃文特、科华、万泰等厂家则为国产流水线第二梯队玩家（图 7-3-20）。

2\. 技术革新、国民健康意识提升、医疗体系改革等带动流水线市场的增长

（1）免疫诊断技术提升，自动化升级持续进行。“十四五”规划大力强调推进创新产品的开发和产业化，鼓励中国医疗器械创新发展，推动公立医院高质量发展。智慧医院建设，实验室智能化升级、仪器的模块化发展和流水线整合推动了三级医院市场的发展，引领免疫诊断行业高速增长，也将继续扩大流水线发展空间。同时，免疫诊断市场下沉也将进一步推动流水线发展，让更多基层医院也能配置自动化流水线。

（2）资源下沉，医疗基建力度加大，流水线应用场景增加。自 2015 年国务院发表提倡提高基层医疗服务能力并完善分级诊疗的指导意见起，分级诊疗的落地在中国已有初步成效。“十四五”规划强调优质医疗资源建设和区域均衡分布，呼吁并贴息支持基层医疗能力建设。“千县工程”等针对基层医疗机构的政策出台后，基层医院和二级医院将拥有更多预算采购检测新设备，自动化流水线进入二级市场的大门逐渐打开。

（3）国民健康意识增强、老龄化、城镇化以及三孩政策等促进流水线市场发展。国民生活水平提升，全民健康消费意识愈发增强。健康体检、肿瘤早筛早诊早治在全民健康体系的渗透提升了居民整体疾病诊断率，也扩大了免疫诊断流水线的应用场景。随着国内老龄化加剧，三孩政策全面开放，样本量和检测需求激增，在没有增加人员配置的情况下保质保量完成检验工作，加之仪器老旧、处理速度慢等因素，检验科面临很大的压力和挑战，自动化流水线是帮助检验科缓解人员紧张、提升工作效率的强有力工具。二级医院对于自动化流水线的需求越来越强烈，可以预见，二级市场将是各大 IVD 厂家流水线竞争的主战场。

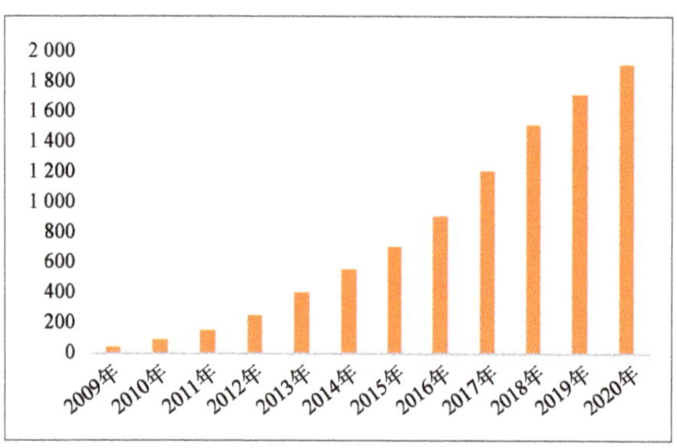

图 7-3-19　国内流水线装机保有量

（数据来源：动脉网）

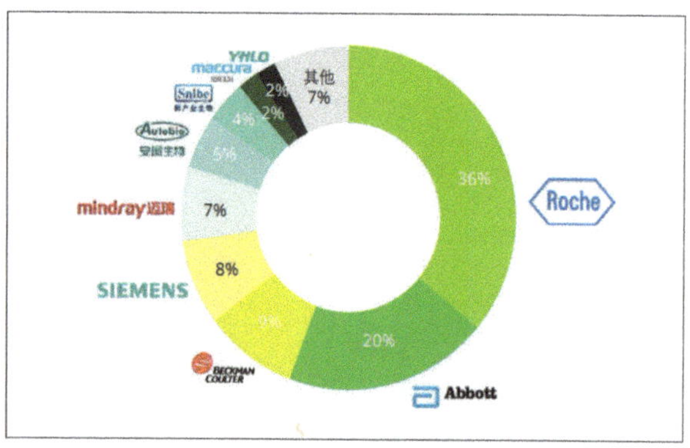

图 7-3-20　化学发光免疫诊断市场竞争格局

（数据来源：案头研究，专家访谈，德勤分析）

3. 医保控费＋进口替代等政策导向，加快国产流水线进程

近年来，国家连续出台多项政策支持国产设备，带量采购，优先采购国产设备以及非必要不采购进口设备等，国产流水线将抢占更多市场份额。例如：《2021 年安徽省公立医疗机构临床检验试剂集中带量采购》，国产厂家通过价格优势抢夺了更多市场份额。2022 年 11 月，江西省医药采购服务平台发布一则《肝功生化类检测试剂省际联盟集中带量采购公告（第 1 号）》公告，本次由江西省牵头河北省、山西省、内蒙古自治区、辽宁省、吉林省、黑龙江省、福建省、河南省、湖北省、湖南省、广东省、广西壮族自治区、海南省、重庆市、贵州省、陕西省、甘肃省、青海省、宁夏回族自治区、新疆维吾尔自治区、新疆生产建设兵团、云南省组成采购联盟进行带量采购。此外，国家层面也出台《中华人民共和国政府采购法》等规定政府采购项目原则上须采购国产产品，逐步提高公立医疗机构国产设备配置水平，质优价廉的国产品牌替代进口品牌将成为必然趋势。

4. 国产流水线品质提升，将进一步增加其市场竞争力

进口品牌替代的速度，并不取决于行政命令和集采进度，最主要还是取决于国产产品品质的提升速度。一方面，进口厂家在受到国产替代冲击时，势必会加速本地化进程，将部分产品生产本地化，以迎合国家政策，同时降低成本，如贝克曼的 DXA5000 全自动流水线和 AU5800 高速全自动生化分析仪已完成国产注册。另一方面，国产流水线在政策带动下获得优先进入医院的机会，但仍需解决其产品质量及临床认可的挑战。国产企业可通过引进国际化质量管理体系，同时建立完善的技术服务管理体系及专业团队，提供专业咨询及维修服务，打造国产流水线优质的口碑，同时通过与顶尖高校 / 技术研究机构的合作建设发展多层次人才梯队，完善团队的专业及研发创新能力，以产品硬实力赢得用户认可，获得市场青睐。

四、国内免疫流水线未来发展方向

随着临床专业学科越来越精细化，以及检验的集中化，越来越多的实验室需要专业的免疫流水线以满足免疫专业学科检验需求。

1. 全流程自动化——端到端

随着检验对全流程自动化的要求越来越高，以及自动化技术的不断发展，免疫流水线的自动化会向前端采血系统、标本运输系统、标本分拣系统拓展，实验采血端到存储端的端对端的全流程自动化。

2. 无轨化——灵活部署

当前阶段流水线以有轨系统为主，其布局与拓展对实验室场地要求较高；而通过样本智能机器人实现无轨流水线上模块间的标本传输，试剂耗材智能机器人实现分析仪耗材的补充，实现无轨化流水线，可以支持灵活部署。相比生化免疫流水线、开放式流水线等，免疫流水线上连接的分析仪型号相对较少，对分析仪接入技术的复杂度相对降低，这极其有利于无轨流水线的发展。

3. 智能化——中央控制

免疫流水线未来在硬件上发展样本智能机器人、试剂耗材智能机器人外，在软件上也将发展 AI 智能大脑中枢系统，构建物联网系统。流水线模块、免疫分析仪、样本智能机器人、试剂耗材智能机器人作为免疫流水线的神经末端通过物联网技术将其信息汇总至免疫流水线智能大脑中枢系统，大脑中枢系统充分发挥其 AI 智能数据分析及大算力能力，实现流水线模块、分析仪、耗材、样本、结果信息的智能分析，并充分发挥智能分析能力，进一步智能预警与智能控制，达到免疫流水线作为智能机器人整体与免疫实验室管理人员之间进行人机交互的目标，简化免疫实验室管理人员工作环境，降低人力需求，降低样本结果时间，增加检测效率，从而整体达到降本增效的目标。

4. 信息化——标准统一

免疫流水线搭配完备的实验室信息系统管理软件，结合物联网技术，避开了空间的限制，可实现了不同检测平台检测标准的统一管理，同时可对诊疗信息进行跟踪，实现 ISO 15189 的自然合规。

5. 开放化——免疫菜单齐全

为满足临床专业整体实验室需求，免疫流水线也趋于从全封闭式走向半封闭式。封闭流水线厂家自有免疫试剂试剂菜单，缺失菜单面向第三方开放，支持流水线有轨 / 无轨分析仪接口定制开发，将第三方免疫分析仪无缝接入免疫流水线，从而达到一条免疫流水线满足实验室整体免疫检测的需求。开放化需要商业上的更多探索。

6. 小型化——空间就是效率

免疫分析技术不断发展，从最初酶联免疫到主流化学发光免疫，再到流式荧光免疫、免疫微流控等新型技术的兴起，也将带动免疫流水线的不同发展形式。流式荧光免疫结合主流化学发光免疫、实验室自动化前处理、后处理系统形式形成免疫双子岛，随着接入的免疫分析仪的数量减少，对免疫流

水线的场地要求大大降低；随着全自动免疫荧光染色仪、全自动免疫荧光分析系统等的自动化程度增加，桌式免疫流水线也将诞生；免疫微流控更是激发出 Lab On Chip 微型免疫流水线的诞生。

7. 检测需求定制化，更好地贴近用户需求

针对客户的单一应用场景进行检测项目设计，对不同客户 / 科室需求进行设计，类似血细胞分析流水线，拥有场地要求低、产出效率高的特点。

8. 国产化进程正在逐步替进

紧跟国家战略布局，免疫流水线国产化将成为另一趋势。一方面，越来越多的国产免疫分析仪公司将做加法布局免疫流水线领域，充分发挥免疫分析仪核心技术优势，结合自动化技术、AI 技术，实现国产化免疫流水线整体解决方案；另一方面，综合型流水线解决方案公司将做减法，结合新技术，打造专业的免疫流水线，以满足日益细分的免疫专业学科检验需求。

（于秋萍　周锐　张福星　熊文峰）

（盛晔　马路　审稿）

CAIVD

第八章

微生物检测与伴随诊断产品和技术发展及市场状况

第一节
微生物培养鉴定仪及试剂

一、引言

微生物检测是指从患者的痰、尿、血液、穿刺液（胸腹水、关节液、心包液）、脑脊液、化脓及创伤口等处获取原液，扩大培养，鉴定菌种，最终确定临床用药方案的一整套流程。

随着微生物学研究的逐步深入，各种新方法、新技术在微生物检测领域广泛应用，各学科间的渗透交叉以及实际运用中大量经验的积累，使得微生物检测行业获得了驱动力。现如今，人们对微生物领域的研究已经深入到分子水平，诸如细胞结构和功能、微生物的代谢类型、微生物生长途径和调控及其传染变异性等。此外，为了培育出一批专门适用于微生物检测领域的人才队伍，各种针对微生物研究的学科正在形成，例如真菌毒素学、细菌质粒学、微生物分子育种学、重组微生物生理学、微生物分子遗传学等。

无论是国内还是国外，微生物的检测一直是手工、半自动、全自动共存，以基础微生物学方法为主，结合形态学、免疫和分子生物学等辅助手段。这种情况在今后还将长期存在，究其原因，最主要的还是微生物检测在技术上无法完全用自动化仪器取代，尤其是标本处理和培养。自动化仪器的应用，主要在血培养和鉴定药敏。目前临床对于微生物产品的需求，主要集中在提高检测速度、减少人工、加强检测过程的质量控制。同时，对于药敏结果的解释、院感控制和耐药分析也提出了越来越高的要求。

近年来，微生物检测技术不断趋于成熟，伴随着市场需求的增加，整个微生物检测行业也将迎来新的发展高峰。

二、微生物药敏检测相关政策

抗微生物药物敏感性折点是界定临床病原菌对抗菌药物“耐药”“敏感”或“中介”的重要判断依据。目前，全球范围内共有两个主要的临床抗微生物药物敏感性折点标准，分别为欧洲的 EUCAST 标准和美国的 CLSI 标准，但由于人群药代动力学差异、药物使用方法和剂量差异、病原菌敏感性差异等因素，导致我国采用欧美标准解读药敏检测数值会产生偏差。基于以上原因，2022 年 8 月 6 日，国家卫生健康委临床抗微生物药物敏感性折点研究和标准制定专家委员会（国家药敏专委会）成立了。国家药敏专委会的成立对微生物药敏相关企业及机构来说是一件具有划时代意义的事情，国家药敏专委会成立将对我国促进微生物药敏实验的推广应用、控制抗生素滥用等具有重要意义。

抗微生物耐药（AMR）是全球公共健康领域面临的重大挑战，2022 年《柳叶刀》发表的 AMR 全球负担的系统分析显示，2019 年 6 种常见 AMR 病原体导致的直接死亡达 92.9 万例，间接死亡达 357 万例。因此，2022 年 10 月 25 日，国家卫生健康委、教育部、科技部、工业和信息化部、财政部、生态环境部、农业农村部、国家广电总局、国家医保局、国家中医药局、国家疾控局、国家药监局、中央军委后勤保障部卫生局发布《遏制微生物耐药国家行动计划（2022—2025 年）》(以下简称《行动计划》)。《行动计划》确立了预防为主、防治结合、综合施策的原则，聚焦微生物耐药存在的突出问题，创新体制机制和工作模式。微生物耐药问题计划指出，在 2022—2025 年，主要达成以下指标：研发上市全新抗微生物药物 1~3 个；研发新型微生物诊断仪器设备和试剂 5~10 项。加强二级以上综合医院感染病科建设，规范诊治细菌真菌感染；强化临床微生物室建设，通过参加实验室室间质评、推广耐药菌快速诊断技术等，提升病原学诊断能力。对于耐药感染预防、诊断和治疗相关临床急需的新药、疫苗、创新医疗器械等，依程序优先审评审批。加强对抗微生物药物的不良反应监测及评价工作。鼓励研发耐药菌感染快速诊断设备和试剂，支持开发价廉、易推广的药物浓度监测技术。到 2025 年，在微生物耐药国家治理体系、公众健康素养、专业人员防控能力、抗微生物药物合理应用、科技研究和国际交流合作等方面，均取得明显进步。该计划的发布将对我国微生物检测行业发展具有重大的推动作用。

三、微生物培养类相关产品介绍

我国临床微生物实验室目前采用的微生物培养系统主要有梅里埃的 Bact/alert、BD 的 BACTEC 系统以及赛默飞的 VersaTREK 系统，国产微生物培养系统主要有迪尔、美华、安图、鑫科、复星等公司生产的相关产品。近年来国产微生物培养产品已经取得长足的进步，市场份额逐步扩大，国产微生物培养产品在技术水平上与进口产品差距已经逐渐缩小。国产培养产品也是取得了重大突破，不断打破国外企业在这方面的主导地位，相关数据更加贴合我国实际国情。

（一）微生物培养类产品注册情况

通过国家药品监督管理局平台查询，2021 年 1 月—2022 年 12 月，微生物培养产品注册情况见表 8-1-1。

表 8-1-1　2021 年 1 月—2022 年 12 月国产微生物培养产品注册情况

序号	厂家	产品	管理类别	型号规格	批准日期
1	武汉迪艾斯科技有限公司	全自动微生物培养系统	第二类	DIASE-BCS-TI-120	2021-7-20
2	湖南海路生物科技有限公司	微生物培养系统	第二类	HALO-P100	2022-2-28
3	深圳市爱康生物科技股份有限公司	全自动微生物动态检测仪	第二类	RobotC 100	2022-3-2
4	中元汇吉生物技术股份有限公司	全自动微生物培养系统	第二类	EXB120、EXB120S、EXB120P	2022-8-8
5	安图实验仪器（郑州）有限公司	微生物培养监测仪	第二类	BC60、BC60 Se	2022-9-9
6	浙江夸克生物科技有限公司	全自动微生物培养仪	第二类	KBC-120M、KBC-120MB	2022-10-2
7	深圳市伯劳特生物制品有限公司	幽门螺杆菌选择分离培养基（微生物检验法）	第二类	20 人份 / 盒	2022-12-1

（二）生物培养类代表产品介绍

1. BC60 微生物培养监测仪

安图实验仪器（郑州）有限公司的 BC60 微生物培养监测仪（图 8-1-1）是安图生物全新推出的一款自动化血培养系统。该产品通过升级加热模式、优化上机流程、提升软件算法等方式，缩短了血培养报阳的时间，提高了微生物病原菌阳性的检出率，同时也实现了血培养的跨科室管理。

单位体积内瓶位数更多，模块化设计，支持最多 360 瓶位扩展，培养基添加了特殊选择的 V、X 因子，提高了苛养菌的检出率，多种树脂吸附，保证了强大的抗生素中和能力，检测系统的灵敏度更高。先进的智能算法，涵盖了微生物生长的所有阶段。结合独特的曲线变化识别算法及微生物生长预测模型，生长曲线由延迟期进入对数期即可触发阳性，报告阳性结果速度更快，平均报阳时间缩短 2~3 小时。

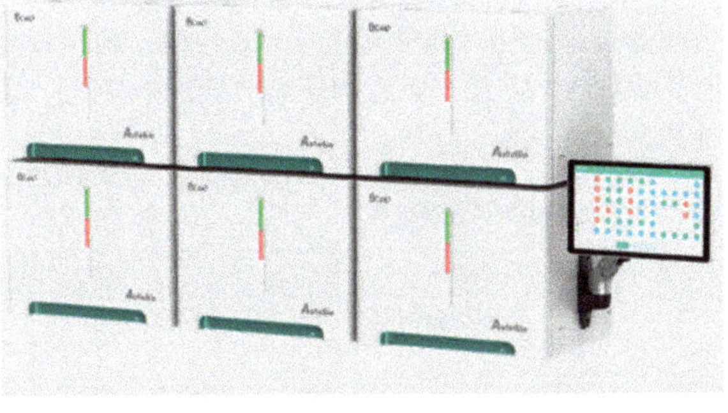

图 8-1-1　BC60 微生物培养监测仪

支持微生物实验室管理系统的监测报警与统计分析可实现不同科室血培养的跨科室管理，缩短报阳后样本处理等待时间。采血量监测技术，实现精准管理软件支持离线恢复功能可最长支持延迟 48 小时上机。支持阳性瓶复上机功能，培养时间自定义功能。

2. DIASE-BCS-TI-120 全自动微生物培养系统

DIASE-BCS-TI-120 全自动微生物培养系统（图 8-1-2）是由武汉迪艾斯科技有限公司研发完成，拥有独立自主知识产权，获得国家专利局多项专利保护的一款全新概念的血培养设备。该产品采用模块式设计，便于随时提升培养能力，能有效检测血液、无菌体液和其他无菌标本中的微生物。

采用 CO_2 直测技术，敏感而快捷，更早地实现报阳；科学的磁力搅拌方法，促进细菌的生长增殖，提高细菌生长速度及检出率；拥有多种科学的算法模型支持阳性瓶报阳；便捷的分层进样，有利于培养环境的稳定；分层 LED 实时显示培养瓶状态（阳性、阴性、培养中），方便识别；方便对接阳性标本自动转种及自动涂片染色设备；触摸屏操作，可以随时查

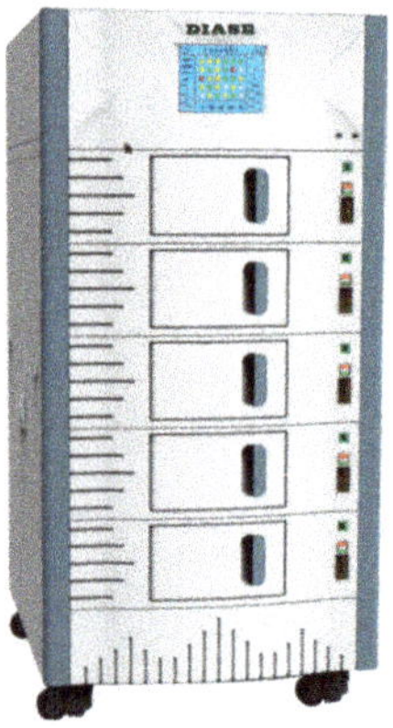

图 8-1-2 DIASE-BCS-TI-120 全自动微生物培养系统

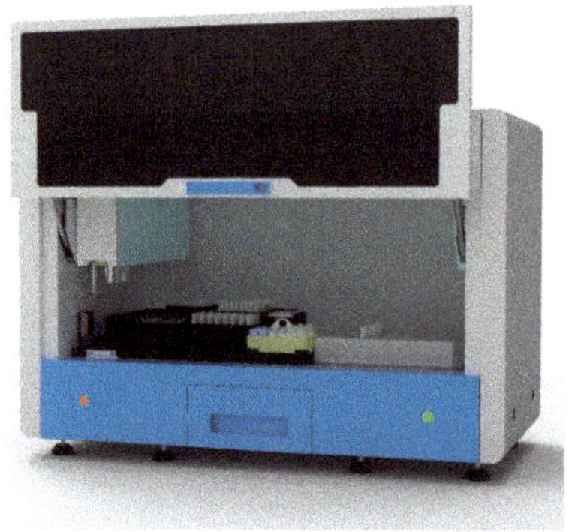

图 8-1-3 RobotC 100 全自动微生物动态检测仪

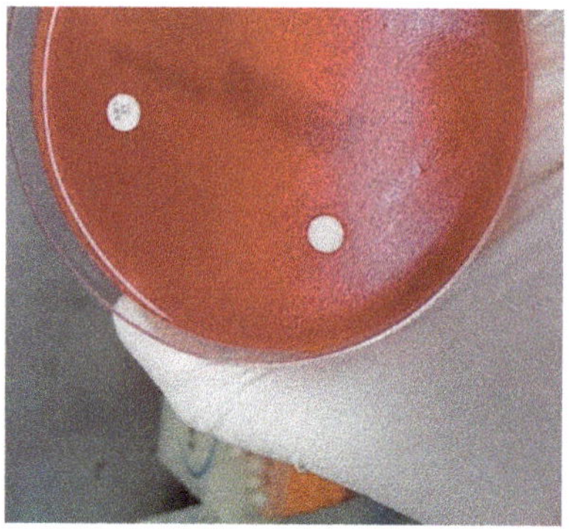

图 8-1-4 幽门螺杆菌选择分离培养基（微生物检验法）

看细菌生长曲线，培养状态，培养时间等信息。

3. RobotC 100 全自动微生物动态检测仪

深圳市爱康生物科技股份有限公司开发的 RobotC 100 全自动微生物动态检测仪（图 8-1-3）用于全自动完成真菌（1-3）-β-D- 葡聚糖、革兰阴性菌脂多糖的检测，主要功能包括标本条码自动扫描、标本分配、试管转移、试剂加注、孵育、判读分析，以及检测完之后自动消毒灭菌设备。具有液面探测和凝块检测报警功能，探测原理为压力感应式液面和凝块探测原理，不可使用电容感应式原理探测。

可同时检测项目包括真菌（1-3）-β-D- 葡聚糖、革兰阴性菌脂多糖。革兰阴性菌脂多糖（LPS）在浓度 0.005 EU/mL~5 EU/mL 范围内，其线性关系数的绝对值 r ≥ 0.980；真菌（1-3）-β-D 葡聚糖在浓度 1 pg/mL~1 000 pg/mL 范围内，其线性相关系数的绝对值 r ≥ 0.980。

4. 幽门螺杆菌选择分离培养基（微生物检验法）

在《第五次全国幽门螺杆菌感染处理共识报告》中，我国专家学者明确说明了目前根除幽门螺杆菌在临床的难点：对克拉霉素、甲硝唑和左氧氟沙星的耐药率呈上升趋势，导致我国根除幽门螺杆菌的成功率逐年下降。

深圳市伯劳特生物制品有限公司基于微生物培养法（固体选择分离培养基 + 药敏检测）研发的幽门螺杆菌选择分离培养基产品（图 8-1-4）便于临床和检验室的操作，只需内镜下取样涂抹—加气—培养箱 3 天，操作简便，不占用临床样本。通过伯劳特试剂盒选择分离培养纯的幽门螺杆菌，成功率高达 95%，药敏检测试剂盒可对 8 种抗生素进行精准敏感检测（克拉霉素、左氧氟沙星、甲硝唑、阿莫西林、四环素、呋喃唑酮、利福平和庆大霉素），药物敏感检测种类包括 6 种专家共识明确使用的抗生素。

四、微生物药敏检测相关产品注册及产品介绍

2022 年国家出台了关于微生物药敏相关的政策法规，无论是国家药敏专委会的成立，还是《遏制微生物耐药国家行动计划（2022—2025 年）》的发布，均表明了我国对遏制微生物耐药的决心。微生物药敏检测产品，作为遏制微生物耐药的重要工具，我们体外诊断人适时而动，在 2021—2022 年间推出了一系列相关的产品，这些产品的推出将对做好微生物耐药检测、遏制微生物耐药将起到重要的作用。

微生物药敏主要分为表型药敏和分子药敏两大部分，具体方法分为纸片扩散法（K-B 实验）、稀释法和分子生物学方法等，判定标准为抑菌圈直径 KB 值、最低抑菌浓度 MIC 值和耐药基因检测等。

（一）微生物表型药物敏感性检测技术及产品

1. 近两年微生物表型药敏检测产品注册情况

通过国家药品监督管理局平台查询，2021 年 1 月—2022 年 12 月，微生物表型药敏检测相关产品注册情况见表 8-1-2。

表 8-1-2 2021 年 1 月—2022 年 12 月表型药敏相关产品注册情况

序号	厂家	产品	管理类别	型号规格	批准日期
1	湖南人子生物医学科技有限公司	真菌鉴定培养药敏试剂盒	第二类	10 人份 / 盒、25 人份 / 盒、50 人份 / 盒。	2021-2-8
2	湖南人子生物医学科技有限公司	厌氧菌鉴定培养药敏试剂盒	第二类	10 人份 / 盒、25 人份 / 盒、50 人份 / 盒	2021-2-8

（续表）

序号	厂家	产品	管理类别	型号规格	批准日期
3	郑州安图生物工程股份有限公司	泌尿生殖道病原菌联合鉴定及支原体药敏试剂盒	第二类	20 测试 / 盒	2021-3-1
4	郑州安图生物工程股份有限公司	结核分枝杆菌吡嗪酰胺药敏试剂盒	第二类	5 测试 / 盒	2021-3-1
5	郑州安图生物工程股份有限公司	替加环素药敏条（E 试验法）	第二类	10 测试 / 桶、20 测试 / 桶、30 测试 / 桶等	2021-3-1
6	郑州安图生物工程股份有限公司	替考拉宁药敏条（E 试验法）	第二类	10 测试 / 桶、20 测试 / 桶、30 测试 / 桶等	2021-3-1
7	郑州安图生物工程股份有限公司	米诺环素药敏条（E 试验法）	第二类	10 测试 / 桶、20 测试 / 桶、30 测试 / 桶等	2021-3-1
8	郑州安图生物工程股份有限公司	肠杆菌药敏检测试剂盒（比色 / 比浊法）	第二类	10 测试 / 盒、20 测试 / 盒、50 测试 / 盒	2021-3-1
9	郑州安图生物工程股份有限公司	头孢噻肟药敏条（E 试验法）	第二类	10 测试 / 桶、20 测试 / 桶、30 测试 / 桶等	2021-3-1
10	郑州安图生物工程股份有限公司	哌拉西林 / 他唑巴坦药敏条（E 试验法）	第二类	10 测试 / 桶、20 测试 / 桶、30 测试 / 桶等	2021-3-1
11	郑州安图生物工程股份有限公司	真菌药敏检测试剂盒（比色 / 比浊法）	第二类	10 测试 / 盒、20 测试 / 盒、50 测试 / 盒	2021-4-8
12	湖南省天骑医学新技术股份有限公司	结核分枝杆菌鉴定、药敏试剂盒（倾注纸片法）	第二类	10 人份 / 盒	2021-5-26
13	上海复星长征医学科学有限公司	全自动微生物药敏分析仪	第二类	Droplet48	2021-9-1
14	珠海贝索生物技术有限公司	结核分枝杆菌液体药敏试剂（荧光法）	第二类	20 测试 / 支、40 测试 / 支	2021-8-30
15	珠海贝索生物技术有限公司	非结核分枝杆菌药敏试剂盒	第二类	10 测试 / 盒	2021-9-6
16	广东阳光生物科技有限公司	微生物鉴定及药敏分析系统	第二类	DST1000	2022-1-26
17	北京天坛药物生物技术开发公司	康替唑胺药敏纸片	第二类	20 片 / 瓶	2022-4-6
18	湖南迈瑞医疗科技有限公司	全自动微生物鉴定药敏分析仪	第二类	AF-300、AF-360、AF-600、AF-660	2022-4-21
19	重庆庞通医疗器械有限公司	改良真菌药敏培养基	第二类	10 个 / 包	2022-5-18
20	重庆庞通医疗器械有限公司	GC 琼脂药敏培养基	第二类	5 个 / 包、10 个 / 包	2022-5-18
21	山东鑫科生物科技股份有限公司	全自动快速药敏分析仪	第二类	Formula	2022-6-6
22	郑州安图生物工程股份有限公司	酵母样真菌鉴定药敏试剂盒（比色 / 比浊法）	第二类	10 测试 / 盒，20 测试 / 盒，50 测试 / 盒	2022-6-28
23	郑州安图生物工程股份有限公司	革兰阴性菌鉴定药敏试剂盒（比色 / 比浊法）	第二类	10 测试 / 盒，20 测试 / 盒，50 测试 / 盒	2022-6-28
24	山东鑫科生物科技股份有限公司	革兰阴性杆菌药敏板（单细胞计数法）	第二类	10 板 / 盒	2022-6-6
25	郑州安图生物工程股份有限公司	革兰阳性菌鉴定药敏试剂盒（比色 / 比浊法）	第二类	10 测试 / 盒，20 测试 / 盒，50 测试 / 盒	2022-6-28
26	珠海迪尔生物工程有限公司	支原体（Uu/Mh）分离培养药敏试剂盒（微生物检验法）	第二类	20 人份 / 盒	2022-7-20
27	郑州安图生物工程股份有限公司	支原体培养鉴定分型计数药敏试剂盒	第二类	20 测试 / 盒，分冻干型和液态型	2022-9-15
28	河南方正医用电子有限公司	微生物鉴定药敏分析仪	第二类	FZ-YM1000	2022-9-21
29	珠海市银科医学工程股份有限公司	非结核分枝杆菌药敏检测试剂盒（培养法）	第二类	10 人份 / 盒，20 人份 / 盒	2022-11-30
30	珠海市银科医学工程股份有限公司	结核分枝杆菌药敏检测试剂盒（培养法）	第二类	10 人份 / 盒，20 人份 / 盒	2022-11-30
31	深圳市伯劳特生物制品有限公司	幽门螺杆菌药敏检测试剂盒（纸片扩散法）	第二类	5 人份 / 盒	2022-12-1

2. 表型药物敏感性检测代表产品介绍

（1）结核、非结核分枝杆菌药敏检测试剂盒：2022 年，珠海市银科医学工程股份有限公司在多年表型药敏研发生产经验积累的基础上开发了结核分枝杆菌药敏检测试剂盒（培养法）、非结核分枝杆菌药敏检测试剂盒（培养法）。

结核分枝杆菌药敏检测试剂盒（培养法）（图 8-1-5）包含 26 种药物种类，每个药物 8 个浓度组合成，可以对抗结核药物 MIC 值进行检测，是市面上同类产品中药物种类最多，多种药物属首次在临床结核分枝杆菌药敏实验中推出，弥补了临床空白。药物包括链霉素、异烟肼、利福平、乙胺丁醇、氧氟沙星、左氧氟沙星、莫西沙星、阿米卡星、卡那霉素、卷曲霉素、利福布丁、利福喷丁、对氨基水杨酸、乙硫异烟胺、丙硫异烟胺、环丝氨酸、帕司烟肼、克拉霉素、利奈唑胺、氯法齐明、环丙沙星、吡嗪酰胺等。

非结核分枝杆菌药敏检测试剂盒（培养法）（图 8-1-6）包含 21 种药物种类，每个药物 8 个浓度组合成，对非结核药物 MIC 值进行检测，是市面上同类产品中药物种类最多，最大限度满足临床药敏需求。药物包括阿米卡星、乙胺丁醇、异烟肼、莫西沙星、利福布丁、利福平、链霉素、利福喷丁、左氧氟沙星、环丙沙星、克拉霉素、利奈唑胺、头孢西丁、加替沙星、亚胺培南 / 西司他定、阿奇霉素、妥布霉素、米诺环素、磺胺甲唑、多西环素等。

（2）全自动微生物鉴定药敏分析仪 AutoMic i600：2021—2022 年，安图在微生物药敏检测方面推出了一系列产品，包括配套全自动微生物鉴定药敏分析仪 AutoMic i600（图 8-1-7）使用的试剂：酵母样真菌鉴定药敏试剂盒（比色 / 比浊法）、革兰阳性菌鉴定药敏试剂盒（比色 / 比浊法）、革兰阴性菌鉴定药敏试剂盒（比色 / 比浊法）（图 8-1-8）等。试剂配套仪器，只需要革兰染色即可选择板卡上机操作，加样、孵育、结果判读及报告全自动的操作流程，可大大减少临床手工操作，使检验医生将更多精力用于结果审核报告；鉴定和药敏功能的合二为一，实现了一步操作、两个结果报告，三种产品可鉴定临床病原菌近 500 种，包含阳性球菌、阳性杆菌、非发酵菌、肠杆菌、念珠菌、隐球菌等，覆盖临床常见及少见致病菌，减少因无法鉴定导致结果不能报告的难题；采用动态监测，可实现快速准确的结果报告，药敏抗生素方面参考全国细菌耐药监测网技术方案，包含多个耐药表型检测，真菌药敏方面包含棘白菌素类、三唑类药物，为临床提供有力支撑；同时仪器软件支持结果上报功能，利于全国耐药数据的收集及流行病学研究；目前临床检验以快速、准确、操作简便及成本友好的方向发展，该产品的成功上市，无疑为临床检验多提供了一个很好的选择。

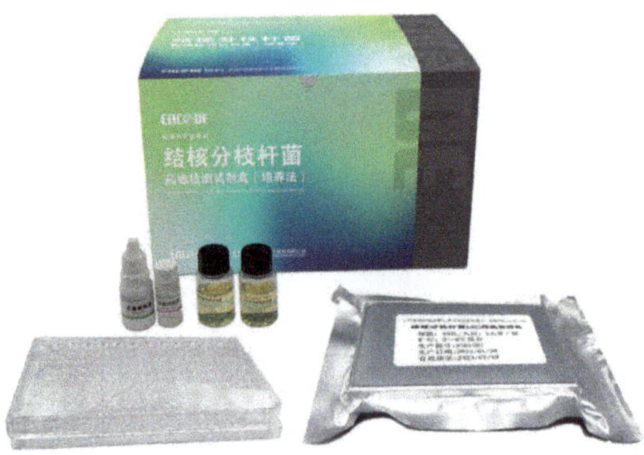

图 8-1-5 结核分枝杆菌药敏检测试剂盒（培养法）

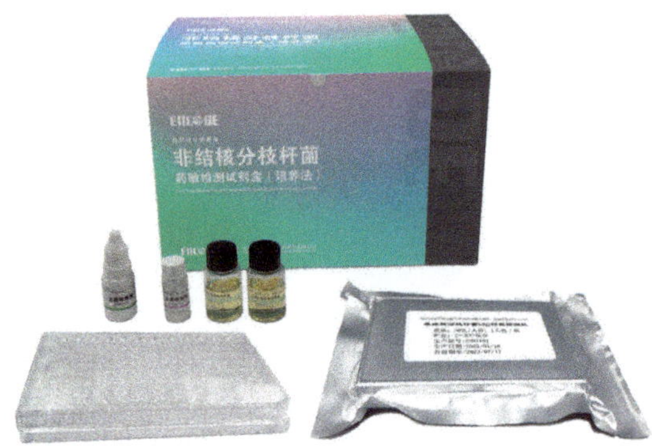

图 8-1-6 非结核分枝杆菌药敏检测试剂盒（培养法）

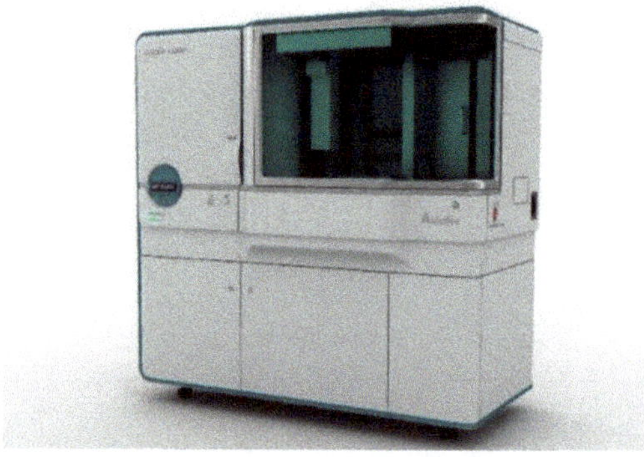
图 8-1-7 AutoMic i600

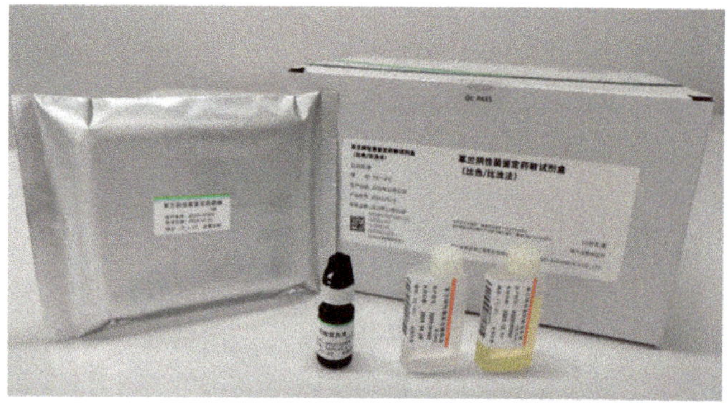
图 8-1-8 鉴定药敏试剂盒

（3）AF-600 微生物鉴定及药敏分析系统

湖南迈瑞医疗科技有限公司的 AF-600 全自动微生物鉴定药敏分析仪（图 8-1-9）可容纳 64 个标本同时检测，可做到随到随检，测试卡在检测过程中会进行自动动态判读、自动归集、自动自检等，大大优化检测流程。在软件方面，AF-600 还可以帮助临床解决数据上报事宜、解决院感报告事宜，同时还提供多维度统计类型，包含细菌检出率、抗生素耐药率、耐药趋势、多种耐药表型、送检率、工作量等，并能形成图文并茂的模板供科室直接使用。在检测项目方面，不仅可进行肠杆菌科、非发酵菌属、葡萄球菌属、链球菌属、酵母样真菌这些常见菌的鉴定药敏检测，还可进行奈瑟、嗜血、卡他、棒状杆菌等苛养菌与少见菌的鉴定药敏检测；每种板卡均提供全面的抗生素检测，覆盖临床所需药物及国家耐药监测网技术要求中的必报药物；药物测试范围 2~11 个梯度不等，完全覆盖 CLSI 与 EUCAST 等标准；检测的耐药机制覆盖有 ICR、HLAR、CRAB、CRPA、MRS、MRSA、MRCNS、VRE、VRSA、VISA、PRSP、BLNAR 等多种院感要求监测的耐药表型。

（4）Droplet 48 全自动微生物药敏分析仪

全自动药敏分析仪 Droplet 48（图 8-1-10）是上海复星长征医学科学有限公司开发的一款集加载、定量分配、孵育、监测、判读和报告于一体的全自动化仪器。Droplet 48 采用独特的荧光检测技术，通过连续检测检测孔的荧光强度的变化实时反馈病原菌的生长情况，常规菌药敏仅需 4~10 小时。96 孔微量梯度稀释 MIC 药敏试剂盘，报告真实 MIC 结果。自动化程度高，可实现试剂单孔位加液定量，自动识别试剂种类，15 分钟 / 次实时监测微生物生长曲线，结果快速报告，智能退废。覆盖菌种全面，肠杆菌、非发酵菌、流感嗜血杆菌、葡萄球菌、肠球菌、链球菌、真菌全覆盖。对疾控、高校、食品安全等领域，提供试剂定制服务。客户可自由选择抗菌药物及其浓度分布。

（5）Formula 全自动快速药敏分析仪

山东鑫科生物科技股份有限公司研发的 Formula 全自动快速药敏分析仪（图 8-1-11），将库尔特原理应用在微生物药敏检测领域，不同于传统比浊法药敏检测，在微观角度观察抗生素对微生物的抑制状况，比较传统的药敏检测需 18~24 小时获得结果而言，快速药敏技术能够在 2 小时内获得微生物药敏结果。个体细胞计数快速药敏分析仪以微量肉汤稀释法为基础，遵循当前常用的药敏解释标准 EUCAST 和 CLSI 标准，对临床使用习惯兼容性高；联合 MALDI-TOF MS 使用可以实现 2 小时内完成

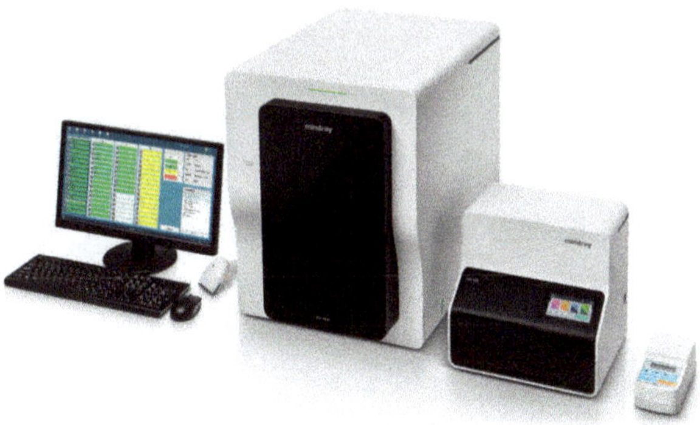

图 8-1-9 AF-600 全自动微生物鉴定药敏分析仪

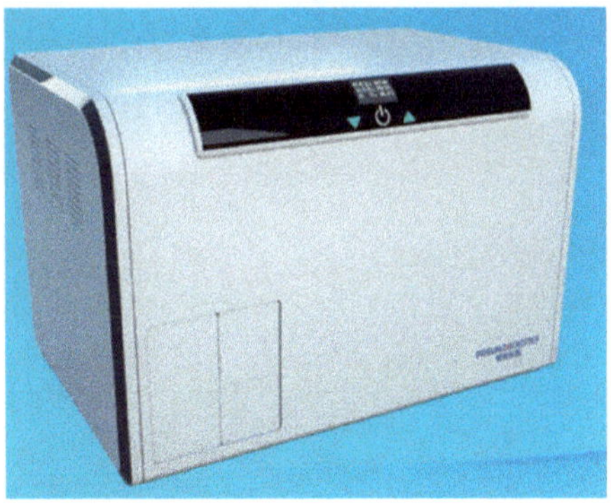

图 8-1-10 Droplet 48 全自动微生物药敏分析仪

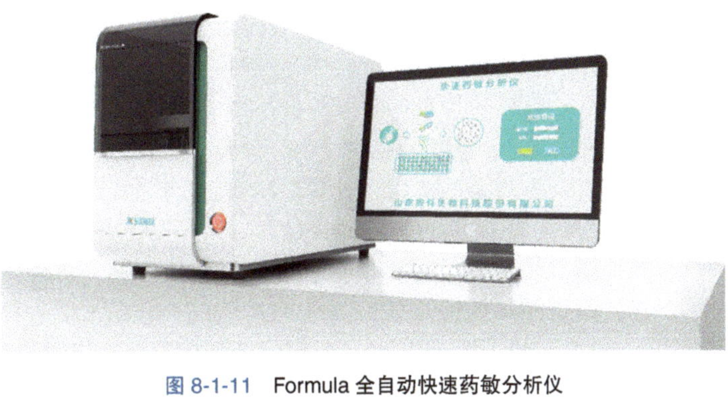

图 8-1-11 Formula 全自动快速药敏分析仪

快速鉴定＋药敏临床报告，在血标本和尿标本的药敏检测方面具有更好的应用前景。2 小时内得到精准 MIC，区别于现有产品 8~24 小时获得 MIC，可以和当前质谱仪进行完美匹配。机内自动孵育、检测、报告，操作流程自动而简单。

（6）结核分枝杆菌液体药敏试剂（荧光法）

珠海贝索生物技术有限公司开发的结核分枝杆菌液体药敏试剂（荧光法）（图 8-1-12）联合该公司生产的分枝杆菌液体培养管用于结核分枝杆菌药物敏感性测试。可以检测包括链霉素（SM）、异烟肼（INH）、利福平（RFP）、乙胺丁醇（EMB）、氧氟沙星（OFX）、左氧氟沙星（LFX）、卡那霉素（K）、阿米卡星（AK）、卷曲霉素（CPM）、丙硫异烟胺（TH1321）、莫西沙星（MFX）。

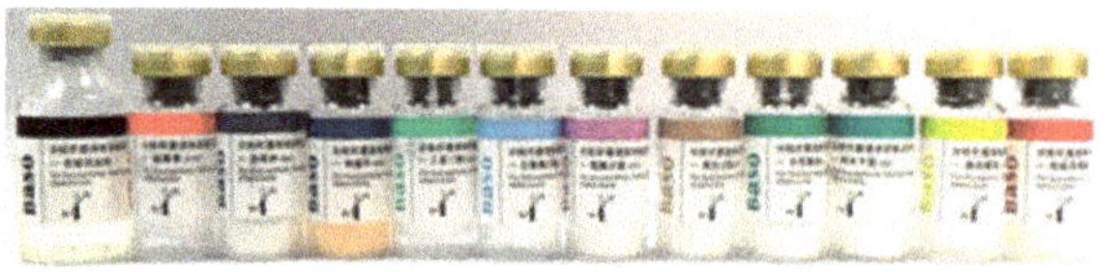

图 8-1-12　结核分枝杆菌液体药敏试剂（荧光法）

（二）分子药物敏感性检测技术及产品

随着分子生物学的发展与进步，分子药敏诊断逐渐成熟并应用到了微生物药物敏感性检测方面。目前分子耐药基因检测主要集中在结核分枝杆菌、幽门螺杆菌、乙型肝炎病毒等几种病原菌。特别是结核分枝杆菌药敏检测方面，分子药敏技术得到了广泛的应用。分子药敏诊断目前常用技术包括线性探针杂交技术、基因芯片技术、反向杂交技术、高分辨率溶解曲线等。

1. 近两年分子药敏产品注册情况

通过国家药品监督管理局平台查询，2021 年 1 月—2022 年 12 月分子药敏相关产品注册情况见表 8-1-3。

表 8-1-3　2021 年 1 月—2022 年 12 月分子药敏产品注册情况

序号	厂家	产品	管理类别	型号规格	批准日期
1	上海芯超生物科技有限公司	幽门螺杆菌 23S rRNA 基因突变检测试剂盒（PCR- 荧光探针法）	第三类	24 人份 / 盒	2021-4-1
2	厦门致善生物科技股份有限公司	结核分枝杆菌乙胺丁醇耐药突变检测试剂盒（荧光 PCR 熔解曲线法）	第三类	48 测试 / 盒	2021-6-7（延续）
3	厦门致善生物科技股份有限公司	结核分枝杆菌氟喹诺酮类药物耐药突变检测试剂盒（荧光 PCR 熔解曲线法）	第三类	48 测试 / 盒	2021-6-7（延续）
4	广州达安基因股份有限公司	结核分枝杆菌异烟肼耐药基因突变检测试剂盒（PCR- 测序法）	第三类	20 人份 / 盒	2021-9-16（延续）
5	厦门致善生物科技股份有限公司	结核分枝杆菌异烟肼耐药突变检测试剂盒（荧光 PCR 熔解曲线法）	第三类	48 测试 / 盒	2021-11-26（延续）
6	江苏默乐生物科技股份有限公司	幽门螺杆菌 23S rRNA 基因与 gyrA 基因突变检测试剂盒（荧光 PCR 法）	第三类	50 测试 / 盒	2022-1-29
7	优联瑞康（上海）基因科技有限公司	幽门螺杆菌耐药突变检测试剂盒（PCR- 荧光探针法）	第三类	48 人份 / 盒	2022-2-15
8	苏州创澜生物科技有限公司	结核分枝杆菌和利福平耐药突变检测试剂盒（PCR- 荧光探针法）	第三类	24 测试 / 盒、48 测试 / 盒、96 测试 / 盒	2022-10-18

2. 分子药物敏感性检测代表产品介绍

（1）结核分枝杆菌耐药基因检测产品：分枝杆菌感染引起的结核病和非结核病是严重危害人类健康的慢性传染病，结核病是由结核分枝杆菌（*mycobacterium tuberculosis*，MTB）引起的慢性呼吸道传染性疾病，是世界范围内的主要公共卫生问题。我国 2020 年估算的结核病新发患者数为 84.2 万（2019 年 83.3 万），估算结核病发病率为 59/10 万（2019 年 58/10 万），在 30 个结核病高负担国家中我国估算结核病发病数排第 2 位，结核病死亡率为 2.1/10 万。耐多药结核病（MDR-TB）和广泛耐药结核病（XDR-TB）是导致结核病死亡率居高不下的主要原因。因此，快速、准确地检测标本中耐药结核分枝杆菌（MTB）至关重要。经过多年的发展，我国也涌现出了一批优秀的结核分枝杆菌耐药基因检测产品。

1）结核分枝杆菌和利福平耐药突变检测试剂盒（PCR- 荧光探针法）：由苏州创澜生物科技有限公司研发的结核分枝杆菌和利福平耐药突变检测试剂盒（PCR- 荧光探针法）填补了我国在原始痰液样本中同步进行结核诊断与利福平耐药检测的产品空白，能有效提升结核病病原学诊断阳性率、及早发现利福平耐药。该产品采用荧光定量 PCR 方法可实现在原始痰液样本中一次性同步对结核分枝杆菌复合群和利福平耐药进行检测，采用自动化的方案，能在 3 小时内完成 24 个样本的检测。原始痰液样本直接检测，同时报告结核杆菌复合群和利福平耐药结果；对 270 例培养阳性且鉴定为 MTB 复合群的肺结核患者，InnowaveDX 和 Xpert 阳性率均高，分别为 99.6%（269/270）和 98.2%（265/270），差异无统计学意义；对利福平耐药突变基因检测和 Xpert 总符合率达 98.85%；与传统药敏试验利福平检测的总符合率为 96.17%。临床特异性高：在 180 例非结核病例样本中，临床特异性为 100%。

2）结核分枝杆菌异烟肼耐药突变检测试剂盒（荧光 PCR 熔解曲线法）：厦门致善生物科技股份有限公司已开发结核分枝杆菌复合群（MTBC）核酸检测及结核分枝杆菌利福平、异烟肼（图 8-1-13）、氟喹诺酮类药物耐药突变检测共四项试剂。可用于辅助快速精准诊断结核病，及时发现 MTBC 感染、利福平耐药结核（RR-TB）、异烟肼耐药结核（Hr-TB）、MDR-TB、pre-XDR-TB、非结核分枝杆菌（NTM）病等不同类型患者。产品采用独特的 PCR 熔接曲线法，操作过程简单，全程无需开盖，无需 PCR 后续处理，避免污染。快速：样本到结果 2~3 小时；准确：全程闭管操作，与临床符合率达 96%；灵敏：检出限为 50 个菌 /mL；简便：一步提取，样本进，结果出；通量大：一次检测 46 个标本。

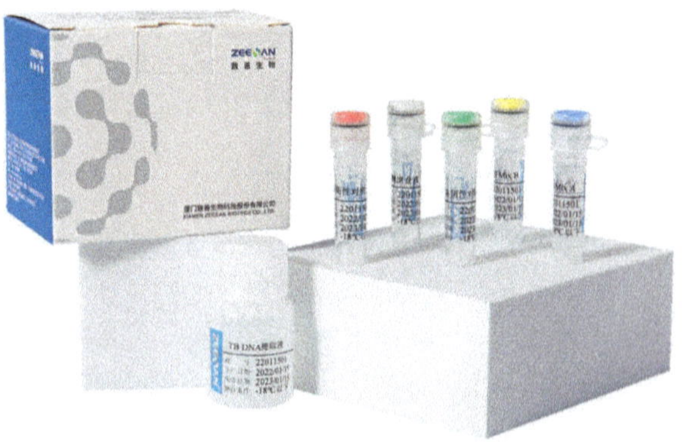

图 8-1-13　结核分枝杆菌异烟肼耐药突变检测试剂盒（荧光 PCR 熔解曲线法）

（2）幽门螺杆菌耐药基因检测产品：幽门螺杆菌是社会上最受瞩目的一种感染性细菌，在我国的感染率高达 50% 左右。与此同时，幽门螺杆菌还是一种明确的致病菌，其感染跟许多疾病的发生相关，如消化性溃疡、不明原因的缺铁性贫血等；长期感染甚至会导致胃癌，在我国大约有 4%~5% 的感染者会发生胃癌。随着多年来抗生素的大量使用，幽门螺杆菌的耐药率也在逐年上升，导致现在经验性铋剂四联疗法的整体根除率已经不足 80%，远远不能满足临床的需求。幽门螺杆菌在治疗之前进行耐药基因检测是非常有必要的。

1）幽门螺杆菌耐药突变检测试剂盒（PCR- 荧光探针法）：优联瑞康（上海）基因科技有限公司多年来潜心于精准治疗领域，自主研发的幽门螺杆菌耐药突变检测试剂盒（PCR- 荧光探针法）（图 8-1-14）可高效检测幽门螺杆菌感染患者对一线药物克拉霉素的敏感性，从而提高根除成功率，有效避免因耐药导致的治疗失败。

2）幽门螺杆菌 23S rRNA 基因与 gyrA 基因突变检测试剂盒（荧光 PCR 法）：江苏默乐生物科技股份有限公司开发的幽门螺杆菌 23S rRNA 基因与 gyrA 基因突变检测试剂盒（荧光 PCR 法）（图 8-1-15）采用多重荧光 PCR 技术开发，实现同时检测 Hp DNA 和克拉霉素与喹诺酮类抗生素耐药突变位点，与目前临床中使用的药敏培养方法相比，节约了检测时间和成本，灵敏度与准确度也显著提高，进而提高了临床检测效率。相关检测结果可帮助临床合理选择敏感抗生素，有针对性地制定用药方案，实现幽门螺杆菌根除治疗。突变

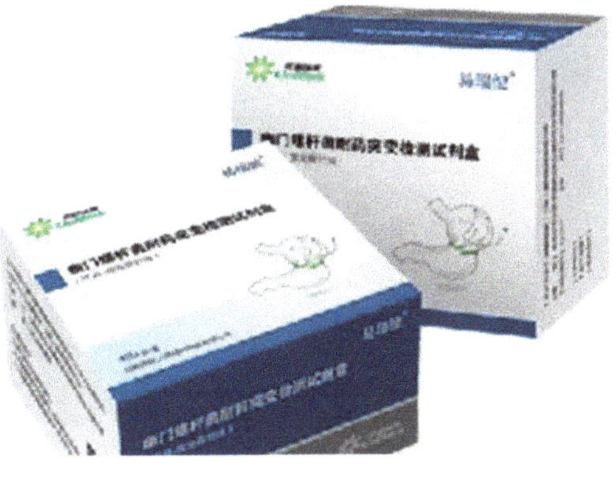

图 8-1-14　幽门螺杆菌耐药突变检测试剂盒（PCR- 荧光探针法）

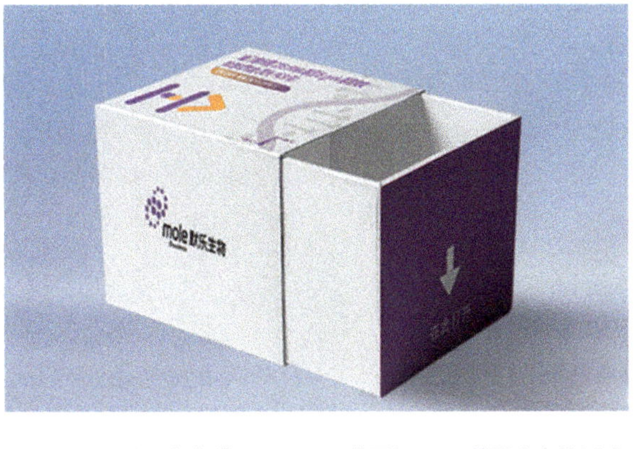

图 8-1-15　幽门螺杆菌 23S rRNA 基因与 gyrA 基因突变检测试剂盒（荧光 PCR 法）

检测限：幽门螺杆菌浓度为 1 pg/μL 时，突变菌占比 ≥ 0.1% 能够被检出；幽门螺杆菌浓度为 0.001 pg/μL 时，突变菌占比 ≥ 50% 能够被检出。

五、小结

我国临床微生物检测经过多年的发展涌现出了一批优秀的企业，在微生物培养鉴定以及药敏方面推出了一系列符合临床需求的产品。伴随着市场需求的增加，以及医疗环境的改善和生物技术的发展，整个微生物检测行业也将迎来新的发展高峰。目前我国临床病原微生物检测围绕着鉴定和药敏两大主题，正逐渐向分子诊断、代谢组学、仪器自动化等方向发展，快速精准诊疗成为临床微生物关注的重点。突破检测上样菌含量局限，扩大直接样本检测适用范围；联合表型药敏和分子药敏，快速检测药物 MIC 值及敏感性；同一仪器实现一步加样、鉴定和药敏检测等已经成为众多微生物体外诊断研发生产企业关注的热点。

（孙宜峰　熊伟　曾冰冰）

（郑业焕　方娟　李晓帅　丰欣欣　审稿）

第二节
伴随诊断产品

一、伴随诊断概述

伴随诊断（companion diagnostics，CDx）是一种为相应药物或生物制品提供安全有效使用信息的体外医疗诊断器械，这些信息包括：确定最有可能从治疗产品中受益的患者；确定可能因使用治疗产品治疗而增加严重不良反应风险的患者；监测患者使用治疗产品过程中的反应，以调整治疗（例如时间表、剂量和停药等）从而提高治疗产品的安全性或有效性；确定使用治疗产品安全有效的患者群体，即获取更多关于治疗产品在任何其他人群中的安全性和有效性的信息。

1. 伴随诊断政策法规的发展

1998 年，美国食品药品监督管理局（U.S. Food and Drug Administration，FDA）首次批准了伴随诊断试剂人表皮生长因子受体 -2（HER2）检测试剂盒，通过对 HER2 蛋白表达水平的监控来指导乳腺癌患者使用靶向药物赫赛汀（曲妥珠单抗）的治疗。这一举措为药物诊断共同开发模型铺平了道路，由此也揭开了伴随诊断试剂高速发展的序幕。2011 年，FDA 首次发布了《体外伴随诊断试剂指导原则（草案）》，并于 2014 年发布了正式文件，其中明确了伴随诊断的定义，同时也肯定了靶向药物和注册试剂同期开发的必要性。2016 年，FDA 发布了《体外伴随诊断试剂与治疗药物联合开发指导原则草案》，明确了治疗药物与伴随诊断试剂共同开发的基本原则。2018 年，FDA 发布了《伴随诊断分类标签指南草案》。2020 年，FDA 发布了《基于特定类肿瘤治疗药品的伴随诊断试剂研发与说明书指南》，其中提出药以群分，并指出在药物的使用说明中应标明药物应适用于哪些患者，应使用哪些伴随诊断产品来确定（图 8-2-1）。2022 年 11 月，FDA 的肿瘤中心主任 Richard Pazdur 博士进一步指出，现有的癌症伴随诊断与其获批的特定抗癌药物捆绑在一起，这种模式并不理想。因此 Pazdur 博士提出通过检测伴随诊断试剂“最低性能标准”来解决肿瘤治疗的“一种药物一种诊断”的情况。临床医生除使用特定的检测产品外，也可以使用符合最低性能标准的其他检测产品。目前 FDA 的医疗器械监管机构正在制定一项试点计划来实施该项提案。

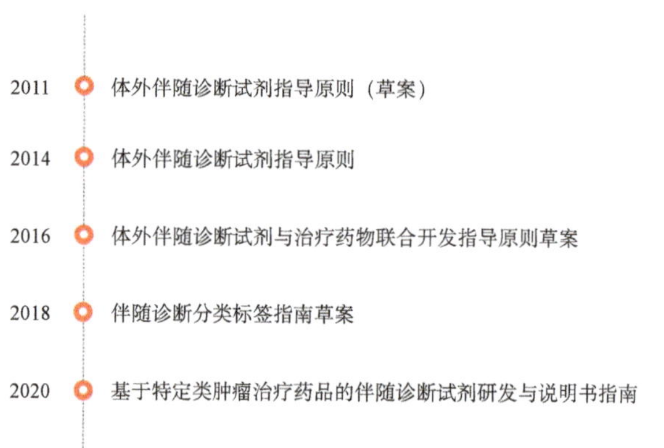

图 8-2-1　FDA 伴随诊断法规进展

中国伴随诊断起步较晚，2020年8月，国家药品监督管理局（National Medical Products Administration，NMPA）医疗器械技术审评中心（Centre For Medical Device Evaluation，CMDE）发布了《已上市抗肿瘤药物的伴随诊断试剂临床试验指导原则（征求意见稿）》，首次提出了国内伴随诊断的定义，明确了伴随诊断试剂的临床试验包括临床检测准确性研究和伴随诊断用途的临床验证两部分，其中伴随诊断用途的临床验证可以通过共同开发、桥接和跟随三种途径实现。2021年4月，国家药品监督管理局公布了《基于同类治疗药物的肿瘤伴随诊断试剂说明书更新与技术审查指导原则》。2021年9月，CMDE发布《与抗肿瘤药物同步研发的原研伴随诊断试剂临床试验注册审查指导原则（征求意见稿）》，明确了伴随诊断开发的方向。2021年11月，NMPA公布《抗肿瘤药物的非原研伴随诊断试剂临床试验注册审查指导原则》。2022年6月，CMDE发布了《与肿瘤药物同步研发的原研伴随诊断试剂临床试验注册审查指导原则》，在征求意见稿的基础上进一步完善，我国伴随诊断行业法规政策逐步成熟。

此外，2021年3月，NMPA发布的《医疗器械监督管理条例》（国务院令第739号）第五十三条规定：对国内尚无同品种产品上市的体外诊断试剂，符合条件的医疗机构根据本单位的临床需要，可自行研制，在执业医师指导下在本单位内使用。具体管理办法由国务院药品监督管理部门会同国务院卫生主管部门制定。2022年，广州、上海和杭州等地陆续发布实验室自建项目（laboratory developed tests，LDT）相关政策，在大力鼓励支持LDT开展的基础上，加速LDT试点监管体系，LDT的发展也迎来了新的机遇。尤其对于伴随诊断行业，受制于注册证获取时间周期较长，针对国际上最新的生物标志物/靶点进行定性/定量分析的伴随诊断产品无法快速上市，因此可能错失某些患者最佳治疗时期。2022年5月，国家发展改革委发布了《“十四五”生物经济发展规划》，其中明确精准医疗作为重点发展领域，着重开展伴随诊断对于肿瘤用药指导，推动个体化医疗实现突破。国家政策大力推动下，伴随诊断行业监管逐步完善，行业发展进一步加速，以满足个性化服务和精准化医疗的需求（图8-2-2）。

2. 新药物及其对应靶点

伴随诊断与靶向药物的发展息息相关，根据药物作用靶点不同，伴随诊断检测可分为基因检测和蛋白检测两类。在不同类型的疾病人群中筛选出最佳用药人群，有针对性地进行个体化医疗。伴随诊断产品中，基因检测占绝大数量，不同基因靶点检测包括突变、缺失、插入、扩增和融合等多种形式；蛋白检测一般为检测其表达水平高低，目前伴随诊断蛋白靶点仅包括以下7个（FDA网站数据），分别为：人表皮生长因子受体-2（HER2）、表皮生长因子受体（EGFR）、原癌基因编码蛋白c-KIT（CD117）、间变性淋巴瘤激酶（ALK）、程序性死亡受体1（PD-L1）、MKI67基因编码蛋白（Ki67）和叶酸受体-1（FOLR1）。其中，Ki67、FOLR1在国内并无相关检测产品。

据统计，2021年1月—2022年12月，FDA共批准9款新药（表8-2-1），NMPA共批准12款抗肿瘤靶向药物上市（表8-2-2）。

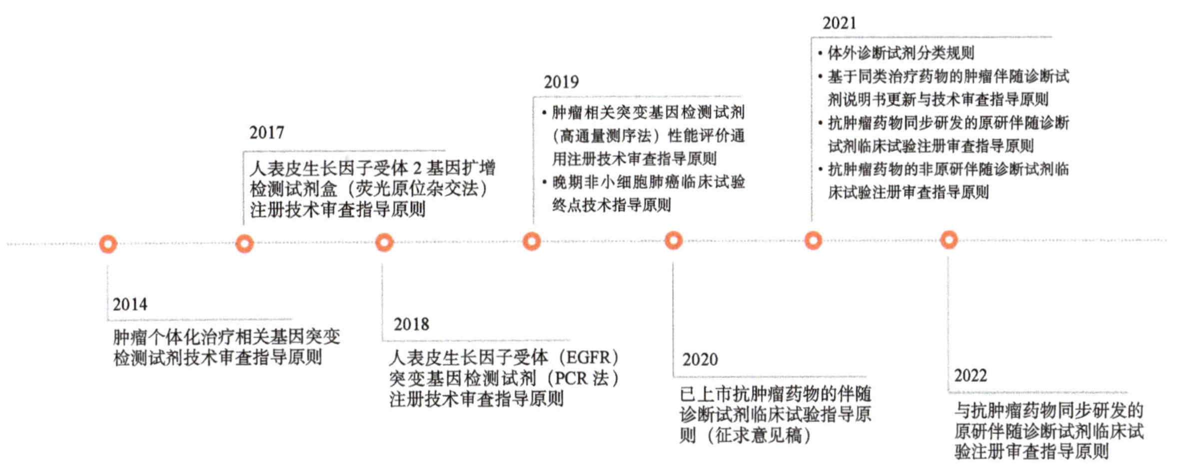

图8-2-2 中国伴随诊断法规进展

表 8-2-1　2021 年至 2022 年 FDA 批准上市靶向药物

药物名称	FDA 批准日期	适应证	伴随诊断检测靶点
Jemperli（dostarlimag-gxly）	2021-4-22	子宫内膜癌 实体瘤	MLH1，PMS2，MSH2，MSH6
Rybrevant（amivantamb）	2021-5-21	非小细胞肺癌	Exon 20 插入突变
Truseltiq（infigratinib）	2021-5-28	胆管癌	FGFR2 融合 / 重排
Lumakras（sotorasib）	2021-5-28	非小细胞肺癌	G12C
Exkivity（mobocertinib）	2021-9-15	非小细胞肺癌	Exon 20 插入突变
Kimmtrak（tebentafusp-tebn）	2022-1-25	葡萄膜黑色素瘤	HLA-A*02：01
Elahere（mirvetuximab soravtansine-gynx）	2022-11-14	卵巢上皮性癌症 输卵管癌 原发性腹膜癌	FOLR1 蛋白表达
Rezlidhia（olutasidenib）	2022-12-1	非小细胞肺癌	R132 突变（R132C，R132H，R132G，R132S，R132L）
Krazati（adagrasib）	2022-12-12	非小细胞肺癌	KRAS G12C

注：数据来自美国食品药品监督管理局数据库。

表 8-2-2　2021 年至 2022 年 NMPA 批准上市靶向药物

药物名称	适应证	国内获批情况	伴随诊断检测靶点
吉瑞替尼	急性髓细胞性白血病	国内批准 2021	FLT3（ITD/TDK）
纳武利尤单抗与伊匹木单抗联合使用	非小细胞肺癌	国内批准 2021	PD-L1
普拉替尼	非小细胞肺癌	国内批准 2021	RET
艾伏尼布	急性髓细胞性白血病、胆管癌	国内批准 2022	IDH1
奥希替尼	非小细胞肺癌	国内批准 2022	EGFR（HER1）
布格替尼	非小细胞肺癌	国内批准 2022	ALK
恩曲替尼	非小细胞肺癌	国内批准 2022	ROS1
恩曲替尼	实体瘤	国内批准 2022	NTRK1，NTRK2，NTRK3
拉罗替尼	实体瘤	国内批准 2022	NTRK1，NTRK2，NTRK3
洛拉替尼	非小细胞肺癌	国内批准 2022	ALK
培美替尼	胆管癌	国内批准 2022	FGFR2
塞尔帕替尼	甲状腺髓样癌	国内批准 2022	RET
塞普替尼	非小细胞肺癌 甲状腺癌	国内批准 2022	RET

注：数据来自中国药品监督管理局数据库。

在肿瘤靶向药物飞速发展的十年间，无论是国家药品监督管理局还是 FDA 等医疗器械监管机构，都在不断思考、不断探索更优的伴随诊断开发模式。国内外伴随诊断监管体系亦逐步完善，将不断驱动伴随诊断试剂的快速注册和市场拓展。同时，随着新肿瘤靶向药物开发热潮，越来越多的企业致力于靶向治疗产品的研发，新的生物标记物伴随诊断产品也将逐步推进，伴随诊断技术平台更是百花齐放，各有所长，层出不穷。

二、伴随诊断的主要技术平台和相关临床应用

伴随诊断通过测量人体基因的变异或蛋白表达水平，筛选出适合用药的人群，进行精准治疗，有效规避药物的误用和滥用，进而提高疗效和降低支出。近 10 年，国内从事伴随诊断行业的公司数量呈井喷式增长，其中，艾德生物、华大基因、透景生命和燃石医学等一批优秀的生物医药公司，都各自拥有众多自研的基因检测试剂盒，其产品远销海内外。伴随诊断产业的发展很大程度上推动了新型科学技术在医学检验、基础医学和药学等学科中的应用。随着近年来伴随诊断技术的蓬勃发展，伴随诊断已涵盖聚合酶链反应（PCR）、荧光原位杂交（FISH）、免疫组化（IHC）和高通量测序（NGS）等技术。从技术层面来看，PCR、FISH 和 NGS 技术属于分子诊断技术，IHC 属于免疫诊断技术，分述如下。

（一）技术平台

1. 实时荧光定量 PCR

实时荧光定量 PCR（quantitative real-time PCR，qPCR）技术是将聚合酶链式反应与荧光报告基团的使用相结合，在 PCR 反应的每个周期中监测扩增产物的技术。由于在 PCR 扩增的指数期，模板的 Ct 值和该模板的起始拷贝数存在线性关系，所以成为其定量的依据。

实时荧光定量 PCR 技术以其极高的灵敏度、极好的特异性、数据的可重复性、污染风险低和较少的人工操作时间等优势，成为替换传统 PCR 的一种检测方法。根据荧光染料作用方式的不同，实时荧光定量 PCR 可分为两种类型：第一种利用染料插入双链 DNA，如 SYBR Green I 和 EvaGreen 等；第二种使用含有荧光分子的寡核苷酸，如 Scorpions、TaqMan、MGB TaqMan、Molecular Beacons、PNA 等。国内以 PCR 技术为平台开发伴随诊断产品的公司有厦门艾德生物医药科技股份有限公司、武汉友芝友医疗科技股份有限公司、上海透景生命科技股份有限公司等。目前，实时荧光定量 PCR 已经是许多诊断和食品应用实验室的首选方法。

2. 荧光原位杂交技术

荧光原位杂交技术（fluorescence in situ hybridization，FISH），该技术利用荧光标记的特异核酸探针与细胞内相应的靶 DNA 分子或 RNA 分子杂交，通过在荧光显微镜或共聚焦激光扫描仪下观察荧光信号，来确定与特异探针杂交后被染色的细胞或细胞器的形态和分布、标记的 DNA 或 RNA 分子在染色体或其他细胞器中的定位。细胞遗传学和病理学实验室，通过设计用于识别特定染色体和染色体区域的探针，可用来识别与血液学恶性疾病相关的复发性染色体异常。

在许多情况下，FISH 分析提供了更高的灵敏度，可在形态学和常规细胞遗传学检查显示正常的样本中，FISH 分析可发现细胞遗传学异常。细胞遗传学、FISH 和分子分析的结合为诊断恶性疾病并将其分为临床和生物学相关亚组及后续选择合适的治疗和监测疗效提供了一种强有力的方法。国内以 FISH 为技术平台开发伴随诊断产品的公司有广州安必平医药科技股份有限公司、武汉康录生物技术股份有限公司等。不过，FISH 分析也有一定的缺陷，如其操作步骤繁多，容易造成信号丢失，从而导致假阴性结果的产生。近年来，市面上推出了快速 FISH 检测方法，与传统 FISH 相比，快速 FISH 缩短了杂交反应的时间，从而缩短了报告时间。

3. 免疫组化技术

免疫组化技术（immunohistochemistry，IHC），也称为免疫组织化学技术或免疫细胞化学技术，是应用免疫学基本原理，即抗原与抗体特异性结合的原理，通过化学反应使标记抗体的显色剂（荧光素、酶、金属离子、同位素）显色来确定组织细胞内抗原（多肽和蛋白质），对其进行定位、定性及相对定量的研究。

从福尔马林固定石蜡包埋（formalin-fixed paraffin-embedded，FFPE）组织中用方便、高容量、可重复的自动化处理方法提取抗原的出现，使 IHC 成为临床诊断解剖病理学中的重要辅助技术。IHC 经常用于帮助进行肿瘤分类、确定转移瘤的起源部位以及检测常规苏木精和伊红（H&E）染色中不明显的肿瘤细胞微小病灶。此外，它越来越多地被用于提供预测和预后信息，例如在乳腺癌中测试 HER2 的扩增。国内以 IHC 为技术平台开发伴随诊断产品的公司有福州迈新生物技术开发有限公司、无锡傲锐东源生物科技有限公司等。近年来，IHC 技术进一步发展，产生了多重免疫标记技术（multiplex immunohistochemistry，mIHC），可以在细胞或组织样本原位上检测多个目标靶点，对于探讨疾病诊断和治疗疾病的有效方法有着重要意义。

4. 流式荧光发光法

流式荧光，又称悬浮阵列、液相芯片等，是近 20 多年逐渐发展起来的多指标联合诊断技术，该技术以荧光编码微球为核心，集流式原理、激光分析、高速数字信号处理等多种技术于一体。作为最新一代的多指标并行检测技术平台，多功能流式荧光仪具有检测速度快、结果准确性高、操作简便、功能强大、成本低廉等诸多优点，在临床诊断、健康体检、生物制药、生物医学（包括基因组学、蛋白质组学）研究等领域都有着广泛的应用，代表着生命科学基础研究和医学诊断技术的发展方向，该仪器一经推出，便在医学诊断与基础研究的各个领域得到了迅速推广。国内以流式荧光为技术平台开发伴随诊断产品的公司较有代表性的为益善生物技术股份有限公司。

5. 数字 PCR

数字 PCR（digital PCR，dPCR）是定量 PCR 的最新版本，用于测量基因表达、克隆分析及检测热点突变。dPCR 的形式有微滴或微孔两种，其中液滴形式的也被称为数字液滴 PCR（digital droplet PCR，ddPCR）。在定量 PCR 技术中，dPCR 技术更灵敏，并且不需要任何参考曲线，可以量化已经定义为“阳性但不可量化”的部分样本。

与 NGS 不同，dPCR 不能对整个基因进行测序，但当热点突变作为靶点时，如研究急性白血病中的 *IDH1*、*IDH2*、*NPM1* 突变，费城染色体急性淋巴细胞阳性白血病中 *T315I* 突变或慢性骨髓增生性肿瘤中的 *JAK2* 突变，dPCR 是比 NGS 更便宜、耗时更少的技术。此外，dPCR 也可用于定量 BCR-ABL1 融合基因、WT1 表达、嵌合供体和最小疾病残留。dPCR 的新版本结合了不同的引物 / 探针荧光标记及浓度，允许在同一 PCR 反应中测试多达四个靶标，节省了实验材料、时间及费用。

国内目前也出现了以数字 PCR 为技术平台开发伴随诊断产品的公司，如南京科维思生物科技股份有限公司。

6. 第二代测序

第二代测序（next-generation sequencing，NGS），又称为高通量测序（high-throughput sequencing）、大规模平行测序（massively parallel sequencing，MPS），是基于 PCR 和基因芯片发展而来的 DNA 测序技术。该技术彻底改变了基因组的研究。

一代测序为合成终止测序，而二代测序开创性地引入了可逆终止末端，从而实现边合成边测序。有许多不同的 NGS 平台，主要包括罗氏（Roche Diagnostics）的 454 FLX、因美纳（Illumina）的 Miseq/Hiseq 等。二代测序在 DNA 复制过程中通过捕捉新添加的碱基所携带的特殊标记（一般为荧光分子标记）来确定 DNA 的序列。在二代测序过程中，单个 DNA 分子须扩增成由相同 DNA 组成的基因簇，然后进行同步复制，来增强荧光信号强度，从而读出 DNA 序列。所有 NGS 平台都并行执行数百万个 DNA 小片段的测序，生物信息学分析用于通过将个体读数映射到人类参考基因组来拼凑这些片段。人类基因组中的 30 亿个碱基中的每一个都被多次测序，从而提供了高深度的准确数据和对变异 DNA 的检测。NGS 可用于对整个基因组（约 20 000 个编码基因）或限制在特定的感兴趣区域进行测序。

2011 年前，免疫组化和原位杂交是伴随诊断的主导技术，第一个基于聚合酶链反应（PCR）的伴随诊断产品，是罗氏公司推出的 Cobas 4800 BRAF V600 突变检测试剂盒，这是一种用于检测黑色素瘤患者 BRAF V600E 突变的试剂盒，这部分患者可能需要使用威罗菲尼片（Vemurafenib/Zelboraf）进行治疗。在过去的几年中，下一代测序（NGS）也已成为伴随诊断的主要技术平台，2016 年底，FDA 批准了第一项基于该技术的检测试剂盒 FoundationFocus CDxBRCA Assay（Foundation Medicine，Inc.），这是一种检测卵巢癌患者肿瘤组织中 *BRCA1* 和 *BRCA2* 基因突变的产品，这些患者可能是卢卡帕尼（Rucaparib/Rubraca）治疗的候选者，这也是第一次以 NGS 为技术平台获批的伴随诊断产品。

国内第一个基于 NGS 平台获得国家药品监督管理局（NMPA）批准的肿瘤伴随诊断产品是燃石医学的“人 *EGFR/ALK/BRAF/KRAS* 基因突变联合检测试剂盒”，该试剂盒于 2018 年 7 月 18 日获得 NMPA 批准。此后又有多款基于 NGS 平台的伴随诊断产品获批，2021—2022 年两年期间，NMPA 批准了 7 个基于 NGS 平台的伴随诊断产品。

迄今为止，PCR 仍然是最主要的伴随诊断检测技术平台。正如图 8-2-3 所示，2021—2022 年的两年间，NMPA 批准的所有伴随诊断产品中，共有 13

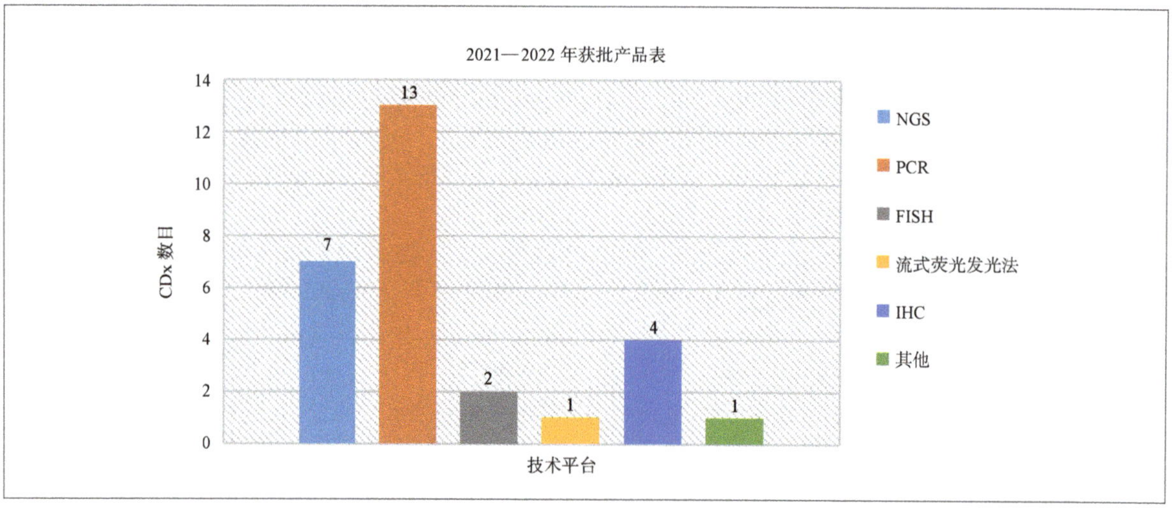

图 8-2-3 NMPA 批准的伴随诊断产品基于的研究平台 / 技术（$N=28$）。NGS，第二代测序；PCR，聚合酶链反应；FISH，荧光原位杂交；IHC，免疫组织化学

种是基于 PCR 平台的检测试剂盒，占据 NMPA 所有批准伴随诊断产品的 46%。不同的方法学各自具有各种优点和缺点，这些方法学的优缺点比较如表 8-2-3 所示。

表 8-2-3 不同的方法学之间优缺点比较

	技术	优势	劣势	可检测类型
PCR	实时荧光 PCR	高自动化，高特异性，高灵敏度	只能用于已知突变，相对定量，检测指标相对而言通量低	点突变、插入、缺失
	数字 PCR	能做到精准绝对定量，高灵敏度	检测成本高，通量有限，操作繁琐	
IHC	IHC	经济实惠，快速，临床检测标准化	研究指标单一，无法展示细胞原位空间关系	蛋白 / 多肽
	mIHC	可原位展示，定量分析	结果半定量，荧光之间可能影响结果表达	
FISH	传统 FISH	特异性好，可在组织上进行原位检测	操作繁琐，耗时较长	基因扩增、缺失、重排
	快速 FISH	杂交时间短，特异性高，高灵敏度，可自动化	主要用于单基因检测	
NGS		可一次性对多种突变类型进行序列测定，通量大	实验操作比较复杂，数据分析难度大，检测成本高	多种突变类型

（二）2021—2022 年的伴随诊断相应获证产品及企业

经过多年的发展，在国家行业政策的大力扶持以及新型检测技术和生物信息分析方法的革新下，如今国内有越来越多的企业开始从事伴随诊断产品的研发，除了老牌的华大、燃石、透景和艾德等企业外，也涌现出了致善、百迈和宏微特斯等企业。在 2021—2022 年两年间，有伴随诊断获批产品的厂家见表 8-2-4，相关伴随诊断试剂盒见表 8-2-5，其中基于 NGS 的伴随诊断产品见表 8-2-6。

表 8-2-4 伴随诊断获批方法和厂家情况（2021—2022 年）

序号	公司名称	NGS	PCR	FISH	流式荧光发光法	IHC	其他	总计
1	广州市金圻睿生物科技有限责任公司	1						1
2	杭州联川基因诊断技术有限公司	1						1
3	深圳市海普洛斯生物科技有限公司	1						1
4	广州迈景基因医学科技有限公司		1					1
5	元码基因科技（苏州）有限公司	1						1
6	武汉友芝友医疗科技股份有限公司		1					1
7	厦门致善生物科技股份有限公司		4					4
8	江苏宏微特斯医药科技有限公司		2					2
9	杭州百迈生物股份有限公司		2					2
10	德诺杰亿（北京）生物科技有限公司			1				1
11	广州安必平医药科技股份有限公司			1				1
12	安徽同科生物科技有限公司		1					1
13	臻悦生物科技江苏有限公司	1						1
14	北京雅康博生物科技有限公司		1					1
15	上海思路迪生物医学科技有限公司	1						1
16	上海真固生物科技有限公司	1						1
17	江西赛基生物技术有限公司				1			1
18	河南赛诺特生物技术有限公司					1		1
19	北京旌准医疗科技有限公司						1	1
20	厦门艾德生物医药科技股份有限公司					1		1
21	迈杰转化医学研究（苏州）有限公司					1		1
22	广州达安基因股份有限公司		1					1
23	无锡傲锐东源生物科技有限公司					1		1

资料来源：NMPA 网站及相关公开资料整理。

表 8-2-5 获批伴随诊断检测基因及其试剂盒厂家（2021—2022 年）

基因位点	注册证编号	产品名称	公司
ALK	国械注准 20223400599	人 *EGFR/KRAS/BRAF/ALK/ROS1* 基因突变检测试剂盒（可逆末端终止测序法）	广州市金圻睿生物科技有限责任公司
	国械注准 20223400977	人 *EGFR*、*BRAF*、*KRAS*、*ALK*、*ROS1* 基因突变联合检测试剂盒（可逆末端终止测序法）	杭州联川基因诊断技术有限公司
	国械注准 20213400832	人 *EGFR/ALK* 基因突变联合检测试剂盒（可逆末端终止测序法）	深圳市海普洛斯生物科技有限公司
	国械注准 20223401432	人类 *EGFR/ALK/ROS1* 基因突变联合检测试剂盒（荧光 PCR 法）	广州迈景基因医学科技有限公司
	国械注准 20213400525	人 *EGFR/KRAS/BRAF/PIK3CA/ALK/ROS1* 基因突变检测试剂盒（可逆末端终止测序法）	元码基因科技（苏州）有限公司
CYP2C9	国械注准 20223400374	人类 *AGTR1*、*ACE*、*ADRB1*、*CYP2D6*、*CYP2C9* 基因检测试剂盒（PCR- 荧光探针法）	武汉友芝友医疗科技股份有限公司
	国械注准 20213400029	*CYP2C9* 和 *VKORC1* 基因多态性检测试剂盒（荧光 PCR 熔解曲线法）	厦门致善生物科技股份有限公司
	国械注准 20223400205	人 *CYP2C9* 和 *VKORC1* 基因多态性检测试剂盒（PCR- 荧光探针法）	江苏宏微特斯医药科技有限公司
	国械注准 20213400710	人 *VKORC1* 和 *CYP2C9*3* 基因分型检测试剂盒（荧光 -PCR 法）	杭州百迈生物股份有限公司
CYP2C19	国械注准 20213400361	人 *CYP2C19* 基因分型检测试剂盒（荧光 -PCR 法）	杭州百迈生物股份有限公司
	国械注准 20213400005	*CYP2C19* 基因多态性检测试剂盒（荧光 PCR 熔解曲线法）	厦门致善生物科技股份有限公司
	国械注准 20223400208	人 *CYP2C19* 基因多态性检测试剂盒（PCR- 荧光探针法）	江苏宏微特斯医药科技有限公司
CYP2D6	国械注准 20223400374	人类 *AGTR1*、*ACE*、*ADRB1*、*CYP2D6*、*CYP2C9* 基因检测试剂盒（PCR- 荧光探针法）	武汉友芝友医疗科技股份有限公司
EGFR	国械注准 20223400599	人 *EGFR/KRAS/BRAF/ALK/ROS1* 基因突变检测试剂盒（可逆末端终止测序法）	广州市金圻睿生物科技有限责任公司
	国械注准 20223400977	人 *EGFR*、*BRAF*、*KRAS*、*ALK*、*ROS1* 基因突变联合检测试剂盒（可逆末端终止测序法）	杭州联川基因诊断技术有限公司
	国械注准 20213400832	人 *EGFR/ALK* 基因突变联合检测试剂盒（可逆末端终止测序法）	深圳市海普洛斯生物科技有限公司
	国械注准 20223401432	人类 *EGFR/ALK/ROS1* 基因突变联合检测试剂盒（荧光 PCR 法）	广州迈景基因医学科技有限公司
	国械注准 20213400525	人 *EGFR/KRAS/BRAF/PIK3CA/ALK/ROS1* 基因突变检测试剂盒（可逆末端终止测序法）	元码基因科技（苏州）有限公司
HER2	国械注准 20213400265	*HER2* 基因扩增检测试剂盒（荧光原位杂交法）	德诺杰亿（北京）生物科技有限公司
	国械注准 20213400138	*HER2* 基因检测试剂盒（荧光原位杂交法）	广州安必平医药科技股份有限公司
HLA-B	国械注准 20213400934	*HLA-B*58：01* 基因检测试剂盒（荧光 PCR 熔解曲线法）	厦门致善生物科技股份有限公司
	国械注准 20213400740	*HLA-B*15：02* 基因检测试剂盒（荧光 PCR 熔解曲线法）	厦门致善生物科技股份有限公司
	国械注准 20213400357	人类 *HLA-B*5801* 基因检测试剂盒（PCR- 荧光探针法）	安徽同科生物科技有限公司
KRAS	国械注准 20223400599	人 *EGFR/KRAS/BRAF/ALK/ROS1* 基因突变检测试剂盒（可逆末端终止测序法）	广州市金圻睿生物科技有限责任公司
	国械注准 20223400977	人 *EGFR*、*BRAF*、*KRAS*、*ALK*、*ROS1* 基因突变联合检测试剂盒（可逆末端终止测序法）	杭州联川基因诊断技术有限公司
	国械注准 20213400151	人 *KRAS/NRAS/BRAF/PIK3CA* 基因突变联合检测试剂盒（可逆末端终止测序法）	臻悦生物科技江苏有限公司
	国械注准 20213401103	人 *KRAS* 基因突变检测试剂盒（荧光 PCR 法）	北京雅康博生物科技有限公司
	国械注准 20213400525	人 *EGFR/KRAS/BRAF/PIK3CA/ALK/ROS1* 基因突变检测试剂盒（可逆末端终止测序法）	元码基因科技（苏州）有限公司

（续表）

基因位点	注册证编号	产品名称	公司
KRAS	国械注准 20223400638	人 *KRAS/BRAF/PIK3CA* 基因突变检测试剂盒（可逆末端终止测序法）	上海思路迪生物医学科技有限公司
	国械注准 20223401107	人 *KRAS/BRAF/PIK3CA* 基因突变检测试剂盒（可逆末端终止测序法）	上海真固生物科技有限公司
CD25	赣械注准 20222400059	*sCD25/sCD40L/sCD130/sTREM-1* 联合检测试剂盒（流式荧光发光法）	江西赛基生物技术有限公司
雌激素受体（ER）	国械注准 20213400742	雌激素受体抗体试剂（免疫组织化学法）	河南赛诺特生物技术有限公司
IDH1	国械注准 20213400928	*IDH1* 基因突变检测试剂盒（荧光 PCR- 毛细管电泳测序法）	北京旌准医疗科技有限公司
PD-L1	国械注准 20223400313	*PD-L1* 抗体试剂（免疫组织化学法）	厦门艾德生物医药科技股份有限公司
	国械注准 20223401300	*PD-L1* 检测试剂盒（免疫组织化学法）	迈杰转化医学研究（苏州）有限公司
CYP3A5	国械注准 20223401451	*CYP3A5* 基因分型检测试剂盒（PCR- 荧光探针法）	广州达安基因股份有限公司
CD117	国械注准 20223401619	*CD117* 抗体试剂（免疫组织化学法）	无锡傲锐东源生物科技有限公司
CYP2C9、*CYP2D6* 联合检测	国械注准 20223400374	人类 *AGTR1*、*ACE*、*ADRB1*、*CYP2D6*、*CYP2C9* 基因检测试剂盒（PCR- 荧光探针法）	武汉友芝友医疗科技股份有限公司
ALK、*EGFR* 联合检测	国械注准 20213400832	人 *EGFR/ALK* 基因突变联合检测试剂盒（可逆末端终止测序法）	深圳市海普洛斯生物科技有限公司
	国械注准 20223401432	人类 *EGFR/ALK/ROS1* 基因突变联合检测试剂盒（荧光 PCR 法）	广州迈景基因医学科技有限公司
ALK、*EGFR*、*KRAS* 联合检测	国械注准 20223400599	人 *EGFR/KRAS/BRAF/ALK/ROS1* 基因突变检测试剂盒（可逆末端终止测序法）	广州市金圻睿生物科技有限责任公司
	国械注准 20223400977	人 *EGFR*、*BRAF*、*KRAS*、*ALK*、*ROS1* 基因突变联合检测试剂盒（可逆末端终止测序法）	杭州联川基因诊断技术有限公司
	国械注准 20213400525	人 *EGFR/KRAS/BRAF/PIK3CA/ALK/ROS1* 基因突变检测试剂盒（可逆末端终止测序法）	元码基因科技（苏州）有限公司

资料来源：NMPA 网站及相关公开资料整理。

表 8-2-6 NMPA 批准上市的基于 NGS 的伴随诊断产品（2021—2022 年）

企业	批准时间	方法	位点	适应证及诊断药品
广州市金圻睿生物科技有限责任公司	2022-5-9	可逆末端终止测序法	*EGFR*、*KRAS*、*BRAF*、*ALK*、*ROS1*	盐酸厄洛替尼片、甲磺酸奥希替尼片、克唑替尼胶囊
杭州联川基因诊断技术有限公司	2022-7-25	可逆末端终止测序法	*EGFR*、*BRAF*、*KRAS*、*ALK*、*ROS1*	厄洛替尼片、甲磺酸奥希替尼片、克唑替尼胶囊
深圳市海普洛斯生物科技有限公司	2021-10-20	可逆末端终止测序法	*EGFR*、*ALK*	盐酸埃克替尼片 / 吉非替尼片、甲磺酸奥希替尼片、克唑替尼胶囊
元码基因科技（苏州）有限公司	2021-7-14	可逆末端终止测序法	*EGFR*、*KRAS*、*BRAF*、*PIK3CA*、*ALK*、*ROS1*	吉非替尼片、盐酸埃克替尼片、甲磺酸奥希替尼片、克唑替尼胶囊
臻悦生物科技江苏有限公司	2021-2-24	可逆末端终止测序法	*KRAS*、*NRAS*、*BRAF*、*PIK3CA*	西妥昔单抗
上海思路迪生物医学科技有限公司	2022-5-13	可逆末端终止测序法	*KRAS*、*BRAF*、*PIK3CA*	西妥昔单抗
上海真固生物科技有限公司	2022-8-16	可逆末端终止测序法	*KRAS*、*BRAF*、*PIK3CA*	西妥昔单抗

资料来源：NMPA 网站整理。

三、国内代表企业（按首字汉语拼音排列）

1. 安徽同科生物科技有限公司

同科生物是一家以分子、免疫诊断技术为核心，集体外诊断试剂及配套检测仪器的研发、生产、销售于一体的高新技术企业。始终以创新研发为企业发展最核心的驱动力，拥有以中国科学院院士、长江学者、国家杰青获得者为首席科学家的高端研发团队，以及同济大学人才培养与产学研合作基地、院士工作站、博士后创新实践基地等多层次支撑体系，打造了酶蛋白技术平台、多重多色荧光定量 PCR 技术平台、化学发光技术平台、干细胞技术平台等自主研发平台。目前，公司的研发产线涵盖了妇幼健康、感染性疾病、个体化用药、肿瘤早筛、细胞因子等领域。在上海同济大学科技园、苏州生物纳米园、安徽金寨等地拥有 15000 多平方米的运营研发及生产基地，拥有符合国家医疗器械生产质量管理规范的洁净生产车间，拥有先进的研发生产设备；目前已经生产近百种高品质产品，赋能医疗机构。并与合作伙伴、产业组织、大学研究机构等一起构建共享共赢的生态圈，共同助力健康中国建设。

2. 北京旌准医疗科技有限公司

成立于 2015 年，位于北京经济技术开发区，专注于血液肿瘤、器官与骨髓移植、新型分子病理、肿瘤免疫治疗检测等分子诊断领域，是一家集分子诊断试剂及仪器的研发、生产、注册、制造、销售和服务一体化的高新技术企业。以公司拥有的技术平台为载体，自主研制生产和引进吸收代理相结合，构建相关疾病分子诊断产品群和服务链。现已建立实时荧光定量 PCR、第一代 Sanger 测序、第二代高通量 NGS 测序、毛细管电泳片段分析、流式细胞分析、荧光原位杂交和微流控芯片等综合分子诊断技术平台，承担国家科技重大专项，现授权专利 46 项，其中发明专利 16 项；软件著作权 17 项。在研产品 40 余项，已获批三类注册证书 7 项、一类注册证书 10 余项，多个产品处于临床阶段。

截至目前，公司总投资额超 4 亿元，现已完成 C 轮融资。公司获评了北京市高新技术企业、中关村高新技术企业、北京市级企业科技研究机构、首都科技条件平台成员单位、北京市知识产权试点单位、工信部知识产权运用试点单位、中关村金种子企业、北京经济技术开发区“亦麒麟”人才创办企业、2019 北京亦庄高科技高成长 20 强、博士后科研工作站、职工创新工作室、北京市专精特新、2020 未来医疗 100 强价值领域榜分子诊断领域 TOP20、北京民营企业中小百强等多项荣誉资质。同时，公司已与国内外多家知名企业建立深度合作，与多家高等院校开展产学研合作，致力于为临床医学提供精准化的分子诊断产品和服务。

3. 德诺杰亿（北京）生物科技有限公司

成立于 2013 年，是一家集诊断试剂与自动化检测设备的研发、生产与销售为一体的国家级高新技术企业，是分子检测核心技术平台的制造商，总部位于北京经济技术开发区科创十四街汇龙森科技园。公司基地拥有试剂和设备两个技术平台，试剂匹配仪器或与仪器一体化是公司的核心竞争力。分子诊断分别以 PCR-CE（聚合酶链式反应毛细管电泳基因分析）和 FISH（荧光原位杂交）金标准技术为平台，通过微流体控制技术集成并实现检测自动化。PCR-CE 技术产品通过片段分析应用于临床诊断、公安司法、食品安全、分子育种、疾病（疫病）控制等领域；FISH 技术产品通过分子病理技术应用于肿瘤早期发现、肿瘤药物伴随诊断和治疗药效评估；免疫快检以胶体金层析技术为平台，利用自身的基因工程表达平台生产的原材料产业化市场需求的快检产品；POCT 设备以相关模块为平台整合需求并产业化小型自动化分子检测设备并匹配相关试剂。

德诺杰亿是中国第一家拥有独立自主知识产权的一体化毛细管电泳片段及 Sanger 测序创新平台智造商，目前中国使用的该设备全部被进口垄断，此设备所属的方法学是国际公认的金标准技术。同时，为保证基因检测的稳定性和核酸样本的处理速度，德诺杰亿提供了全自动核酸提取纯化仪及预封板试剂。

4. 广州安必平医药科技股份有限公司

专注于肿瘤筛查与诊断，自主研发了一系列肿瘤筛查及诊断试剂与配套设备，主要应用科室为病理科。目前已搭建液基细胞学（LBP）、聚合酶链式反应（PCR）、免疫组织化学（IHC）和荧光原位杂交（FISH）四大系列产品线，涵盖肿瘤筛查与诊断，从细胞形态到蛋白表达、基因检测等不同诊断层次的临床需求，部分产品获得 CE 欧盟、英国标准协会（BSI）、日本厚生劳动省的认证，系国内肿瘤筛查及诊断行业内技术平台最丰富、产品种类最多的企业之一。2020 年开始发力药企服务及“形态学”伴随诊断业务，依托 IHC 及 FISH 等形态学技术平台，聚焦大分子创新药物早期生物标志物研发检测服务、靶向药物伴随诊断开发服务及伴随诊断Ⅲ类医疗器械试剂盒的注册申报等业务。同时，为提升病理科“自动化、标准化、数字化、智能化”水平，安必平推出一系列数字病理产品，包括全自动数字切片扫描系统、与腾讯独家合作开发宫颈细胞学人工智能辅助诊断产品等。

5. 广州迈景基因医学科技有限公司

致力于肿瘤精准医学领域整体解决方案，集研发、生产、销售和服务于一体的高新技术企业。公司自 2015 年成立以来，形成了以 PCR 和 NGS 技术平台并举、IVD 和 LDT 双模式并行的经营模式，开发出一系列肿瘤诊断、分型、监测和筛查类的分子检测产品，覆盖癌症诊疗全过程。

在 IVD 版块，迈景基因强研发。公司研发的肺癌 PCR 多基因伴随诊断试剂盒（迈菲捷）是目前国内唯一具有多基因伴随诊断功能的 PCR 试剂盒，并且已有多款产品进入 NMPA 注册流程。

在 LDT 版块，迈景基因重质量。迈景基因医学检验所作为国家卫生部批准的医学检验机构，按照《临床分子病理实验室二代基因测序检测专家共识》标准建造，建立了完善的临检实验流程质控体系，全程双人审核，全流程监控。实验室以“零缺陷”通过 CAP 实验室认证，并在 2021 年全国临检中心 NGS 大 Panel 室间质评预研中获全国 TOP3。

质真至准，迈越常流！迈景基因励志成为肿瘤精准医学整体解决方案提供商。

6. 华大基因

成立于 1999 年，拥有科教、科研、科普、科用四大支柱。秉承“基因科技造福人类”的使命，以“产学研”一体化的发展模式，先后完成了国际人类基因组计划“中国部分”（1%）、国际人类单体型图计划（10%）、水稻基因组计划、家蚕基因组计划、家鸡基因组计划、抗 SARS 研究、炎黄一号等多项具有国际先进水平的科研工作，在 *Nature* 和 *Science* 等国际一流的杂志上发表多篇论文。其产品基因测序仪及胎儿染色体非整倍体检测试剂盒，于 2014 年内获国家食品药品监督管理总局批准上市，是 NMPA 首次批准的第二代基因测序诊断产品。目前，公司建立了核酸测序平台、蛋白质谱平台、细胞学平台、动物克隆平台、微生物平台、动物平台、海洋生物平台、信息技术等平台，并作为核心单位参与国家基因库的构建，成立了生育健康中心和临床及医学健康中心，进一步促进基因组学研究成果向人类健康服务、环境应用、生物育种等方面的应用转化。

华大基因包含深圳华大生命科学研究院、华大学院、深圳国家基因库运营专项、GigaScience、华大基因、华大智造、华大鉴正、华大医疗、华大农业、华大健康等多个方面的机构。

在其旗下公司里，华大吉比爱和华大生物（武汉）分别致力于 qPCR 伴随诊断产品和 NGS 伴随诊断产品的开发和应用推广。2014 年开始推出肿瘤个体化诊疗基因检测；2016 年推出肿瘤个体化靶向药物基因检测；2018 年 *BRCA1/2* 检测试剂盒通过 NMPA 创新医疗器械特别审批；2019 年 *EGFR/KRAS/ALK* 基因突变联合检测产品，从提取、建库、测序（测序仪及试剂）到分析软件全面获得 NMPA 批准。

7. 杭州百迈生物股份有限公司

成立于 2012 年 9 月，为国家高新技术企业、浙江省中小型科技型企业、雏鹰计划企业、“领军计划”扶持企业，是一家致力于高端生物医疗耗材和个体化精准用药基因检测产品的高端生物医疗产品制造商。百迈生物以成为“全球 IVD 诊断耗材一站式解决方案供应商”和“中国心脑血管精准用药先行者”为目标，在以“秉持科学创新及满足客户需求的理念，在持续改进的质量体系保障下，为客户提供高质量、安全有效的产品，为促进人类健康做出贡献”为质量方针的指导下，建立了一流的研发中心以及十万级和万级生产洁净厂房，总计面积达 4000 平方米。百迈生物具备完整且独立的研发体系，拥有较强的研发能力，并已获得国家授权专利数十项，已成功研发各类通用型和个性化生物医疗耗材模具几十款，以及个体化精准用药基因检测产品几十项。经过十几年的生产经营，百迈生物的产品已经成功销往国内外，并以其“品质至上、精益求精”的精神，赢得了终端市场的极佳口碑。

8. 江苏宏微特斯医药科技有限公司

成立于 2016 年，是一家专注于新型检测技术和新型体外诊断试剂的研发、生产和销售的公司，是江苏省认证的“高新技术企业”，先后通过了 TUV EN ISO 13485：2016、国医械华光（CMD）YY/T 0287—2017 idt IS 13485：2016、GB/T 19001—2016 idt ISO 9001：2015 等认证及部分产品 CE 认证。具有分子诊断、免疫、POCT 等技术平台，产品线涵盖传染病防控、生殖健康检测、遗传性疾病检测、药物基因个性化检测及新冠病毒检测等业务领域。先后承担了国家传染专项、国家高技术研究发展计划（863 计划）、国家重点基础研究发展计划（973 计划）及国家自然基金等多个项目，与国内名列前茅的科研机构建立了密切的科研合作关系，并获得二十多项国家专利。

宏微特斯注重自主创新和精良制造，在北京、南通、苏州均设有研发实验室及 GMP 车间。其中研发实验室等总面积约 16 000 平方米，已成功开发产品 200 多项。是一家集试剂、仪器、科研服务等为一体的科技创新型企业。

9. 迈杰转化医学研究（苏州）有限公司

作为伴随诊断整体解决方案领导者，迈杰转化医学研究（苏州）有限公司拥有综合转化医学技术支持药物临床转化、伴随诊断产品（CDx）开发和用药指导检测三大业务。基于基因组学、蛋白组学、细胞组学、病理组学以及大数据与 AI 等综合技术平台，一流的产品开发团队与完善研发流程，以及完善的质量体系，迈杰医学围绕靶向治疗，免疫治疗及细胞 / 基因治疗赋能药物临床转化研究并开发对应的伴随诊断产品支持药物上市后的精准用药。迈杰医学已与全球 300 余家创新药企及技术公司展开合作，已开发验证了数百个生物标记物及方法学，支持上百个药物临床试验。截至目前共有 20 余款产品获得药监批准，涵盖实体肿瘤和血液肿瘤，其中包括用于免疫治疗的 PD-L1 伴随诊断试剂盒；同时，迈杰医学积累了丰富的 CDx 开发经验，涵盖的生物标志物超过 350 种，包括 Nectin4、LAG-3、Claudin18.2、FLOR1、B7-H3、TIGIT 等热门靶点。基于独创的一体化商业模式，迈杰医学已迅速发展成为中国伴随诊断整体解决方案创新企业，解决创新药物的研发痛点及患者的用药痛点，助力精准医疗。

10. 南京世和基因生物技术股份有限公司

2008 年创始于加拿大多伦多，致力于高通量测序技术在个体化精准医学领域的研究和临床转化应用。2013 年，世和基因创新推出大 Panel 实体瘤 NGS 基因检测。经过七年的市场耕耘，世和基因已经与全国 500 多家三级甲等医院和肿瘤专科医院开展合作。

2021 年 7 月，中山大学肿瘤防治中心黄欣教授、蓝春燕教授团队采用世和基因大 Panel 世和一号® 检测，对 CLAP 试验中卡瑞利珠单抗联合阿帕替尼治疗组患者进行靶向测序，二次分析确定了预测 PD-1 抑制剂联合治疗应答水平的潜在生物标志物。

11. 燃石医学

成立于 2014 年，于 2020 年 6 月在美国纳斯达克上市。公司专注于为肿瘤精准医疗提供具有临床价值的二代基因测序（NGS）。目前，燃石医学是国内 NGS 伴随诊断的龙头企业之一，拥有中国第一间 CLIA 认证的 ctDNA 和肿瘤组织 NGS 实验室以及首个获 NMPA 批准的肿瘤 NGS 检测试剂盒。其公司业务及研发方向主要覆盖：①基于 NGS 伴随诊断的肿瘤患病人群检测，累计检测样本超过 30 万例，在中国拥有领先的市场份额，尤其在肺癌领域；②基于 NGS 伴随诊断的癌症早检，目前已经进入临床验证阶段，是中国首家在肿瘤应用方向 NGS 检测中通过 NMPA 审核进入《创新医疗器械特别审批程序》的企业。公司拥有全面的产品组合，目前主要提供了 13 种基于 NGS 的癌症治疗选择测试，适用多种癌症类型，包括肺癌、胃肠道癌、前列腺癌、乳腺癌、淋巴瘤、甲状腺癌、结直肠癌、卵巢癌、胰腺癌和膀胱癌。公司采用“中心实验室＋院内”的业务模式；其中，中心实验室模式称为院外市场（样本及费用不经医院直接由患者到第三方实验室），院内实验室称为院内市场（样本及费用由患者到医院）。2021 年 4 月 29 日，燃石医学与上海和誉生物医药科技有限公司共同宣布达成伴随诊断（CDx）战略合作，双方将携手开发 ABSK091（AZD4547）的试剂，推动药物临床研发进程，用于检测尿路上皮癌患者的 *FGFR* 基因变异。

12. 上海透景生命科技股份有限公司

成立于 2003 年，位于有“中国药谷”之称的上海张江高科技园区，专业从事高端体外诊断试剂产品的研发、生产和推广，是一家以技术创新和卓越的科研能力见长的高新技术企业。目前透景生命已获得 97 项医疗器械注册证书及备案，其中多项产品荣获上海市科技进步奖、上海市发明专利奖等荣誉，企业获得上海市“专精特新”中小企业、上海市科技小巨人优秀企业等称号，相关成果申请近 106 项，包括 53 项专利授权，15 项软件著作权。

透景生命构建了先进的多样化的临床体外诊断试剂研发技术平台，覆盖免疫、分子、生化和质谱检测等多个领域，致力于肿瘤筛查、肿瘤辅助诊断、肿瘤个性化用药及肿瘤预后等与肿瘤全程检测领域相关的研究和产品开发。公司不仅推出了系列甲基化产品，包括首个用于肺部“小结节”良恶性鉴定的 *SHOX2+RASSF1A* 肺癌双基因甲基化检测的专利产品，用于结直肠癌鉴定的 *Septin9* 甲基化产品，而且也推出了适用于肺癌、结直肠癌等高发病率适应证的伴随诊断系列产品，如 *EGFR*、*KRAS*、*BRAF* 等。

13. 上海真固生物科技有限公司

成立于 2016 年，由位于波士顿和上海的创始人共同创立，是一家兼具中国文化基因和美国科技背景的医疗技术公司。公司致力于高通量测序文库制备技术及配套的数据分析与解读流程的研发与应用，推动基因检测在肿瘤、遗传病等领域的发展，实现精准医疗大众化，惠及国人健康。

美国公司（Pillar Biosciences Inc.）拥有成熟的针对 gDNA、FFPE DNA、cfDNA（血浆）的高通量测序文库制备技术和基于 real-time RT-PCR 的融合基因检测技术，大幅降低了检测试剂盒的成本；与试剂配套的易学易用的生物信息学分析软件，可以一键完成从原始数据到突变列表注释的全部数据分析流程。综合技术优势和成本优势的叠加，有效解决了当前高通量基因测序技术在应用推广过程中存在的效率低、准确率低、数据分析复杂、成本高等障碍。

真固生物目前已获三轮融资共 6 300 万美元，在徐汇区聚科生物园建成业务发展及销售中心，并在奉贤区聚科凤创谷基地成立中国技术转化与研发中心，成功实现国际领先基因测序技术体系的国内转化和本地化应用发展；同时迅速启动肿瘤 NGS 测序 IVD 产品注册及临床检验服务体系建设，2 000 平方米的 GMP 生产厂及临检中心也已初见规模。

14. 深圳市海普洛斯生物科技有限公司

成立于 2014 年，海普洛斯是肿瘤液体活检和基因大数据国家高新技术企业，在基因测序、液体活检、生命信息和大数据等领域具有核心技术优势，旗下医学检验实验室具有先进基因测序平台以及完善的国际标准质量体系，通过美国病理学家协会（CAP）/ 欧洲分子基因诊断质量联盟（EMQN）/ 中国卫生部临检中心等权威认证，业务覆盖肿瘤全病程管理、遗传性疾病筛查、重大感染性疾病（含新冠病毒核酸检测）等领域，已为全国 500 多家三甲医院、数百家科研院所、体检机构、保险公司、互联网平台以及各地政府提供基因检测技术服务和整体解决方案。

15. 武汉友芝友医疗科技股份有限公司

成立于 2011 年 7 月，以心血管、肿瘤等重大疾病的个体化诊疗为战略方向，是一家专门从事个体化医学诊断产品研发、生产和销售的高新技术企业。公司秉承“量体裁衣、因人施治”的企业使命，力争成为个体化医学领域的龙头企业，打造实现自我价值和回馈社会的卓越平台。

芝友医疗拥有满足个体化诊疗的多组学检测技术，包括 ARMS-PCR 荧光定量 PCR、多重 SNP 荧光定量 PCR、ISET、CTC 检测、FISH 等，平台广泛多样。在肿瘤伴随诊断细分领域，公司产品获证全面，覆盖癌种多样如肺癌，结直肠癌，乳腺癌，甲状腺癌，黑色素瘤等，且符合医保用药指导所需的 *EGFR*、*KRAS*、*BRAF*、*ALK*、*ROS1*、*NRAS*、*PIK3CA* 等多种分子分型检测，助力实现肿瘤患者治疗过程的全程化管理。

16. 厦门艾德生物医药科技股份有限公司

主要业务是肿瘤精准医疗分子诊断产品的开发、生产和销售，并提供相关的检测服务。公司具有齐全的自主研发技术平台，获得 38 项专利授权，其核心发明专利同时获得多国授权。覆盖了 *EGFR*、*KRAS*、*BRAF*、*ALK*、*PIK3CA*、*ROS1*、*NRAS*、*HER2*、*RET*、*MET*、*BRCA1/2* 等热门靶点共计 23 种基因检测产品获 NMPA 批准上市，并拥有 Master Panel（NGS 联检）和国内唯一的 PCR panel 多基因联检产品，可用于肺癌、结直肠癌、乳腺癌、甲状腺癌等高发病率适应证的伴随诊断。其中包括：适用于肿瘤组织标本检测的 ADx-ARMS®（肿瘤组织 PCR）、ADx-Handle®（便捷 NGS）系列产品；适用于液体活检的 Super-ARMS®（液体活检 PCR）、ddCapture® 产品（NGS）；此外还有荧光原位杂交（FISH）、免疫组化（IHC）、核酸提取等产品。

除了在国内三甲医院大规模应用外，部分产品在日本、韩国获批上市并进入当地医保，开创了我国肿瘤伴随诊断海外获批的先例。

2021 年 6 月，日本药品和医疗器械管理局（PMDA）以肿瘤伴随诊断标准，批准了艾德生物 *PCR-11* 基因检测产品上市，用于指导多个肺癌靶向药物的临床应用。这是艾德生物 2017 年获批肺癌 *ROS1* 基因检测伴随诊断产品之后，再次在日本获批伴随诊断产品，并且是多基因联合检测产品。该产品的获批，标志着中国体外诊断企业在肿瘤伴随诊断的国际舞台实现领跑。

17. 厦门致善生物科技股份有限公司

成立于 2010 年，公司是一家以分子诊断技术为核心，集分子诊断试剂和分子诊断仪器的研发、生产、销售于一体的生命科学企业。凭借多年的技术创新积累，公司先后获得国家级重点专精特新“小巨人”、国家技术创新示范企业等荣誉称号。

公司构建了四大产业技术平台实现了从核心原材料、样本采集、核酸提取到核酸检测的全产业链布局，拥有传染病、遗传病、肿瘤等多种伴随诊断试剂产品。2021 年，公司研发的分子诊断一体机通过国家优先审评，上市以来迅速进入国内外市场，实现了公司伴随诊断产品从提取到检测的闭环应用。同时，公司积极承担多项国家重大传染病专项，其中“耐药结核病的分子诊断试剂的研发与产业化”项目成果于 2016 年入选“中国十大医学科技新闻”，已逐步成为国内结核伴随诊断市场的领导者。

四、国内外市场概况

据世界卫生组织（World Health Organization，WHO）发布的数据，全球每年有约 1 000 万人死于癌症，占据了全球死亡人数的近 1/6。而随着人口老龄化和生活方式的变化，癌症的发病率逐年上升，成为全球卫生领域的重要问题。根据世界卫生组织国际癌症研究机构（International Agency for Research on Cancer，IARC）发布了 2021 年全球最新癌症负担数据。预估了全球 185 个国家 36 种癌症类型的最新发病率（图 8-2-4）、死亡率（图 8-2-5）情况，以及癌症发展趋势。这项最新预估数据显示，2021 年全球新发癌症病例 1 929 万例，2021 年全球癌症死亡病例 996 万例。全球癌症发病率和死亡率不容小觑，国内亦然。

2022 年 2 月，国家癌症中心发布最新一期的全国癌症统计数据显示，2020 年中国新发癌症患者数

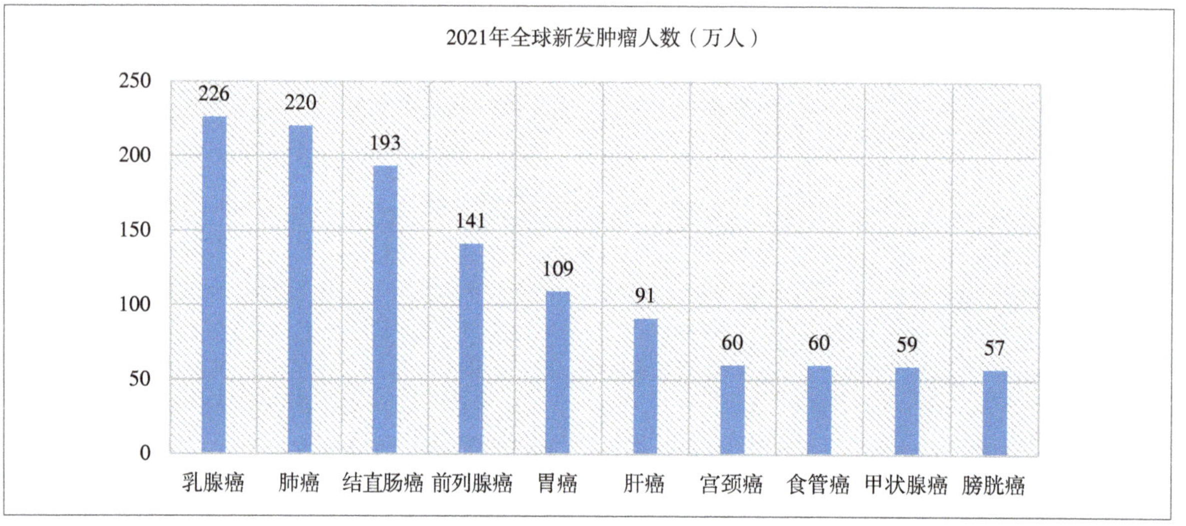

图 8-2-4　2021 年全球新发肿瘤人数

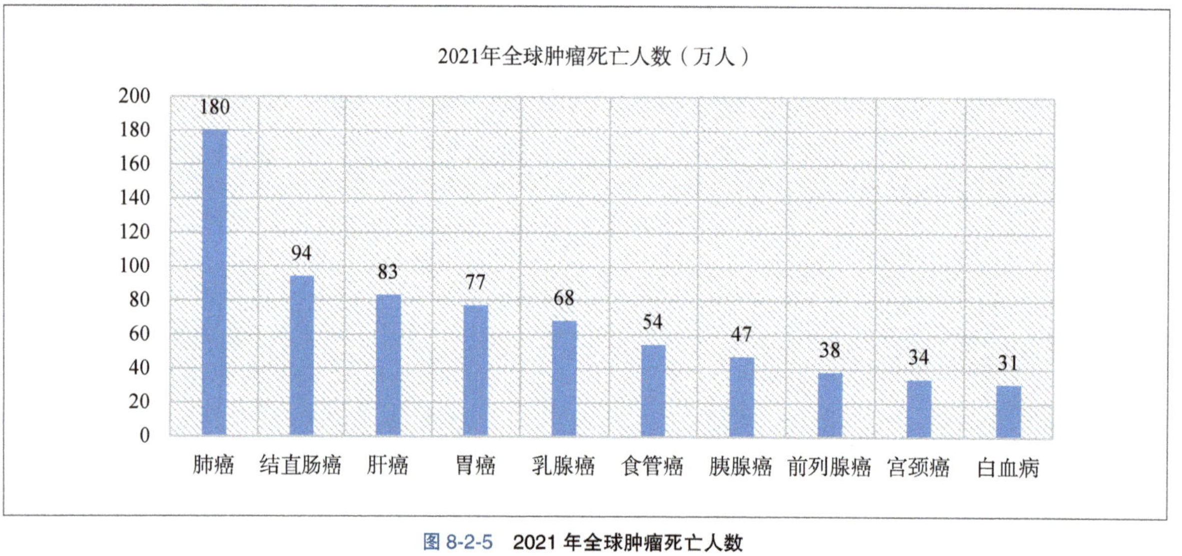

图 8-2-5　2021 年全球肿瘤死亡人数

量约为 460 万人。中国新发癌症患者数量复合年增长率略高于全球平均水平，预计到 2025 年新发患者人数达 520 万人，占全球新发患者人数的 26.9%，中国癌症新发及死亡人数居全球首位，相关新发肿瘤人数与死亡人数参见图 8-2-6 和图 8-2-7。庞大的癌症人群和癌症治疗方法的进展促使中国抗肿瘤药物市场未来几年继续处于上升态势，对相关伴随诊断试剂的需求也随之处于上升趋势。

自 1998 年 FDA 批准的赫赛汀和相应的人表皮生长因子受体 -2（HER2）检测，全球伴随诊断市场规模逐年扩大，2019 年高达 37.6 亿美元，2016—2019 年的年复合增长率为 25.5%。目前欧美发达国家伴随诊断行业的发展已处于成熟期，但从市场规模增速上看，该赛道仍处于高速发展阶段。按 25.5% 的增速估算，2022 年全球伴随诊断市场规模将达 74.3 亿美元，2025 年将达 146.9. 亿美元。

整体来看，国内伴随诊断政策进入调整期，市场处于快速发展阶段。2019 年中国伴随诊断的市场规模达 27.2 亿元，规模增速逐年攀升，2016—2019 年的年复合增长率为 33.3%。按 33.3% 的增速估算，2022 年中国伴随诊断的市场规模为 64.4 亿元，2025 年为 152.6 亿元，参见图 8-2-8。

从国际竞争格局来看，安捷伦、因美纳、罗氏等大型跨国公司的伴随诊断产品最多，且不同公司在使用的技术平台上各有侧重。目前，国内伴随诊断领域规模较小，使用的技术平台仍以 PCR 为主，不同公司间差异主要是商业模式上各有不同。国内从事伴随诊断行业公司数量呈井喷式增长，其中艾德生物、华大基因、致善生物、透景生命、燃石医学等一批优秀的生物公司，都各自拥有众多自研的基因检测试剂盒。从整体来看，伴随诊断商业化路径相对成熟，头部企业占领先机，新技术、新模式跃跃欲试，大平台

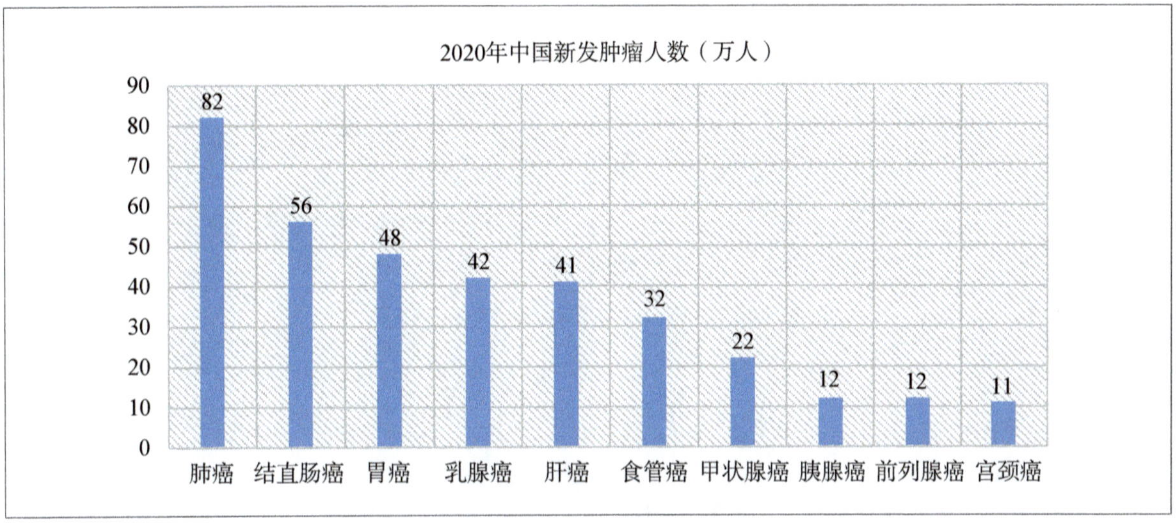

图 8-2-6 2020 年中国新发肿瘤人数

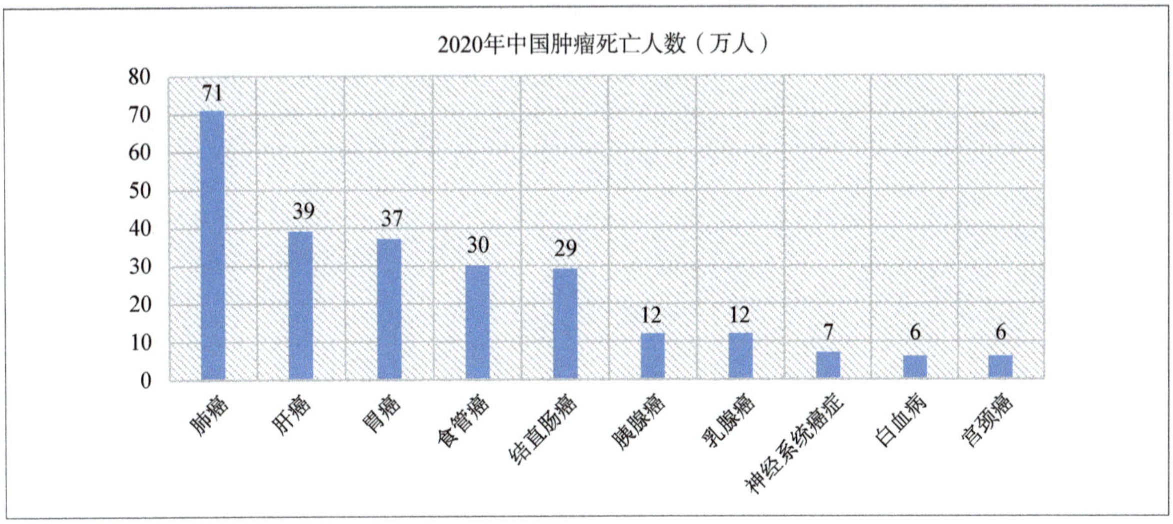

图 8-2-7 2020 年中国肿瘤死亡人数

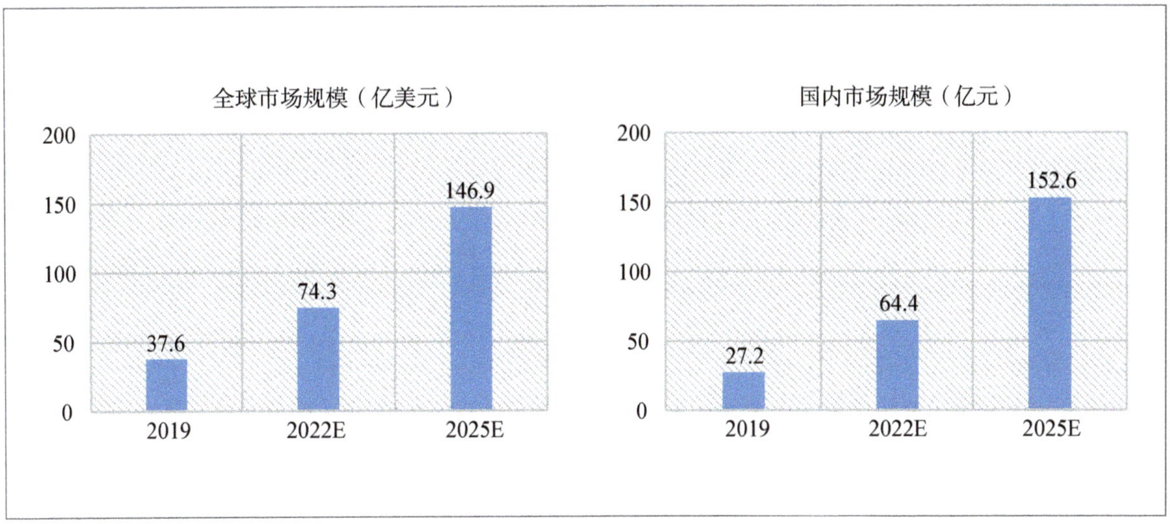

图 8-2-8 全球与中国伴随诊断市场规模（数据来源：智研咨询）

和小而美并存，市场格局已然形成。

五、结语与展望

1. 伴随诊断能有效改善抗肿瘤新药研发过程中药物研发风险高、治疗应答率低的问题

据 Jorgensen 和 Hersom 在 2016 年的研究数据显示，过去 15 年内批准的靶向药物中，无伴随诊断的靶向药客观应答率（objective response rate，ORR）在 6.8%~45% 之间，而有伴随诊断的靶向药物客观应答率在 41%~80.2% 之间，伴随诊断可以显著提升靶向药物客观应答率，是实施精准治疗的关键因素。伴随诊断对靶向药物客观应答率的改善作用参见表 8-2-7。

表 8-2-7　不同靶向药物有无伴随诊断客观应答率

药物	适应证	生物标志物	客观应答率（%）
Pertuzumab	乳腺癌	*HER2*	80.2
Crizotinib	非小细胞肺癌	*ALK*	65
Erlotinib	非小细胞肺癌	*EGFR*	65
Osimertinib	非小细胞肺癌	*EGFR T790* 突变	80
Cetuximab	结直肠癌	*EGFR/KRAS*	57
Imatinib mesylate	胃肠道间质瘤	*CD117*	53.9
Dabrafenib	黑色素瘤	*BRAF*	52
Vemurafenib	黑色素瘤	*BRAF*	48.4
Ado-trastuzumab emtansine	乳腺癌	*HER2*	43.6
Permbrolizumab	非小细胞肺癌	*PD-L1*	41
Bevacizumab	结直肠癌	无	45
lxabepilone	乳腺癌	无	34.7
Paclitaxel protein-bound particles	非小细胞肺癌	无	33
Pemetrexed	非小细胞肺癌	无	27.1
Pembrolizumab	黑色素瘤	无	24
Capecitabine	结直肠癌	无	21
Ziv-aflibercept	结直肠癌	无	19.8
Eribulin Mesylate	乳腺癌	无	11
Ipilimumab	黑色素瘤	无	10.9
Sunitinib malate	胃肠道间质瘤	无	6.8

2. 伴随诊断检测产品，目前以实时荧光定量 PCR 产品为主，多种产品技术并存

截至 2022 年 12 月底，NMPA 批准的 170 个产品中有 83 个产品基于实时荧光 PCR，18 个产品基于 NGS 平台，15 个产品基于 IHC，25 个产品基于 FISH，5 个产品基于流式荧光法，1 个产品基于数字 PCR 法，23 个产品基于其他方法学。其中，实时荧光定量检测技术以其操作简便、成本较低和易于自动化等特性，占比较大（达到 48.82%），是目前主流的检测方法学，伴随诊断产品不同技术占比参见图 8-2-9。IHC 以抗原抗体反应为基础，PCR、dPCR、FISH、NGS 和流式荧光法等则是以核酸检测为基础。各种方法学各有优缺点，普通实时荧光 PCR 方法学实用性强，平台相对较为普及，检测时间短，性价比高，缺点也显而易见，只能用于已知的突变检测；dPCR 可以实现已知突变的精准定量，但是通量低，成本略高；FISH 可以在组织层面进行原位分析，但是操作比较复杂；NGS 可以检测全部突变类型，拓展性强，在罕见突变类型和未知基因方面检测上优势尤其明显。目前，国内已批准 NGS 检测试剂盒最多也只能覆盖 10 个靶点，肿瘤类型也仅局限于非小细胞肺癌（NSCLC）和结直肠癌，而 NGS 技术优势更多地体现在中大型检测组合中。LDT 的实施，将有助于大检测组合落地。长远来看，NGS 广泛使用是一种趋势，但是，短期内，以 PCR 技术为基础的检测仍然是肿瘤个性化医疗的重要解决方案。PCR 技术和 NGS 技术互补，分别满足不同应用场景临床需求，在相当长的一段时间内并存。2019 年，中华医学检验医学分会和国家卫健卫联合制定《液体活检在临床肿瘤诊断应用和医学检验实践中专家共识》，检测已知、单个靶向治疗敏感或耐药型突变时，建议使用 ARMS-PCR 方法；将已知、

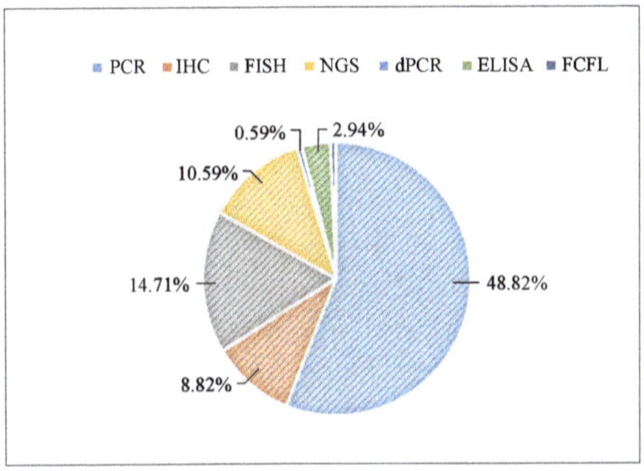

图 8-2-9 NMPA 批准的伴随诊断产品不同技术平台产品占比

多个平行临床治疗靶点或发现未知基因、探索临床价值与相关机制时建议使用 NGS 方法。

3. 新靶点及新药物的应用，更多靶向药物和伴随诊断产品纳入医保，LDT 实施有助于市场扩容

据智研咨询，全球伴随诊断市场规模逐年扩大，2019 年高达 37.6 亿美元，2016—2019 年的年复合增长率为 25.5%。从市场规模增速上看，该赛道仍处于高速发展阶段。2019 年我国伴随诊断的市场规模达 27.2 亿元，规模增速逐年攀升，2016—2019 年的年复合增长率为 33.3%。高于全球增长水平。未来随着靶向治疗的概念不断普及，精准医学逐渐拓展到各癌种，与此同时，用药成本的下降，国内市场有望保持高速增长。

就行业发展而言，目前，精准医疗仍处于早期阶段，相对发展较为成熟的是肺癌相关伴随诊断，耐药机制（T790M，c-MET）不断增加，新的靶点（NRAS、NTRK 等）不断被攻克，新药不断丰富。

2017 年医保局连续开启了三轮医保谈判降价，大部分主流靶向药物价格得到了大幅度的下降，靶向药物纳入医保范围且降价明显，或带动伴随诊断产品渗透率提升。2018 年 12 月，北京医保局率先将肿瘤组织 DNA 测序纳入医保乙类，并限定价格为 3 800 元，自 2019 年 6 月 15 日起执行。随着未来更多省份将 CDx 产品纳入医保，可及性或大幅提升。

2021 年 3 月 18 日，国家药监局网站发布修订版本《医疗器械监督管理条例》，其中第 53 条就 LDT 的使用场景给出了明确的规范要求，这也是政策上首次就 LDT 使用场景和规范层面做出要求，院内 LDT 逐步开展并落实。2022 年 10 月 9 日，上海市深化医药卫生体制改革领导小组办公室印发《开展上海市公立医院高质量发展试点工作的通知》，遴选确定了 40 家公立医疗机构作为试点单位、确定了 20 家公立医院为辅导类试点单位参照实施，试点工作为期 5 年。不管是以共建实验室，还是与试点医院合作的模式，LDT 进院都是壁垒，LDT 产品在哪里落地将是一个新的衡量标准，就监管难度而言，这一阶段的 LDT 试点医院更容易在公立大三甲医院落实，伴随着 LDT 的实施，将进一步推动伴随诊断产业的发展。

4. 产业链上游原料，中游仪器设备端以外资品牌为主，试剂开发和检测服务端国产多点开花

伴随诊断产业链由上游原材料、中游产品、下游服务组成。其中，上游原材料主要包括生物制品和精细化学品，中端产品主要包括诊断试剂和仪器设备，下游服务主要包括中间环节的基因测序服务和对于试剂、仪器和测序服务最终使用的应用终端。

诊断用酶、建库测序试剂等开发难度大，整个上游原材料市场基本由罗氏诊断（Roche Diagnostics）、迈迪安生命科学公司（Meridian Life Science）、因美纳（Illumina）、赛默飞世尔（Thermo Fisher）等国际巨头垄断。就中游而言，国内分子诊断试剂发展较为迅速，基本已经实现国产化；而诊断仪器领域，国产仪器占比较小，其中核酸提取仪、普通 PCR 仪、基因芯片仪、分子杂交仪等技术相对容易攻破的中端仪器领域，基本已经实现国产替代化，而包括数字 PCR 仪和基因测序仪在内的高端仪器主要由外资品牌主导，技术壁垒极高，国产品牌正处于起步阶段。数字 PCR 仪目前市场上基本被伯乐、赛默飞世尔和 Stilla 科技等国际大品牌所占有。基因测序仪领域基本被因美纳、赛默飞世尔、太平洋生物科学和牛津纳米孔科技等外资品牌垄断，目前国内仅有华大基因等个别优秀国产品牌实现了自主研发生产的基因测序仪，大多数企业是通过 OEM 和合作研发的形式完善产业链布局。分子伴随诊断产业链下游是为患者提供医疗服务的机构，包括医院、第三方医学检验服务机构、科研机构、药企等。与发达国家相比，我国独立实验室发展较晚，市场规模小，占医学诊断市场比例低，其中检测项目以普检为主，高端检测比例低。国内基因测序服务提供商普遍对上游仪器和试剂供应商依赖严重，绝大部分厂商不具备自主研发基因测序仪和核心试剂的能力，议价能力弱。

5. 国内政策进入调整期，将不断规范，利于后续快速发展

伴随诊断起源于精准医学，在全球有发展迅速。早在 2014 年，国家药品监督管理局医疗器械技术审评中心便发布了《肿瘤个体化治疗相关基因突变检测试剂技术审查指导原则》，2022 年更是发布了《基于同类治疗药品的中轨伴随诊断试剂说明书更新与

技术审查指导原则》正式版，从 2021 年和 2022 年的新规我们可以看到，国内也开始鼓励药物和伴随诊断共同开发。整体来看，国内伴随诊断政策逐步进入调整期，产品及市场将不断规范，步入快速发展阶段。

精准医学时代的到来，伴随诊断已成为用药前不可或缺的检测环节，是体外诊断的核心细分领域，并使可定制化或个性化药物治疗方案成为可能。此外，伴随诊断试剂能加快新的个体化药物研发流程、提高临床试验效率、缩短临床试验时间以及降低药企研发成本。尽管我国对于伴随诊断试剂的监管起步相对较晚，但发展较快，伴随诊断试剂行业的发展从最开始的行业监管不足到目前能够与国际同步获批产品，伴随诊断试剂产业正迈入高速发展期。我国肿瘤患者基数大、新增数量多，肿瘤患者的增长拉动患者对伴随诊断的需求；对肿瘤产品带量采购和医保谈判的双重重压之下，肿瘤药品价格亦显著下降，快速拉升可及性，对于伴随诊断试剂的检测有望获得需求激增，未来可期。当然，伴随诊断试剂的发展还面临着许多挑战，我们相信随着相关监管政策的不断完善，伴随诊断试剂在精准医学时代将发挥更重要的作用。

（郭安亮　孙益乐　顾力菲　董文华　姚见儿）

（傅成波　曾滨　蒋焱　审稿）

CAIVD

第九章

分子诊断产品和技术发展及市场状况

分子诊断是指以分子生物学理论为基础，通过分子生物学的技术和方法检测受检个体或其携带病毒、病原体的遗传物质的结构或含量的变化而做出诊断的技术，为疾病的诊断提供信息与依据。

分子诊断是一种快速、准确、高效的疾病诊断技术，它通过对患者的 DNA、RNA、蛋白质等分子成分进行分析，来发现与疾病相关的基因变异和表达异常。相比于发展成熟的免疫诊断、生化诊断等技术，分子诊断处于快速成长期，是体外诊断（IVD）领域发展最快的细分领域，具有检测时间短、灵敏度更高、特异性更强等优势，被广泛应用于传染性疾病、遗传性疾病、药物基因组学、肿瘤伴随诊断等领域。

感染病原体检测是指对人体内的感染疾病相关病原体（如细菌、病毒、真菌等）进行检测。通常采取样本包括血液、尿液、粪便、呼吸道分泌物等。检测方法主要包括细菌培养、血清学检测、分子生物学检测、抗原检测等。感染病原体检测可以帮助医生及时确诊，选择合适的治疗方案，判断感染程度和预测预后。常见的感染病原体检测包括病毒性肝炎、结核病、丙型肝炎病毒、艾滋病病毒等。

遗传性疾病基因检测是通过检测一个人的 DNA 序列，筛查是否携带某些疾病相关基因变异，从而预测个体患某些特定遗传疾病的风险。基因检测可以用于诊断某些已知遗传疾病，例如囊性纤维化、遗传性视神经病变等。同时，基因检测也可以用于未知基因变异的标记性疾病的预测，例如乳腺癌、结直肠癌和帕金森综合征等。基因检测主要有单基因遗传病和多基因遗传病两种类型。现在，基因检测已经成为常见的健康检查方式，但是它仍然具有一些局限性，如检测准确性、检测深度等问题，需要在医生的指导下谨慎验血。

肿瘤伴随诊断检测是指使用基因组学和其他分子生物学技术来检测患者体内肿瘤相关的分子标志物，以帮助肿瘤的早期诊断、确定肿瘤的类型、结构和分级等，并指导治疗方案的制订和调整，同时也可以用于肿瘤的预后评估和监测疗效。常用的肿瘤伴随诊断检测包括基因突变检测、蛋白质表达水平检测、DNA 甲基化检测、非编码 RNA 检测等。

药物基因组基因检测是一种检测个体基因型，以预测他们对某些药物反应的敏感性和耐受性的检测方法。基因检测可以帮助医生个体化制订治疗方案，以最大限度地提高药物疗效和减少不良反应。目前已有许多药物基因组基因检测产品上市，包括耐药性、药物代谢酶、毒性和药物效果等相关基因检测，检测结果供医生参考做临床判断和治疗决策。

根据国家药监局网站公开的数据进行统计，截至 2022 年 12 月 31 日，NMPA 共批准了三类分子检测试剂盒 1022 款（不含港澳台地区），获批产品超过 150 家公司，其中有 25 家上市企业。根据上市企业公布的年报，收集整理了国内 12 家分子诊断企业在 2021 年和 2022 年的营业收入情况，详见图 9-0-1。

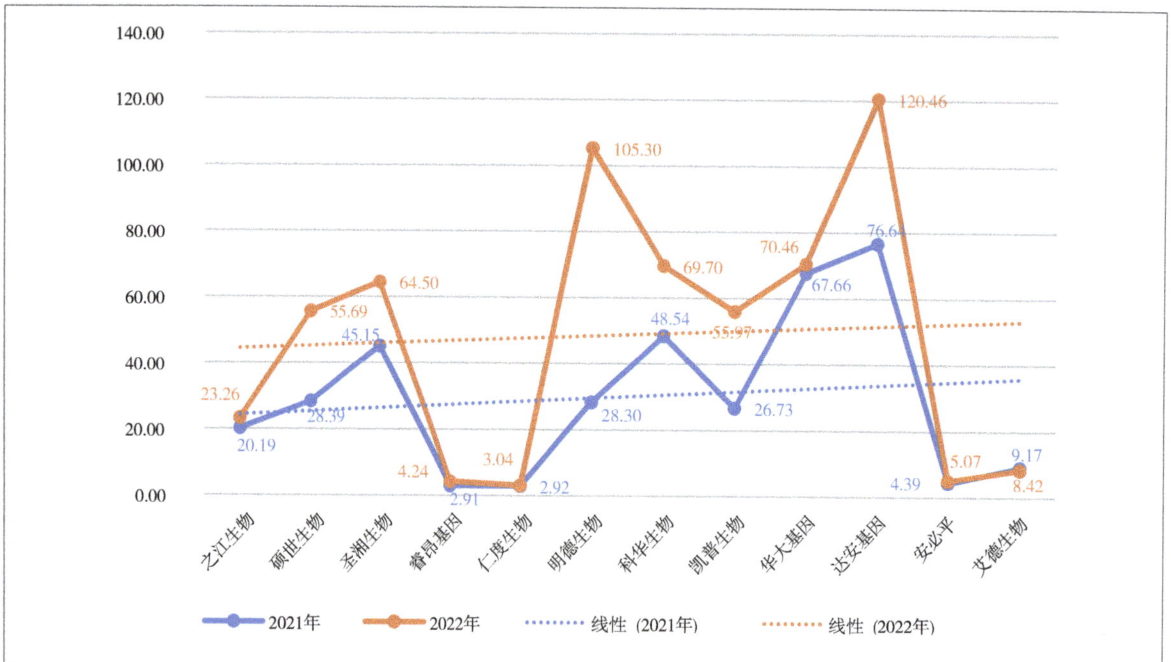

图 9-0-1 2021 年和 2022 年 12 家分子诊断上市企业营收对比
（单位：亿元）

第一节
核酸检测产品和技术发展及市场状况

一、基因扩增技术

（一）PCR 技术及应用简介

基因扩增技术经过了三个技术阶段：第一技术阶段为 PCR，目前主要在科学研究中使用；第二技术阶段为实时荧光定量 PCR，是目前 PCR 技术主流，已具备良好的临床基础，正处于成长期过渡至成熟期阶段；第三技术阶段为数字 PCR，其是未来 PCR 的发展方向，目前临床应用尚未成熟，处于导入期。

1. PCR 技术

聚合酶链反应（polymerase chain reaction，PCR）是在体外酶促扩增特定 DNA 片段的技术，由美国 Kary Mullis 及其同事于 1985 年发明。

PCR 技术具有的高灵敏、高特异、操作简单的特点，决定了其适用范围非常广泛，不仅适合于微生物的快速检测，还可用于临床和法医等方面。

2. 荧光 PCR/ 实时荧光定量 PCR

实时荧光定量 PCR（real-time qPCR）核酸检测技术是目前分子诊断领域应用最广的 PCR 技术之一，该技术是在 PCR 扩增过程中，通过荧光信号的变化对 PCR 的进程进行实时检测。实时荧光定量 PCR 核酸检测技术根据原理主要分为两大类：一类是探针类，包括 TaqMan 探针和分子信标，其利用与靶序列特异杂交的探针来指示扩增产物的增加，TaqMan 探针的实时荧光定量 PCR 是分子诊断领域应用最多的一类，也用于对目标基因定量检测；另一类是非探针类，如 SYBRGreen Ⅰ，主要是根据荧光染料来指示产物的增加。

实时荧光定量 PCR 由于其灵敏度高、重复性好以及操作便捷被应用于生命科学研究的各个领域，包括临床诊断、SNP 检测、基因差异表达分析、转基因研究等。

3. 数字 PCR

数字 PCR（dd PCR）原理最初是在 20 世纪 90 年代构想出来的，目的是在单分子水平上对核酸进行定量。与实时 PCR 不同，dd PCR 是在无标准曲线的情况下对核酸进行定量。dd PCR 的关键原理是将含有样本的反应体系分成几万个微滴，理想的微滴仅含一个目标 DNA 分子或无 DNA 分子。产生微滴的方式目前有：手动分离、非混相液体化学、雾化等。靶标 DNA 模板必须随机分布且产生足够多的液滴，每个微滴通过 PCR 扩增后利用泊松分布定律对含靶标 DNA 的阳性微滴和无靶标 DNA 的阴性微滴进行检验和计算。

dd PCR 与 qPCR 相比具有高灵敏、高准确、抗抑制更强等优势。尽管如此，dd PCR 仍有其不足之处，dd PCR 试剂耗材较为昂贵，单反应价格比 qPCR 单孔价格高约 10 倍以上，且检测步骤较为繁琐，检测时间较长，不利于短时间内大量样本的检测。

dd PCR 临床上可用于细菌、真菌、病毒感染以及肿瘤早筛。此外，ddPCR 也被用于检测基因突变、基因拷贝和 DNA 修饰。

（二）市场综述

1. 核酸检测试剂

根据国家药监局网站公开的数据，2018—2022 年这五年 NMPA 分别批准了 69、79、71、60 和 78 款三类分子诊断产品（图 9-1-1）。从批注数量上来看，2021 年批准了 60 款，数量上明显低于 2020 年和 2022 年；2022 年注册批准产品上升至 78 款，基本与 2019 年持平，总体上趋于平稳。

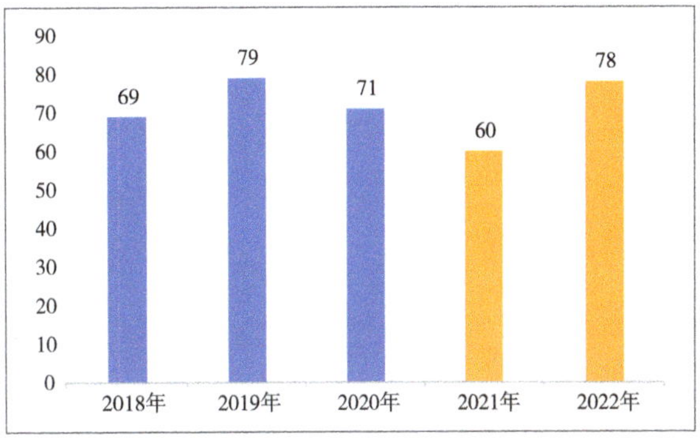

图 9-1-1　2018—2022 年 NMPA 批准三类分子诊断试剂

从 NMPA 批准试剂的应用领域（图 9-1-2）和检测平台（图 9-1-3）上来看，核酸检测试剂盒主要集中在感染领域，由 2020 年的占比 61% 下降至 59%；试剂盒所使用的技术平台以 PCR 为主，由 2020 年的占比 69% 上升至 81%，明显优于其他方法学的应用。该现象可能与 2020 年 PCR 实验室的建设数量有关，市面上已有大量的 PCR 检测平台，一定程度上可以促进产品（表 9-1-1）在市场中的应用落地。

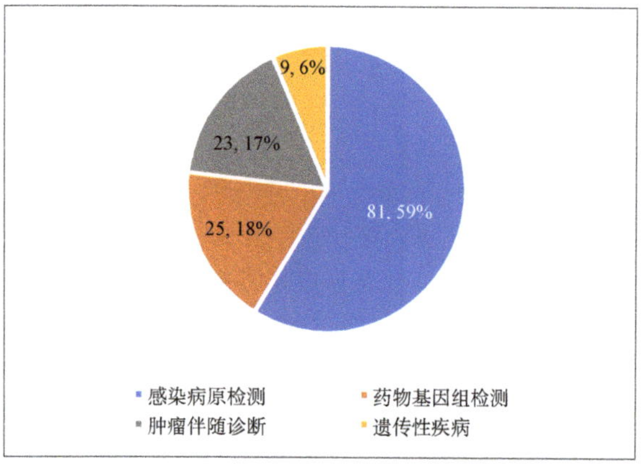

图 9-1-2 2021—2022 年获批三类试剂基于检测方向分布

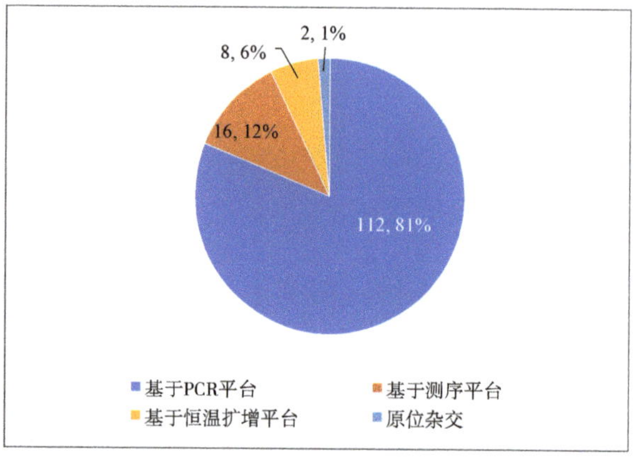

图 9-1-3 2021—2022 年获批三类试剂检测平台分布

表 9-1-1 截至 2022 年 12 月 31 日 NMPA 批准三类核酸检测试剂企业前 25 家名单及产品数量统计表

序号	企业名称	NMPA 批准三类核酸检测试剂盒数量		
		2021 年前	2021 年和 2022 年	总数量
1	广州达安基因股份有限公司	62	13	75
2	上海之江生物科技股份有限公司	37	0	37
3	圣湘生物科技股份有限公司	27	8	35
4	泰普生物科学（中国）有限公司	26	0	26
5	武汉百泰基因工程有限公司	24	0	24
6	艾康生物技术（杭州）有限公司	21	1	22
7	苏州天隆生物科技有限公司	20	1	21
8	厦门艾德生物医药科技股份有限公司	19	1	20
9	厦门致善生物科技股份有限公司	13	7	20
10	北京华大吉比爱生物技术有限公司	15	3	18
11	江苏硕世生物科技有限公司	17	0	17
12	厦门安普利生物工程有限公司	17	0	17
13	潮州凯普生物化学有限公司	13	2	15
14	上海复星长征医学科学有限公司	14	0	14
15	深圳市普瑞康生物技术有限公司	14	0	14
16	武汉友芝友医疗科技股份有限公司	12	2	14
17	江苏默乐生物科技股份有限公司	11	2	13
18	上海仁度生物科技股份有限公司	12	1	13
19	上海科华生物工程股份有限公司	12	0	12
20	亚能生物技术（深圳）有限公司	12	0	12
21	北京鑫诺美迪基因检测技术有限公司	10	1	11
22	宝瑞源生物技术（北京）有限公司	10	0	10
23	广东和信健康科技有限公司	9	1	10
24	苏州华益美生物科技有限公司	9	1	10
25	北京金豪制药股份有限公司	8	0	8

这两年分子诊断发展迅速，试剂方面也发生了很大变化，市场对核酸检测时间需求越来越短，因此新产品在检测时间上也在不断缩短。早期获批PCR检测试剂检测时间大部分需要1.5~2小时，到2022年底已有多款检测试剂缩短至0.5小时左右，主要集中在新冠病毒核酸检测试剂盒上。该技术的发展为分子市场打下基础，在未来核酸检测产品中也会得到大量应用。其次，在解决运输和使用便捷上，部分企业已开发冻干粉核酸检测试剂，在预混反应体系基础上进行冻干，很好地解决了使用时试剂需要配制和低温冷链运输的要求。

厦门致善生物科技股份有限公司成立于2010年，是一家集分子诊断试剂与仪器研发、生产、销售和服务为一体的高新技术企业。致力于研究全球领先的核酸检测技术和提供创新的整体解决方案，助力疾病的早期发现、精准治疗和预后监测。该公司基于荧光PCR平台，应用溶解曲线法开发注册了系列分子诊断产品，在实现多种靶标检测具有一定优势。2022年10月26日NMPA批准了该公司《分枝杆菌鉴定试剂盒（荧光PCR熔解曲线法）》(国械注准20223401419）冻干试剂（图9-1-4)，该试剂盒可以定性检测分枝杆菌培养物样本中的19种分枝杆菌核酸。据悉，致善生物已在结核、HPV、白血病、遗传和药物基因组多个领域应用了冻干技术。

2. 核酸检测仪器

根据国家药监局网站公开的数据（图9-1-5)，2021年共批准了25款设备，根据管理类别划分，第二类有9款，第三类有16款；2022年共批准了48款设备，根据管理类别划分，第二类有18款，第三类有30款。第二类主要集中样本前处理和扩增环节不呈现结果的设备；第三类集中在核酸检测环节，主要以核酸扩增分析为主。

根据核酸检测设备应用场景和检测原理划分（图9-1-6和图9-1-7)，设备主要集中在样本处理和核酸扩增环节，样本处理有自动加样系统和核酸提取，核酸扩增有恒温扩增和PCR扩增仪。近两年共批准42款PCR仪，其中有10款属于第二类管理，32款属于第三类管理。

核酸扩增仪已出现多样化，由原来常规48/96

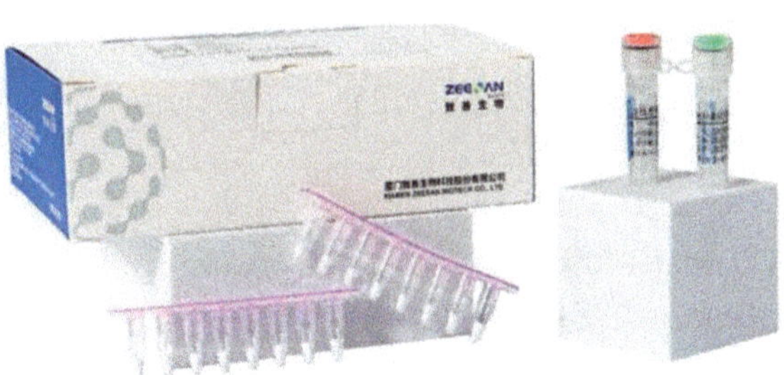

图9-1-4 分枝杆菌鉴定试剂盒（荧光PCR熔解曲线法）

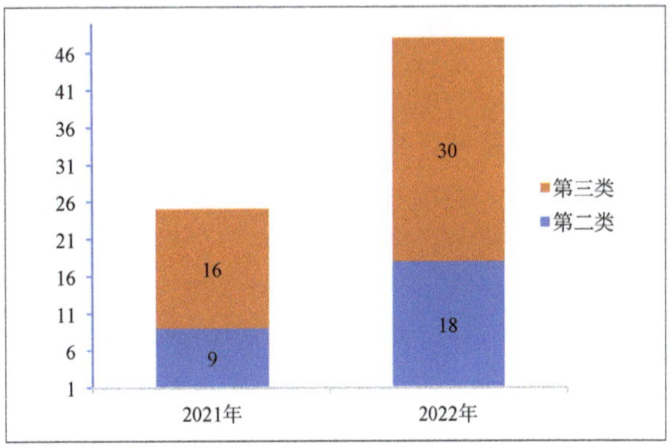

图9-1-5 2021年和2022年批准的核酸检测相关仪器

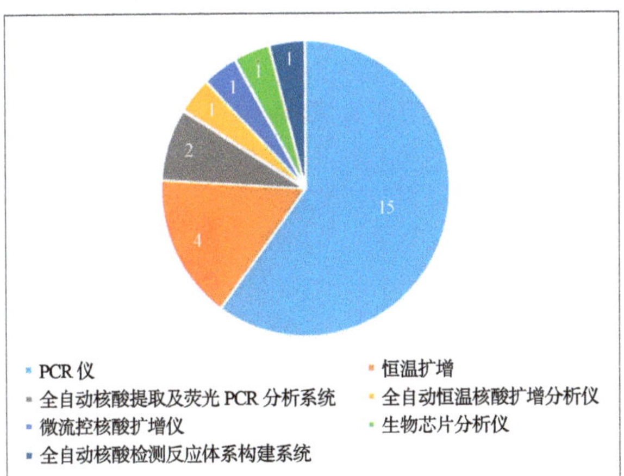

图9-1-6 2021年批准的核酸扩增相关仪器

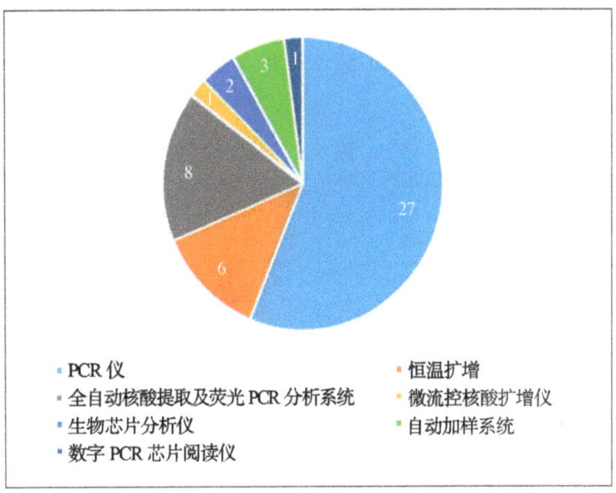

图9-1-7 2022年批准的核酸扩增相关仪器

孔检测模块已延伸至 2/4/8/16/32 孔检测，并由整板检测向单样本独立检测模块，使得核酸检测变得越来越灵活，配置快速升降温系统，与快速检测试剂配套使用实现快速检测和随到随检创造了条件，全自动核酸提取及荧光 PCR 分析系统是集样本处理和核酸扩增于一体，实现了核酸的自动化检测。2021—2022 年，已获得 NPMA 三类医疗器械注册审批的产品共 10 款（表 9-1-2），上海之江生物和安图生物分别以 3 款和 2 款产品获证位居第一和第二。

表 9-1-2　2021 年和 2022 年 NMPA 批准第三类具有核酸提取和检测系统的设备汇总表

序号	注册人名称	注册证编号	产品名称	型号规格	批准日期
1	安图实验仪器（郑州）有限公司	国械注准 20213220325	全自动核酸提纯及实时荧光 PCR 分析系统	AutoMolec 3000	2021-4-30
2	安图实验仪器（郑州）有限公司	国械注准 20213220326	全自动核酸提纯及实时荧光 PCR 分析系统	AutoMolec 1600	2021-4-30
3	上海速创诊断产品有限公司	国械注准 20213220473	全自动恒温核酸扩增分析仪	MA 3000	2021-6-24
4	奥然生物科技（上海）有限公司	国械注准 20223220070	全自动核酸检测分析系统	Galaxy Pro	2022-1-19
5	嘉兴市艾科诺生物科技有限公司	国械注准 20223220071	全自动核酸检测分析系统	DXcellence12	2022-1-19
6	上海之江生物医药科技有限公司	国械注准 20223220432	全自动核酸提取纯化及实时荧光 PCR 分析系统	QG28800	2022-4-2
7	成都瀚辰光翼生物工程有限公司	国械注准 20223220855	全自动核酸提取及荧光 PCR 分析系统	GenePrecision 2000	2022-7-8
8	上海之江生物医药科技有限公司	国械注准 20223221119	全自动核酸提取纯化及实时荧光 PCR 分析系统	AutraMic mini4800 Plus	2022-8-26
9	上海之江生物医药科技有限公司	国械注准 20223221181	全自动核酸提取及检测分析系统	AutraMic mini3200、AutraMic mini4800	2022-9-7
10	成都博奥晶芯生物科技有限公司	国械注准 20213220102	全自动核酸分析仪	DxLab-2A	2022-11-3

武汉明德生物科技股份有限公司成立于 2008 年，坐落于国家生物产业基地——武汉光谷生物城，是一家专业提供体外诊断试剂及配套仪器产品（POCT/ 分子诊断 / 化学发光 / 血气分析等）以及急危重症救治一体化（胸痛中心 / 卒中中心 / 创伤中心）、PCR 实验室、智能化发热门诊建设等医疗服务的国家高新技术企业。目前公司主营业务已覆盖全国 30 个省、直辖市、自治区近 5 000 家医疗机构。该公司的实时荧光 PCR 仪 QPT1000（图 9-1-8）于 2021 年 11 月 24 日获得 NMPA 批准（注册证编号：国械注准 20213220849），该设备具有以下特点：①灵活：2/4/8 通道可选，各通道均可实现独立控制、质控和检测；②快速：最高升温速率可达 11℃/s，实现检测效率的高效提升；③智能：先进的软件系统，实现智能化的操作与结果分析；④便捷：尺寸 398 mm × 255 mm × 272 mm，重量＜ 10 千克。

上海之江生物科技股份有限公司成立于 2005 年，是一家专业从事生物医药分子诊断试剂及仪器设备的研发、生产和销售的高新技术企业，公司研发的快速实时荧光 PCR 诊断检测试剂主要应用于医学临床、公共卫生突发事件、出入境检验检疫、食品检验、畜牧业、水产业等领域。该公司的“小青耕”AutraMic mini 4800Plus（图 9-1-9）全自动核酸提取及检测分析系统于 2022 年 8 月 26 日获批（注册证编号：国械注准 20223221119），该设备实现“样本进—结果出”的全流程自动一体化操作，自动化进行采样管开盖、关盖，一次可实现 48 个样本的转移、核酸提取和检测。设备尺寸 630 mm × 570 mm × 850 mm，重量 45 kg。产品特点：①便捷省力：原管上机，无需繁琐手工加样，样本管自动开盖、关盖，最大程度解放双手；②安全可靠：紫外 +HEPA 双系统，高效防止交叉污染，全封闭负压运行系统，全程人员与样本零接触；③智能小巧：占地面积＜ 0.4 m^2，智能图像识别，智能预警。

北京卡尤迪生物科技股份有限公司成立于 2009 年，致力于打造真正实现分子诊断 POCT 的全场景解决方案，为实现“通过前沿技术突破和交叉学科合作，使精准医学技术变得更准确、更快速、更便捷、更便宜、更普及，从而更广泛地造福于人类健康”而奋斗不懈。该公司的 Flash10 全自动核酸检测分析系统（图 9-1-10）于 2022 年 11 月 3 日获批（注册证编号：国械注准 20223221468），是一款集样本信息录入、进样、核酸提取、扩增检测、数据分析、自动化报告全流程一体化的封闭式核酸检测设备，可实现 1 分钟加样，20 分钟出结果，属于真正“样本进，结果出”、全流程一体化的 POCT 核酸检测

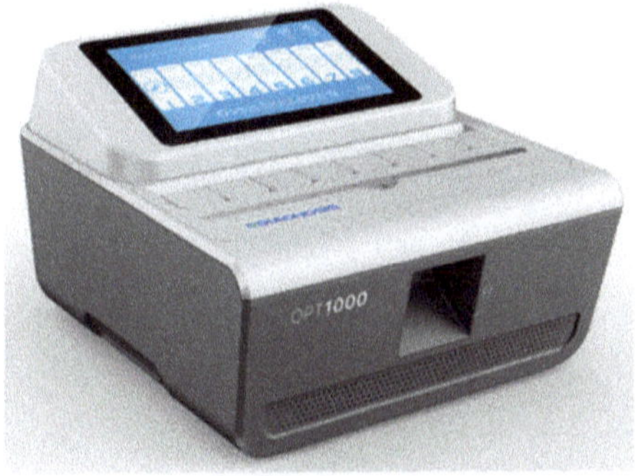

图 9-1-8 实时荧光 PCR 仪 QPT1000
（图片来源于明德生物）

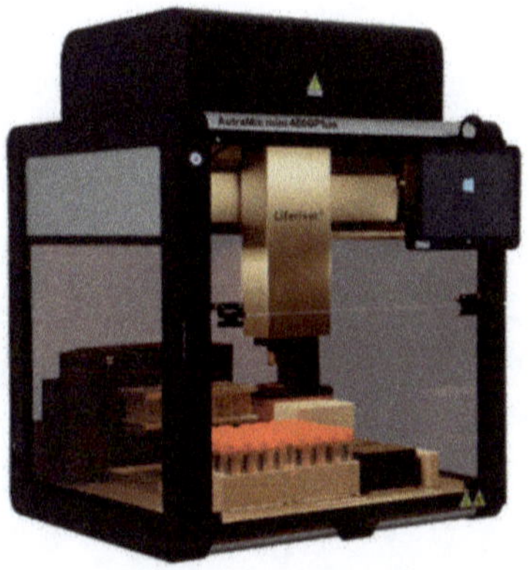

图 9-1-9 全自动核酸提取纯化及实时荧光 PCR 分析系统 AutraMic mini4800 Plus
（图片来源于之江生物）

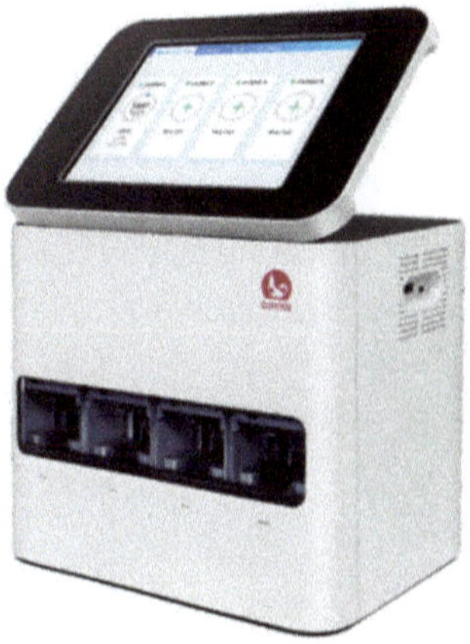

图 9-1-10 Flash10 全自动核酸检测分析系统
（图片来源于卡尤迪生物）

系统。该设备尺寸 460 mm × 320 mm × 438 mm，净重 30.5 kg。产品优势：①更准确：磁珠提取 + 荧光 PCR 技术，达到检测“金标准”；②更安全：仪器、耗材全封闭设计，操作全程封闭不开盖，核酸产物污染风险低，生物安全风险低；③简化操作：无需配制试剂，无需人工处理样本，只需样本进，结果即出，检测过程全自动；④随到随检：4 个独立反应模块，独立运行，互不干扰，杜绝样本交叉污染，可同时检测 4 个不同检测项目。

二、分子杂交

（一）概述

分子杂交是指具有互补序列的两条核酸单链在一定条件下按碱基互补配对原则形成双链的过程。不同来源的核酸单链只要彼此之间存在一定程度的互补顺序即可形成杂交双链，这种结合是特异性的，即严格按照碱基互补配对原则。它不仅能够在 DNA 和 DNA 之间进行杂交，也能够在 DNA 和 RNA、RNA 和 RNA 之间进行杂交。因此，当用一段已知基因序列的核酸作为探针，与变性后的单链 DNA“接触”时，碱基发生配对，互补结合成双链，从而表明被测基因组 DNA 中含有已知的基因序列。分子杂交的过程需经过变性和退火杂交的过程。其中变性过程与 PCR 技术原理相同，退火降温后，单链 DNA 与互补序列结合形成带有标记物的杂化双链，随后通过检测样品中的长链 DNA 是否带有标记物即可检出其是否包含特定序列（图 9-1-11）。

由于核酸分子杂交的高度特异性和检测的灵敏性，其已成为分子领域常用的技术之一，广泛应用于基因克隆的筛选、酶切图谱的制作以及基因突变的检测等。

（二）技术原理

随着分子生物学的迅速发展，新的分子杂交技术在不断完善。核酸分子杂交按照作用环境可分为固相杂交和液相杂交。固相杂交是将参加反应的一条核酸链先固定在固体支持物（硝酸纤维素滤膜、尼龙膜、乳胶颗粒、磁珠和微孔板等）上，一条反应核酸游离在溶液中。液相杂交所参加反应的两条核酸链都游离在溶液中。

1. 固相杂交

固相杂交后，未杂交的游离片段可容易地漂洗

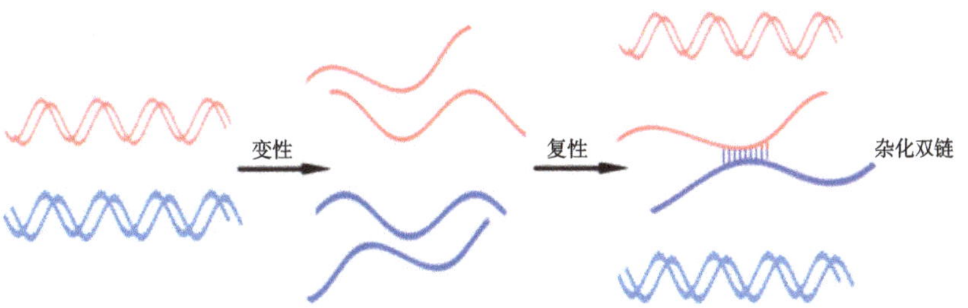

图 9-1-11 分子杂交示意图

除去，膜上留下的杂交物容易检测和能防止靶 DNA 自我复性等优点，故该法最为常用。常用的固相杂交类型有：Southern 印迹杂交、Northern 印迹杂交、反向斑点杂交、荧光原位杂交、基因芯片等。

（1）Southern 印迹杂交

Southern 印迹杂交（Southern blotting hybridization）是 1975 年由英国人 Southern 创建的 DNA 印记技术，可用于研究克隆基因的酶切、DNA 图谱分析、PCR 产物分析、基因突变分析及限制性片断长度多态性分析（RFLP）等。

（2）Northern 印迹杂交

Northern 印迹杂交（Northern blotting hybridization）是 1977 年由 Alwine 等创建的 RNA 印记技术，这与 DNA 印迹技术相对应，因此被称为 Northern 印迹杂交。可用于 RNA 定性和定量分析。Northern 印迹杂交的 RNA 吸印与 Southern 印迹杂交的 DNA 吸印方法类似，只是在进样前用甲基氧化汞、乙二醛或甲醛使 RNA 变性，而不用 NaOH，因为它会水解 RNA 的 2′ - 羟基基团。

（3）反向斑点杂交

反向斑点杂交（图 9-1-12）是将探针固顶在玻璃芯片或尼龙膜上，用于检测扩增产物中是否含有目标基因的技术。此技术较为成熟，在国内应用较多，如 HPV 分型诊断试剂（代表企业如：亚能生物）、地中海贫血诊断试剂（代表企业如：达安基因）等。

（4）荧光原位杂交

荧光原位杂交（fluorescence in situ hybridization, FISH）是在原位杂交基础上采用荧光探针进入细胞内与 DNA 或 RNA 杂交。与标准细胞遗传学分析相比，FISH 的优势在于 FISH 可用于识别太小而无法在显微镜下检测到的遗传变化，不需要细胞培养，可直接应用于新鲜或石蜡包埋的组织，快速间期核的评价。

FISH 技术（图 9-1-13）应用于广泛的分子细胞遗传学研究，包括数量和结构异常的检测，标记染色体的识别以及基因缺失和基因扩增的检测。这些畸变对许多遗传性疾病具有临床意义，如白血病、淋巴瘤、实体肿瘤、自闭症和其他发育障碍。

（5）基因芯片

基因芯片本质上也是依靠 DNA 分子的杂交，其与反向斑点杂交有着异曲同工之处。基因芯片在基底的选择上更广，固定探针数量也更多，其加工也更依赖于微加工技术，因此称为基因芯片。

2. 液相杂交

液相杂交是一种研究最早且操作复合的杂交类型，在过去的 30 年里虽有时被应用，但总不如固相杂交那样普遍。其主要原因是杂交后过量的未杂交探针在溶液中除去较为困难和误差较高。近几年由于杂交检测技术的不断改进，商业性基因探针诊断盒的实际应用，推动了液相杂交技术的迅速发展。

（1）HAP 吸附杂交

羟基磷灰石（HAP）层析或吸附是液相杂交中最早使用的方法。在液相中杂交后，DNA：DNA 杂交双链在低盐条件可特异地吸附到 HAP 上。通过离心使吸附有核酸双链的 HAP 沉淀，再用缓冲液离心漂洗几次 HAP，然后将 HAP 置于计数器上进行放射性计数。

（2）亲合吸附杂交

生物素标记 DNA 探针与溶液中过量的靶 RNA 杂交，杂交物吸附到酰化亲合素包被的固相支持物（如小球）上，用特异性抗 DNA：RNA 杂交物的酶标单克隆抗体与固相支持物上的杂交物反应，加入酶显色底物，这个系统可快速（2 小时）检测 RNA。

（三）分子杂交市场综述

分子杂交技术是一种重要的生物技术，其市场正在迅速增长。该技术用于基因表达和功能分析、

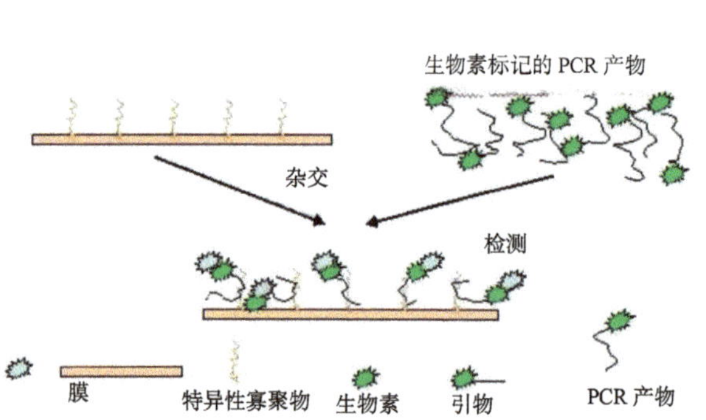

图 9-1-12 反向斑点杂家技术示意图

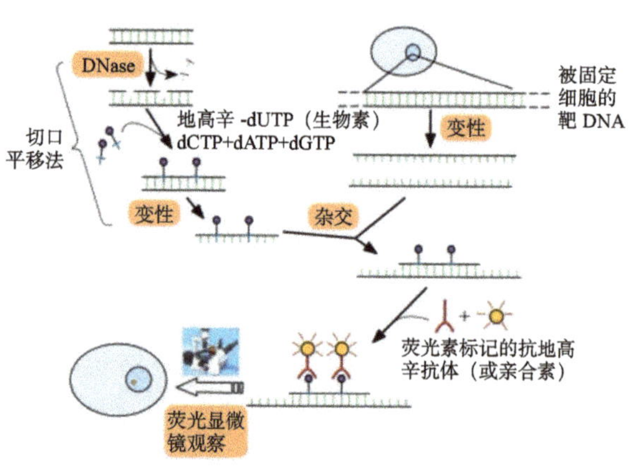

图 9-1-13 FISH 技术示意图

药物研发和筛选、基因治疗等领域。

1. 分子杂交试剂

根据国家药监网站上公开的数据进行统计，截至 2022 年 12 月 31 日，国家局已经批准了 50 款分子杂交技术相关的产品，其中，2019—2022 年经国家药监局批准的分子杂交试剂共有 14 款（图 9-1-14）。

根据分子杂交临床应用场景来分可以大概分为三个板块，2021—2022 年获批的原位杂交产品分别是肿瘤检测、遗传学疾病与感染性疾病（图 9-1-15），截至 2022 年 12 月 31 日，国家药监局已经批准了 50 款产品，肿瘤检测相关的有 25 款，感染性疾病 13 款、遗传学疾病为 12 款。

其中 2021 年获批的 2 款分子原位杂交产品与肿瘤诊断相关，为乳腺检测癌组织切片中 HER2 基因的扩增情况，市面上已有相同产品的厂家相对较多。2022 年获批的 1 款分子点杂交产品为亚能生物的 15 种高危型人乳头瘤病毒（HPV）DNA 分型产品，该市场相对成熟，产品丰富。

2. 分子杂交仪器

根据国家药监网站上公开的数据进行统计，2018 年到 2022 年 12 月 31 日，各地方药监局已经批准了 26 款分子杂交仪，近 5 年的批准情况见如下（图 9-1-16）。

3. 分子杂交市场规模

分子杂交市场规模正在不断扩大。根据市场研究公司 Grand View Research 的报告，2022 年分子杂交市场规模为 42.9 亿美元，预计到 2028 年将增长至 97.5 亿美元，年复合增长率为 10.5%。

4. 分子杂交应用领域

分子杂交技术在基因表达和功能分析、药物研发和筛选、基因治疗等领域广泛应用。其中，基因表达和功能分析是分子杂交市场的最大应用领域。

（1）病原体检测：可以通过分子杂交技术快速准确地检测出病原体，如病毒、细菌、真菌等。

（2）肿瘤检测：分子杂交技术可以用于检测人类肿瘤相关基因的突变情况，可以用于早期肿瘤的诊断和治疗。

（3）遗传病诊断：分子杂交技术可以用于检测遗传性疾病相关基因的突变情况，有助于明确遗传病的发病机制和诊断。

（4）药物代谢检测：分子杂交技术可以用于检测药物代谢酶相关基因的遗传变异情况，可以帮助医生预测药物的个体差异和不良反应风险。

（5）基因型鉴定：分子杂交技术可以用于基因型鉴定，如亲子关系鉴定、法医学鉴定等。

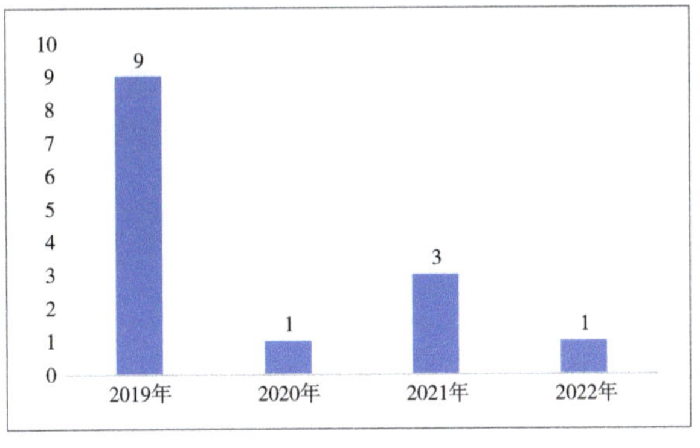

图 9-1-14 2019—2022 年国家药监局批准的分子杂交产品数量

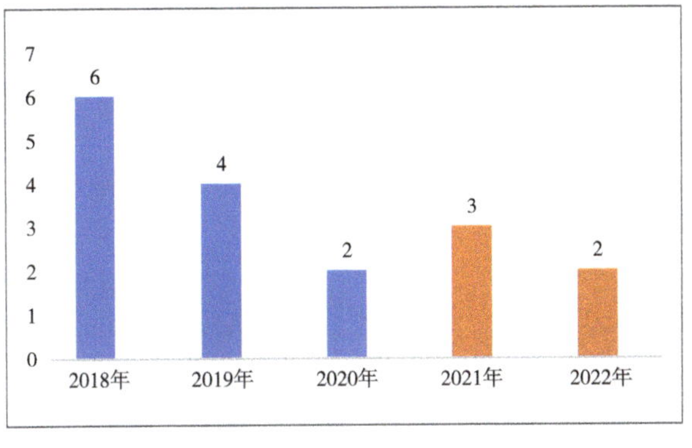

图 9-1-16 2018—2022 年获批上市分子杂交仪分布

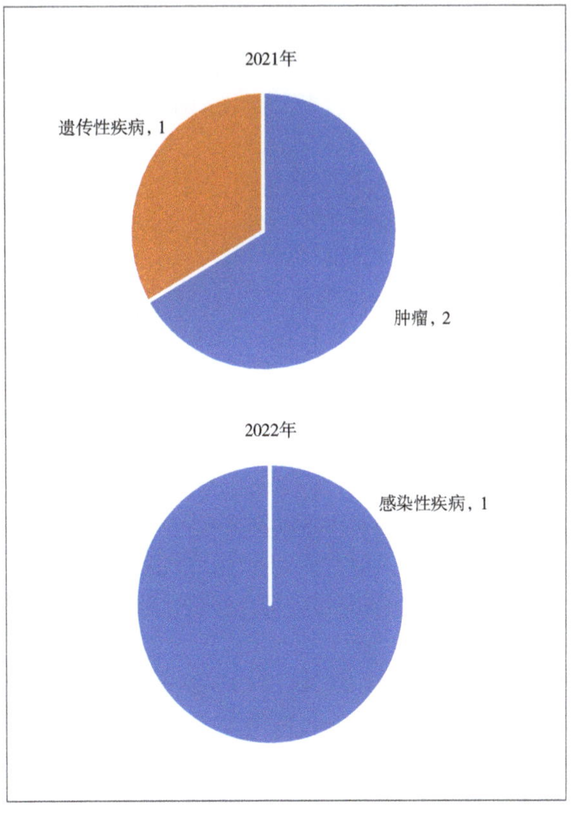

图 9-1-15 2021—2022 年获批的原位杂交产品分布

（6）检测 DNA 损伤：分子杂交技术可以用于检测 DNA 损伤程度，有助于评估个体受到的环境致癌物质的影响。

5. 区域分布

中国东南沿海省份是分子杂交市场的主要地区，占据了市场的相当份额。与此同时，90% 的生产厂家位于这些省份，随着国家的大力发展医疗健康领域，中西部地区也在迅速增长，越来越多的人认识到分子诊断对临床诊断有着重大意义，越来越多的公司将其业务扩展到这一区域。

6. 主要参与者

分子杂交市场竞争激烈，国外的主要参与者包括 Thermo Fisher Scientific、Agilent Technologies、Merck KGaA、Promega Corporation、Qiagen 等公司，国内的主要参与者包括达安基因、圣湘生物、亚能生物、凯普生物、和实生物等。

三、基因测序

（一）技术及应用简介

从 1977 年第一代 DNA 测序技术（Sanger 法），发展至今 40 多年时间，测序技术已取得了相当大的发展，从第一代到第三代乃至第四代。测序技术的每一次变革，也都对基因组研究、疾病医疗研究、药物研发、生物育种、生殖遗传、肿瘤早筛、病原微生物检测等领域产生巨大的推动作用。

1. 第一代测序技术

第一代 DNA 测序技术用的是 1975 年由桑格（Sanger）和考尔森（Coulson）开创的链终止法或者是 1976—1977 年由马克西姆（Maxam）和吉尔伯特（Gilbert）发明的化学法（链降解）技术。并在 1977 年，桑格测定了第一个基因组序列，是噬菌体 X174 的，全长 5 375 个碱基。Sanger 法核心原理是：由于 ddNTP 的 2′和 3′都不含羟基，其在 DNA 的合成过程中不能形成磷酸二酯键，因此可以用来中断 DNA 合成反应，在 4 个 DNA 合成反应体系中分别加入一定比例带有放射性同位素标记的 ddNTP（分为：ddATP、ddCTP、ddGTP 和 ddTTP），通过凝胶电泳和放射自显影后可以根据电泳带的位置确定待测分子的 DNA 序列。

第一代测序技术的优点：①第一代测序技术的准确性远高于第二、三代测序，因此被称为测序行业的“金标准”；②第一代测序每个反应可以得到 700~1 000 bp 的序列，序列长度高于第二代测序；③第一代测序价格低廉，设备运行时间短，适用于低通量的快速研究项目。

第一代测序技术的缺点：①第一代测序技术一个反应只能得到一条序列，因此测序通量很低；②第一代测序技术虽然单个反应价格低廉，但是获得大量序列的成本很高。

目前，第一代测序技术主要应用在以下方面：① PCR 产物测序，对目的基因的 PCR 产物进行测序，得到目的基因序列；②重测序，进行突变、SNPs、插入或缺失克隆产物的验证；③分型分析，进行微生物和真菌分类学鉴定、HLA 分型、病毒分型等；④肿瘤突变基因的检测和肿瘤个体化治疗，致病基因位点明确并且数量有限的单基因遗传病检测；⑤对新一代测序技术的结果进行验证。

2. 第二代测序技术

因第一代测序技术测序成本高、通量低等方面的缺点，对于大量序列并不是最理想的测序方法。经过不断的技术开发和改进，诞生了以 Roche 公司的 454 技术、Illumina 公司的 Solexa 技术和 ABI 公司的 Solid 技术为标记的第二代测序技术。第二代测序技术大幅提高测序速度，同时大大降低了测序成本，并且保持了高准确性，使完成人类基因组的测序时间由 3 年缩短到 1 周。

第二代测序技术的优点：①一次能够同时得到大量的序列数据，相比于一代测序技术，通量提高了成千上万倍；②单条序列成本低。

第二代测序技术的缺点：①序列读长较短，Illumina 平台最长为 250~300 bp，454 平台也只有 500 bp 左右；②由于建库中利用了 PCR 富集序列，因此有一些含量较少的序列可能无法被大量扩增，造成一些信息的丢失，且 PCR 过程中有一定概率会引入错配碱基；③想要得到准确和长度较长的拼接结果，需要测序的覆盖率较高，导致结果错误较多和成本增加。

目前，第二代测序技术主要应用在以下方面：①科研服务，第二代测序是现阶段科研市场的主力平台，主要应用包括基因组测序、转录组测序、群体测序、扩增子测序、宏基因组测序、重测序等；②临床医学应用，由于成本较低，第二代测序在医学领域应用也十分广泛，主要包括癌症基因组、遗传病基因组、肿瘤与代谢疾病、病原微生物检测等。

3. 第三代测序技术

以 PacBio 公司的 SMRT（single molecular real time sequencing，单分子实时测序技术）和 Oxford Nanopore Technologies 纳米孔单分子测序技术为代表，被称为第三代测序技术。与前两代相比，他们最大的特点就是单分子测序，测序过程无需进行

PCR 扩增。

其中，PacBio SMRT 技术其实也应用了边合成边测序的思想，并以 SMRT 芯片为测序载体。基本原理是：DNA 聚合酶和模板结合，4 色荧光标记 4 种碱基（即是 dNTP），在碱基配对阶段，不同碱基的加入会发出不同光，根据光的波长与峰值可判断进入的碱基类型。

PacBio 平台技术的优点：①一致性和准确性好，一般覆盖到 10X 以上的深度就能达到 99.9% 的正确率；②不存在测序的偏好性；③序列比对准确性高，PacBio 测序平台得到的序列能够较均匀的覆盖参考基因组，每个序列能够明确的比对到相应的区域，在避免假阳性的同时，得到更加准确的变异位点和类型；④无需 PCR 扩增，不会人为地引入突变；⑤超长读长，平均读长可达到 10 kb，最长读长可以达到 40 kb；⑥覆盖均匀，无 GC 偏好性；⑦可以直接检测到甲基化信息，同步进行表观遗传学识别。

PacBio 技术的缺点：①单条序列错误率较高，平均核苷酸准确性不到 90%；②测序成本较贵。

PacBio 技术的应用：①基因组组装；②全长转录组测序；③甲基化分析。

Oxford Nanopore Technologies 公司所开发的纳米单分子测序技术是基于电信号测序技术。当 DNA 碱基通过纳米孔时，它们使电荷发生变化，从而短暂地影响流过纳米孔的电流强度（每种碱基所影响的电流变化幅度是不同的），灵敏的电子设备检测到这些变化从而鉴定所通过的碱基。由于纳米孔测序方法不依赖与 DNA 分子的化学反应，而通过物理手段进行测序，也被部分学者认为其属于第四代测序。

Nanopore 技术的优点：①可以检测结构变异和可变剪切；②能直接对 RNA 分子进行测序；③能对修饰过的碱基进行测序；④测序读长更长，可以达到 150 kb；⑤测序数据可以做到实时监控；⑥运行速度快。

Nanopore 技术的缺点：采用的是水解测序法，不能进行重复测序，因而无法达到一个满意的测序精确度。

Nanopore 技术的应用主要在以下方面：①基因组组装，利用其测序长的特点，可以填补基因组中大片段的 gap；②临床应用，利用 Nanopore 技术平台从临床样品准备到发现致病菌只需要 6 小时，而完成胎儿非整倍体检查只需 4 小时，检测时间远低于第二代测序平台；③甲基化分析，Nanopore 测序技术可以检测四种胞嘧啶碱基修饰，分别为 5-methycytosine、5-hydroxymethycytosine、5-formylcytosine 和 5-carboxylcytosine，检测准确率为 92%~98%；④ RNA 直接测序，目前仅 Nanopore 平台可以直接对 RNA 进行测序，并且可以同时检测 RNA 水平的碱基修饰信息。

（二）市场综述

1. 测序试剂

根据国家药监局网站公开的数据显示，2022 年测序试剂获批数量比 2021 年有所增加（图 9-1-17），2021 年批了 4 款试剂，2022 年批了 9 款试剂，从获批的检测试剂应用领域来看，肿瘤领域试剂依然是最多的（图 9-1-18），占了 62%，病原领域最少，截至目前仅有 2 款病原测序试剂获批。

2. 测序设备

经查阅国家药监局网站，2014 年—2022 年 12 月 30 日，国家药监局共批准了 29 款设备（图 9-1-19），2021 年批准了 3 款产品，2022 年批准了 2 款设备，近 2 年批准有些回落。目前获批 NMPA 批准的测序仪主要 NGS 仪器生产厂家分为赛默飞、Illumina 以及华大，其他厂家分别为与这三家合作测序系统。

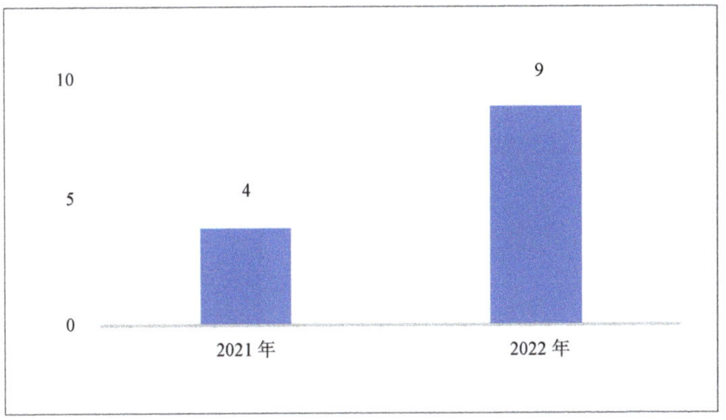

图 9-1-17　2021 年和 2022 年获批基因测序试剂数量分布

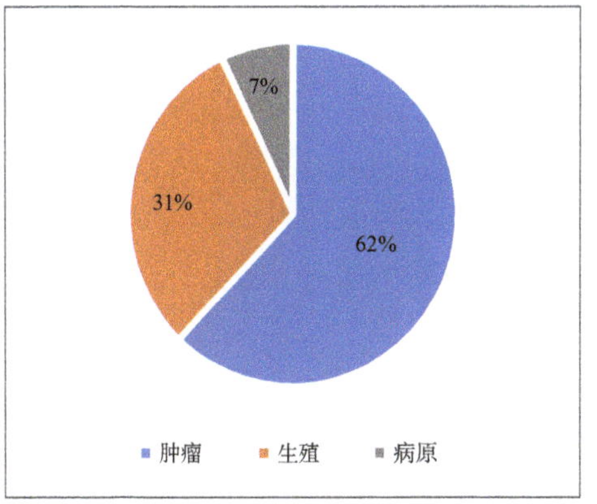

图 9-1-18　2021 年和 2022 年获批的基因测序试剂检测类型分布

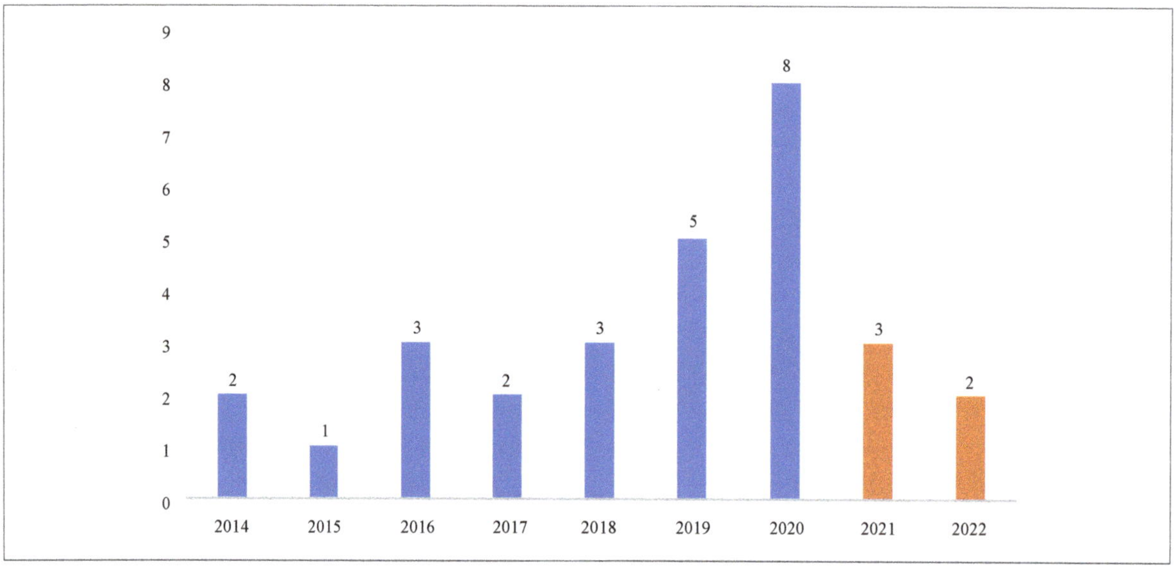

图 9-1-19　2014—2022 年 NMPA 批准的基因测序设备

基因测序技术的核心是基因测序仪的核心，作为基因测序产业链上游的进入最高壁垒，全球具有自主研发并量产临床级高通量基因测序仪能力的企业主要还是 Illumina、赛默飞及华大智造。可喜的是，2022 年审批了另外一家国产测序仪厂家的设备——深圳真迈的 GenoCare1600。

2022 年测序设备市场百花齐放，国内外厂家均有新产品面世，但是 2022 年是国产厂家崛起的一年，以华大智造、真迈等为代表的厂家，纷纷推出能够与国际巨头分庭抗礼的产品，大大提高了国产产品市占率及市场认可度，给进口厂家带来了一定压力。

1 月，赛纳生物推出 S100 测序仪；5 月，铭毅智造 UniSeq2000 高通量测序仪发布；9 月，华大智造发布最新款中小通量测序仪 DNBSEQ-G99；10 月，PacBio 推出长读长测序 Revio；11 月，Illumina 最新测序系统 NovaSe X Plus 上市；11 月，真迈发布 GenoCare1600，也是全球首个获批的临床单分子基因测序仪；11 月，真迈另外一款 FASTASeq 300 发布上市；11 月，赛陆也发布了一款测序仪 Salus Pro。更多厂家的入局，给基因测序产业的未来，带来更多想象空间和更多的可能性。

3. 测序软件

根据国家药监局网站公开的数据进行统计（图 9-1-20），2021 年批了 8 款测序软件，2022 年批了 5 款测序软件，从获批的检测试剂应用领域来看，13 款软件有 82% 属于病原检测领域。

4. 测序技术代表性企业：MGI—华大智造

华大智造成立于 2016 年，截至 2022 年 12 月 31 日，业务遍布六大洲 90 多个国家和地区，在全球服务累计超过 2 000 个用户，并已在全球多个国家和地区设立科研、生产基地及培训与售后服务中心等，已成为当前全球领先的能够自主研发并量产从 Gb 级至 Tb 级低中高不同通量的临床级基因测序仪企业之一。

虽然测序上游市场仍在进口占大多数，但是随着国家政策的支持、测序技术的不断突破、测序成本持续降低，在华大智造平台（图 9-1-21）上的下

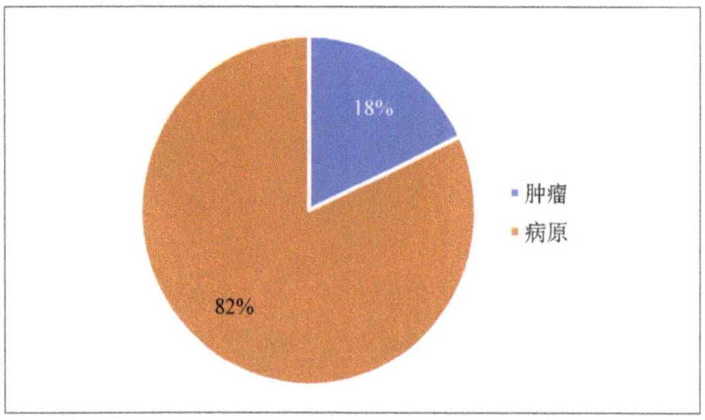

图 9-1-20　2021 年和 2022 年测序软件获批应用分布

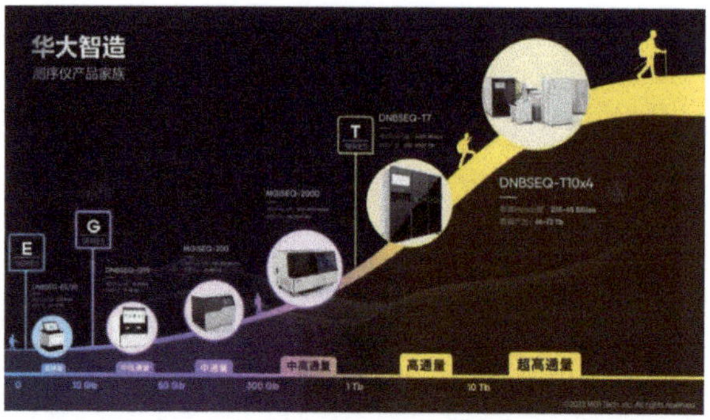

图 9-1-21　华大智造 NGS 产品家族

游应用场景不断涌现，从而驱动华大智造设备及耗材的快速放量，国产替代趋势日益显著。

从应用端来看，测序技术覆盖了人生老病死的各个环节，从孕前的遗传病携带者筛查、产期NIPT、新生儿代谢疾病筛查、儿童遗传病检测、中老年人的肿瘤基因检测、各个阶段都可能遇到的感染病原检测等，整个测序市场，进入百花齐放的阶段。

根据华大智造招股书数据（图 9-1-22），中国基因测序及耗材市场容量 2021 年为 65.1 亿元，2022 年为 78.1 亿元。中国测序仪市场基本被 Illumina 和华大占领，占比最大的依然为 Illumina，约为 61%；华大占据第二位，约为 25%。

四、核酸质谱

（一）概述

质谱技术是一种通过测量离子质荷比，从而确定其质量与数量的定性定量分析办法，通常意义上是指广泛应用于各个学科领域中通过制备、分离、检测气相离子来鉴定化合物的一种专门技术。

20 世纪 80 年代出现的基质辅助激光解析电离飞行时间质谱（MALDI-TOF MS）打破了以往质谱仅可进行小分子物质分析的传统，使得核酸、蛋白质等生物大分子也可应用质谱进行研究，极大推进了基因组学、蛋白质组学的发展，并且给生物领域及医学领域带来了革命性的突破。

核酸质谱主要依托基质辅助激光解吸电离飞行时间质谱（MALDI-TOF MS）与分子生物学技术相结合进行检测。MALDI-TOF MS 可对离子化的待测样本通过脉冲电场加速，经测定不同分子量的离子以各自恒定速度飞行离子检测器所需的飞行时间，并经换算以区分不同分子量的物质。

核酸质谱主要应用于遗传病的领域：①基因突变检测，主要基于 PCR 和单碱基延伸技术；② DNA 甲基化水平检测，主要通过将甲基化和未甲基化的 C 碱基比例转换为分子量相差 16Da 的 G 碱基与 A 碱基之间的比例，进而估算片段平均的甲基化水平；③拷贝数变异检测，通过单核苷酸多态性等位基因比例来对靶标基因进行定量分析。

核酸质谱的优点是通量高、准确度高、灵活性高、检测成本低、周期短，是一种性价比高的中等通量检测技术，在遗传病筛查和出生缺陷防控上有着广阔的应用前景。但质谱技术对样本的处理要求高，易受 PCR 污染影响，在图谱采集和数据分析等方面尚无统一标准，可能影响室内、室间重复性。

（二）技术原理

核酸质谱是中通量基因检测利器，弥补了荧光定量 PCR 通量不足和基因测序检测时间过长的缺陷（表 9-1-3）。分子检测手段包括 PCR、Sanger 测序、NGS、FISH、基因芯片和核酸质谱等。NGS 是自 2015 年以来全球精准医疗时代重要的分子检测手段。目前采用 PCR、Sanger 测序、NGS、FISH、基因芯片等方法并已在 NMPA 获得注册证

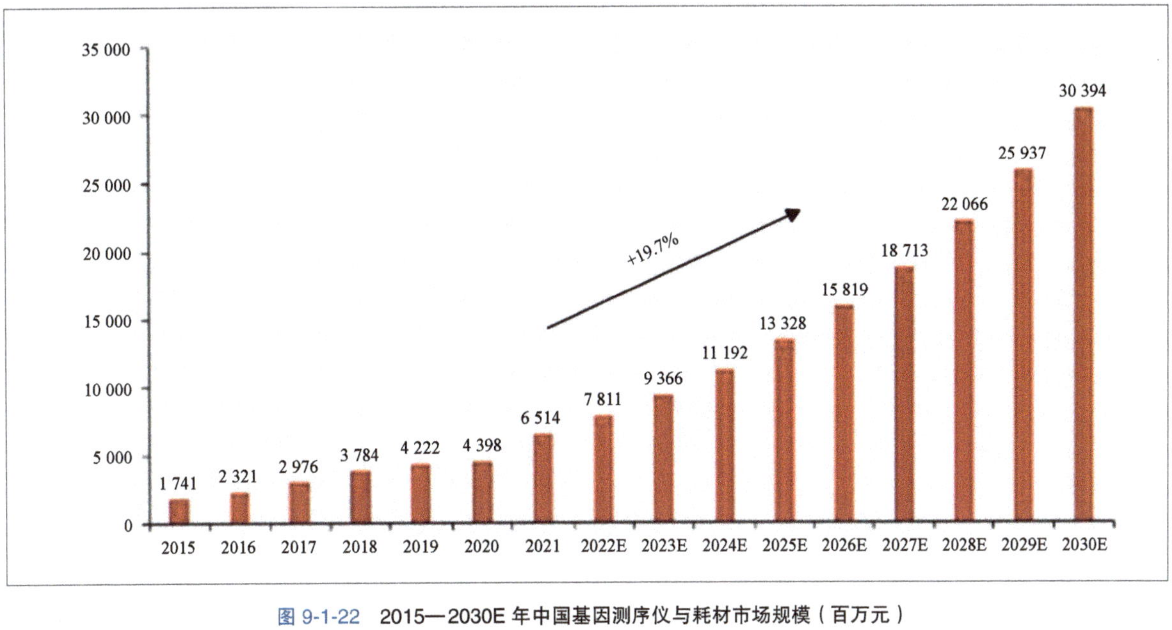

图 9-1-22 2015—2030E 年中国基因测序仪与耗材市场规模（百万元）
（来源：华大智造招股书，国联证券研究所）

的基因检测试剂盒，大部分都可以采用核酸质谱的方法实现。核酸质谱具有多位点、高通量、低成本、周期快的差异化优势，将是继 NGS 之后，继续推动中国精准医疗快速发展的重要力量，加速实现基于多基因位点检测的临床分子诊断及精准医疗。遗传性疾病检测、药物基因组等项目通常需要检测数十个位点，荧光定量 PCR 通量低，可检测位点少，不能满足需求；高通量技术可检测成百上千个位点，但检测时间长，成本高，核酸质谱填补了中通量检测这一空白。

表 9-1-3 PCR、基因测序与核酸质谱对比表

检测技术	Arms-qPCR	数字 PCR	核酸质谱	第一代测序	NGS
突变灵敏度	0.2%	0.01%	5%~10%	12%~15%	5%
突变类型	已知突变（1~2 种突变）	已知突变（1~2 种突变）	已知突变（10~40 种突变）	已知 / 未知突变	已知 / 未知突变
实验时间	半天	半天	1-2 天	1-2 天	＞3 天
多重	2~5	2~5	10~60	低通量	高通量
样本通量 / 日	1-96-192	1-96	6-96-192	8-16	8-384
数据分析	简单	简单	简单	复杂	复杂
专业人员的分析	不需要	不需要	不需要	专人	专人
仪器成本	低	中高	高	高	高
试剂盒成本	低	中	中	中高	高

（三）市场状况

核酸质谱在海外药物基因组学中应用普遍，映射出国内核酸质谱市场高价值。国内，核酸质谱的应用处于起步阶段；海外，核酸质谱 2000 年首次投入使用，2014 年获得 FDA 批准，研发了核酸质谱仪以及配套的试剂、耗材，用于为药物基因组学、遗传性疾病、肿瘤、无创产前筛查、DNA 甲基化定量分析等，应用核酸质谱分析系统进行普及型药物基因组学 PGx 精准用药的临床检测服务已成海外共识，在精神类药物、心血管类药物、镇痛麻醉类药物、抗肿瘤药物等领域得到了广泛应用。

药物基因组是核酸质谱重要应用方向（图 9-1-23）。核酸质谱在海外药物基因组学中应用普遍，美国在药物基因组学领域已有较好发展的公司还有 OneOme、Admera Health、Assurex Health、GeneAlign 等。国内，核酸质谱的整体应用处于起步阶段，但在药物基因组学方面的应用发展迅速。中国医学科学院阜外心血管医院分子诊断中心、复旦大学附属儿科医院、上海长征医院、中南大学湘雅三院、北京安定医院、北京天坛医院等医院已相继成立精准用药中心，在院内即可实现 PGx 检测并出具指导临床用药的报告。

在临床上，目前 MALDI-TOF MS 技术已较为广泛地应用于个体识别和亲权鉴定、胎儿 RHD 基因型鉴定、软骨发育不全基因筛查、耳聋基因热点突变检测等方面。

目前已经有多家企业推出核酸质谱，主要有 Agena Bioscience 推出的 MassARRAY 核酸质谱，以及国内安图生物的 Autof ms1600、融智生物的 QuanNUA/QuanNUA+ 核酸分型质谱系统、先声医疗的飞行时间质谱检测系统 SDx MassARRAY 等。截至 2022 年 12 月 31 日，已获批上市的核酸质谱仪共有三款（表 9-1-4）。

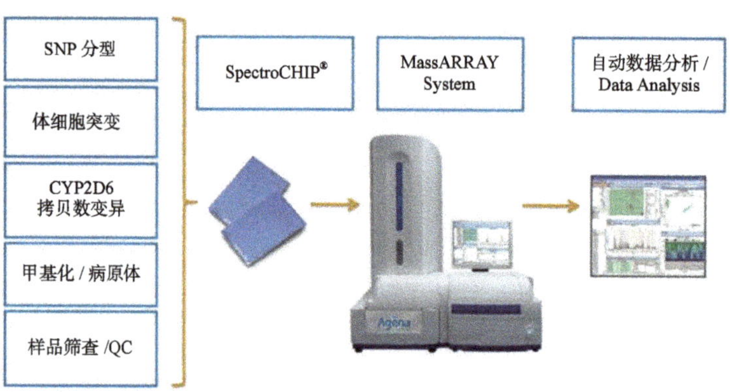

图 9-1-23 核酸质谱应用方向

表 9-1-4 核酸质谱已获证产品

企业	产品	备注
华大基因	飞行时间质谱检测系统 GBIMToF-1000	鄂械注准 20222223888
融智生物	飞行时间质谱仪 I 型	鲁械注准 20212220508
东西分析	飞行时间质谱仪 Ebio Reader 3700 Plus	津械注准 20222220402

第二节
生物芯片技术和市场综述

一、基因芯片

（一）技术及应用简介

基因芯片（gene chip），概括来说是在一块指甲大小的含有多聚赖氨酸包被的硅片上或其他固相支持物。如经过特殊处理的玻璃片、硝酸纤维素膜、尼龙膜以及聚丙烯膜等放置成千上万个核酸探针，其也称为 DNA 芯片（DNA chip）、DNA 列阵（DNA array）、DNA 集微芯片（DNA microchip）或寡核苷酸列阵（oligonucleotide array）等。基本原理是将大量寡核苷酸分子固定于支持物上，然后与标记的样品进行杂交，通过计算机对杂交信号的检测分析，得出样品的遗传信息（基因序列及表达量的信息），或通过检测杂交信号的强弱判断样本中靶标分子的含量。

目前该技术在科研、生物制药和医学诊断领域均有广泛应用。

（1）科研领域：主要包括基因表达检测、突变检测、基因组多态性分析和基因文库作图以及杂交测序等方面。

（2）生物制药领域：各大药厂和生物技术公司将会使用基因芯片发现筛选新药等。采用基因芯片技术，可以大大加快人类基因组计划的工作进度，例如用于基因测序、基因表达检测和新的遗传标志如 SNP 定位等，这对寻找新的功能基因、寻找新的药物作用靶点和开发新的基因药物具有重要意义。

（3）医学诊断领域：①在优生方面，目前知道有 600 多种遗传疾病与基因有关。妇女在妊娠早期用 DNA 芯片做基因诊断，可以避免许多遗传疾病的发生。②在疾病诊断方面，由于大部分疾病与基因有关，而且往往与多基因有关，因而，利用 DNA 芯片可以寻找基因与疾病的相关性，从而研制出相应的药物和提出新的治疗方法。DNA 芯片的高密度信息量和并行处理器的优点不仅使多基因分析成为可能，而且保证了诊断的高效、廉价、快速和简便。③应用于器官移植、组织移植、细胞移植方面的基因配型，如 HLA 分型。④病原体诊断，如细菌和病毒鉴定、耐药基因的鉴定。⑤在环境对人体的影响方面，已知花粉过敏等人体对环境的反应都与基因有关。若对与环境污染相关的 200 多个基因进行全面监测，将对生态环境控制及人类健康有重要意义。⑥在法医学方面，DNA 芯片比早先的 DNA 指纹鉴定更进一步，它不仅可做基因鉴定，而且可以通过 DNA 中包含的生命信息描绘生命体的脸型长相外貌特征。这种检验常用于灾难事故后鉴定尸体身份以及鉴定父母和子女之间的血缘关系。

（二）市场综述

2021—2022 年获批芯片扫描系统（表 9-2-1）及试剂（表 9-2-2）各 16 个，分布情况如图 9-2-1：基因芯片扫描系统于 2021 年批准了 7 款，2022 年批准了 9 款；在基因芯片系统上进行应用的试剂盒在 2021 年有 11 款获批，2022 年有 5 款试剂盒获批。

2021—2022 年获批生物芯片相关试剂从试剂的应用领域（图 9-2-2）进行分类，2021 年获批的检测试在感染性疾病、药物基因组、遗传性疾病和肿瘤都有涉及，2022 年获批的 5 个产品只涉及感染性疾病和遗传性疾病两个领域。

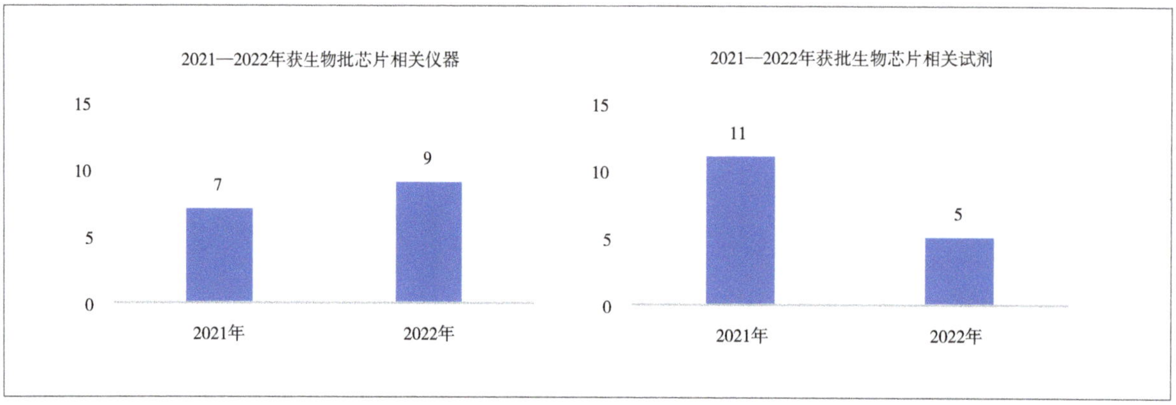

图 9-2-1　2021—2022 年获批芯片扫描系统及试剂获批情况

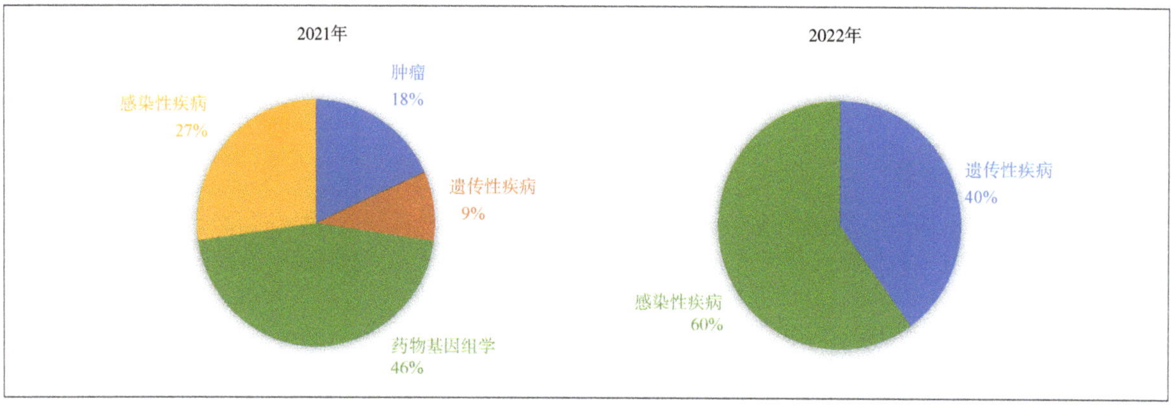

图 9-2-2　2021—2022 年获批生物芯片相关试剂应用领域分布

表 9-2-1　2021—2022 年获批芯片相关仪器

产品名称	注册证编号	注册企业	管理类别	批准日期
基因芯片摄像仪	苏械注准 20222221596	苏州拉索生物芯片科技有限公司	第二类	2022-8-4
人乳头瘤病毒分型基因芯片检测阅读系统	粤械注准 20172221912	港龙生物技术（深圳）有限公司	第二类	2022-6-24
全自动基因芯片检测系统	粤械注准 20182220065	珠海赛乐奇生物技术股份有限公司	第二类	2022-6-15
基因芯片摄像仪	粤械注准 20182220080	珠海赛乐奇生物技术股份有限公司	第二类	2022-5-31
生物芯片阅读仪 EUROArrayScanner	国械注进 20222220189	欧蒙医学实验诊断股份公司 EUROIMMUN Medizinische Labordiagnostika AG	第二类	2022-4-15
全自动生物芯片反应阅读仪	川械注准 20172220194	成都博奥晶芯生物科技有限公司	第二类	2022-3-28
微阵列芯片检测仪 Evidence Investigator	国械注进 20152223772	英国朗道实验诊断有限公司 Randox Laboratories Ltd	第二类	2022-2-28
生物芯片阅读仪	粤械注准 20222220035	广州达安基因股份有限公司	第二类	2022-1-19
恒温扩增微流控芯片核酸分析仪	国械注准 20173221354	成都博奥晶芯生物科技有限公司	第三类	2022-1-11
微阵列芯片扫描仪	闽械注准 20212220258	微医生捷（福建）医疗科技有限公司	第二类	2021-12-17
微阵列芯片检测仪	冀械注准 20212220753	热景（廊坊）生物技术有限公司	第二类	2021-12-2
微阵列芯片扫描仪	苏械注准 20212220966	江苏源隆医疗科技有限公司	第二类	2021-6-15
微阵列芯片扫描仪	川械注准 20162220077	成都博奥晶芯生物科技有限公司	第二类	2021-4-26
微阵列芯片扫描仪	川械注准 20162220119	成都博奥晶芯生物科技有限公司	第二类	2021-4-26
生物芯片扫描仪	粤械注准 20212220593	珠海赛乐奇生物技术股份有限公司	第二类	2021-4-22
生物芯片分析仪器	苏械注准 20212220646	艾普拜生物科技（苏州）有限公司	第二类	2021-2-19

表 9-2-2 2021—2022 年获批芯片相关试剂

产品名称	注册证编号	注册企业	管理类别	批准日期
十五项遗传性耳聋相关基因检测试剂盒（微阵列芯片法）	国械注准 20173401343	成都博奥晶芯生物科技有限公司	第三类	2022-7-21
人乳头瘤病毒（HPV）分型检测试剂盒（微阵列芯片法）	国械注准 20173401336	成都博奥晶芯生物科技有限公司	第三类	2022-5-17
地中海贫血基因检测试剂盒（微阵列芯片法）	国械注准 20223400535	成都博奥晶芯生物科技有限公司	第三类	2022-4-21
新型冠状病毒 2019nCoV 核酸检测试剂盒（全集成碟式芯片法）	国械注准 20213400101	成都博奥晶芯生物科技有限公司	第三类	2022-3-13
结核分枝杆菌耐药基因检测试剂盒（DNA 微阵列芯片法）	国械注准 20173401339	成都博奥晶芯生物科技有限公司	第三类	2022-1-14
分枝杆菌菌种鉴定试剂盒（DNA 微阵列芯片法）	国械注准 20173401340	成都博奥晶芯生物科技有限公司	第三类	2021-12-23
人乳头瘤病毒（20 个型）基因分型检测试剂盒（PCR 电化学基因芯片法）	国械注准 20213401036	广州达安基因股份有限公司	第三类	2021-12-8
CYP2C19 基因多态性核酸检测试剂盒（基因芯片法）	国械注准 20173403278	珠海赛乐奇生物技术股份有限公司	第三类	2021-12-6
TORCH 核酸检测试剂盒（基因芯片法）	国械注准 20173403252	珠海赛乐奇生物技术股份有限公司	第三类	2021-11-26
二十三项遗传性耳聋相关基因检测试剂盒（微流控芯片法）	国械注准 20213400743	成都博奥晶芯生物科技有限公司	第三类	2021-9-18
ALDH2（Glu504Lys）基因检测试剂盒（DNA 微阵列芯片法）	国械注准 20163402573	上海百傲科技股份有限公司	第三类	2021-9-15
Kras 基因突变检测试剂盒（基因芯片法）	国械注准 20173400174	珠海赛乐奇生物技术股份有限公司	第三类	2021-9-6
Braf 基因突变检测试剂盒（基因芯片法）	国械注准 20173400164	珠海赛乐奇生物技术股份有限公司	第三类	2021-9-6
载脂蛋白 E（ApoE）基因型检测试剂盒（基因芯片法）	国械注准 20173400132	珠海赛乐奇生物技术股份有限公司	第三类	2021-7-15
CYP2C19 基因检测试剂盒（DNA 微阵列芯片法）	国械注准 20173400643	上海百傲科技股份有限公司	第三类	2021-7-12
IL28B 基因多态性检测试剂盒（基因芯片法）	国械注准 20173400161	珠海赛乐奇生物技术股份有限公司	第三类	2021-7-12

（三）基因芯片临床应用场景

目前，基因芯片技术在消费级基因检测、遗传病筛查、药物组学研究、群体遗传学研究、动植物育种、分子诊断等领域得到广泛应用（图 9-2-3）。

1. 产前诊断市场

产前诊断是基因芯片在临床最为成熟的市场之一。产前诊断是指对胎儿进行先天性缺陷和遗传性疾病的诊断，主要是在胎儿出生前采用各种方法，有针对性地进行诊断手术或检测，监测、检测胎儿的健康状况，发现患病胎儿，并通过宫内治疗等技术手段，降低严重致残致畸缺陷儿的出生，达到优生目的。

目前，在临床上使用主要是染色体微阵列芯片技术（CMA），基于设计原理的不同，微阵列基因芯片主要有两大平台（图 9-2-4）：一种是比较基因组杂交芯片（aCGH），其基于原理是将待测样本 DNA 与正常对照样本 DNA 分别用不同的荧光标记，通过与芯片上固定探针进行竞争性杂交获得定量的拷贝数检测结果；另一种是单核苷酸多态性微阵列芯片（SNP array），其基本原理是将探针连接在微珠上，然后将携带探针的微珠随机粘附在芯片上，待测样本 DNA 和探针进行杂交及单碱基延伸，通过对荧光信号扫描，分析待测样本拷贝数变异及基因型，该平台在分析患者的基因组时不需要正常对照样本。

2. 耳聋基因检测市场

耳聋是导致言语障碍的常见原因，也是影响人口

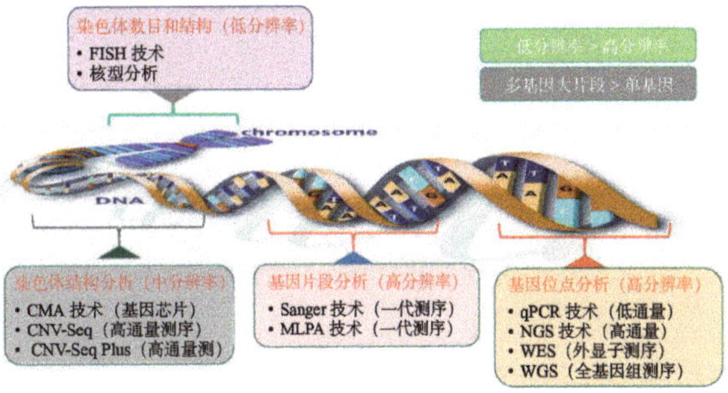

图 9-2-3 基因分析技术概貌

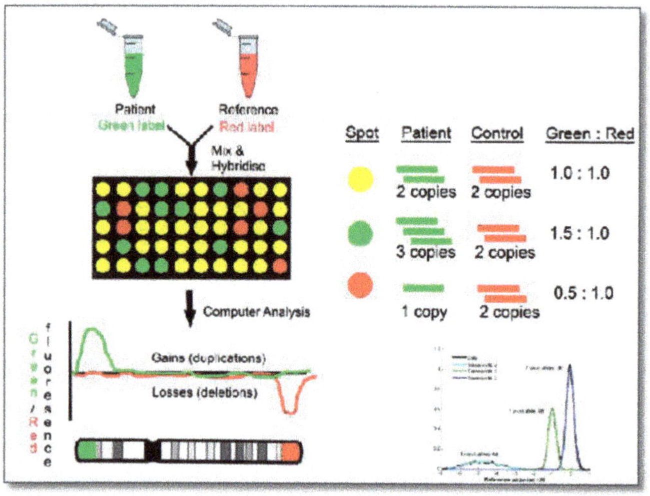

基于比较基因组杂交的微阵列芯片（aCGH）

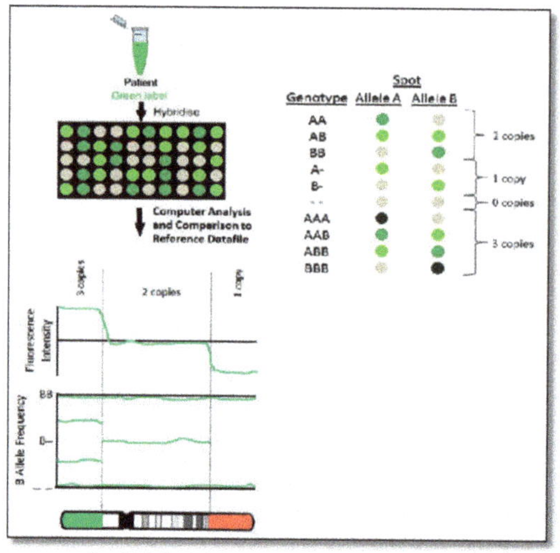

基于单核苷酸多态性的微阵列芯片（SNP-array）

图 9-2-4　微阵列芯片技术

素质的重要疾病。耳聋与遗传因素有关。据《第二次全国残疾人抽样调查数据》显示，我国现有听力残疾人 2 780 万，已位居各类残疾之首。我国每年新生聋儿 3 万人，加上迟发性耳聋及药物性耳聋患者，每年有 5 万 ~ 6 万儿童在成长过程中发病，不仅治疗费用昂贵，且“十聋九哑”，宝宝听不见易由聋致哑，给家庭和社会带来沉重负担。大部分耳聋仅能依靠植入人工耳蜗或佩戴助听器得以改善，预估一个耳聋患者将治疗费用高达 70 万元；如果耳聋发现不及时还会导致由聋致哑，给聋儿的身心健康造成严重的影响。因此，早期发现、早期干预至关重要。据估计，我国耳聋检测市场空间 10 亿 ~20 亿元（出厂价口径）。

耳聋也是最常见的出生缺陷之一，新生儿期的发病率约为 1‰ ~3‰，学龄期儿童耳聋的发病率增加至 3‰ ~4‰。耳聋的病因主要包括遗传因素和环境因素，约 60% 以上与遗传因素有关，我国最常见的耳聋基因包括 *GJB2*、*SLC26A4*、*MT-RNR1* 和 *GJB3* 等（表 9-2-3），人群常见耳聋基因变异携带率为 5%~6%。

表 9-2-3　正常孕妇常见耳聋基因突变位点检测结果（600 例孕妇耳聋基因检测结果）

基因	突变位点	携带者例数	携带率（%）
GJB2	235delC	13	2.16
	299-300delAT	3	0.5
	176-191del16	1	0.17
GJB3	538C > T	1	0.17
SLC2644	IVS7-2A > G	7	1.16
	2168A > G	1	0.17
12SrRNA	1494C > T	1	0.17
合计	—	27	4.5

耳聋基因检测市场主要分为新生儿听力筛查和孕前、产前检查两部分。2018 年，我国新出生人口数为 1 523 万人；根据国家卫健委 2018 年印发的《全国出生缺陷综合防治方案》，我国将全面开展听力障碍筛查；2022 年新生儿听力筛查率达到 90%，随着耳聋防控知识的普及推广和防控体系的逐步建立，保守估计耳聋基因检测渗透率可达到 50%；若耳聋基因检测产品单价 150 元 / 人份，对应市场空间为 12.33 亿元。2018 年，我国结婚登记人数合计约 1 010 万对，保守估计孕前耳聋基因筛查渗透率可达 10%；若耳聋基因检测产品单价 150元/人份，对应市场空间为3.03 亿元。综合以上测算，我国耳聋基因检测市场空间保守估计可达 15 亿元。目前我国耳聋基因检测市场规模仅 3 亿 ~5 亿元，国内耳聋基因年检仅 100 万 ~200 万人份，渗透率仍较低，上行空间较大。

目前国内共 8 家公司获批耳聋基因检测产品，仅博奥晶芯、华大生物、凯普生物、致善生物四家可实现对 4 个常见耳聋相关基因的多位点检测。其中，博奥晶芯产品市场占有率最高，目前占据 50% 以上市场份额；其次为华大生物，凯普生物市占率排名第三，估计占据 10%~20% 市场份额；致善生物产品刚刚获批上市，目前市场占比较小。博奥晶芯产品 2009 年即获批上市，具有一定先发优势，承接了大量政府购买项目，在政府采购端优势明显；而凯普生物公司产品 2015 年上市，目前在医院端销售优势明显。

珠海赛乐奇生物技术有限公司系一家专业从事生物传感器基因芯片产业化研究和相关的体外诊断基因芯片及其配套设备，同时面向国内外两个市场的生物医药公司。公司拥有包括 11 个三类体外诊断试剂，4 个二类产品，2 个欧盟认证的产品，另有 7 个产品已向国家局提交注册申请的核酸诊断试剂生产企业。公司现有多个技术平台，生物传感器基因芯片、荧光定量 PCR 技术平台以及包括基因芯片点样仪在内的高精密仪器研发平台，是公司的主要产业平台。公司已形成 5 个系列，10 多种基因芯片产品，其中，乙肝耐药突变检测突变生物传感器基因芯片、人乳头状瘤病毒（HPV）基因分型生物传感器基因芯片、丙肝个体化治疗产品 IL28B 基因多态性检测芯片、HBV 基因分型芯片（8 个基因型）及系列优生优育芯片产品、乙肝病毒定量检测试剂盒（荧光 PCR 法），乙肝 YMDD 耐药突变检测试剂盒（荧光 PCR 法）等产品。现有 5 个试剂盒获得国家药品仪器监督管理局注册批准；另有 3 个体外诊断试剂和设备产品，已获得欧盟的 IVDD 产品认证，并有系列其他生物传感器基因芯片产品及荧光 PCR 产品，已完成临床实验，向国家提出注册申请，预期将在明年获得批准并进行产业化生产。

二、微流控芯片

（一）技术及应用简介

微流控芯片技术（microfluidics）是把生物、化学、医学分析过程的样品制备、反应、分离、检测等基本操作单元集成到一块微米尺度的芯片上，自动完成分析全过程。微流控芯片实现了“样品进—结果出”的检测目标，这样能大大减少人员操作，降低样本和扩增产物的潜在污染危害，提高检测的可靠性，逐步实现高通量快速检测，最大限度地节约人力成本和减少空间占用。

微流控芯片按照其液体驱动方式可以分为：泵阀控制、离心控制、薄膜挤压控制、电润湿控制、微隔膜泵阀控制等类型。

微流控芯片已广泛应用于科学研究、药物筛选和临床诊断。主要包括毛细管电泳分离、基因测序、核酸扩增检测、器官芯片、液体活检、单细胞分析、核酸分析、药物筛选等。

（二）市场综述

近年来，新冠肺炎疫情催熟了整个微流控市场，各厂家纷纷开始布局，2022 年，国家发改委印发首部《“十四五”生物经济发展规划》，明确提出，加强微流控、高灵敏等生物检测技术研发。根据 NMPA 批准数据显示（表 9-2-4），2021 年批准了 5 款产品，2022 年批准了 4 款产品。

表 9-2-4　2021—2022 年 NMPA 批准微流控相关产品

注册证	公司	产品名
国械注准 20223400535	成都博奥晶芯生物科技有限公司	地中海贫血基因检测试剂盒（微阵列芯片法）
国械注进 20223400387	拜奥法尔诊断有限责任公司 BioFire Diagnostice，LLC	脑炎 / 脑膜炎多重病原体核酸联合检测试剂盒（封闭巢式多重 PCR 溶解曲线法）
国械注进 20223400295	瑞典赛沛公司 Cepheid AB	乙型肝炎病毒（HBV）核酸检测试剂盒（实时荧光 PCR 法）
国械注准 20223401106	杭州优思达生物技术股份有限公司	沙眼衣原体（CT）和淋球菌（NG）核酸检测试剂盒（恒温扩增—实时荧光法）
国械注准 20213220102	成都博奥晶芯生物科技有限公司	全自动核酸分析仪
国械注准 20213400743	成都博奥晶芯生物科技有限公司	二十三项遗传性耳聋相关基因检测试剂盒（微流控芯片法）
国械注准 20213400101	成都博奥晶芯生物科技有限公司	新型冠状病毒 2019-nCoV 核酸检测试剂盒（全集成碟式芯片法）
国械注进 20213400074	瑞典赛沛公司 Cepheid AB	丙型肝炎病毒（HCV）核酸（RNA）检测（实时荧光 PCR 法）
国械注准 20213400496	百康芯（天津）生物科技有限公司	呼吸道病原菌核酸检测试剂盒（恒温扩增芯片法）

成都博奥晶芯生物科技有限公司系博奥生物集团有限公司暨生物芯片北京国家工程研究中心控股公司博奥晶典（北京）生物技术有限公司产品生产基地；成都博奥晶芯生物科技有限公司，依托集团、晶典（母公司）强大的科技研发力量和核心技术，定位于集团公司产业链产品制造环节，以集团公司自主研发的生物芯片、试剂耗材、仪器设备等医疗器械、生化产品，形成生物芯片和二代测序为核心的现代医学检验及影像设备、分子诊断试剂的规模化生产。该公司于 2021 年获批 2 款、2022 年获批 1 款与芯片相关产品。

（陈莉莉　郭海荣　李品）

（邵俊斌　李强　审稿）

CAIVD

第十章

质谱分析产品和技术发展及市场状况

第一节
飞行时间质谱研发生产现状及市场

一、概述

质谱是一类将物质粒子（原子、分子）电离成带电离子，而后通过适当稳定或交变的电磁场将不同质荷比离子按照空间、时间、频率等进行分离或区分检测，并获取离子的质荷比、强度、碎片等信息来进行定性定量分析的技术。自 20 世纪诞生以来，尤其是 80 年代后，随着新型离子源 [如基质辅助激光解吸电离（matrix-assisted laser desorption ionization，MALDI）、电喷雾（electron spray ionization，ESI）] 等软电离技术和离子光学理论的迅速发展，经过数十年的技术迭代和理论创新，质谱技术已成为了现代化学分析和生物分析领域不可或缺的一种新兴测量技术手段，并被广泛应用于化学化工、生命科学、食品安全、环境监测、医疗卫生等领域。与传统检测方法相比，它具有高灵敏度、高特异性、分析速度快、检测通量高、可同时检测多项指标、低成本等优势。

质谱依据其质量分析器不同，主要有磁质谱、四极杆质谱、离子阱质谱、飞行时间质谱、轨道阱质谱、傅里叶变换离子回旋共振质谱等。飞行时间质谱是利用稳定电场将不同质荷比离子在空间位置分开，并最终以到达检测器时间来分辨离子的一种质量分析器技术。常见的飞行时间质谱仪有液相色谱与四级杆飞行时间质谱联用仪（LC-QTOF）、基质辅助激光解吸电离离子源飞行时间质谱仪（MALDI-TOF）等。LC-QTOF 主要应用的质量分析器是反射式飞行时间质量分析器，MALDI-TOF 仪器则直线式和反射式飞行时间质量分析器均有应用。微生物鉴定使用的飞行时间质量分析器则以直线模式为主。

微生物鉴定飞行时间质谱仪作为一种结合软电离离子源的新型质谱技术，打破了质谱分析在生命科学上的应用局限，使得在 pmol 乃至 fmol 水平检测分子质量高达几十万道尔顿（Da）的生物大分子成为可能，被较早地应用于生命科学等科研领域。2013 年，美国食品药品监督管理局（Food and Drug Administration，FDA）首次认可使用 MALDI-TOF MS 对病原微生物进行鉴定，这标志着 MALDI-TOF MS 开始正式用于临床领域，结合微生物蛋白指纹图谱库，可快速准确、经济高效地对细菌和真菌等微生物进行鉴定。有研究显示，MALDI-TOF MS 可以实现单个纯菌落几分钟内得到鉴定结果且鉴定准确率高达 98% 以上，明显优于传统的微生物鉴定方法，受到了国内外临床专家的广泛关注。近年来，MALDI-TOF MS 除被应用于微生物鉴定以外，在生物标志物分析以及寡核苷酸多态性（SNP）分析等应用方向均有相应拓展。

二、发展历程及研发生产现状

（一）国内 MALDI-TOF MS 技术发展

国内飞行时间质谱起步于 20 世纪 80 年代中期，有近十家科研单位研究并制造出数种仪器样机，但是仪器总体的性能还与国外产品有着一定差距。厦门大学科学仪器工程系季欧小组是我国最早进行飞行时间质谱仪研制的单位之一，其主要是对直线式和反射式结构的质谱进行研究，直到 1990 年才在示波器上得到第一张谱图。1987 年郑兰荪在厦门大学化学系着手建立脉冲激光离子源飞行时间质谱仪，采用 Nd: YAG 脉冲激光器电离固体样品得到离子，并于 1990 年首次获得铝标样的飞行时间质谱图。90 年代初，天津大学精仪系徐贞林小组与德国吉森大学 H.Wollnik 小组一起研制一台高分辨率质谱仪。

进入 21 世纪后，我国虽涌出多家质谱生产制造单位，从分析仪器的结构和原理做了大量尝试，但与进口质谱日新月异的技术迭代有进一步被拉开的趋势。2014 年厦门质谱首次研发成功 MALDI-TOF MS，并应用于临床微生物的检测。此后陆续有安图生物、中元汇吉等公司获得临床注册证并形成规模化销售。目前已完全实现进口替代，并超过了进口的市场份额，开始销往国外。这标志着国产 MALDI-TOF MS 正逐渐得到认可，中国质谱设备整体竞争力得到了大幅提升。

（二）MALDI-TOF MS 应用发展

MALDI-TOF MS 问世之后，因其适合分析大分子的特性，被广泛应用于蛋白质鉴定、蛋白质翻译后修饰表征、蛋白质组学研究、聚合物表征等。尤其是微生物鉴定的应用，给临床微生物检验领域带来了革命性的变革。相比经典方法和分子方法，基于 MALDI-TOF MS 的微生物质谱具有快速、准确、鉴定范围广、高通量和低成本的优势。每种微生物都由其种特异的蛋白质组成，微生物样本在经过纯培养之后，通过 MALDI-TOF MS 检测微生物的蛋白指纹图谱，经软件处理并与微生物数据库进行比对分析，可在数分钟之内完成对微生物的快速鉴定。微生物质谱除了应用在临床检验之外，还可用于疾控系统、食品工业、兽医等领域。

近年来，研究人员还着眼于跳过纯培养步骤，直接检测部分临床标本，如血液、尿液等。通过使用一些特殊的前处理程序，例如细胞裂解、离心富集等来降低样本其他成分的干扰，并对微生物进行富集，增强 MALDI-TOF MS 直接检测标本微生物的能力，从而节省纯培养的时间，缩短周转时间（TAT）。此外，对于临床微生物，多重耐药细菌菌株的广泛存在，尤其是在医院环境中，迫切需要开发快速可靠的抗菌药敏试验（AST）方法，而 MALDI-TOF MS 实现这一目标的潜力同样在被积极地探索中。现已经提出了几种基于 MALDI-TOF MS 的方法来快速检测抗生素耐药性。研究最广泛的方法包括通过观察 β- 内酰胺环的水解来评估 β- 内酰胺酶活性、检测导致耐药性 / 非易感性或与之相关的生物标志物，以及比较不同抗生素浓度孵育条件下的谱图差异等。

基因检测在遗传性、感染性及肿瘤等疾病的辅助诊断、用药指导等方面起到举足轻重的作用。基于 MALDI-TOF MS 的核酸质谱技术作为一种新兴的基因检测方法，因其通量高、可实现单个样本同时进行几十种靶标多重检测、成本低及结果分析简单等优点，受到越来越多的关注。当前最主要的应用在于单核苷酸多态性（SNP）的检测，可极大地提高多基因多位点的检测效率以及降低样本用量，例如耳聋基因筛查、药物基因检测等。核酸质谱还可应用于病原体核酸检测、耐药基因检测、体细胞基因突变检测等，尤其是有多重检测需求的项目。目前利用液体活检可检测到血液中肿瘤来源的循环游离 DNA（cfDNA）或循环肿瘤 DNA（ctDNA）中 0.1%~1% VAF 的变异基因。此外，在 DNA 甲基化检测、基因拷贝数 CNV 检测等方面都是核酸质谱可以发挥独特方法学优势的地方。

质谱成像是 MALDI-TOF MS 的另一个热门发展方向。基质辅助激光解析质谱成像技术（MALDI-MSI）目前主要是用于病理学离体组织研究，可以通过一次测量同时分析生物组织切片中的多种生物分子组成、相对丰度和空间分布，获得组织的分子成像，同时保持组织中细胞和分子的完整性。相比其他成像技术，其灵敏度高，不需要特异性标记，并可以同时获得多种生物大分子的空间分布特征。目前，该技术在保持极高的灵敏度的基础上，实现了高达 500~1 000 像素 / 秒的成像速率，5~10 μm 的高空间分辨率，使得质谱成像未来真正应用于临床医学中成为可能。

（三）研发生产现状

目前，在临床微生物诊断领域的应用是 MALDI-TOF MS 技术快速发展的主要动力，从飞行时间质谱的市场占比来看，进口品牌（布鲁克、岛津和梅里埃等）的市场占有率从 2017 年的 95% 以上下降到 2022 年的 20% 左右，国内微生物质谱进入一个“井喷期”，依托国家高速发展的科技和经济实力，大量研发生产企业如雨后春笋般出现（详见本节“四、国内外的主要生产企业”），国内质谱的迅猛发展说明了部分技术优势企业已实现了平台技术突破，打破了该质谱进口品牌的技术垄断。

三、市场状况

（一）国际 MALDI-TOF MS 市场

根据 2020 年 GIR（Global Info Research）研究报告显示，MALDI-TOF 质谱仪的全球市场从 2019 年到 2024 年预计以 6.1% 左右的年复合增长率增长，2019 年全球市场份额为 1.9 亿美元，到 2024 年预计增长至 2.6 亿美元。其中，美洲是全球最大的 MALDI-TOF 质谱分析仪市场，约占 38% 的市场份额；其次是亚太地区，约占 31% 的市场份额。

（二）国内 MALDI-TOF MS 市场

中国 MALDI-TOF MS 质谱市场在 2015 年以前主要受进口品牌垄断。2020 年，中国微生物质谱装机总量达到 1 000 多台，其中国产质谱占比约 30%。根据公开招标信息及质谱厂家、终端访谈信息统计，2022 年中国微生物质谱装机接近 350 台，装机量增速迅猛。

根据国家卫计委统计信息中心 2020 年 3 月底官方统计，全国三甲医院数量约 2 996 家，二甲医院数量 10 404 家，疾控中心 3 384 家，妇幼保健机构 3 052 家。参考国外临床微生物质谱普及率，预计未来五年购买数量约为 4 000~5 000 台，初步预计我国 MALDI-TOF MS 仪器和耗材的中国市场容量保守预计约 70 亿元人民币。未来随着国内科技水平的不断进步，质谱仪的应用范围不断扩展，市场需求量将不断增加。

从质谱品牌分布来看，生物梅里埃和布鲁克两家仍是占领主导地位。但国产品牌在 5~6 年时间从 0% 的市场占有额增长至 80%，足见国内厂家已基本实现进口取代。

四、国内外的主要生产企业

根据中国国家药品监督管理局（以下简称 NMPA）官方信息统计，截至 2022 年 12 月，共有 17 个厂家获得飞行时间质谱仪医疗器械许可证，详见表 10-1-1。

表 10-1-1　获得 NMPA 证书的飞行时间质谱仪

产品名称	型号规格	生产厂家	注册文号	批准日期
全自动微生物质谱检测系统	VITEK MS	bioMerieux	国械注进 20162402385	2016-7-6
全自动快速生物质谱检测系统	Microflex LT/SH	Bruker	国械注进 20182402017	2018-5-9
质谱检测仪	M-Discover 100 N-M-Discover 100 Excellence	珠海美华	粤械注准 20192220521	2020-2-24
飞行时间质谱检测系统	DR MassARRAY	广州达瑞	粤械注准 20182220875	2018-9-30
飞行时间质谱系统	Clin-ToF-Ⅱ	毅新博创	京械注准 20162401065	2016-11-1
微生物鉴定飞行时间质谱仪	microTyper MS	江苏天瑞	闽械注准 20192220072	2019-6-10
全自动微生物质谱检测系统	Autof ms1000、Autof ms2000、Autof ms600、Autofms800、Autofms1600、Autof ms2600	安图仪器	豫械注准 20182400196	2020-9-11
全自动微生物质谱检测系统	CMI-1600	禾信康源	粤械注准 20202220695	2020-5-27
基质辅助激光解吸电离飞行时间质谱仪	MS-S800、MS-S820	美康盛德	苏械注准 20202220539	2020-5-12
飞行时间质谱检测系统	SDxMassARRAY	先声医疗	苏械注准 20202220850	2020-7-14
全自动微生物质谱检测系统	EXS3000	中元汇吉	渝械注准 20202220197	2020-8-4
全自动生物质谱检测系统	Smart MS	迪尔生物	粤械注准 20202221818	2020-11-5
飞行时间质谱检测系统	DP-TOF	迪谱诊断	浙械注准 20202220910	2020-12-28
全自动微生物质谱检测系统	MicroIDSys	安士达	国械注进 20212220088	2021-3-22
全自动微生物质谱鉴定系统	MALDI-TOF MS 1.0	麦滋（湖北）	鄂械注准 20222223655	2022-2-17
飞行时间质谱系统	GR-TOF 1000	湖南固容	湘械注准 20222221562	2022-8-12
飞行时间质谱检测系统	GBIMToF-1000	武汉华大	鄂械注准 20222223888	2022-8-18

数据来源：国家药品监督管理局。

1. 布鲁克（Bruker）

布鲁克公司创建于 1960 年，创始人 Günther Laukien 教授从研发生产磁共振仪器起步，逐步扩展至各种高端分析仪器。1980 年 Bruker 质谱业务部正式在德国不来梅成立，专门开发和提供基于质谱的创新性生命科学研究工具。1992 年推出了第一台商品化 MALDI-TOF 质谱仪，目前 MALDI-TOF 质谱产品拥有 microflex、autoflex、ultraflex 和 rapiflex 四条产品线和九个型号。

1998 年布鲁克组建了 MALDI-TOF 微生物鉴定研发小组，2004 年推出 MALDI Biotyper 微生物快速鉴定系统（以下简称 MBT），并分别在 2013 年和 2014 年获得美国 FDA 和中国 NMPA 批准的医疗器械许可证，准入临床微生物实验室。MALDI Biotyper 微生物数据库包含主库、丝状真菌库和分枝杆菌库，据最新宣传资料显示，数据库内包含有 2 700 多种菌种。2015 年，为满足临床送检样本日益增加的检测需求，Bruker 推出测样速度加快的微生物质谱鉴定系统 MALDI Biotyper smart（图 10-1-1）。2015 年 11 月 4 日，布鲁克与碧迪医疗器械上海有限公司（以下简称 BD）达成一致，就 Bruker MBT 在中国临床市场的销售，签署战略合作协议。根据此协议，布鲁克授权 BD 公司代理销售在中国临床市场的 MBT 产品，布鲁克中国公司则专门负责非临床市场的 MBT 销售。所有 MBT（临床和非临床）售后服务等技术支持仍由布鲁克公司负责。

2. 生物梅里埃

生物梅里埃公司创建于1963年，公司依赖自身的科技创新和工业生产资源，始终致力于研发作为医疗和工业用途的体外诊断产品。全自动微生物质谱检测系统VITEK MS（图10-1-2）是梅里埃代理日本岛津的一款MALDI-TOF MS产品，该产品于2013年获得FDA认证，2016年获得NMPA认证。VITEK MS数据库包含两个鉴定菌谱库：科研菌谱库包含2 000种以上菌种（60 000多张图谱），临床菌谱库包含1 064种菌种（15 000张图谱）以上。可用于临床致病性细菌、酵母样真菌、丝状真菌、皮肤真菌、分枝杆菌的鉴定。

3. 中元汇吉

中元汇吉生物技术股份有限公司（以下简称中元汇吉）是一家集体外诊断试剂及仪器的研发、生产、销售、技术服务于一体的高新技术企业，公司主营业务涵盖生化、免疫、分子、POCT、临检、微生物及病理等诊断产品以及上游原料，在化学发光、尿液分析、微生物检测等领域积极布局及探索。

2020年5月，中元汇吉的全资子公司——重庆拓普生物工程有限公司收购江苏天瑞及其福建分公司从事的“基质辅助激光解吸电离飞行时间质谱仪(MALDI-TOF)”业务、人员及相关的资产以及厦门质谱拥有的“基质辅助激光解吸电离飞行时间质谱仪（MALDI-TOF）”相关的全部资产。8月16日，中元汇吉正式召开了微生物质谱仪的新品发布会，以质谱为首打开公司的微生物产线，扩充了公司的全产业链势能。在厦门质谱的原研基础上，中元汇吉全新推出的EXS3000（图10-1-3）于2020年8月4日获得NMPA注册认证。EXS3000数据库包含本地库（2 000种）和云库，菌种数5 000种以上。

4. 毅新博创

北京毅新博创生物科技有限公司（以下简称毅新）成立于2003年，是国内较早专注于临床飞行时间质谱系统研发、生产的企业。2014年6月，公司研发的Clin-TOF Ⅰ飞行时间质谱系统通过NMPA医疗器械认证，仪器在保证准确率高、灵敏度高的同时，可实现对微生物快速、简便、低成本、高通量的检测，可广泛应用于临床诊断、生物安全、食品质量控制、环境安全等多个领域，数据库涵盖了370属2 200种7 900多株。2017年，毅新基于Clin-ToF Ⅱ（图10-1-4）核酸应用平台开发出了一系列新的产品、检测项目及科研服务，配合核酸质谱检测灵敏度高、稳定性好等特点，为临床基因检测提供了新的思路和方法。

5. 安图生物

郑州安图生物工程股份有限公司（以下简称安图生物）创立于1998年，专注于体外诊断试剂和仪器的研发、制造、整合及服务，公司于2016年9月1日在上海证券交易所挂牌上市，是国内第一家在主板上市的体外诊断生产企业。产品涵盖免疫、微生物、生化等检测领域，能够为医学实验室提供全面的产品解决方案和整体服务。

安图生物研制飞行时间质谱较早，历时4年研发，于2017年9月正式上线全自动微生物质谱检测系统Autof ms1000，2018年4月获得河南省食品药品监督管理局注册批准，主要用于细菌、酵母样菌、丝状真菌和分枝杆菌等检测。产品包含5 200种、20 000余株微生物蛋白指纹图谱数据库，在种属水平位居行业全球前列。国内外销售量已突破500台，覆盖医疗、疾控、食药、海洋和科研院所等多个应用领域。2020年仪器销售量首次超过两大进口品牌，

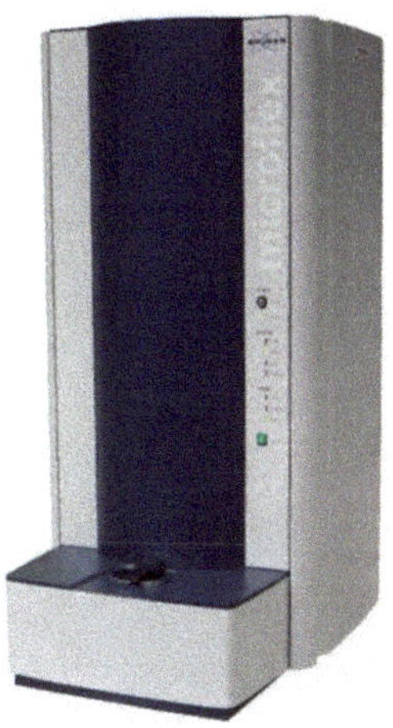

图10-1-1 MALDI Biotyper微生物快速鉴定系统

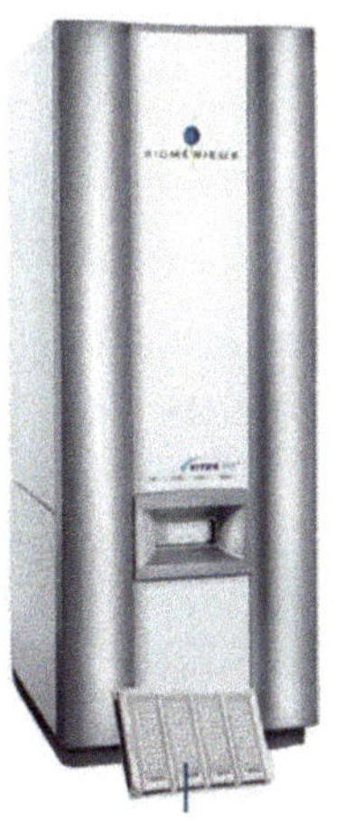

图10-1-2 全自动微生物质谱检测系统VITEK MS

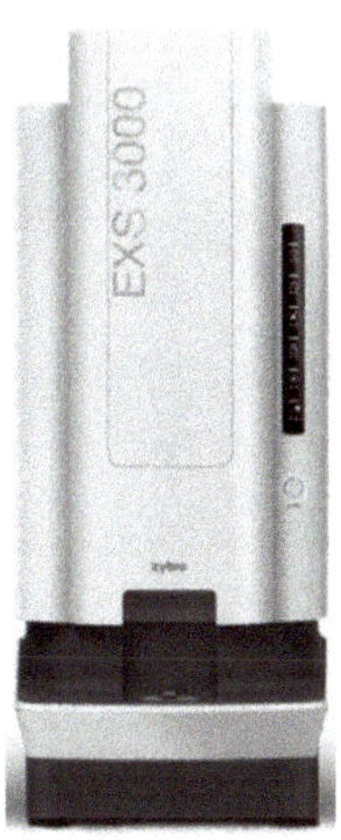

图10-1-3 全自动微生物质谱检测系统EXS3000

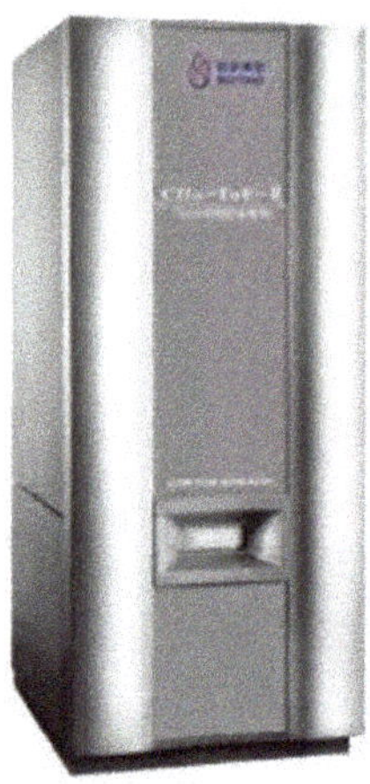

图 10-1-4　飞行时间质谱系统 Clin-TOF Ⅱ

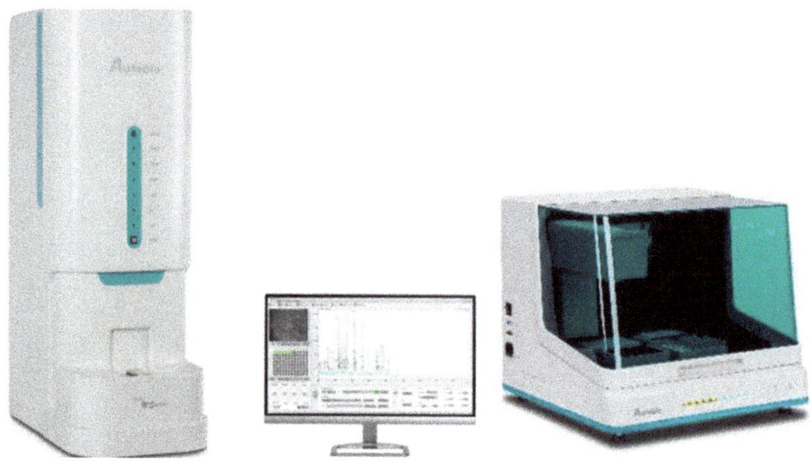

图 10-1-5　全自动微生物质谱检测系统 Autof ms1000 和全自动加样系统 AutoMimo 1200

获得大量三级以上医院客户的信赖和认可。

继 Autof ms1000 之后，安图生物在 2020 年相继推出 Autof ms2000、Autof ms600、Autof ms800、Autof ms1600、Autof ms2600 等多个型号，满足用户多样化选择需求。同年，安图推出配套质谱的全自动加样系统 AutoMimo 1200（图 10-1-5），大大解放了实验室人力，可为用户提供一体化质谱整体解决方案。

6. 珠海美华

珠海美华医疗科技有限公司（以下简称美华）是一家研发、生产及销售微生物仪器及诊断试剂的高新技术企业。

美华 2018 年推出的 MALDI-TOF MS 质谱快速鉴定系统，该系统配套数据库，覆盖近千种细菌、酵母和霉菌、分枝杆菌等菌株，可广泛应用于临床诊断、食品和动物（进出口）检验检疫、食品加工的安全和质量控制、环境微生物的检测等领域。2020 年 2 月 24 日，美华质谱检测仪 M-Discover 100 和 M-Discover 100 Excellence（图 10-1-6）通过广东省药品监督管理局获得 NMPA 注册证书。

7. 融智生物

融智生物科技（青岛）有限公司（以下简称融智生物），由资深质谱研发专家周晓光博士创立，是专业致力于生命科学分析仪器设备、耗材及解决方案的研发生产、销售服务的国家级高新技术企业。

融智生物新一代基质辅助激光解吸电离飞行时间质谱 Quan 系列可应用于微生物鉴定、糖化血红蛋白、核酸分型、质谱成像等领域。其中，微生物鉴定 QuanID（图 10-1-7）目前正在注册报批中，构建的数据库包含 500 属、4 500 余种微生物。

8. 美康盛德

美康盛德生物科技（苏州）有限公司（以下简称美康盛德）是美康生物科技股份有限公司于 2018 年 6 月在苏州设立全资子公司。美康生物主要产业为体外诊断试剂、仪器及独立第三方医学诊断服务。

美康盛德的基质辅助激光解吸电离飞行时间质谱仪 MS-S800（图 10-1-8）、MS-S820 于 2020 年 5 月 12

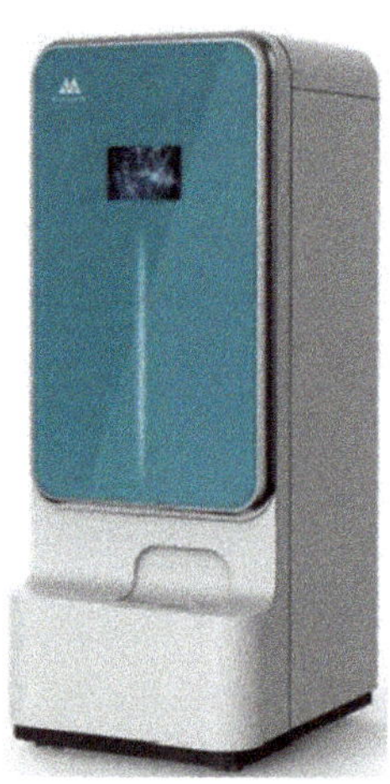

图 10-1-6　质谱检测仪 M-Discover 100 和 M-Discover 100 Excellence

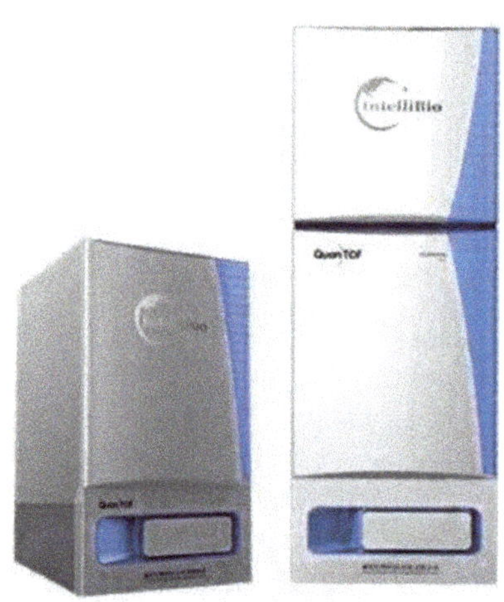

图 10-1-7　飞行时间质谱仪 QuanTOF

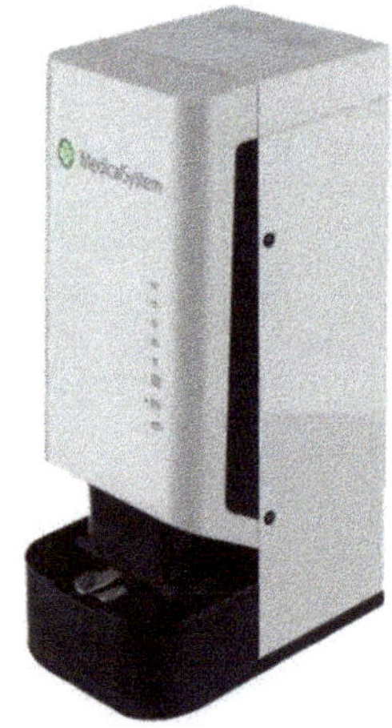

图 10-1-8　基质辅助激光解吸电离飞行时间质谱仪 MS-S800

日获得 NMPA 注册证书，仪器由主机和鉴定软件（名称：MT Master；版本号：V1.0）两大部分组成，主要用于对细菌及真菌进行鉴定，覆盖有千余种菌种。

9. 迪尔生物

珠海迪尔生物工程有限公司（以下简称迪尔生物）成立于 2003 年，一直致力于临床微生物诊断产品的科研、生产、销售及服务。

全自动生物质谱检测系统 Smart MS（图 10-1-9）是采用 MALDI-TOF MS 技术用于对临床分离出的细菌和真菌进行鉴定，Smart MS 数据库中收录了 180 多个菌属的 PMF 数据。

10. 禾信康源

禾信康源是广州禾信仪器股份有限公司（以下简称禾信仪器）控股子公司。禾信仪器成立于 2004 年，是一家集质谱仪研发、生产、销售及技术服务为一体的国家火炬计划重点高新技术企业，主要向客户提供质谱仪及相关技术服务。

全自动微生物质谱检测系统 CMI-1600（图 10-1-10）是禾信康源自主研发的一款质谱检测系统。在数据库方面，库内图谱源于中国疾控中心（CDC），包含 3 500 余种、68 000 余株，可满足多应用领域的检测需求。

11. 东西分析

北京东西分析仪器有限公司（以下简称东西分析）成立于 1988 年，公司产品涉及色谱、光谱、质谱、快速检测仪器及相关配套产品上百种。

EbioReader™ 3700 M（图 10-1-11）是东西分析开发的一款以 MALDI-TOF 为平台的多功能生物信息阅读仪，既可以用于临床医学检测，也可以用于非临床领域诸如食品安全、非法添加、疾控、工业微生物等的检测，数据库正在构建中。

12. 江苏天瑞

microTyper MS 高通量微生物快速鉴定系统是由江苏天瑞仪器股份有限公司（以下简称天瑞仪器）与其控股子公司厦门质谱共同研发完成的中国首款完全自主知识产权的商品化 MALDI-TOF MS（图 10-1-12），天瑞仪器福建分公司生产销售，于 2019 年 6 月 10 日经福建省药品监督管理局批准获得 NMPA 注册证书。该仪器配套数据库 2 300 多个菌种，可用于细菌及真菌的鉴定。

2020 年 5 月，天瑞仪器将“MALDI-TOF”业务、人员及相关的资产（包括但不限于设备在内的所有有形资产以及专利、计算机软件著作权等在内的所有无形资产）以及厦门质谱拥有的“MALDI-TOF”相关的全部资产（包括但不限于设备在内的所有有形资产以及计算机软件著作权等在内的所有无形资产）整体转让给重庆拓谱生物工程有限公司（该公司为中元汇吉的全资子公司），交易价为 7 616 万元。自此，天瑞仪器不能继续研发、生产 MALDI-TOF，但可以继续销售。

13. 广州达瑞

广州市达瑞生物技术股份有限公司（以下简称达瑞生物）成立于 2003 年，是广州达安基因股份有限公司的子公司，是集体外诊断产品、医学检测、创新孵化为一体的生物医药高新技术企业。

飞行时间质谱检测系统 DR MassARRAY（图 10-1-13）是达瑞生物引进美国 Agena 的 MassARRAY 技术，在国内研发、生产，专为医院和临床检测中心设计的一款自动化中等通量的基因检测系统，该系统于 2018 年 9 月 30 日获得广东省食品药品监督管理局 NMPA 注册证书，主要是对生命体 DNA 上的 SNP 进行检测的体外诊断设备，目前仅与配套的

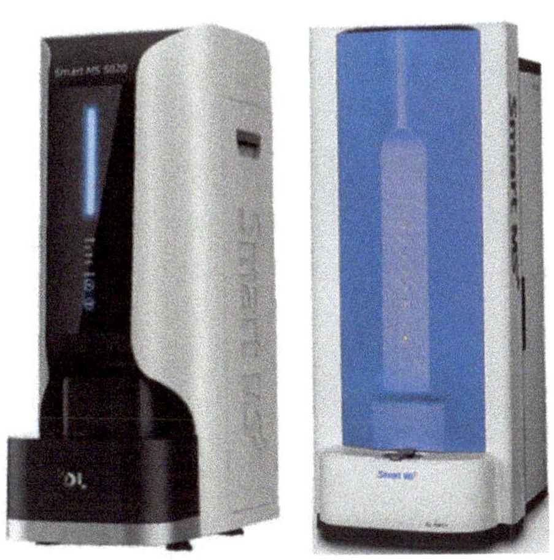

图 10-1-9 全自动生物质谱检测系统 Smart MS 5020

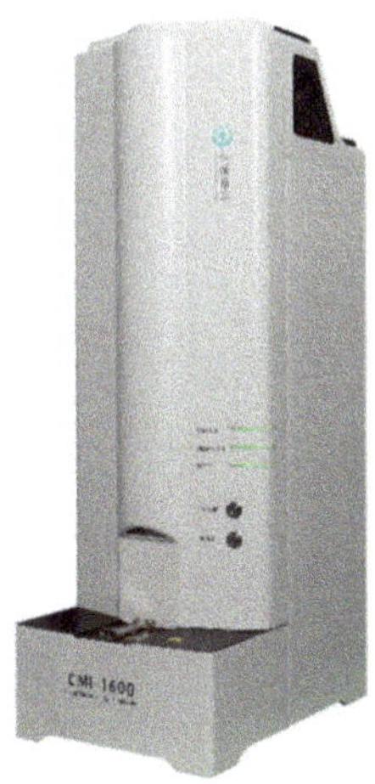

图 10-1-10 全自动微生物质谱检测系统 CMI-1600

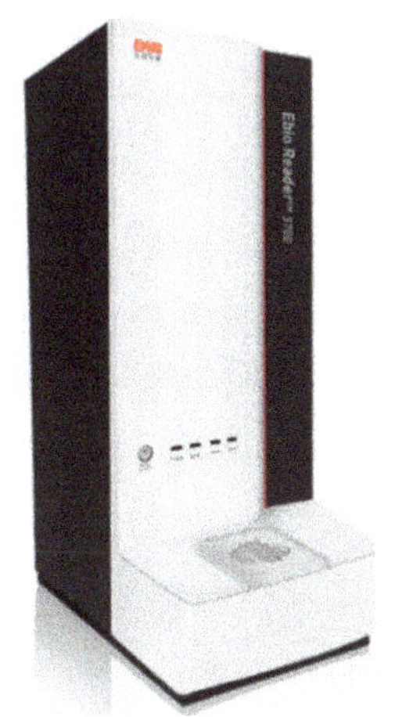

图 10-1-11 飞行时间质谱系统 EbioReader™ 3700 M

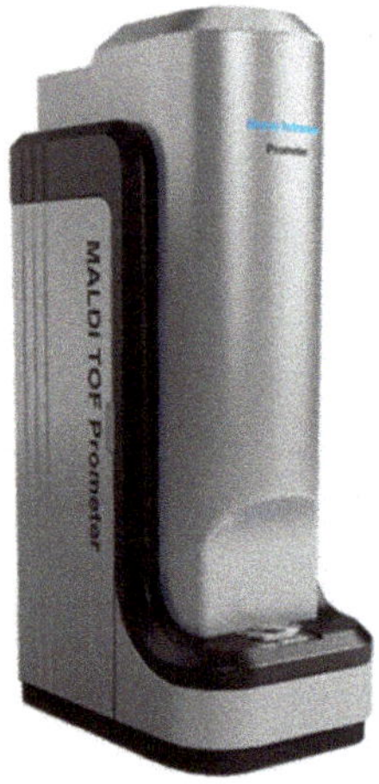

图 10-1-12　微生物鉴定飞行时间质谱仪 microTyper MS

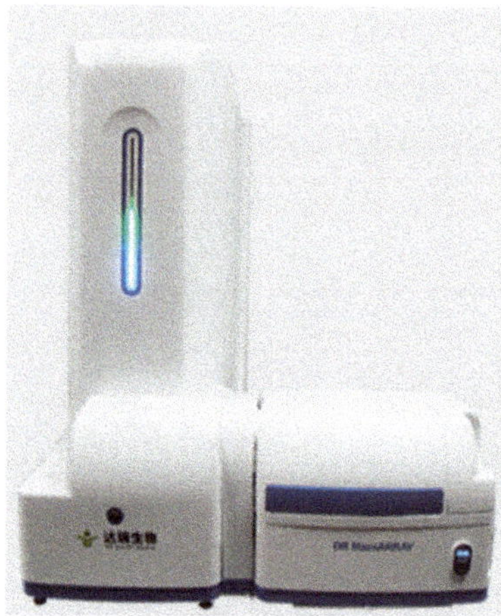

图 10-1-13　飞行时间质谱检测系统 DR MassARRAY

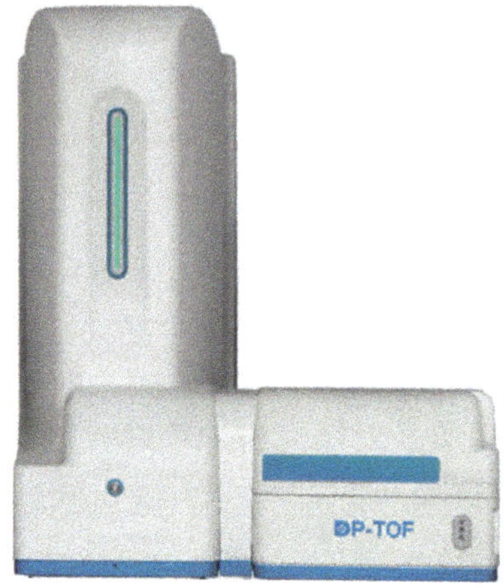

图 10-1-14　飞行时间质谱检测系统 DP-TOF

遗传性耳聋基因突变检测试剂配合使用。

14. 迪谱诊断

浙江迪谱诊断技术有限公司（以下简称迪谱诊断）成立于 2018 年 7 月 2 日，是一家以创新型诊断技术服务于生命健康领域的公司。

DP-TOF 飞行时间质谱检测系统（图 10-1-14）是国内首款获批的通用型飞行时间核酸质谱检测系统，该系统于 2020 年 12 月 28 日获得浙江省 NMPA 注册证书，产品基于 MALDI-TOF MS 技术，与配套试剂用于对生命体来源（如血液、体液、组织）样本中已知核苷酸的检测。应用范围覆盖生物学的各个领域，如感染性疾病防控、遗传病检测（出生缺陷防控）、药物基因组学（精准用药）、癌症分析实体瘤和液体活检（肿瘤防控）、健康管理（功能医学）、临床转化医学研究等。

15. 先声诊断

江苏先声医疗器械有限公司（以下简称先声诊断）是中国领先的医药集团先声控股旗下精准医疗解决方案提供商，2017 年 2 月先声诊断依托国家科技部“转化医学与创新药物国家重点实验室”平台成立。先声诊断通过整合多种领先的分子检测平台和生物信息学分析能力，在肿瘤、自身免疫系统疾病、感染、药物基因组学等治疗领域为医务工作者和医疗机构提供精准医疗的决策基础，同时，也提供直接面向消费者的医学检验服务。

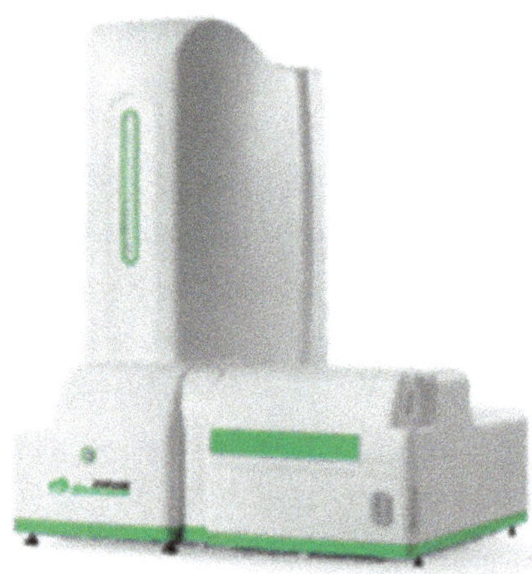

图 10-1-15　飞行时间质谱检测系统 SDx MassARRAY

2018 年 3 月，先声诊断和美国 Agena 正式签署基于 MassARRAY 核酸质谱技术平台战略合作伙伴协议。2020 年 7 月 14 日，先声诊断飞行时间质谱检测系统 SDx MassARRAY（图 10-1-15）顺利通过江苏省药品监督管理局（JSDA）审核，获得二类医疗器械注册证（注册证编号：苏械注准 20202220850），主要是对生命体 DNA 上的 SNP 进行检测的体外诊断设备，目前仅与配套的遗传性耳聋基因突变检测试剂配合使用。

（林志敏）

（赵高岭　审稿）

第二节 串联质谱市场分析、研发生产和发展趋势

一、概述

质谱仪是分离和检测带电物质的质量差异的一类分析仪器，一般由进样系统、离子源、质量分析器、检测器、数据处理系统五部分构成。将两个或者多个质量分析器串联在一起而组成的质谱仪通常称为串联质谱。根据质量分析器的不同，串联质谱又可分为三重四极杆质谱、四极杆线性离子阱质谱、四极杆飞行时间串联质谱等。

三重四极杆质谱是目前应用最为广泛的一种串联质谱，具有非常好的定性定量能力。该技术的研究起始于20世纪70年代，之后经历了一个漫长的发展过程。直至20世纪90年代以后，随着电喷雾离子化技术（electrospray ionisation，ESI）的重大突破和高效液相色谱技术（high performance liquid chromatography，HPLC）的快速发展，三重四极杆质谱与液相色谱进行联用，使质谱仪的应用和产业化有了大幅扩展，开始成为有机物分析的重要仪器。目前液相色谱-三重四极杆质谱联用技术（liquid chromatography tandem mass spectrometry，LC-MS/MS）作为小分子有机化合物定量检测的金标准，已广泛应用于制药、医疗、卫生、环保、食品等行业。

LC-MS/MS在2000年前后逐渐应用小分子代谢物等生物标志物的临床检验工作，由于其在灵敏度、特异性、多指标联检等方面具备独特优势，它既是生化、免疫等检测技术的强有力补充，又是传统检测技术的延伸，既可以提高现有检验项目的精准度，也可以检测其他技术不能检测的指标，能够为患者提供更精准的检测结果，更好地指导临床诊疗。LC-MS/MS现已成为体外诊断领域最富有生命力的新技术之一，在新生儿遗传代谢病筛查、维生素检测、治疗药物监测、激素检测、毒物筛查等多个应用场景发挥着越来越重要的作用。

二、LC-MS/MS市场情况分析

（一）国际LC-MS/MS市场

根据Transparency Market Research测算，2018—2026年全球质谱仪市场的年均复合增长率将达7.70%。2021年，全球质谱仪市场规模达77亿美元，折合人民币约532亿元，其中LC-MS/MS检测市场份额占80%左右。全球质谱市场中北美地区质谱仪的市场规模最大，销售额约占40%。欧洲市场规模次之，销售额占全球质谱仪市场的32%，其中英国、法国、德国、意大利占据了其主要市场份额。随着中国、印度、日本等国家经济的快速发展和医疗意识的增强，亚太市场对于质谱仪的需求也在不断提高，已经成为全球质谱市场中增速最高的地区，销售额占据全球质谱市场的20%。预估2026年全球质谱市场可突破百亿美金。

国外研发LC-MS/MS较早，总体研究水平较高，技术发展和仪器应用也较为成熟，主流厂家有Thermo Fisher、AB Sciex、Agilent、Waters、SHIMADZU等，这些厂家均拥有多项核心技术专利，占据全球98%的质谱仪市场，形成行业垄断态势。近些年，这些厂家在亚太市场尤其是中国，逐渐加大投资力度，在该地区纷纷设立生产工厂和研发中心，以适应和满足地区性政策法规要求，中国已成为亚洲地区增长最快的质谱仪市场，市场前景广阔。

（二）国内LC-MS/MS市场

国内质谱技术起步相对较晚，目前集中于各检测领域应用开发，LC-MS/MS仪器研发能力较弱，国产化率低，尚未真正掌握质谱的核心技术。但近年来随着质谱应用场景的不断拓展，中国质谱需求在不断提高。据统计中国政府采购网2017年以来医院、疾控中心、妇幼保健机构等公立机构的临床质

谱仪采购量数据，整体需求呈现快速增长趋势，从 2017 年的 110 台增长至 2021 年的 288 台，采购金额由 2.40 亿元增长至 7.27 亿元。其中，LC-MS/MS 采购量从 2017 年的 40 台增长至 2021 年的 102 台，占据 37.64% 市场份额。

LC-MS/MS 目前在国内主要用于新生儿遗传代谢病筛查，维生素、治疗药物、激素等项目的定量检测。根据蛋壳研究院《临床质谱行业白皮书》相关调查数据表明，2021 年 LC-MS/MS 在新生儿遗传代谢病筛查领域的市场规模为 17.2 亿元，在维生素检测领域的市场规模为 17.54 亿元，在精神类药物浓度和免疫抑制剂检测的市场规模为 38.55 亿元。除此之外，采用 LC-MS/MS 进行类固醇激素、儿茶酚胺等内分泌激素方面的检测，临床热度较高，正在由科研项目向临床常规检测项目转变。另外，LC-MS/MS 在胆汁酸、氨基酸、毒物等方面的应用也在逐步增加中，这些项目将是未来质谱增量市场的重要方向（图 10-2-1）。

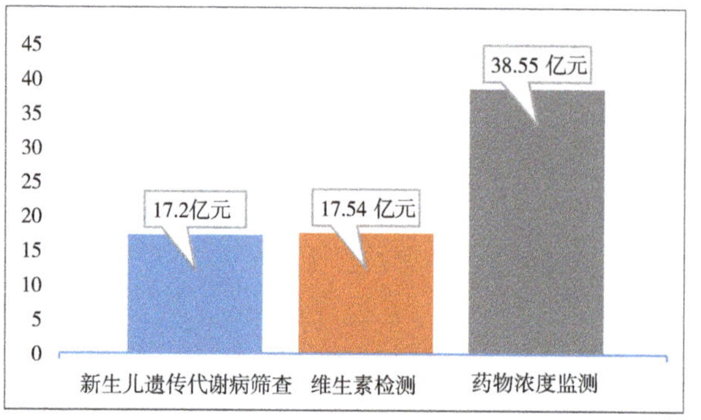

图 10-2-1　2021 年中国临床 LC-MS/MS 市场规模
（数据来源：临床质谱行业白皮书，安图生物整理）

三、LC-MS/MS 应用痛点及发展趋势

（一）LC-MS/MS 应用痛点

LC-MS/MS 从诞生开始，一直作为一种分析仪器被应用于科学研究，但随着其进入临床检测应用场景，由于临床需求的特殊性，LC-MS/MS 在逐步应用推广的过程中，其暴露出如下痛点亟需解决。

1. 仪器准入门槛高，维护精细

LC-MS/MS 仪器较为昂贵，初始投资大，建立 LC-MS/MS 检测平台不仅需要购买昂贵的 LC-MS/MS 仪器，同时还要配备氮气发生器、不间断电源等辅助设备，以及离心机、固相萃取装置等样品前处理设备，准入门槛较高。此外，LC-MS/MS 属于精密分析型仪器，需日常做好维护：一般每 500 次样本检测，需要做一次离子源清洗；每 2 500 个检测，需要更换色谱柱耗材。另外，仪器故障率较高，因大多被进口垄断，国外厂家维修周期长，售后服务效率低且单次维护成本较高。这是限制 LC-MS/MS 在临床大规模应用的主要瓶颈之一。

2. 检测流程繁琐，专业要求高

如图 10-2-2 所示，LC-MS/MS 的临床检测流程一般是：样本预处理→样本前处理→上机检测→数据分析→临床报告。常见临床样本类型有血清、血浆、全血和尿液等，这些样本中部分目标分析物浓度太低，且基质组成非常复杂，通常需要用前处理方法如蛋白沉淀、液液萃取、固相萃取、磁固相萃取、衍生化等进行样本前处理，否则不仅会对分析检测产生干扰，也会损害分析系统，如造成色谱柱堵塞、离子源污染等。部分项目虽已有相应的检测试剂盒，但目前前处理操作整体仍以手工为主，操作时间长、步骤多、效率低，对人员专业技能水平和经验要求高。

3. 数据解读复杂，分析效率低

LC-MS/MS 数据分析也是一个较为复杂的过程，需要综合考虑仪器方法建立、试剂内标选择、样本基质效应、溯源质控体系等多个因素，单个样本一次检测产生的数据量大，指标间有相互干扰等问题，因此对数据分析人员的综合素质要求较高。多样本检测生成的大量数据，如果仅凭人力去全面解读分析，分析效率极低。另外，医院或厂家，需要建立

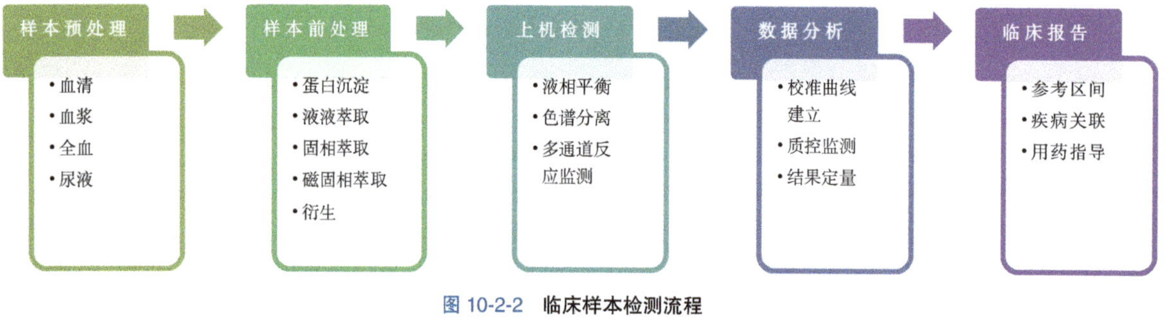

图 10-2-2　临床样本检测流程

针对每一个检测项目的庞大数据库，单一医院或技术平台，因检测样本量不足，难以快速构建完整的数据库。更重要的是，检测过程缺少统一的行业标准约束，检测结果缺少适用中国人群的相关生物标志物参考范围 / 临床诊断界值。

（二）LC-MS/MS 研发现状

LC-MS/MS 的技术门槛相对较高，Thermo Fisher、AB Sciex、Agilent、Waters、SHIMADZU 等国际主流质谱生产企业有深厚的技术积淀，离子源与质量分析器的核心专利齐全、工艺打磨经验丰富、供应链齐全，占据了国内绝大多数的市场份额。但是由于这些国际主流质谱生产企业都是科学仪器的厂家，在国内没有原厂配套的 IVD 试剂，难以解决仪器、试剂适配问题。

目前国内进行 LC-MS/MS 仪器研发的企业也逐渐增多，但与进口品牌仍存较大差距。经 NMPA 批准的国产 LC-MS/MS 仪器产品大部分都是国内 IVD 公司或第三方检测公司与国外巨头以合资、合作或技术引进方式推出的。自主研发的较少，大部分国内临床质谱企业优先解决的仍是仪器和试剂的适配问题，重心在依托进口高性能仪器，为临床提供试剂、技术服务。除此之外，也有不少厂家针对临床应用痛点，致力于自动化整体解决方案的自主开发。

根据 NMPA 数据，截至 2022 年，LC-MS/MS 产品国产企业共有 42 家，主要的 LC-MS/MS 企业集中在浙江、江苏、湖南、广东、上海等（图 10-2-3）。

（三）LC-MS/MS 发展趋势

中国 LC-MS/MS 质谱市场虽起步晚，但成长快，且在政策对临床质谱的高关注度、居民旺盛的医疗健康需求、体外诊断技术升级迭代的背景下，发展前景可期，呈现如下趋势。

1. 质谱仪国产化进程加快

高端医疗器械国产化、国产替代是政策主要鼓励方向。2021 年，国家财政部及工信部联合发布的《政府采购进口产品审核指导标准》（2021 年版）指出，全自动质谱分析系统要求全部采购国产产品，高效液相色谱串联质谱仪国产品牌采购率至少 25%。同年，国家发改委发布《“十四五”国家重点研发计划》，其中诊疗设备与生物医用材料重点专项中，明确提出研发高效液相色谱-三重四极杆质谱联用仪，实现整机及核心部件国产化。

现阶段，国内临床质谱企业主要采用与国外质谱厂家合作贴牌的方式进行注册，以试剂盒和服务来落地临床。真正自主研发的质谱厂家较少，技术攻关难，研发出的产品性能指标较国外高端质谱尚有一段距离。但是随着政策的支持，参与的企业和人才越来越多，未来 LC-MS/MS 也一定可以像 MALDI-TOF MS 一样，走出自己的国产化道路，研发出更适用于中国临床的医用质谱仪。

2. 配套试剂菜单进一步丰富、合规

LC-MS/MS 技术因其高灵敏度和高特异性，正成为医学检验的核心技术，但在临床实验室开展仍面临严峻挑战。首先，临床实验室自建项目缺乏规

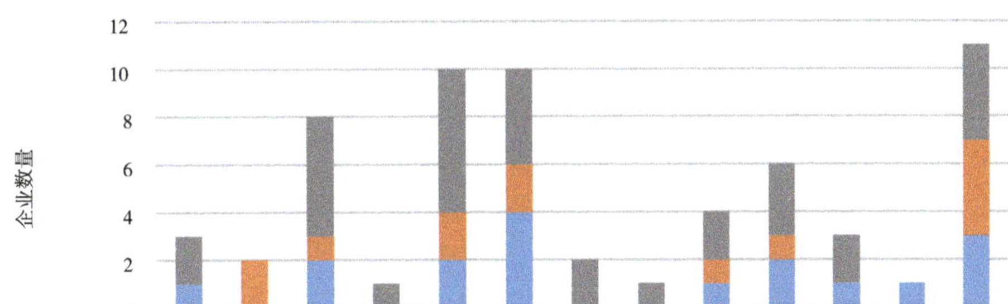

	安徽	北京	广东	湖北	湖南	江苏	江西	辽宁	山东	上海	四川	天津	浙江
试剂盒	2	0	5	1	6	4	2	1	2	3	2	0	4
前处理仪	0	2	1	0	2	2	0	0	1	1	0	0	4
质谱仪	1	0	2	0	2	4	0	0	1	2	1	1	3

■质谱仪 ■前处理仪 ■试剂盒

图 10-2-3 LC-MS/MS 产品国产企业地域分布

（数据来源：中国国家食品药品监督管理局，安图生物整理）

范化。目前用于临床检测的标准化“试剂盒”（包括标准品、实验用试剂和色谱柱等）开发难度高、种类少（以一类备案为主），大部分实验室仍采用自建方法模式，尽管有室间质评等定期考核来评估实验室的测量准确性，但不同实验室间的检测结果差异仍无法避免。其次，相关法规条款、行业标准的缺失。目前我国尚未统一制定针对 LC-MS/MS 检测项目的收费标准，大大限制了临床检测项目的开展。

现阶段随着新生儿市场、维生素检测、药物浓度监测等市场的应用逐渐成熟，二、三类获批试剂盒种类已较为丰富。目前常规检测应用试剂，如新生儿遗传代谢病筛查、维生素检测等，已经出现竞争白热化现象，仅 25- 羟基维生素 D 试剂盒获得二类证的就有 28 款。但是部分项目如药物浓度方面，则仅有免疫抑制剂和精神类的部分药物有医疗器械注册证；激素及其他代谢物试剂盒种类也较少。随着临床提出的越来越多的检测项目需求，临床质谱厂家未来也会进一步丰富和完善试剂盒菜单，针对大病种的精准诊疗将成为未来临床质谱主力市场。

3. 智能化、自动化、集成化整体解决方案的成熟落地

针对上述提出的应用痛点，少数临床质谱企业正在不断努力，推陈出新，希冀为临床提供从仪器、试剂、耗材、服务等全面的高通量一站式解决方案，并持续优化改进试剂方法，开发自动化前处理设备，优化液相进样方案，简化质谱软件操作，自动校准和质控等，一步步实现整体解决方案的自动化、智能化。未来，罗氏、安图等拥有丰富生化、免疫流水线自动化产品经验的体外诊断企业的入局，必然会对临床质谱的发展带来冲击，开拓更广阔的应用市场和促进智能化、自动化、集成化整体解决方案的成熟落地。

四、LC-MS/MS 产品注册备案情况

根据 NMPA 官方信息统计，截至 2022 年底，获得医疗器械注册（备案）证的液相色谱-质谱联用仪共有 26 款，前处理仪共有 19 款，配套试剂盒共有 103 款（图 10-2-4）。

（一）获得 NMPA 批准的液相色谱-质谱联用仪

截至 2022 年底，获得 NMPA 批准的液相色谱-质谱联用仪共有 26 款，其中 8 款为进口设备，18 款为国产设备（表 10-2-1）。进口设备来自 AB Sciex、Waters、SHIMADZU、Agilent 四大质谱厂商，AB Sciex 和 Waters 占据市场主导地位。国产液相色谱-质谱联用仪最早于 2018 年获得 NMPA 二类医疗器械注册证，目前已有来自 15 个厂家的 18 款设备获批，仍处于临床市场检验阶段。

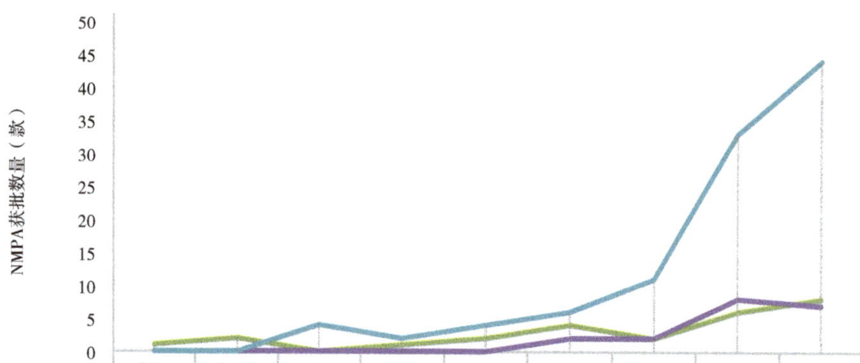

	2014	2015	2016	2017	2018	2019	2020	2021	2022
质谱仪	1	2	0	1	2	4	2	6	8
前处理仪	0	0	0	0	0	2	2	8	7
试剂盒	0	0	4	2	4	6	11	33	44

图 10-2-4 NMPA 串联质谱相关产品获批情况

（注：校准品试剂盒、质控品试剂盒、一类试剂盒未纳入统计）

（数据来源：中国国家食品药品监督管理局，安图生物整理）

表 10-2-1 获得 NMPA 批准的进口液相色谱-质谱联用仪

序号	注册文号	注册人名称	产品名称	型号规格
1	国械注进 20192222266	AB Sciex	三重四极杆质谱仪	API 3200MD™
2	国械注进 20172221554	AB Sciex	液相色谱串联质谱检测系统	AB SCIEX Triple Quad™ 4 500 MD
3	国械注进 20152220515	Waters	超高效液相色谱串联质谱系统	ACQUITY® UPLC I-Class IVD/Xevo® TQ-S IVD System
4	国械注进 20152221820	Waters	超高效液相色谱串联质谱系统	ACQUITY UPLC I-Class/Xevo TQD IVD System
5	国械注进 20192220270	Waters	超高效液相色谱串联质谱系统	ACQUITY UPLC I-Class/Xevo TQ-S micro IVD System
6	国械注进 20222220240	Waters	超高效液相色谱串联质谱系统	ACQUITY UPLC I-Class/Xevo TQ-XS IVD System
7	国械注进 20182400195	SHIMADZU	高效液相色谱串联质谱检测系统	LCMS-8040CL、LCMS-8050CL
8	国械注进 20202220004	Agilent	液相色谱串联质谱系统	Infinity LC Clinical Edition/K6460
9	粤械注准 20182220784	广州丰华	三重四极杆质谱分析系统	FH-6000MD
10	鲁械注准 20192220473	山东英盛	高效液相色谱串联质谱检测系统	YS EXACT 9050MD、YS EXACT 9900MD
11	苏械注准 20192220669	苏州新波	液相色谱串联质谱检测系统	QSight 225MD
12	苏械注准 20192221449	美康盛德（苏州）	液相色谱质谱联用仪	MS-S900、MS-S920
13	湘械注准 20222221209	美康盛德（湖南）	液相色谱质谱联用仪	MS-S900、Vanquish MD/TSQ Quantis MD Series、Vanquish MD/TSQ Altis MD Series
14	苏械注准 20202220435	南京品生	三重四极杆质谱检测系统	Qlife Lab 9000、Qlife Lab 9000 Plus
15	津械注准 20212220103	天津国科	高效液相色谱串联质谱检测系统	LC-HTQ 2020
16	沪械注准 20212220239	上海睿康	超高效液相色谱串联质谱检测系统	RZ-500
17	湘械注准 20212221224	湖南睿质	超高效液相色谱串联质谱检测系统	RZ-500
18	沪械注准 20212220279	上海润达榕嘉	液相色谱-三重四极杆质谱仪系统	ARP-6465MD
19	沪械注准 20212220579	上海润达榕嘉	液相色谱-三重四极杆质谱仪系统	ARP-6465MD
20	苏械注准 20212221279	苏州颐坤	三重四极杆质谱检测系统	Qsight 420MD
21	浙械注准 20222220115	杭州谱聚	液相色谱串联质谱系统	PreMed 5200
22	浙械注准 20222220116	杭州凯莱谱	液相色谱串联质谱检测系统	CalQuant-S
23	浙械注准 20222220117	杭州杰毅麦特	三重四极杆质谱检测系统	MSS MA
24	渝械注准 20222220144	重庆黄嘉	液相色谱串联质谱检测系统	HJ-Clin 5200
25	粤械注准 20222220154	广州达瑞	液相色谱串联质谱系统	DR TQ Mass
26	皖械注准 20222220215	安徽砺沐	液相色谱串联质谱系统	QLIT-6610MD

注：按初次注册（备案）时间及厂家名称排序。
数据来源：中国国家食品药品监督管理局，安图生物整理。

（二）获得 NMPA 批准的前处理仪

截至 2022 年底，获得一类备案证的前处理仪共有 19 款（表 10-2-2），进口品牌仅有德国 ZİVAK 1 款，而瑞士 TECAN、瑞士 Hamilton、瑞典 Biotage 等老牌自动化厂商多采用合作方式，为国内临床质谱企业提供定制化的自动化前处理产品方案。

获批的前处理仪大多是由移液、震荡、离心等模块组成的传统自动化加样设备，可用于使用蛋白沉淀、液液萃取等前处理方法的项目，如山东英盛的全自动样品处理系统 MSLET 2000。但目前也有一些其他创新性方案出现，如美康盛德的全自动样品处理系统 MS-M32，可用于适合磁固相萃取方法的项目，仪器相对小巧和简便。

表 10-2-2 获得 NMPA 批准的前处理仪

序号	注册文号	备案人名称	产品名称	型号规格
1	国械备 20190756	ZİVAK	全自动样品处理系统	Multimasker
2	鲁济械备 20190029	山东英盛	全自动样品处理系统	YS-600、MSLET 2000、YS EXT 7600MD

（续表）

序号	注册文号	备案人名称	产品名称	型号规格
3	苏泰械备 20200988	江苏豪思生物	样品前处理系统	500 mm × 386 mm × 250 mm
4	浙杭械备 20201225	浙江禾谱	全自动样品处理系统	AutoEvo 100、AutoEvo PPT-100、AutoEvo LLE-100、AutoEvo SPE-100、AutoEvo NBS-100
5	湘邵市械备 20210015	湖南艾迪迈	全自动样品处理系统	Q2000、Q2060、Q2070、Q2080
6	京海械备 20210031	华大吉比爱	全自动样品处理系统	MSP-96
7	京大械备 20210044	北京梅斯质谱	全自动样品处理系统	ZPTQ32
8	沪闵械备 20210097	上海睿康	全自动样品处理系统	AUTOMAN
9	湘长械备 20210174	湖南德米特	全自动样品处理系统	MS coupler 100、MS coupler 105、MS coupler 108
10	粤穗械备 20210237	南芯芯仪	全自动样品处理系统	MS300
11	浙杭械备 20210794	杭州佰辰	样品前处理系统	iMS-1000
12	浙杭械备 20211179	杭州佰辰	全自动样品处理系统	iMS-2000
13	浙杭械备 20220708	杭州佰辰	样品前处理系统	iMS-3000
14	浙甬械备 20220141	宁波美康盛德	全自动样品处理系统	MS-V100
15	浙甬械备 20220189	宁波美康盛德	全自动样品处理系统	MS-M32
16	浙杭械备 20220503	杭州凯莱谱	样品前处理系统	CalAuto Exact 400
17	浙杭械备 20220750	杭州凯莱谱	样品前处理系统	CalAuto Exact 400
18	苏苏械备 20227003	科诺美（苏州）	全自动样品处理系统	EpoStar 200
19	苏苏械备 20227008	科诺美（苏州）	样品前处理系统	Voyager 2801、Voyager 2501

注：按初次注册（备案）时间及厂家名称排序。
数据来源：中国国家食品药品监督管理局，安图生物整理。

（三）获得 NMPA 注册的配套试剂盒

截至 2022 年底，获得 NMPA 注册文号的液相色谱-串联质谱法配套试剂盒共有 103 款，其中新生儿遗传代谢病筛查试剂盒 8 款（进口 2 款，国产 6 款），维生素试剂盒 40 款，药物浓度试剂盒 31 款，激素类试剂盒 11 款，其他试剂盒 13 款（表 10-2-3）。试剂盒所涉及的液相色谱-串联质谱临床应用，已经由最初的新生儿遗传代谢病筛查、维生素检测，拓展到免疫抑制剂、精神类药物等血药浓度监测项目，以及类固醇激素、儿茶酚胺、胆汁酸等临床检测项目。试剂盒种类不断增加，但目前同质化现象较为普遍。

国外质谱仪厂家并未进行试剂的国内报证，目前仅有珀金埃尔默的非衍生化多种氨基酸、肉碱和琥珀酰丙酮测定试剂盒（串联质谱法）和琥珀酰丙酮样本前处理液（串联质谱法）获得 NMPA 批准，国内企业在质谱分析试剂端走得更快。

表 10-2-3　获得 NMPA 批准的液相色谱串联质谱法试剂盒

检测项目		试剂盒数量	厂家数量	代表厂家
新生儿遗传代谢病	氨基酸、肉碱和琥珀酰丙酮等	8	6	PerkinElmer、广州丰华、华大生物等
维生素	25- 羟基维生素 D	28	26	山东英盛、广州丰华、江西美康盛德等
	脂溶性维生素	6	6	山东英盛、广州丰华、浙江迪赛思等
	维生素 A/E	1	1	合肥和合
	水溶性维生素	2	2	山东英盛、广州丰华
	叶酸	3	3	上海睿质、广州达瑞、湖南豪思生物
药物浓度	他克莫司 / 环孢霉素 A/ 雷帕霉素	5	5	江西美康盛德、浙江迪赛思、湖南豪思生物等
	他克莫司 / 环孢霉素 A	1	1	山东英盛
	他克莫司	2	2	苏州药明泽康、湖南豪思生物
	环孢霉素 A	2	2	苏州药明泽康、湖南豪思生物
	雷帕霉素	1	1	湖南豪思生物
	霉酚酸	1	1	湖南德米特

（续表）

检测项目		试剂盒数量	厂家数量	代表厂家
药物浓度	丙戊酸 / 卡马西平 / 苯妥英	2	2	浙江迪赛思、湖南凯莱谱
	丙戊酸 / 卡马西平	3	3	山东英盛、江西美康盛德、湖南德米特
	丙戊酸	3	3	苏州药明泽康、南京品生、湖南佰辰
	卡马西平	2	2	杭州佰辰、湖南佰辰
	利培酮	1	1	湖南德米特
	拉莫三嗪	1	1	苏州药明泽康
	喹硫平	1	1	苏州药明泽康
	奥氮平	1	1	苏州药明泽康
	甲氨蝶呤	3	3	山东英盛、江苏豪思生物、湖南豪思生物
	5- 氟尿嘧啶	1	1	湖南豪思生物
	万古霉素	1	1	山东英盛
激素	孕酮、17α- 羟孕酮、皮质醇、雄烯二酮和睾酮	1	1	浙江迪赛思
	睾酮、雄烯二酮、17α- 羟孕酮、硫酸脱氢表雄酮	1	1	迈特维尔
	醛固酮和皮质醇	1	1	浙江迪赛思
	皮质醇	3	3	质谱生物、杭州佰辰、湖南佰辰
	儿茶酚胺	1	1	江西美康盛德
	香草扁桃酸和肌酐	2	2	上海睿质、浙江迪赛思
	香草扁桃酸	1	1	湖南佰辰
	总三碘甲状腺原氨酸和总甲状腺素	1	1	上海睿质
其他	胆汁酸谱	1	1	江西美康盛德
	甘胆酸	3	3	上海睿质、安徽汉库、泽达精准
	同型半胱氨酸	6	6	复星诊断、上海美吉逾华、上海睿质等
	1,5- 脱水葡萄糖醇	3	3	复星诊断、上海美吉逾华、大连润生康泰

注：校准品试剂盒、质控品试剂盒、一类试剂盒未纳入统计；按项目及注册时间排序。
数据来源：中国国家食品药品监督管理局，安图生物整理。

五、串联质谱代表厂家及其产品

1. AB Sciex

AB Sciex 作为全球优秀仪器跨国公司丹纳赫集团的一员，成立于 1973 年，拥有超过 40 年的发展历史及创新经验。它是市场占有率名列前茅的质谱品牌，曾推出世界上首台商用化三重四极杆质谱仪器产品。目前已有 2 款液相色谱串联质谱系统获得中国的医疗器械注册证。主要 LC-MS/MS 产品如下（图 10-2-5）。

（1）三重四极杆质谱仪 API 3200MD™：价格实惠的台式临床质谱平台，灵敏度高、选择性强、耐用

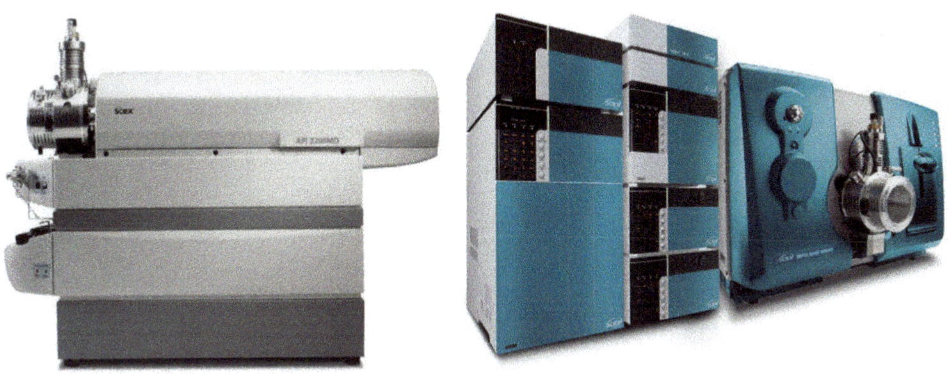

图 10-2-5 三重四极杆质谱仪 API 3200MD™ 和液相色谱串联质谱检测系统 AB SCIEX Triple Quad™ 4500MD

可靠，目前在临床上多用于新生儿遗传代谢病筛查。

（2）液相色谱串联质谱检测系统 AB SCIEX Triple QuadTM 4500MD：基于 API 4000 平台开发，全扫描灵敏度提高了 10 倍，具有较好的定量和定性灵敏度，动态范围宽，可适应高流速进样，整机体积小巧。主要用于维生素检测、血药浓度监测以及部分激素检测项目等，在临床占有率较高。

2. Waters

Waters 成立于 1905 年，公司致力于设计、制造、销售超高效液相色谱、高效液相色谱、色谱柱和化学产品、质谱系统、热分析仪和流变仪，并提供相关服务。Waters 在临床诊断领域拥有超过 20 年的历史，并且是首个进入中国的临床质谱解决方案供应商。主要 LC-MS/MS 产品如下（图 10-2-6）。

（1）超高效液相色谱串联质谱系统 ACQUITY UPLC I-Class/Xevo TQD IVD System：专为常规定量 LC-MS/MS 应用设计的解决方案，可让系统获得高灵敏度、选择性和稳定性，确保以最小的工作量达到最大的产能。临床上主要用于新生儿遗传代谢病筛查、维生素检测，以及药物浓度监测等。

（2）ACQUITY® UPLC I-Class IVD/Xevo® TQ-S IVD System：为最严苛的 LC-MS/MS 定量应用而设计，能让临床实验室获得 Xevo 平台所提供的无可比拟的灵敏度和稳定性。临床上主要用于类固醇激素、儿茶酚胺及其代谢物、维生素、蛋白多肽等的检测。

（3）ACQUITY UPLC I-Class/Xevo TQ-S micro IVD System：超高性能，设计紧凑，能够进行快速可靠的分析，获得可重现的定量数据，适用于临床实验室。专为小空间设计的创新型串联四极杆质谱，动态范围十分宽，可实现一致的低浓度定量分析，可通过高采集速率准确定量更多分析物。

（4）ACQUITY UPLC I-Class/Xevo TQ-XS IVD System：专为要求极为严苛的 LC-MS/MS 定量应用设计，具有 StepWave XS 离子导向装置，可提高对棘手化合物的灵敏度；增强型检测系统，线性动态范围高达六个数量级，可确保在目标分析浓度范围内发挥出高性能；另外可连接移液机器人以及符合 HL-7 标准的 MassLynx LIMS 接口，提升工作流程和数据传输效率。

3. 广州丰华

广州市丰华生物工程有限公司成立于 1999 年，是一家集临床检验仪器及配套试剂的研发、生产与销售为一体的高新技术企业。作为国内一家以预防出生缺陷为主营业务的生产企业，广州丰华以时间分辨荧光免疫分析技术和高效液相串联质谱联用技术为平台，形成完整的预防出生缺陷体外诊断系统解决方案（图 10-2-7），多项检验仪器与诊断试剂填

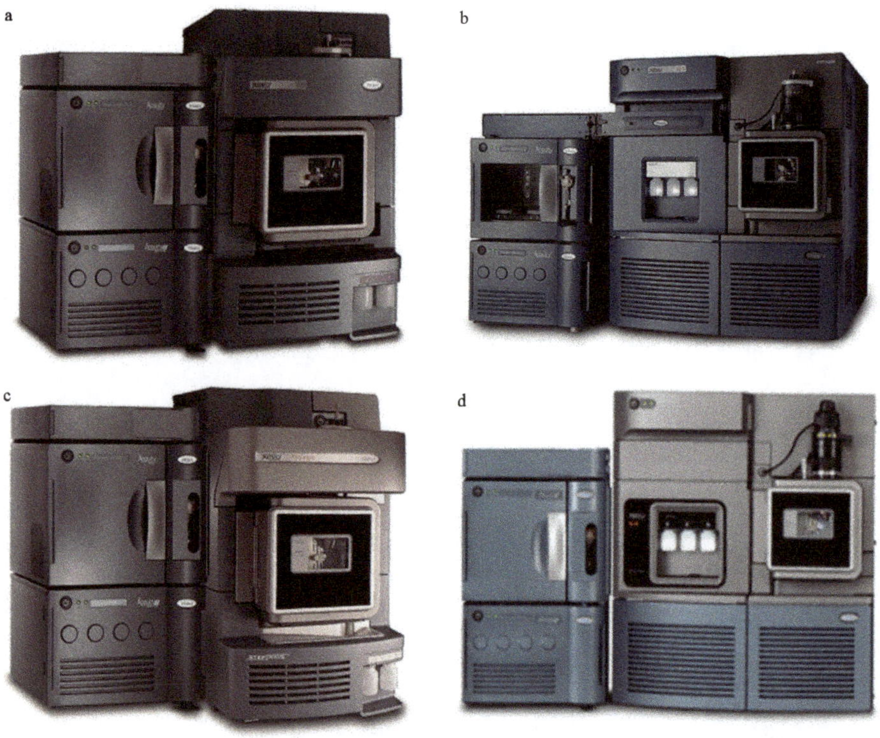

图 10-2-6 a. 超高效液相色谱串联质谱系统 ACQUITY UPLC I-Class/Xevo TQD IVD System；b. ACQUITY® UPLC I-Class IVD/Xevo® TQ-S IVD System；c. ACQUITY UPLC I-Class/Xevo TQ-S micro IVD System；d. ACQUITY UPLC I-Class/Xevo TQ-XS IVD System

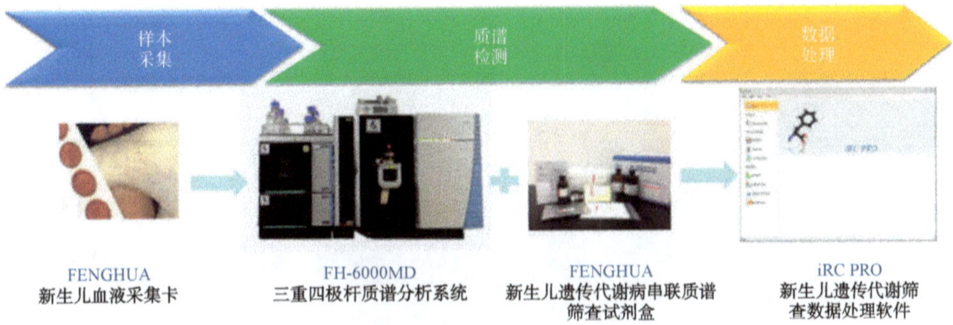

图 10-2-7 广州丰华新生儿遗传代谢病整体解决方案

补了国内空白。目前，广州丰华已成为出生缺陷干预领域满意度很高的技术、产品和服务供应商，产品和服务覆盖全国 20 余个省、自治区和直辖市，并积极开拓国际市场。主要 LC-MS/MS 产品如下。

（1）临床质谱检测系统：FH-6000MD 三重四极杆串联质谱分析系统是广州丰华与世界 500 强企业赛默飞合作研发主要针对中国市场的新一代三重四极杆质谱仪。FH-6000MD 三重四极杆串联质谱仪在 Thermo Fisher 领先的三重四极杆技术平台上重新设计了一套从离子源到检测器的离子光学传输系统，整个系统具有同类产品中最高的灵敏度，超强的耐用性，结合新设计的软件操作平台，具有极佳的易用性。FH-6000MD 三重四极杆串联质谱分析系统于 2018 年 8 月取得医疗器械注册证（图 10-2-8）。

（2）试剂盒：共有 2 个三类试剂盒产品和 3 个二类试剂盒产品，主攻新生儿遗传代谢疾病筛查和维生素检测方向。琥珀酰丙酮和非衍生化多种氨基酸、肉碱测定试剂盒（串联质谱法）和衍生化多种氨基酸和肉碱测定试剂盒（串联质谱法），是国产同类产品首次获批，属于广州丰华的主打产品，能在 2 分钟内完成对 1 个标本的几十种代谢物的检测分析，包括 11 种氨基酸、31 种肉碱和 1 种酮。维生素检测试剂有 25- 羟基维生素 D 测定试剂盒、脂溶性维生素测定试剂盒、水溶性维生素测定试剂盒。

4. 杭州凯莱谱

杭州凯莱谱精准医疗检测技术有限公司成立于 2016 年，是迪安诊断旗下聚焦新一代多组学生物标志物质谱检测技术研发、临床转化和应用的高新技术企业。杭州凯莱谱质造科技有限公司成立于 2020 年 9 月 24 日，是杭州凯莱谱精准医疗检测技术有限公司的全资子公司，拥有一支先进质谱仪器研发攻关团队，团队骨干人员来自于 SCIEX、Waters、Thermo Fisher、Beckman Coulter 等国际顶尖质谱、生命科学及体外诊断设备生产企业。公司已推出超高压液相色谱串联质谱仪、自动化样本前处理仪、

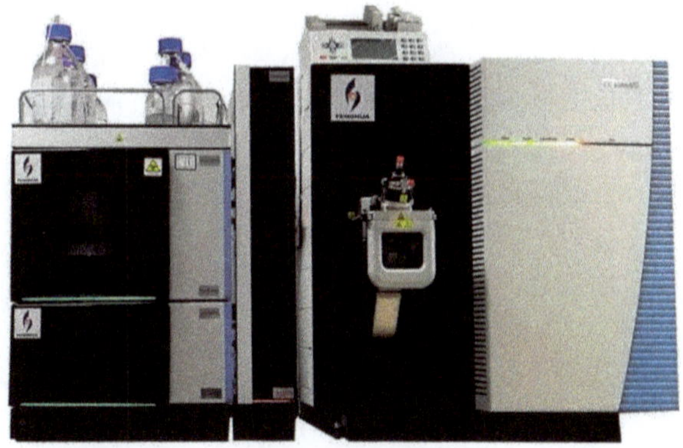

图 10-2-8 三重四极杆串联质谱分析系统 FH-6000MD

氮气发生器等一系列产品。主要 LC-MS/MS 产品如下。

（1）临床质谱检测系统：CalQuant-S 作为全新一代高端国产临床质谱检测系统，配备二元液相色谱和高性能串联质谱仪，并配套中文界面的系统操作软件，可在临床上为人体样本中内源性和外源性物质苛刻的定性与定量分析需求提供超凡的灵敏度、稳定性与精准性，配合强大的抗污染系统设计，可让临床检验工作人员轻松应对各类临床生物样本的复杂基质和痕量分析带来的双重挑战。

（2）样本前处理仪：CalAuto Exact 400 质谱样品前处理系统具有占地面积小、集成度高、灵活度高、自动化程度高的特点，能高效完成每批次 96 例样品的前处理工作，适配于多款迪赛思诊断已获批上市的试剂盒产品。系统配备友好的图形化用户界面，便于用户自由编辑样本处理程序，并可为市场上常见的各型号 LC-MS/MS 系统生成输入列表，让样本信息在检测全流程中无缝连接，实现质谱样本处理的自动化和标准化操作（图 10-2-9）。

（3）试剂盒：主要由凯莱谱与 SCIEX 中国合资设立的控股子公司浙江迪赛思诊断技术有限公司推出，现有检测试剂盒、校准品试剂盒、质控品试剂盒等二类试剂盒产品 23 个，覆盖 25- 羟基维生素 D、

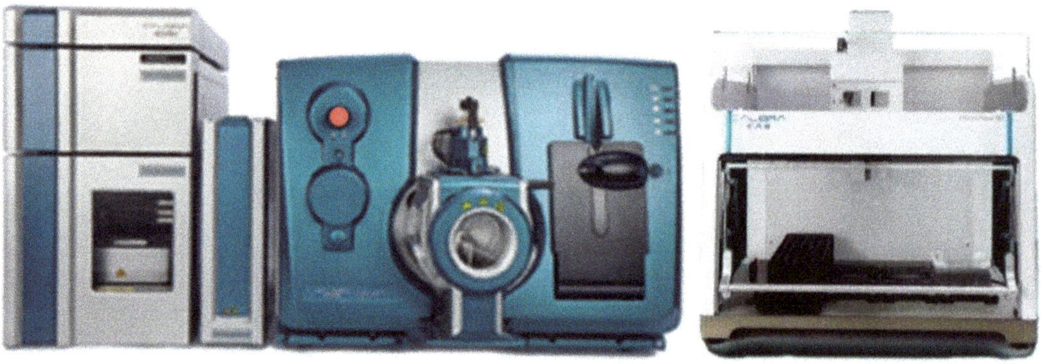

图 10-2-9 液相色谱串联质谱检测系统 CalQuant-S 和样品前处理系统 CalAuto Exact 400

脂溶性维生素、他克莫司 / 环孢霉素 A/ 雷帕霉素、丙戊酸 / 卡马西平 / 苯妥英、类固醇激素、胆汁酸等项目。另有一类样本释放剂产品 30 余款，可满足临床多样化需求。

5. 山东英盛

山东英盛生物技术有限公司成立于 2009 年，是国内临床质谱领域技术开发、质量控制及技术服务的先行者，也是集研发、生产、销售及第三方医学检测服务于一体的高新技术企业。英盛围绕代谢组学和遗传组学，搭建了国内领先的基因检测平台和质谱检测平台，涵盖了出生缺陷筛查、疾病预防、人类健康服务等领域。与国际知名公司开展战略合作，如美国 Thermo Fisher、瑞士 Hamilton、瑞典 Biotage 等，成功搭建了英盛-美国赛默飞质谱国产化生产中心、英盛-赛默飞国际研发转化中心、英盛-质谱前处理人工智能研发中心、英盛-中国临床质谱维修中心、英盛 -IBP 生物质谱转化研究院，致力于质谱、分子、病理等平台技术开发和成果转化。主要 LC-MS/MS 产品如下。

（1）临床质谱检测系统：具有医疗器械注册证的高效液相色谱串联质谱检测系统有 YS EXACT 9050MD 和 YS EXACT 9900MD 两个型号。YS EXACT 9050MD 高效液相色谱串联质谱检测系统主要用于遗传代谢病筛查、维生素谱检测、药物浓度监测、氨基酸检测等。YS EXT 9900 MD 高效液相色谱串联质谱检测系统是具有 AIM+ 技术的三重四极杆质谱仪，灵敏度和分辨率更高。即使是针对复杂生物基质中的极低浓度样品，也能够得到较好的定量分析结果，如类固醇激素等的检测（图 10-2-10）。

（2）样本前处理仪：MSLET 2000 质谱自动前处理平台和 YS-600 全自动多功能样品前处理系统是主推自动化样本前处理系统。其中，MSLET 2000 依托 XY 平台，支持蛋白沉淀、液液萃取等前处理方法，适用脂溶性维生素测定项目、新生儿遗传代谢病筛查 48 项、激素、氨基酸、胆汁酸等项目；YS-600 主要采用正压来处理样品，支持固相萃取、固相支撑液液萃取、除磷脂和蛋白沉淀的自动化，兼容 96 孔板和 1 mL、3 mL、6 mL 小柱模式（图 10-2-11）。

（3）试剂盒：包括新生儿 48 项遗传代谢病筛查试剂、全谱维生素 14 项测定试剂、血药浓度监测试剂等。

6. 杭州谱聚

杭州谱聚医疗科技有限公司成立于 2020 年，专注于临床质谱学医学应用，主要从事质谱仪、质谱试剂盒研发、生产、销售的服务，是杭州谱育科技

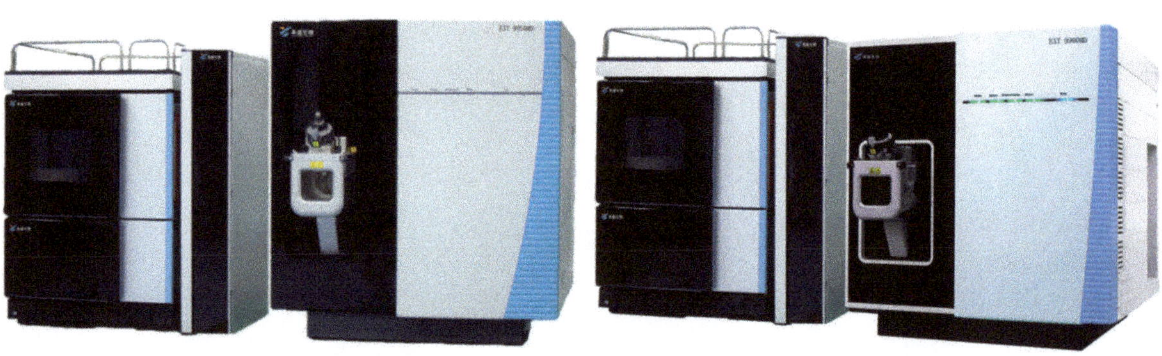

图 10-2-10 高效液相色谱串联质谱检测系统 YS EXACT 9050MD 和 YS EXACT 9900MD

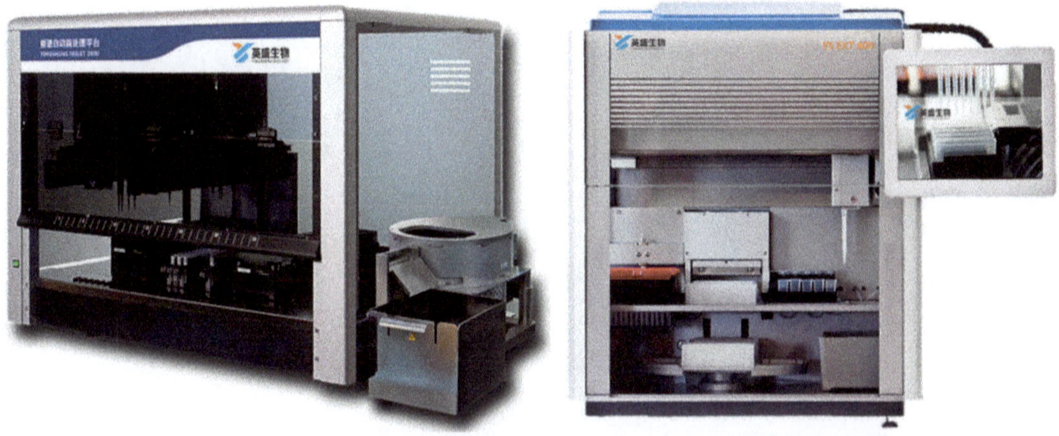

图 10-2-11　MSLET 2000 质谱自动前处理平台和 YS-600 全自动多功能样品前处理系统

发展有限公司在医疗临床检测领域布局的临床质谱产品平台。具有核心的质谱硬件制造技术及设备集成化的开发能力，可提供完整的配套试剂盒（妇幼遗传、营养水平、治疗药物监测、代谢监控等）。作为临床质谱检测快速发展的新引擎，推动临床质谱检测技术真正成为普惠大众的精准诊断技术。主要 LC-MS/MS 产品如下。

（1）临床质谱检测系统：PreMed 5200 液相色谱串联质谱检测系统是国产自主研发系统，拥有超高效液相色谱、双正交 E-Spray 离子源、Step Scan 3Q 离子传输技术、第二代轴向加速碰撞池、双路射频电源闭环自适应调整技术、脉冲计数检测器等多项创新专利及技术，有优异的灵敏度和选择性，稳定性好，抗污染能力强，适合血液、尿液等临床样本类型中氨基酸、维生素、外源性药物、激素等小分子有机物的高灵敏度定性和定量分析（图 10-2-12）。

（2）试剂盒：目前仅有 1 个二类试剂盒，25- 羟基维生素 D 检测试剂盒（液相色谱－串联质谱法），可用于 25- 羟基维生素 D2、25- 羟基维生素 D3 的定量检测。另外有脂溶性维生素、水溶性维生素、氨基酸、脂肪酸、胆汁酸等项目的一类试剂盒。

7. 美康盛德

美康盛德生物科技（苏州）有限公司是美康生物科技股份有限公司于 2018 年 6 月在苏州设立的全资子公司。2021 年 3 月，美康生物与赛默飞世尔科技签署战略合作协议，根据协议，美康生物将依托 Thermo Scientific 的 TSQ Quantis、TSQ Altis、Orbitrap Exploris 120 等先进质谱技术平台，开展药物浓度、内分泌激素、神经酰胺、生长激素、阿尔兹海默症、肿瘤等相关质谱试剂盒研发及产业化。主要 LC-MS/MS 产品如下。

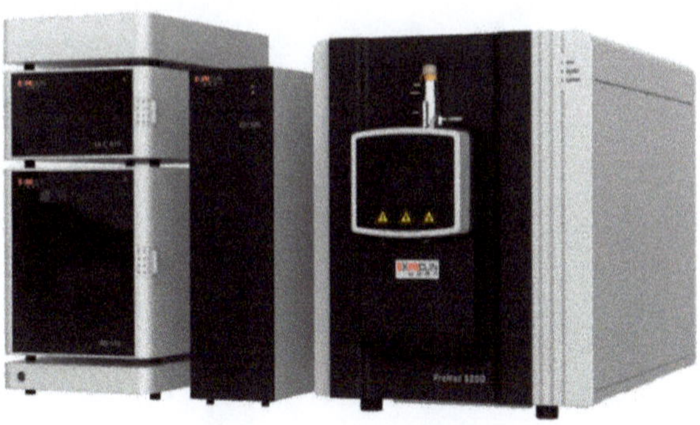

图 10-2-12　PreMed 5200 液相色谱串联质谱检测系统

（1）临床质谱检测系统：液相色谱质谱联用仪 MS-S900 具有较高的灵敏度和特异性，可用于新生儿遗传代谢病、维生素 D、维生素 A/E、药物浓度、激素、儿茶酚胺等的检测。液相色谱质谱联用仪 MS-S920 保留了的 MS-S900 所有的检测功能，同时增加了二极管阵列检测器（DAD）模块的检测功能。通过该模块，可实现超高效液相色谱的检测功能（即不经过质谱模块的分析检测，直接在液相模块上完成检测，并出具检测报告），主要用于维生素 A/E、药物浓度等临床标本中含量较高的检测项目，避免高浓度样品进入质谱模块，对质谱产生污染。从而实现“一机两测”的功能，既可以提高液相色谱质谱联用仪的检测效率，还能延长仪器的使用寿命，具有很高的使用价值（图 10-2-13）。

（2）样本前处理仪：全自动样品处理系统 MS-M32 采用全新一代样品提取技术，搭载磁性分离材料，利用磁棒吸取分离材料，活化、加样、淋洗、洗脱等分离过程实现全自动化，轻松实现色谱或质谱分析前的样品提取和净化。应用于儿茶酚胺等临床小分子标志物快速提取（图 10-2-14）。

（3）试剂盒：共有 6 个二类检测试剂盒和 5 个

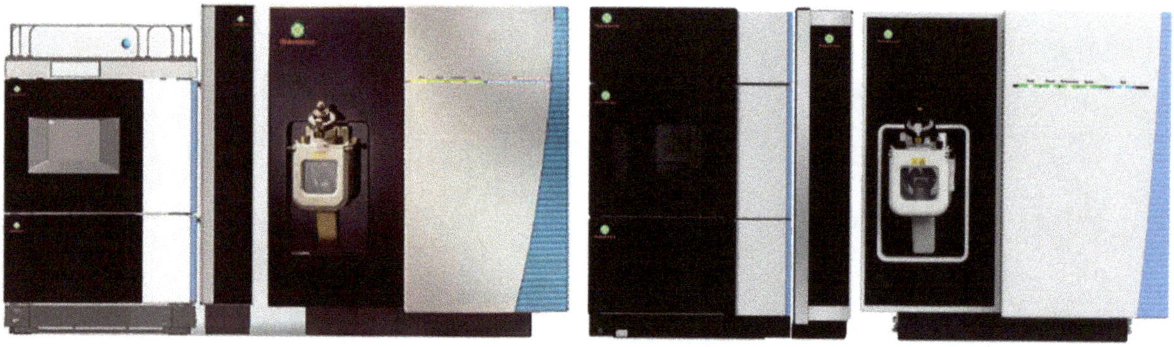

图 10-2-13 液相色谱质谱联用仪 MS-S900 和 MS-S920

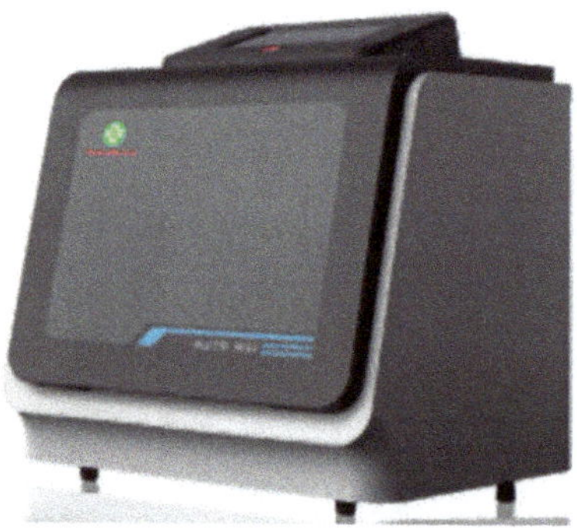

图 10-2-14 全自动样品处理系统 MS-M32

质控品试剂盒，用于 25- 羟基维生素 D2/D3、维生素 A/E、儿茶酚胺、胆汁酸、三种免疫抑制剂、丙戊酸和卡马西平的定量检测。

（蔡克亚　赵高岭　刘亚娟　杨增利）

（林志敏　审稿）

CAIVD

第十一章

体外诊断新技术、新产品发展状况

第一节
核酸检测新技术、新产品

一、靶向测序技术

靶向测序是将基因组目标区域通过捕获试剂盒进行富集后再进行测序的研究策略，根据不同的应用，利用较少的数据量就能得到超高的灵敏度和准确度，实现变异位点的快速筛选或目标区域的快速测序。相较于全基因组测序，全外显子靶向测序能够聚焦所关注的区域，去除冗余数据的干扰，同时最大限度地利用测序 reads，测序成本低且测序深度深，尤其适用于临床应用中。例如人类全基因组大小约为 3 Gb，外显子区域仅占 2%（约 60 M），全基因组测序（WGS）深度一般为 30X~50X，单样本数据产出为 90~150 Gb，全外显子测序深度一般为 100X~200X，数据产出为 6~12 Gb，而针对一个目标区域大小为 2 M 的 panel 来说，测序深度 2000X，数据量也仅为 4 Gb。

常见的靶向捕获测序方法主要有以下三类。

（一）多重 PCR 靶向富集

多重 PCR 靶向富集测序即针对感兴趣的目标区域，设计多重 PCR 引物进行扩增富集并进行测序的技术。通常适用于检测几十到几千个位点，或几十 kb 以下的区域。其核心是引物设计，先通过 PCR 扩增富集目标片段，再进行文库构建，适用于研究的目标区域相对较小，对于拷贝数较低的模板 DNA，可产生足够数量用于测序的扩增子。这种方法能明显提高效率，节约时间，降低经济成本，难点在于多对引物间存在互相干扰和非特异性扩增等问题。目前，受益于其操作简便、富集效率高、可以避免人源基因组 DNA 干扰的特点，多重 PCR 靶向富集技术在病原微生物检测领域应用越来越成熟。基于多重扩增的靶向测序检测技术主要包括以下步骤。

（1）在进行样本预处理时配合物理破碎或酶消化的破壁技术，同时结合大体积样本核酸提取技术，从提取环节进行病原微生物的充分裂解与提取富集，而无需进行人源基因组 DNA 的去除。

（2）在进行多重靶向特异性扩增富集时，选择具有代表性的临床细菌、真菌、病毒、寄生虫和耐药基因，筛选其物种特异性基因区域，设计多对特异性检测引物，可以同时进行临床常见的细菌、真菌、病毒与寄生虫的检测，同时配套多重特异性引物设计系统与多重引物评估系统，可以进行多重引物的快速筛选与评估。

（3）在文库构建环节，可以基于多重靶向富集的特性，设计两段式的扩增方式。第一轮扩增时采用带有通用序列的特异性引物，并对多重扩增反应体系进行优化测试，同时进行细菌、真菌、病毒、耐药基因的扩增。在第一轮扩增完成后，直接加入带通用标签序列的 Barcode 或 Index 引物，在扩增完成后经纯化即构建好待测文库，可直接用于后续测序。

（4）在数据分析环节，构建经清洗与临床验证的专业级的病原微生物数据库与数据处理方法，针对靶向富集的特异性区域进行比对分析，即可判定检测样本中的病原微生物。

（二）杂交捕获

杂交捕获测序是针对感兴趣的目标区域，基于碱基互补配对原理，设计合成核酸探针，对 DNA 文库进行目标区域杂交富集，并进行测序。其中杂交捕获探针可以与目标区域全部互补，也可以是部分互补。根据杂交介质的不同，可分为固相杂交和液相杂交。目前 NGS 应用最广泛的还是液相杂交，将生物素探针、封闭液、DNA 在液相环境下进行杂交，使用链霉亲合素磁珠进行富集，通过洗涤除去非特异性结合的核酸，随后对纯化后的文库扩增富集，并进行测序。液相杂交捕获测序可适用于几 kb 到上百 Mb 的基因组目标区域的检测，可检测 SNV、InDel、CNV、SV、基因融合等。

目前靶向测序技术已广泛应用于基因检测、表达分析、临床诊断等。近年来，凭借终端收费低、检测灵敏度高等优势，靶向测序技术获得临床青睐，临床诊断应用主要在肿瘤、遗传病、感染等领域。而感染病原检测方面，虽然面世时间短，却能迅速占领市场。2021 年市场标本量不到 10 万例，2022

年金域医学携手金圻睿研发的技术，迅速弥补了现有感染性疾病临床检测技术的部分局限性，为临床提供了快速、精准、高性价比的靶向测序服务。其刚一亮相，就被临床医生所青睐，年检测量超17万例，预计2023年标本量会达到100万例。按技术平台来区分，市场仍以二代靶向测序平台为主，代表企业有广州市金圻睿生物科技有限责任公司，其代表产品为呼吸道病原微生物多重联合检测。而三代靶向测序平台因其检测速度快、检测靶标多，能快速解决急危重症患者的不明原因感染筛查，便于临床医生快速锁定病因。该方法已被临床广泛关注，引起三甲医院的兴趣并开始合作，代表企业有武汉明德生物科技股份有限公司，其代表产品为tNTS血流感染病原极速诊断整体解决方案。

1. 二代感染靶向测序技术

(1) 代表企业：广州市金圻睿生物科技有限责任公司。

(2) 代表产品：呼吸道病原微生物多重联合检测。

(3) 产品特点：集超多重PCR+高通量测序优势于一体。

- 广谱检测：依据呼吸道感染临床大数据选择病原体靶标和耐药基因。
- 多重：单种病原设计引物达7对。
- 检出效能高：双效破壁、高效提取真菌、胞内菌（含结核）检出率。
- 精准：不受宿主及背景影响。

2. 三代感染靶向测序技术

(1) 代表企业：武汉明德生物科技股份有限公司。

(2) 代表产品：tNTS血流感染病原极速诊断整体解决方案。

(3) 产品特点：集超多重PCR+高通量测序+三代nonapore平台优势于一体。

- 极速：全流程当前全国最快，≤6小时。
- 广谱检测：依据血流感染临床大数据选择病原体靶标及耐药基因。
- 高效：提取360度选择混匀，破解充分，自动化提取。
- 精准：不受宿主及背景影响。
- 多重：单个病原设计引物达5~30重，单管>3 000重。
- 灵敏：低模板拷贝下超多重靶向扩增富集，提升富集效率与检测限，检测下限达100 copies/mL。
- 便捷：全自动化操作，设备灵活，随取随用。

（三）分子倒置探针

分子倒置探针（MIP）技术的原理是，设计一个口袋状探针，探针H1和H2能和目标区段退火，然后利用DNA聚合酶将探针缺口补齐，同时添加DNA连接酶，将缺口处磷酸二酯键连接，即可构成一个完整的环状探针。然后通过外切酶将游离的探针消化，完整的探针包括目标区段的序列，利用通用序列（H1、H2之间序列）作为后续文库构建的引物（可添加index和测序引物），扩增产物可以直接作为二代测序文库。这种方法的优势是特异性好而且捕获完成后的片段直接完成了建库（杂交捕获后还需要构建测序文库，主要是添加Index和测序接头），劣势就是捕获效率很低。

目前靶向测序技术已广泛应用于病原微生物检测、肿瘤早筛、基因分析、表达分析、临床诊断等方向，具有广阔的应用前景。

二、冻干技术

冻干技术，也即真空冷冻干燥技术，是将湿物料或溶液在较低的温度（-10~-50℃）下冻结成固态，然后在真空（1~30帕）下使其中的水分不经液态直接升华成气态，最终使物料脱水的干燥技术。冷冻干燥是利用冰晶升华的原理，在高度真空的环境下，将已冻结了的物料的水分不经过冰的融化直接从冰固体升华为蒸汽，一般真空干燥物料中的水分是在液态下转化为气态而将物料干制。

由于产品是低温冷冻干燥，整个过程中没有高温的破坏，所以热敏感性物质，易挥发性物质都损失很少。同时产品是在真空下干燥，氧气极少，避免物质发生氧化。且通过预冻固定样品的形状，样品经过干燥后呈现疏松多孔，致密的结构，复水性好，溶解快，经过封装后能够常温储存和运输。

冻干技术早期主要应用于制药、食品、材料、血液制品等，现已开始应用于分子诊断试剂，如最近国家药监局审核批准成都博奥晶芯和创澜生物研发的两款新冠病毒核酸检测试剂即为冻干试剂。另外，冻干试剂为分子POCT试剂实现提供支撑。目前，国内多家诊断试剂厂家如万孚生物已开发出多款分子POCT试剂冻干型分子诊断产品，冻干产品也为诊断试剂在基层医疗机构的普及提供有利条件。

(1) 代表企业：广州万孚生物科技股份有限公司。

(2) 代表产品：优博斯万孚全自动快速核酸扩增分析系统（图11-1-1）。

(3) 产品特点：集多重实时荧光PCR技术+磁珠法核酸提取技术+微流控技术于一体。

- 全自动：样本进，结果出。
- 速度快：55分钟内出结果。

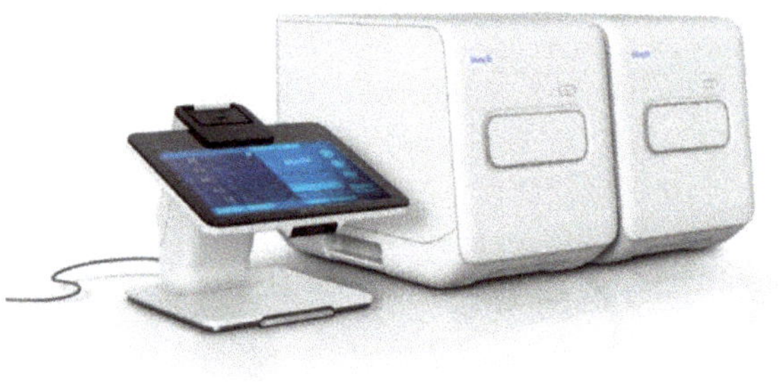

图 11-1-1　全自动快速核酸扩增分析系统

- 磁珠法核酸提取：核酸提取质量高，兼容各种样本保存液。
- 冻干试剂：可常温储存。
- 多重：可同时检测 16 个靶标。
- 灵敏度高：LOD 检测达 200 copies/mL。
- 通量适中：可实现 1 托 8，可同时检测 8 个样本。
- 扩展性强：可根据客户需求定制 Panel。
- 生物安全性高：一次性，封闭检测，防止样本及扩增子外溢。

三、PCR 熔解曲线技术

PCR 熔解曲线技术利用不同的双链 DNA 具有不同的解链温度（Tm），通过染料或者探针监测熔解曲线形态变化，从而快速准确地进行基因分型和微生物鉴定。

近年来随着熔解曲线技术的发展，高分辨率熔解曲线、多色探针熔解曲线等技术被开发出来。高分辨率熔解曲线技术可以区分单碱基差异的产物，故被广泛用于未知突变的筛查、已知突变的检测及基因分型、微生物的分型与鉴定、DNA 甲基化检测等领域；多色探针熔解曲线技术可以在同一 PCR 反应管内同时检出多种病原微生物，大大节省时间、节省试剂、节约经费开支，故被广泛应用于多重病原微生物检测。

（一）技术原理

1. 高分辨率熔解曲线

高分辨率熔解曲线是借助一种更强 DNA 结合能力的饱和荧光染料（如 LC Green、LC Green Plus、SYTO 9 和 Eva Green 等），在 DNA 解链过程中不会发生重排，借助高精度的荧光 PCR 仪，使得熔解曲线具有更高的分辨率，如 Lightscannner 高分辨率熔解曲线（图 11-1-2）。

2. 多色探针熔解曲线

多色熔解曲线分析技术（multicolor melting curve analysis，MMCA）是基于探针法和熔解曲线分析法，通过多重 Tm 和多色荧光探针（图 11-1-3），实现检测一个反应中的多个靶标。其探针采用双标记、自淬灭的 TaqMan 探针或分子信标。当反应体系中无靶标序列时，TaqMan 探针游离于溶液中处于无规则卷曲状态时，或分子信标由于茎部碱基的互补配对形成茎环结构时，此时探针上标记的荧光基团与淬灭基团相

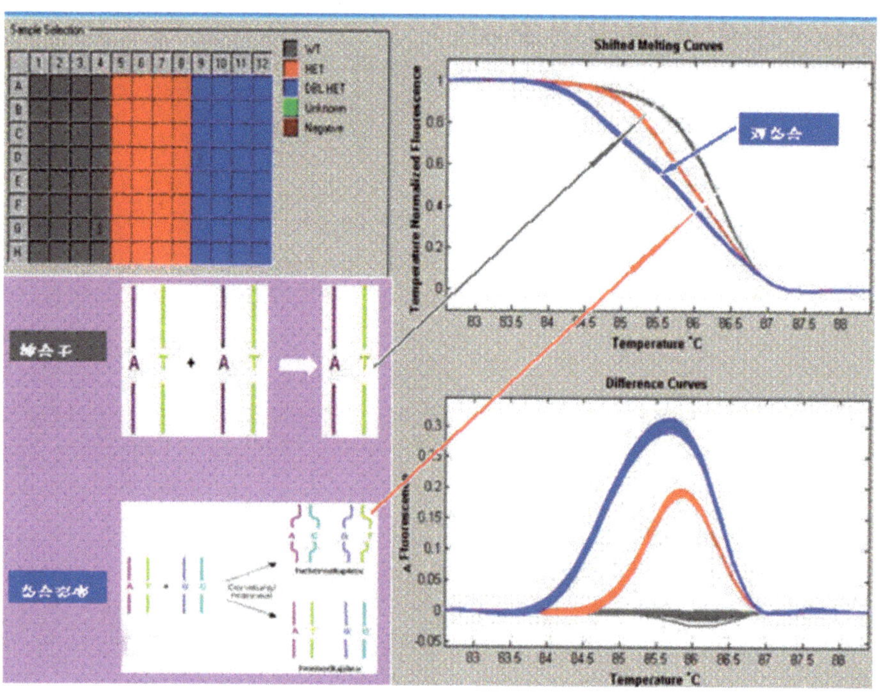

图 11-1-2　Lightscanner 高分辨率熔解曲线

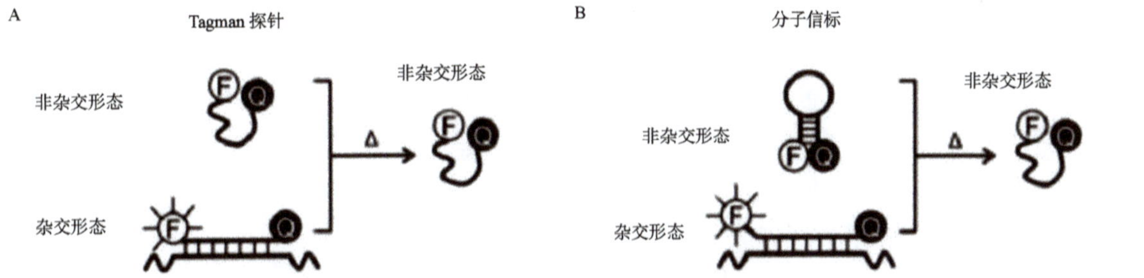

图 11-1-3 Taqman 探针（A）与分子信标（B）示意图

对靠近，荧光信号较弱；当反应体系中存在靶标序列时，探针与靶标序列互补配对，形成伸展状态，荧光基团和淬灭基团相对远离，发射出较强的荧光信号。扩增完成后，对扩增产物进行升温检测，则杂交在产物上的探针与靶标序列逐渐解离，形成无规则卷曲状态，荧光信号逐渐减弱，绘制温度与荧光信号的变化曲线图，即可进行熔解曲线分析。

厦门致善基于 MMCA 技术开发了一系列产品，在 2021 年 7 月，其一体机 Sanity 2.0（图 11-1-4）获得 NMPA 注册证的消息。该仪器结合其多荧光通道设计、适配耗材以及多色熔解曲线分析技术，可实现超多重核酸检测。

3. 多重探针扩增技术

多重探针扩增技术（multiplex probe amplification，MPA）是一种结合探针法和熔解曲线分析的检测技术，但其探针设计与常规 TaqMan 探针有些不一样。其探针包含两条寡核苷酸：一条与 TaqMan 探针一样的双标记的靶标杂交寡核苷酸（target-hybridising oligonucleotide，THO），可与靶标序列互补配对；另一条是 3′ 端封闭可与 THO 部分互补寡核苷酸（partially complementary oligonucleotide，PCO）。根据 PCO 的 3′ 端是否修饰淬灭基团，及其形成的熔解曲线形状，可将探针分为正探针（+THO: PCO）和负探针（— THO: PCO）两种（图 11-1-5）。

正探针的 PCO 仅对其 3′ 端进行封闭（无淬灭基团）。当 THO 与 PCO 结合时，形成伸展状态，THO 两端的荧光基团和淬灭基团相对远离，产生较

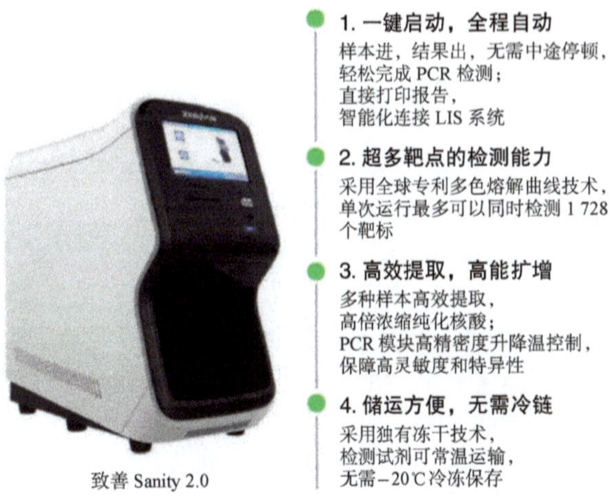

图 11-1-4 致善生物全自动医用 PCR 分析系统

强荧光；若此时进行升温检测，则随着温度升高，THO 与 PCO 逐渐解离，THO 形成无规则卷曲状态，荧光基团和淬灭基团相对靠近，荧光信号减弱，对此进行熔解曲线分析，便可获得其熔解曲线图。

负探针的 PCO 则采用淬灭基团对其 3′ 端进行封闭。当 THO 与 PCO 结合时，PCO 的 3′ 端淬灭基团与 THO 的 5′ 端荧光基团相互接近，荧光信号最弱；此时若进行升温检测，则随着温度升高，THO 与 PCO 解离过程中，荧光信号有升高的趋势，对此进行熔解曲线分析，则可出现倒置的熔解峰。

目前 MPA 技术已成功用于多个领域，涉及妇女生殖健康、肿瘤、传染性疾病、基因测序等。广州市宝创生物技术有限公司基于 MPA 技术（图 11-1-

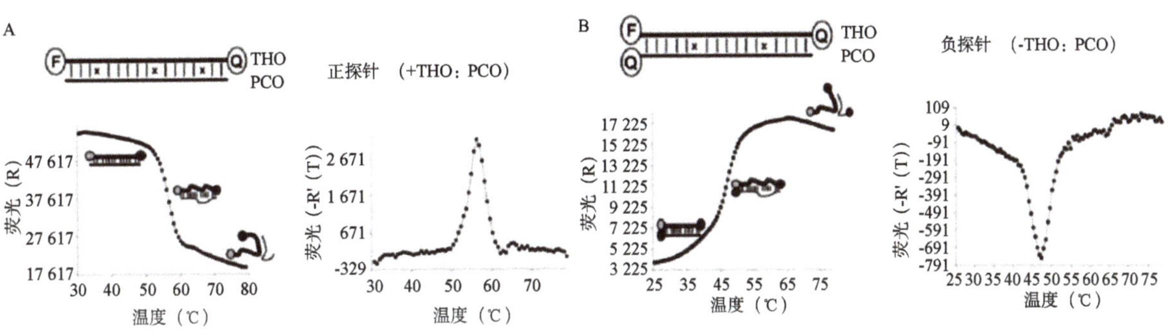

图 11-1-5 MPA 探针结构及其对应的熔解曲线示意图

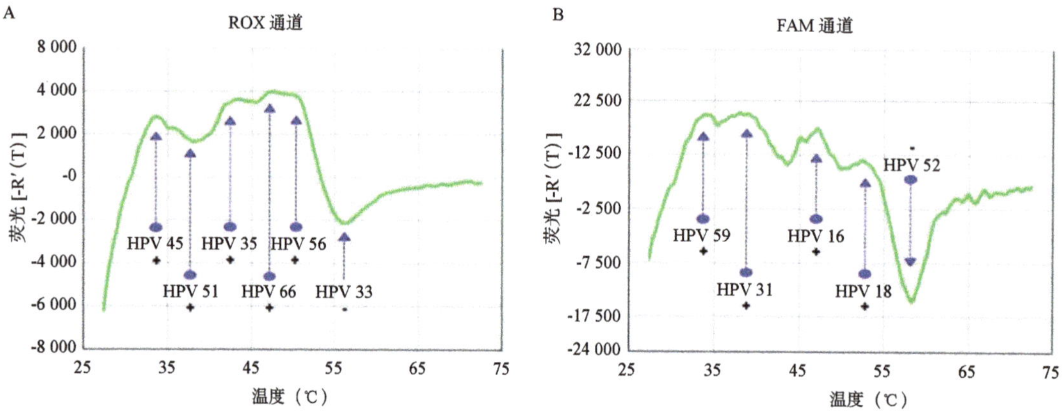

图 11-1-6　宝创生物基于 MPA 的 HPV 特异性探针设计

6)，开发了 HPV 分型检测以及呼吸道病原体多重检测试剂，其对病原体的分型或分类检测均在 10 种以上，产品在注册中。

4. MeltArray 技术

2022 年 2 月 24 日，厦门大学生命科学学院李庆阁团队在 *PNAS*（美国国家科学院院刊）报道了一种称为“MeltArray”的荧光 PCR 新技术（图 11-1-7），该技术融合了 MMCA 和中介探针的方法，其中中介探针采用传统的分子信标结构，但是它的环部序列非常长，这样可以同时容纳多个中介引物与其结合。中介引物结合环部后进行延伸，通过形成双链的刚性结构打开茎环。延伸出的单链和茎环后续可以进行溶解曲线分析。该技术利用每个分子信标可以允许多个媒介引物形成一系列具有不同熔点的荧光双链特点可实现单个荧光通道检测 12 个靶标。

5. 分子信标高分辨熔解曲线技术

分子信标高分辨熔解曲线技术（图 11-1-8）是基于分子信标的高分辨熔解曲线技术。分子信标探针的高灵敏度，结合高分辨熔解曲线技术，能更加灵敏地区分单碱基变化的序列。分子信标探针的环和突变型序列完全匹配，结合 Tm 相对较高，而和野生型序列不完全匹配，结合 Tm 相对较低，通过 Tm 的不同，进而区分检测样本是否含有突变型。尤其是针对短串联重复的微卫星序列，改技术能更好地识别微卫星中单个 / 多个重复单元的变化。

广州万孚基于分子信标高分辨熔解曲线技术开发了一系列 MSI 检测产品，实现 MSI 精准检测，该方法学可稳定检出肿瘤 DNA 中 10% 的突变，优于目前已上市的基于毛细管电泳法的 MSI 检测试剂盒。

（二）国内熔解曲线法产品注册情况

目前共有超过 32 款 PCR 溶解曲线试剂盒已获批，主要分布在 2018—2022 年，其中 2021 年最多，共 15 款，占获批产品总数 47%；所有获批产品中，

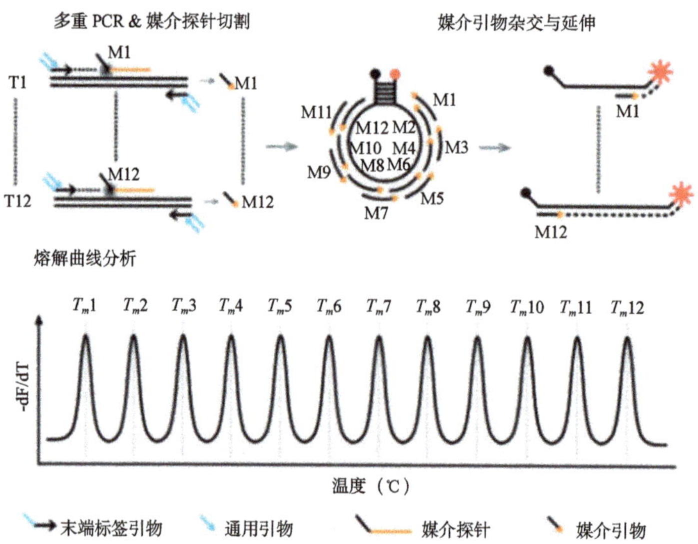

图 11-1-7　MeltArray 的技术原理

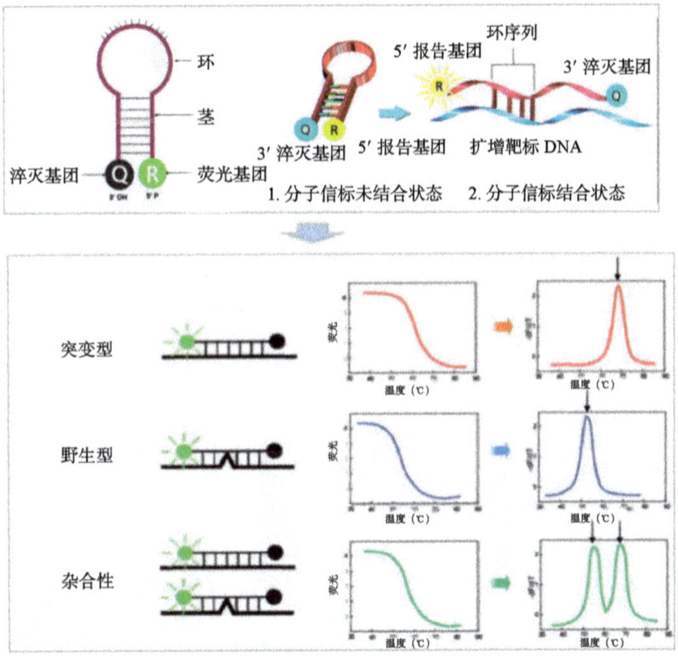

图 11-1-8 分子信标高分辨熔解曲线技术原理

主要应用于多基因检测，如 HPV 分型、基因多态性、耐药突变和遗传等需要进行多靶标的检测，在获批产品中，厦门致善生物科技股份有限公司占比最大近 55%，获批产品分布如图 11-1-9。

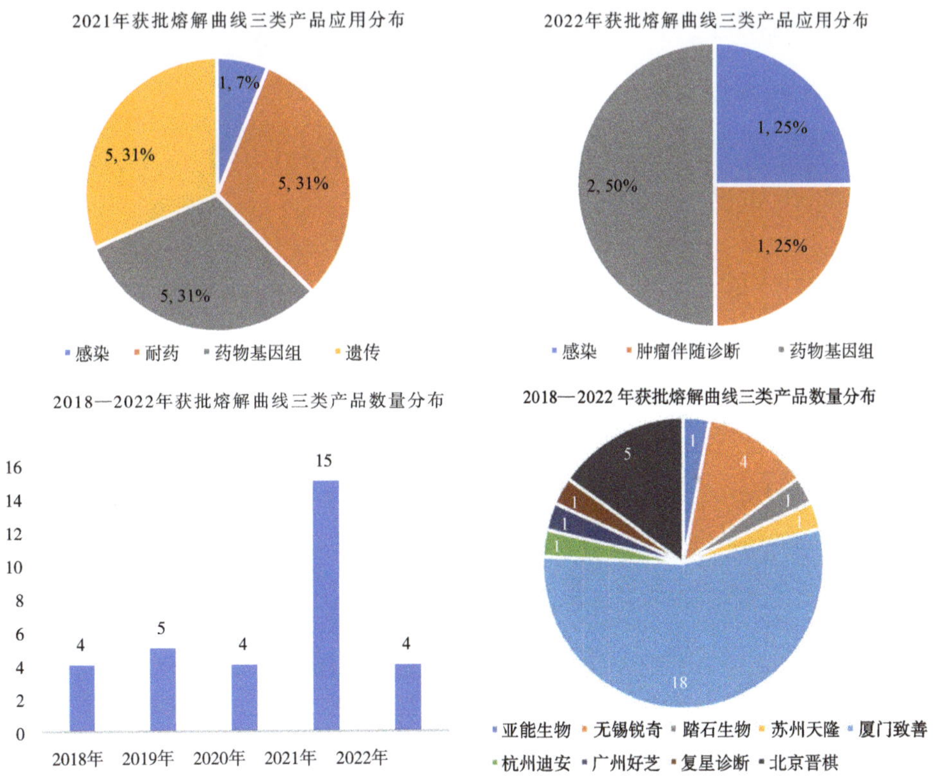

图 11-1-9 国内熔解曲线法产品注册情况

（陈莉莉 郭海荣 方亮 李品）
（陶辉 张浩 吴科伟 审稿）

第二节
即时诊断

一、概念

即时诊断（point of care testing，POCT）即时诊断，也称近患检验（near-patient testing），是在患者附近或其所在地进行的、其结果可能导致患者的处置发生改变的检验，是体外诊断行业的子行业。与传统检验医学相比，POCT 产品拥有以下优势：①没有地域限制，检测地点更灵活，可在被检测对象身边直接检测；②无需专业检验人员操作，可省去诸多繁琐过程，可直接快速检测得出准确结果，为医生进一步诊治赢得宝贵的时间。POCT 检测与临床实验室检测的主要不同点见表 11-2-1。由于 POCT 具有快速、便捷、操作简便等优势，因此应用场景非常广泛，主要应用场景见表 11-2-2。

表 11-2-1　POCT 检测与临床实验室检测相比的主要不同点

对比项	临床实验室	POCT
周转时间	慢	快
标本处理	通常需要	不需要
血标本	血清、血浆	全血
校正	频繁而且繁琐	频次不高且操作简单
试剂	需要配置	随时可用
消耗品	相对少	相对多
检测仪	复杂	简单
对操作者的要求	专业人员	非专业人员亦可
实验结果质量	高	接近实验室结果

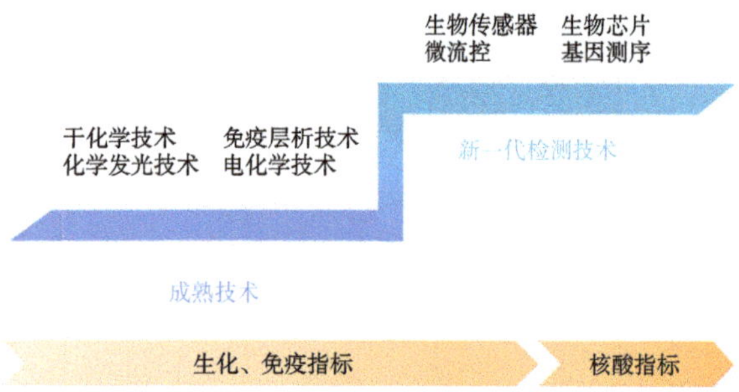

图 11-2-1　国内 POCT 领域技术现状

表 11-2-2　POCT 检测应用场景

场景分类	应用场景	检测项目
医院	医院检验科	肝炎检测、流感检测、乙肝五项、C 反应蛋白检测、血常规等
	医院非检验科	C 反应蛋白检测、心梗心衰检测、血糖检测等
基层医疗	社区门诊、卫生院、医生诊所	尿液分析、干式生化检测、肝炎检测等
家庭自检和健康管理	个人	妊娠、血压、血糖；甘油三酯和胆固醇等血脂项目
突发事件	疫情控制、救护车快速救援	非典、甲流等重大疫情的检测与控制；心肌标志物及电解质等项目
其他	食品安全监管、监督执法	瘦肉精、三聚氰胺等的检测；酒驾、食品检测、毒品检测等

二、国内 POCT 领域技术现状

目前，我国 POCT 领域应用较为成熟的技术包括干化学技术、免疫层析技术、化学发光技术、电化学技术等。新一代检测技术，如生物传感器、生物芯片、微流控、基因测序，也已逐渐进入应用阶段，检测指标也逐渐从生化、免疫指标外延到核酸指标（图 11-2-1）。

目前 POCT 领域较为成熟的技术如下。

（一）干化学技术

干化学技术又称为干试剂化学或固相化学技术，干化学技术的概念是相对湿化学技术而言的，它是指预先将反应所需要的部分或全部试剂固定在具有特殊结构的载体上，将血清、血浆、尿液等液体待测样品加到固相载体（纸片、胶片等）后，以样品中的水分为溶剂，使待测物与载体上的试剂发生化学反应，从而产生化学信号，通过仪器检测或目测检测实现待测物的检测（图 11-2-2）。目前临床所使用的干化学分析系统，可用于大多数血液成分，如蛋白质、糖类、脂类、酶、电解质、非蛋白氮类及一些血药浓度的监测，可检测的项目达数十项，几乎覆盖临床常用的生化检验项目（图 11-2-3）。

相对于适合大量样本同时检测使用的湿化学法技术，干化学技术更适合一次检测样本量有限、不定时、不定量样本的急诊和基层医院社区等场景使用，这类场所通常要求诊断速度快、价格低、仪器小等。

（二）免疫层析技术

免疫层析技术是以微孔滤膜为载体，包被已知抗原/抗体，样本滴入后，经滤膜毛细作用向前流动，待测物与膜上包被的抗原/抗体结合，再通过抗原/抗体上的标记物达到检测目的（图 11-2-4）。根据标记物的不同，免疫层析技术可分为胶体金免疫层析、荧光免疫层析、上转发光免疫层析、量子点免疫层析、时间分辨荧光免疫层析等（表 11-2-3，图 11-2-5~ 图 11-2-9）。免疫层析产品具有速度快、简便、成本低以及无需专业人员操作的特点，使之成为临床诊断中非常有吸引力的工具，常以自检形式用于医院、诊所、健康体检中心，甚至患者家中。此外还迅速扩展应用到其他领域，包括食品和饲料安全、兽医、环境控制等。

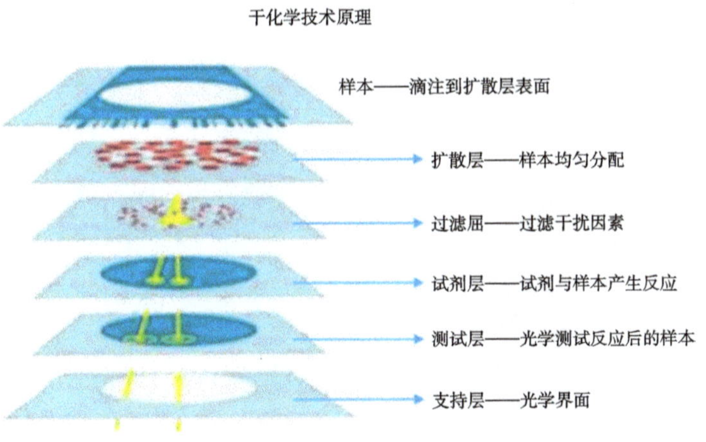

图 11-2-2　**干化学技术原理**
（资料来源：行行查 2022 年中国 POCT 行业研究报告）

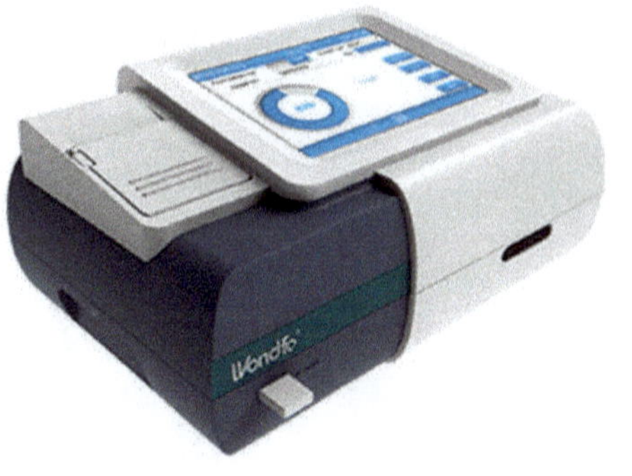

图 11-2-3　**干式生化分析仪**
（资料来源：广州万孚生物技术股份有限公司）

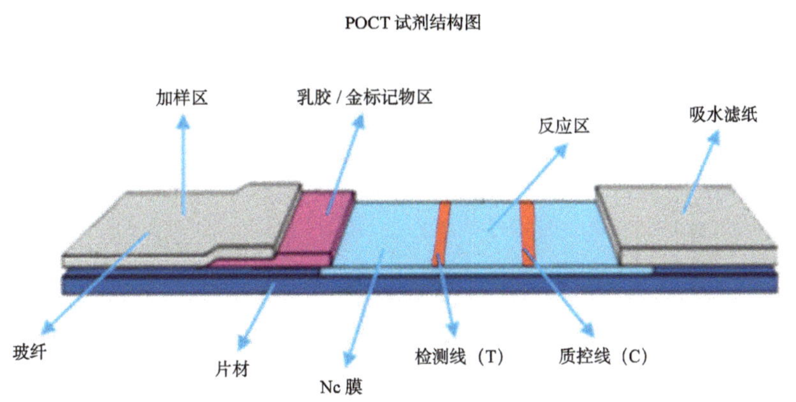

图 11-2-4　**免疫层析结构图**
（资料来源：行行查 2022 年中国 POCT 行业研究报告）

表 11-2-3　免疫层析技术分类概述

免疫层析技术	胶体金免疫层析技术	荧光免疫层析技术	时间分辨荧光免疫层析技术	量子点免疫层析技术	上转发光免疫层析
标记物	胶体金	荧光微球	时间分辨荧光微球	量子点材料	上转发光材料
优势	使用方便，成本低；检测结果直观，肉眼可观察，不需要特殊的仪器设备	粒度均一，单分散性好，偶联效率高，发光效率高；可进行定量检测且检测结果重复性好	相比普通荧光具有更高的灵敏度和抗干扰能力	荧光强度高，抗漂白能力强；发光颜色多样；可以减弱甚至消除背景荧光的干扰，量子点波普范围宽	无本底、无淬灭、适用于多重分析和定量分析
劣势	胶体金产品批间差异较大，灵敏度低；标记物不稳定	需要使用配套的设备，成本更高	仪器设备要求和成本相对较高	量子点和某些蛋白质结合后可能导致量子点的荧光减弱或淬灭，操作程序较复杂，仪器设备要求和成本都较高	仪器设备要求和成本都较高
代表产品	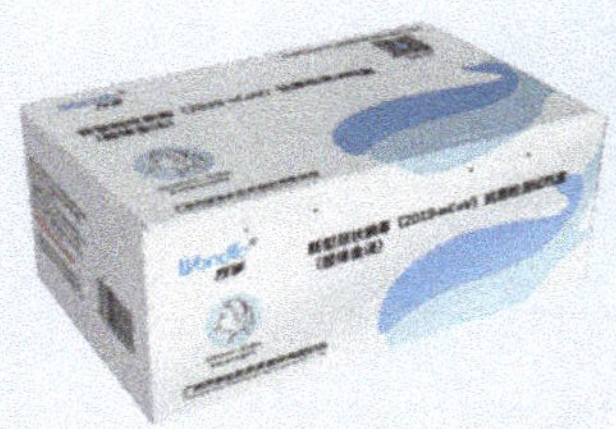 图 11-2-5　**新型冠状病毒抗原检测试剂盒（胶体金法）**（图片来源：广州万孚生物技术股份有限公司）	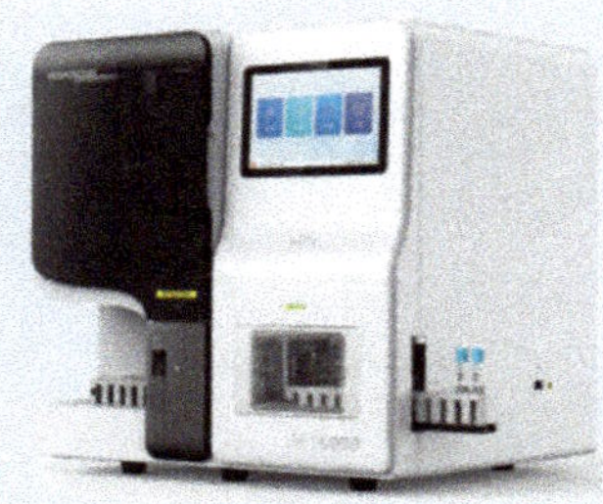 图 11-2-6　**荧光免疫分析仪**（图片来源：武汉明德生物科技股份有限公司）	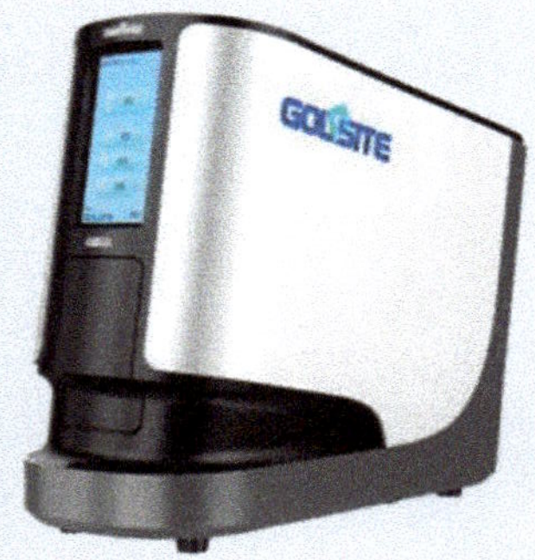 图 11-2-7　**时间分辨荧光免疫分析仪**（图片来源：深圳市国赛生物技术有限公司）	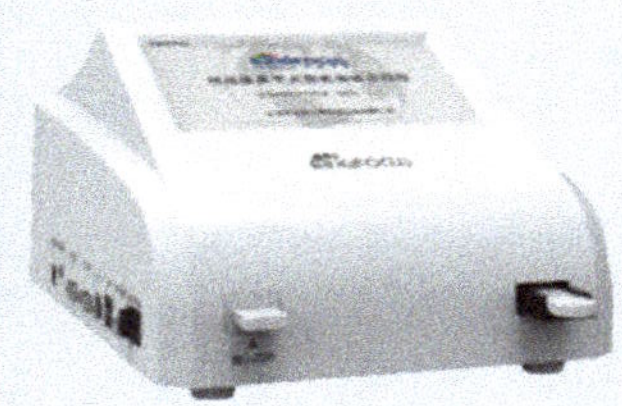 图 11-2-8　**量子点免疫分析仪**（图片来源：深圳市金准生物医学工程有限公司）	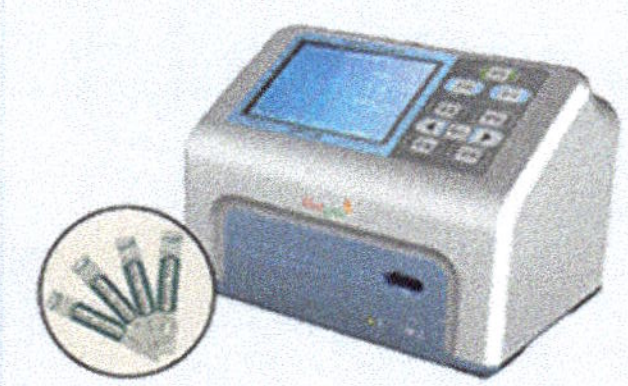 图 11-2-9　**上转发光免疫分析仪**（图片来源：北京热景生物技术股份有限公司）

（三）化学发光技术

单人份化学发光免疫分析仪立足于“单人份+化学发光”的设计，就是将化学发光检测技术应用于 POCT 检测场景（图 11-2-10）。这种结合既满足了临床日益增长的对检测灵敏度、检测精密度的要求，同时不受使用场景的限制。其特点是尺寸小、能检测单个和多个项目、无需耗材、故障率低、无开瓶有效期限制。单人份化学发光平台与传统 POCT 平台，如胶体金类、荧光类相比，无论是在分析灵敏度、定量的线性范围，还是精密度等方面，都具有显著的优势（表 11-2-4）。

此外，随着近年来大型医院的集中资源建设，一些重点科室如核医学科、心内科、急诊科也都拥有了小型检验室，这些检验室与中心实验室相比，存在场地小、标本量少等问题，对化学发光也有与基层医疗机构类似的需求和诉求。小型全自动化学发光仪器的出现也解决了这一问题。

例如在胸痛中心认证标准中明确指出胸痛中心应配备心肌损伤标志物的 POCT 检测设备，并建议检测心肌肌钙蛋白（cTn）的结果应该在抽血后 20 分钟获得。在紧急情况下，可使用 POCT 技术检测 cTn 用于急性冠脉综合征（ACS）的排除、诊断和危险分层。急危重症项目结果对时间要求高，目前国内床旁检测开展 POCT 化学发光设备是趋势。且在 2020 年《规范应用心肌肌钙蛋白和利钠肽现场快速检测专家公司》中给出了相关推荐：推荐院前急救、急诊分诊、胸痛中心、重症监护病房、冠心病监护病房等医疗场所常规配置可检测 cTn 的 POCT 设备，推荐内科、老年科、呼吸科等有可能处理心脑血管疾病急症的医疗场所配备可检测 cTn 的 POCT 设备等。

cTn 是心肌细胞损伤特异性标志物，是 ACS 诊断、危险分层、治疗和预后判断的首选生物标志物，其对急性心肌梗死（AMI）的诊断被相关国际指南列为Ⅰ级 a 类推荐。目前 POCT 心肌肌钙蛋白检测大多数是在第 99 百分位浓度下的总 CV ≤ 20%，为临床可接受，若 CV > 20% 则不可接受（易造成假阴性或假阳性）。而国际上高敏心肌肌钙蛋白检测

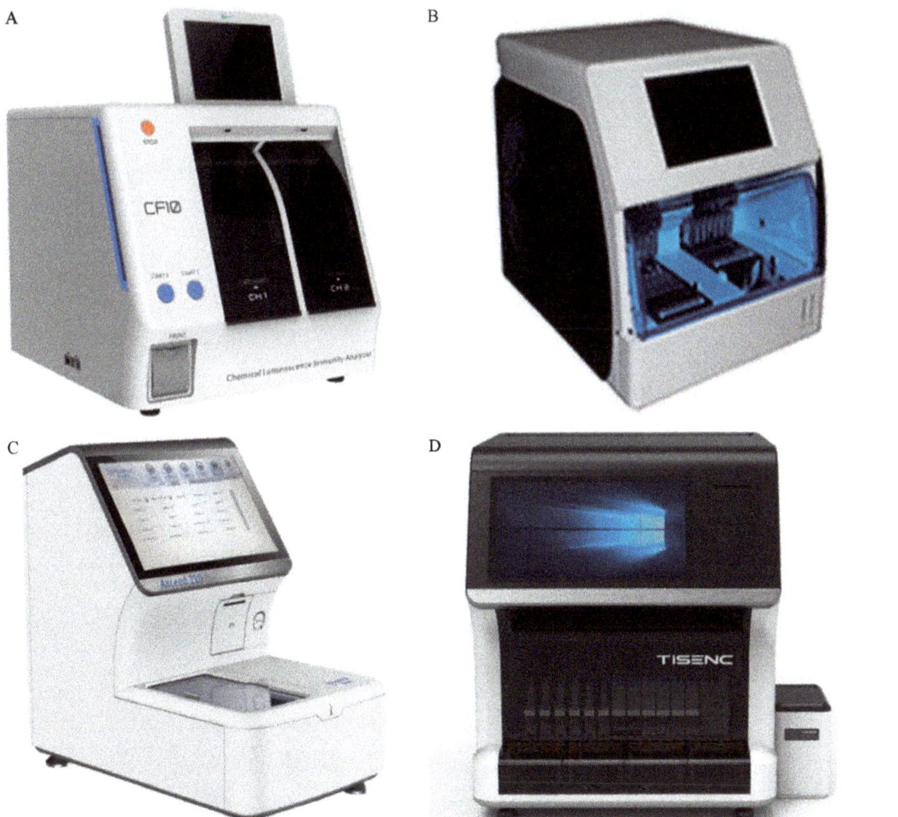

图 11-2-10 部分小型化学发光设备。A. 武汉明德 CF10 全自动化学发光分析仪；B. 北京热景 MQ60 Pro 单人份化学发光分析仪；C. 博奥赛斯 Axceed 210 单人份化学发光分析仪；D. 天深 ACCRE 120 全自动单人份化学发光分析仪

（图片来源：武汉明德生物科技股份有限公司、北京热景生物技术股份有限公司、天津博奥赛斯生物科技股份有限公司、深圳天深医疗器械有限公司）

要求是：①在不少于 50% 的健康男性和女性人群中均能稳定可靠性检测到 cTn，并且 cTn 浓度等于或高于 LoD；②在性别特异性第 99 百分位浓度下总 CV ≤ 10%。

表 11-2-4 以肌钙蛋白检测为例，化学发光 POCT 的优势

检测指标	POCT 检测技术	是否超敏	第 99 百分位	检测精密度	初次检测到的升高时间	心肌损伤漏诊率	假阳性率（误诊）
肌钙蛋白	化学发光 POCT	是	有	高	1~3 小时	低	低
	传统 POCT	否	无	低	4~6 小时	高	高

（四）电化学技术

电化学技术即利用电化学生物传感器对体液进行分析的技术，电化学生物传感器是独立的分析设备，其中生物识别元件与电化学转导元件直接接触，以允许对待测物进行灵敏和特异的检测。根据设计和传感器类型，可以在不同体液（包括血液、唾液和眼泪）中快速分析与健康和疾病相关的生物标志物，如碳水化合物、蛋白质、核酸和细胞。电化学生物传感器，包括电流法、伏安法、电位法、有机电化学晶体管、光电化学和电化学发光传感器（表 11-2-5），可以集成到可穿戴、便携式和植入式设备中，实现护理点诊断和健康监测。

表 11-2-5 电化学生物传感器分类概述

传感器类型	电流型生物传感器	电位生物传感器	有机电化学晶体管生物传感器	光电化学生物传感器	电化学发光生物传感和生物成像
检测项目	代谢物（例如葡萄糖、乳酸和尿酸）	检测血液电解质（如 Na^+、K^+、Ca^{2+}、H^+ 和 Cl^-）；酶、核酸和蛋白质	电活性（如多巴胺、葡萄糖和肾上腺素）和无电活性（如皮质醇、DNA、蛋白质、细菌、细胞和聚糖）分子或生物大分子	疾病相关分子，如谷胱甘肽、乳酸、DNA、miRNA、蛋白质肿瘤标记物和细胞	疾病分子，包括 DNA、miRNA、蛋白质和肿瘤细胞
检测原理	靶标特异性酶固定在工作电极上，以恒定电位催化靶标的氧化	通过测量与传感电极上的目标识别时表面电荷变化相关的电位信号，可以直接检测目标	与靶标的特定反应影响界面电位，从而产生用于靶标定量的通道电流响应	电化学生物传感系统基于在生物传感器表面识别目标时光电流的变化，这由于电子供体和受体之间的光电化学反应而引起电荷或能量转移	电化学发光生物传感能够通过靶标识别引发的电化学发光发射信号对目标分子进行定量检测
特点	适合与智能隐形眼镜集成，用于泪液葡萄糖测量	所有固态离子选择电极也可以集成到可穿戴设备中，用于生物流体中的离子检测	高灵敏度、低成本、灵活性、易于制造和低工作电压，允许通过静电相互作用或亲合力结合来检测电活性和无电活性分子或生物大分子	结合了光学和电化学分析的优势	不需要光源，并且具有低背景、高灵敏度、良好的再现性以及高度的空间和时间控制的特点

便携式电化学传感器最初被开发用于监测糖尿病患者的血糖水平，基于电子由酶的反应活性位点到电极的传递方式。电化学技术的葡萄糖传感器大致经历了三代发展：①第一代技术是通过检测葡萄糖氧化酶催化作用下氧气的消耗量或组织液内葡萄糖氧化反应生成的 H_2O_2 来确定葡萄糖浓度；②第二代技术是利用电子介质（金属锇、二茂铁、苯醌类等）将葡萄糖氧化酶与电极表面连接，然后通过一系列氧化还原反应实现电子的传递；③ 第三代技术使用纳米材料作为电子介质。前两代电化学 CGM 目前已有代表性的成熟产品。

国内的连续血糖监测的代表包括鱼跃医疗 Anytime CT3，可实现 14 天免扎手指、免校准的实时血糖动态监测；三诺生物爱看持续葡萄糖监测系统，无需校准，植入皮下即可实时监测血糖；微泰医疗 AiDEX CGMS 等。

三、国内 POCT 领域新技术

目前，国内 POCT 的新技术主要包括核酸分子 POCT 检测技术、质谱 POCT 技术、液滴 / 数字微流控与 POCT 检测技术、纸基微流控 POCT 技术、移动智能设备与 POCT 检测技术的结合、可穿戴式 POCT 检测技术和人工智能与 POCT 检测技术的结合等，下面将对这些技术进行展开说明。

（一）核酸分子 POCT 检测技术

传统的基于核酸的分子检测包括三个主要步骤：核酸提取与纯化、核酸扩增和核酸检测。其中核酸提取作为样品制备的第一步，也是目前核酸分子

POCT 检测的主要挑战之一。聚合酶链反应（PCR）具有高灵敏度和高特异性，被认为是核酸检测的金标准。近年来，逆转录聚合酶链反应、恒温扩增、CRISPR/Cas 等技术也应用于核酸分子 POCT 检测产品中，商业化产品包括台式和手持式产品两种。目前许多商业化核酸分子 POCT 产品已获批上市，代表产品有优思达 UC 系列、奥然生物 Galaxy Nano、中科生仪手持 PCR 仪 Carry On 等。关于核酸分子 POCT 检测技术前面章节已做介绍，此处不做赘述。

（二）质谱 POCT 检测技术

质谱（MS）在生命科学基础研究和临床检测分析中发挥着重要作用。MS 以离子质荷比（m/z）的形式测量分析物的分子量，从而准确鉴定未知分析物。质谱仪主要包括进样系统、离子源、质量分析器、离子检测器、数据系统等模块，每个模块都有多种类型技术可供选择，以满足不同样品类型和分析要求的需求。MS 应用广泛，即使检测复杂基质中的低浓度物质，同样具有良好的定量能力。我国 MS 临床应用起步较晚但发展较快，串联质谱（MS/MS）在新生儿遗传代谢病筛查、维生素 D 检测、治疗药物监测中获得了初步推广应用。在过去几十年中，随着性能的显著提高，MS 已成为临床分析的有力工具。目前，人们大力推动分析技术向 POCT 分析转移。电离和微型质谱仪的新发展使实现 POCT-MS 分析成为可能。

微型质谱仪的研发始于 20 世纪 90 年代初。在过去的十年里，已经开发了一系列微型质谱仪，最近还报道了其他类型的微型质谱仪，如线性线离子阱、正弦频率扫描的砖状微型质谱仪、平面电极线性离子阱质谱仪、微型磁扇区质谱仪和微型激光烧蚀飞行时间质谱仪。微型质谱已被应用于治疗药物监测、滥用药物的测定和药代动力学分析。

国内小型质谱仪主要是包括北京清谱科技有限公司研发的 Mini β 小型质谱分析系统、Cell 微型质谱分析系统和 Ω Analyzer 脂质分析系统。

2023 年清华大学精密仪器系生物医学仪器与应用团队周晓煜副教授向高 E/N 场寻求突破离子迁移分析低分辨率的局限，提出一种超高场离子云扫描技术，并在 Mini β 质谱仪器系统上实现迁移分辨率超过 10 000 的高分辨 IM 分析，提升较现有技术水平一个数量级以上。超高场离子云扫描技术采用强迫振荡的物理原理，在超高场（约 1×10^5 Td）条件下实现异构体离子的离子云分离，通过扫描激发振荡电压可以获得异构体离子的高分辨 IM 谱图（图 11-2-11）。

（三）液滴 / 数字微流控与 POCT 检测技术

微流控指的是使用微管道（微米）处理或操纵

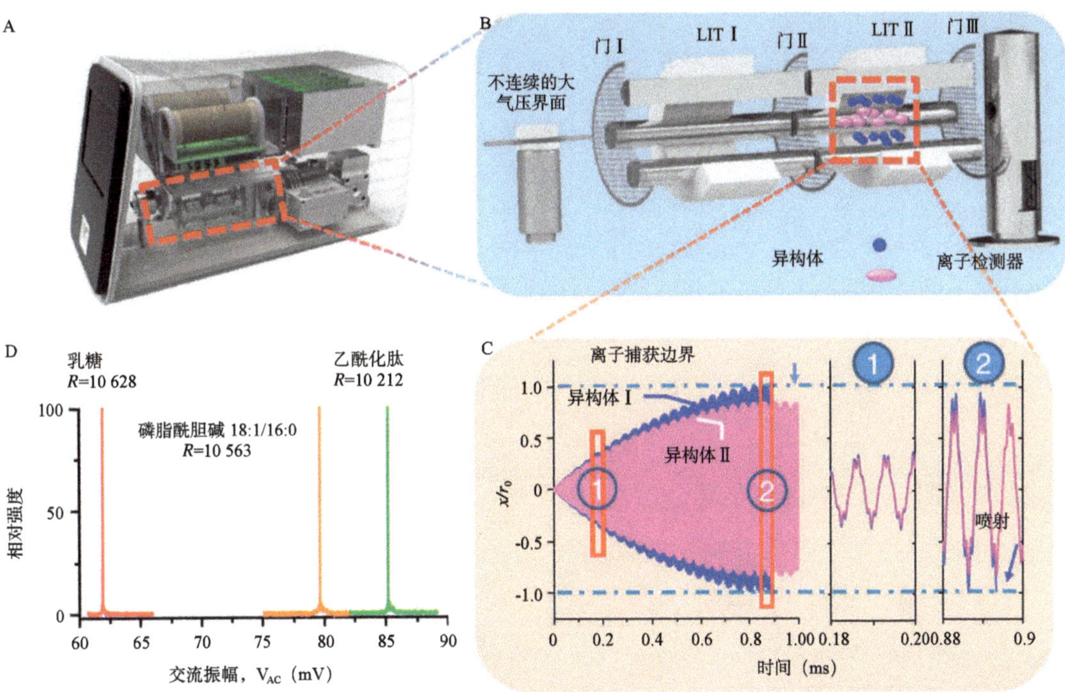

图 11-2-11 离子云扫描分析技术的仪器设置、原理和性能表征。A. Mini β 质谱仪器系统；B. 实验装置示意图；C. 离子云扫描技术原理，强迫振动下的两种异构体离子（紫色和蓝色）的离子轨迹；D. 获得的离子云扫描谱图。LIT：线性离子阱

（图片来源：High-resolution separation of biolsomers using ion cloud profiling）

微小流体系统的技术。产业化的微流控一般可分为压力推动式微流控、离心微流控、液滴 / 数字微流控、毛细力驱动微流控等。压力推动式微流控主要利用气压或液压推动流体在芯片中运动，在产业化微流控中出现最多。离心微流控是利用离心力来实现微流控芯片中流体的运动，在产业化微流控中也占据着重要地位。液滴微流控又称数字微流控，都是实现微流控芯片中对液滴的操控，该技术具有样品消耗量少、传质传热效果好、反应快、无交叉污染等优点。毛细力驱动微流控是指利用毛细力来提供液体运动动力的微流控技术。

微液滴生成的主要过程是以足够大的作用力扰动连续相与分散相之间的界面张力，使之达到失稳。通常，当待分散相某处施加的力大于其界面张力时，该处微量液体会突破界面张力进入连续相中形成液滴。在微尺度下，界面张力和液体黏度都起着非常重要的作用。

国内目前微流控芯片代表公司分别有华迈兴微、微点生物、岚煜生物、微纳芯全自动生化分析仪 Celercare M5 等。

华迈兴微的 M5 四通道化学发光免疫分析仪是将微流控技术、化学发光、磁微粒分离三项技术汇聚一身，芯片利用磁微粒化学发光法，可对被测样本在芯片内进行二次定量（图 11-2-12）。

微点生物微流控芯片将生化、免疫、凝血、分子检测中所涉及的样品预处理、反应、分离、检测，等基本操作单元集成到一块几平方厘米大小的芯片上，并以微通道网络贯穿各个实验环节，从而实现对整个实验系统的灵活操控，承载传统化学或生物实验室的各项功能（图 11-2-13）。

近期，中新国际联合研究院和南洋理工等共同提出一个基于磁性数字微流控（magnetic digital microfluidics，MDM）技术的自动化 POCT 免疫诊断平台，被称为 DropLab，以液滴的形式操纵流体，适用于需要相对复杂的液体处理程序，或者多个分离反应步骤的异质测试。该平台集成了一个磁滴操作模块、一个基于成像的光学检测模块和一个能够并行分析四个样本的一次性 DropLab 芯片。该操作模块通过同步移动安装在机架上的四个磁铁，以预定义的移动顺序控制液滴的运动。光学检测模块可以识别透照条件下的反应液滴，并测量其强度（图 11-2-14）。

该平台能进行多种液滴操作，例如液滴移动、液滴混合、磁性微珠提取和液滴分配，可以用作 POCT 的全功能微流体平台。例如，基于 MDM 的自动化分子检测平台用于使用 PCR 检测丙型肝炎病毒和衣原体。

（四）纸基微流控 POCT 技术

纸基微流控是由纸或其他多孔膜作为载体实现微流控的技术，它通过毛细管作用操纵微量流体，无需机械部件，如泵或其他控制器，通过在纸上设置疏水屏障划分亲水通道和区域来实现功能（图 11-2-15）。纸芯片是以纸代替传统的石英、玻璃、硅、高聚物等材料，在纸的表面加工出具有一定结构的微流体通道的微型分析器件，纸基微流控技术结合了微流控技术和纸的优点。

与传统的微流控芯片相比，纸芯片具有以下优势：①纸来源丰富，便于进行批量生产；②不需要外接泵，纸的主要成分是纤维素，流体在纸上通过毛细作用流动；③试样消耗量更低；④检测背景低，有利于光度法检测；⑤生物兼容性好，可通过化学修饰改变纸的性质；⑥一次性便携式分析，操作简便，不需要专业的操作人员。纸基微流控技术为临床诊断、环境监控以及食品安全分析中需要的便携式检测和现场实时监测提供了一个广阔的平台。此

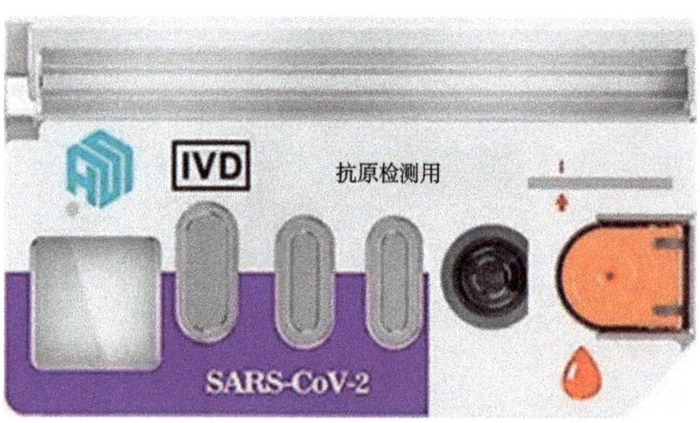

图 11-2-12　新型冠状病毒（SARS-CoV-2）抗原检测试剂盒（微流控磁微粒化学发光法）
（图片来源：深圳华迈兴微医疗科技有限公司）

图 11-2-13　微流控芯片
（资料来源：深圳微点生物技术股份有限公司）

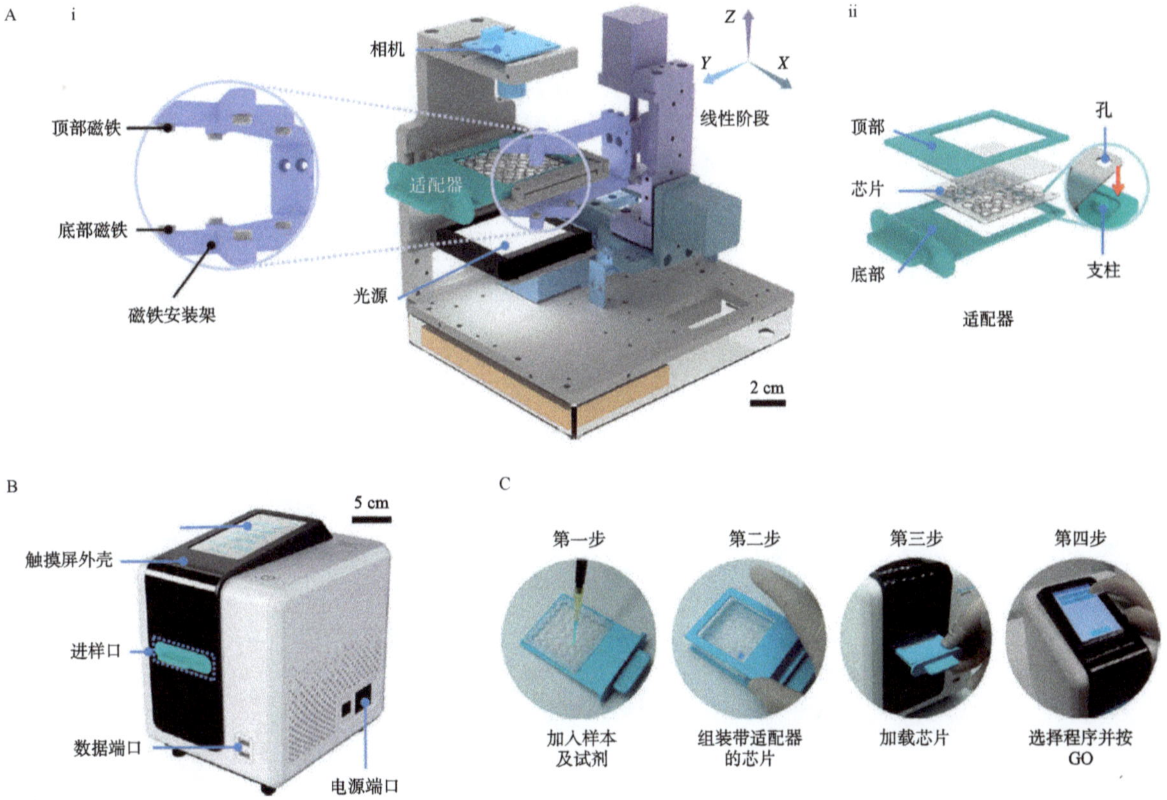

图 11-2-14 DropLab 概述。A. DropLab 平台的内部机制组装视图（ⅰ），包括磁性液滴操作模块、光学模块和加载了 DropLab 芯片的一刀切的适配器（ⅱ）；B. DropLab 平台的图片；C. 使用 DropLab 进行 POCT 免疫诊断的工作流程

（图片来源：DropLab：an automated magnetic digital microfluidic platform for sample-to-answer point of care testing—development and application to quantitative immunodiagnostics）

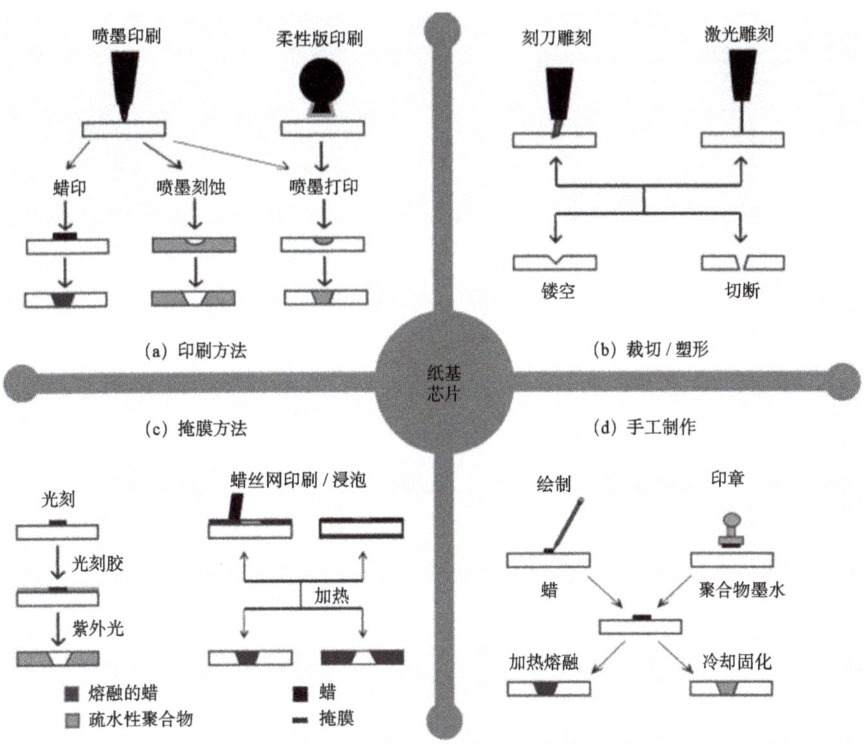

图 11-2-15 不同纸基微流控的制作方法

（图片来源：纸基微流控芯片的研究进展及趋势）

外，对于医护人员和医疗设备紧缺的欠发达地区，纸芯片是低成本、检测迅速的即时诊断的有力工具。

目前纸基微流控技术仍处于研究阶段，尚未有正式投入上市的产品。国内的研究也在不断的创新中，中国科学院烟台海岸带研究所“海岸带环境分析监测与生态修复”研究团队陈令新、李博伟等为提高基于微流控纸芯片的传感装置在环境与生物分析中的分析效率、选择性、灵敏性，提升纸芯片装置上合成与分析全过程的可操作性，研究基于先进功能材料的纸基传感机制，探索了荧光传感、电化学传感以及比色传感机制在纸芯片平台上的构建，研究设计了一系列低成本、便捷化、灵敏性、选择性的快速分析方法与纸芯片装置，并用于环境与生物分析应用研究，在微流控纸芯片的环境分析、生物分析与器件化方面获得了系列进展（图 11-2-16）。

（五）移动智能设备与 POCT 检测技术的结合

2021 年，全球智能手机保有量在 60 亿部以上，中国智能手机保有量在 8 亿部以上，目前所有的智能手机都配备有高清摄像头、USB 插口、音频接口和环境光传感器，可以用于图像、电信号、音频和光强度等信号的收集。所收集的信号经手机中央处理器和软件的处理后可分析出检测物浓度、数量和强度等参数，最后结果显示在屏幕。另外，智能手机触摸屏可作为操作按钮，无线设备可将检验结果传输到专业医护人员端，实现在线的医疗指导。因此，智能手机可以成为检测常见医学指标的平台，并具有独特的优势。目前智能手机医学检验技术已在免疫学检验、生化检验、核酸检验和细胞形态学检验等领域有了一系列创造性的成果和推向商业化的产品。

国内智能手机检测平台仍处于研发阶段。目前，陆军军医大学西南医院陈鸣教授团队联合美国康奈尔大学罗丹教授及中国科学院苏州纳米技术与纳米仿生研究所甘明哲教授团队采用 3D 打印技术，结合微流控技术和智能手机终端的优点，构建了一种 DNA 的 POCT 分析平台（POCKET 平台）。POCKET 平台只由两个组件组成：一个集成芯片（i-chip），用于样品制备和信号放大；一个可折叠的检测盒（f-box），使用智能手机作为加热器，培养

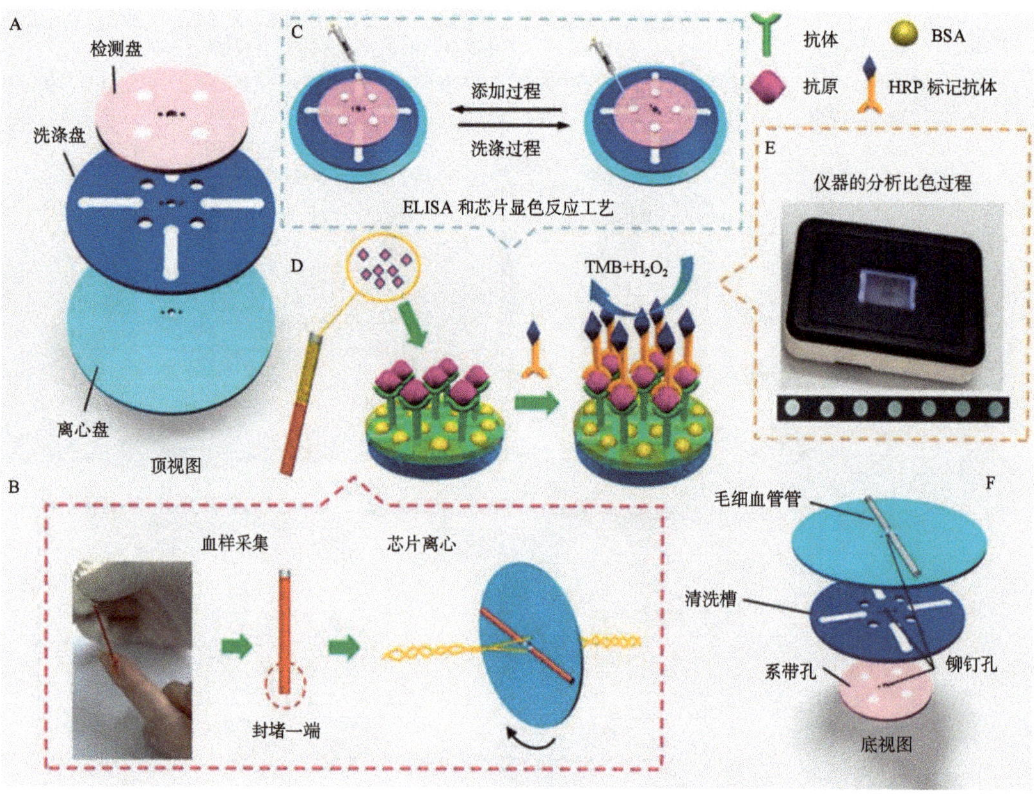

图 11-2-16 FICA 纸基微流控的结构和操作。A. 是一个完全集成的手动离心机和分析装置（FICA 纸基微流控）的爆炸视图；B. 将手指穿刺的血液样本装入并固定在毛细管中，然后离心；C、D. 然后进行 ELISA 检测，用 HRP（辣根过氧化物酶）标记的二抗催化 3, 3′, 5, 5′- 四甲基联并胺（TMB）-H_2O_2 溶液，并生成蓝色产物；E. 生成的信号使用便携式阅读器获得；F. FICA 纸基微流控的底部视图，突出显示免疫反应区域、洗涤通道和采血管。BSA：牛血清白蛋白

（图片来源：Integrated Hand-powered Centrifugation and Paper-based Diagnosis with Blood-in/Answer-out Capabilities）

箱，检测器和结果阅读器。i-chip 芯片小于指尖，采用三维（3D）打印技术制作。实现了仅仅利用一台普通的智能手机，无需专业的配套仪器设备，即可实现 DNA 的快速检测（图 11-2-17）。

（六）可穿戴式 POCT 检测技术

可穿戴技术最初起源于 20 世纪 60 年代，是由麻省理工学院媒体实验室提出的一种创新技术。之后借助信息技术以及电子技术和制造工艺的不断升级，可穿戴设备变得更加贴身小巧，同时具有更强的数据信息处理、传输能力，被认为是继平板电脑和智能手机之后又一颠覆性产品。可穿戴式 POCT 设备主要分为非侵入性、侵入性以及混合型。非侵入性的可穿戴式 POCT 设备包括智能手表、运动示踪器等，主要用于监测心率、体温、血压等指数，处理运动保健，远程患者监控和家庭医疗服务。侵入性以及混合型的可穿戴式 POCT 设备主要应用于医疗领域，由生物传感器、电子和微芯片实现实时监控、介入、干预机体，例如血糖监测芯片、愈合芯片、可植入避孕设备和植入式 3D 智能器官。随

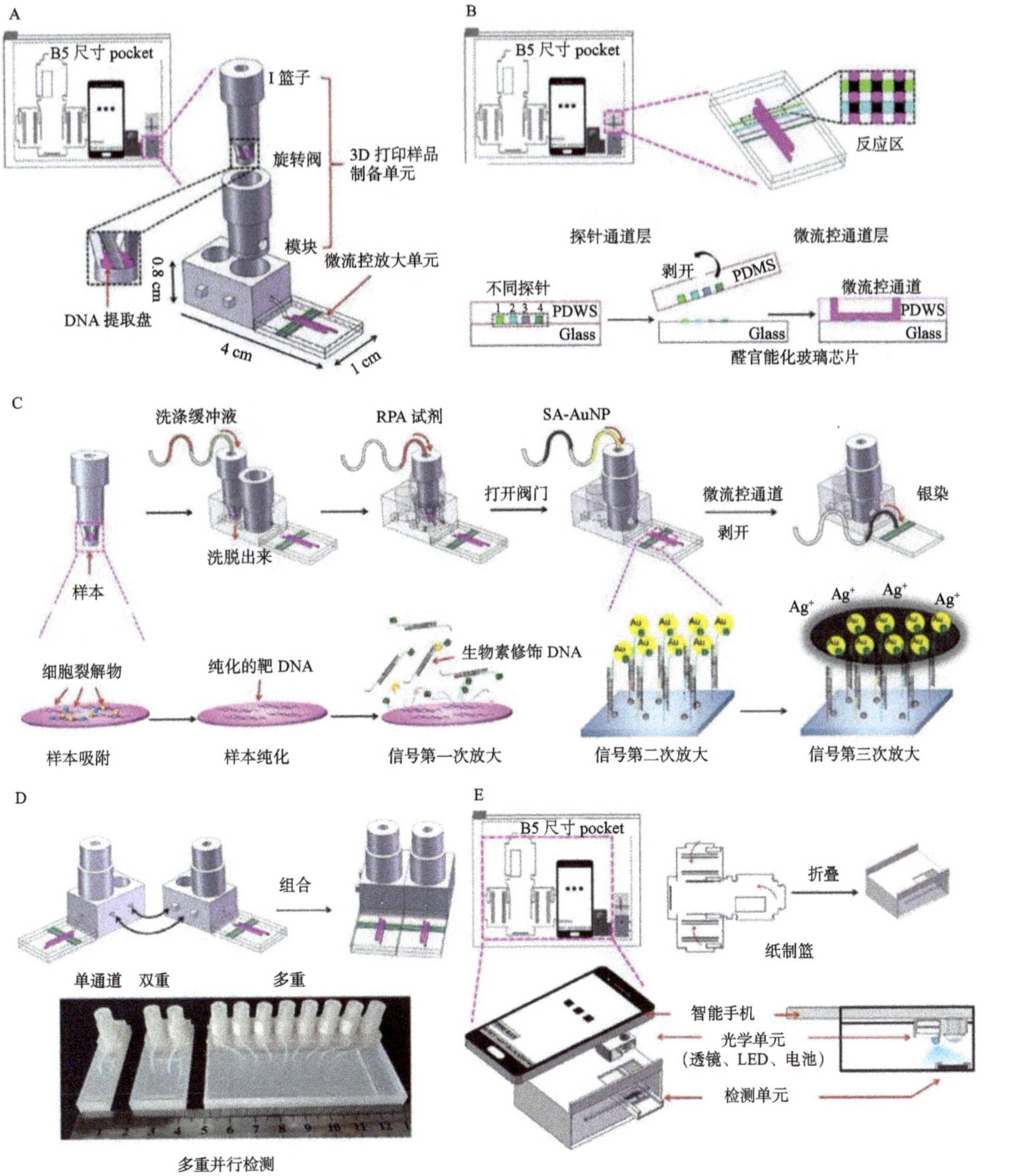

图 11-2-17 A~E. POCKET 平台技术原理。PDMS：聚二甲基硅氧烷
（图片来源：An ultraportable and versatile point-of-care DNA testing platform）

着技术的发展，可穿戴设备将应用到更多的领域和场景。可穿戴、非侵入性连续检测设备不断更新发展，对于慢性病和健康监测意义重大。

生物医学传感器是可穿戴设备中的前端核心，能够感知生物体内各种生理、生化和病理信息，将其传递并转换为容易处理的电信号。作为医学测量的第一个环节，主要用途有：提供诊断信息、监护、临床检验、生物控制反馈。生物医学传感器可以分为物理传感器、化学传感器、生物传感器；又可以按人的感觉功能分类为：视觉传感器、听觉传感器、触觉传感器、嗅觉传感器和味觉传感器。可穿戴生物传感器因其在预测医学建模和个性化 POCT 方面的巨大潜力而在全球范围内受到极大关注，近年来基于生物传感器的无创 POCT 检测也在不断发展和完善。

2022 年，中山大学光电材料与技术国家重点实验室谢曦教授团队发明了一种能无线感知眼压并能按需递送青光眼药物的隐形眼镜（WTCL），用于在高风险眼压条件下进行原位眼压监测和电触发药物管理（图 11-2-18）。WTCL 采用高度紧凑的结构设计和电路布局，可在隐形眼镜的弯曲和有限表面上高度集成眼压传感和按需传递模量，而不会遮挡视力。眼压传感模块具有独特的 LCR 电路（由电感 L、电容 C 和电阻 R 三个元件组成的电路）悬臂配置，其中每个夹有超软空气介电薄膜的电容传感板可以超灵敏地响应眼压变化，产生可检测的共振频率信号用于无线记录。药物递送模块则是利用高效的无线电能传输（WPT）电路（借助于电磁场或电磁波进行能量传递的一种技术），驱动涂有涂层的抗青光眼药物通过电离子透入疗法进入房水，这为药物传递和增强药物渗透角膜提供了一个高效而智能的电开关。眼压传感器和药物递送模块时采用了不同的工作频率，实现两者的通道分离而不存在交叉耦合，以确保无线治疗隐形眼镜中不同模块的独立功能。WTCL 的微创、智能、无线和治疗诊断特性使该平台成为促进眼压管理和治疗急性闭角型青光眼的极具前景的工具。

（七）人工智能与 POCT 检测技术的结合

移动互联网和医疗信息化的高速发展，也为 POCT 的发展带来新机遇，智慧 POCT 将成为行业发展新趋势。人工智能（AI）是研究、开发用于模拟、延伸和扩展人类智能的一门新兴的科学技术。检验医学具有高度自动化、数据化及数据库存储等特点，为检验 AI 的应用与研发创造了有利条件。目前，AI 技术已经开始应用于检验医学领域，并呈现

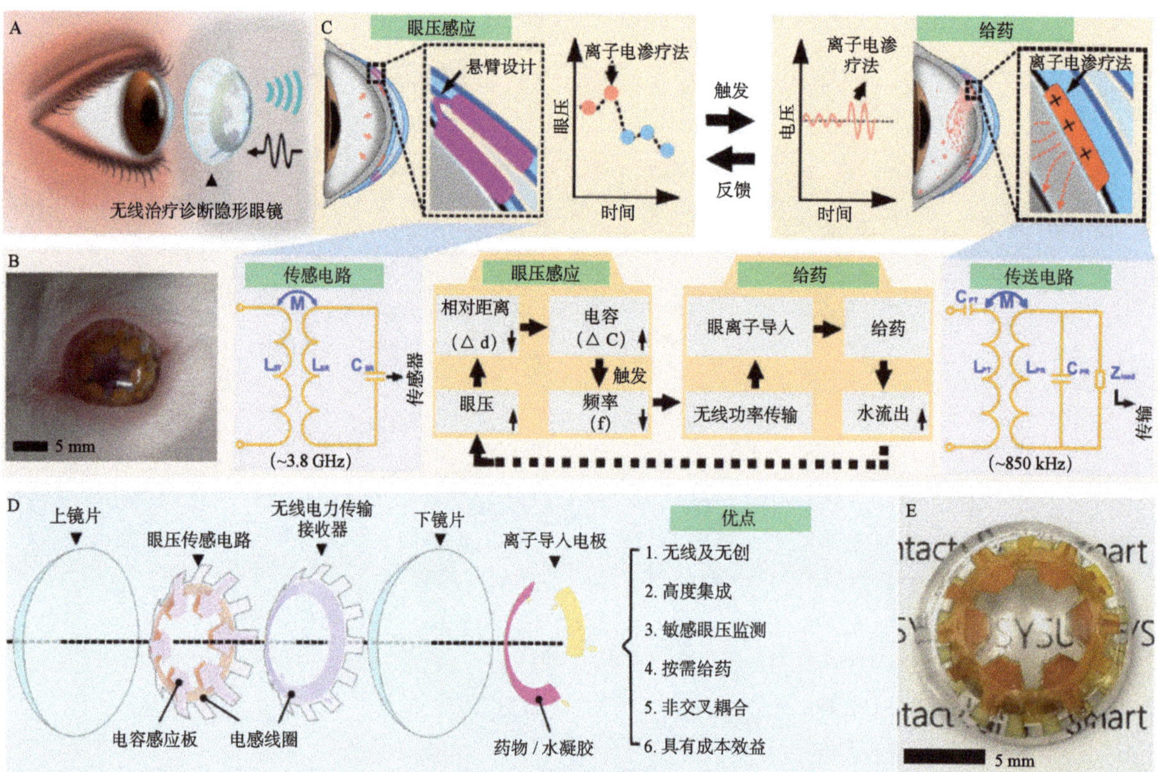

图 11-2-18 A~E. 用于实时和原位 IOP 监测和药物管理的 WTCL 示意图

（图片来源：Intelligent wireless theranostic contact lens for electrical sensing and regulation of intraocular pressure）

出迅猛发展的趋势，如：自动化标本采集、自动化流水线、自动化审核、专家系统、移动终端、微流控、云计算、云存储及在未来直接面向消费者的检验模式中的应用等。随着新型的信息技术和智能技术的不断突破，AI 技术已经开始成为辅助检验医学实验室挖掘新知识、提出新方法和建立新标准的有力工具，通过优化实验室流程，最终促使医患之间建立最佳的诊疗决策。

检验医学中的 AI 是指在实验室的设计、建设和运行中，融合传感器、大数据等技术和互联网、物联网等平台，让计算机系统通过算法模拟人的思维过程和行为，并以人类语言的形式给出答案，最终以智能互动的方式满足实验室-医护-患者之间的医疗健康需求。K- 近邻、决策树、朴素贝叶斯、人工神经网络（ANN）、解卷积神经网络、遗传算法等是几种典型的用于 AI 开发的机器学习算法，经过专家经验和有类别标签数据集训练后的模型不仅具有对检验项目的鉴别能力，同时还可以自主学习并调整模的变量及参数，不断提高智能化系统的鉴别性能。目前，智能检测、专家决策、大数据智能科研、智能接口和智能管理是人工智能在检验医学领域的 5 个重要发展方向。

AI 的高速发展，为 POCT 的发展带来了新机遇。AI 与 POCT 检测技术整合，可以为受检者提供检测建议和结果解读，根据临床症状、体格检查、病史等指导临床以明确诊断，建立诊疗决策。在为医护人员带来便利，减少检测诊断误差的同时，有助于构建国民大健康数据平台，为健康卫生医疗提供系统化解决方案，推动医疗卫生资源整合，打破了我国医学资源分配不平均的僵局，让偏远地区的患者也能有机会享受最先进、专业的医学检测服务。

四、小结

POCT 为技术密集型产业，新技术新产品一直在不间断地推出。从技术平台来看，高通量技术、三代单分子测序、CTC 循环肿瘤细胞、ddPCR、质谱平台检测等技术，以及微流控芯片的广泛应用和人工智能技术的强势来袭，使得 POCT 产品的应用越来越广泛和深入。随着各基础学科的知识更新与技术进步，POCT 产品的精确度、通量数等必将进一步缩小与专业实验室检测的差距。目前，新一代检测技术如生物传感器、生物芯片、基因测序、微流控等已陆续进入应用阶段，技术进步带来的产品迭代与质量升级必将有助于提高大众对 POCT 的认知度与理解度，对 POCT 的行业发展极具推动作用。

随着 POCT 在急诊、ICU、门诊等院内科室逐步应用深化，在院外患者管理、健康检测、公卫防控等院外场景逐步拓展，对于 POCT 检测的需求已由单纯指标检测发展为对于某一场景下快速、便捷检测的解决方案。同时，这也对 POCT 的技术发展和技术融合提出了更高的要求。院内检验方面，从 POCT 的技术演进路线中，不难看出 POCT 逐渐向更精准方面发展，从早期的胶体金技术到荧光层析，再到化学发光的 POCT，更加精准精确的医疗检测已成为趋势。院外检测方面，集成化、便捷化的 POCT 逐渐成为发展趋势，通过多种 POCT 技术平台的链接或集成，形成针对不同场景的 POCT 检测模块，便于在占用较少资源情况下，实现快速检测的建立与实施，并可有即插即用的 POCT 快检模块建立。在急救模块下，可快速获取患者病情，及早实施针对性治疗，在基层模块，更能满足疾病诊疗需求的多指标评估的便捷实现；同时，通过信息化技术对于分散的 POCT 设备或 POCT 检测模块连接，结合受检者其他信息，借助人工智能的智能化手段，实现医务人员对受检者的有效管理和快速决策的实现，成为医务人员疾病诊疗的职能助手。

（陈莉莉　吴宛芹　刘阳　郭珊　田力）

（陶辉　张浩　吴科伟　汪小芳　审稿）

CAIVD

第十二章

液体活检产品和技术发展及市场状况

第一节
循环肿瘤细胞（CTC）

一、概述

循环肿瘤细胞（circulating tumor cell，CTC）是指存在于外周血中的各类肿瘤细胞的统称。其通过从原发性肿瘤脱落至血管中进入血循环至全身，其中少数细胞能够克服自身及血液循环中各种因素的杀伤作用，存活并且能够顺利完成侵袭转移，导致疾病的进展。1869 年，澳大利亚学者 Ashworth 在一例转移性癌症患者的血液中首次观察到了 CTC，认为患者体内的实体瘤会将一些肿瘤细胞释放到血液中，而血检中发现的肿瘤细胞与实体瘤细胞具有相同的生物学特性。随着 CTC 在多种上皮源性肿瘤中被检测到，包括乳腺癌、前列腺癌、肺癌、结肠癌等，CTC 相关的研究已经成为肿瘤临床研究中的前沿和热点。由于 CTC 检测的非侵入性、实时性、可以反复取样以及可动态监测肿瘤进程等优势，引起了临床工作者的广泛关注。2004 年，美国食品药品管理局（Food and Drug Administration，FDA）批准了 CTC 检测可作为恶性肿瘤患者疾病管理的标志物。这标志着 CTC 检测正式用于临床领域。2007 年，美国临床肿瘤协会（ASCO）首次将 CTC 纳入肿瘤标志物。2010 年美国癌症联合委员会（AJCC）制定的《肿瘤分期指南》已经明确指出，通过 CTC 的检测可以在无远处转移（M0）和有远处转移（M1）之间引入一个 cM0（i+）分期，提示预后不良，从而使患者的治疗更为精准。此后 CTC 开始陆续被写入 NCCN、CSCO 等国内外权威指南。在 2012 年，国家药品监督管理局（NMPA）正式批准 CTC 检测技术应用于临床。2021 年，中华医学会检验医学分会分子诊断学组发布了《循环肿瘤细胞临床应用与实验室检测专家共识》，2023 年由中国抗癌协会编写的《中国肿瘤整合诊治技术指南：液体活检》，是国际上首部系统阐述肿瘤液体活检技术在临床应用的指南。液体活检技术具有克服肿瘤异质性、可多次取样、动态实时监测、微创或无创、高灵敏度和特异性的特点。该指南整合了现有多种肿瘤指南共识及经验总结，兼顾中国特色及原创性研究，旨在推动液体活检技术的研究、开发及规范应用，为液体活检技术在肿瘤早筛早诊、伴随诊断、预后评估、疗效监测、耐药评估、用药指导及术后复发转移风险评估的规范化应用提供指导。该指南的发布标志 CTC 检测进入临床普及阶段，同时也有了系统规范的行业专家指南共识。

CTC 检测的临床应用价值不断被临床医生所认可和接受，成为癌症诊疗的重要检测手段。近些年，随着 CTC 研究深入和临床需求扩大，CTC 已成为肿瘤液体活检主要材料之一。CTC 的临床应用已从细胞计数逐渐朝着细胞计数结合分子分型的综合分析发展，其对肿瘤患者的预后判断、疗效预测、疗效评价及复发转移和耐药分析都具有重要意义。CTC 检测弥补了难以动态获取肿瘤组织的不足，通过计数及分子分型分析可更精准地指导患者的个体化治疗，这也使得 CTC 检测成为当代“精准医疗”体系中具有代表性的诊断技术。

二、CTC 检测技术原理

CTC 与血细胞在物理特性、免疫学特性等方面存在差异，从而构成富集分离 CTC 的理论基础。CTC 富集分离技术是指根据某种或多种 CTC 独有的特性将其从外周血中的大量血液细胞中富集分离出来。技术方法主要包括基于 CTC 生物学特性和基于其物理特性两大类，即物理特性富集法和生物特性富集法。

（一）物理特性富集法

物理分离法是依据 CTC 的物理特性，如密度、大小、可变形性及表面电荷等进行富集，不依赖细胞表面抗体的表达。其包括利用细胞大小不同和机械性能差异进行富集分离的细胞过滤技术，利用流体力差异在特定条件下对不同细胞进行捕获的微流控惯性聚焦法，以及利用电荷和导电性等特征差异进行富集分离的电学特征法等。膜过滤法是最简单的基于大小的 CTC 分离技术，该技术一般采用具有 5~8 μm 孔径的过滤膜过滤截留体积较大的肿瘤。但细胞因血液中部分 CTC 的大小与白细胞相近甚至小于白细胞，膜过滤法可能漏掉这些直径较小的 CTC，同时滤膜的膜孔容易被血液其他杂质细胞堵塞，导致背景复杂，CTC 纯度低。基于大小和生物电特性的介电泳分离技术，由于检测通量低，过程较为复杂，分离效率较低，现在已很少使用。另外一种为生物与物理特性结合的 CTC 富集分离，其中最为常见的微流控技术。其原理利用细胞大小、变形性以及表面标志物进行 CTC 富集分离，然后利用芯片内部微单元上修饰的特异性抗体进行 CTC 分离捕获。其存在一定的不足，如由于芯片通道较小，容易造成堵塞以外，芯片上的微单元容易造成细胞损伤，从而降低细胞活性。

（二）生物特性富集法

生物富集分离法主要利用了免疫亲合原理，通过特异性抗体与细胞表面抗原进行特异性结合来正向富集分离 CTC。该方法是欧美及中国均获得药监局批准的 CTC 临床检测方法。其技术路径是基于美国强生 CellSearch 率先应用，但是因存在灵敏度不足、操作步骤复杂等问题而局限了其系统在临床上的应用。近年，一些新的 CTC 检测技术不断涌现，主要是新的 CTC 富集分离平台从技术路径进行了改良，例如基于同样的技术原理，中国自主创新的 TUMORFISHER® 多肽纳米磁珠技术采用多肽取代了磁珠上的抗体，特殊的纳米表面提升了 CTC 捕获的灵敏性和稳定性，并且可以用于全血的直接富集，避免红细胞裂解和离心，操作简单快捷，获得中国抗癌协会《基于靶标指导乳腺癌精准治疗标志物临床应用专家共识（2022 版）》推荐。下面以 TUMORFISHER® 为例详细介绍免疫磁珠阳性富集法进行 CTC 检测的技术原理。CTC 检测主要由 CTC 富集分离和 CTC 鉴定两个技术环节构成。

1. CTC 的富集分离

CTC 的富集分离主要利用特异性抗体与肿瘤细胞表面抗原上皮细胞黏附分子（epithelial cellular adhesion molecule，EpCAM）特异性结合正向富集 CTC，技术原理如图 12-1-1 所示。（Ⅰ）多肽合成：合成特异性识别的多肽，并簇状组合；（Ⅱ）磁珠组装：将组合好的多肽组装在纳米磁珠上，形成类似海胆的结构；（Ⅲ）磁珠吸附 CTC：将组装好的多肽纳米磁珠与血液混合后，多肽会引导磁珠紧密的吸附在 CTC 上；（Ⅳ）外加磁场分离：最后在外加磁场的作用下，磁珠带着 CTC 分离，从而捕获 CTC。

2. CTC 的鉴定

在血液中富集分离 CTC 后，接下来还需结合有效的方法进行分析鉴定。一方面，由于目前 CTC 捕获不能保证百分之百纯度，需要对所捕获的细胞进行鉴定，减少 CTC 数目判定的假阳性率和假阴性率。另一方面，在肿瘤发生发展中，不仅 CTC 数目动态变化，CTC 所携带的分子标志物也在变化，通过对 CTC 携带的蛋白和核酸等标志物检测，能更好反映肿瘤发生发展的动态变化，是研究肿瘤发生发展机制的有效策略，并能很好地指导临床治疗。TUMORFISHER® 系统对于 CTC 鉴定方法是采用美国 FDA 和 NMPA 批准的免疫荧光法，其主要原理是通过特异性抗体 CK、CD45 和 DAPI 免疫荧光染色鉴定出 CTC。此外，通过特性抗体还可以分析 CTC 表面 PD-L1 的表达（图 12-1-2）。

三、CTC 的临床应用

（一）CTC 1.0 时代：循环肿瘤细胞计数的临床应用价值

CTC 作为一种目前已被广泛研究的液体活检技术，已在多个层面应用于常规临床实践。其具体应

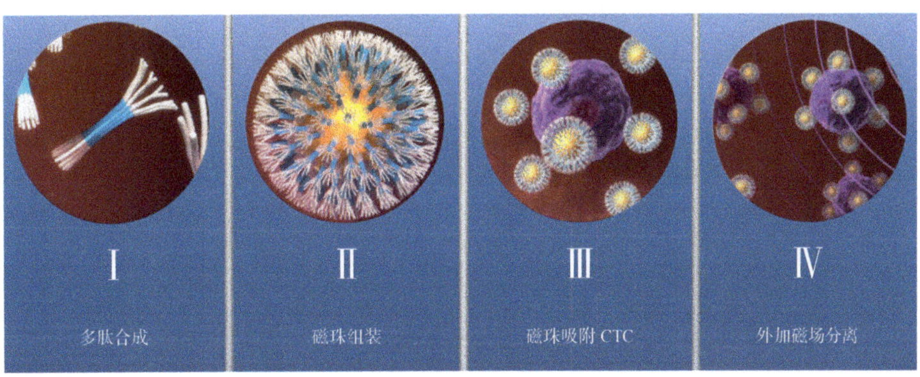

图 12-1-1 TUMORFISHER® CTC 富集分离原理

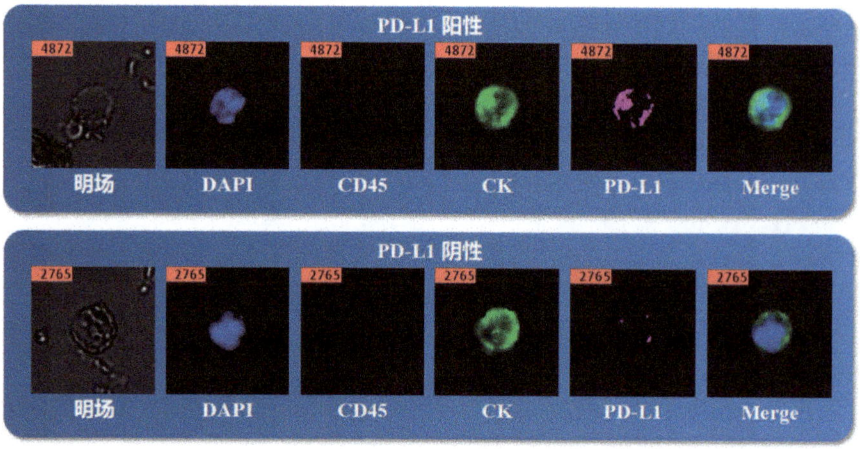

图 12-1-2 TUMORFISHER® CTC 免疫荧光鉴定原理

用场景包括肿瘤的早期诊断、辅助诊断、复发监测、用药指导、治疗疗效与预后评估等，已为患者的全病程管理提供重要的临床指导。CTC 最早被认为是肿瘤转移的早期分子标志，但是随着 CTC 在早期肿瘤患者外周血中的发现，越来越多的研究提示 CTC 对早期肿瘤筛查和诊断具有重要的作用。一项研究证实了 CTC 用于肿瘤的早期筛查，对 168 例慢阻肺患者进行 CTC 检测，其中 5 例患者外周血中检测到 CTC，而胸部影像学检查阴性，随访 1~4 年后，结果发现所有的患者中都发现早期肺癌结节，切除后病理诊断为肺癌。该结果说明 CTC 检测可在影像学之前发现肿瘤。在 2019 年《肺癌筛查与管理中国专家共识》中推荐 CTC 作为肺癌筛查的新型标志物。此外，CTC 与其他肿瘤标志物联合也有助于提高肿瘤早期诊断的准确性。CTC 的预后价值也已被广泛研究，一项早期的研究结果表明，在转移性乳腺癌患者任何时间检测出 CTC ⩾ 5 个 /7.5 mL 血液均预示不良预后，治疗期间 CTC 数目的升高提示疾病再次进展。在 2017 年，中国的研究团队针对超百名转移性乳腺癌患者的临床试验证实，与基线检测 CTC ＞ 2 个 /2 mL 血液的患者相比，基线 CTC ⩽ 2 个数 /2 mL 的患者具有更长的无进展生存期（PFS）（17.0 个月 vs 8.0 个月；P=0.002）。AJCC 指南中提出早期乳腺癌患者 CTC ⩾ 1 个 /7.5 mL 提示预后不良。此外，在另一项前瞻性研究中证实了可根据 CTC 的检测结果指导乳腺癌的术后治疗方案，从而有效改善患者的预后。该临床研纳入了 109 例早期可手术的乳腺癌患者，对其术后 CTC 检测阳性的患者及时改变治疗策略，显著提高患者的无病生存期（DFS）。其中，CTC 阳性，ER 阳性或 PR 阳性患者，更换内分泌治疗药物者 1 年、3 年和 5 年 DFS 分别为 94.1%、84.7% 和 60.5%，明显长于那些没有改变方案的患者（92.3%、63.3% 和 31.6%，P=0.02）。CTC 阳性，ER 阴性和 PR 阴性患者中，增加使用卡培他滨者的 1 年、3 年和 5 年 DFS 分别为 100.0%、90.0% 和 90.0%，显著长于未改变治疗方案患者（94.1%、52.9% 和 47.1%，P=0.02）。

在 2021 年中华医学会《循环肿瘤细胞临床应用与实验室检测专家共识》中明确说明 CTC 计数可用于乳腺癌、前列腺癌、结直肠癌、肝癌等实体肿瘤的疗效评价和预后评估；并特别指出，追踪手术前后或综合治疗过程中 CTC 的动态变化可为肿瘤疗效评价和预后评估提供实时监测信息，这也提示了 CTC 的计数从最早期的临床预后评估向疗效评价的应用拓展，甚至可以指导治疗策略的制订。另外，中国抗癌协会《基于靶标指导乳腺癌精准治疗标志物临床应用专家共识（2022 版）》指出 CTC 计数对早期和转移性乳腺癌均有良好的预后价值，其中早期乳腺癌 CTC 计数⩾ 1 个代表有微小残留病灶（MRD）的存在或提示较差的预后。由于 MRD 可能是导致局部复发或明显转移的主要原因，因此，CTC 的监测对于肿瘤患者术后转移复发的预防具有很高的临床应用价值。

（二）CTC 2.0 时代：循环肿瘤细胞分子分型的临床应用价值

CTC 计数具有重要的临床价值，随着技术的发展以及越来越多的临床试验证实，CTC 的分子特征对于指导药物治疗的选择具有重要意义，它能提供不同分子靶点的动态变化。Musella 等对接受 EGFR 靶向药物的晚期结直肠癌患者的研究发现，治疗后 CTC 和治疗期间 CTC 数量的变化与治疗反应显著相关。通过对比结直肠癌患者治疗前后的 CTC 变化，可以判断其治疗效果。一项针对乳腺癌患者

CTC 上雌激素受体（estrogen receptor，ER）表达与内分泌治疗的预后相关性研究在结果显示，在接受内分泌治疗的乳腺癌患者中，相比较 CTC -ER 阴性患者，CTC -ER 阳性患者的 PFS 和总生存期（OS）更长，证实了乳腺癌患者 CTC 上 ER 检测可能为内分泌治疗提供有价值的预测作用。

近年来多项临床研究逐渐证明 CTC 上 PD-L1 的检测有助于免疫治疗的精准指导，并提供有价值的预测作用。早已有研究表明基线时检测到 CTC PD-L1 表达的晚期黑色素皮肤癌患者对 PD-1 抑制剂疗法的反应较好。2018 年，我国研究者证明了 PD-L1 阳性高表达 CTC 的比例可用于预测 PD-1 单药治疗效果。该项临床研究入组了进行 PD-1 单抗治疗的晚期消化道肿瘤患者，通过对患者用药前、后分别进行 CTC 富集和检测。研究结果表明外周血中有 PD-L1 阳性高表达 CTC 的患者更容易从 PD-1 药物中获益。此外还发现相比于 PD-L1 高表达 CTC 比例＜ 20% 的患者，PD-L1 高表达 CTC 比例≥ 20% 的患者具有更好的预后。该研究是国内首次验证 CTC 上 PD-L1 的表达对消化道肿瘤免疫治疗疗效预测价值。同期，另一项针对国产 PD-1 免疫检查点抑制剂联合阿帕替尼治疗晚期肝癌、胃癌和胃食管交界处癌 I 期临床研究取得了突破性进展，依据该团队之前研究确定的 PD-L1 阳性高表达 CTC 比例 20% 的阈值，PD-L1 阳性高表达 CTC 比例≥ 20% 的患者用药后客观缓解率（ORR）接近 48%，而比例＜ 20% 的患者用药后 ORR 为 0%。另外，PD-L1 高表达 CTC 比例≥ 20% 的患者用药后 PFS 显著延长（$P = 0.000\,2$）。其研究结果再次证明 PD-L1 阳性高表达 CTC 与 PD-1 免疫检查点抑制剂的治疗疗效相关，基线时 PD-L1 阳性高表达 CTC 可以作为免疫疗法中对可能受益的患者进行分层的生物标志物。在 2021 年，一项针对 155 例接受 PD-1/PD-L1 免疫抑制剂治疗的消化道肿瘤患者 CTC PD-L1 表达水平的研究，结果又一次验证了 CTC 上 PD-L1 的阳性高表达水平能够独立影响肿瘤免疫治疗的客观响应。基于研究结果，研究者创新性提出 CTC 中关于 PD-L1 表达的相关参数 cTPS（circulating tumor proportion score，循环肿瘤细胞 PD-L1 阳性比例分数）。且研究证明了 CTC 上的 PD-L1 表达水平可能是极具价值的潜在预测因子，帮助临床精准的选择免疫治疗受益最大的消化道肿瘤患者。在 2023 年，最新的一项乳腺癌免疫治疗临床研究结果表明，cTPS ≥ 35% 的转移性乳腺癌患者对免疫治疗显示持久的临床获益且具有好的预后。该研究结果在乳腺癌上首次证明了 PD-L1 在 CTC 上的表达对于转移性乳腺癌患者免疫治疗具有重要的预测和监测价值，是筛选最有可能受益于免疫治疗的患者的重要工具。

由中华医学会发布的 2021 年《循环肿瘤细胞临床应用与实验室检测专家共识》明确阐述了 CTC 分子分型可为全面评估肿瘤状态和肿瘤精准诊疗提供重要的实时信息；基于治疗靶标的 CTC 分型分析有助于提示药物疗效从而指导治疗决策，如 ARV7（前列腺癌内分泌治疗）、HER2/EGFR/KRAS（靶向用药）、PDL1（免疫治疗）等。中国临床肿瘤学会（CSCO）推出的《乳腺癌诊疗指南》(2020 版）指出 CTC HER-2 在预测抗 HER-2 靶向治疗疗效中发挥重要作用。前列腺癌 NCCN 指南 2021.v2 版已明确推荐 CTC ARV7 检测用于辅助阿比特龙 / 恩杂鲁胺治疗方案的选择。此外，2023 年，由中国抗癌协会发布的《中国肿瘤整合诊治技术指南：液体活检》是国际上首部系统阐述肿瘤液体活检技术在临床应用的指南，指南指出利用中国自主研发的 TUMORFISHER® 纳米技术可以从血液中高灵敏度的捕获 CTC 细胞，并可开展 CTC 上 PD-L1 的蛋白检测并定义 cTPS 指标和阈值，不仅可预测消化道癌和乳腺癌 PD-1 药物疗效，而且可以有效动态监测用药后的疗效。综上，CTC 特定蛋白检测可对潜在治疗响应的患者进行分层，从而筛选出受益患者避免过度治疗。CTC 临床应用正在从计数的 1.0 时代向分子分型的 2.0 时代迈进。

四、国内外主要生产企业及其 CTC 检测系统

1. 中科纳泰

作为中国 CTC 行业探路者，成立于 2014 年的北京中科纳泰生物科技有限公司一直聚焦于 CTC 液体活检医学技术。自主研发的新型 TUMORFISHER®“多肽纳米磁珠”CTC 捕获技术，能够快速、无创和高灵敏地捕获和鉴别外周血中稀有的 CTC，可应用于肿瘤进展的各个阶段，如肿瘤的早期诊断、复发监测和疗效评估、用药指导及抗肿瘤药物的精准疗效预测等。作为新型体外诊断技术，中科纳泰 CTC 检测平台包括 CTC 专用采血管（图 12-1-3)，CTC 检测配套试剂盒（图 12-1-4)，以及 CTC 全自动分析系统（图 12-1-5)。

作为“中国 CTC 产业联盟”的理事长单位，CTC 行业领军者，公司致力于 CTC 技术的研发，探索其在医学中的临床价值。继推出用于肿瘤早期筛查的 TUMORFISHER®“早筛型”，用于评估肿瘤预

后、疗效、疾病进展及复发监测的 TUMORFISHER® “医疗型”以及用于肺部小结节良恶性辅助判断的 TUMORFISHER®“菲杰宁”三款商业化产品之后，经过多年的研发及临床研究实证，中科纳泰于 2022 年 10 月重磅发布了 TUMORFISHER®“精准型”产品，采用精准计数 + 分子分型用于指导肿瘤精准治疗，获得临床专家以及行业一致认可，引领 CTC 进入 2.0 时代。

2. 美纳里尼

美纳里尼硅生物系统（Menarini Silicon Biosystems）成立于 1999 年，是一家总部位于意大利博洛尼亚和美国宾夕法尼亚州亨廷顿谷的领先生物技术公司，是意大利最大药企美纳里尼集团（Menarini Group）的全资子公司。公司致力于提供独特的结合 100% 纯度与单细胞精度的稀有细胞鉴定及分子分析的解决方案，服务于肿瘤学液体活检、肿瘤学微量细胞 FFPE、法医学、循环内皮细胞及产前诊断等领域。

DEPArray™ PLUS 是美纳里尼自主研发的第四代基于数字影像、采用微流控与微电极技术的全自动单细胞分选设备（图 12-1-6）。它可以辅助临床专家和科研工作者在单个细胞分辨率下鉴定与分离 100% 纯度的稀有单细胞（例如循环肿瘤细胞 CTC、干细胞等）。该设备分选得到的细胞配合 Ampli1 单细胞扩增试剂能获得更加精准的单细胞基因组信息。

美纳里尼硅生物系统公司于 2017 年全资收购 CellSearch 全球业务，将外周血、脑脊液等体液中的 CTC 的富集与鉴定纳入到特有的液体活检的完整平台：从完整体液到 CTC 单细胞鉴定、分选及 CTC 单细胞多组学分析。CellSearch 系统采用免疫磁颗粒技术对循环肿瘤细胞进行检测，是目前美国 FDA 及国内唯一获批的进口循环上皮（肿瘤）细胞分析平台：循环上皮细胞分析仪 CellSearch® System（国械注进 20143226051）（图 12-1-7）、循环上皮细胞检测试剂盒（免疫磁颗粒细胞捕获 + 荧光染色法）（国械注进 20153403566）、循环上皮细胞质控品（免疫磁颗粒细胞捕获 + 荧光染色法）（国械注进 20153403565）。该平台能够对用于全血中的上皮源性 [CD45-、EpCAM+，以及细胞角蛋白 8、18+ 和（或）19+] 的循环肿瘤细胞（CTC）的计数检测，

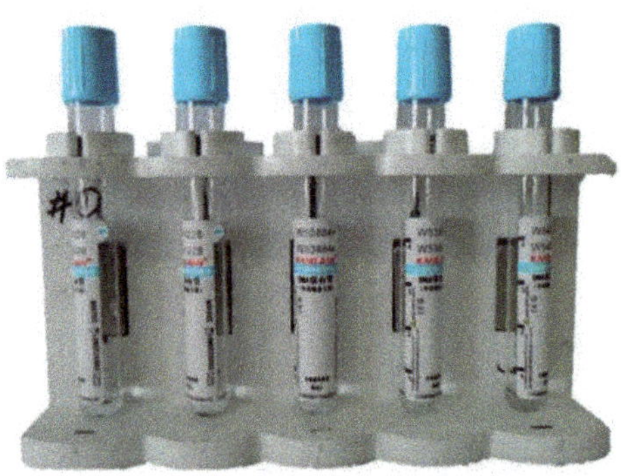

图 12-1-3 TUMORFISHER® CTC 专用采血管

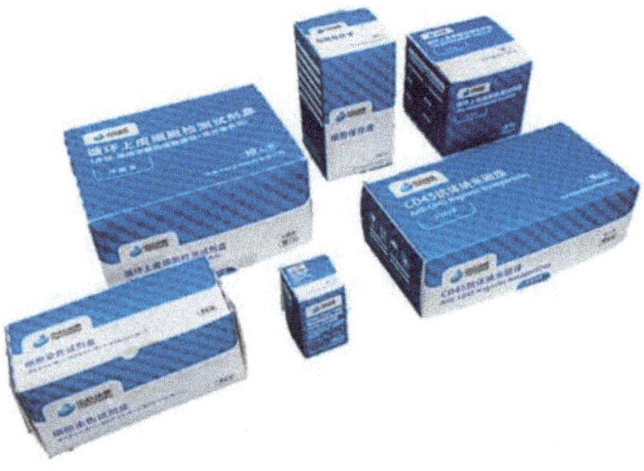

图 12-1-4 TUMORFISHER® CTC 检测系统试剂盒

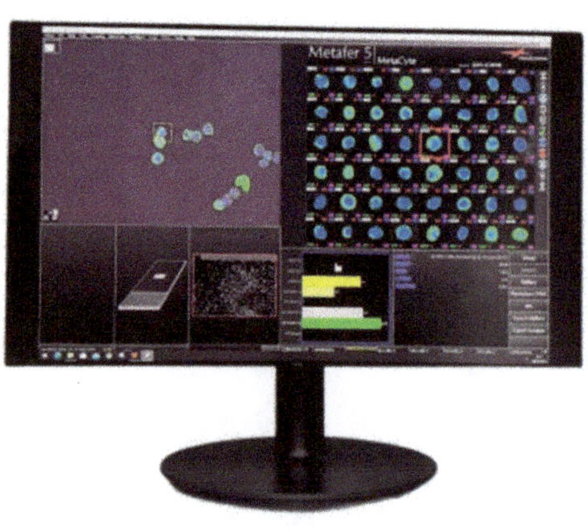

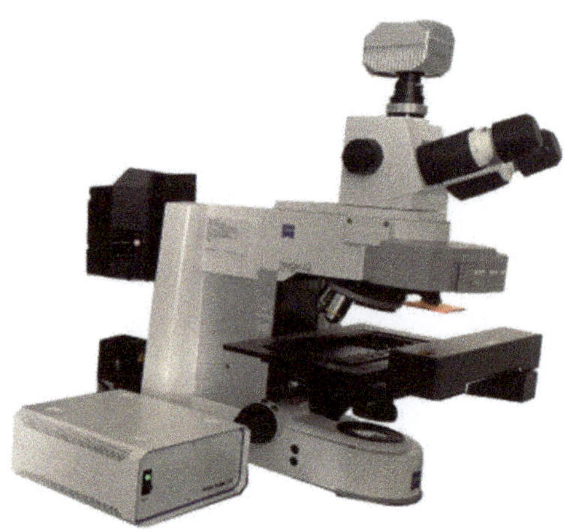

图 12-1-5 TUMORFISHER® CTC 全自动检测显微镜以及软件系统

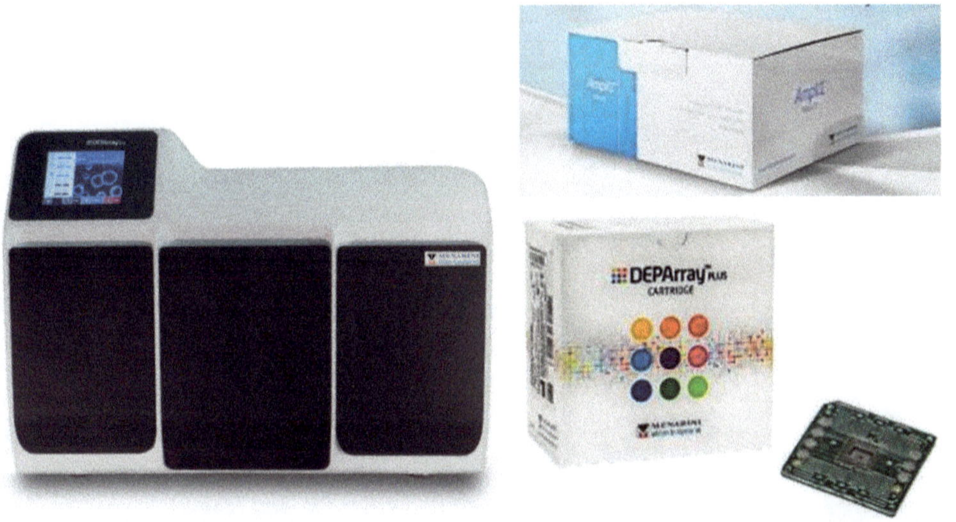

图 12-1-6 单细胞分选仪 DEPArray™ PLUS、配套微流控芯片 Cartridge 和 Ampli1 单细胞扩增试剂

主要用于对上皮源性肿瘤患者进行动态监测以辅助判断疾病进程或治疗效果。

五、行业发展展望

近年来，随着液体活检技术的兴起，CTC 检测技术发展迅速，市场前景广阔。公开数据表明，2021 年，全球 CTC 诊断市场规模约为 85 亿美元，预计 2027 年将增长至 160 亿美元。我国肿瘤患者规模庞大，CTC 检测市场前景较好，其在肿瘤临床诊疗中的应用价值也越来越受关注。但由于癌症患者血液中 CTC 的稀有性和异质性特征，提高 CTC 检测精准度是该技术的关键问题。随着科学技术的不断发展，像纳米材料等新的技术和方法的引入已显著提高循环肿瘤细胞的检测灵敏度和特异性。此外，建立 CTC 分析的标准化和规范化流程对于推动行业的发展非常重要。制定统一的操作规范、质量控制标准和数据分析方法，以确保不同实验室和医疗机构之间的结果可比性和可重复性。目前看来，尽管 CTC 检测处于早期发展阶段，但越来越多商业化 CTC 检测方法的优化和改良正逐步实现 CTC 临床应用的规范化。

在临床应用方面，CTC 计数的意义已经非常明确，对于肿瘤高风险患者的早期筛选、肿瘤患者术后预后判断以及疗效评价都有着重要的指导作用。

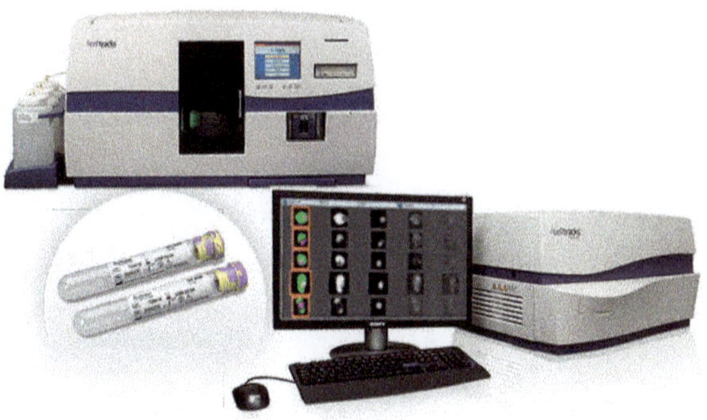

图 12-1-7 循环肿瘤细胞检测系统 CELLSEARCH® System

随着 CTC 富集和分离技术的不断改进和下游检测技术的发展，完整捕获的 CTC 因带有整套的膜蛋白表达信息和基因组序列，使其应用于筛选治疗获益人群，最终实现肿瘤的个体化精准治疗是 CTC 检测发展方向。例如通过检测 CTC 上 PD-L1 的表达，用于筛选消化道癌和乳腺癌患者中免疫治疗的受益人群。随着循证医学证据的不断积累，CTC 检测在肿瘤全流程诊疗过程中临床意义日益凸显。作为一种推动肿瘤精准诊疗的液体活检新技术，凭借行业的不断发展和临床专家重视及支持，国内 CTC 行业发展前景广阔并正向新的发展阶段迈进。

（胡志远）

第二节
循环肿瘤 DNA

一、概述

循环肿瘤 DNA（ctDNA）作为细胞游离 DNA（cell-free DNA，cfDNA）的一小部分，通常由肿瘤细胞通过细胞凋亡、坏死、吞噬作用等途径分泌到循环血液中和其他体液中，例如尿液、胸腔积液、腹水和唾液。在脑肿瘤中，ctDNA 也能在脑脊液中发现。血浆比血清更适合用于 ctDNA 分析，因为后者含有大量在凝血过程中裂解的白细胞 DNA，从而增加背景信号并干扰 ctDNA 检测。ctDNA 片段平均长度为 146 bp，由于碎片化程度较高，因此通常为 90~150 bp 之间，也有的富集在 250~320 bp 区间。

癌症患者的血液 ctDNA 浓度普遍差异较大，但通常比健康人群的浓度高。在健康人的血浆中，cfDNA 平均浓度为 10.3 ng/mL，而癌症患者的 cfDNA 平均浓度更高，但通常低于 100 ng/mL[即 17 000 个基因组当量 /mL（假设每个二倍体基因组的质量为 6 pg DNA）]。在进展期癌症患者的血浆中，ctDNA 最多能占到 cfDNA 的 10%，但在早期或局限期患者中的浓度要低得多。例如在初诊结肠癌患者中，Ⅰ期患者的 ctDNA 浓度显著低于Ⅱ～Ⅲ期患者，而经过手术切除后，ctDNA 在 cfDNA 中的占比通常低于 0.1%。ctDNA 浓度变化与肿瘤的临床和病理特征有关，包括肿瘤分期、肿瘤分级、肿瘤负荷、肿瘤位置、血管生成和对治疗的响应等。Bettegowda 等研究发现，大部分Ⅲ期卵巢癌和肝癌，以及转移性胰腺癌、膀胱癌、结肠癌、胃癌、乳腺癌、食管癌、头颈部肿瘤、神经母细胞瘤和黑色素瘤患者中能检测到 ctDNA，但不到 50% 的髓母细胞瘤、转移性肾癌、前列腺癌、甲状腺癌和不到 10% 的脑胶质瘤患者中才能检测到 ctDNA。

通过分析 ctDNA 可获得两种主要疾病信息，即肿瘤基因组特征和肿瘤负荷定量化特征。在单个时间点定量化 ctDNA 可能有助于疾病分期和预后判断，而序列分析可能有助于选择靶向治疗。ctDNA 承载了原发灶和转移灶的遗传信息，因此为分析克隆异质性和肿瘤进化提供了新的视野。肿瘤组织活检具有侵入性，通常不能完全检测肿瘤的异质性和演变。与之相反，分析 ctDNA 的方法是非侵入性的，可反复评估患者的肿瘤基因组图谱。对于 ctDNA 的定量分析，业界尚未确定最佳方法和模式。大多数 ctDNA 定量分析依赖于体细胞变异等位基因频率（VAF）的测量，这是一种依赖突变检测的方法，即可通过检测血浆中处于特定等位基因频率的突变来实现定量分析。然而，一部分患者可能没有检测到 ctDNA 的体细胞变异，这是由于肿瘤负荷低、检测灵敏度有限或真正没有发生体细胞变异。目前提高 ctDNA 检测性能的策略主要是增加测序深度以及采样各种纠错方法。

ctDNA 甲基化是肿瘤基因组特征分析的另一个重要维度。DNA 甲基化通常可在人类基因组中近 80% 的 CpG 序列的二核苷酸中检测到。异常的 DNA 甲基化主要通过 DNA 超甲基化或低甲基化导致恶性肿瘤。DNA 高甲基化代表甲基化的获得，并总是导致转录抑制和基因表达降低，而 DNA 低甲基化则表明缺乏 DNA 甲基化，影响染色体稳定性或改善非整倍体。全基因组 DNA 低甲基化通常被认为是癌症细胞的标志。另一方面，启动子的异常甲基化可能导致抑癌基因沉默，影响其相关转录途径，导致癌症的增殖。因此 DNA 甲基化可以作为肿瘤等早期诊断的生物标记物和预后评估指标，对肿瘤的筛查和风险评估、早期诊断、分期分型、预后判断及治疗监测都具有重要的意义。

二、ctDNA 用于临床的共识现况

基于 ctDNA 检测的独特优势，与组织活检相比具有无创或微创，可反复取材，收集、处理和分析报告周转时间（turn-around time，TAT）短等，因而在临床上具有广泛的应用。

目前已有临床证据支持 ctDNA 检测可应用于肺癌、乳腺癌、前列腺癌、卵巢癌等晚期实体瘤的伴随诊断，但涉及的驱动基因及其变异类型与相应分析体系均有严格限定。若超适应证应用，建议与患

者就检测必要性、检测费用以及局限性等内容进行充分知情。ctDNA 检测已被国内外专家共识或指南建议作为多种晚期恶性肿瘤组织基因检测的替代方式，但依据其分析结果实时制订临床治疗策略时仍需高级别循证医学证据支持。

晚期实体肿瘤分子靶向或免疫检查点抑制剂治疗开始后，ctDNA 水平定量和动态变化分析有望成为新兴的疗效评估途径。ctDNA MRD（minimal residual disease，微小残留病灶）检测是全新的个性化技术应用领域，尚难以建立通用性技术标准，亟待通过大样本、多中心、前瞻性的临床试验验证其临床效用。ctDNA 检测在临床上用于靶向或免疫治疗评估和分层时，建议就检测价值、局限性和费用等进行充分知情。

在临床环境中，ctDNA 检测可用于识别分子靶向治疗的耐药机制，尤其对于疑难复杂的肿瘤患者，该结果有助于后续的治疗选择决策。免疫检查点抑制剂治疗获得性耐药机制复杂，治疗选择压力下的肿瘤亚克隆演进仅为其部分原因，ctDNA 靶向测序、全外显子和（或）全基因组检测仅作为其转化研究工具之一。

三、ctDNA 的检测技术

1. 全基因组测序

全基因组测序（whole genome sequencing，WGS）是指把物种细胞中完整的基因组序列从第 1 个 DNA 开始一直到最后一个 DNA 完完整整地检测出来，并排列好，因此这个技术几乎能够鉴定出基因组上任何类型的突变。对于人类来说，全基因组测序的价值是极大的，它包含了所有基因和生命特征之间的内在关联性，当然也意味着更大量的数据解读和更高难度的技术挑战。完整的罕见肿瘤基因组表征在协助临床决策和确定无保留治疗方案、罕见突变的癌基因方面显示出巨大的潜力。然而，一些挑战限制了 WGS 在临床环境中的应用，包括质量保证、严格的操作培训、价格昂贵和耗时较长。

2. 低深度全基因组测序

随着高通量测序技术的蓬勃发展，低深度全基因组测序（low pass WGS）技术在科研和临床诊断中的应用逐步深入。Low pass WGS 能够可靠地检测杂合性缺失，微缺失 / 微重复综合征和基因组内 CNV 的缺失，并具有检测范围广、高分辨率、高通量、易操作、兼容性好、低成本等优势，在数据量足够的时候可降低临床漏检，提高染色体异常检出率，是明确遗传病因的高效诊断方式。

3. 全外显子测序

全外显子测序（whole exome sequence，WES）是指利用序列捕获技术将全基因组外显子区域 DNA 捕捉并富集后，再进行高通量测序的基因组分析方法。虽然外显子组序列仅占全基因组序列的 1% 左右，但与人类 85% 致病基因突变相关。与全基因组测序相比，外显子组测序不仅费用较低，而且测序覆盖度更深，数据准确性更高。

4. 标记扩增子深度测序

标记扩增子深度测序（tagged-amplicon deep sequencing，TAm-Seq）的主要特点包括高测序通量，减少了测序时间和成本，以及能同时检测数百万个 DNA 分子，从而能够详细分析一个物种的转录本和基因组。Forshow 等利用该方法对晚期卵巢癌患者的肿瘤蛋白 p53 基因进行了研究，证实在多个原发肿瘤中存在转移性突变。在研究中，TAm-Seq 的检出率 > 2%，敏感性和特异性为 97%。该技术的优势在于采用高度靶向的方法，能让研究人员高效地发现、验证和筛选遗传变异；每次反应能进行成百上千个扩增子的多重分析，可实现高覆盖度；即使在难以测序的区域，例如高 GC 区域，也能提供高度靶向的重测序；非常灵活，可应用于广泛的实验设计；与全基因组测序等范围更广的方法相比，可减少测序成本和周转时间。

5. 全基因组亚硫酸氢盐测序

全基因组亚硫酸氢盐测序（whole genome bisulfite sequencing，WGBS）是通过亚硫酸氢盐处理将基因组中未发生甲基化的 C 碱基转换成 U，进行 PCR 扩增后变成 T，与原本具有甲基化修饰的 C 碱基区分开来，再结合高通量测序技术，可绘制单碱基分辨率的全基因组 DNA 甲基化图谱。由于该技术能提供单胞嘧啶测量分辨率和具有高精度，因此已成为 DNA 甲基化分析的金标准。该技术对发现癌细胞中部分甲基化结构域做出了重要贡献。然而，在操作上存在局限性。特别是，DNA 可能存在不同程度的降解，并且该方法在检测期间可能出现灵敏度降低现象。

6. 简并代表性亚硫酸氢盐测序

简并代表性亚硫酸氢盐测序（reduced representation bisulfite sequencing，RRBS），是一种用于基因组单核苷酸级别的甲基化水平分析的高效的高通量测序技术。这项技术结合了限制性内切酶和亚硫酸氢盐测序，从而得到高 CpG 区域的富集信息。相较于全基因组甲基化测序技术，RRBS 仅需要对基因组约 1% 的区域进行测序，是一种准确、高效、经济的 DNA 甲基化研究方法，在大规模临床样本的研究中具有广泛的应用前景。

7. MONOD 全基因组甲基化富集扫描技术

MONOD® 是独家授权于鹍远生物的基于 NGS 技术的甲基化特征标志物筛选方法，首创血浆无创肿瘤检测溯源方法，应用有超灵敏度的甲基化单倍型分析方法。该技术超高的覆盖度：检测至少 400 万个甲基化区段，有效覆盖＞ 85% CpG 岛。

8. mTitan 甲基化靶向检测技术

mTitan 是鹍远生物自主研发的特异性甲基化标志物检测方法。该技术具有强大的甲基化标志物检测性能：①高覆盖度：一次检测 10^2~10^3 特定甲基化区域（CpG 岛）。②绝对定量信号：特异位点甲基化水平的绝对定量。③甲基化单倍型分析：极大化提高了信噪比。④步骤少：操作简便，检测重复性更好，结果稳定。⑤流程快：分析流程简单、快速。

9. mGuard 多基因甲基化液体活检技术

mGuard（methylation-magnified multi-target detection）技术高效捕捉多个基因位点，有效捕捉和放大血液中微量甲基化信号。该技术优势是：①检测范围广：具备同时检测 3~20 个基因甲基化的能力。②检测结果准确：能避免基因及靶点间的相关干扰。③检测灵敏度高：最低检出限可达 0.05%。④检测流程短：可实现 3 个工作日出检测结果。

10. 基于深度测序的癌症个性化分析

基于深度测序的癌症个性化分析（cancer personalized profiling by deep sequencing，CAPP-Seq）可以识别同一类型癌症患者的多个突变，改善对肿瘤异质性的评估，从而提供更全面的诊断信息。Newman 等在 50% 的 Ⅰ 期非小细胞肺癌患者和 100% 的 Ⅱ ~ Ⅳ 期同类型肺癌患者中使用 CAPP - Seq 检测到了 ctDNA。在 Ⅱ ~ Ⅳ 期和所有分期的肺癌中，根据 ROC 曲线计算出的 AUC 分别为 0.99 和 0.95，所以 CAPP-Seq 具有十分优异的检测能力。临床资料表明，ctDNA 比例低至 0.019% 的时候也还能够被 CAPP-Seq 检测到。该研究发现，CAPP-Seq 可以在医学成像之前检测肿瘤负荷，从而表明该技术在监测残留疾病方面具有价值。CAPP-Seq 可以检测所有主要的突变类型，包括单核苷酸变异、插入、重排和拷贝数变化。

11. 微滴式数字 PCR 技术

微滴式数字 PCR 技术（droplet digital polymerase chain reaction，ddPCR）建立在传统 PCR 扩增和基于荧光探针的检测方法的基础上，无需标准曲线即可提供高灵敏度的核酸绝对定量。在 Droplet Digital PCR 系统中，PCR 样品被分割成 20 000 个液滴。扩增后，含有目标序列的液滴被荧光检测为阳性，没有荧光的液滴被标记为阴性。阳性和阴性液滴数量经泊松统计分析产生目标序列的绝对定量。

数字 PCR 提高了 qPCR 的灵敏度，并能够检测罕见事件，如野生型序列群体中的单核苷酸突变。在传统的 qPCR 中，来自野生型序列的信号可以支配和掩盖来自罕见序列的信号。通过最大限度地减少目标之间竞争的影响，数字 PCR 克服了扩增稀有序列固有的困难，并允许对核酸进行灵敏和精确的绝对定量。

12. BEAMing 技术

BEAMing 技术结合了数字 PCR 和流式技术，最早是由 Bert Vogelstein 提出。其方法是每一类 DNA 分子都会专一的与磁性珠相连接，然后 DNA 分子之间的差异可以通过流式细胞仪检测荧光标记来做出评估。这种方法是基于小珠（Bead）、乳浊液（Emulsion）、扩增（Amplification）和磁性（Magnetic）这四个主要组分来构建的，所以被称作 BEAMing。该技术的优势是在常规实验条件下，可一次性评估数万条 DNA 分子；特异的突变可以通过流式细胞仪进行分离筛选以备进一步分析和研究；可以用来对特定组织或者人群中罕见的突变，以及研究一般基因序列或转录的产物的变异都可以提供相应的鉴别和定量分析。在评估有限数量的潜在突变时，BEAMing 相对敏感且价格低廉。然而，尽管它与 ddPCR 相似，相当准确，但它只能筛选已知的突变。此外，由于复杂的工作流程、专用仪器和每个样本的高成本，该技术在常规临床环境中的实施受到限制。

13. 实时荧光定量聚合酶链式反应

实时荧光定量聚合酶链式反应（quantitative polymerase chain reaction，qPCR）是以传统的 PCR 技术为基础，将荧光基团加入 PCR 反应体系中，通过荧光信号长时间累积进行的检测，最后通过标准曲线进行定量分析，以实现 PCR 过程的实时监测。相较于传统的 PCR 技术，qPCR 技术具有高灵敏度、高效率和高准确性等优势。qPCR 技术将传统的 PCR 技术、荧光标记技术和激光技术进行融合、提高了检测的灵敏性；可在数小时内完成多个样品的实时定量分析，大大节省了操作时间；采取针对性的靶序列鉴别定量分子，极大地提升了检测的特异性和精确性。

qPCR 是一项较新型的检测技术，该技术的应用能够使检测从之前的“定性”转变化为“定量”，而且具有强特异性，提高了检测准确性。其操作简便，基本能够实现自动化，临床上广泛运用于肿瘤基因表达、突变和甲基化的检测。肿瘤的实质是指人体细胞内的基因发生异变，是一种基因发生改变的疾病，这些不同的改变用 qPCR 技术能够准确地检测出来。尤其近年来该技术在预防、诊断以及治疗肿瘤发生率较高领域（肺癌、肝癌、胃癌、结直肠癌、乳腺癌、宫颈癌等）方面最为盛行。

根据 ctDNA 检测技术特点，业内会选择适合的技术用于学术研究、产品开发和产品应用等特定的场景。各技术的特点见表 12-2-1。

表 12-2-1　ctDNA 检测技术比较

方法	检测限（%）	突变靶定	优势	局限性
WGS	1	已知和未知	全面	灵敏度低，价格较贵
WES	1	已知和未知	检测整个外显子区域	灵敏度低，价格较贵
WGBS	1	已知和未知	准确性高，能检测单个胞嘧啶甲基化	价格较贵
Low pass WGS	1	已知和未知	全面，成本较低	灵敏度低
RRBS	1	已知和未知	准确，灵敏	检测区域有限
MONOD	1	已知和未知	准确，灵敏，全面	价格较贵
mTitan	1	已知和未知	准确，灵敏	检测区域有限
mGuard	0.05~0.1	已知	准确，灵敏	检测位点有限
TAm-Seq	2	已知和未知	灵敏度高	检测区域有限
CAPP-Seq	0.01	已知和未知	灵敏度高	检测区域有限
BEAMing	0.01	已知	灵敏度高	仅检测已知突变
qPCR	0.01~0.1	已知	灵敏度高	检测位点有限
ddPCR	0.001~0.01	已知	灵敏度高	检测位点有限

四、ctDNA 的临床应用

ctDNA 提供了一种比影像学或其他传统方法更敏感的检测癌症的方法。这种敏感性可以通过以下方式加以利用：在临床或影像学表现出现之前对癌症进行早期诊断，以及在微小残留疾病的检测中，定义为在完成所有潜在治愈性治疗的患者中，在没有其他临床证据表明疾病复发的情况下检测 ctDNA。在放射影像学上表现明显的疾病中，ctDNA 似乎对肿瘤负荷的变化更敏感，可能有助于在新辅助治疗场景中调整治疗强度，并有助于监测需要姑息治疗的患者的肿瘤反应。此外，对基因变异类型及其随后的改变进行定性评估可能有助于评估导致耐药性出现的肿瘤演变和异质性，以及选择最合适的治疗方法。综上，ctDNA 的临床应用可贯穿早诊、治疗、监测和随访各阶段，应用场景见图 12-2-1。

（一）ctDNA 用于癌症筛查和辅助诊断

基于 ctDNA 的液体活检是一种强大的技术，可以应用于不同阶段的癌症筛查和诊断。在无症状人群中，它可以用来识别癌症患者，以提高早期诊断率。然而，利用 ctDNA 测序进行癌症筛查和早期

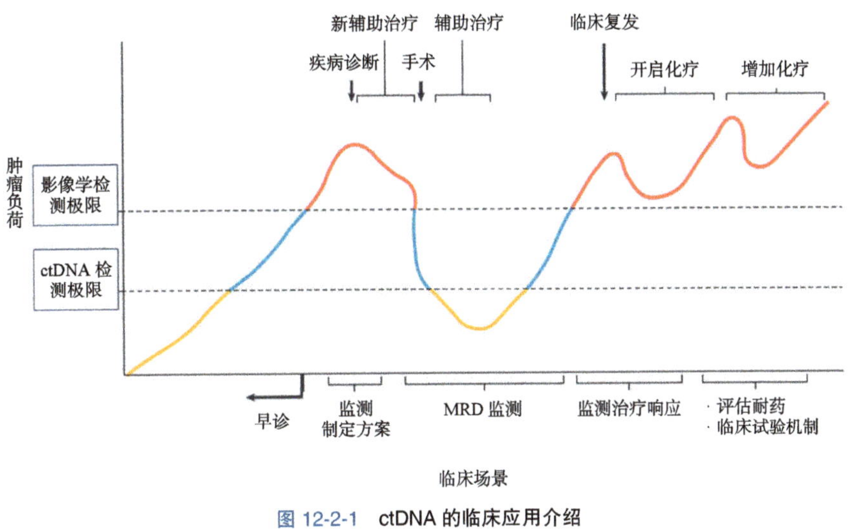

图 12-2-1　ctDNA 的临床应用介绍

诊断面临着巨大的障碍。在无症状个体中，ctDNA 的浓度仅约为 1~10 ng/mL，为了达到较高的灵敏度和特异度，目前已有 ctDNA 检测方法比前列腺特异性抗原、癌胚抗原、*CA19-9*、*CA15-3* 和 *CA125* 等癌源抗原具有更高的灵敏度和特异性。例如：像 *KRAS* 和 *TP53* 这样的突变可以在癌症诊断前一年的个体储存的痰样本中检测到。在另一项前瞻性研究中，在癌症诊断前 2 年，在健康受试者的 cfDNA 中检测到 *KRAS* 和 *TP53* 突变。除了 DNA 突变外，DNA 甲基化可以提供更可靠和一致的结果，更适合癌症筛查。已有研究表明，通过基于高通量甲基化测序技术的 PanSeer 检测可比临床诊断最多早 4 年发现胃癌、食管癌、结直肠癌、肺癌和肝癌的异常信号。中国 NMPA 和美国 FDA 也都批准了 *SEPT9* 基因甲基化检测用于结直肠癌的筛查或辅助诊断。从国内用于筛查或辅助诊断的 ctDNA 检测市场来看，基于 PCR 技术的 ctDNA 多基因甲基化检测已如雨后春笋一般越来越丰富，不仅在消化道肿瘤领域呈现多样化发展，还助力宫颈癌和膀胱癌等肿瘤的辅助诊断。国内用于实体瘤筛查或辅助诊断的 ctDNA 检测产品见表 12-2-2。

表 12-2-2　国内基于 ctDNA 的癌症辅助诊断和筛查产品

生产企业	产品或技术	癌种
鸥远生物	常艾克——人类结直肠癌多基因甲基化检测试剂盒（PCR- 荧光探针法）	结直肠癌
诺辉健康	*KRAS* 基因突变及 *BMP3/NDRG4* 基因甲基化和便隐血联合检测试剂盒（PCR 荧光探针法-胶体金法）	结直肠癌
为真生物	人 *Septin9* 基因甲基化检测试剂盒（荧光 PCR 法）	结直肠癌
艾米森	*SDC2* 和 *TFPI2* 基因甲基化联合检测试剂盒（荧光 PCR 法）	结直肠癌
锐翌生物	人类 *SFRP2* 和 *SDC2* 基因甲基化联合检测试剂盒（荧光 PCR 法）	结直肠癌
艾克伦	*Septin9/SDC2/BCAT1* 基因甲基化检测试剂盒（PCR-荧光探针法）	结直肠癌
康立明	人类 *SDC2* 基因甲基化检测试剂盒（荧光 PCR 法）	结直肠癌
透景生命	人 *SHOX2*、*RASSF1A* 基因甲基化 DNA 检测试剂盒（PCR 荧光法）	肺癌
优圣康	肺优康	肺癌
艾克伦	*SHOX2/RASSF1A/PTGER4* 基因甲基化检测试剂盒（PCR-荧光探针法）	肺癌
博尔诚	*RNF180/Septin9* 基因甲基化检测试剂盒（PCR 荧光探针法）	胃癌
艾克伦	艾为宁——胃癌甲基化检测	胃癌
鸥远生物	甘艾克——人类肝癌多基因甲基化检测试剂盒（PCR-荧光探针法）	肝癌
和瑞基因	莱思宁——肝癌早筛产品	肝癌
莱盟健康	*BMPR1A/PLAC8* 基因甲基化检测试剂盒（数字 PCR 法）	肝癌
泛生子	HCCscreen——肝癌多维度早期筛查方案	肝癌
华大基因	华甘宁——无创肝癌基因检测	肝癌
捷诺生物	人 *ASTN1*、*DLX1*、*ITGA4*、*RXFP3*、*SOX17*、*ZNF671* 基因甲基化检测试剂盒（荧光 PCR 法）	宫颈癌
奕谱生物	TAGMe 宫颈癌 DNA 甲基化检测	宫颈癌
达健医学	人 *Twist1* 基因甲基化检测试剂盒（荧光 PCR 法）	膀胱癌
奕谱生物	TAGMe 膀胱癌 DNA 甲基化检测	膀胱癌

注：参考中国国家药品监督管理局注册数据库及各公司官网。

（二）ctDNA 用于癌症 MRD 检测

微小残留病灶（minimal residual disease，MRD）的概念最早出现在血液系统肿瘤患者根治性治疗后，指血液中的任何肿瘤衍生物质，是肿瘤复发的早期检测指标，用于评估疗效、预后风险分层和监测复发。美国国立综合癌症网络发布的《NCCN 肿瘤临床实践指南：结肠癌（2021.V2）》中明确结直肠癌患者术后 ctDNA 检测可以提供预后信息。我国 2021 年发布的非小细胞肺癌分子残留病灶专家共识提出肺癌分子残留病变是指经过治疗后，传统影像学（包括 PET/CT）或实验室方法不能发现，但通过液体活检发现的癌来源分子异常，代表着肺癌的持续存在和临床进展可能。国内外主要 MRD 检测技术和服务见表 12-2-3。

表 12-2-3 国内外主要 MRD 检测技术和服务

生产企业	产品或技术	癌种
Adaptive Biotechnologies	ClonoSEQ	多发性骨髓瘤、急性 B 淋巴细胞白血病（ALL）、慢性淋巴细胞白血病（CLL）
泛因医学	NEO-MRD	血液肿瘤
Invitae	Personalized Cancer Monitoring- Baseline Test	实体瘤
GuardantHealth	Guardant Reveal	结直肠癌、乳腺癌、肺癌
Natera	Signatera	实体瘤
桐树基因	诊心安 -MRD	实体瘤
世和基因	术宁 Ultra	实体瘤
慧渡医疗	慧诠 MRD 检测	实体瘤
华大基因	华见微	实体瘤
吉因加	Gene+OncoMRD	实体瘤
臻和基因	微适博	实体瘤
燃石医学	朗微	实体瘤
鹍远生物	常艾克	结直肠癌
铭时医疗	铭鉴安	实体瘤

注：参考美国 FDA 及各公司官网。

2017 年，TRACERx 研究公布了其中 24 例 NSCLC 患者术后进行动态 ctDNA 追踪研究结果，通过 Signatera 技术追踪外周血中个体化单核苷酸变异（single nucleotide variant，SNV，中位数 18 个，范围 10~22 个）；结果显示在 14 例判断为 ctDNA 阳性（至少 2 个 SNV）的患者中 13 例患者出现临床疾病复发，且 ctDNA 中位超前预判时间为 70 天（范围 10~346 天）。这一研究体现了 ctDNA 的复发超前预判效能。值得关注的是，动态 ctDNA 负荷变化也反映了辅助化疗的疗效。3 例患者在术后 30 天内即检测 ctDNA 阳性，并且在辅助治疗期内，其血浆 SNV 负荷仍不断升高，并在术后 1 年内出现复发；与此相反，有 1 例患者，虽然术后 3 天、辅助化疗前 ctDNA 检测阳性，但辅助治疗完成后以及术后 457 天、667 天均检测阴性，而术后 688 天时仍无肿瘤复发。由此提示动态血浆 ctDNA 检测能够超前预判肿瘤复发，同时与辅助治疗疗效具有一定相关性。

在Ⅱ期结肠癌（约占所有结直肠癌的 25%）患者中，手术切除后的治疗仍然是一个临床难题，约 80% 的患者仅通过手术治愈。辅助化疗更常用于高风险Ⅱ期患者。然而，辅助治疗对Ⅱ期结肠癌患者（包括基于临床病理标准或基因特征的高危疾病患者）的总体生存获益仍有待最终证明。Tie 等人使用基于肿瘤信息的 Safe-SeqS 平台的 ctDNA 检测，报道了两项前瞻性多中心队列研究，一项在Ⅱ期（$n = 230$），另一项在Ⅲ期（$n= 96$）患者，显示 ctDNA 作为预后标志物的表现明显优于临床病理标准。在这些研究中，分析了肿瘤组织中 15 个已知在 CRC 中发生的体细胞突变，并在每个患者中选择一个在肿瘤组织中发现的突变（突变等位基因分数最高的突变 MAF）进行 ctDNA 检测。在 230 例切除的Ⅱ期结肠癌患者中，未接受辅助化疗的患者术后血浆样本中 ctDNA 的存在与复发密切相关。在Ⅱ期队列中未接受辅助化疗的患者（$n= 178$）中，术后 4~10 周 ctDNA 可检测的患者中有 79% 的患者（14 例中有 11 例）在中位随访 27 个月时出现复发（*HR*：18，*95% CI*：7.9~40；$P < 0.001$）。相反，在 164 例术后 ctDNA 检测不到的患者中，只有 9.8%（16 例）发生了癌症复发。综上所述，Tie 等证实，术后 ctDNA 阳性的Ⅱ期结肠癌患者在不进行化疗的情况下，疾病复发的风险极高；这种风险大于常规辅助治疗的Ⅲ期结直肠癌患者。相反，ctDNA 阴性的患者术后影像学复发风险较低 [3 年无复发生存率（RFS）为 90%]。ctDNA 阳性组 3 年 RFS 为 0%，ctDNA 阴性组为 90%。这些研究表明 ctDNA 可用于监测早期结直肠癌患者的 MRD。

DNA 甲基化在肿瘤中是一种较稳定的共价修饰，肿瘤基因组除了突变之外，也具有肿瘤抑制基因相关特定 CpG 岛位点启动子的高甲基化特征，是早期恶性肿瘤和预后最有潜力的生物标志物之一。在肿瘤发生早期，DNA 甲基化已有显著变异且存在大量变异位点，已成为早期 MRD 检测靶点。在外周血 DNA 甲基化检测中，为了避免异常甲基化频率过低影响检测敏感性，一般同时检测多基因启动子甲基化。有研究采用定量反转录实时 PCR 方法，在 TCGA 数据集中识别差异甲基化区域，并在多组原发性 NSCLC 和体液（包括血清、胸腔积液和腹腔积液样本）中评估临床效用。最终筛选出 6 个基因（*CDO1*、*HOXA9*、*AJAP1*、*PTGDR*、*UNCX* 和 *MARCH11*）的甲基化图谱，通过验证认为此 6 个基因的启动子甲基化有可能作为早期 NSCLC 检测的生物标志物，并可在诊断时预测预后。

在 LUNAR-1 研究中，纳入的 103 例患者中有 84 例（Ⅰ期 9.5%，Ⅱ期 23.8%，Ⅲ期 47.6%，Ⅳ期 19%）在最终治疗完成后抽取了可评估的血浆。在治疗后 1 个月（中位数 31.5 天）和随访＞ 1 年的“标志性采样点”血浆中，15 例患者检测到 ctDNA，所有 15 例患者均复发，阳性预测值为 100%，风险比为 11.28（$P < 0.000\ 1$）。在未检测到 ctDNA 的 49 例患者中，12 例（24.5%）复发。采样检测的复发敏感性 55.6%，特异性 100%。结合连续监测（在复发 4 个月内抽取）样本，灵敏度提高到 69% 和 91%。与单独的基因组改变相比，整合表观基因组特征（DNA 甲基化）可使敏感性提高 25%~36%。

另外，在一项针对Ⅰ~Ⅲ期 CRC 患者的前瞻性多中心研究中，通过使用简化的多重定量聚合酶链反应方法，分析了术前、术后、辅助化疗期间和之后以及整个监测期间（每 3 个月一次，长达 2 年）患者（n=299）血浆样本中 ctDNA 甲基化（*SEPT9*、*BCAT1*、*IKZF1*、*BCAN*、*VAV3*）的变化。术后第 1 个月，ctDNA 阳性患者复发的可能性是 ctDNA 阴性患者的 17.5 倍（*HR*：17.5；*95% CI*：8.9~34.4；$P < 0.001$）。整合 ctDNA 和癌胚抗原检测显示复发风险分层，*HR* 为 19.0（*95% CI*：8.9~40.7；$P < 0.001$）。此外，在接受不同持续时间和强度的辅助化疗的患者中，术后 1 个月的 ctDNA 状态与预后密切相关。辅助化疗后，ctDNA 阳性患者的无复发生存期明显短于 ctDNA 阴性患者（*HR*：13.8；*95% CI*：5.9~32.1；$P < 0.001$）。确定性治疗后的纵向 ctDNA 分析显示，ctDNA 阳性患者的无复发生存率低于 ctDNA 阴性患者（*HR*：20.6；*95% CI*：9.5~44.9；$P < 0.001$）。治疗后分析发现 CRC 复发早于影像学证实的复发，中位提前期为 3.3 个月（*IQR*：0.5~6.5 个月）。此研究展示了 ctDNA 多基因甲基化检测在结直肠癌 MRD 检测中的巨大应用前景。

五、未来趋势判断

目前的临床研究和应用实践支持以 ctDNA 为基础的液体活检作为早期诊断和治疗反应监测、高危人群癌症筛查、肿瘤异质性评估和新型癌症驱动突变检测的微创诊断工具。与组织活检一样，检测 ctDNA 也能提供肿瘤分子信息，可以在常规检查之前及早发现肿瘤负荷。ctDNA 在监测肿瘤内异质性、确定驱动事件和进化过程的克隆性质以及作为隐匿转移的预测标志物方面具有很大的潜力。此外，运用 ctDNA 揭示的肿瘤分子特征可以跟踪疾病的演变并预防疾病复发。尽管有诸多好处，但由于缺乏特异性和敏感性、缺乏统一的标准和分离程序以及较高的经济成本等一些局限性，ctDNA 在临床应用受到阻碍。因此，通过深入研究和技术更新来解决与使用相关的挑战，可以使其在临床环境中得到最佳整合，从而带动癌症研究不断深入变化。

北京市希思科临床肿瘤学研究基金会、东方临床肿瘤研究中心和中国医学论坛报联合发起的“肿瘤 ctDNA 基因检测临床应用现状调研”（以下简称 ctDNA 应用调研）结果表明：在选择基因检测平台时，临床医生最关注的三大要素是技术验证数据充分（必须包含临床数据）、产品精确度高可检测指标全以及得到国家法规的认可。由于检测技术的不断推广，将有越来越多的临床研究采用 ctDNA 检测。NGS 技术和 PCR 技术代表了两个技术方向，检测基因越多越全面和检测极限越低越灵敏是不同临床场景的两个需求。随着“健康中国”战略的实施，2021 年 3 月 18 日，国家药监局正式发布了最新修订的《医疗器械监督管理条例》（以下简称《条例》），自 2021 年 6 月 1 日起施行。《条例》的第五十三条提到：对国内尚无同品种产品上市的体外诊断试剂，符合条件的医疗机构根据本单位的临床需求，可以自行研制，在执业医师指导下，在本单位内使用。随着广州、杭州和上海的 LDT（Laboratory Developed Test）模式深入探索，未来预计将有越来越多的城市鼓励开发“整合式”平台技术，研发高端检验检测一体化设备，攻克仪器的稳定性、可靠性、微型化和智能化等关键技术。鼓励医检业务外包，将第三方医学检验作为公立医疗机构的补充。支持检验检测产品纳入医保目录。

ctDNA 应用调研还发现在临床中应用 ctDNA 检测较多的场景依次是“药物治疗前寻找靶向或者免疫药物”“治疗期间动态监测药物疗效、疾病复发或者进展等”“手术后 MRD 监测”等。对于 ctDNA 动态监测的必要性，61% 的医生表示会在不考虑经济问题的前提下，为患者开展全病程多次 ctDNA 动态监测，多次检测的主要目的包括评估靶向、免疫药物的疗效，术后复发监控，辅助诊断和用药等。这些场景正是目前研究最多，应用最广的场景，但检测平台的规范化和标准一致性尚未建立，高质量的大规模前瞻性研究也较少。据此判断，基于 ctDNA 检测的临床应用将更多聚焦在寻找和调整用药方案、MRD 检测及预后判断，而临床研究将从小规模横断面研究逐渐向大样本量的前瞻性研究转变，同时基于不同检测技术和平台的方法学将愈加成熟，检测一体化流程和统一的标准将逐步建立。

Frost & Sullivan 此前发布数据显示，2020 年中国基因检测整体市场规模已达 151 亿元，2016—2020 年的年复合增长率为 20.3%，预计到 2030 年增至 1536 亿元，说明这一市场规模尚在初阶。ctDNA 检测技术作为目前研究最多、应用最成熟的液体活检技术之一，技术及产品日臻成熟，已成为传统组织检测的重要补充，在临床应用中关注度持续上升。不过相比发达国家的普及度，我国 ctDNA 检测的临床应用体系尚未成熟，处在快速起步阶段。

目前，中国 MRD 动态监测市场趋热，随着部分企业陆续推出了 MRD 动态监测的相关产品，预计整体行业市场规模将显现快速增长的潜力。随着市场规模的扩增，MRD 动态监测更有望随着临床的应用场景增加而进入指南，并成为常规肿瘤诊疗的一部分。因此，中国 MRD 动态监测市场前景广阔，未来可期。

（张江立）

第三节 外泌体

一、技术概述

外泌体（exosome）是细胞外环境中含脂质双分子层的一种膜性囊泡，呈杯状和（或）双凹碟状，直径为 30~100 nm，密度为 1.11~1.19 g/mL。多种细胞在正常及病理状态下均可分泌外泌体，其主要途径是细胞内溶酶体微粒内陷形成的多囊泡体，经多囊泡体外膜与细胞膜融合后释放到胞外基质中。外泌体包含母细胞的多种胞质内物质包括蛋白（酶分子、热休克蛋白等）、核酸和代谢产物等多种物质。这些物质在细胞间的物质传递、信息交流、细胞增殖分化、血管生成、免疫调节等过程中发挥重要的生物学作用，并参与了肿瘤以及心血管、消化、免疫、神经等系统疾病的病理过程。外泌体存在于血浆、血清、唾液、羊水、母乳和尿液中，其包含的物质和信息可以指示母细胞的生理或者病理的状态，因此有望成为一种新型的液体活检疾病诊断标志物。

二、技术历史

最早的外泌体分离方法是通过超速离心将细胞培养液中的外泌体沉淀下来，然后通过再离心和过滤等步骤进行纯化和分离。随着科技的发展，外泌体分离检测技术也逐渐得到改进和完善。在 20 世纪 80 年代，研究人员开始使用密度梯度离心和差速离心等方法对外泌体进行分离和纯化。然而，这些方法存在一些缺点，如操作复杂、耗时长、产量低等。近年来，随着纳米技术的发展，研究人员提出了一系列新的外泌体分离检测技术。其中，最常用的方法包括超滤、凝胶过滤、免疫磁珠分离和流式细胞术等。这些方法具有操作简便、高效快速、产量高等优点，被广泛应用于外泌体的分离和检测。此外，外泌体的表征是研究其生物学功能和临床应用的关键。传统的外泌体表征技术主要包括电子显微镜、动态光散射、纳米粒子跟踪分析等，但这些技术存在着一定的局限性。近年来，研究人员开发了一些新的表征技术，如质谱分析、单颗粒荧光成像、流式细胞术等，可以更准确地鉴定外泌体的组成和功能。近年来，随着单细胞技术的发展，研究人员还开发了单细胞外泌体分离和检测技术，可以对单个细胞释放的外泌体进行分析。这些新技术的出现为外泌体研究提供了更多的可能性，有助于深入了解外泌体的生物学功能和临床应用。

三、技术原理

（一）分离技术原理及主要方法

外泌体的大小、起源与分子组成具有异质性，并广泛存在于多种复杂的体液中，如血液、尿液、胸水、腹水、脑脊液与唾液等。将外泌体从复杂的体液中分离富集是外泌体临床应用的关键步骤。通过不同技术实现外泌体的分离富集，主流的技术主要包括超速离心法、尺寸排阻层析法、亲合富集法、共沉淀法、场流分馏法等。不同的技术对于外泌体的分离富集具有不同的原理与特点。

1. 超速离心法

超速离心法（ultracentrifugation）是外泌体分离中最广泛使用的一种技术。其技术原理是通过不同的离心力将沉降系数不同的外泌体及细胞、细胞碎片进行分离。首先以低离心力（300 × g）去除细胞及其碎片，随后以高离心力（100 000 × g）分离富集外泌体。该技术在外泌体分离过程中不需引入其他标志物，适合大批量样本处理。其缺点也很明显，即操作繁琐、费时费力、需要特定的大型设备，并且离心过程可能会导致部分外泌体结构破坏，影响后续分析。

2. 尺寸排阻层析法

尺寸排阻层析法（size-exclusion chromatography）也被称为凝胶过滤层析法，技术原理是根据分子的大小，利用凝胶过滤对外泌体和其他分子进行分离。凝胶中分布了特定大小孔隙，当样品进入凝胶时，小分子扩散进入孔隙中，较大的细胞外囊泡（> 75 nm）作为大分子则被直接洗脱。该技术可将外泌体与可溶性蛋白分离，能获得较高的纯度和产量。近年来，该分离方法已被应用于从复杂的生物样本中分离纯化外泌体。但为提高分离的效率需要考虑多种因素，包括介质类型、孔径、外泌体与介质之间的相互作用、洗脱柱的尺寸及流速等，因此存在凝胶的成本过高的缺点。

3. 亲合富集法

亲合富集法（immunoaffinity enrichment）的技术原理是利用常见的外泌体标志物（包括四跨膜蛋白，如 CD9、CD63 和 CD81；以及与肿瘤相关的标志物，如 EGFR 和 EpCAM）的特异性抗体捕获外泌体。随后进一步使用磁珠对标记好的外泌体进行磁分离，将外泌体从磁珠上释放后，即可实现外泌体的分离富集。该方法简单快速，利用抗原-抗体结合的强大亲合力可以获得高特异性的外泌体样品，但可能无法分离出无特异性标志物的外泌体。目前已经有各种微流控装置用于外泌体的选择性分离，最近开发了一种微流控装置 ExoSearch 芯片，该芯片利用免疫磁珠孵育和持续分离外泌体，并用于下游分析，实时完成外泌体的富集与检测。

4. 共沉淀法

共沉淀法（co-precipitation）的技术原理是通过高分子的疏水聚合物降低外泌体的水合作用（从而降低溶解度），在低离心力作用下即可将沉淀的外泌体产物分离出来，相较于超速离心法，具有操作简便、省时省力的优势。最近，基于聚合物共沉淀法的商业试剂盒（例如 ExoQuick、Exo-Spin）已被开发用于外泌体富集。但该方法提取的外泌体样品杂质较多，尤其是可共沉淀脂蛋白和 Ago-2 RNA 复合物。此外，对于大规模样品，商品试剂盒的成本较为昂贵。因此，共沉淀法作为外泌体分离方法在应用中受到了一定的限制。

5. 场流分馏法

场流分馏法（field flow fractionation）是根据外泌体的密度和流体动力学特性分离其不同亚群的技术。该技术垂直于样品流施加一个力场，外泌体通过前向层流通道时根据布朗运动被分选成不同的群体。较大的颗粒具有较低的扩散速率，往往移动得更慢。然而，较小的颗粒具有更高的扩散速率，并且往往移动得更快。这种方法的分离范围广，适用于各种洗脱液。

目前已开发或正在开发的各种技术及其相互组合，未来可能实现比上述方法更高的外泌体分离富集效率及特异性。

（二）检测技术的原理

外泌体的囊泡结构中包含蛋白质、脂质、核酸和其他生物分子，可作为外泌体的特异性标志。将外泌体分离后需要通过多种检测技术对其进行表征，用于评估外泌体分离的效果、确定其生物标志物及生物功能，这对于下游分析极为重要。

1. 细胞外囊泡蛋白标志物检测技术及其应用

外泌体的蛋白组成反映了外泌体生物发生途径，可作为外泌体表征的标志物，因此国际细胞外囊泡协会建议提取后鉴定外泌体蛋白，特别是跨膜蛋白和细胞质蛋白。通常在检测特异性蛋白前，采用比色法（Bradford 或 micro-bicinchonic acid，BCA）、荧光测定法或 SDS-PAGE 的整体蛋白染色来测定总蛋白量。外泌体蛋白标志物的主要检测技术如下。

（1）免疫印迹法（western blotting，WB）：是最常用的蛋白质检测技术，其技术原理是采用含有变性剂和蛋白酶抑制剂的缓冲裂解液处理外泌体样品后，通过十二烷基硫酸钠聚丙烯酰胺凝胶电泳（SDS-PAGE）使蛋白裂解物分离，转移到膜上并用特异性抗体标记。该方法可以对外泌体蛋白进行批量检测，并检测不同蛋白的相对含量。但该方法的前处理与检测时间通常较长。

（2）酶联免疫吸附试验（enzyme linked immunosorbent assay，ELISA）：是另一种最常用的蛋白质定量技术，利用抗原-抗体结合的特异性，通常采用“双抗体夹心法”进行检测与定量。外泌体蛋白裂解物可被固定的捕获抗体，随后加入另一检测抗体也与靶标蛋白结合，将未结合的检测抗体洗涤后，即可加入底物进行比色，完成外泌体蛋白的定量检测。虽然ELISA与WB的检测范围相似，但其检测速度较后者更快。然而ELISA技术难以应用于蛋白的多路复用检测。

（3）质谱技术（mass spectrometry）：其原理是用激光照射样品与基质形成的共结晶薄膜，基质从激光中吸收能量传递给生物分子而电离过程中将质子转移到生物分子或从生物分子得到质子，而使生物分子电离的过程。飞行时间质量分析器的原理是离子在电场作用下加速，获得相同的动能，不同质荷比（m/z）离子的飞行速度不同，质荷比小的离子飞行速度快，质荷比大的离子飞行速度慢，经过飞行管无场飞行后，离子依次到达检测器，通过记录离子到达检测器时间，即可换算出离子质荷比。纯化的外泌体制剂经过酶消化和肽分离，然后用质谱仪电离分析，从而鉴定外泌体蛋白。相对于WB与ELISA只能在相对较小的范围内对目标蛋白进行定量，质谱技术可以实现高通量的蛋白质组学分析。虽然质谱分析需要大量的准备和处理时间（数天），但它可以提供高通量、定量和外泌体比较蛋白质组分析。最后，质谱技术对许多实验室已经变得越来越经济和可行，允许同时对多种蛋白质进行类型评估。

（4）生物传感技术：近年来，生物传感器技术在实现外泌体蛋白灵敏检测应用上引起广泛关注。生物传感器主要由分子识别元件和转换元件构成，分子识别元件包括抗体、适配体等特异性识别靶标蛋白，由转换元件将其转换成电信号，与比色法、荧光法、表面等离子体共振法、表面增强拉曼散射法和电化学方法等多种方法结合来检测分析。生物传感技术具有经济便捷、快速响应、高灵敏度、高特异性和多路复用能力的优点。

2. 细胞外囊泡核酸标志物检测技术及其应用

外泌体中还携带DNA和RNA，其中RNA是主要核酸，其数量和性质可以根其来源的细胞类型而变化。与细胞中的RNA相比，外泌体中携带的RNA通常更短（通常< 200个核苷酸，但也有长达5 kb的）。外泌体中RNA的提取方法通常包括苯酚-氯仿萃取和自旋柱技术。目前主要通过以下几种技术进行检测。

（1）逆转录定量聚合酶链反应（quantitative reverse transcription PCR，RT-qPCR）：RT-qPCR技术将逆转录反应（RT）与实时荧光聚合酶链式反应（qPCR）相结合。提取外泌体的总RNA后首先通过逆转录酶转录成互补DNA（cDNA）。随后，以cDNA为模板，序列特异性引物、DNA聚合酶、4种dNTP及适宜的体系，在合适的温度和时间条件下反应，扩增目的片段，通过实时荧光测量检测。虽然RT-qPCR技术的通量有限，但有助于定量外泌体中已知的目标序列。

（2）高通量测序技术（next-generation sequencing technology，NGS）：通常先将提取的外泌体的RNA片段两端加接头，通过反转录合成cDNA，PCR扩增生成小RNAs文库，测序平台测序后进行生物信息学分析。NGS可以产生数百万个具有良好读取深度和覆盖范围的片段，从而有助于从整个转录组（包括已知和未知的RNA）进行分析和探索。NGS综合分析可能为外泌体介导的分子效应机制提供进一步的见解，并有助于发现新的生物标志物。

（3）生物传感技术：生物传感技术同样在外泌体核酸检测方面发挥重要作用。结合DNA纳米技术等准确识别靶标RNA，并对其进行信号放大，并将其转换成为可检测的生物学信号。生物传感技术在外泌体核酸检测方面具有极大的应用潜力。

四、发展历程

（一）外泌体分离方面

1. 从小规模到大规模分离

目前已有外泌体分离技术是依据外泌体的物理（如大小、密度）和生物（蛋白的表达）特性进行对外泌体进行分离富集。其中超速离心法被认为是外泌体分离的“金标准”技术。外泌体的分离步骤包括生物样本的前处理及外泌体分离富集等多个步骤，过程中外泌体容易受到不同程度的损伤，可能造成外泌体的生物功能或性质的改变，从而影响其下游的分析应用。因此，目前外泌体分离面临的最大的问题是缺乏标准化的流程，从而提高在临床应用中的可重复性。目前国内外外泌体相关研究飞速发展，研究规模逐步增大，研究者对于单次外泌体提取的数量提出了更高的需求。

2. 从操作复杂到简单易用

外泌体分析在临床应用的前提是：具备快速检测的能力、所需样本量少、能够自动化操作、重复性高及合理的成本。因此，外泌体分离技术经过了一个操作复杂到简单易用的发展过程。目前，基于微流控装置的外泌体分离技术是发展的主流。微流控装置具有分离检测一体化、装置体积小、简单易用的优势，基于微流控装置有望实现快速、经济、集成化的外泌体分离检测。

（二）检测方面

1. 从均相到单个

目前主流的外泌体检测技术是在不考虑外泌体异质性的前提下，对一群外泌体进行检测获得的平均结果。然而只有小部分外泌体含有肿瘤特异性的蛋白和核酸，如何在大量的外泌体中检测出这一部分肿瘤特异性的外泌体是亟需解决的一大难题。因此，单个外泌体检测是检测技术发展的发展趋势。

单个外泌体检测分析技术的优势之一就是能够揭示外泌体的异质性，并将外泌体的蛋白和核酸组成与亲代细胞进行比较。在单个外泌体中，蛋白标志物的含量比核酸标志物含量高，且肿瘤相关的标志蛋白可被抗体简单有效识别。经过多年的持续发展，目前已经出现了具有应用前景的单个外泌体检测技术，并成功应用于多种肿瘤疾病的诊断。大多数单个外泌体分析技术利用荧光传感，光散射或者电子吸收等原理，方法包括透射电镜、冷冻电镜、原子力显微镜、超分辨荧光显微镜、全内反射荧光显微镜、拉曼光谱等，但这些方法往往具有操作繁琐、耗时长、需要专业的仪器设备与操作、检测通量低等局限性。2016 年结合了瑞利散射和鞘流单分子荧光检测技术的商品化纳米流式检测仪亮相后，纳米流式检测技术得到了国内外的重点关注，并且实现了外泌体的核酸和蛋白在单颗粒水平上的检测。

2. 从 RNA 提取、qPCR 到原位外泌体 RNA 分析

随着研究者对外泌体核酸作为生物标志物的兴趣日益浓厚，新的外泌体核酸检测技术已被开发出来。不仅能在复杂的背景下准确识别痕量的靶标核酸，并且对于外泌体核酸的提取和分析过程提出了更为高效、快速的要求。外泌体核酸标志物在临床应用最大的限制因素为分析过程中繁杂的操作步骤，对外泌体核酸进行原位检测不仅可以避免提取过程中靶标核酸的损失，同时可以缩减操作时间和提高检测效率。

3. 从多步操作到分离检测一体化

为了提高在复杂体液背景中的外泌体分离效率和特异性，开发了多种新技术。但这些新方法在操作流程与检测通量上的优势尚不明显。微流控装置有助于实现外泌体分离检测一体化，相比于传统的方法不需太多的样本量，简化分析过程，运用极微量的样本快速获取分析结果。外泌体分离检测一体化直接从样本中捕获分离外泌体，结合信号放大技术可以实现较高的检测灵敏度，关键部件可集成至芯片上，其装置的小型化便于实现即时检测。随着外泌体研究的关注度不断提高，外泌体的分离与检测技术的发展也将突飞猛进。

五、市场状况及临床应用

1. Exosome Diagnostics

Exosome Diagnostics 公司成立于 2008 年，于 2018 年 6 月 25 日被 Bio-Techne 收购，是一家以外泌体为基础的液体活检研发平台，专注于临床生物标志物的非侵入性检测。该公司拥有多项基于外泌体诊断的专利和申请，包括前列腺癌、膀胱癌、肾癌、乳腺癌等多种疾病，以及目前尚无解决方案的癌症。

2016 年 6 月 21 日该公司宣布推出第一个从血液样本分离和分析外泌体 RNA（exoRNA）的液体活检产品：ExoDx® Lung（ALK），可灵敏、准确、实时检测非小细胞肺癌（NSCLC）患者的 EML4-ALK 融合变异。2016 年 9 月 7 日，该公司推出其第二个基于外泌体 RNA 的完全非侵入性液体活检产品 ExoDx® Prostate IntelliScore EPI 用于检测高级别前列腺癌，旨在帮助医生识别具有灰色区域 PSA（2~10 ng/mL）的男性，他们可以避免不必要的前列腺活检检查。该检测产品于 2019 年被 FDA 授予"突破性医疗器械"（Breakthrough Device）称号，使其成为第一个获得该认定的基于外泌体的液体活检产品。

2. Evox Therapeutics

Evox Therapeutics（以下简称 Evox）创立于 2016 年 4 月，是一家位于牛津的私有生物技术公司，致力于利用和设计细胞外囊泡的天然递送功能，以开发全新的生物治疗剂。迄今已完成 3 轮融资，获得 1.692 亿美元的股权投资。

Evox 开发的 DeliverEX™ 技术平台可设计修饰外泌体，并将蛋白质、RNA 药物以及小分子药物加载到被修饰的外泌体中，从而形成递送药物的目的，尤其是向大脑和中枢神经系统递送。利用 DeliverEXTM 平台，Evox 在内部及合作药企（武田制药和礼来制药）正在开发一系列外泌体治疗药物，用于治疗危及生命的罕见疾病和神经系统疾病，主要包括尿素循环障碍（UCD）、苯丙酮尿症（PKU）、C 型尼曼-皮克病（NPC）等。2023 年 6 月 20 日，Evox 宣布收购 Codiak Biosciences 公司 engEx-AAV™ 技术平台，以改善外泌体介导的递送，实现基于治疗和基因编辑等遗传学药物的创新。

3. 恩泽康泰

北京恩泽康泰生物科技有限公司成立于 2017 年

6月，该公司是国内首个致力于外泌体技术开发与临床转化的创新型高科技企业，迄今已完成4轮超亿元融资。

其公司业务分为两个板块：其一，是基于自主知识产权的平台提供与外泌体相关的转化医学研究服务（包含外泌体的质量表征及工程化外泌体CRO和CDMO服务）；其二，是基于工程化外泌体平台Echosome® 进行外泌体创新药研发。目前，基于自主研发的外泌体技术，恩泽康泰围绕罕见病治疗、肿瘤免疫两个领域展开了管线布局。在罕见病方面，利用基于外泌体的蛋白替代疗法，为缺失特定胞内蛋白的患者（如溶酶体贮积病）补充所需的蛋白，从而起到治疗的效果；在肿瘤免疫方面，利用外泌体激活免疫细胞自身的免疫信号，并配合PD-1/L1单抗药物的使用，恢复机体正常的抗肿瘤免疫反应。

4. 唯思尔康

唯思尔康成立于2021年7月，是一家专注于外泌体平台技术和创新药研发公司。作为国内外泌体领域的后起新秀，唯思尔康刚成立即获得亿元天使轮融资资金。目前，唯思尔康已建设完成基础研发中心2 000平方米，完成外泌体平台的搭建，为外泌体新药研发奠定基础。

唯思尔康开发的modEXO工程外泌体载药平台，是在对外泌体技术深入挖掘理解的基础上，依靠外泌体低免疫原性、多功能、高负载的特点，突出动态模块化设计，以促进组织细胞特异性药物递送、优化医疗窗口、缓释组织药理学、精确的剂量控制、个体定制诊疗方案，实现精确靶向的临床需求。基于该平台唯思尔康已开发多个管线，第一梯队是肿瘤管线，第二梯队是炎性相关管线。

5. 汇芯生物

汇芯生物成立于2017年，公司致力于探索外泌体在疾病早期诊断和治疗方面的应用，特别是将外泌体与液体活检技术相结合来实现癌症的早期筛查。2021年至今相继完成天使轮、Pre-A轮、Pre-A+轮超亿元融资。

汇芯生物推出了全球首台用于外泌体分离纯化的非标记自动提纯系统——EXODUS®。该系统能够在更短的时间内获得更高纯度、更高回收率、更高完整度的外泌体。汇芯生物基于EXODUS技术平台高效富集尿液中的外泌体，并在RNA水平上检测外泌体层面上与前列腺癌相关的生物标志物，现已推出基于尿液外泌体的前列腺癌检测产品——泌芯安™。基于EXODUS技术平台，汇芯生物在规模化干细胞外泌体制备等领域也取得了积极进展。除此之外，汇芯生物还对外提供外泌体分离与提纯、表征与鉴定及外泌体分析服务。

6. 亿航生物

亿航生物由中国外泌体行业的两家企业江苏贝格尔和上海亿微合并重组成立，于2022年10月落户苏州。公司拥有自主知识产权的外泌体分离平台和基于数千例大规模多中心临床研究的多个管线，包括神经退行性疾病早期血液诊断、肿瘤早期诊断和晚期动态监测。

亿航生物在外泌体领域深耕多年，以外泌体捕捉技术MARCKS-ED多肽膜曲率探针为基础，聚焦在神经退行性疾病血液早期诊断外泌体生物标志物的开发与临床研究。在阿兹海默症和帕金森症早期血液诊断方面，与国内多家医院和学术医疗机构合作，已完成超千例样本的临床前研究。该公司在神经退行性疾病早期诊断与筛查领域正在进入规模化发展的新阶段，为外泌体技术在疾病诊断领域的发展发挥了积极的促进作用。

六、国内外主要企业/行业发展展望

1. 外泌体整个产业还处于早期阶段，行业标准尚待建立

外泌体领域快速发展，整个产业还处于早期阶段，企业规模还不大，这是国内外行业的现状。目前，针对外泌体的研究，主要有以下几个方面：①针对外泌体的来源、合成与分泌、摄取等机制研究；②其本身作为治疗药物用于肿瘤、炎症和感染等疾病的治疗；③寻找疾病诊断和预后生物标志物；④将外泌体作为药物载体。

由于外泌体概念相对较新，大部分外泌体相关研究尚处于实验室研究阶段。另一方面，外泌体的分离方法较多，具体研究中采用哪一种较合适，还需要根据研究对象和目标确认。分离后的外泌体如何鉴定，这一点也需要逐步建立标准和共识，逐步规范。总之，外泌体的分离富集、技术操作规范和质量控制等方面仍存在许多问题需要解决，同时亟需开展多中心、大样本临床试验，为外泌体真正应用于临床疾病诊疗提供证据。

2. 外泌体产业的快速发展，加速临床转化是关键

外泌体在疾病诊断和治疗两个方面的临床转化有望推动整个行业的快速发展。在诊断方面，尤其是在血液与体液等液态标本中检测外泌体标志物从而获取疾病相关信息的实验诊断，比如肿瘤早期诊断、复发监测和预后评估等，美国Exosome Diagnostics公司已经有基于尿液的外泌体诊断产

品获得 FDA“突破性医疗器械”认定；在治疗方面，工程化改造的外泌体很可能会增加外泌体的适用范围，甚至具有作为临床药物的应用潜力。Evox 和 Capricor 等许多新锐公司也都专注于外泌体疗法的开发，并吸引了国际知名制药公司和资本的支持；在国内，也有越来越多公司进军外泌体应用转化领域。

未来，希望业界不断深入研究外泌体相关机制的基础上，开发稳定的分离方法，建立标准和质控，加强企业合作和临床转化，更好地推动外泌体的发展和应用。

（郑磊）

CAIVD

第十三章

病理诊断产品和技术发展及市场状况

第一节
病理检测发展历史及趋势

一、概述

传统的病理检测主要由三大业务支柱所组成，即人体病理解剖（autopsy）、活体组织检查（biopsy）和脱落与穿刺细胞学（cytology）检测。几十年以来，各时期三大业务支柱的发展规模和进步程度不尽相同。人体病理解剖虽属疾病死亡后的检测，但作为最终明确疾病诊断和寻求病因上，有着绝对不可替代的指导作用。全面分析人体各器官病变因果关系，厘清主次，明确而具有说服力地表述人体解剖所见，做出判断，是最真实反映医学学术水平的实践。20 世纪 50 年代，人体解剖检查备受重视，建立了良好的工作条件和执行规范。解剖后的临床-病理讨论会曾是座无虚席的课堂。近年，随着影像技术、检验医学技术的发展以及现代医学经验的积累，新兴病理技术的替代，人体解剖工作量急骤下降。尸体解剖在重大公共卫生事件中仍发挥着重要作用，如 2003 年的 SARS 疫情，2019 年底暴发的全球新冠肺炎疫情等。

活体组织检查，专业上也称之为外科病理学（surgical pathology），是病理部门每日的常规工作。20 世纪 80 年代以来，基于医院的大发展和学科门类细化和工作扩展，活体组织检查工作量大增，三甲医院通常达到每年 3 万 ~5 万例，已有单体医院超过 10 万例，甚至超过 20 万例。活体组织检查常作为疾病诊断的“金标准”，是为临床评估预后、处理治疗的重要依据。病理检测相关部门投入主要精力和良好设备服务于外科病理学，临床各专业医师期待与时俱进、精准的病理诊断和规范的病理所见描述。

脱落细胞学和细针穿刺抽吸（fine needle aspiration）细胞学检查，基于获取检样相对简便易行，不仅是病理部门常规业务，也是规模化群体疾病防治筛查的有力工具。20 世纪 50 年代后期脱落细胞学检查已用于宫颈癌防治普查，目前已在全国广泛定期开展。细针穿刺抽吸细胞学适用于人体各内脏与皮下、软组织。在关注细胞学检测的病理检测相关部门，其业务总例数超过活体组织检查的工作，在一些大规模的妇科专科医院达到数十万例。

二、病理检测技术发展及其应用

追溯病理检测技术发展历史，宏观上可划分两大历史时期，即 20 世纪 80 年代以前的病理解剖学时期和 80 年代以来的病理生物学时期。病理解剖学时期的病理检测是建立在解剖学理论和实践基础上，以认知疾病所致结构异常为主。病理解剖学时期，仍可细分为器官病理学和细胞病理学两阶段。前者以肉眼，或借助放大镜观察、描述疾病的器官异常；后者进入借助光学显微镜和组织染料阶段，得以获取显微镜下细胞、组织的疾病结构异常。60 年代电子显微镜的应用，使疾病结构异常深入到亚细胞，即细胞器水平。至于病理生物学时期的病理检测，是进一步建立在当代生物学理论和实践基础上，即免疫学、细胞遗传学、分子生物学等。在免疫学方面，引进抗原-抗体反应原理，建立起免疫组织化学技术和应用。在细胞遗传学方面，70 年代引进人类染色体显带技术（banding technique），建立起细胞核型分析（karyotype）的检测。在分子生物学方面，引进当代核酸结构和功能的认知，在理解基因序列（DNA）、基因表达和翻译（transcription & translation）的各自作用和生物学意义基础上，建立起疾病的分子病理学，即疾病的分子检测和诊断。在 DNA、RNA 和多肽、蛋白质水平上，揭示疾病时人体内的外源性基因的存在和内源性基因的突变及其表达异常。外源性基因来自感染、移植和基因治疗。内源性基因突变包括基因扩增、基因丢失、基因易位和基因点突变等。80 年代国内逐步普及免疫组织化学应用。90 年代伊始开启了分子病理学的发展阶段，标志着疾病的病理检测从整体、器官、细胞、亚细胞，进而涉及 DNA、RNA 和多肽、蛋白质；不仅关注疾病的表型（phenotype），同时关注基因型（genotype）的疾病异常。21 世纪以来，随着人类基因图谱（gene map）日益详尽，测序技术跨代进步，让大数据的个体基因组的认知和分析成为现实。病理部门拥有极大数量的疾病组织，揭示当代和未来人类疾病基因组结构和功能异常，将成为当今热点——精准医学（precision medicine）的重要组成和前提。

三、病理检测产业的发展和趋向

病理检测属于疾病的体外诊断（invitrodiagnosis），病理检测各阶段的进步，离不开相关仪器设备研制和试剂耗材的有力支持。传统病理解剖学阶段，主要有切片机、显微镜以及自动组织脱水、包埋仪等支撑。病理生物学阶段，新仪器和新试剂更是关键。免疫组织化学检测需要各类单克隆、多克隆抗体。目前日常检测应用的抗体数百种以上，可供选择应用的抗体上千种。免疫组织化学自动化染色仪的应用有助于免疫组织化学操作的进一步标准化。目前，国内企业已有自主产权的多种抗体和免疫组织化学自动化染色仪。分子病理学检测包括原位杂交、荧光探针核酸扩增检测，即 Real-time PCR、多重 PCR（multi-PCR）、微卫星不稳定性（microsatellite instability，MSI）检测、微阵列（microarray）检测、核酸测序（sequencing）、ARMS、二代测序等，各自需要专用精密设备和特定试剂。多品种和大数量的应用需求推动与病理检测相关的体外诊断事业，成为 21 世纪最活跃的高新工业。其中分子诊断应用，据 2004 年的数据预测，将从当时年增长率 9%，扩展到年增长率达 25%~35%，已预见相关产业发展的高速度和蓬勃前景。国内相关企业近 20 年来进展迅速，可提供部分相对低端的设备，如 PCR 仪、原位杂交仪等以及试剂。引领时代的高端仪器如二代测序仪、自动化微流控装置的多重 PCR 仪与其伴随 / 伴同诊断实验（companion diagnostic test）的试剂，仍属跨国企业独有的专利产品。国内企业有待进一步整合实力，迈向高端、精密、自动化装备的行列。

同时，病理行业也分阶段迈入信息化时代，病理信息系统经过数代更新，从局部环节过渡到全程管理，在信息化基础上支撑数字化和智能化发展，在提质与增量上为病理检测保驾护航。

四、病理行业相关政策和法规

病理检测是医院的常规工作，建有病理科室。基于近 40 年业务的大发展，病理科室出现以下业务需求：①活体组织检测和细胞学检查几倍的数量增加；②临床各专业高度细化，客观上要求病理亚专业化相适应；③新技术、新装备不断涌现，并高度专业化；要配备门类多样的技术平台。国内大型院校适当扩大编制，选择特色发展领域，尚可跟上当代进步水平。相对小型医院的病理科室难以齐全装配，尤其面临分级医疗的大趋势，整合组建病理中心或借助社会力量组建第三方实验室，成为发展的选择方向。近期国内系列文件指导施行。中央、部委和地方发布文件有：《国务院关于促进健康服务业发展的若干意见》（国发〔2013〕40 号），《国务院办公厅关于推进分级诊疗制度建设的指导意见》（国办发〔2015〕70 号），《国家卫生计生委关于印发病理诊断中心基本标准和管理规范》，《抗肿瘤药物临床合理应用管理指标（2021 年版）》（国卫办医函〔2021〕336 号），北京市卫计委制定的《病理诊断中心基本标准（试行）》和《病理诊断中心管理规范（试行）》。病理行业迎来再整合、谋发展的新阶段。

医院病理科室与医院检验科室比较，在实验室制度化和质控管理上稍滞后，近年来在由上而下完善管理机构，规范部门建设，完善实验室管理，并分别推行专项质检和室间认证，逐步制度化。国内已有约 20 家病理部门通过中国合格评定国家认可委员会（China National Accreditation Service for Conformity Assessment，CNAS）认证，或者参考美国 CAP（College of American Pathologists）所制定的规范建设，甚至个别部门通过 CAP 的认证。在病理部门所建设的实验室如核酸扩增临床检验室，即 PCR 实验室，可获得国家卫计委下设临床检验中心的评估和认证，参与室间质评。科学、合理、规范的制度化管理是病理检查部门健康发展的保证，病理学工作者在努力进行中。

病理检查部门日常服务离不开关键设备和试剂。涉及体外诊断设备和相关试剂的认证制度问题参考国际行业管理经验，如美国。根据 CLIA（Clinical Laboratory Improvement Act）规则，把实验室医用试剂按复杂程度划分三大类：不复杂、中度和高度。以分子病理诊断试剂为例，多属中度和高度复杂程度。至于行业认证，也有三大类的区分。有规范、合格实验室制备的，名为自制（homebrew）；经规范、合格的企业车间制备的，名为特殊分析试剂（analyte-specific reagents，ASR）；第三类是经过 FDA 认证的。以美国过去的调查得知，FDA 通过的分子诊断产品，只占实际所用的 1/10。另外，基于科学技术发展迅速，产品不断优化、更新换代。现实自制的或 ASR 试剂有的也已达到临床应用的要求。要善于解决产品进步和行业管控间的不同步，发挥好权威机构的引领和指导作用。

第二节
免疫组织（细胞）化学试剂及仪器

一、免疫组化原理及发展历程

（一）免疫组织化学的概述

免疫组织化学（immunohistochemistry，IHC，简称“免疫组化”）是利用抗原与抗体间的特异性结合原理和特殊的标记技术，对组织和细胞内的特定抗原或抗体进行定位、定性或定量检测的技术。免疫组织化学技术具有特异性强、敏感性高、定位准确、形态与功能相结合等特点，有利于病理学领域的深入研究，在现代病理诊断中起重要作用。

（二）免疫组化发展历程

1966 年，Nakane 用过氧化物酶代替荧光素标记抗体，将酶催化底物反应的高效性与抗原抗体反应的特异性相结合，使反应灵敏度大幅提高，此技术一直沿用至今。1975 年，单克隆抗体技术的发明提高了抗体的特异性和稳定性，满足了市场应用需求。1981 年，美籍华人许世明等建立了 ABC 法，大大提高了免疫组化方法的敏感度。1991 年，旅美华人、原华西医科大学石善溶教授发明了抗原修复技术（antigen retrieval，AR），免疫组化检出率得到显著提高，随后被列入病理技术室的日常工作规范中。随着抗原修复技术在病理诊断中的广泛应用，内源性生物素易造成假阳性结果问题日益突出。1994 年，旅美华人郭金灿博士发明了袖珍型多聚物酶标二抗检测系统（compact polymer detection system），彻底消除了内源性生物素的干扰，有效解决了生物素检测系统带来的假阳性问题，并同时提高了灵敏度，简化了操作流程，这是目前最常用方法。2002 年，留美学者朱伟明改进了 Royalla 大学的兔单克隆生产技术，使兔单抗技术能够有效地批量生产并普及应用起来，进一步促进了免疫组化的发展。

二、免疫组化发展现状

（一）技术发展现状

免疫组化相关技术大多被外资企业所垄断，免疫组化一抗、检测系统以及自动化染色系统等核心技术主要掌握在少数欧美国家手中，国内绝大部分免疫组化相关试剂和自动化染色系统长期依赖于进口。近年来，我国免疫组化行业发展迅速，市场需求呈爆发式增长，产品国产化意识日益增强，国内企业抓住机遇，大力开展自主创新，不断研发出具有自主知识产权的产品，包括免疫组化试剂和自动化染色系统，凭借优质的产品性能和良好的服务质量打破了外企的垄断地位，逐渐具备与国际巨头竞争的实力。

1. 抗体

病理科日常工作使用的免疫组化抗体品种达数百种，对人类疾病的诊断和治疗发挥着重要的作用。随着人类对疾病认识的不断提高，病理科应用的抗体种类也逐渐增加。免疫组化中所使用的抗体，又称为一抗（primary antibody），根据其制备方式可分为单克隆抗体和多克隆抗体。单克隆抗体因其特异性高广受免疫组化使用者的喜爱和青睐，在病理科使用的抗体中占绝大多数。单克隆抗体包括鼠单克隆抗体和兔单克隆抗体。鼠单克隆抗体技术从 1975 年发展至今有近 50 年历史，该技术已被大多数有研发能力的免疫组化企业掌握。甚至一线工作的学者，也可以通过 TCGA、多组学数据以及临床实践和专业知识相结合，挖掘出有应用前景的免疫组化候选分子，加以制备并筛选出鼠单克隆抗体。但兔单克隆技术由于兔骨髓瘤细胞株的开发专利限制，目前只有少数几家企业拥有兔单抗的制备技术，如 Abcam 公司生产“EP”系列兔单抗和 Spring Bioscience 公司生产的克隆名以“SP”开头的系列抗体。

我国能够生产、销售病理科免疫组化抗体的企业有3种类型：①跨国免疫组化企业，如Roche、Leica、Dako等公司，这些公司有抗体开发、制备和生产能力；②国内多数免疫组化小型企业，无抗体开发、制备能力，通过购买浓缩抗体作为原材料将其分装或加工成即用型抗体；③国内少数免疫组化企业，如福州迈新公司拥有抗体制备和生产能力，能够生产体外诊断级别的免疫组化单克隆抗体。

2. 检测放大系统

免疫组化染色中抗原抗体结合微弱且不可视，通常使用一种可与一抗特异性结合，且将抗原抗体结合信号放大的染色系统，这种联合作用的系统称为检测放大系统。检测系统多种多样，总结差异主要有三点：①种属的不同：主要有抗鼠的、抗兔的、抗羊的；②标记物的不同：可分为荧光标记、酶标记和亲合组织化学标记；③标记技术的不同：包含直接标记法、聚合物链接法、亲合素-生物素法。

在众多检测系统中，最早的检测放大系统是采用直接法在抗体的末端直接标记荧光染料或可见色源，但染色信号微弱。随着技术的不断进步，出现了间接检测放大系统——生物素检测系统，后因内源性生物素易造成假阳性结果逐渐不被使用，主要代表有ABC检测系统、迈新公司的SP检测系统、Dako公司的LSAB检测系统。聚合物法检测系统是目前免疫组化检测放大系统的主要方法，将二抗和酶都链接在聚合物上形成螯合物与第一抗体结合，有效解决生物素法的假阳性问题，使免疫组化技术更特异、更敏感、更简化，主要代表有Dako公司的EnVision检测系统、迈新公司的MaxVision检测系统、Leica公司的Novalinker检测系统等。

3. 手工染色技术和自动化免疫组化

手工免疫组化染色是指免疫组化染色过程中主要步骤，如试剂滴加、孵育时间、孵育温度、冲洗等条件都由人工完成。手工免疫组化染色是病理技术人员需要掌握的基本操作技能之一。自动化免疫组化指免疫组化染色过程中主要步骤都由电脑软件和机械自动化控制，根据仪器自动化程度可分为半自动化和全自动化两种，区别在于能否自动完成免疫组化的脱蜡和抗原修复步骤。与手工染色相比，自动化染色的优势主要体现为染色结果具有良好的一致性和可重现性，利于操作程序标准化和质量控制。劣势主要体现在成本相对较昂贵，灵活性相对较小。但不论是手工还是自动化免疫组化染色，制定标准的染色流程和规范的管理制度是染色结果可靠的保障。

（二）应用现状

免疫组化作为一种原位显示技术，在病理科日常诊断工作中起到不可或缺的作用。

1. 免疫组化在病理工作中的应用

一方面，免疫组化能够辅助诊断和鉴别诊断，为病理诊断和鉴别诊断提供客观证据。对于感染性疾病，通过免疫组化技术识别特定的细菌、病毒等微生物，提高感染性疾病病理诊断的准确性。对于肿瘤性疾病，免疫组化也通过多种途径来提供客观的诊断依据辅助病理诊断工作：①肿瘤良恶性判断。②确定肿瘤细胞来源/分化方向。免疫组化可提供组织分化信息帮助病理医生判断原发性还是转移性。③鉴别诊断肿瘤类型。低分化或未分化的肿瘤，以及形态学特点较为一致通常难以区分肿瘤类型，免疫组化可提供有效肿瘤分化特征以辅助肿瘤的鉴别诊断。④肿瘤分级，如Ki-67抗体可以用于脑胶质瘤、神经内分泌肿瘤、乳腺癌等肿瘤的分级。⑤肿瘤微小转移灶的发现和确定，在淋巴结或其他组织中，因为组织中有大量不同的细胞存在，少数或微小的转移性肿瘤容易被疏忽从而造成漏诊，免疫组化可以依靠抗体的特异性在蓝色的背景中突出显示不同于背景颜色的肿瘤细胞。

另一方面，临床诊断的要求是不但能够准确地鉴别出疾病的类型，而且还能为疾病治疗提供客观的指导方案，即伴随诊断。伴随诊断是一种体外诊断技术，能够提供有关患者针对特定治疗药物治疗反应的信息，有助于确定能够从某一治疗中获益的患者群体，从而改善治疗预后并降低保健开支。免疫组化在肿瘤的治疗中通过以下三点来达到和实现伴随诊断意义：①分子靶向药物肿瘤靶标的测定，如乳腺癌或胃肠道腺癌HER-2抗体染色结果可以指导HER-2单抗药物用药，CD117用于胃肠间质瘤的鉴别，进而备选格列卫药物的靶向测定等，泛肿瘤PDL1的表达和错配修复基因蛋白缺失的检测，为指导免疫检查点抑制剂的治疗提供参考；②肿瘤化学性药物治疗反应的预测如ER、PR用于乳腺癌患者他莫昔酚（Tamoxifen）药物疗效的预测；③肿瘤预后的判断是个综合性评估，通过不同的免疫组化指标，如乳腺癌可以使用ER、PR、HER-2、Ki-67、CK5/6等抗体，根据抗体染色结果将肿瘤分成几种不同类型，每种类型都有不同的临床特征和疾病转归，从而对乳腺癌的预后做出指导性的判断。

2. 国内免疫组化应用现状

受我国现有国情影响，免疫组化在我国医院病理科应用中存在以下几个特点。

（1）分布不均衡

在我国少部分二级甲等医院和几乎所有三级医院均有开展，大多数二级甲等医院及以下级别医院由于病例量少而无法开展免疫组化或将病例送至省内大型三甲医院病理科进行会诊。因此三甲以下医院病理科所使用的免疫组化量少，且抗体品种也较少，通常是免疫组化结合病理形态学能判断肿瘤良恶性、判断恶性肿瘤的来源即可；而三甲医院免疫组化用量占整体用量的绝大多数，抗体品种也高达数百种，几乎覆盖到所有免疫组化用途。

（2）室间室内质量控制规范初步建立

免疫组化染色结果已经可作为疾病鉴别、治疗和诊断的依据，结果的准确性和可靠性意义重大。近年，国内实验室之间的操作标准、管理规范正在逐步建立，实验室免疫组化染色水平参差不齐的旧况逐步改善。

（3）实际需求同国家规范化管理间矛盾的缓解

2017 年 11 月之前，国家食品药品监督管理总局（CFDA）对免疫组化抗体试剂按照三类管理，是全世界同期最严格的管理。但是，市场上免疫组化三类注册证产品种类较少，品种增长速度缓慢，且受市场需求影响，注册产品种类集中，同一抗体同时存在多个注册产品。免疫组化三类注册证产品无法满足病理科的临床需求，临床单位存在用无证产品的情况。鉴于此种情况，经过多年、多渠道、多沟通，这一状况已经出现极大改善，对于伴随诊断抗体，可以直接影响临床治疗抉择的，如 HER2、PDL1、ALK-1 等，需要三类注册证，而大量协助病理诊断和鉴别诊断的抗体，则作为一类注册证备案，如 CK、S-100、desmin、LCA 等，极大缓解了管理与实用间的矛盾。

（4）企业开始投入，有研发能力的企业出现

在我国免疫组化产业发展初期，国内企业研发机构数量较少，研发能力不足，长期的代销商模式致使国内技术水平发展缓慢。一段时间以来，跨国公司又通过低价或投放免疫组化自动化染色仪器的形式迅速抢占中国免疫组化市场。因此，国内外企业在免疫组化试剂和染色系统的研发技术和生产能力方面都存在较大差距。但是，国内企业已深刻认识到提升自主研发能力的重要意义，逐渐加大企业人力、物力、财力的投入，不断增强企业的科技实力，部分企业已拥有自主知识产权的免疫组化产品，如福州迈新公司拥有免疫组化单克隆抗体和染色系统、厦门通灵公司拥有自主知识产权的高通量免疫组化机器。近年，我们也注意到越来越多的国内免疫组化企业诞生，如杭州百凌生物科技有限公司、江苏卡秋生物科技有限公司等，市场进入多方竞争态势。

（5）免疫组化企业与分子检测企业融合的趋势

鉴于多种肿瘤治疗的靶标可以通过简单快捷的免疫组化方法检测，如 EGFR（E746）、EGFR（L858R）、HER2、ALK、B-raf、PDL1 等，同时部分靶标兼顾多种临床用途，如 B-raf 可以作为甲状腺良恶性鉴别的免疫组化指标，又可以作为泛肿瘤分子靶向治疗的初筛指标，ALK 既可以作为间变性大细胞淋巴瘤、ALK 阳性肺腺癌、炎症性肌纤维母细胞肉瘤的鉴别诊断指标，又可以作为分子靶向治疗的初筛指标，类似的候选分子仍在增加中，如错配修复基因、SWI/SNF 复合体等分子，而且具有泛肿瘤属性。因此，一些公司瞄准了免疫组化与基因检测的互助互长机遇，已在产业和渠道上开始布局。

三、全自动免疫组化染色系统

（一）导言

抗原修复技术发明以后，现代免疫组化技术才得到了空前的发展。随着病理标本大量增加，免疫组化染色量也呈爆发式增长，临床对免疫组化自动化的需求也日益加剧。但免疫组化自动化的发展比较缓慢，究其原因并非自动化技术不够成熟，而是由于免疫组化是“链式”反应，影响免疫组化染色结果的因素很多，这些影响因素通常环环相扣，而要通过自动化实现免疫组化染色，所需控制的关键细节就更多。

对稳定可靠免疫组化染色结果的要求和越来越多生物标志物的应用促使免疫组化自动化成为病理技术发展的必然趋势。由于不同原理的各类免疫组化自动化系统发展迅速，免疫组化自动化系统成为病理组织学技术领域的重要进展和创新。免疫组化实现自动化后染色过程可由电脑自动化控制，使技术员从大量实验中解放出来，减少了人为操作误差的可能性，从而提高了染色的一致性、可重现性和可靠性，推动了免疫组化技术的标准化进程。

（二）技术发展历程与特点

1. 技术发展历程

免疫组化自动化技术需要克服的困难很多，其技术发展历程相当艰难而漫长。免疫组化自动化技术的发展属美国最为领先，欧洲次之，其技术发展过程大概可分为以下四个阶段：

（1）第一阶段：原始设计（1988—1994 年）。

（2）第二阶段：实际应用（1995—2004 年）。

(3) 第三阶段：改进创新（2005—2016 年）。

(4) 第四阶段：用途扩展（2017 年后至今）：用途扩展主要是在免疫组化机器上完成多个指标的原位杂交检测，如 EBER、CMV 等。

各发展阶段的代表产品及性能特点见图 13-2-1。

2. 工作原理

免疫组化染色的操作步骤主要有：脱蜡、水化、抗原修复、一抗、检测系统、显色（DAB 或其他染料）、复染、干燥、透明、封片等。免疫组化自动化的原理是利用计算机控制软件模拟手工免疫组化操作步骤，通过条形码、二维码或数字芯片自动数字化识别切片及相关试剂，利用加热元件控制切片孵育 / 修复温度，使用加样排液系统自动加样和分类排液，从而将免疫组化染色的部分或全部步骤转移到仪器上，从而实现自动化染色。免疫组化自动化染色系统的工作原理主要分为四大类：

(1) 毛细管虹吸原理

毛细管虹吸原理由 David Brigati 发明，利用该

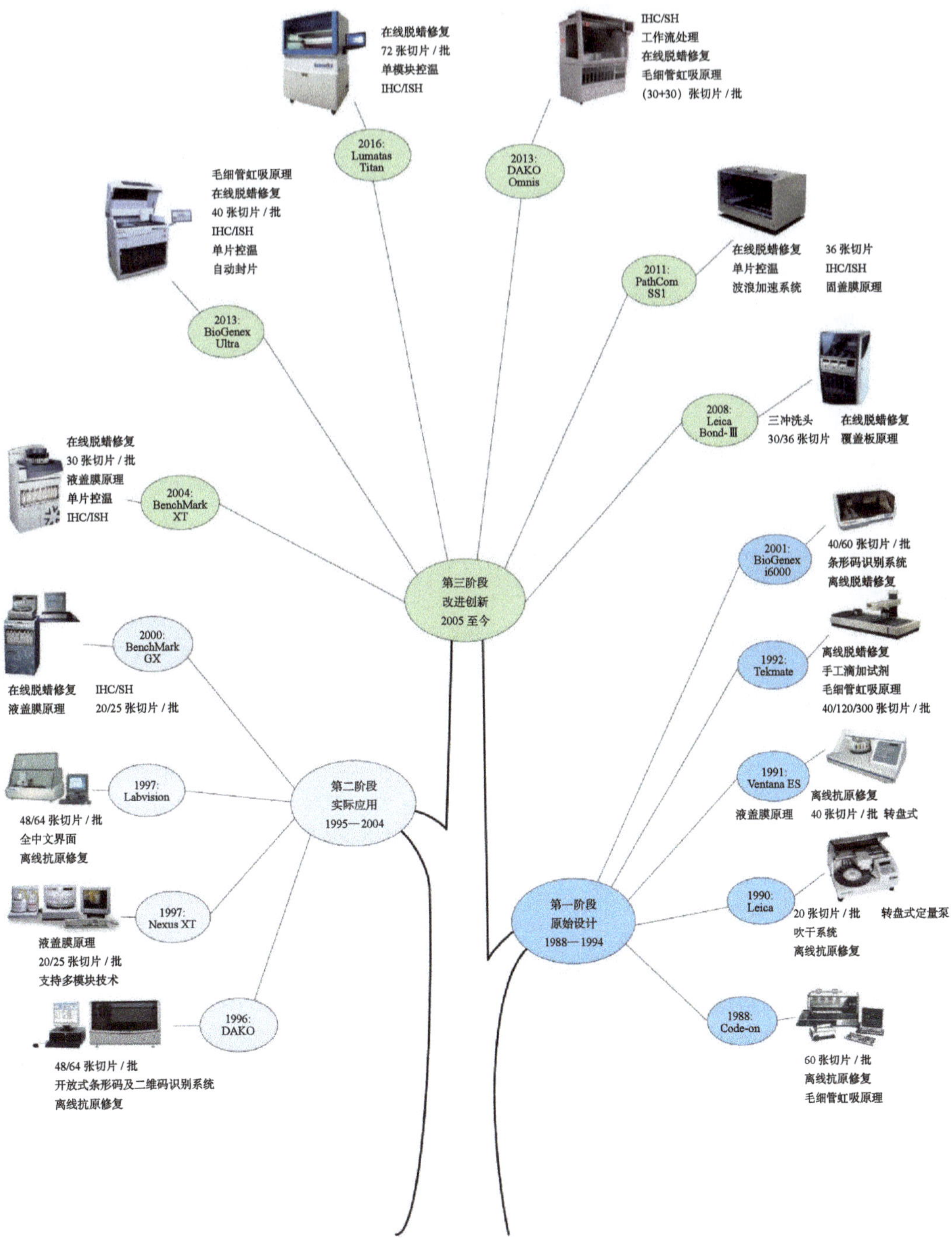

图 13-2-1 全自动免疫组化染色仪发展历程

原理将两张组织切片或一张组织切片和另一张盖片紧密靠近，使其形成能产生虹吸现象的间隙。免疫组化染色过程中使用的试剂可通过这种虹吸现象实现组织覆盖。

（2）液盖膜原理

在每一步滴加试剂前先用油状液体铺满待测组织，然后将试剂滴在油状液体中央，利用试剂比油状液体比重大而沉到底部的原理，使试剂覆盖组织。同时，油状液体可形成一层保护膜，防止试剂蒸发。

（3）通用系统

通用系统的设计原理及操作步骤与手工操作原理及步骤最为相似，是高度模拟手工操作的一种设计。通用系统又可分为半自动化和全自动化两种方式，半自动化通用系统的脱蜡和抗原修复步骤并非仪器自动完成，而是要通过人工处理或干预，操作步骤和手工操作基本一致。而全自动通用系统的脱蜡和抗原修复步骤由仪器自动完成。

（4）固盖膜原理

在玻片上方设计一种可运动的固盖板，固盖板在试剂孵育过程中会根据设计要求运动，带动玻片表面试剂运动，促进试剂混合均匀，避免气泡产生，同时也起到减少试剂蒸发和流失的作用。

3. 制造商代表性产品简介

市场上应用较为广泛的代表性产品见表 13-2-1，随着国内研发能力的加强，越来越多的国产品牌正在推进中。

表 13-2-1　免疫组化自动化代表性产品简明表

制造商	型号	放置方式	设计原理	抗原修复方式	最高抗原修复温度	切片容量（张/批）	试剂种类
Ventana	BenchMark GX	落地式	液盖膜	在线	100℃	20	25
	BenchMark XT	落地式	液盖膜	在线	100℃	30	35
	BenchMark Ultra	落地式	液盖膜	在线	100℃	30	35
LabVision	360/480/720	台式	通用系统	离线	—	36/48/84	40/49/40
Leica	Bond-Max	台式	毛细管虹吸	在线	100℃	30	36
	Bond- Ⅲ	落地式	毛细管虹吸	在线	100℃	30	36
DAKO	Link48	台式	通用系统	离线	—	48	42
	Omnis	落地式	毛细管虹吸	在线	100℃	30+30	60
BioGenex	Elite/Infinity/Ultra	落地式	毛细管虹吸	在线	100℃	40	40
PathCom	SS1	台式	固盖板	在线	105℃	36	40
Lumatas	Titan	落地式	通用系统	在线	105℃	72	70
通灵		台式/落地式	玻璃片直立	在线	100℃	96/144	100

（三）国内外行业现状及分析

在国际上，免疫组化自动化行业的发展与其技术的发展息息相关，大致可分成 2 个阶段。

1. 第一阶段，自由发展阶段（1988—2007 年）

在这个阶段，以 Dako 为代表的免疫组化试剂生产商为了促进其试剂的销售与推广，不惜重金纷纷投入到免疫组化自动化领域。原理各异的免疫组化自动化仪器争相上市。因研发是由免疫组化试剂市场商所主导，所以该阶段半自动通用系统占据主导地位。

2. 第二阶段，并购整合阶段（2008—2016 年）

随着免疫组化技术应用的不断发展以及各种靶向药物的上市，免疫组化自动化市场成为资本市场关注的目标。大型制药厂商为了更好地推广其靶向药物，不惜代价收购免疫组化自动化制造商。其中最典型的案例是，2008 年 1 月瑞士制药商 Roche 公司花费 34 亿美元收购免疫组化自动化制造商 Ventana。通过随后几年的一系列并购，行业内的中小企业逐渐走向衰亡，技术和资源逐渐集中于大型企业，行业内竞争对手越来越少，行业门槛越来越高。同时，市场上半自动通用系统的主流地位也逐步被试剂封闭式的全自动染色仪所替代。

目前，免疫组化自动化行业几乎被极少数外资企业垄断，这些外资企业大多采用“仪器免费、试剂封闭”的商业模式：厂商以极低的价格将免疫组化全自动化仪器销售或租赁给客户，通过技术手段将仪器上使用的试剂进行限制，最终通过销售的仪器配套专用试剂来获取相对较高利润。

国内免疫组化自动化行业现状也非常类似，外资垄断了绝大多数的市场份额。国产免疫组化仪器寥寥可数，部分产品停留在仿制技术含量较低的国际知名半自动通用系统上。出现以上行业现状的原因有很多，主要包括：①核心技术仍掌握在极少数几家大型外资企业手中；②影响染色质量的因素很多，如脱蜡效果、抗原修复效果、试剂覆盖组织效果、试剂滴加精准度、温控系统、清洗效果等，外资企业对这些细节的处理技术更加成熟；③研发周期长，一般需5年以上，需要长期稳定的核心研发团队；④研发资金巨大，通常需数千万美元，而国内免疫组化企业往往资金实力有限；⑤免疫组化自动化制造商通常已有多年免疫组化试剂的研发，而国内企业自身往往并未掌握免疫组化试剂的核心技术。

近年来，我国免疫组化自动化行业也取得较大突破，通过设立海外研发中心、技术引进等方式加大该领域的研发力度，国产免疫组化自动化产品相继出现，通量也不断增大，逐步打破了外企垄断。但我国免疫组化自动化行业的发展之路还很漫长，国内企业任重道远。

（四）结语

21世纪以来，免疫组化自动化得到空前发展，不仅大大提高了工作效率，也提高了免疫组化染色结果的一致性、可重现性和可靠性，极大地推进了质控工作的开展，为免疫组化标准化奠定了基础。但现有的免疫组化自动化染色系统仍存在较多不足，目前免疫组化自动化染色系统只是极大程度地模拟手工免疫组化染色过程，其灵活性始终无法超过操作熟练的技术员，且受多种试剂及抗原修复条件限制，因此短期内自动化染色结果很难超过优秀的手工染色结果。大家应当清醒地认识到：无论选用哪种型号的免疫组化自动化染色系统，人始终是决定染色结果好坏的关键因素。预计免疫组化自动化未来的发展趋势仍将是大通量、流水线工作以及优良稳定的个性化免疫组化染色方案。

四、免疫组化相关国家政策法规

（一）注册分类管理的逐渐完善

我国体外诊断试剂产业经过40多年的不断探索和发展，技术日趋成熟，监管日趋完善。早期，体外生物诊断试剂按照药品进行管理，但监管并不严格。在2007年4月19日，国家食品药品监督管理局发布的《体外诊断试剂注册管理办法（办法）》（国食药监械〔2007〕229号）中，将体外诊断试剂归为医疗器械进行管理（血源筛查、采用放射性核素标记的体外诊断试剂除外）。

依据该办法，体外诊断试剂按照产品风险从低到高分为第一类、第二类、第三类体外诊断试剂。境内第一、二、三类体外诊断试剂分别由所在市级、省级（或自治区、直辖市）食品药品监督管理部门以及国家食品药品监督管理局进行审查注册，而境外体外诊断试剂则均由国家食品药品监督管理局负责审查注册。

2013年11月26日，国家食品药品监督管理总局印发了《关于印发体外诊断试剂分类子目录的通知》（食药监械管〔2013〕242号）及《6840体外诊断试剂分类子目录（2013版）》，详细阐明了体外诊断试剂的产品类别、产品分类名称、预期用途、管理类别，为体外诊断试剂的注册申报工作提供了指导。

根据《体外诊断试剂注册管理办法（办法）》（国食药监械〔2007〕229号），免疫组化抗体试剂因与致病性病原体抗原、抗体以及核酸等检测相关，也与肿瘤标志物检测相关，属于第三类体外诊断试剂；免疫组化配套试剂，如DAB染色液、抗原修复液等，属于第一类体外诊断试剂。

2013年，国家食品药品监督管理总局医疗器械技术评审中心出台了第一部与免疫组化试剂相关的规范性文件——《免疫组织化学抗体试剂及检测试剂盒注册申报资料的基本要求》，该要求结合临床及病理检测中的应用实践、临床病理专家和生产企业的建议，规范了免疫组化抗体试剂的命名方式，并对说明书书写、产品研究及临床等方面提出了具体要求，同时依据不同标志物的临床应用情况，将免疫组化试剂分为A类和B类，并提出注册临床样本数量要求（表13-2-2）。

表13-2-2 免疫组化不同标志物的临床应用分类

分类	分类描述	注册临床样本量
A类	（1）与临床治疗、用药密切相关的标志物（如Her2/Neu、ER、PR、ALK、CD117等） （2）其他全新标记物，具有新的临床意义	≥1 000例
B类	临床使用多个指标综合诊治的标志物之一，与辅助诊断、鉴别诊断、病情监测、预后相关标志物（如Ki67、CK5/6等）	≥500例

为了更好地推进体外诊断试剂行业健康、有序发展，2014年国家大刀阔斧，对医疗器械行业进行了一次重大变革。2014年3月7日，国家食品药品监督管理总局发布了新版医疗器械的总纲性法

规——《医疗器械监督管理条例》(国务院令第 650 号)。此后，围绕此项条例陆续发布了 60 多项配套法律、法规文件，对医疗器械行业的管理做了很大调整，包括法规、机构分工、结构人员等，如第一类体外诊断试剂则由原先的注册管理改为备案管理，第二类、第三类体外诊断试剂依然实行注册管理；注册质量管理体系核查也由以往的注册申报前进行，调整为注册申报后开展。新的法规条例更强调企业产品研制、生产、临床、注册申报过程的真实性，并加强对此过程的监督管理。为此，企业必须建立健全的质量管理体系，并确保有效运行。

2017 年，为贯彻落实审评审批改革、鼓励医疗器械创新，进一步做好体外诊断试剂分类管理工作，国家食品药品监督管理总局发布了《总局关于过敏原类、流式细胞仪配套用、免疫组化和原位杂交类体外诊断试剂产品属性及类别调整的通告》(2017 年第 226 号)。总局根据医疗器械生产、经营、使用情况和风险分析，在充分听取医疗器械生产经营企业以及使用单位、行业组织的意见的基础上，并参考国际医疗器械分类实践，将免疫组化类体外诊断试剂划分为两种类别：指导临床用药的特异性抗体或具有明确诊断价值的抗体，作为第三类体外诊断试剂管理；具有辅助诊断价值的抗体、免疫组化实验用样本处理试剂、反应体系通用试剂等，作为第一类体外诊断试剂管理。

2017 年的第 226 号通告促进了国产免疫组化领域的快速发展，大量免疫组化抗体的上市充分满足了日常临床病理诊断的需求。但是，多数免疫组化抗体产品从三类注册直接下放到到一类备案进行管理，市场准入门槛降低，众多新兴企业进入免疫组化领域，随之而来的问题是市场上免疫组化产品的质量出现良莠不齐的现象，给监管部门的监管工作带来新的挑战。

为适应医疗器械产业的快速发展、各项改革的不断深化，2021 年 3 月 18 日，国务院发布了新修订的《医疗器械监督管理条例》(国务院令第 739 号)。根据新条例的要求，2021 年 10 月 29 日，国家药品监督管理局发布了我国首个《体外诊断试剂分类规则》(2021 年第 129 号)。与 2017 年的第 226 号通告相比，该规则中免疫组化类体外诊断试剂的管理类别划分存在一定调整：与治疗药物作用靶点检测相关的免疫组化抗体试剂和伴随诊断用免疫组化抗体试剂，属于第三类体外诊断试剂；具有明确诊断价值的免疫组化抗体试剂，依据其临床预期用途，分别按照第二类（如预期用于自身抗体检测等）或第三类（如预期用于肿瘤诊断等）体外诊断试剂管理；仅为专业医生提供辅助诊断信息的免疫组化用单一抗体试剂，免疫组化实验用样本处理试剂，反应体系通用试剂按照第一类体外诊断试剂管理。

2021 年《体外诊断试剂分类规则》的发布，意味着免疫组化类体外诊断试剂的分类管理进入到一个更科学的时代，这将助力免疫组化行业的规范有序发展。

（二）生产监管的逐渐严格

2007 年 4 月 28 日，国家食品药品监督管理局发布了《体外诊断试剂生产实施细则（试行）》，首次对归属医疗器械管理的体外诊断试剂的生产及质量管理体系做了详细的规定和指导，并明确要求大部分体外诊断试剂必须具备 100 000 级净化要求的生产环境，但此项法规对于研制、使用等方面的要求相对比较薄弱。

2014—2015 年发布的《医疗器械监督管理条例》(国务院令第 650 号)、《医疗器械生产监督管理办法》(局令第 7 号)、《医疗器械生产质量管理规范附录体外诊断试剂》(2015 年第 103 号公告)、《医疗器械经营质量管理规范》(2014 年第 58 号公告)、《医疗器械使用质量监督管理办法》(总局令第 18 号)等，对体外诊断试剂的研制、生产、经营、使用 4 个环节提出严格规范要求，避免了执法空白，并加强了监督管理。

2022 年，为贯彻落实新修订的《医疗器械监督管理条例》(国务院令第 739 号）对医疗器械生产监管的最新要求，国家市场监督管理总局更新发布了《医疗器械生产监督管理办法》(国家市场监督管理总局令第 53 号)。新办法进一步加强了对医疗器械生产的监管力度，在医疗器械生产监管制度和方式上也做了进一步的完善及优化，包括建立医疗器械报告制度、进一步完善监督检查方式方法等，同时加强了风险控制并加大了对医疗器械生产违法行为的处罚力度。另外，针对第一类医疗器械的生产，新办法也要求药品监督管理部门在生产备案之日起 3 个月内，对企业执行医疗器械生产质量管理规范的情况开展现场检查。该要求可促进仅生产第一类免疫组化抗体产品的企业加强生产质量管理，改进产品质量。

在新法规的形势下，药监管理部门加大了现场检查频率，日常检查、注册核查、生产许可核查、飞行检查、整改复查等给企业生产管理带来巨大压力和动力，但这同时也促进了企业自身质量管理体系的规范化，保障了产品的生产质量及终端的使用安全。在严厉的监管和高频度的检查中，众多不规范企业面临淘汰或被迫出局，而具有行业领先优势的企业将继续推动体外诊断行业的健康发展。

（三）行业发展的逐渐规范

2014 年起，国家食品药品监督管理总局持续不断地采取一系列监管举措，来规范医疗器械市场。从 2014 年集中 5 个月的“五整治”专项行动到 2015 年的“五整治回头看”、体外诊断试剂质量评估和综合治理工作，足以看出总局对医疗器械行业越来越明确的态度，以及越来越严厉的管控措施，其中重点监管和查处医疗器械虚假注册申报、违规生产、非法经营、夸大宣传、使用无证产品等五种行为。后续又发布了《药品医疗器械飞行检查办法》，对企业和使用单位进行无告知的突击性检查，进一步加强了企业和使用单位对自身生产或使用的规范管理。

2017 年前，免疫组化产品品种多、临床难、注册慢，市场上已注册的免疫组化产品仅 30 多种，产品的注册速度远无法满足病理科的日常诊断需求，在当时，监管要求和使用需求的矛盾日益凸显。2017 年 12 月 29 日《总局关于过敏原类、流式细胞仪配套用、免疫组化和原位杂交类体外诊断试剂产品属性及类别调整的通告》（2017 年第 226 号）的发布虽然给整个免疫组化行业带来巨大的震荡，但绝大部分免疫组化产品可以按一类进行快速备案，可以在短期内基本满足病理科日常诊断，大大解决了临床使用需求，使免疫组化产品在临床使用规范化上实现了跨越性突破。

2010 年和 2021 年，国家药监局先后组织制定和修订了免疫组化的首个行业标准 YY/T 1181《免疫组织化学试剂盒》，该标准对产品分类、要求、试验方法及标识、标签、使用说明书、包装、运输和贮存等内容进行了规定，为评价免疫组化产品质量提供了检测依据，规范和统一免疫组化产品的质量标准。

目前，我国体外诊断行业处于快速发展的阶段，在首先满足了临床使用规范化后，近年来国家对体外诊断试剂的生产监管也逐步规范和加强，随着新条例的发布，除了加大三类体外诊断试剂企业的监查和处罚力度外，同时加严了对一类体外诊断试剂企业的监管和准入要求，在多次专项整顿和调整中，体外诊断试剂市场正逐步朝着规范的方向发展，表 13-2-3 为部分免疫组化产品分类展示，表 13-2-4 为多年来体外诊断试剂代表性管理法规。

表 13-2-3 免疫组化试剂分类不完全汇总表

序号	产品类别	产品分类名称	预期用途	管理类别
1	与治疗药物靶点检测相关的试剂和伴随诊断用试剂	HER2 抗体试剂 / 检测试剂盒（免疫组织化学）	用于乳腺癌、胃癌等接受赫赛汀治疗患者的用药指导。	Ⅲ
2	与治疗药物靶点检测相关的试剂和伴随诊断用试剂	PD-L1 抗体试剂 / 检测试剂盒（免疫组织化学）	用于非小细胞肺癌等泛肿瘤的用药指导。	Ⅲ
3	与治疗药物靶点检测相关的试剂和伴随诊断用试剂	雌激素受体抗体试剂 / 检测试剂盒（免疫组织化学）	用于乳腺癌的用药指导。	Ⅲ
4	与治疗药物靶点检测相关的试剂和伴随诊断用试剂	孕激素受体抗体试剂 / 检测试剂盒（免疫组织化学）	用于乳腺癌的用药指导。	Ⅲ
5	与治疗药物靶点检测相关的试剂和伴随诊断用试剂	ALK-D5F3 抗体试剂 / 检测试剂盒（免疫组织化学）	用于非小细胞肺癌（NSCLC）等的用药指导。	Ⅲ
6	与治疗药物靶点检测相关的试剂和伴随诊断用试剂	CD20 抗体试剂 / 检测试剂盒（免疫组织化学）	用于淋巴细胞来源肿瘤的用药指导。	Ⅲ
7	与治疗药物靶点检测相关的试剂和伴随诊断用试剂	c-KIT/CD117 抗体试剂 / 检测试剂盒（免疫组织化学）	用于胃肠间质瘤等的用药指导。	Ⅲ
8	仅提供辅助诊断信息的免疫组化用单一抗体试剂	CD3 抗体试剂 / 检测试剂盒（免疫组织化学）	在常规染色（如：HE 染色）基础上进行免疫组织化学染色，为医师提供诊断的辅助信息。	Ⅰ
9	仅提供辅助诊断信息的免疫组化用单一抗体试剂	Ki-67 抗体试剂 / 检测试剂盒（免疫组织化学）	在常规染色（如：HE 染色）基础上进行免疫组织化学染色，为医师提供诊断的辅助信息。	Ⅰ
10	仅提供辅助诊断信息的免疫组化用单一抗体试剂	细胞角蛋白 5&6 抗体试剂 / 检测试剂盒（免疫组织化学）	在常规染色（如：HE 染色）基础上进行免疫组织化学染色，为医师提供诊断的辅助信息。	Ⅰ
11	样本处理用产品	苏木素染色液	主要用于对组织细胞切片及涂片中的细胞核染色。	Ⅰ
12	样本处理用产品	苏木素 - 伊红染色液（H-E）	主要用于对细胞组织进行染色。	Ⅰ
13	样本处理用产品	DAB 染色液	主要用于免疫组织化学染色的显色。	Ⅰ
14	样本处理用产品	免疫显色试剂	在免疫组化反应或原位杂交反应中与首要抗原抗体结合，通过染色，将靶点进行标记。	Ⅰ
15	样本处理用产品	免疫组化抗原修复缓冲液	用于免疫组织化学染色前的抗原修复。	Ⅰ

表 13-2-4　体外诊断试剂法规不完全汇总表

	法规标题	发布文号	发布日期	实施日期	状态
1	关于体外诊断试剂实施分类管理的公告	国药监办〔2002〕324 号	2002-9-17	2002-10-1	废止
2	体外诊断试剂注册管理办法（办法）	国食药监械〔2007〕229 号	2007-4-19	2007-6-1	废止
3	关于印发《体外诊断试剂质量管理体系考核实施规定（试行）》《体外诊断试剂生产实施细则（试行）》和《体外诊断试剂生产企业质量管理体系考核评定标准（试行）》的通知	国食药监械〔2007〕239 号	2007-4-28	发布之日	废止
4	医疗器械监督管理条例	国务院令第 650 号	2014-3-7	2014-6-1	废止
5	体外诊断试剂注册管理办法	总局令第 5 号	2014-7-30	2014-10-1	废止
6	医疗器械生产监督管理办法	总局令第 7 号	2014-7-30	2014-10-1	废止
7	免疫组织化学抗体试剂及检测试剂盒注册申报资料的基本要求		2013-1-4	发布之日	现行
8	关于印发体外诊断试剂分类子目录的通知	食药监械管〔2013〕242 号	2013-11-26	2014-5-26	现行
9	医疗器械说明书和标签管理规定	总局令第 6 号	2014-7-30	2014-10-1	现行
10	国家食品药品监督管理总局关于施行医疗器械经营质量管理规范的公告	公告 2014 年第 58 号	2014-12-12	发布之日	现行
11	国家食品药品监督管理总局关于发布医疗器械生产质量管理规范的公告	公告 2014 年第 64 号	2014-12-29	2015-3-1	现行
12	关于开展医疗器械“五整治”专项活动“回头看”的通知	食药监办械监〔2015〕37 号	2015-3-5	发布之日	现行
13	关于印发体外诊断试剂质量评估和综合治理工作方案的通知	食药监办械监〔2015〕55 号	2015-4-7	发布之日	现行
14	药品医疗器械飞行检查办法	总局令第 14 号	2015-6-29	2015-9-1	现行
15	医疗器械生产质量管理规范附录体外诊断试剂	公告 2015 年第 103 号	2015-7-10	2015-10-1	现行
16	医疗器械使用质量监督管理办法	总局令第 18 号	2015-10-21	2016-2-1	现行
17	医疗器械标准管理办法	总局令第 33 号	2017-4-26	2017-7-1	现行
18	医疗器械网络销售监督管理办法	总局令第 38 号	2017-12-22	2018-3-1	现行
19	总局关于过敏原类、流式细胞仪配套用、免疫组化和原位杂交类体外诊断试剂产品属性及类别调整的通告	2017 年第 226 号	2017-12-29	2018-3-1	现行
20	医疗器械不良事件监测和再评价管理办法	国家市场监督管理总局令第 1 号	2018-8-31	2019-1-1	现行
21	国家药监局 国家卫生健康委关于发布医疗器械拓展性临床试验管理规定（试行）的公告	公告 2020 年第 41 号	2020-3-20	发布之日	现行
22	医疗器械监督管理条例	国务院令第 739 号	2021-3-18	2021-6-1	现行
23	体外诊断试剂注册与备案管理办法	国家市场监督管理总局令第 48 号	2021-8-31	2021-10-1	现行
24	国家药监局关于发布《医疗器械注册自检管理规定》的公告	公告 2021 年第 126 号	2021-10-22	发布之日	现行
25	国家药监局关于发布《体外诊断试剂分类规则》的公告	公告 2021 年第 129 号	2021-10-29	发布之日	现行
26	医疗器械生产监督管理办法	国家市场监督管理总局令第 53 号	2022-3-22	2022-5-1	现行
27	医疗器械临床试验质量管理规范	公告 2022 年第 28 号	2022-3-31	2022-5-1	现行
28	企业落实医疗器械质量安全主体责任监督管理规定	公告 2022 年第 124 号	2022-12-29	2023-3-1	现行

五、国内免疫组化生产企业概况

国外最新研究资料显示，2025 年全球免疫组织化学市场有望达到 31 亿美元，主要市场将集中在各大医院病理科或第三方病理实验室。在精准医疗大环境下，随着靶向治疗药物的开发和应用普及，获得 FDA 批准的靶向药物越来越多，从长远看将有利于免疫组化市场的持续增长。就国内免疫组化市场而言，以罗氏等为代表的国外大型医药企业已逐步涉足该领域，作为原有品牌的补充和产品线拓展。同时因国内政策对国产医疗器械企业的支持，国家食品药品监督管理总局（CFDA）不断颁布和调整相关监管法规以适应现有医疗器械的不同细分市场，国产品牌将扮演越来越重要的角色。

（一）目前临床使用的免疫组化产品获证（三类）情况

为更好地适应国家和市场的需求，各大免疫组化生产企业开始着手产品注册申报工作。表 13-2-5 是部分公司注册的产品数量。

但是，自从 2017 年 11 月国家宣布大部分免疫组化试剂归为一类注册证后，这项工作便大大简化了。

表 13-2-5 国内各大企业免疫组化产品获证情况

排名	企业名称	三类注册产品数
1	福州迈新生物技术开发有限公司	31
2	罗氏诊断产品（上海）有限公司	30
3	广州安必平医药科技有限公司	11
4	徕卡显微系统（上海）贸易有限公司	7
5	基因科技（上海）股份有限公司	5
6	丹科医疗器械技术服务（上海）有限公司	4
7	厦门通灵生物医药科技有限公司	3
8	江苏太平洋美诺克生物药业有限公司	1
9	安徽安科生物工程（集团）股份有限公司	1

（二）国内免疫组化生产企业简介

1. 福州迈新生物技术开发有限公司

福州迈新生物技术开发有限公司，成立于1993年，是国内一家专注于肿瘤精准医疗诊断产品的研发、生产、销售、服务为一体的生物医药高新技术企业。产品包括诊断和研究用单（多）克隆抗体、免疫组化检测系统和配套试剂、全自动免疫组化染色仪和分子病理诊断系统等，遍布全国各地，“迈新”已成为中国肿瘤疾病诊断领域知名品牌。

迈新公司建立了中国第一个免疫组化质量控制实验室，曾受国家药监局邀请参与我国医药行业标准“YY/T 1181-2010《免疫组织化学试剂盒》”的起草、修改和制定。公司目前已通过ISO9001和ISO13485质量管理体系双认证，同时是全国首家获得CFDA三类注册证的免疫组化生产企业，现有三类免疫组化注册证产品31种。

迈新公司重视自身研发投入以及与科研机构的产学研合作，成功研制了三十余种具有自主知识产权的免疫组化单克隆抗体，性能指标优越，实现抗体国产化。公司在美国硅谷投资建立了全自动免疫组化研发中心，成功研制出国内首台全自动免疫组化染色系统（Titan），公司凭借该病理系统成功入选“(首届）福建‘创新100’企业”。

2. 罗氏诊断产品（上海）有限公司

2008年罗氏收购VENTANA，2009年罗氏诊断携手VENTANA正式进入中国市场，并成立了罗氏诊断的组织诊断部。组织诊断部主要致力于组织样本的诊断分析，用以癌症和传染性疾病的发现，帮助病理学家和肿瘤学家确定疾病治疗及患者结果。同时也努力助力中国病理医师实现高水平的自动化、规范化、精益化的实验室管理，持续提升实验室的质量控制，并进一步推动落实病理远程诊断、多学科联合会诊等模式，惠及更多中国患者。组织诊断部产品涵盖病理科常规和高级染色仪器及试剂、图像分析和工作流程管理系统。常规染色平台及试剂包括：VENTANA HE 600自动染片机、BenchMark Special Stains自动染片机。高级染色平台及试剂包括：BenchMark GX/BenchMark ULTRA/BenchMark ULTRA PLUS全自动免疫组化染色平台；250多种高医学价值的抗体检测方案，包括覆盖肺癌、乳腺癌、胃癌、膀胱癌等癌症类型的伴随诊断检测；DISCOVERY ULTRA全自动玻片染色系统为科研人员提供灵活的研究平台。图像分析和工作流程管理系统包括：VENTANA DP 200病理切片扫描仪、VANTAGE精益工作流程解决方案。截至目前，罗氏诊断组织诊断部在中国市场拥有300多种注册证产品，其中三类注册证产品15种。未来，罗氏诊断组织诊断部将继续专注创新，追求卓越，推出全球领先的病理诊断解决方案，引领数字化诊疗方向，同时持续加强与国内病理医师的合作，造福更多中国的医生和患者。

3. 厦门通灵生物医药科技有限公司

通灵生物由国家“万人计划”创业领军人才郭金灿博士于2017年回国创办，现已发展成集研发、生产和销售于一体的病理诊断高科技企业。入选国家高新技术企业、国家“专精特新”科技小巨人企业。先后荣获科技创新一等奖、科技进步二等奖、专利发明二等奖等荣誉。公司首创的葡萄串式多聚物酶标技术打破国际垄断，为全球客户提供性能卓越的二抗试剂。郭博士发明的高通量全自动免疫组化染色仪及配套试剂获得17项发明专利。仪器采用竖片摆放、热蒸汽抗原修复及聚合物二抗检测方法，实现了144/196高通量、低故障、高质量的染色，具有“多、快、好、省”等特点。通灵生物依托厚实的研发基础，已开发超过500种一抗试剂并获得多个三类医疗器械注册证、H&E高清滴染机。另外，其在液态活检新技术方面取得了长足的进步，极大地提升了基因突变检测的灵敏度，拓宽了液态活检的临床应用范围。

4. 徕卡显微系统（上海）贸易有限公司

徕卡是一家拥有156年悠久历史的国际公司，秉承“富于创新、专业化、高品质”的品牌策略，服务于医药、生物和临床等众多领域。徕卡显微系统（上海）贸易有限公司是一家光学制造企业，主要生产显微镜，是一家集显微镜、图像采集产品、图像分析软件三位一体的生产企业，而其中成立的组织病理部门又为组织病理学实验室和研究人员提供全面的病理产品。产品从组织标本的采集和运送、取材、标本识别、冰冻切片、组织脱水、包埋、石蜡切片常规染色到IHC和ISH高端染色、染色/封片工作站等，为实验室提供全系列组织学整体解决方案，现有三类免疫组化注册证产品 7 种。

5. 基因科技（上海）股份有限公司

基因科技（上海）股份有限公司为基因集团子公司。公司位于上海闵行区紫竹国家高新技术产业开发区，拥有研发及生产基地，并已通过 ISO9001：2008 和 ISO13485 认证。公司致力于临床分子病理、特别是肿瘤个性化分子诊断领域的产品研发、生产、服务及技术推广，主打产品为免疫组化及分子产品，目前已获得发明专利 7 项。在临床分子病理领域，特别是肿瘤基因的突变 / 甲基化检测、免疫组化检测、核酸探针的荧光原位杂交检测、数字化病理图像分析等方面，为临床提供系统的技术产品和解决方案，已有近 20 项产品获得 CFDA 或 CE 的生产许可证，现有三类免疫组化注册证产品 5 种。

6. 丹科（Dako）医疗器械技术服务（上海）有限公司

Dako 公司由 Niels Harboe 博士于 1966 年在丹麦创立，主要产品涉及免疫化学、流式细胞、免疫组化、原位杂交和微生物检验等，主要为病理学实验室提供抗体、试剂、仪器和软件，是全球第一家生产用于临床检验的商品化抗体公司，也是全球第一家研发出 Envision 二步法的公司。此外，其与制药公司合作开发了伴随诊断产品，现有三类免疫组化注册证产品 4 种。

2012 年，Dako 被 Agilent 收购成立了安捷伦诊断与基因组学部门。

7. 北京中杉金桥生物技术有限公司

北京中杉金桥生物技术有限公司成立于 2001 年，系中关村高新技术企业，公司是生产经营进口、国产免疫组化试剂，分子生物学试剂，检验试剂及病理行业仪器、耗材的公司。公司代理美国 INVITROGEN、SANTA CRUZ、VECTOR、CALTAG、CHEMINCON、R&D 及 GBI 等世界知名公司的产品，进口销售免疫组化试剂、分子生物学试剂、原位杂交试剂、流式细胞仪试剂和各种检验试剂盒千余种。目前暂无三类免疫组化注册证产品。

8. 广州安必平医药科技有限公司

广州安必平医药科技有限公司创建于 2005 年，是一家集细胞学诊断、免疫组化诊断及分子诊断等病理诊断系列产品的研发、生产、销售的生物医药高新技术企业，拥有结合技术指导与服务为一体的第三方医学检验所及电子商务平台。目前拥有医学、生物学、分析化学及自动化控制等高级技术人员组成的研发团队。公司建立了由专业技术人员组成的售后服务团队，从产品研发、生产到销售全过程实行质量控制，并通过了高新技术企业认定、软件企业认定和 ISO13485：2003 的质量体系认证。2015 年，安必平成为广东省病理诊断工程技术研究中心和广东省院士专家企业站，现有三类免疫组化注册证产品 11 种。

9. 厦门艾德生物医药科技股份有限公司

厦门艾德生物医药科技股份有限公司成立于 2008 年，2017 年 8 月在深交所创业板上市。艾德生物是我国首家专业化的肿瘤精准医疗诊断试剂研发、生产及销售为一体的国家级高新技术企业，公司已通过 ISO13485 医疗器械质量体系认证，也是拥有获得中国 NMPA、日本 PMDA 和欧盟 CE 批准上市的最齐全的肿瘤精准诊断产品线的中国企业。截至 2022 年底，公司拥有中国 NMPA 批准的三类医疗器械注册证（体外诊断试剂）24 项、二类医疗器械注册证 1 项、经备案的一类医疗器械产品 68 项；公司拥有中国 NMPA 和日本 PMDA 获批肿瘤伴随诊断产品 6 项，随诊断合作涉及的 KRAS G12C、EGFR ex20ins、RET、MET、BRCA1/2、MSI、BRAF、ROS1、FGFR、IDH1 以及 PD-L1 等 11 种靶点对应的近 20 种已上市的抗肿瘤药物，其中免疫组织化学法的 PD-L1 产品为国产 PD-L1 伴随诊断检测第一证。

公司在免疫组化领域拥有单克隆抗体、免疫组化检测系统和配套试剂、全自动免疫组化染色仪，现有三类免疫组化注册证产品 1 种。

10. 卡秋（江苏）生物科技有限公司

卡秋生物致力于肿瘤精准医学所需的免疫组化抗体蛋白、分子试剂、伴随诊断、基因甲基化检测试剂的研发、生产和销售。长期与国内外顶级专家团队深度合作，在南京建有研发中心，共有超 11 000 m^2 的研发实验室以及符合 GMP 规范的标准厂房。

成立至今，已开发 550 余种一抗试剂、不同二抗系统、术中冰冻快速免疫组化试剂、双染及多染试剂、mIHC 多重免疫组化试剂、原位杂交检测试剂盒、早癌筛查产品等。多数已进入国内众多三甲医院和多家知名第三方医学检测中心。

卡秋生物凭借自身坚实的研发实力，立足肿瘤精准诊疗领域，整合上下游产业资源，能提供从肿瘤预防、早筛、诊断、治疗和预后等全方位的整体解决方案。公司研发的产品和技术注重临床应用便利性，具有更简便的操作和更快速的流程。已开发多项肿瘤精准医疗伴随诊断 / 辅助诊疗技术，搭建包括 IHC、ISH、ICC、PCR 在内的多种检测平台，产品覆盖了精准免疫治疗、肿瘤精准用药指导、肿瘤早期筛查、肿瘤遗传性筛查及预后预测等全周期业务线。

11. 杭州百凌生物科技有限公司

杭州百凌生物科技有限公司是一家提供专业病理免疫组织化学解决方案的国家高新技术企业，创始团队由欧美知名科研、病理及生物制药公司的高级管理团队成员组成。公司拥有完全自主知识产权的第二代基因工程兔单克隆抗体开发技术平台、液态细胞免疫组化质控品开发技术平台和数十项专利技术。

公司创新性地打造了具备“液态质控对照品＋自动化质控加样＋质控管理功能”的免疫组化自动化解决方案，该套系统首次将免疫组化染色质量控制的标准化和自动化纳入到完整染色方案，致力于为病理实验室提供全自动化的工作流程、可信的染色结果和可靠的“参考答案”。公司免疫组化质量控制实验室具备完善的标准化质量管理体系，获得 ISO13485 审核认证；与此同时，长期关注并持续参与 PQCC、NordiQC 等国内外各类室间质评活动。

六、未来展望

我国免疫组化（试剂和仪器）研究和生产与国外还存在一定差距，在原有基础上国内企业持续高力度地投入产品开发创新，建立起比较完善的研发体系才能推动产业高速发展。敏感度更高、特异性更好、亲合性更强的免疫组化诊断抗体 / 伴随诊断的研发具有重要意义，尤其是伴随诊断抗体，作为精准诊断的有效手段，能够辅助临床医生制订或完善患者的治疗方案，促进精准医学的发展。随着科技的进步，免疫组化技术的标准化概念日趋突出，自动化的免疫组化染色系统的开发是免疫组化行业未来的重要发展方向之一。

此外，国家对免疫组化产品的国际化、规范化、科学化管理，病理科室对免疫组化技术室间室内管理的进一步完善，对推动我国免疫组化行业的健康发展具有重要影响。

（侯英勇）

（王小亚　审稿）

第三节
细胞学检测试剂及设备

一、细胞学检测概述

（一）细胞学发展历程

细胞病理学的奠基人希腊医师 Papanicolaou（巴氏），经过长达 20 余年对阴道脱落细胞的研究观察，发现了来源于宫颈癌的异常细胞，并于 1941 年在《美国妇产科学杂志》上发表了关于阴道细胞学涂片对诊断宫颈癌的论文，开创了现代脱落细胞病理学的新时代。同时，其提出宫颈细胞病理学分巴氏五级分类诊断法，为宫颈癌的防治做出了重要贡献，使晚期宫颈癌发病率大大降低。20 世纪 50 年代，杨大望教授将宫颈细胞涂片的巴氏分级诊断法引入中国，并进行了大规模的宫颈癌筛查，使宫颈癌的发病率明显下降，从此开创了我国的细胞病理事业。20 世纪 60 至 70 年代，除了宫颈细胞学外，其他领域的临床细胞学也逐步发展，尤其是我国首创的食管拉网细胞学诊断早期食管癌，得到国际细胞学界的高度关注。20 世纪 70 至 80 年代初，以乳腺、甲状腺、淋巴结、软组织肿物等体表肿物的针吸细胞学迅速发展。20 世纪 80 年代末，到 90 年代初免疫细胞化学、流式细胞学、DNA 定量分析、电脑辅助阅片诊断等新技术逐步应用。90 年代中期，液基细胞薄层制片和 TBS 诊断系统在宫颈细胞中广泛应用，使宫颈细胞学制片质量和诊断的准确率得到了显著的提高。近年，AI 辅助诊断已应用到脱落细胞诊断的临床实践，大大提高了细胞学的诊断效率。

（二）细胞学的临床应用

细胞病理是病理学的重要组成部分，因其具有简单、易行、安全、无创、能够重复检查等优点，广泛应用在全身所有组织和器官的疾病诊断中。细胞学的发展从最初的基础研究、形态学诊断，越来越多地应用于免疫细胞化学、原位杂交、聚合酶链式反应、细胞 DNA/RNA 定性或定量、细胞增殖活性、细胞凋亡和细胞癌基因检测领域。随着现代细胞分子生物学的发展，细胞学检测试剂及设备也得到了巨大的发展，从原始的手工制片、人工诊断发展到自动制片、染色、计算机初筛，并且，未来的细胞学检测试剂和设备将在病理科、第三方医学实验室、病理诊断中心的推动下，成为病理行业新的焦点和经济增长点。

细胞病理学应用广泛，全身各系统器官几乎都能应用细胞学检查方法，如鼻咽刮片、食管拉网、溢乳涂片、宫内膜吸片、宫颈和阴道刮片、痰检、尿检、内镜刷片等以及甲状腺、纵隔和肺、胸膜、肝脏等细针穿刺抽吸均可用细胞诊断的方法。细胞病理学的主要任务是对无症状个体进行癌前病变的筛检，对有症状或有体征患者进行诊断和鉴别诊断以及对肿瘤治疗后随诊。同时当难以获取相关组织进行病理诊断时，细胞病理学可以达到形态学诊断的目的，为放疗或化疗提供依据，还可代替冷冰切片进行检查。

（三）常用制片染色系统的评价与分析

传统的巴氏涂片技术因细胞丢失、制片质量不好、诊断难度大等问题致使细胞学技术员或病理医生发生筛查误差或判断误差而发出假阴性报告。20 世纪 80 年中后期，美国的一些宫颈细胞学诊断假阴性的报道引起了细胞学界的高度重视，并由此发现了不同实验室具有一定的误诊率。

20 世纪 80 年代后期，人们对细胞学的样本采集、制片方法及自动化阅片技术不断进行改进，以豪洛捷微孔薄膜过滤方法为代表的 ThinPrep 新技术应运而生。该项技术 1996 年 5 月获美国食品药品监督管理局（FDA）批准用于临床，并指出可替代传统巴氏涂片，同时因 ThinPrep 标本保存液可以较好地保留细胞的核酸信息，于是细胞学标本又可以直接用于进一步的人乳头瘤病毒（HPV）检测。我国于 1999 年 6 月引进，称之为 ThinPrep cytology test（TCT）技术。这项技术可有效祛除血细胞和炎症细胞，并使细胞分布均匀。与传统方法比较，大大提高了阳性细胞检出率，对于检测宫颈腺癌和子宫内膜癌具有更高的灵敏度。根据美国 Quest 病理诊断中心报道，TCT 相比传统巴氏涂片，对于低度鳞状上皮内病变 LISL 及以上 LISL+ 检出率提高 130%，其中 LSIL 提高 59%，高度鳞状上皮内病变 HISL 提高 233%，可降低传统玻片中标本采集和玻片制备过程中造成的假阴性。目前，以 Thinprep 为主及与其原理相似的国内微孔薄膜过滤制片系统占有相当大的比例，如湖北鸿翔、福建泰普、广州鸿琪，等等，并主要应用于宫颈细胞学检测，对于痰、肺泡灌洗液、细针穿刺、尿液等非妇科样本检测相对来说逐步增加。

在 1998 年，以 BD 为代表的液基离心沉淀式薄层细胞学（AutoCyte Prep）通过了美国 FDA 的认证，于 1999 年引入我国。该方法主要采用两次离心及独立染色。Karnon 回顾了 Autocyte Prep 的效率和成本效益。认为较传统方法有更好的成本效益，同时可以降低假阴性。Longatto 等认为此法对宫颈上皮内瘤变（CIN）Ⅲ的检测具有 100% 的特异性和阳性预测值。除主要应用于宫颈细胞学检测之外，在痰、胸腹水、尿液、肺泡灌洗液等非妇科样本检测方面更具优势。目前，与其原理相似的液基离心沉淀式薄层细胞学技术原理的有安必平、泰普等国产设备。

尽管 ThinPrep 和 Autocyte Prep 技术成熟，应用广泛，但仪器试剂耗材成本昂贵，主要在三甲专科及综合医院使用，难以在宫颈癌人群筛查中普及和基层医疗机构推广。因此，国内 TCT 和 LCT 以及离心甩片或手工制片企业得以高速发展，据不完全统计，国内开展此技术的企业多达数百家，其中达安、泰普、鸿翔、东大、鸿祺占据一定的市场份额，艾迪康和迪安也有相应的设备、试剂、耗材。市场还拥有一定数量的离心甩片、手工沉降式液基制片方法，因其投入少、试剂耗材成本低，广泛应用于基层医疗机构或大规模的人群宫颈癌筛查。

二、主要生产企业及概况分析

（一）豪洛捷医疗科技（北京）有限公司

豪洛捷公司主要致力于全球快速、精确、高效分子诊断产品及服务业的开发、制造及销售，其产品重点主要用于疾病诊断、血液筛查。2011 年 6 月 1 日，收购有中国医疗产品经销商背景的英硕力新柏科技有限公司（TCT），收购总额为 1.35 亿美元，此次收购后，TCT 的运营整合到豪洛捷公司的国际业务中。豪洛捷公司在妇科液基细胞学的基础上推出了非妇科细胞学，以及 Thinprep Imaging System 自动辅助阅片系统，目前已经形成制片、染色、自动辅助阅片系统病理实验室一体化体系，同时因其在分子诊断领域的优势，在 2015 年率先研发出 Aptima HPV E6/E7 mRNA 检测试剂盒，形成了宫颈癌筛查的全套解决方案。该公司目前主要在北京、上海、华东、华南、东北三甲医院及部分二甲医院具有相当高比例的市场占有率。

（二）BD医疗器械中国有限公司

美国BD公司是世界上最大的生产和销售医疗设备、医疗系统和试剂的医疗技术公司之一，主要分为BD医疗、BD生物科学和BD诊断。1999年引入中国的液基细胞学技术，其中就包括BD SurePath妇科液基细胞学检测。BD公司在BD SurePath妇科液基细胞学检测基础上，推出的BD CytoRich新的非妇科细胞学等检测，以及自动定点辅助阅片系统BD Focal Pointment TMSlide Profiler，又进一步给样本制备、处理、染色和计算机辅助图像的筛选提供了综合解决方案。但因其仪器及试剂耗材成本相对国产试剂昂贵，目前仅在部分国内大型三甲医院使用。

（三）广州安必平科技医药股份有限公司

安必平公司于2005年成立，主要从事体外诊断试剂、临床检验分析仪器的研究、开发和生产，其液基细胞沉降式制片染色系统、LBC SYSTEM设计原理同BD SurePath原理接近。近年来，安必平依托广州达安基因的技术平台，进军免疫组化、分子病理领域，目前其主要在华南、西北、西南、东北等地区二甲医院部分三甲医院使用，市场占有率在15%左右。

（四）国内其他企业

2000年后，液基试剂及仪器生产企业如雨后春笋，随着市场竞争的白热化及用户对产品质量要求的提升，中国的液基细胞学市场经过一轮洗牌，目前除了上述三个企业外，在国内较为知名的还有福建泰普、广州鸿祺、湖北德立森、孝感、赛涂、利普等，主要市场在二三线城市的二甲医院及部分三甲医院，总体市场占有率约在20%。

三、发展趋势

随着分子生物学的发展和技术的进步，细胞病理由于其本身的简单、易行、安全、微创甚至无创、能够重复检查等优点，以细胞学技术为前处理的细胞原位杂交、免疫细胞化学p16/ki-67双染技术、聚合酶链技术的HPV检测技术、CTCs检测技术，ctDNA检测技术、细胞增殖活性检测、细胞凋亡技术、二代测序技术已在临床实践中应用，而一份细胞学样本，除提供形态学诊断以外，尚能提供更多定性、定量和特异性靶向标记，成为病理检测相关企业创新的新动力和新方向，作为降低病理科成本的重要手段，也得到了病理科的更多关注与重视。

（侯英勇　殷颖）

第四节
分子病理检测技术及产品的发展

一、概述

外科病理学发源于19世纪后叶的欧洲。随着当时外科手术学的发展，外科医生开始开展术前活检，并把它作为一项必需的诊断手段。到19世纪90年代，冷冻切片技术的发明使术中活检成为可能，更进一步推动了外科病理学的发展。到20世纪末，外科病理学的发展主要经历了两座里程碑：20世纪30年代，电镜的发明使病理医生能够观察细胞的超微结构。20世纪50年代，免疫组织化学技术被应用于诊断病理学，使病理医生能进一步观察细胞，特别是细胞的起源、分化。20世纪70年代初，随着细胞生物学和分子生物学的发展，病理学与上述学科相互渗透而形成了新的分支学科——分子病理学，由于其在蛋白质和核酸等生物大分子水平上，应用分子生物学理论、技术及方法研究疾病发生发展的过程，从而给传统病理学注入了生机。分子病理是传统病理的补充和延伸，是分子生物学技术与肿瘤病理诊断相结合的产物，是病理科的发展方向和未来。

二、分子病理的应用

分子病理的应用范围很广，可以帮助多种疾病的诊断，主要有以下几个方面：

（一）遗传性疾病检测

通过对患者的基因组进行测序，可以发现与遗传性疾病相关的突变，帮助确定疾病的遗传风险，以及提供基因咨询和遗传咨询。例如，*BRCA1* 和 *BRCA2* 基因的突变与乳腺癌和卵巢癌的遗传性风险增加有关。通过检测 *BRCA1* 和 *BRCA2* 基因的突变，可以评估患者患遗传性癌症的风险，以便采取相应的预防和筛查措施。此外，对于一些罕见疾病或无法明确诊断的遗传性疾病，对患者的全外显子或全基因组进行测序可以鉴定新的致病基因或突变，并为疾病的诊断和治疗提供线索。

（二）肿瘤突变基因检测

通过对患者的肿瘤样本进行测序，可以发现与肿瘤相关的突变，指导个体化的治疗，包括靶向治疗和免疫治疗。例如，*EGFR* 突变和 *ALK* 融合是肺癌中常见的靶向治疗靶点，通过检测肺癌患者肿瘤基因组中的突变，可以指导选择适合患者的靶向治疗药物，如 EGFR 抑制剂、ALK 抑制剂等。在患者接受靶向治疗后，通过 DNA 测序可以检测治疗后出现的耐药突变，帮助医生调整治疗方案，及时应对耐药性。此外，DNA 测序还可用于分析肿瘤细胞的基因组，帮助研究肿瘤的进化过程和治疗抵抗机制。

（三）个体化药物治疗

DNA 测序可以检测与药物代谢有关的酶基因的突变或多态性，用于确定个体对药物的反应和代谢能力，预测药物疗效、副作用和药物代谢途径，从而实现个体化的药物治疗，提高治疗效果和安全性。例如，*UGT1A1* 编码 UDP 葡萄糖基转移酶 1A1，该酶参与伊立替康的药物代谢过程，*UGT1A1* 基因的多态性可以影响伊立替康的代谢速度和药物暴露水平，从而影响药物的疗效和耐受性。*UGT1A1* 基因检测可以帮助确定患者对伊立替康的代谢能力，对于携带 *UGT1A1*28* 等变异的患者，由于酶活性降低，伊立替康的代谢速度较慢，药物暴露水平较高。因此，在这些患者中，可能需要减少伊立替康的剂量，以避免药物积累和不良反应发生。

（四）微生物检测

Metagenomic Next-Generation Sequencing (mNGS) 是一种基于高通量测序技术的方法，用于对复杂微生物群体或样本中的全部基因组进行测序和分析。它是一种无偏差的检测方法，可以同时检测和分析多种微生物，包括细菌、病毒、真菌和寄生虫等。与传统的微生物培养和传染病检测方法相比，mNGS 可以快速、准确地鉴定病原体，尤其对于难以培养的微生物有较好的检测效果，从而实现微生物感染的早期快速诊断和有效治疗。通过对感染病例的微生物 DNA 进行测序，并将测序数据与其他病例进行比对，可以确定微生物的遗传关系、传播途径和毒力特征，从而追踪和控制感染病的传播。此外，通过对微生物基因组进行测序，可以揭示病原体的进化过程和变异情况，有助于了解病原体的起源、流行性和抗原性变化，为疫苗和药物的研发提供基础。

总之，分子病理技术应用极为广泛，从遗传性疾病到肿瘤诊断和治疗，再到个体化药物治疗和微生物检测，都发挥着重要的作用，为疾病的早期诊断、预防和治疗提供了新的思路和方法。尽管分子病理技术具有许多优势，但在实际应用中也面临着一些挑战。例如在肿瘤基因检测中，样本的质量和纯度至关重要，除此之外，准确识别和解读肿瘤相关的基因突变、拷贝数变异和结构变异等也需要高度专业化的分析流程和工具。

三、分子病理技术的种类

分子病理技术包含的范围很广，并且随着分子生物学技术的更新在不断改进。下面介绍几种曾经应用以及正在不断发展的技术手段。

（一）染色体分析

染色体核型分析是细胞遗传学研究的基本方法，是研究物种演化、分类以及染色体结构、形态与功能之间关系所不可缺少的重要手段。通过染色体核型分析，可以根据染色体结构和数目的变异情况来判断生物是否患有某种因染色体片段缺失、重复或倒置等引起的遗传病。

越来越多的肿瘤，特别是骨关节、软组织和淋巴造血系统的肿瘤，已被发现有特异的染色体异常。所以对肿瘤细胞的染色体分析在很多时候成为诊断这些肿瘤的金标准。比如说，70%~95% 的滤泡型淋巴瘤有特异性的 14 号染色体与 18 号染色体的易位。WHO 制定的恶性血液病分型系统中，将染色体核型作为最重要的分型及诊断指标，发现重现性异常的染色体可提前做出 AML 的诊断。很多染色体异常导致特异性的白血病融合基因。染色体分析除用于各类恶性血液病患者，如急、慢性白血病，MDS，MPNs，淋巴瘤，多发性骨髓瘤（MM）患者外，还可用于儿童遗传性疾病、先天性畸形的染色体检测，以及习惯性流产、不孕不育等疾病的诊断。

染色体核型分析技术是由我国遗传学家徐道觉教授于1952年在美国发现并建立起来的，传统上是观察分裂中期染色体形态。1955年，蒋有兴利用徐道觉建立的技术，得出人类染色体是46条的正确结论，促进了遗传学发展。1959年，法国遗传学家杰罗姆勒琼利用该技术发现唐氏综合征是由第21号染色体三体变异造成的现象。这是人类首次发现的由染色体缺陷造成的疾病，开启了医学遗传学分支。1960年，大卫和皮特利用这一技术，首次发现慢性粒细胞白血病有重现性22号染色体缺失，开创了肿瘤遗传学。随着新技术的发明与应用，染色体核型分析变得越来越现代化，很多软件系统的完善也使核型分析结果越来越精确。下面介绍GRQ带技术和光谱核型分析技术。

1. GRQ带技术

人类染色体用Giemsa染料染色呈均质状，但是如果染色体经过变性和（或）酶消化等不同处理后，再染色可呈现一系列深浅交替的带纹，这些带纹图形称为染色体带型。显带技术就是通过特殊的染色方法使染色体的不同区域着色，使染色体在光镜下呈现出明暗相间的带纹。每个染色体都有特定的带纹，甚至每个染色体的长臂和短臂都有特异性。根据染色体的不同带型，可以更细致而可靠地识别染色体的特征。染色体特定的带型发生变化，则表示该染色体的结构发生了改变。一般染色体显带技术有G显带（最常用）、Q显带和R显带等。G带技术是其中最常用的技术，由Pardue等于1970年建立，G带反映了染色体DNA上AT的丰富区，在人类中约有2 000条G带可被鉴别。G带不仅稳定且用扫描电镜可在带区见到收缩的痕迹。现在已制成人类的G带标准图谱，可用于鉴定染色体号数以及基因定位。Q带是在1968年由Caspersson等建立的。R带是和G带相反的带，也就是反带的意思，这种方法由Dutrillaux等于1971年建立。此外，1971年徐道觉教授创建显示组成型异染色质的方法，即染色体C显带技术。

2. 光谱核型分析技术

SKY（spectral karyotying）光谱染色体自动核型分析是一项显微图像处理技术，SKY通过光谱干涉仪，由高品质CCD获取每一个像素的干涉图像，形成一个三维的数据库并得到每个像素的光程差与强度间的对应曲线，该曲线经傅立叶变换之后得到该像素的光谱，再经由软件分析之后用分类色来显示图像或将光谱数据转换成相应的红绿蓝信号后以常规方式显示。24种全染色体涂染探针先用5种不同的荧光素组合进行不同的标记，然后将探针混合物与中期染色体进行原位杂交，通过荧光显微镜获得荧光图像进行光谱成像。其结果分为显色成像和分色成像两部分。前者可于图像获取后即刻评估所有探针的杂交质量，后者用特定的SKY软件参照每一条染色体特有的光谱信息特征进行分析。在染色体核型排序（chromosome karyotyping）的应用上，SKY可同时分辨人类的22对染色体及X、Y性染色体或老鼠的21种不同染色体，并以各种颜色呈现出来。SKY技术不同于M- FISH染色体核型技术，后者需由6个或更多的荧光滤镜组来分别获取各个颜色的荧光图像，然后再将所有图像层层堆叠，流程繁琐且信号之间会互相干扰。SKY能做到用一组荧光滤镜做一次杂交反应，便可得到全部染色体的自动核型定序。传统的利用GRQ或DAPI带常常无法就染色体结构上的细微变异，特别是发生在染色体末端的变化做出准确的判断，尤其是当基因体变异发生在G带极为相似的染色体片段时，只有靠频谱分析才能做出快速而准确的诊断。频谱分析的另一个优点是仍然支持传统的G带或DAPI带为基础的染色体核型定序。SKY具有高光透过量和高精确度，能发现经典遗传技术及单独使用FISH技术所不能发现的细微染色体异常，清楚地鉴别染色体重排，特别是易位、插入及可能产生标记染色体的来源也一目了然。

（二）基因测序

基因测序是对核酸分子的核苷酸A、T、G、C的排列顺序进行测定。测序用于测定未知DNA序列，确定重组DNA的方向与结构，对突变进行定位和鉴定、比较研究，是生命科学研究最重要、最常用的技术手段之一。可以说，有基因的地方就有测序。正因为DNA、RNA测序的普及化，带动了一批为测序提供商业化技术服务的生物技术企业，形成了一个新兴的测序行业。

目前，测序技术已经发展到一定的高度，为其临床应用的扩展奠定了基础，其突出特点是，测序通量（测序数据量）的大幅增长，原始数据中每个碱基的测序成本急剧下降，并伴随着国内企业从斥巨资购买仪器以引进新技术，转变到模块定制开发，组装成能独立运转的机器时代。20世纪80年代末期和90年代初期，人类基因组计划的启动推动了高通量测序技术的开发。而随着计算机技术的快速发展，测序领域取得了巨大的突破。自动测序仪、聚合酶链式反应（PCR）和荧光标记等关键技术的引入，使得测序过程更加高效、快速和可靠，大大降低了测序成本。以前看似高不可攀的“奢侈性”研究活动（如个人基因组测序、宏基因组学研究，以及对大量重要物种的测序），随着2000年人类基因组数据陆续发表，在近三十年之间，已由一代发展到了二代、三代。当今，基因测序正以急速的步伐迈入临床实践，个人基因组测序变得越来越切实可行。

1. 一代测序／直接测序

第一代DNA测序技术最初泛指1975年由桑格（Sanger）和考尔森（Coulson）开创的链终止法和1976—1977年由马克西姆（Maxam）和吉尔伯特（Gilbert）发明的化学法（链降解）。后来由于Sanger方法的简便易行，逐渐占据了主导地位，一代测序也可以称为Sanger测序。测序反应的核心就是利用缺少3'-OH基团的特殊核苷酸（dideoxynucleotide，ddNTP）来中止DNA链的延伸，这些ddNTP上连接有放射性同位素或荧光标记基团，因此可以被自动化的仪器或凝胶成像系统所检测到。Sanger法测序的反应体系主要由DNA聚合酶、引物、四种碱基（脱氧核苷酸）、ddNTP以及其他所需的试剂组成。以目的片段为模板，在DNA聚合酶的催化下，从引物处起始开始复制DNA，当遇到ddNTP，反应停止。接下来，通过聚丙烯酰胺凝胶电泳或毛细管电泳等分离技术，将不同长度的DNA片段进行分离，然后，通过荧光染料或放射性标记等方法对DNA片段进行检测，便可以一个碱基一个碱基地确定DNA序列。1977年，Sanger测定了第一个基因组序列——噬菌体X174，全长5 375个碱基。后来的四色荧光桑格测序法（每一种荧光代表四种碱基中的一种）被用在自动毛细管电泳测序系统中，此系统由应用生物系统有限公司（Applied Biosystems Inc）完成商业化，推向市场，后来该公司被整合入生命技术公司（Life Technologies）和贝克曼库尔特公司（Beckman Coulter Inc.）。

Sanger测序是人类基因组计划（Human Genome Project）的关键技术之一。该计划于1990年启动，旨在解码人类基因组的序列。通过大规模的Sanger测序工作，人类基因组项目于2003年成功完成了人类基因组的测序，为人类遗传学、生物医学研究和药物开发提供了重要的资源。不仅如此，Sanger测序在疾病基因的鉴定和发现中发挥了重要作用。通过对人类基因组的测序和比较，可以鉴定与疾病相关致病基因的突变和变异。例如，如囊性纤维化、遗传性癌症和遗传性心脏病等。此外，Sanger测序在病毒和细菌基因组测序中也得到广泛应用，研究人员可以通过测序分析病毒和细菌的基因组结构、演化和抗药性等重要信息，这对于病毒学、微生物学以及流行病学的研究具有重要意义。通过Sanger测序，人们成功测序了多种病毒，包括HIV病毒、乙型肝炎病毒等。

尽管Sanger测序技术目前已不是主流的测序技术，但其仍具有一些独特的优势和应用领域，例如，在研究复杂的基因结构变异或研究复杂的基因组重排事件时，Sanger测序技术能够提供更长的读长，从而提供更准确和完整的信息。此外，Sanger测序技术对于一些特定的DNA修饰检测和分析，如DNA甲基化研究，也具有一定的优势。不仅如此，Sanger测序技术也可用于补充和验证已知参考基因组的部分区域，其较长的读长可以提供更高的准确性和覆盖度，以确保参考基因组的完整性和准确性。因此，Sanger测序技术仍将会应用于特定区域测序，如定量基因表达、生物标志物鉴定和生物学途径分析等专向性研究与临床应用。Sanger测序主要特点是读长可达1 000 bp，准确性高达99.999%，但其测序成本高、通量低，需要耗费大量的时间和资源，严重限制和影响了真正大规模的应用。发表于1999年底的第一个人类基因组复合序列就是由毛细管电泳测序系统来完成的，不仅耗资庞大，花费人力无数，而且历时超过十年。该序列一直在完善中，但其作为基因组的“参照”序列而被采用，则成为生命科学转化为实际应用的基础，由此获得的人类参考基因组38（GRCh38），GRCh38对研究基因型-表现型的关系发挥了历史性和阶段性的重要作用，后期可能将被T2T-CHM13替代。

2. 第二代测序技术

随着科学家们对基因组的深入研究和大规模测序需求的增加，经过不断的开发和改进，寻找到了更快速、经济高效的测序方法。诞生了Roche公司的454技术、Illumina公司的Solexa、Hiseq技术和ABI公司的Solid技术为代表的第二代测序技术。二代测序技术，也被称为高通量测序技术，是相对于一代测序技术而言的新生代测序方法。二代测序技术大大降低了测序成本的同时，还大幅提高了测序速度，并且保持了高准确性。以前完成一个人类基因组的测序需要3年时间，而使用二代测序技术则仅仅需要1周，但在序列读长方面比起第一代测序技术则要短很多。

Illumina公司的Solexa和Hiseq是目前全球使用量最大的第二代测序机器，这两个系列的技术核心原理是相同的，都是边合成边测序的方法。首先是DNA待测文库的构建，利用超声波或酶将待测的 DNA 样本打断成 200~500 bp 长度的序列片段，经过末端修复与加 A 步骤后，在片段的两端添加上不同的接头，构建单链 DNA 文库，并进行桥式 PCR 的扩增。经过不断的扩增和变性循环，最终每个 DNA 片段都将在各自的位置上集中成束，每一个束都含有单个 DNA 模板的很多分拷贝，进行这一过程的目的在于实现将碱基的信号强度放大，以达到测序所需的信号要求。最后采用边合成边测序的方法进行测序，向反应体系中同时添加 DNA 聚合酶、接头引物和带有碱基特异荧光标记的 4 种 dNTP（如同 Sanger 测序法）。这些 dNTP 的 3'-OH 被化学方法所保护，因而每次只能添加一个 dNTP。在 dNTP 被添加到合成链上后，所有未使用的游离 dNTP 和 DNA 聚合酶会被洗脱掉。接着，再加入激发荧光所需的缓冲液，用激光激发荧光信号，并有光学设备完成荧光信号的记录，最终利用计算机分析将光学信号转化为测序碱基。待荧光信号记录完成后，再加入化学试剂淬灭荧光信号并去除 dNTP 3'-OH 保护基团，以便能进行下一轮的测序反应。Illumina 的这种测序技术每次只添加一个 dNTP，这一特点能够很好地解决同聚物长度的准确测量问题，它的主要测序错误来源是碱基的替换，目前它的测序错误率在 1%~1.5% 之间。以人类基因组重测序为例，30 G 的测序深度仅需要 1 周。

高通量测序技术的革命性进展极大地推动了生物学研究领域的发展。研究人员可以快速获得大规模的 DNA 或 RNA 序列数据，进一步研究生物体的遗传信息和基因功能。二代测序平台具有高通量、较高的准确性和较低的成本，平台的不断改进和新技术的引入，使其更加广泛应用于基因组测序、转录组测序、表观遗传学、群体遗传学、癌症基因组学和个性化医学等领域的研究，为科学研究和临床实践提供强有力的工具。现如今，二代测序技术已成为生物医学研究和临床实践中的常规技术，随着测序技术的不断进步，数据处理和分析变得越来越重要。海量的测序数据需要高效的存储、处理和分析方法，以从中提取有用的生物学信息。因此，开发和优化生物信息学工具和算法，以应对数据分析挑战变得至关重要。目前二代测序技术仍然在不断发展，未来还有许多潜在的改进和创新方向。

3. 第三代测序技术

三代测序技术是指第三代高通量测序技术，也被称为单分子测序技术。相对于二代测序技术，三代测序技术具有更长的读长、更快的测序速度和更低的成本。其基本概念是在单个 DNA 或 RNA 分子上直接测序，而不需要进行 PCR 扩增或片段化处理，从而避免了 PCR 引入的偏差和错误。通过三代测序技术能够获得更长的 DNA 或 RNA 序列信息，这对于基因组重组、长链 RNA 转录本和复杂基因结构等的研究非常有益。此外，当聚合酶或逆转录酶合成链时，三代测序技术可以直接检测到加入的核苷酸或碱基，从而实现实时测序，可以直接观察到 DNA 或 RNA 的碱基修饰、结构变化和序列重复等特征，提供了更详细的生物学信息。

常见的三代测序技术包括 Pacific Biosciences（PacBio）的 Single-Molecule Real-Time（SMRT）测序技术和 Oxford Nanopore Technologies 的纳米孔测序技术。2004 年，Pacific Biosciences（PacBio）推出了 SMRT 测序技术，该技术基于荧光标记的单分子测序原理，能够在单个 DNA 分子上实现实时测序，具有长读长和高准确性的优势。2005 年，Oxford Nanopore Technologies 开始研发基于纳米孔技术的测序方法，利用纳米孔通道中 DNA 或 RNA 分子通过时的电信号变化来进行测序。2014 年，Oxford Nanopore 推出了 MinION 设备，成为首个商用化的纳米孔测序平台。随着 SMRT 和纳米孔测序技术的发展，各个厂商不断改进单分子测序技术。提高了测序通量、准确性和读长，加速了测序速度，并降低了测序成本。为了进一步提高准确性和读长，一些厂商引入了多重位点测序技术。通过在 DNA 或 RNA 分子上的多个位点进行测序，可以纠正单个位点的测序错误，提高准确性和测序质量。

三代测序技术为复杂基因组结构的研究、全长 RNA 转录本的鉴定和表观遗传学修饰的分析提供了强大的工具，在基因组学、转录组学、表观遗传学和癌症研究等领域得到广泛应用。2022 年 3 月，美国科学家领衔的国际合作团队在《科学》杂志发表了 6 篇论文，团队利用完全性葡萄胎（completeness hydatidiform mole，CHM）这一模式标本，联合采用多代技术相结合，特别是高准确性的 PacBio HiFi 测序和高连续性的 ONT ultra-long 测序，克服了着丝粒或高重复区域的组装困难问题，完成了有史以来最完整的人类基因组图谱绘制，补缺了 20 世纪发起的人类基因组计划剩余的 8% 序列测定任务，纠正了潜在的错误序列，成功获得正确的人类编码基因组，新版本基因组依据“端粒到端粒”（T2T）联盟，从一个命名为 CHM13 的细胞系中读取的 DNA，从而命名为 T2T-CHM13，人类基因组序列由 30.55 亿个碱基对和 19 969 个蛋白质编码基因组成，这是借助三代测序技术的发展平台，染色体测序的连续性和完整性大大提高的前提下，为 T2T 基因组联盟取得成功奠定的基础。

今后，开发高效的数据处理和分析算法，以提取有用的生物学信息，是三代测序领域的重要研究方向。总体而言，三代测序技术的发展使得单分子测序成为可能，并且为基因组学研究和生物医学领域提供了更详细、准确和全面的测序数据，有望在未来进一步推动基因组学、临床医学和个性化医学的发展。

总之，在 DNA 测序技术领域里，出现了很多不同的方法（表 13-4-1），横跨不同代的新技术，每种技术都有自身的优势和局限，从根本上说，要做特定目的的基因分析应用，必须进行合理评估，以选择合适的测序平台。虽然第二代和第三代平台有很大的通量，但基于 Sanger 原理的毛细管电泳测序仍是超高精度测序的黄金标准。下一代测序技术为了获得广泛认同，无论是第二或第三代平台中的哪一种，都必须也同时具备一套第一代毛细管电泳测序平台，并同时将由这两套平台得到的从头测序样品的测序结果和组装结果进行比较。目前，现有的测序技术各有其优缺点，为了达到对复杂全基因组进行从头测序的目的，需要随机采用几种技术，彼此协调配合，以得到高通量、高准确性、高读长的基因绘图。

表 13-4-1 DNA 测序技术比较

	测序方法 / 平台	公司	方法 / 酶	测序长度	每个循环的数据产出量	每个循环耗时	主要错误来源
第一代测序技术	Sanger/ABI3730 DNA analyzer	Applied Biosystems	Sanger 法 /DNA 聚合酶	1 000 bp	56 kb		
第二代测序技术	454/GS FLX Titanium Series	Roche	焦磷酸测序法 /DNA 聚合酶	400 bp	400~600 Mb	10 小时	插入、缺失
	Solexa/Illunina Genome Analyzer	Illumina	边合成边测序 /DNA 聚合酶	2 × 75 bp	20.5~25 Gb	9.5 天	替换
	SOLiD/SOLiD 3 system	Applied Biosystems	连接酶测序 /DNA 连接酶	2 × 50 bp	10~15 Gb	6~7 天	替换
第三代测序技术	Hiliscope/Helicos Genetic Analysis System	Helicos	边合成边测序 /DNA 聚合酶	30~35 bp	21~28 Gb	8 天	替换
	SMRT	Pacific Biosciences	边合成边测序 /DNA 聚合酶	100 000 bp			
	纳米孔单分子	Oxford Nanopore Technologies	电信号测序 / 核酸外切酶	无限长			

临床实践中，无论第二、三代测序平台怎样发展，它们仍然依赖于第一代平台的协助作用，以及在一代测序技术基础上发展起来的临床实用技术。近几年来，我国 DNA 测序市场极速发展，以华大基因、贝瑞基因、博奥生物、金域医学、迪安诊断、药明康德、中源协和、诺禾致源、艾迪康、艾德生物、生工生物、迈景生物等为龙头的测序类公司均实现理想的复合增长。基因测序领域大致分为设备、测序与应用这三大板块，其中有含金量的是测序设备的研发与临床应用的开发。目前，测序仪市场虽然主要被国外公司所占据，如 Illumina 拥有测序市场最大的份额，与罗氏、美国生命科技公司等几大公司垄断了整个测序仪市场，导致提供测序服务的企业必须购买测序仪，没有其他的任何替代品，因而提供测序服务的公司对其议价能力较低。但以华大基因和华大智造为例的国内企业，正在努力开发国产测序仪器，已逐步占据一定的市场份额。

4. 测序建库

随着第二代测序技术（NGS）的快速发展和应用，该技术已经以多种多样的渠道和方式落地临床，人们可获得更高通量的测序数据，操作人员可以在临床工作中得到培训、锻炼和实际操作水平提升。在二代测序过程中，文库构建是最为基础和重要的过程，从技术原理上，建库方法大致可分为以下几类。

（1）PCR 多重扩增子法建库

PCR 多重扩增子法建库原理较为简单，图 13-4-1 为模式图，包括两轮的 PCR 扩增：第一轮 PCR 的目的是通过含有通用接头序列的特异性引物扩增，得到含有通用接头序列的目标区域产物；第二轮 PCR 的目的是通过含有测序芯片结合序列和索引（index）序列的引物在第一轮产物两侧加上完整的测序接头序列使之可以用于上机测序。

该建库方法的优势在于流程简单快速，通过特异性引物的设计即可得到靶向区域文库，对于明确靶标区域的检测非常适用，测序结果覆盖度、深度、中靶率和均一性等指标均较为理想。同时该方法也存在相应局限性，比如在检测较大范围的基因组时，由于扩增子数量的增加，引物二聚体形成的可能也

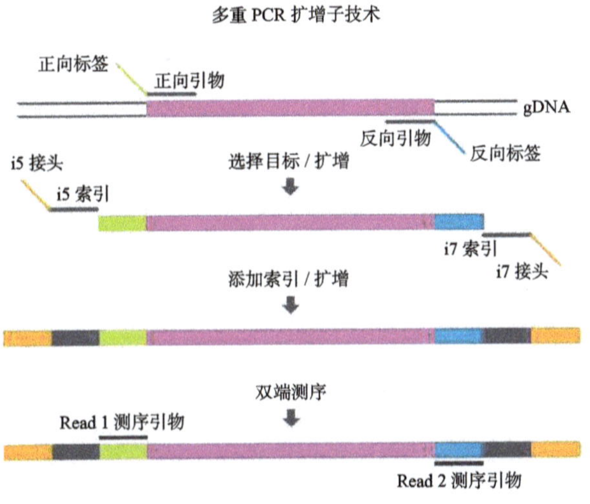

图 13-4-1　多重 PCR 扩增引物和接头添加示意图

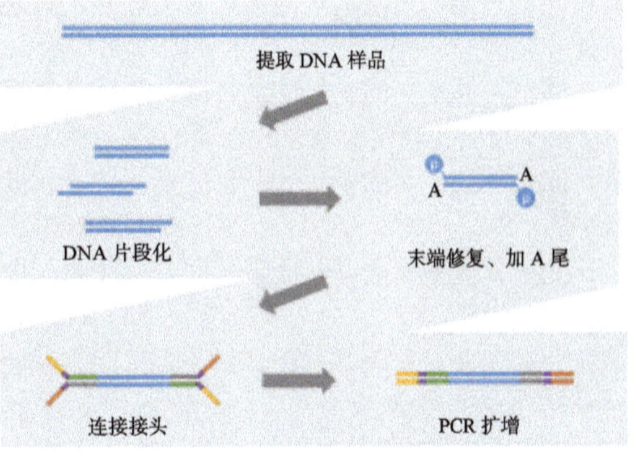

图 13-4-2　黏性末端接头示意图

随之增加，这可能导致部分区域扩增的抑制，进而造成检测均一性和覆盖度变差，因此扩增子法通常无法适配大范围比如全外显子组的检测；再如当扩增子之间存在重叠区域时，通常需要分管扩增来避免短扩增子的优势扩增问题，而分管扩增无疑增加了样本的使用和流程的复杂度。

(2) TA 克隆（黏性末端）接头连接建库

TA 克隆（黏性末端）接头连接建库法是目前应用最广泛的建库技术（图 13-4-2）。其基本原理是先将 DNA 进行片段化和末端修复（加磷酸、补平等），在修复的过程中同时进行末端加 A 反应，在片段化 DNA 的 3’ 端添加一个 A 碱基，这样就可以通过在接头 5’ 端设计一个 T 碱基从而实现 TA 克隆连接，将测序接头连接到 DNA 分子上进而得到测序文库。

该方法技术原理简单，实验体系较稳稳定，市场上基于该方法的商品化试剂盒和技术服务已经稳定推广了很多年，其中以 NEB、KAPA 等公司的产品应用最广，在肿瘤分子检测应用中，通常会在建库后进行目标区域的捕获来实现靶向区域测序。该技术在核酸含量较高的组织样本检测中应用广泛而稳定，但是在核酸和肿瘤含量较低的血浆样本中存在一定的局限性，主要是因为技术核心的 TA 克隆连接效率相对较低，在用于检测较低 DNA 投入量的样本时灵敏度受限，同时该技术用到的接头之间易形成接头自连进一步影响了目标片段的建库效率，因此近年来越来越多的建库技术开始围绕如何提高连接效率进行开发和优化。

(3) 平末端接头连接建库

平末端接头连接建库技术和黏性末端连接几乎同时出现，最早两者的技术原理非常相似，都是先对基因组 DNA 进行片段化和末端修复，然后进行接头的直接连接（图 13-4-3）。区别是平末端连接法在末端修复时无需加 A，只需要在 DNA 分子的 5’ 端加上磷酸并补平序列，在平末端连接酶的作用下进行接头连接。以 Ion Torrent 平台为例，其 A1 和 P1 接头就是通过平末端进行连接的。

然而平末端连接法之所以应用相对较少，是因

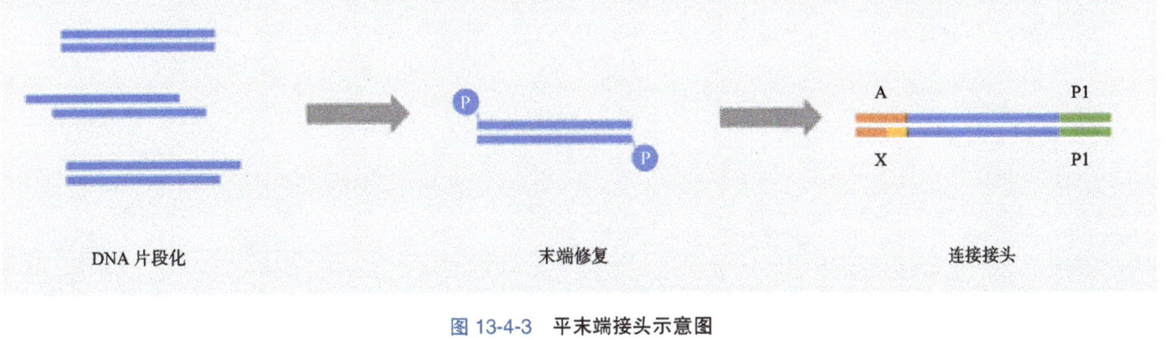

图 13-4-3　平末端接头示意图

为平末端连接酶的连接效率相对较低。该方法通常也需要进行靶向区域捕获和测序。随着近些年技术的不断革新，能否有效降低接头自连的封闭修饰和提高连接效率的连接酶被开发出来。以 IDT Prism 试剂盒为例，其利用腺苷化修饰加特殊封闭修饰的接头序列和工程改造的连接酶，通过两步连接的方法将接头序列连接到平末端 DNA 分子上（图 13-4-4）。虽然两步连接的操作流程有一些复杂，但是其连接效率经测试可以达到现有黏性末端建库方案的 1.5~2 倍，对于投入量低的样本和灵敏度要求较高的检测需求非常适用，近些年已经越来越多地占领了国内外的建库技术市场，并应用于肿瘤诊断、复发监测等领域。

（4）转座子法建库

转座子法建库技术和上述技术方案不同，它依赖于一种来源于细菌的包含抗性基因序列和编辑转座酶基因的 DNA 序列：Tn5 转座子。以 Epicentre 的专利产品 EZ-Tn5 转座子为例（图 13-4-5），该基因工程改造过的转座子结构上从左到右依次包含了 OE、IS50L、IE、抗性序列、IE、IS50R、OE 等序列，其中 OE 部分序列可以和转座酶结合并介导形成同源二聚的转座复合体，在镁离子存在的情况下插入到目标基因组 DNA 中。根据这一原理，可以将测序接头序列加入到转座子 OE 序列中，形成带有部分接头序列的 Tn5 转座复合体，该复合体可以识别受体 DNA 序列并切断受体 DNA，在 DNA 开放区域随机的插入接头序列，进一步可以通过 PCR 反应引入完整的接头序列得到测序文库。

转座子建库法不依赖于 DNA 片段化仪器，因此其应用对于没有打断仪的实验室较为友好，已被成熟的应用到如 ATAC-seq、LIANTI、单倍体分型和结构变异检测等多项应用中。当然，该方法同样有其局限性：首先建库成本较高，单个建库反应成本约为 PCR 扩增子法的 4~10 倍；其次转座子的插入存在一定的偏好性，因此覆盖度和均一性方面相对差一些。目前市场上成熟的试剂盒较多，较为熟知的是 illumina 生产的 Nextera 系列产品。

（5）PCR-free 建库技术

顾名思义，PCR-free 建库技术在建库过程中不需要进行 PCR 扩增，主要针对的是一些 GC 含量高和 PCR 扩增困难的样本。在常规建库过程中，扩增酶存在引入错误的可能，通过循环扩增，这些错误会被积累放大，降低了 DNA 序列复制的保真性。此外，DNA 聚合酶还具有一定的扩增偏向性，尤其是针对 GC 含量差异大或者二级结构等区域，扩增效率低，覆盖均一性差；在引入错误 InDel 的同时，还会带来大量的 Duplication，造成 DNA 数据量的浪费，增加测序成本，因此 PCR-free 建库技术可以有效避免上述问题。与 TA 克隆黏性末端建库技术相比，原理较为相似，都是对片段化 DNA 进行末端修复和加 A，然后通过 TA 克隆进行接头的连接，由于没有 PCR 补全接头序列的过程，因此在连接时

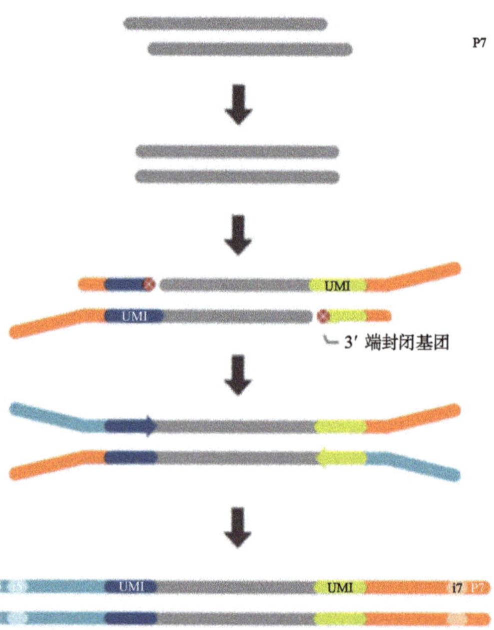

图 13-4-4　特殊封闭修饰和工程改造示意图

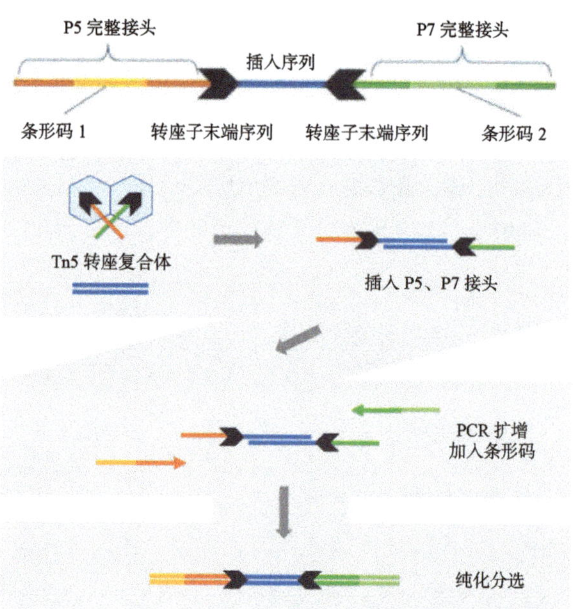

图 13-4-5　转座子法接头示意图

使用的就是完整的接头序列（图 13-4-6）。目前主要用于病原微生物、罕见遗传病等方向的研究。

（6）分子倒置探针（MIP）建库技术

MIP 技术是基于锁式探针技术发展而来的一项新型分子捕获技术。Hardenbol 等于 2003 年首次报道根据锁式探针原理开发出 MIP 技术（图 13-4-7），用于单核苷酸多态性（single nucleotide polymorphism，SNP）分型分析：当线性单链 DNA 探针与基因组靶标杂交时，在靶标序列的 SNP 位置有一个碱基的空隙，空隙填充的核苷酸与靶标序列 SNP 位点的核苷酸互补配对，这种改进的探针较锁式探针具有更多优点，如对于同一 SNP 位点而言，MIP 技术仅需设计一条探针即可。MIP 技术与高通量测序技术的结合实现了更长基因组区域的捕获。2007 年，Akhras 等对探针进行改进，改进后的探针由 5 个结构元件组成，包括两端与靶标序列结合的片段，两段通用引物配对序列及一段限制性酶切位点，探针 3′ 端延伸到 5′ 端，能形成大约 100 nt 的空隙填充长度，他们将此探针称为“连接倒置探针”。

分子倒置探针技术的优点在于特异性较强且操作简单、成本较低，其局限性在于目标序列长度受限，否则空间效应会影响探针与目标序列的杂交，对于高 GC 区域也无法设计探针。该技术虽然原理简单，但此前除了 SNP 分型之外，没有在肿瘤分子检测领域得到广泛应用。艾德生物技术团队在此技术基础上，优化开发出了 HANDLE 建库技术，其基本原理与分子倒置探针技术相似，通过对目标区域设计包含特异性的上游延伸臂、下游连接臂以及接头序列的把手（handle）序列的探针来实现目标区域的捕获。目前该公司检测产品已经可以覆盖多达 200 个基因左右的检测产品。艾德 HANDLE 专利建库技术（图 13-4-8）在保证检测灵敏度和特异性的基础上优化，使得实验操作更简单、院内更易开展，同时可缩短建库时间，更快得到检测结果，是医院端落地使用的优选方式。

（三）核酸杂交

核酸分子杂交技术是 20 世纪 70 年代发展起来的一种分子生物学技术。它是基于 DNA 分子碱基互补配对原理，用特异性的核酸探针与待测样品的 DNA/RNA 形成杂交分子的过程。分子杂交实验依据其形式的不同可以分为液相杂交、固相杂交、原位杂交，而固相杂交又可以分为菌落杂交、点 / 狭缝杂交、Southern 印迹杂交和 Northern 印迹杂交。各类型杂交的基本原理和步骤是基本相同的，只是选用的杂交原材料、点样方法有所不同。原位杂交是应用核酸探针与组织或细胞中的核酸按碱基配对原则进行特异性结合形成杂交体，然后应用组织化学或免疫组织化学方法在显微镜下进行细胞内定位或基因表达的检测技术。其中在此技术上发展的荧光原位杂交（FISH）技术因其经济、安全、快速、简便、灵敏度高等，在发育生物学、细胞生物学和

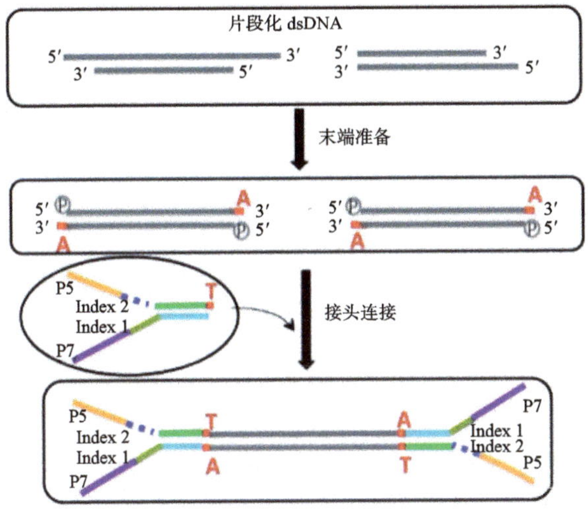

图 13-4-6 无须 PCR 的接头示意图

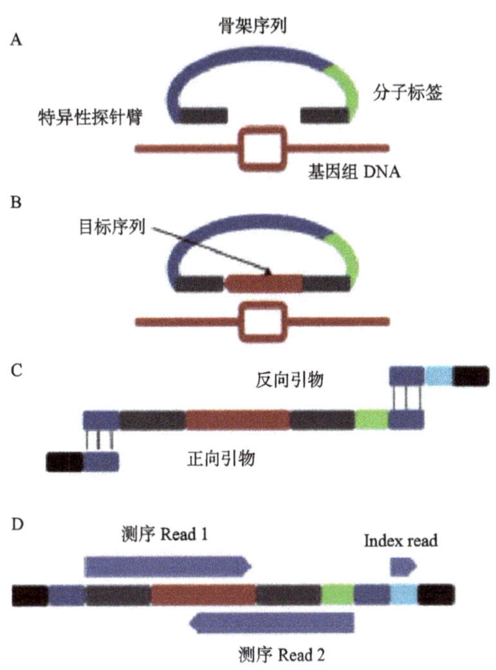

图 13-4-7 分子倒置探针构建示意图

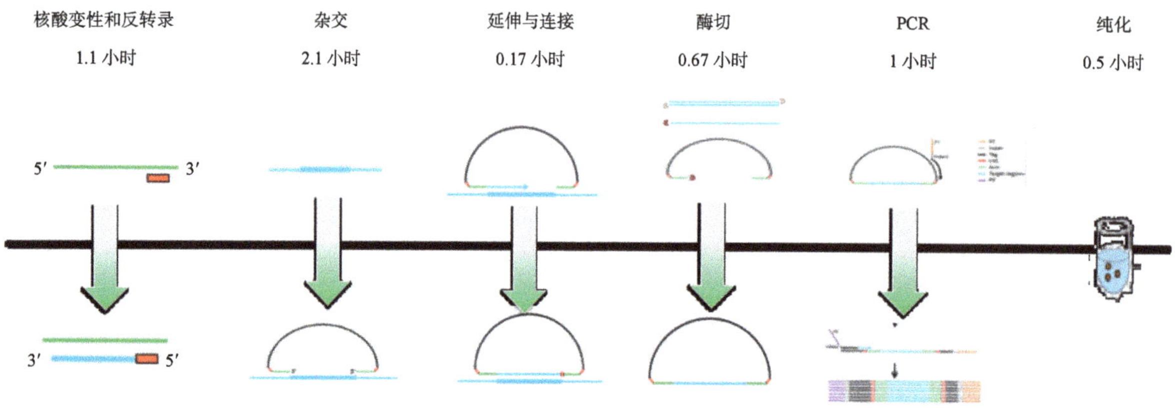

图 13-4-8 HANDLE 建库技术示意图

病理学研究上均得到广泛的应用。近年来，围绕提高检测的分辨率和灵敏性，不断将免疫染色、量子点和微流控芯片等物理化学技术引入到荧光原位杂交中，促进了它的快速发展。

1. FISH 技术

是根据核酸碱基互补配对原理，用半抗原标记 DNA 或者 RNA 探针与经过变性的单链核酸序列互补配对，通过带有荧光基团的抗体去识别半抗原进行检测，或者用荧光基团对探针进行直接标记并与目标序列结合，最后利用荧光显微镜直接观察目标序列在细胞核、染色体或切片组织中的分布情况。FISH 技术发展早期，是应用放射性同位素标记探针来定位目标序列的，直到 1980 年，Bauman 等才将荧光染料直接标记 RNA 探针的 3' 端，并检测到了特异的 DNA；1982 年，Manuelidis 等采用生物素标记的探针进行了染色体原位杂交。然而由于植物细胞中细胞壁的存在，非放射性生物素标记探针技术直到 1985 年才首次应用于黑麦 120 bp 重复序列在小麦染色体上的分布研究。因荧光原位杂交技术克服了放射性探针检测周期长且危害人体健康的缺点，被广泛应用于基因定位、染色体识别、物理图谱的构建、进化分析等研究中。FISH 技术常用的半抗原标记物有生物素和地高辛，检测的荧光基团有异硫氰酸荧光素（fluorescein isothiocyanate，FITC）、花菁染料（cyaninedye）和罗丹明（rhodamine）等。

衡量 FISH 技术两个最重要的参数是分辨率和灵敏度。FISH 技术从诞生发展至今已有 30 多年的历史，期间主要是通过改良靶标序列和探针种类来不断提高其分辨率和灵敏度的。随着 FISH 技术的不断完善与发展，已被广泛应用于 DNA 序列或基因的定位、核型分析、基因组进化研究、物理图谱的构建、转基因生物的鉴定等。在 FISH 基础上发展起来的多色荧光原位杂交（multiplex-FISH，M-FISH），可通过多色荧光同时探测多个目标，如用不同颜色的探针组合来识别人类的 24 条染色体。继而在 M-FISH 的基础上又发展了比较基因组原位杂交（comparative genomic hybridization，CGH）和三维荧光原位杂交（three-dimensional FISH，3D-FISH）技术。比较基因组原位杂交将供试材料和对照组材料的 DNA 用不同颜色的荧光基团进行标记，同时在对照组的染色体上进行杂交，根据产生颜色的差异来判断两个基因组相对 DNA 拷贝数的变化，并将其定位到染色体上。根据 CGH-FISH 的检测分辨原理，发展了 CGH 芯片技术和 SNP（single nucleotide polymorphism）芯片技术，然后进行数字化信号采集，使 FISH 变成了高通量的检测技术。

因此，FISH 作为定位特定核酸序列的检测方法，在过去的 30 年里不断发展。其初期的发展是扩大探针的种类和靶目标的数量，今后荧光技术的发展是扩展研究学科的种类。由于涉及很多领域，操作容易以及相关学科知识的快速增长，所以 FISH 的使用非常广泛。虽然基本操作没有改变，但是高敏感检测、多种类检测、自动化数据收集分析技术的提高，很大程度地促进了该技术的发展。它已经成为一项先进的生物学技术。当前，科研人员掌握了低噪声杂交探针的制备，能在更广阔的研究领域中运用它。尽管一代测序和二代测序与一部分 FISH 检测的项目相重叠，但 FISH 有结合组织学的特点，在多种指标的检测上仍被作为“金标准”。

2. 免疫-荧光原位杂交技术

免疫染色（immunostaining）是生物化学中任何基于抗体来检测样品中特定蛋白质方法的总称。免疫染色最初是指组织切片的免疫组化染色，由

Coons首先提出的，目前免疫染色已涵盖了组织学、细胞生物学和分子生物学中所应用的诸多基于抗体的染色技术。免疫染色和荧光原位杂交技术相结合（immuno-FISH）可用来分析单细胞或者单个染色体水平上的特定序列与其相关联的蛋白质空间结构的关系，拓展了荧光原位杂交技术的应用范围，并且可以作为染色质免疫共沉淀结合的测序技术（chromatin immunoprecitation-sequencing，ChIP-seq）或结合DNA微阵列技术（ChIP-chip）的一个互补方法。由于染色质免疫共沉淀结合的测序技术或DNA微阵列技术不能辨别处在细胞周期不同阶段的细胞，这样获得的数据只能代表一些基因不同表达模式的细胞群体或处于不同细胞周期的细胞群体所产生的平均值。免疫染色结合的荧光原位杂交技术可以检测某一时期单细胞水平的某一DNA序列和与之相关联的蛋白质关系及其分布情况，这样有利于消除细胞间的差异性。

Immuno-FISH还可用来检测特定区域的组蛋白修饰情况，如Zinner等利用三维技术分析了不同染色体组蛋白修饰的差异；Zhang等检测了rDNA重复序列区域组蛋白修饰的分布情况。免疫染色还可以和fiber-FISH相结合，检测被拉伸的染色质区域一些序列和相关蛋白的关系，大大提高了检测的分辨率。Jin等利用免疫染色和fiber-FISH检测了着丝粒序列和着丝粒蛋白的关系。近年来，Immuno-FISH在研究表观遗传学、细胞分裂以及探讨染色质的结构与基因表达的关系等方面发挥了重要的作用。

3. 量子点-荧光原位杂交技术

量子点（quantum dot，QD）又名半导体纳米晶体，具有独特的光化学和物理性质，已被广泛应用于免疫组化、细胞追踪、活体成像、流式细胞术和荧光原位杂交技术等。与传统有机荧光标记物相比，量子点具有很多优点，如量子点的激发光波长范围宽，而发射光波长范围窄，可以在一个激发光下观察到多个不同的量子点标记物；通过调节量子点的大小和组成，得到不同发射光谱的量子点，适用于多色标记；量子点的荧光强度强，不易发生光淬灭等。

FISH一般采用有机荧光染料来检测杂交信号，但是有机荧光基团容易发生淬灭，而且发射光波长范围宽，做多色杂交并在不同激发光下观察时，很容易串色。将量子点引入到荧光原位杂交体系中，不但可以解决这些问题，而且还大大提高了FISH检测的灵敏度。QD-FISH常通过两种方法来实现：一是间接标记法，即使用链霉亲合素-量子点偶联物来检测生物素标记的探针，目前市场上已有商业化的试剂盒出售；二是直接标记法，即使用量子点直接标记探针。尽管QD-FISH技术还不是很成熟，但还是有一些应用研究报道。Xiao和Barker首先将链霉亲合素偶联的量子点应用到检测人类中期染色体上的荧光原位杂交信号，并且证明量子点比传统的有机荧光染料更耐光漂；Wu等使用合成的巯基乙酸量子点标记的DNA应用于大肠杆菌的荧光原位杂交。随着QD- FISH技术的改进与成熟，量子点作为一种新颖的荧光染料，将会进一步推动分子病理的发展。

4. 微流控芯片-荧光原位杂交技术

微流控芯片（microfluidic chip）技术是把医学、生物、化学等分析过程中的样品制备、反应、分离、检测等步骤集成到一块纳米级的芯片上，称为“芯片实验室”（lab on a chip）。整个过程可通过计算机操作，具有液体流动可控性、所需样品和试剂量较少、反应时间短等特点，而且还可以自动化进行大规模的样品分析。而传统的荧光原位杂交中探针的价格十分昂贵，且杂交的整个操作过程繁琐、耗时长，限制了FISH技术的广泛应用。将微流控芯片与荧光原位杂交相结合（FISH on microchip），可以避免这些缺点，并将杂交检测的时间缩短到传统荧光原位杂交所需时间的1/20，而试剂量仅为原来的1/10，大大降低了成本，并且可以自动化一次分析多个样本。此外，在微流控芯片的平台上，免疫染色-荧光原位杂交技术和量子点-荧光原位杂交技术都是可以实现的，并且还可以大大提高检测效率和灵敏度。

（四）聚合酶链式反应技术

PCR（polymerase chain reaction）即聚合酶链式反应，是一种在体外快速扩增特定基因或DNA序列的方法，故又称为基因的体外扩增。PCR技术具有特异性强、快速、简便等优点，能在短时间内将所要的目的基因扩增至数万倍，扩增的过程类似于DNA的复制过程，其特异性依赖于靶序列两端的寡核苷酸引物，并且可通过基因的扩增获得目的片段。

PCR技术诞生于20世纪80年代，1971年Khorana等最早提出PCR理论：DNA变性解链后与相应引物杂交用DNA聚合酶延伸引物，重复该过程便可克隆tRNA基因。因当时基因序列分析方法尚未成熟、热稳定DNA聚合酶还未发现及寡聚核酸引物合成仍处于手工和半自动阶段，Khorana等的早期设想被忽视。1983年12月16日，Mullis等用大肠杆菌DNA聚合酶工具Klenow片段体外扩增哺乳动物单拷贝基因成功，1985 年 10 月 25 日申请了 PCR 的专利，1985 年 12 月 20 日 *Science* 上首次发表关于 PCR 的文章，1987 年 7 月 28 日 Cetus 公司在美国获得 PCR 技术的专利批准（专利号 4.683，202），Mullis 是第一发明人。1989 年，*Science* 报道了耐热性 DNA 多聚酶 Taq 酶的发现，预示着分子时代的到来。Taq 酶实现操作流程简化，促进 DNA 扩增自动化，推动了 PCR 的应用和普及，预示着分子时代的到来。Kary Mullis 于 1993 年因 PCR 的发明获得了诺贝尔化学奖。1995 Perkin Elmer 公司研制出荧光定量 PCR 技术。国内全面开展 PCR 技术并应用于临床是在 90 年代中期。1998 年实时荧光 PCR 技术开始在中国较广泛应用于临床检测；次年，西方发达国家尝试将 PCR 应用于血液筛查。

一个基本的 PCR 需要以下几个成分：① DNA 模板，即用来扩增的目的序列；②引物，目的 DNA 序列的正义链和反义链分别互补的一段序列；③ DNA 聚合酶，最适合的扩增温度在 70℃左右；④ dNTP DNA 合成过程需要的原料；⑤适合 DNA 聚合反应的缓冲液。PCR 温度循环至关重要，PCR 扩增仪各参数必须准确，热循环仪即 PCR 仪。自 PE-Cetus 公司第一台 PCR 自动化热循环仪问世以来，现已有几十家不同的厂家在国内外生产和销售 PCR 扩增仪。从第二代 PCR 技术——荧光定量 PCR 仪到第三代 PCR 技术——微滴式数字 PCR 系统。在短短的几年间，扩增仪经过几代的发展，不断采用新技术，进一步朝方便、实用、高智能化和自动化的方向发展。目前，临床最常用的 PCR 仪包括 ABI 7500、ABI 7500 Fast、Roche LightCycler 480 等。

PCR 技术最大的特点是能够不断地推出新的形式，其与已有的分子生物学技术结合形成了多种衍生技术：逆转录 PCR（RT-PCR）、实时荧光定量 PCR、多重 PCR 及巢式 PCR 等。

各种 PCR 技术已广泛应用于生物医疗行业，已广泛应用于生物医疗领域，如：感染性疾病的诊断，对结核分枝杆菌、肺炎支原体、流感病毒等进行快速、敏感、特异性的检测；肿瘤个体化治疗的基因检测，对肺癌患者行 *EGFR*、*ALK*、*ROS1*、*KRAS* 等基因进行检测，以确定患者是否携带这些基因的突变来指导用药治疗；遗传病的产前诊断，对孕妇羊水进行穿刺，使用 PCR 技术对胎儿 DNA 进行检测，从而确定是否患有唐氏综合征；除此还可用于 DNA 指纹、个体识别、亲子关系鉴别、法医物证以及动、植物检疫，等等。PCR 技术在揭示肿瘤的遗传变异中有广泛的应用，可用于检测 DNA 缺失 / 插入、点突变，包括 SNP 扩增、基因融合以及甲基化等。

PCR 技术根据用途不同可分为普通 PCR 类和定量 PCR 类。普通 PCR 借助电泳对扩增反应的终产物进行定性分析，富集克隆目的基因片段，其产物一般在 100 bp 到数 kb 不等，是很多衍生技术的基础。定量 PCR 是在普通 PCR 的基础上加入荧光染料或用有荧光标记的探针实时监测 PCR 扩增反应中每一个循环扩增产物量的变化，最终精确地对起始模板进行定量分析（绝对定量与相对定量）。荧光定量 PCR 不仅操作简便、快速高效、高通量，而且具有很高的敏感性、重复性和特异性，有普通 PCR 没有的很多优点如：不进行电泳直接对产物进行定量，可以看到整个扩增过程以及扩增效率、溶解温度，直接得到的标准曲线等。荧光定量 PCR 是目前在临床中应用最为广泛的 PCR 技术，也是目前对临床诊断影响最深远的分子诊断技术，主要包括：扩增阻滞突变系统 PCR 技术（ARMS-PCR）、染料法荧光定量 PCR 技术、Taqman 探针法荧光定量 PCR 技术及数字 PCR 技术等。

1. 扩增阻滞突变系统 PCR 技术（ARMS-PCR）

突变扩增阻滞系统（amplification refractory mutation system，ARMS）于 1989 年初次建立，是对多重 PCR 技术应用的借鉴和发展。也称等位基因特异性扩增法（Allele-specific amplification，ASA），或等位基因特性 PCR（allele-specific PCR，ASPCR）等，为在同一系统中同时检测两种或多种等位基因突变位点奠定了基础。主要的 ARMS 法如：Scorpion（蝎型）引物 / 探针法，是由 1 条发夹结构的探针和 1 条引物构成，探针的 5′ 端和 3′ 端分别标有报告荧光和淬灭荧光，3′ 端通过 1 个非扩增的单体（防止探针退火后的延伸）与引物的 5′ 端相连。在探针上由于荧光报告基团与淬灭基团相互靠近，不发荧光。变性阶段，探针的发夹结构会解开，在退火时则与模板相结合，形成线性分子，报告基团同淬灭基团分离而发射荧光，因此可检测到报告荧光发出的荧光信号；ADxARMS 法，由 1 条单环引物和一条双环形探针构成，根据突变序列设计特异性的 ARMS 引物，该 ARMS 引物在第一阶段扩增中采用较高的退火温度，ARMS 引物扩增的特异性较好，只能够扩增与之匹配的突变序列，但扩增效率较低。本阶段扩增的目的是将模板中较少的突变序列进行放大。起到突变富集的作用。同时该 ARMS 引物的 5′ 端带上为第二阶段扩增准备的特殊序列。第二阶段中采用较低的退火温度，同时采用通用引物进行扩增，通用引物是针对第一阶段扩增过程中引物 5′ 端的特殊序列。这样较低的退火温度，保证了扩增的高效率。

扩增得到的模板用新型探针进行检测。此方法大大提高了检测的灵敏度，可准确检测出含量低至 1% 的突变 DNA。

ARMS-PCR 方法引物的设计是关键，针对野生型设计的引物，扩增时会被突变的模板阻滞；而针对突变型设计的引物，扩增时会被野生型模板阻滞。引物 3′ 末端碱基必须落在突变的位置上，以便能很好地判断突变是否发生。此外，ARMS 技术在大多数情况下还会人为增加引物 3′ 端附近的引物突变来提高引物的特异性。有研究通过 ARMS PCR 法对含有 BRAFV600E 杂合子的细胞和对应的纯合子细胞进行了检测，发现其灵敏度可达 0.5%，可用于对早期肿瘤组织或 ctDNA 中突变的检测。目前市场主流为 ARMS+qPCR 技术，采用 TaqMan 探针进行检测（比如肿瘤靶向用药 EGFR 基因检测，CFDA 批准的检测试剂盒 90% 以上都是 ARMS 检测方法）。

ARMS PCR 常用于检测 DNA 中各种点突变，应用于肿瘤领域精准分子诊断、用药指导等。主要优点是检测灵敏度高，可检测肿瘤细胞中突变比例为 1% 甚至更低的突变基因；局限性是只能检测已知的突变类型，不能发现一些新的、未知的突变；如果检测的突变位点或类型较多，则随着引物数目增加出现非特异性结合的概率也相应增加；当检测位点较多时，对 DNA 样本量的需求增加。

2. 染料法荧光定量 PCR 技术

荧光染料能非特异性结合在 DNA 双链结构的小沟中，而游离的荧光染料不发出荧光，因此扩增开始时检测不到荧光信号。随着扩增的进行，荧光染料与逐渐增多的 dsDNA 结合，荧光强度逐渐增强，直至达到阈值，被荧光探测系统检测到。通过对已知拷贝数，不同稀释倍数的阳性模板做荧光定量 PCR，即可做出标准曲线。未知样品通过与标准曲线比较，即可得出定性和定量的结果。在反应体系中，其信号强度即代表了双链 DNA 分子的数量。研究中常用染料有 Pico Green 和 SYBR Green。Pico Green 是一种新型的染料，其仅在与 DNA 双链结合后才发出荧光，且所产生的荧光与 DNA 浓度呈正比，因而可用于精确测量多个来源的 dsDNA，包括基因组 DNA、病毒 DNA、PCR 扩增产物、测序文库等。与 SYBR Green 相比，具有检测灵敏度高，可以检测出至少 25 pg/mL 的 dsDNA 分子；对 DNA 特异性好，不会与 RNA 或蛋白质结合；适用于各种类型的 DNA，包括双链、单链、线性和环状 DNA 等优点。Pico Green 局限性是对实验环境要求高，需要避光和低温保存以及价格相对较高等。

荧光染料法其优势在于检测方法简便、高灵敏性、高特异性、实时监控。不足之处是由于染料与 DNA 双链分子的结合是非特异性的，它可以和反应体系中的所有 DNA 分子结合，因此易受到非特异性扩增和引物二聚体的影响，使定量结果不可靠。所以，其特异性不如探针法。针对这一问题可以借助融解曲线（HRM）分析法来区分非特异性产物和引物二聚体而排除假阳性。此外，也可以通过设计特异性引物、优化引物浓度和 PCR 的反应条件，减少或去除非特异性产物和引物二聚体的产生以提高特异性进行定性诊断。

3. 探针法荧光定量 PCR 技术

特异性荧光定量 PCR 的基本原理是以荧光共振能量转移原理为基础的。荧光共振能量转移原理是当一个荧光分子（又称为供体分子）的荧光光谱与另一个荧光分子（又称为受体分子）的激发光谱相重叠时，供体荧光分子的激发能诱发受体分子发出荧光，同时供体荧光分子自身的荧光强度衰减，这种现象即是荧光 FRET。FRET 的发生与供、受体分子的空间距离紧密相关，7~10 nm 时即可发生。随着空间距离的延长，FRET 现象显著减弱。当 PCR 反应开始后，根据荧光共振能量转移的原理，荧光探针的发光基团所发出的荧光强度与 PCR 产物的数量呈对应关系，因此对荧光信号进行检测即可实现对 PCR 产物的准确定量。

TaqMan 探针是应用最广的水解探针，其原理主要是在 PCR 反应体系加入一个特异的荧光标记探针，根据 FRET 原理，当探针保持完整时，3′ 端淬灭基团抵消了 5′ 端发射基团的荧光发射，这时检测不到荧光信号。在 PCR 的退火期，探针与模板发生特异性杂交，当延伸期引物在 Taq 酶作用下沿 DNA 模板延伸到达探针处，由于所用 Taq 酶具有 5′→3′外切活性，发生置换反应，使 5′ 端标记荧光发射基团 FAM（6- 羧基荧光素）与 3′ 端标记荧光淬灭基团 TAMRA（6- 羧基四甲基若丹明）分离，荧光信号得到释放，这时荧光探测系统就能检测到光密度的增加。模板每复制 1 次，就有 1 个探针被切断，伴随着 1 个荧光信号被释放。由于理论上被释放的荧光基团数和 PCR 产物数是一对一的关系，因此根据 PCR 反应液中的荧光强度即可计算出初始模板的数量。

分子信标由 Tyagi 和 Krammer 建立。该种探针是一段茎环发夹结构的单链 DNA 分子，环部与靶 DNA 序列互补，为约 15~35 bp，茎部由 GC 含量较高的与靶 DNA 无序列同源性的互补序列构成，约 8 bp，探针的 5′ 端与 3′ 端分别标记荧光报告基团和荧光淬灭基团。当分子信标处于自由状态时，发夹结构的两个末端靠近使荧光报告基团与淬灭荧光基团靠近，荧光信号被淬灭。当有靶序列存在时，分子信标与靶序列结合，使分子信标的茎秆区被拉开，3′端与5′端分离，此时荧光报告基团不能被淬灭，荧光检测仪器可检测到荧光。随着每次扩增产物的积累，荧光强度增加，可反映出每次扩增末扩增产物积累的量。分子信标法的特点是探针可循环利用，理论上分子信标能区分仅单个核苷酸差异的DNA，特异性比常规等长的寡核苷酸探针更明显。但探针标记较复杂，并且要求游离在溶液中时探针能无选择性折叠，否则会造成部分荧光本底信号；同样，当茎结构的热力学温度过高时，则会影响探针与靶序列杂交。

4. 数字 PCR 技术

数字 PCR（digital PCR，dPCR）是近年来引起重视并迅速发展起来的一种突破性的定量分析技术（图 13-4-9）。1992 年，Sykes 等检测复杂背景下低丰度的 IgH 重链突变基因时，利用样品的有限稀释，让每个孔中只获得单个模板分子，通过计算 PCR 扩增后的信号，以期准确地确定起始分子的数量，虽然没有明确提出“数字 PCR”的概念，但是已经建立了数字 PCR 基本的实验流程，并且确定了数字 PCR 检测中一个极其重要的原则——以“终点信号的有或无”作为定量方法。这是数字 PCR 的雏形。1999 年，Vogelstein 等在粪便中进行癌变组织脱落细胞的基因突变检测时，因受到体细胞基因的干扰，遇到检测灵敏度和分辨率的瓶颈，而采用了在 384 孔板中对每个反应孔的样品量进行极限稀释并增加反应孔数进行检测的方式，从而提出了数字式 PCR 的概念，同时也提出如果采用更多孔板，其检测灵敏度会更高，从而提出了数字 PCR 系统的发展方向。2003 年，Kinzler 和 Vogelstein 继续完善数字 PCR，并创建了 BEAMing 技术，该技术能在一次运行中将该 PCR 扩展到成千上万的反应。自此，芯片式和液滴式两种数字 PCR 形式的建立开启了数字 PCR 的商业化进程。

数字 PCR 技术是一种荧光定量 PCR 技术的升级技术，依然是利用染料法或 Taqman 探针法进行的荧光检测。数字 PCR 一般包括两部分内容，即 PCR 扩增和荧光信号分析。在 PCR 扩增阶段，数字 PCR 先将样品稀释到单分子水平，再平均分配到几十至几万个单元中进行反应。与 qPCR 对每个循环进行实时荧光测定的方法不同，数字 PCR 是在扩增结束后对每个反应单元的荧光信号进行采集，有荧光信号记为 1，无荧光信号记为 0，有荧光信号的反应单元中至少包含一个拷贝的分子。理论上，在样品中目标 DNA 浓度极低的情况下，有荧光信号的反应单元数目等于目标 DNA 分子的拷贝数。但是，通常每反应单元中可能包含两个或两个以上的目标分子，就需要使用泊松概率分布函数（poisson distribution）进行计算，根据反应单元总数、有荧光信号的单元数以及样品的稀释系数，就可以得到样本的最初拷贝数（浓度）。由此可见，数字 PCR 定量与 qPCR 不同，不依赖于 CT 值不需要对照标准样品和标准曲线，而是通过泊松分布公式来实现绝对定量的。

数字 PCR 的关键是将 PCR 反应液分区至数万微反应单元，通过将一个样本分成几十到几万份，分配到不同的反应单元，每个单元包含 0 个或 1 个（至多数个拷贝）的目标分子，在每个反应单元中

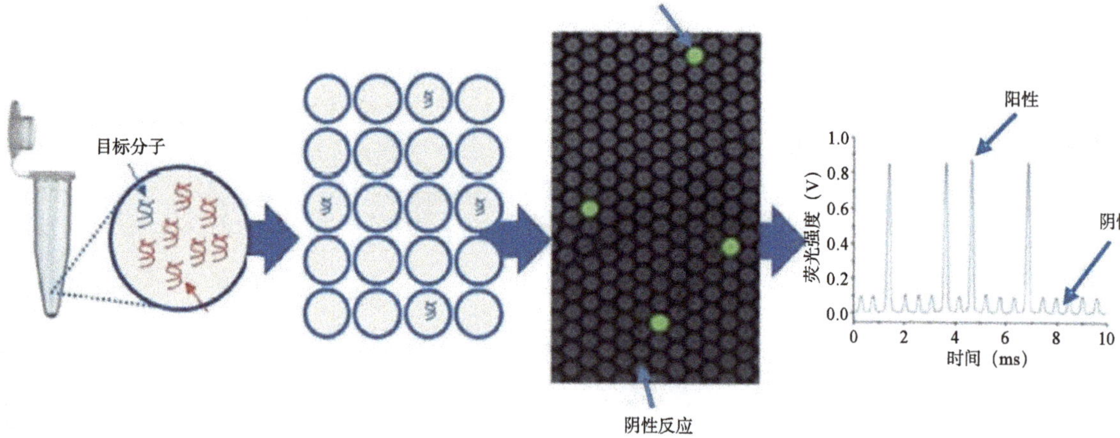

图 13-4-9　数字 PCR 原理示意图

分别对目标分子进行PCR扩增，扩增结束后对每个反应单元的荧光信号进行统计学分析。因此，数字PCR与荧光定量PCR不同点主要体现在数字PCR需要进行分区后扩增，而qPCR是不需要分区扩增，这种分区既实现了核酸分子的单分子扩增，同时单分子扩增提高了扩增效率、数据的可重复性和荧光检测的灵敏性。数字PCR的灵敏度，除了与检测器的灵敏度和PCR扩增效率等因素有关外，很大程度上取决于反应单元的数目。反应单元的数目越多，数字PCR的灵敏度越高，准确度也越高。根据反应单元形成的不同方式主要有微反应室/孔板、微流控芯片和微滴三类数字PCR。

（1）微反应室/孔板数字PCR：早期的数字PCR技术采用96/384孔板作为反应单元。但是，数字PCR技术的灵敏度取决于反应单元的总数，反应单元数越多越有利于提高灵敏度和准确度，普通的96/384孔板无法满足检测的需要，并且96/384孔板上检测的反应体系需要大于5微升，试剂消耗带来高昂的成本。因此，出现了成倍提高反应单元数目的做法，反应体积从微升级降至纳升级。但是随着反应单元数目的增多、反应体积的减少，人工操作无法实现快速精准取样，就需要借助高通量自动上样设备，大幅提高了仪器成本和操作复杂性。随着相关技术和产业化迅速发展，微反应室/孔板数字PCR逐渐被其他方法取代。

（2）微流控芯片数字PCR：微流控芯片指将实验过程所涉及的样品制备、反应、分离和检测等集成到一块芯片上，由芯片上的微通道、微反应器、微泵和微阀等对样品和试剂进行精确的流控操作。微流控芯片具有样品消耗少、反应速度快、自动化程度高、可重复性好等优点，是理想的数字PCR平台。微流控芯片技术的使用使数字PCR能够快速并准确地将样品流体分成若干个独立的单元，利用微型反应器进行PCR扩增，同时通过数字信号处理技术对PCR扩增产物进行实时监测和分析，从而实现高通量的基因扩增和检测。微流控芯片数字PCR根据反应单元的生成方式主要分为阵列数字PCR和液滴数字PCR两大类。目前Fluidigm公司BioMarkTM基因分析系统、Life Technologies公司的QuantStudioTM 3D数字PCR系统均为采用微流控芯片技术的数字PCR系统。

（3）微滴数字PCR：源于乳液PCR（emulsion PCR）技术，利用微滴发生器可以一次生成数万乃至数百万个纳升甚至皮升级别的单个油包水微滴，作为数字PCR的样品分散载体。每个微滴都作为一个独立的PCR反应器，PCR反应结束后检测每个微滴的荧光信号，最终根据泊松分布原理以及阳性微滴的比例，分析软件可计算给出待检靶分子的浓度或拷贝数。通过油水两相间隔得到的以液滴为单位的PCR反应体系，更容易实现小体积和高通量，而且系统简单，成本低，以及PCR反应在水相微液滴中还具备防污染和全集成的优点，因此成为理想的数字PCR技术平台。目前Rain Dance公司的Rain Drop™数字PCR系统，Bio-Rad公司的QX100系统、QX200系统均为采用液滴技术的数字PCR系统。Bio-Rad公司的QX200微滴式数字PCR系统，建立了探针法和染料法两种检测平台。可以进行核酸绝对定量、痕量核酸样品检测、低频突变检测、环境DNA检测（eDNA）、拷贝数变异（CNV）等微滴式数字PCR检测项目。

数字PCR概念提出至今已经有二十多年，但其临床应用仍处于起步阶段，并且目前数字PCR技术仍然存在一些不足，例如，数字PCR自身特点决定了其分析的样品通量很低，基本每块芯片上万个反应单元都是针对单一样本的分析，以及不能实现多个指标同时进行测定。由于已在临床医学科研中被广泛应用，如：病原微生物的检测、甲基化DNA的检测、细胞及基因治疗方向的应用、疾病诊断，特别是癌症早期诊断有巨大的应用潜力。数字PCR作为一个灵敏度高、特异型好并且能绝对定量的技术，通过和NGS技术的结合，它的应用场景可以拓展到靶向治疗之外的检测，实际上它可以成为全癌种的从初诊到晚期解救治疗全流程的动态监测的手段。其独特的技术优势和应用前景，近几年来其产业化发展相当迅速，应用也越来越得到重视，已经成功地应用于肿瘤组织内的EGFR检测、EGFR突变频率的分析及HER2基因扩增检测。

四、基因检测企业概况

随着基因测序和分析技术的不断进步，基因检测变得更加精准、高通量和经济高效。高通量测序技术的出现使得大规模基因检测成为可能，大幅提高了数据生成的速度和规模。同时，生物信息学分析和数据解读的发展也为基因检测结果的解释提供了更多工具和资源。因此，基因检测企业在过去几年中经历了快速发展，成为医学领域的重要一环。其应用领域也不断扩大，涵盖了遗传疾病诊断、肿瘤基因检测、个体化药物治疗、药物反应预测等多个方面。

（1）Illumina

Illumina是一家全球领先的基因测序和分析解决方案提供商，开发了多项创新的基因测序技术，其中最著名的是 Illumina 测序平台，包括 HiSeq、MiSeq 和 NovaSeq 系列。这些平台以其高通量、高准确性和高效率的特点，成为全球最常用的基因测序技术之一。目前，Illumina 的技术已广泛应用于科学研究和临床诊断等各大领域。除了测序平台之外，Illumina 还拥有丰富的生物信息学分析工具和资源，帮助研究人员解读和分析大规模的基因测序数据，提供了从测序数据处理到变异分析的全套解决方案。作为全球领先的基因测序公司，Illumina 在全球范围内拥有广泛的客户群体和合作伙伴网络。他们的产品和技术在全球范围内被广泛采用，并对基因检测领域的发展产生重要影响。

（2）Thermo Fisher Scientific

Thermo Fisher Scientific 是一家全球领先的科学仪器和实验室解决方案提供商，提供广泛的产品和解决方案，覆盖了基因检测的多个方面。他们的产品包括测序仪器、芯片和试剂盒、实验室自动化系统、基因分析软件等。通过这些产品，他们能够提供从基因测序到数据分析的全套解决方案。Thermo Fisher Scientific 公司不断进行技术创新，推动基因检测领域的发展，拥有多项自主研发的关键技术，包括 Ion Torrent 测序技术等，其技术具有高灵敏度、高通量和高准确性，适用于各种基因检测应用。Thermo Fisher Scientific 在全球范围内设有多个研发中心、生产工厂和销售网络。他们的产品和解决方案在全球范围内得到广泛采用，并在基因检测领域具有重要影响力。

（3）其他中国企业

中国的基因检测企业在过去几年中迅速发展，成为全球基因检测领域的重要参与者之一。根据世界卫生组织国际癌症研究机构全球癌症观察站数据库的流行病学数据，2020 年，全球新发恶性肿瘤病例 1 929 万例，中国新发恶性肿瘤病例 457 万例，占全球总人数的 23.7%；全球恶性肿瘤死亡病例 996 万例，中国恶性肿瘤死亡病例 300 万例，占全球总人数的 30%。随着肿瘤患者增加及生存期延长，对肿瘤精准医疗诊断产品的需求逐年增大，中国在肿瘤基因检测领域涌现出许多有影响力的企业，例如华大基因、博奥生物、贝瑞和康、艾德生物、迈景基因、诺禾致源、友芝友医疗、思路迪、燃石医学、泛生子公司、吉凯基因、世和基因、吉因加、拓普基因、壹基因，等等，这些企业通过不断创新和技术进步，提供了丰富的产品和服务，助力医生进行精准医学和个体化治疗。同时，他们积极开展科研合作和临床验证，推动肿瘤基因检测技术在科研、医疗服务、临床实践中的应用，为社会提供丰富多样的选择。

五、行业发展趋势

“十四五”规划提出，改革疾病预防控制体系，强化监测预警以及检验检测体系已经成为“全面推进健康中国建设”的重要内容。随着癌症研究以及分子检测技术的发展，肿瘤临床治疗已逐渐过渡到基于基因组、转录组、蛋白组等多组学信息的精准诊断来指导个体化治疗方案的确定。

国内外多项政策都明确指出了伴随诊断于肿瘤药物的重要性。如 2014 年 FDA 发布了第一版的《体外伴随诊断试剂指导原则》，从伴随诊断试剂的背景、伴随诊断试剂的定义与用途、个体化药物及其伴随诊断试剂的审查及批准、研究性应用以及伴随诊断试剂说明书等五个方面提出监管意见，并阐明在大多数情况下，个体化药物及其伴随诊断试剂标识的预期用途应同步获批。2016 年，FDA 发布了覆盖范围更广、更详细的《体外伴随诊断试剂与治疗药物联合开发指导原则草案》，在前一版的基础上侧重对“个体化药物-伴随诊断试剂”联合研发的实践应用提供具体的指导性意见。2018 年，卫健委发布了《新型抗肿瘤药物临床应用指导原则（2018 年版）》强调了基因检测对提高疗效的重要性；2020 年，卫健委发布了《抗肿瘤药物临床应用管理办法（试行）》，规定应当根据组织或细胞学病理诊断结果，或特殊分子病理诊断结果、基因靶点检测结果等，确认患者适用后方可开具抗肿瘤药物。2021 年，卫健委发布了《抗肿瘤药物临床合理应用管理指标（2021 年版）》指出对于有明确靶点的抗肿瘤靶向药物，须进行相应靶点检测后方可使用。

目前中国伴随诊断行业已经有了长足的发展，商业模式呈现 IVD 和 LDT 模式并举的局面。以第三方医检所的 LDT 模式为主，同时涌现一批成功转化的 IVD 检测试剂盒生产厂家。作为新技术带来的新产业，无论技术成熟度、国家监管体系、厂家商业模式、医生的临床认知等都存在亟待解决的问题。

从临床需求而言，伴随着越来越多的靶向与免疫药物上市，国内外指南更新迅速。临床医生不仅关注具有明确临床意义和用药指导的靶点，同时也会越来越关注指导耐药后治疗、预后指导以及复发监控的位点。临床应用正逐步贯穿整个诊疗过程，如：伴随诊断临床场景从晚期全身系统治疗逐步向辅助治疗和新辅助治疗拓展；肿瘤微小残留病灶（MRD）等新兴标志物关注度和认可度逐步得到提升；液体活检应用已经得到广泛认可并且与组织检测互为补充。

从服务与产品角度，临床需求与认可度的提高对检测项目诸多方面提出挑战，如：检测基因覆盖范围不断扩大并需要及时更新；不同检测项目的送检流程、实验流程、数据分析、报告解读、商务流程等多个环节难以进行临床效能评价；几十基因到上千个基因的 LDT 项目可以满足迫切的临床需求，但是在现行 IVD 审批流程下，无法被及时转换为 IVD 产品；NGS 报告解读问题成为临床难点，仍需更多培训。临床医生需不同程度的报告解读支持，希望有 MDT/MTB 团队解读报告，其中，MRD/HRD/TMB/MSI/ 耐药等是解读的重点需求。

从商业模式层面而言，国内有上千家肿瘤基因及分子检测企业，主要分布在北京、深圳、上海、杭州和广州，以及很多省会城市和不同级别有政策引导的城市。目前体外伴随诊断企业的商业模式呈现 IVD 和 LDT 双模式并存的局面。

IVD 产品作为第三类医疗器械需要进行正规的临床试验，由国家药监局审查批准后予以发放产品注册证，因此 IVD 产品优势在于国家药监局和卫健委有明确的监管体系，有明确的收费依据，并且部分地区可以医保报销。但是 IVD 产品也存在注册位点少，目前获批的 IVD 伴随诊断试剂较少，无法满足临床耐药后监控、预后指导以及复发监控的临床需求的弊端。

以第三方医学检验所为主体的 LDT 模式可以满足检测基因多且能根据指南及时更新检测范围的临床需求，但是目前存在收费无标准与依据、入医保难、标准化规模化难等问题。随之而来的是，临床收检样品的第三方医学检验所检测质量良莠不齐，鱼龙混杂。2021 年 8 月 9 日，国家卫生健康委临床检验中心（NCCL）公布了“2021 年全国实体肿瘤体细胞突变高通量测序大 Panel 检测室间质量评价预研”活动结果。来自国内 12 个省（市、治区）的共63个实验室参加了本次质评。成绩优秀只有3家，成绩合格的实验室为 28 家，通过率仅 49.2%。

六、体外基因检测相关的政策法规

2015 年 1 月底，美国启动精准医疗计划。基于个体基因图谱及分子检测的肿瘤个体差异化治疗是精准医学的重要领域之一。同年 3 月，我国科技部召开国家首次精准医学战略专家会议，会议指出到 2030 年前，我国将在精准医疗领域投入 600 亿元。当月我国发布了第一批肿瘤诊断与治疗项目高通量基因测序技术临床试点单位名单。

在此后连续多年包括“十三五”等生物产业和科技创新规范文件中，明确提出要把基因检测作为重点发展的新兴产业，快速推进基因检测在重大疾病早期筛查、个体化治疗等方面的临床应用，在产前胎儿罕见病筛查、肿瘤、遗传性疾病等方面实现精准的预防、诊断和治疗。2018 年开始一系列的关于抗肿瘤药物临床应用的政策见表 13-4-2，强调了基因检测为代表的分子诊断对于抗肿瘤药物使用的重要性。

表 13-4-2 抗肿瘤药物临床应用政策

年份	发布机构	政策文件	主要内容
2014	原国家食品药品监督管理总局、原国家卫计委	《关于加强临床使用基因测序相关产品和技术管理的通知》	国家卫生计生委负责基因测序技术的临床应用管理。国家卫生计生委确定的基因测序临床应用试点单位，食品药品监督管理局负责对相关产品研制、生产、流通和使用环节医疗器械质量的监管
2015	国家发改委	《国家发改委关于实施新兴产业重大工程包的通知》	强调了重点发展基因检测等新型医疗技术，快速推进基因检测临床应用以及基因检测仪器试剂的国产化，3 年内建设 30 个基因检测技术示范中心，以开展遗传病和出生缺陷基因筛查为重点，推动基因检测等先进健康技术普及惠民，引领重大创新成果的产业化
2015	原国家卫计委	《测序技术的个体化医学检测应用技术指南（试行）》	将 NGS 应用于临床检测的实验室必须是经批准的个体化医学检测实验室和临床基因扩增检验实验室。需要拥有《医疗机构执业许可证》，可以是医院内的医学检验科，或是具有独立法人资格的第三方临床医学检验所
2016	国务院	《“健康中国 2030”规划纲要》	强化慢性病筛查和早期发现，针对高发地区重点癌症开展早诊早治工作，推动癌症、脑卒中、冠心病等慢性病的机会性筛查。逐步将符合条件的癌症、脑卒中等重大慢性病早诊早治适宜技术纳入诊疗常规。加强学生近视、肥胖等常见病防治。到 2030 年，实现全人群、全生命周期的慢性病健康管理，总体癌症 5 年生存率提高 15%
2016	国家发改委	《“十三五”生物产业发展规划》	明确了基因检测能力覆盖 50% 以上出生人口的目标，强调了以个人基因组信息为基础，结合蛋白质组、代谢组等相关内环境信息，整合不同数据层面的生物学信息库，利用基因测序、影像、大数据分析等手段，在产前胎儿罕见病筛查、肿瘤、遗传性疾病等方面实现精准的预防、诊断和治疗

（续表）

年份	发布机构	政策文件	主要内容
2016	国务院	《关于促进和规范健康医疗大数据应用发展的指导意见》	建设一批心脑血管、肿瘤、老年病和儿科等临床医学数据示范中心，集成基因组学、蛋白质组学等国家医学大数据资源，构建临床决策支持系统。推进基因芯片与测序技术在遗传性疾病诊断、癌症早期诊断和疾病预防检测方面的应用，加强人口基因信息安全管理，推动精准医疗技术发展
2016	国家发改委	《关于第一批基因检测技术应用示范中心建设方案的复函》	大力发展基因检测技术、开展推广应用有利于提高出生缺陷疾病、遗传性疾病、肿瘤、心脑血管疾病、感染性疾病等重大疾病的防治水平，对于加快我国生物产业和健康产业发展、全面提高人口质量具有重要意义；各地在工作中要注重推进具有自主知识产权的基因检测仪器设备及试剂的产业化应用，有条件的省（市）要鼓励企业积极参与国际竞争，提升我国的医疗服务国际影响力和产业国际竞争力
2016	科技部	《关于发布国家重点研发计划精准医学研究等重点专项 2016 年度项目申报指南通知》	提出 9 个重点专项包括：“精准医学研究”重点专项、“生殖健康及的重大出生缺陷防控研究”重点专项、“云计算和大数据”重点专项
2017	科技部	《“十三五”生物技术创新专项规划》	规划指出：要突破包括基因测序技术在内的若干前沿关键技术，支撑基因测序技术等新一代生命组学临床应用技术、生物大数据云计算技术和生物医学分析技术等重点领域的发展
2017	科技部等六部委	《“十三五”健康产业科技创新专项规划》	重点发展创新药物、医疗器械、健康产品等三类产品，引领发展以“精准化、数字化、智能化、一体化”为方向的新型医疗健康服务模式
2018	国务院	《关于改革完善医疗卫生行业综合监管制度的指导意见》	到 2020 年，建立职责明确、分工协作、科学有效的综合监管制度，健全机构自治、行业自律、政府监管、社会监督相结合的多元化综合监管体系，为实施健康中国战略、全方位全周期保障人民健康提供有力支撑
2018	卫健委	《新型抗肿瘤药物临床应用指导原则（2018 年版）》	有明确靶点的药物须通过 NMPA 批准的检测后方可使用和报销，强调了基因检测对提高疗效的重要性
2019	卫健委	《健康中国行动（2019—2030）》	促进以治病为中心向人民健康为中心的转变。专项行动包括：健康知识普及、控烟、心理健康促进、心脑血管疾病防治、癌症防治
2019	全国人大常委会	《中华人民共和国基本医疗卫生与健康促进法》	为公民提供婚前保健、孕产期保健等服务，促进生殖健康，预防出生缺陷；建立健全以临床需求为导向的药品审评审批制度，支持临床急需药品、儿童用药品和防治罕见病、重大疾病等药品的研制、生产
2020	卫健委	《抗肿瘤药物临床应用管理办法（试行）》	为避免抗肿瘤药物的无指征使用，《办法》规定应当根据组织或细胞学病理诊断结果，或特殊分子病理诊断结果、基因靶点检测结果等，确认患者适用后方可开具抗肿瘤药物
2021	卫健委	《抗肿瘤药物临床合理应用管理指标（2021 年版）》	原则上，经组织或细胞学病理诊断确诊或特殊分子等病理检测成立的恶性肿瘤，才有指征使用抗肿瘤药物和抗肿瘤靶向药物。单纯依据患者的临床症状、体征和影像学结果得出临床诊断的肿瘤患者，没有抗肿瘤药物和抗肿瘤靶向药物的使用指征。对于有明确靶点的抗肿瘤靶向药物，须进行相应靶点检测后方可使用
2022	国家药品监督管理局综合和规划财务司 国家卫生健康委办公厅	关于开展医疗机构自行研制使用体外诊断试剂试点工作的通知	探索建立以满足临床急需、保护患者权益为核心，以遵循科学、规范、公开为原则的医疗机构自行研制使用体外诊断试剂管理模式，形成可复制的管理路径和具体要求，为在全国范围内建立相关制度奠定基础 探索建立落实医疗机构主体责任，满足研发、制备、使用、监测全过程安全、有效、质量可控的自制试剂质量管理模式，形成可推广、可复制的医疗机构自制试剂质量管理体系和内部审查制度
2023	上海市药品监督管理局 上海市卫生健康委员会	关于印发《上海市医疗机构自行研制使用体外诊断试剂试点实施方案》的通知	在风险可控的前提下，以保护患者权益为核心，开展医疗机构自行研制体外诊断试剂先行先试，优先满足试点医疗机构对罕见疑难病诊治、出生缺陷诊断等部分临床需求，并以试点工作为切入点，探索积累相关经验、完善相关管理要求，为在全国范围内建立相关制度奠定基础

国家政策推动了以精准医疗为核心的肿瘤基因及分子检测的发展，监管制度也在快速规范化。在美国，相关监管部门主要包括：食品药品管理局（FDA，Food and Drug Administration）与联邦医疗保险和联邦医疗补助服务中心（CMS，The Centers for Medicare & Medicaid Services）。在我国，相关部门主要包括卫生健康委员会、药品监督管理局和市场监督管理总局等（表 13-4-3）。

表 13-4-3 主要监管机构及其职责

主管部门	主要职责
卫生健康委员会	承接原卫计委的职能，对临床实验室和临床基因测序服务机构的资质进行审查和规范；公司的国内医检所执业许可、检测项目资质及整体运营接受所在地卫生健康委员会的监督和管理
药品监督管理局	负责对基因检测产品研制、生产、流通和使用环节医疗器械质量的监管
市场监督管理总局	市场监督管理总局就医疗器械方面的主要职责，包括规管医疗器械的销售及分销、维护市场秩序及规范医疗器械的定价

卫生健康委员会在肿瘤分子检测方面主要监管临床应用管理以及检测机构的资质进行审查和规范。

根据原国家卫生计生委颁布的《医学检验实验室基本标准和管理规范（试行）》，以疾病诊断、管理、预防或治疗和健康评估为目的而从事临床检验，包括临床血液与体液检验、临床化学检验、临床免疫检验、临床微生物检验、临床细胞分子遗传学检验和临床病理检查的医学检验实验室须按医疗机构予以管理。建立和营运医学检验实验室须向卫健委或其地方部门申请批准以取得医疗机构执业许可证。

根据原国家卫生计生委颁布的《医疗机构临床检验项目目录（2013 年版）》《关于临床检验项目管理有关问题的通知》（或 167 号文），省级卫健委负责医疗机构临床基因扩增检验实验室的监督管理工作，对于未列入检验项目目录，但临床意义明确、特异性和灵敏度较好、价格效益合理的临床检验项目，应当及时论证，满足临床需求。通过省级临床实验室中心技术审核的临床基因扩增检验实验室，须于省级卫健委进行其临床检验项目登记备案。

药品监督管理局主要监管医疗器械的注册、质量管理、销售，以及制定并监督实施医疗器械的监管政策及标准。

根据国务院颁布并于 2017 年 5 月修订的《医疗器械监督管理条例》，以及国家食品药品监督管理总局于 2014 年 10 月颁布的于 2017 年 1 月修订的《体外诊断试剂注册管理办法》，医疗器械（包括体外诊断试剂）按各自的风险程度分为三个不同类别，即第一类、第二类和第三类。第一类医疗器械须向市级药品监督管理局（或国家药监局）备案；第二类医疗器械须由省级国家药监局审查，批准后颁发产品注册证；第三类医疗器械须由国家药监局审查，批准后发给产品注册证。办理第一类医疗器械备案时，不需要进行临床试验；申请第二类及第三类医疗器械注册，需要进行临床试验。

2020 年 10 月 20 日，国家药监局对《6840 体外诊断试剂分类子目录》中产品类别为Ⅲ -7 与肿瘤标志物相关试剂的部分体外诊断试剂管理类别从第三类调整到第二类，此次调整的主要是与肿瘤胚胎性抗原、糖类抗原、酶类、激素类、蛋白类等类型肿瘤标志物相关的试剂类型及其预期用途进行了调整，主要是将部分产品的辅助诊断用途调整为治疗监测。

备受关注的是，2022 年国家药品监督管理局综合和规划财务司和国家卫生健康委办公厅共同颁发《关于开展医疗机构自行研制使用体外诊断试剂试点工作的通知》，探索建立以满足临床急需、保护患者权益为核心，以遵循科学、规范、公开为原则的医疗机构自行研制使用体外诊断试剂管理模式，形成可复制的管理路径和具体要求。该文件强调探索落实医疗机构主体责任，建立药品监督管理部门和卫生健康行政部门分工合作的自制试剂监管模式。确定了北京协和医院、北京医院、中日友好医院、中国医学科学院肿瘤医院、中国医学科学院阜外医院、北京大学第一医院 6 家试点医院。

2023 年上海市药品监督管理局和上海市卫生健康委员会共同颁布关于印发《上海市医疗机构自行研制使用体外诊断试剂试点实施方案》的通知，在风险可控的前提下，以保护患者权益为核心，开展医疗机构自行研制体外诊断试剂（以下简称“自制试剂”）先行先试，优先满足试点医疗机构对罕见疑难病诊治、出生缺陷诊断等部分临床需求，并以试点工作为切入点，探索积累相关经验、完善相关管理要求，为在全国范围内建立相关制度奠定基础。确定了复旦大学附属中山医院、复旦大学附属肿瘤医院、上海交通大学医学院附属上海儿童医学中心、上海交通大学医学院附属瑞金医院 4 家试点医院。

医院 LDT 项目的形式实行药监局和卫健委联合对医疗机构主体单位进行联合管理；药监局主要管

LDT 项目早期自制试剂的备案、质量安全，卫健委主要管 LDT 项目实施的自制试剂盒的临床使用安全；企业作为受托机构，可接受试点医院委托进行自制试剂的生产制备；患者、样本、报告、收费等都在医院体系完成，且区域中心医院作为信息中心和链接枢纽。第三方医检所 LDT 企业除了接受试点医院委托进行自制试剂的生产制备，如何在新形势下与试点医疗机构更多深入分工合作需要更多的探索。

（侯英勇）

（张庆超　赵静波　王丽霞　审稿）

第五节
数字病理

一、概述

（一）数字病理原理

数字病理系统主要由数字切片扫描装置和数据处理软件构成。首先，利用数字显微镜或放大系统在低倍物镜下对玻璃切片进行逐幅扫描采集成像，显微扫描平台自动按照切片 *XY* 轴方向扫描移动，并在 *Z* 轴方向自动聚焦。然后，由扫描控制软件在光学放大装置有效放大的基础上利用程控扫描方式采集高分辨数字图像，图像压缩与存储软件将图像自动进行无缝拼接处理，制作生成整张全视野的数字化切片（whole slide image，WSI）。再将这些数据存储在一定介质中建立起数字病理切片库。随后就可以利用相应的数字病理切片浏览系统，对一系列可视化数据进行任意比例放大或缩小以及任意方向移动的浏览和分析处理，就好比在操作一台真实的光学显微镜一样。

数字病理可以实现病理诊断的数字信息化，未来病理将是数字化、信息化、智能化和网络化四位一体融合发展的生态，智慧数字病理和医院的其他系统的无缝集成将为各临床专科和亚专科提供更高效、更精准的病理诊断服务。

（二）技术分类

从图像采集原理上划分，可以分为面阵 CCD 和线阵 CCD 采集设备。

1. 面阵 CCD 扫描

能够直观地对视场中的图像进行观察。但单个视野的面阵成像要遍历整个切片，通过拼接全部“方块”视野后才形成大视野的虚拟切片，因此存在处理数据量大，容易造成拼接错误、速度慢等缺点。

面阵图像传感器配合切片的扫描，具体是切片移动一个视场后，停下来等面阵图像传感器曝光，曝光结束后再移动至下一个视场，依此类推，获得多个连续视场的图像数据，最后拼接成全视场的图像。该方法具有实现简单，但切片需要走走停停，而且停止后还需再等待一段时间，确保切片稳定后再开始曝光，因而速度比较慢。

2. 线阵 CCD 扫描

线阵图像传感器配合切片的匀速运动，一般称为线扫方式，其在扫描时，切片是保持匀速运动，速度很快，但是控制复杂，要求载物台的控制精度高，并需要有辅助的对焦装置，系统成本高。面阵扫描在追求扫描速度的同时，更在意的是扫描后的图像质量。而面阵传感器面积大，可收集更多的光，这一优势在荧光扫描中，能明显地体现出来。

二、数字病理发展历程及应用

（一）数字病理的发展和演变

数字病理是通过数字化技术将病理图像与数据进行处理、分析及管理的病理学领域。最早在 20 世纪 80 年代，数字相机和数字扫描仪开始应用于病理学中，将病理组织切片进行数字化并储存。90 年代出现首个数字病理信息系统，将数字图像和数据储存在数据库中，实现数字化管理。2000 年以后，数字病理学进一步发展，应用于图像分析、计算机辅助诊断等领域。近年来，随着全视野数字扫描技术的产业成熟和互联网、5G、人工智能、大数据等信息技术的快速发展，基于云计算的数字病理诊断平台得到广泛应用，可以实现远程会诊、异地共享、数据大数据处理、数据挖掘和数字病理教学培训等功能。

近年来，为加速促进数字病理行业发展，我国陆续出台相关政策文件并指明发展方向：推动建设远程病理和区域病理诊断中心解决病理诊断资源分布不均，支持病理科的全面数字化、智慧化转型，积极运用人工智能、大数据更好地为医院的临床科室提供诊断、科研和教学服务，填平智慧医院建设的洼地。

（二）数字病理的价值

1. 易于保存与管理

利用数字病理切片库，可解决物理玻片不易储存保管、易褪色、易损坏、易丢片、掉片和玻片检索困难等问题。在非数字世界中，查找和管理物理玻片需要花费大量时间，当物理玻片数字化之后，便于进行标记，分类保存，方便检索，使切片的管理更加高效便捷。利用数字切片建立超大容量的数字病理切片库，保存珍贵的切片资料，并且实现了同一张切片可在不同地点同时被很多人浏览。

2. 便于阅片与标记

与传统物理玻片依赖显微镜进行观察不同，数字切片可以随时随地通过调阅电脑切片库进行浏览阅读，也可对数字切片任何区域进行不同放大倍率的浏览。

在观察数字切片时可以把典型结构进行标记，便于日后进行查阅。同时支持并排显示多幅图像浏览进行比较分析。数字病理图像可以同时与放射图像查看，有效改善病理与影像诊断协同。数字病理图像也可以成为电子病历的一部分，以便所有专家都可以查看和共享图像。

3. 提升病理医生的诊断效率

病理医生能够使用数字病理更快、更有效地工作。数字切片阅片和图像分析都将变得更快、更准确，治疗错误显著减少。此外，基于数字玻片的共享和远程诊断等功能使得病理医生之间的沟通更加方便、快捷、高效。

4. 提升诊断精度

高分辨率数字切片为病理医生提供更高的图像质量和更多的细节参考，具有多种查看选项、标注和 3D 成像。基于条码或二维码的玻片识别减少了出错的概率。与传统显微镜相比，数字图像分析工具有助于自动化和量化发现，减少或消除手动误差，并为最终诊断提供更为客观的依据。

5. 赋能远程诊断、科研和教学

基于数字切片的远程诊断可实现远程冰冻、疑难杂症会诊和移动阅片等功能以数字方式协同诊断，病理医生能够随时随地进行远程诊断，解决了病理医生短缺和分布不平衡的问题；基于 WHO 肿瘤分类标注的数字切片库赋能病理开展精准医疗相关科研；数字化病理为病理教学提供了全新的形式和丰富的内容，医学院学生和病理医生培训可通过数字化远程进行，便于开展线上读片会和在线直播教学，数字切片素材不仅便于在线学习与交流，同时大幅提升教学效率和质量，可以更快更好地培养病理人才。

6. 基于数字切片的人工智能辅助诊断技术

利用人工智能对病理数字切片进行模型训练及智能化分析，提供辅助诊断技术，可有效节省医院病理科诊断所需人力、时间成本，提高病理诊断的质量和效率，大幅缓解病理科的发展困境。

7. 数字化推动病理质控的客观化和标准化

质控工作是病理科的生命线，数字化可以从数据采集、病理诊断和数据归档等多方面对病理科的质控工作进行客观评估，从而确保质控工作的成效。

（三）数字病理切片应用场景

1. 形态学学科的教学工具

作为一种新的突破性技术，数字病理切片已经给病理学等形态学学科的教学带来革命性变化。澳大利亚新南威尔士大学早在 2004 年就首次成功地将数字切片系统应用于病理学教学与考试的评估。

医院、学校、研究机构整理典型病例和疑难病例切片，挑选制作精良、图像清晰的玻璃切片扫描成数字切片，建立数字病理切片库。病变组织扫描后可以永久使用，能够避免教学组织切片的不断损耗。全数字化存储，不占空间。

根据特征、疾病、症状、解剖部位等对数字病理切片进行分类检索和查询，在展示病变组织的同时对照正常图像，加强学生的纵向和横向思维的锻炼，更准确地理解某些抽象概念。不仅提高教学资源的使用效率，丰富了教学内容，同时方便教学资源的管理。对本科生、研究生及临床医生的教学培训起了关键作用。

将数字病理切片上传到服务器端，通过网络传输，应用于讲座教学和集体阅片。通过图像浏览软件进行观察，用鼠标选择切片任意位置，进行定倍和任意倍率的放大或缩小，不产生图像信息失真。进行网上教学，不同地点的人可以共同探讨和发表意见，不受时间空间限制。

2. 临床疾病的诊断助手

远程会诊是数字病理最常使用的场景。病理远

程诊断是通过数字切片扫描系统，在高倍物镜下，把整张病理切片快速扫描生成全视野数字病理切片后存储在电脑里，医院或患者通过网络，将数字病理切片与相关病史上传到诊断平台。专家登录平台，通过浏览器进行数字切片浏览、分析和诊断，对患者的病情进行讨论，进一步明确诊断，指导确定治疗方案。专家诊断或会诊结束后，系统可自动下载专家诊断报告，并打印。

远程诊断系统能实现患者、医院、专家之间远程诊断信息的及时传递，使病理医生、临床医生在最短的时间内取得诊断报告（被誉为肿瘤诊断的“金标准”），使患者得到及时的救治，特别适合于冰冻切片远程诊断。

此外，远程系统架起了专家与基层医院病理科医生会诊、咨询、讨论的桥梁，可以实现无时间、空间限制的快速远程病理会诊和咨询业务，缓解因医疗资源分配不均造成的一系列问题。应用病理远程诊断平台，可以实现切片制作、存储和管理的数字化，通过医院 PACS/HIS 接口，共享全球数字化病理信息；实现教学、科研、诊断以及远程病理质控的网络信息化，使各地医院（同城或异地医院）可进行学术交流和互联网络会议等。

远程诊断系统还可用于诊断中的质量控制。病理诊断是鉴定肿瘤良、恶性唯一“金标准”，准确缜密的病理诊断是决定临床手术、治疗方案的重要依据。病理诊断涉及的环节众多，任何一个节点出现问题，即可能引起诊断失误。因而病理诊断的每一个环节都应该进行质量控制。包括诊断前质控：主要对标本的接收和固定、取材、制片等环节进行质控。诊断中质控：主要对诊断过程中的审核、医嘱提醒、病理报告、标本质量进行质控。诊断后质控：主要对切片借阅、病例归档、查询统计进行质控。传统质量控制需要到现场查看制片结果。采用数字化病理后，即可远程基于通过全视野数字病理切片对制片质量以及诊断质量进行评价。通过远程病理质控，直接修订存在问题的病理诊断。

（四）数字病理存在的问题

在数字病理应用场景中，病理玻片数字化扫描是必要和重要的一个环节。病理玻片数字化扫描即玻片全景成像（whole slide image，WSI）技术，一般有以下几方面挑战：

（1）光学成像系统需还原真实人眼睛通过目镜观察到的效果，主要体现在扫描图像分辨率及色彩还原度。

（2）WSI 由相机拍摄的多张图像进行无缝拼接。实现完美的无缝拼接在光学畸变控制、照明平场性、运动机构的机械定位精度、图像矫正及拼接算法等方面具有挑战。

（3）扫描系统应对不同类型样本（表现在标本类型的不同、组织厚薄不同、染色制片方法不同以及制片人员制片设备不同）均可实现稳定成像。系统的对焦算法、扫描策略、机械精密定位性能等面临挑战。

（4）数字化扫描系统需兼容荧光扫描。荧光成像由于信号较弱且离散，扫描不但需要保证荧光染料匹配的滤光片，也需要保证成像的性噪比，而且对离散的荧光信号进行对焦和图像全景拼接也面临挑战。

（5）数据存储效率：数字化病理使得病理诊断效率大幅提升的同时，作为为数字玻片提供存取功能的数据存储系统也将面临诸多挑战。

（五）数字病理临床应用难点

这些挑战带来的实际问题导致数字病理“落地”还有一定的困难，具体如下。

（1）数字阅片体验不佳。在电脑端浏览数字玻片，通常涉及到玻片调阅，调阅的速度取决于网速、电脑配置。由于单张玻片过大，用户在切换视野时，可能出现 ROI 区域加载慢而出现马赛克的情况，需要等几秒钟甚至更长的时间才能完全呈现高清的数字玻片。同时，随着数字病理的推广，除了院内病理医师，未来基层医院医生、进修医师、就诊患者等可能会频繁在访问端出现，调阅量激增，数据存储系统将面临访问延时大、系统卡顿不流畅和马赛克等情况，严重影响阅片效率和准确性。

（2）数据管理与存储成本高。根据医院规模的不同，每天可产生数百到数万片病理玻片数据，按照法规要求需要长期保存。和影像不同的是，病理数字切片的大小基本都 300 M 以上（细胞 300~500 M/ 张，组织 3~5 G/ 张），由于单个数字玻片数据量大，每年将是数 PB 容量的增长趋势，导致长期存储成本高、普及困难。同时玻片数据长期积累存储，带来设备数量和机柜数量持续增长，对医院的机房空间及规划、运营维护带来实际的困难。

（3）数据共享难。随着数字病理的逐步发展和建设，存储系统将承载越来越多种类的数据，与各类上层业务应用进行数据交互。但由于不同医院所采用的存储服务不同，数据存储格式差异很大，数据难以进行高效共享，用户最终要同时使用多套存储系统，才可以解决数据的全生命周期管理。

（4）数据格式：目前数字病理切片图像尚未有

一种通用的数据存储格式，各厂商通过私有格式对数据进行存储。私有格式不仅给用户的管理和阅片带来不便，还阻碍数据的共享。传统的 PNG、TIFF 等开源格式虽然满足元数据信息记录要求，但是不能满足病理图像多层级扫描、高分辨率、局部加载阅片等特点。所以当前病理数据无法进行标准、统一的存储，这是行业健康发展的壁垒。

（5）数据安全：国内对于数据安全问题仍未引起足够重视。但事实上，一旦进行大规模数字化应用，数据安全存在巨大风险。根据《中国医疗行业网络安全行业分析》报告显示，15 339 家医疗机构中，1 029 家单位存在僵尸、木马或蠕虫等恶意程序，6 446 家单位的应用服务端口暴露在公共互联网中，4 546 家单位网站存在被篡改安全隐患，其中 261 家单位已发生网站被篡改情况。由于缺乏对数据安全问题的正确认知，目前国内能够提供数据安全方案的厂商并不多，数据安全问题很难得到全面保障。

具体表现为：①数据监管：数据的安全管理，需要一整套的安全措施，包括权限分离、使用审批、数据运维等。但是在当前科室管理能力下，并没有建立这样一套管理体系。②外部攻击：由于我们现有安全防护系统薄弱，随着越来越多的数据触网，必然会导致更多有目的性的网络攻击，带来数据损坏或破坏，数据临时或永久丧失可访问和可用性，最终导致财产损失。③数据泄漏：病理玻片数据中，包含有患者病理号、姓名和数字玻片信息，数据存储和远程数据交换中，会降低黑客入侵以及未授权访问的技术门槛，从而增加数据泄漏风险，或将导致严重的数据泄漏危机。

三、主要生产企业及概况

（一）国内主要厂家

1. 宁波江丰生物信息技术有限公司

宁波江丰生物信息技术有限公司（以下简称“江丰生物”）坐落于具有七千年历史文化的浙江省余姚市，是一家专业从事数字病理系统开发和生产的高科技生物信息技术企业。数字病理综合诊断系统作为公司核心产品，是以高精度数字化病理切片扫描仪代替传统的显微镜，实现传统病理切片的数字信息化，并利用独自的医疗影像处理技术进行智能化病理分析和诊断，同时建立起数字病理图像数据库并实现病理诊断信息的远程共享。该系统将现代医学、自动控制技术、医疗图像处理技术、计算机网络技术、现代通信技术等高科技融为一体，最终形成一个医疗、教育、科研以及信息服务为一体的解决平台。

江丰生物用以下特色技术保障了其病理玻片数字化成像设备的卓越性能：

（1）基于高速线阵图像探测器的显微成像技术

方案采用 Tri-Line 3 线线阵探测器，扫描速度比传统的面阵探测器快数倍，且具有图像聚焦粒度更细腻、图像拼接质量更高、RGB 真彩色色彩还原更真实的优势。

（2）智能化对焦和焦面跟随控制算法

用 0.8 N.A. 的物镜观察常规病理玻片，只有 0.2~0.4 μm 的景深。对焦和焦面控制算法是全景描成败的关键。江丰生物在大量实验数据、结合多次拟合等数学算法的基础上，提出的一套动态三维曲面拟合对焦算法。采用预对焦、三维曲面拟合、焦面动态跟踪以及动态补偿，多功能共同配合完成高精度全覆盖焦面控制。

（3）精密运动控制系统

病理玻片全景扫描中最关键的部件就是高精密移动平台，它的精度直接影响成像质量。江丰生物的移动平台采用高性能磁悬浮线性磁轴电机（Linear Shaft Motor）及独创的 MCS-SCtrol 精密马达控制算法实现了亚微米级别的高精度定位，控制了显微图像形变及运动误差带来的图像质量下降。

（4）荧光暗场下多通道微弱离散信号捕获和全景拼接技术

对于 FISH、肿瘤微环境研究等应用的荧光玻片，由于荧光物质独具的易淬灭特性，客户对数字化全景成像的需求更为刚性。而另一方面荧光信号属于微弱信号，特别是 FISH 探针点呈现离散性的荧光信号，更难被探测以及全景拼接。江丰生物的荧光扫描方案采用通道独立的可编程单波段 LED 光源、高量子效率的背照式 sCmos 相机、高透射率荧光专用光学器件配合独有的微弱信号增强和离散信号全景拼接算法、相邻波段防串扰算法，实现了荧光玻片的高质量全景成像。

（5）显微成像超分辨技术

对于血涂片和骨髓涂片等特殊的样本，病理诊断对图像分辨率的需求高达 0.1 μm/ 像素。一般做法是采用高数字孔径 N.A. 的物镜（比如 N.A.=1.4 油镜）来放大样本，但会面临成像景深小、对焦困难、成像视场小、扫描时间长、需要浸油、系统复杂度和自动化控制难度高等难题。江丰生物首次将计算成像技术应用于显微成像领域，在无需滴油的普通干镜和可编程多角度照明装置的基础上，利用计算成像算法，实现与 100 × 1.4 N.A. 油镜物镜等效的成像效果。

2. 麦克奥迪实业集团有限公司

创立于 1983 年，已成功地在美国、加拿大、德国、西班牙、英国、中国香港和内地等多个国家和地区注册了 MOTIC 商标。近几年来，MOTIC 将现代科技与医疗诊断技术结合，把传统显微镜变为“数码显微图像处理系统”的分支平台。自动显微镜系统的成功研发为显微科学领域的研究和发展提供了崭新的理念和实用平台，推动了远程医疗、远程科研和远程教学的广泛应用。

由麦克奥迪自主研发的 EasyScan 系列的数字切片扫描系统，有四种扫描方式应用于不同标本：标准扫描、高精度扫描、多层扫描、景深扩展扫描。该系统切片扫描图像清晰、浏览快速、操作简便，与远程平台技术相结合，可作为病理远程会诊咨询、病理诊断的质控、病理数字化建设、教学培训及考核等方面的工具使用，对病理诊断水平较薄弱的基层医疗机构更具有实用价值，对提升我国医院的病理诊断水平具有重要意义。

由麦克奥迪实业集团有限公司、加拿大不列颠哥伦比亚肿瘤研究院（BCCA）合资建立麦克奥迪（厦门）医疗诊断系统有限公司。2011 年，麦克奥迪（厦门）医疗诊断系统有限公司为国家卫生计生委搭建中国数字病理远程诊断与质控平台。现已覆盖全国近 1 000 家医院，每年为医院解决疑难病例会诊 2 万多例，该平台成为全球运行最有效的远程病理会诊平台之一。

自主开发的 Gallery 数字切片云存储平台，可应用于存储和浏览个人数字切片，针对病例进行分享和讨论，以及有价值病理数字切片有偿使用；作为病理科内部数字切片系统，提供数字切片的存储、管理、应用解决方案，可应用于院内与临床的讨论；作为第三方会诊系统数字切片支持，输入多个厂家数字切片间价格式，开放的 API 方便与第三方远程会诊系统进行集成。

厦门麦克奥迪病理细胞诊断中心（以下简称“中心”）是由麦克奥迪（厦门）医疗诊断系统有限公司全额投资，并经国家卫生行政主管机关批准的独立病理细胞诊断中心，能自主开展临床病理、细胞学诊断，独立于临床之外的第三方实验室。中国工程院院士、著名病理学家刘彤华教授为中心首席专家。中心日常坐诊专家（教授、主任医师）3 人、医师 2 人、技术员 3 人。

作为中华医学会妇科肿瘤分会、中国宫颈癌防治工程和中国健康扶贫工程组委会的战略合作伙伴，厦门麦克奥迪病理细胞诊断中心在全国范围内广泛开展宫颈癌普查和其他肿瘤的早期诊断工作，积累了丰富的实践经验。

3. 北京优纳科技有限公司

成立于 2005 年 8 月，是由海外归国留学人员创办的高新技术企业。业务领域包括基于“数字病理远程会诊”一体化解决方案的医学影像领域和基于机器视觉产品及解决方案的半导体及工业检测领域，具体内容包括半导体、平板电子、SMT 等自动化光学检测设备的研发、生产、销售以及数字病理及远程病理相关产品研发及服务。

北京优纳科技有限公司是国家高新技术企业、软件企业、北京中关村百家试点企业、火炬计划实施企业，通过了 ISO9000、ISO13485 等一系列管理体系认证。自 2005 年成立以来，优纳科技依托自身强大的技术开发能力以及创新能力，研究开发出 PHOCUS-G 系列高速千兆网工业相机、RAPID 系列全自动全光学检测设备、KIS 系列平板电子产品检测系统、PRECICE 系列全自动数字切片扫描系统等拥有自主知识产权的软硬件产品。其中多项产品被北京市授予“自主创新产品”称号，入选政府采购产品目录。在知识产权方面，优纳科技已拥有发明专利 20 余项，软件著作权认证 40 余项。

4. 北京透彻未来科技有限公司

北京透彻未来科技有限公司（以下简称“透彻未来”）是一家专注于病理检测的人工智能企业。作为最早一批耕耘在病理领域的人工智能企业，透彻未来从组织病理领域入手，目前已经打造了包括 Thorough Insights® 智慧病理诊断平台、Thorough ESD® 精准病理诊断平台、Thorough Eye® 智慧病理诊断相机、Thorough Wisdom® 病理标注与教学系统等多个行业领先产品，并于 *Nature Communications*、*Modern Pathology*、*Cancer Communications* 等期刊发表数十篇学术论文，在病理行业影响广泛。目前，公司已授权 20 余项专利，40 余项专利申请中。

透彻未来拥有顶级的病理专家资源，与最顶尖的医院进行深度合作，合作医生都是各自领域的领军人物。深度合作保证了公司训练切片的质量和泛化性，标注医生资源和标注的三级审核制度保证高质量的标注结果，目前高精度样本标注切片已经超过 20 万张，5 亿多 Patch 的训练集。公司人工智能技术源于清华大学交叉信息研究院，技术居国内领先地位。在数据处理和大型分布式系统方面，具有丰富的经验，并是国内极少申请了分布式病理人工智能辅助诊断系统的公司之一。

透彻未来产品切入点在病理科中最具有诊断意

义的HE切片，并实现重大突破，在多家顶级医院得到应用落地，成为了全球首个临床适用的组织病理辅助诊断平台。产品融合了最先进的技术，深度结合临床实践，已在胃、肠、肺、前列腺和淋巴结等器官的测试中达到敏感度接近100%的结果，这些器官覆盖了病理科90%以上的应用。此外，积极布局病理上下游产品领域，旨在为病理科提供全套解决方案。未来将继续致力于技术创新和质量卓越，不断为病理行业提供更先进、更高效的服务。

5. 上海商汤智能科技有限公司

商汤科技拥有深厚的学术积累，并长期投入于原创技术研究，不断增强行业领先的多模态、多任务通用人工智能能力，涵盖感知智能、自然语言处理、决策智能、智能内容生成等关键技术领域，同时包含AI芯片、AI传感器及AI算力基础设施在内的关键能力。此外，商汤前瞻性打造新型人工智能基础设施——商汤AI大装置SenseCore，打通算力、算法和平台，并在此基础上建立“商汤日日新SenseNova”大模型及研发体系，以低成本解锁通用人工智能任务的能力，推动高效率、低成本、规模化的AI创新和落地，进而打通商业价值闭环，解决长尾应用问题，引领人工智能进入工业化发展阶段。

（二）国外主要厂家

1. 德国徕卡 Aperio

2012年，徕卡正式收购Aperio。徕卡可以利用遍布世界各国的终端销售网络为数字病理扫描仪开路，同时发挥Aperio的在数字病理扫描仪方面的高端技术，享受Aperio在数字病理扫描行业15年的成熟研发成果。这是目前技术成熟的数字病理扫描系统，但价格较高。

2. 日本滨松 Hamamatsu

成立于1953年的日本滨松光子学株式会社（以下简称“滨松集团”），是一家高水平的光科学、光产业公司。滨松集团的产品被广泛地应用在医疗生物、高能物理、宇宙探测、精密分析等产业领域，是光产业界的领军企业。为了更好地贡献于中国光产业，紧跟中国发展规划的步伐，在2011年10月成立“滨松光子学商贸（中国）有限公司”。

自2003年推出第一款数字切片扫描仪以来，滨松数字切片扫描仪NanoZoomer家族不断壮大，推出包括NanoZoomer-SQ、NanoZoomer-HT、NanoZoomer-RS以及NanoZoomer-XR型号产品。

3. 3DHistech

3DHistech创立于1996年，总部位于匈牙利首都布达佩斯，专业从事数字切片扫描系统和全自动组织芯片系统的研发、生产和经营。公司自1999年成功推出了世界上第一台Marix机器后的十余年，分别推出了Pannoramic系列数字切片扫描系统和MA全自动组织芯片系统，并取得了美国及欧盟百余种专利技术。

Pannoramic系列有三种扫描方式：单层扫描，扫描时间短，所需存储空间最小，适用于明场或IF（免疫荧光）切片扫描；多层扫描，扫描后将每层图像分别保存和浏览，扫描时间长，所需存储空间大；深扩展扫描，也就是多层融合扫描，是将自动聚焦多层扫描的功能得到了更深的扩展，它可实现多层图像的融合，时间长，但所需存储空间小，特别适合FISH切片扫描。

除了数字切片扫描软件、数字切片浏览软件为与Pannoramic相配套的两个基本功能软件外，3D还有多种可选配的专项分析软件，例如组织定量分析软件，适用于明场及荧光图像分析，同时可以应用于细胞学或血液学的定量分析、胚胎学组织分割的定量分析等。

4. 其他厂商

Zeiss（德国）、Philips（荷兰）、Visiopharm（丹麦）、Indica Labs（美国）、Ventana医疗系统公司（美国）也都有比较成熟的全视野数字切片产品，这里就不一一赘述。

四、行业发展趋势

现阶段病理诊断已进入了数字化阶段，所有病理图像和管理都可以全部数字化，实现资源共享，解放了病理医生的部分手头工作，有效缓解了病理资源分布不均的问题，提高了诊断效率。随着数字病理应用的普及，其诊断的需求量越来越大。这就要求有更为高效、准确的诊断方式。一是需要解决数字切片的标准化，以兼容医院医学影像信息系统和其他医学影像数据，实现广义上的共享，进一步提高互联网医疗的效率；二是采用新技术实现自动的定量判读，以解决现有病理医生严重不足的问题，以及容易出现漏诊、误诊的问题。

（一）数字病理的标准化

1. 标准化的必要性

随着数字病理应用的不断推广，越来越多的数字病理设备及方案提供厂家出现，而这些厂家的产品在图像采集设备、图像存储、图像浏览阅片、图像显示等方面都有自己不同的标准，在应用端客户处存在多个厂家设备、图像格式、软硬件不兼容等痛点问题。

建立统一的数字化病理系统技术架构及各设备相关标准，定义各个组件技术要求，满足客户端对数字化病理的统一需求，避免图像采集设备及图像存储格式与病理 AI 辅助诊断软件不兼容不配套的情况，解决不同客户之间数据交互、会诊等图像格式不兼容的问题，成为一项非常紧迫的事情。

2. 标准化的国内外情况

对于数字病理的研究，国际上部分国家（例如美国、日本等）要早于我国，国外已开始布局病理标准。

（1）美国提出的标准方案为 *Technical Performance Assessment of Digital Pathology Whole Slide Imaging Devices*。

2016 年，美国 FDA 发布了一版关于数字化病理全景成像设备的技术性能评估，目的是向行业和机构工作人员提供建议，这些建议包含了全景成像系统涉及的以下部件：玻片加载、光源、光学系统、扫描运动部件、数字化图像传感器、图像处理软件、图像压缩、图像存储格式、图像调阅软件、计算机环境、图像显示；以及系统级别的辅助功能：颜色矫正、空间解像度、聚焦测试、样本区域覆盖范围、拼接错误、调阅时间；还包括用户界面、品质保障方面建议。

（2）日本提出的标准（《病理诊断的数字系统技术标准》）

2016 年日本数字病理研究会和数字病理技术基准研讨会联合发布了关于诊断为目的数字病理技术基准，定义了数字病理专业用语、说明了数字病理主要功能。从数字病理图像获取部件（标本照明、光学放大、玻片交换、玻片识别、宏观图拍摄、微观图拍摄、标本微观全景拍摄、玻片拍摄时动态聚焦、图像拼接、图像压缩和传输）、图像保存系统（登录功能、图像保存功能、图像检索功能）、图像观察系统（标本检索、全景显示、全景图像辅助观察、微观图观察、用户标记、ROI 区域保存）、图像显示系统（图像显示装置使用条件、图像显示功能、图像显示性能维持）以及网络通信注意事项等方面阐述了数字病理玻片扫描系统的相关技术准则。

（3）DICOM（digital imaging and communications in medicine）

DICOM 是医学图像和相关信息的国际标准（ISO 12052）。它定义了质量能满足临床需要的可用于数据交换的医学图像格式。DICOM 主要靠企业自律，通过一致性声明来规范互联。DICOM 并非为病理原生，对玻片数字图像本身的处理缺乏规范和指引，在病理界应用不广。

五、人工智能病理诊断

（一）行业需求

数字切片虽然解决了患者和病理医生空间上和时间上的障碍，但其诊断仍要依赖于病理医生。病理诊断是疾病诊断的金标准，是精准医疗的关键，所以病理医生被视为“医生的医生”。然而，病理医生的培养周期很长，一名独立完成病理诊断的医生通常需要花费 5 年甚至 8 年的时间进行临床医学教育，然后再进行 5~6 年的临床病理诊断实践。因此，病理医生数量不足，特别是在中国，根据中国医师协会病理科医师分会的调查，中国仅有 2 万左右的病理医生，与发达国家的要求相比，仍有 8 万 ~10 万的缺口。病理人才的稀缺性及其培养的艰辛，意味着必须通过创新技术的手段来解决这一问题。

在医学图像分析系统中，近年来广泛应用人工智能技术。特别是在图像处理领域，卷积神经网络可以自动学习大量数据中的本质特征，具有更强的泛化性能。已有研究利用深度学习技术在病灶识别、图像配准、疾病诊断等方面取得了理想的效果。人脑存储容量有限，限制了对数据规律的分析能力，而人工智能依托大量数据，可以发现更宏观、更高维度的规律。全切片扫描的应用、深度学习技术的发展以及数字存储成本的降低，使得人工智能病理诊断成为可能。例如，谷歌的研究人员 Yun Liu 等在乳腺淋巴结公开数据集上进行了一系列研究，其深度学习模型在这一领域中达到了接近病理医师的诊断水平。纽约大学医学院的 Nicolas Coudray 等使用深度学习进行非小细胞肺癌识别模型的建立，取得了 96.1% 的图像块预测准确率。纽约斯隆-凯特琳癌症中心的 Gabriele Campanella 等在前列腺病理图像诊断方面基于弱监督学习方法取得重要进展，能够达到接近 100% 的敏感度和超过 60% 的特异性，距离临床应用更进一步。国内研究人员在胃癌的人工智能病理诊断中也取得了关键的技术突破，在深度学习的支持下，胃癌的诊断敏感度接近 100%，特异性达到 80% 以上，已经达到临床应用水平。以上这些研究表明，人工智能在数字化病理领域具有巨大的前景和非常重要的价值。

随着国内数字病理的发展，智慧化病理已成为一股不可阻挡的趋势。人工智能在这一领域的应用优点明显，准确度高、阅片速度快、成本低、无疲劳、没有使用地域限制、重复性强等，可以极大地提高病理科医生的效率。未来人工智能可以协助病理医生 80% 的工作，让病理医生能够更专注地处理疑难杂症，发挥更高水平的作用。除此之外，数字病理还为病理人才的培养提供了新的途径，人工智能本身拥有大量的病例、图库、知识库等数据，可以被利用来拓宽病理医生的视野，并在与人工智能的互动中不断学习和提高。因此，数字病理发展的必然趋势是人工智能诊断，这也将进一步推动医学界朝着更加智慧化、高效率、高质量的方向发展。

（二）人工智能诊断系统

基于数字病理的基础开展人工智能病理辅助诊断系统，可以围绕病理科室病例数量相对较大、诊断难度相对较低的病种优先展开，并在此基础上逐步实现更多亚专科的智能分析服务。目前较为成熟的分析系统类型包括：宫颈液基细胞学辅助诊断、胃镜活检病理辅助诊断、乳腺病理辅助诊断、甲状腺病理辅助诊断、免疫组化定量分析。充分引入各类分析系统，将成熟、可靠且具备推广应用价值的病种辅助平台综合集成，能够全面提升区域病理诊断及服务能力。在技术、政策、资金等的驱动下，人工智能诊断将得到迅猛发展，相信很快就可以覆盖更多的病种。

1. 宫颈液基细胞学辅助诊断系统

宫颈癌是最常见的妇科恶性肿瘤，大量的中国大群人流行病学研究表明，中国女性感染的 HPV 亚型高度集中，为 16、18、52 亚型，这 3 种亚型合计占了感染者的 90% 以上，这也使得筛查和预防成为可能。且宫颈的癌变历程漫长，从癌前病变发展到恶性的浸润性宫颈癌，大约有 5~10 年的潜伏期。所以，只要定期筛查、及早发现，90% 以上的宫颈癌可被预防，扼杀在“癌前病变”阶段。得益于广泛宫颈癌筛查，美国近 30 年来宫颈癌发病率降低了 50% 以上：1975 年发病率为每 10 万女性 14.8 例，2011 年这一数字降低至了 6.7；死亡率也从每 10 万女性 5.55 例同步降低至每 10 万女性 2.3 例。

我国巨大的宫颈癌筛查需求，如果完全寄希望于现有的病理医生群体解决是不现实的，且宫颈癌筛查工作相对其他组织标本的病理诊断相对简单，最急需的工作就是如何高效地解决重复性劳动，让更多的病理医生服务于其他疑难诊断。人工智能筛查就是解决这些问题的最好工具。

2. 胃镜活检病理辅助诊断系统

胃癌以其高发病率、高致死率高居我国癌症第二位，仅次于肺癌。数据显示，胃癌发病在世界范围主要集中在中国、日本和韩国。我国每年检出胃癌患者总数达到 40 万例，占全世界的 42%，其中死亡人数超过 2/3。尽早进行胃镜筛查是减少胃癌发病的有力手段。胃镜检查是两癌筛查之一，并随着人口老龄化及胃镜检查人群普及率的越来越高，病理医生的负担越来越重。如今，大数据与人工智能等前沿技术在医疗领域应用已经成为一种趋势，将大数据驱动的人工智能应用于胃癌诊断中，不仅可以挽救无数患者的生命，而且对于节约医疗资源和缓解医患矛盾有重大意义。

以胃癌为中心，围绕胃镜病理切片智能识别、诊断，展开大数据与人工智能技术在胃镜病理切片诊断及辅助治疗上的应用。基于深度学习的粗标记胃镜病理切片图像分割算法，通过计算机对病理切片进行分割识别，缓解紧张的医疗资源，辅助医生实现高准确性诊断。

一体化的胃镜活检病理辅助诊断系统，包括病理切片的扫描、识别、分析和报告生成。基于深度学习的粗标记病理切片图像分割算法，通过计算机对病理切片进行早癌识别，辅助医生实现高效率、高准确性诊断。

3. 乳腺病理辅助诊断系统

女性乳腺是由皮肤、纤维组织、乳腺腺体和脂肪组成的，乳腺癌是发生在乳腺腺上皮组织的恶性肿瘤。乳腺癌中 99% 发生在女性，男性仅占 1%。目前乳腺癌已成为威胁女性身心健康的常见肿瘤。由于乳腺癌细胞丧失了正常细胞的特性，细胞之间连接松散，容易脱落。癌细胞一旦脱落，游离的癌细胞可以随血液或淋巴液播散全身，形成转移，危及生命。全球乳腺癌发病率自 20 世纪 70 年代末开始一直呈上升趋势。美国 8 名妇女一生中就会有 1 人患乳腺癌。

近年我国乳腺癌发病率的增长速度高出高发国家 1~2 个百分点。据国家癌症中心和卫生部疾病预防控制局 2012 年公布的 2009 年乳腺癌发病数据显示：全国肿瘤登记地区乳腺癌发病率位居女性恶性肿瘤的第 1 位，女性乳腺癌发病率（粗率）全国合计为 42.55/10 万，城市为 51.91/10 万，农村为 23.12/10 万。

通过乳腺病理切片，H&E 以及 ER/PR/HER2 等免疫组化切片进行智能识别、诊断，展开大数据与人工智能技术在乳腺病理切片诊断及辅助治疗上的应用。基于深度学习的粗标记乳腺病理切片图像分割算法，通过计算机对病理切片进行分割识别如导管、小叶等常见乳腺癌亚型，缓解紧张的医疗资源，辅助医生实现高准确性诊断。

4. 甲状腺针吸细胞学辅助诊断系统

甲状腺肿瘤是人类难以攻克的顽疾，常见的诊断手段有超声显像检查、CT 检查、肿瘤标志物检查等。虽然现在对肿瘤的检查和诊断手段越来越丰富，但是以上提到的诊断手段只能给医生一个辅助诊断的参考，并不能作为肿瘤确诊的依据。肿瘤最终的确诊（包括分型和分级）还是需要依靠组织病理学检测。肿瘤组织病理检测指的是取得患者小块的病变组织制成切片，放置在显微镜下观察其细胞形态、结构等，确定肿瘤的性质。病理学诊断不仅可判断肿瘤的良恶性及其分级，更重要的是为治疗方案的制订提供了可靠的依据。所以说，组织病理学检查是肿瘤诊断的金标准。据统计，甲状腺针吸细胞学样本数以每年 30% 左右的速度增长，大部分基层医院对此类样本诊断能力弱，以送检第三方的方式来解决该类型样本的诊断难题。

5. 免疫组化智能分析系统

免疫组化作为病理诊断中重要的定性分析工具，其客观、标准的计数一直是医生工作中的难点，同时受到显微镜视野无法全部浏览、多张切片对比困难、切片流转繁琐等缺陷影响，很难全面地进行诊断评价，而全景扫描的数字图像能够非常有效地解决免疫组化诊断的问题。江丰生物提供了面向细胞核、细胞膜、细胞质等不同维度的智能分析系统，能够根据切片细胞尺寸、色彩、对比度等指标进行快速定量评价，帮助医生更好地进行判读。

（三）人工智能质控应用

人工智能在病理质控方面的相关应用已经成为国内外医疗机构的研究重点，其中包括自动化的质量控制，通过对数字病理图像的分析，自动识别和定位可疑存在质量问题的切片，对制片效果进行质控，检查切片是否存在褶皱、折叠、裂痕、气泡、杂质以及着色不清晰、裱贴不当等，能够及时提示技术人员进行干预，有效提升质控效率以及扫描优良率，为后续数字化阅片、人工智能分析提供切片质量保证。同时对扫描效果进行质控，检查是否有运动模糊、扫描失焦、拼缝以及白平衡不当等。通过人工智能分析质量控制数据，对病理医生技术能力、诊断准确性等指标进行自动化统计与分析，从而进行智能化和精细化管理。

（四）人工智能科研应用

建立人工智能病理大数据库将为后续医院进行大规模的科学研究、图像分析合作、疾病追溯与管理提供便利。通过大数据分析，为临床提供更多决策支持，如用药分析、治疗效果相关性分析、制订个性化治疗方案等，为疾病诊断与预测、临床试验设计等提供统计工具和算法。同时，也提供健康数据的监控与预警、风险评估、健康干预等服务。

（侯英勇　桂坤）

CAIVD

第十四章

国内自动化/智能化检验流水线发展

一、概述

随着我国医疗体制改革往高质量发展的方向深化，对于主要临床决策和健康数据来源的体外诊断检验而言，发展要求也在不断增加。体外诊断检验的发展要求既包括持续开展新的对诊疗有价值的检验项目，也包括对已有检验项目报告的准确性和时效性的不断优化。因此，临床实验室工作负荷持续加大，对实验室管理的精益化和规范化不断提出新的要求，对检验自动化要求也在持续增加。体外诊断行业也针对临床实验室的自动化提升要求给出越来越多的解决方案。

近年来，实验室的自动化和信息化技术持续发展，检验流程中的开单、采血、运输、接收、分类、离心、检测、复测、报告审核、样本存储等过程都发展出了自动化解决方案，并且在信息流的主导控制下，构成流水线作业的组合，形成适合大规模检测的自动化解决方案，乃至全实验室自动化系统（TLA）。优秀的自动化解决方案可简化和标准化临床实验室的工作流程，既将实验室工作人员从大量繁琐的手工操作中解放出来，又极大减少人为因素造成的结果差错。同时，实验室工作人员可节省更多精力投入到质量控制、报告分析和临床沟通中。因此，自动化解决方案符合临床实验室的高质量发展方向，逐渐成为临床实验室批量检测的发展趋势和解决方案，对于提高临床实验室的检测效率，规范工作流程，提升科室精益运营管理能力，发展检验学科建设都发挥了越来越重要的作用。临床实验室可根据自身的工作特点和学科发展规划，包括实际场地、人员结构、标本量、项目类型、业务发展速度、信息化基础和安全等要素，选择合适的自动化解决方案来覆盖检验专业的不同范围，例如血细胞分析流水线方案、凝血分析流水线方案、生化免疫分析流水线方案、分子诊断分析流水线方案、POCT 分析流水线方案等，通过将临床实验室的各种自动化分析仪通过传送系统连接起来，逐渐形成全实验室自动化模式。

二、检验流水线革新之路

（一）国产品牌全自主研发、生产之路

1. 安图全新自主研发流水线 Autolas X-1 Series

2022 年，安图生物（以下简称“安图”）推出了全新自主研发和生产的 Autolas X-1 Series 流水线（图 14-1-1），可实现样本自动进样、离心、去盖、

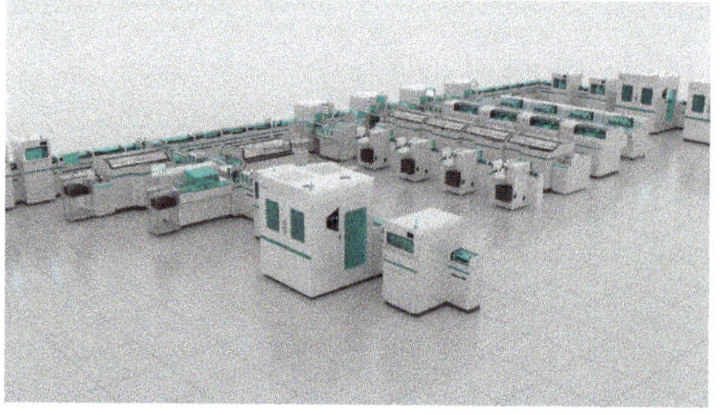

图 14-1-1　Autolas X-1 Series 全新自研立体轨道流水线

检测、存储、丢弃、重测等功能。取代手工操作步骤，减少生物危害，提高工作效率，降低人工差错，提高检测质量。相比于 2017 年安图发布的 Autolas A-1 Series 在设计理念和产品性能均有提升，主要体现在以下四个方面。

（1）灵活自由：Autolas X-1 Series 采用立体可循环的三轨设计，自由转向，优化实验室标本周转时间；支持急诊优先检测；功能模块及分析仪器均可实现多种灵活布局，提高实验室空间利用率，自由扩展，满足不同实验室的发展需求。

（2）性能卓越：Autolas X-1 Series 采用纯电机驱动，无需气泵；RFID 无线射频技术，实时高效追踪标本信息；配备低温离心机，单模块离心速度可达 450 管 / 小时，支持多模块扩展；紫外消毒、气溶胶过滤技术结合封闭式轨道、旋转去盖等技术，为实验室生物安全保驾护航；配备小身材、大容量的低温在线冰箱，单模块储存量超过 15 000 管，实现标本自动归档、自动查找、自动复测、自动到期丢弃及提前自动质控等一系列标本智能管理功能，并支持多模块扩展，满足不同实验室标本储存的需求。

（3）AI 赋能：Autolas X-1 Series 率先引入人工智能技术（AI），通过 AI 技术实现对标本的智能识别与控制，全流程 AI 智能识别标本信息、离心状态及质量识别、血清量及血清质量检测（溶血、脂血、黄疸）等功能。

（4）精益慧选：安图生物配备专业、成熟的流水线服务团队，可为客户提供全方位的服务。此外，搭配全新升级的 AutoLean® 精益管理整体解决方案，可为客户提供全流程的精益管理服务，为客户提供持续改善的内驱力，打造精益化实验室，助力医学实验室高质量发展。

Autolas X-1 Series 流水线连接的生化分析仪为佳能（原东芝）公司的 TBA-FX8，免疫仪器是自研

自产的全新一代高速免疫分析仪 A6000，同时也支持 A2000 plus，在连接仪器方便比较灵活，可以根据检验科的样本量，测试数及套餐分配情况等灵活选择单机在轨吸样模式或高通量连接方式。由于生化免疫项目较为全面，且生化分析仪可实现生化样本间的携带污染率小于 0.1 ppm，此外，该流水线可实现“生化免疫共管检测”，无需分管或分杯即可实现一管血“先生化后免疫”检测，可有效提升标本在轨道上的检测效率，降低采血和运送的工作量和成本。

2. 沃文特凌云 LS10 全自动生化免疫流水线

2021 年，沃文特生物发布自主研发和生产的凌云 LS10 全自动生化免疫流水线（图 14-1-2），打造由风驰样本采集传输系统和凌云全自动生化免疫流水线共同组成的智慧生态实验室解决方案。通过风驰样本采集传输系统和凌云全自动生化免疫流水线的无缝对接，可实现样本“从采到弃”的全流程自动化管理，包含从采血、标本分拣、标本检测、结果报告等流程。流水线全程封闭运行、动态监测，无需人工干预，高度智能化。

（1）凌云全自动生化免疫流水线标配低温高速离心和大容量在线存储冰箱等模块，轨道密闭高速运行、去盖单元首创气溶胶吸附功能，有效减少气溶胶污染风险，保障实验室的生物安全，为医务工作者的生命安全保驾护航，给客户带来全面的实验室智慧生态体验。

（2）凌云全自动生化免疫流水线首次将三种进样方式集中在一个模块中，气动传输进样、样本管架进样、倾倒式进样三种方式使得标本上线更加灵活快捷；首次自动丢弃单元，集成自动样本丢弃、自动打包和换袋功能，实现“从采到弃”的样本全生命周期自动管理，进一步减少检验人员接触样本的生物安全风险。

（3）凌云全自动生化免疫流水线引入轨道专利算法，优化标本运行路径，使轨道上标本可以动态避障，提升轨道的整体效率；凌云流水线使用日立 LABOSPECT008AS 全自动生化分析仪，并且建立单独的试剂体系配套 008 系统，搭载拥有自主知识产权的全自动化学发光免疫分析仪 LA2000，多项专利技术使得免疫检测更精准、更高效、更强大；生化分析仪和化学发光分析仪可根据科室需求自由搭配为四联机或组合成“生免一体机”，带来准确、高效的检测方案。

（二）进口品牌的国产化之路

2022 年，国家出台了一系列关于进一步加强采购国产医疗器械的指导文件，加速了进口产品进一步国产化，流水线由于只需要一类国产备案证明，获取备案证明与二类、三类检测设备相比，相对容易且快速。因此，为了响应国家的政策以及面对市场，一些在国内有生产工厂的进口公司加速了其医疗设备的国产化速度，其中贝克曼库尔特的 DxA5000/DxA5000Fit 和雅培的 GLP system 已经实现了国产化，贝克曼库尔特由其苏州工厂协助做国产备案，并于 2022 年 9 月实现进口产品国产化，并且完成首套的生产与安装，另外，雅培的 GLP 也于 2022 年 12 月完成国产化备案，其通过在国内收购的艾博生物，协助其完成备案。

1. 贝克曼库尔特自动化流水线 DXA5000/5000fit

贝克曼库尔特 DXA5000 流水线（图 14-1-3）具有以下产品特点：①快速样本管识别和智能轨道传输系统；②四轨道双向传输；③轨道采用静音马达驱动，无噪音干扰；④样本优先传输轨道；⑤轨道传输速度可调、效率高；⑥无线射频识别（RFID）+ 条码图片识别（先进的条码识别技术）：速度快、无报警；⑦传输管座采用无遮挡设计，兼容多种管型。

（1）DXA5000 具有创新的样品前处理系统（包括进样单元、离心机、去盖单元）：集成化智能进样单元，支持各种常见试管类型和尺寸单点进样区，批量加载确保急诊标本的最大化优先级。可同时容纳 504 管样本，处理能力为 1 200 管 / 小时。进样单

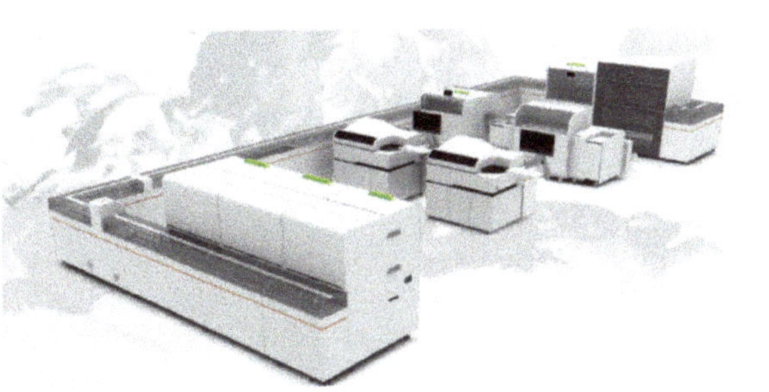

图 14-1-2 凌云 LS10 全自动生化免疫流水线

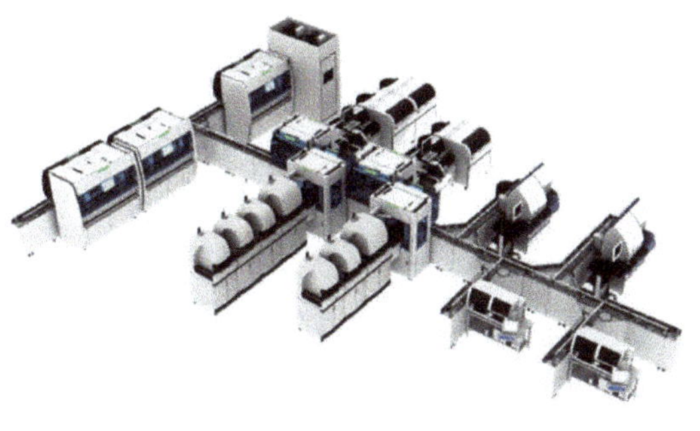

图 14-1-3 DXA5000 新一代智慧实验室自动化整体解决方案

元具有独特的智能样本调度中心、RFID 样本架、三级管理、急诊优先上载等功能。

（2）其创新的分析前 3 秒钟样本质量评估功能，可以实现对每个标本进行多重信息筛查，从而帮助实验室大大降低出现错误的风险；该系统在 3 秒钟内检测出以下信息：标本管信息、试管类型、管盖颜色、采血量、血清量、标本管重量、离心状态。双离心机处理能力达 1 000 管 / 小时，去盖单元处理能力达 1 200 管 / 小时。

（3）高效的工作流程优化解决方案：DXA5000 利用其智能动态进样系统，可以实现标本路径的智能规划，将以患者为中心的自动化工作流程带到实验室。在明确了需要进行的测试项目、标本量和线上仪器的实时工作负载状态之后，DXA 5000 将持续为每个患者标本（急诊和常规）计算出最优的运转路径。因此，DxA5000 可以在不影响常规标本周转时间的前提下，提升急诊标本（包括含有优先测试项目的标本）的周转时间，从容应对高通量、多学科的测试需求，持续为实验室提供高效、高质量的检测结果。

作为首个拿到国产备案证明的进口厂家的流水线型号，贝克曼库尔特 DXA5000 于 2022 年 12 月底在广东顺德医院完成了首套国产安装，其流水线搭载了 2 套 AU58000 系列生化分析仪以及 4 台 DXI800 化学发光分析仪，同时，配备了 2 台离心机以及 1 套 13 000 管的在线后处理冰箱。未来，相信随着罗氏诊断苏州工厂以及西门子医疗上海工厂的启用，其流水线产品的国产化之路也在推进中。

（三）进口流水线厂家的国产化合作之路

除了贝克曼库尔特、雅培之外，其他的进口厂家流水线暂时还未取得国产备案凭证，但为了积极响应国产政策和应对市场需求，一些进口流水线厂家选择与国内的医疗器械生产厂家合作开发，通过国内医疗器械生产厂家将其流水线产品进行国产化备案，即符合国家对与流水线设备国产化的要求，也满足了国内医疗器械生产厂家将对于流水线的需求，其中代表品牌、型号包括：IDS 与亚辉龙合作的 iTLA，A&T 与科华合作的 KHB Polaris LAS。

1. 科华生物 KHB Polaris LAS 全自动生化免疫流水线

科华生物 KHB Polaris LAS 全自动生化免疫流水线（图 14-1-4）作为科华生物北极星家族的新成员，率先尝试前处理模块、轨道与 A&T 公司进行合作，同时增加国产配件比例，进一步控制成本与适应国内需求的功能定制，引入高通量国产离心模块与芯片等部件，配套研发智能化控制系统的联接，实现了分析前、分析中处理模块和智能化软件功能的完美结合，并在湖南省新邵县人民医院完成首套的安装和使用。

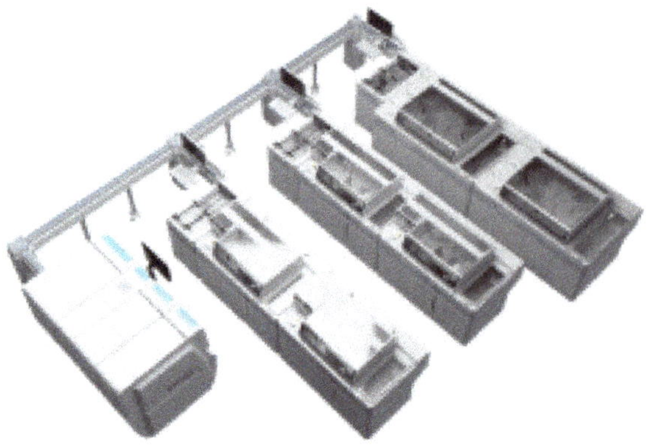

图 14-1-4　KHB Polaris LAS 全自动生化免疫流水线

（1）产品定位：国产自动化与智慧实验室新生态。产品于 2022 年 3 月正式获取备案证明，前处理的离心机处理能力可达 480 管 / 小时，兼顾倾倒进样和架式进样两种方式。标配视觉识别模块，可提前预警血清质量有问题的样本，保证结果的可靠性。分析平台为北极星生化免疫检测平台，生化光学速度 2 000 测试 / 小时，离子 600 测试 / 小时。化学发光为 240 和 360 测试 / 小时，两款分析仪可选配。

（2）KHB Polaris LAS 通过样本前处理单元和生化检测、化学发光免疫检测平台以及智能化控制系统的联接，实现真正自由的模块化组合，为医学实验室提供更加高效、灵活、智能、可靠的检验仪器，打造国产自动化与智慧实验室新生态。

（3）KHB Polaris LAS 通过 8 平方米的灵活布局，其通量可以每小时处理 1 000 管样本，最小的空间提升运营质量。同时搭配了其智能化的软件系统，让实验室更加的智能。

进口流水线厂家与国内医疗器械生产厂家 ODM 合作，为其打开国内流水线市场提供了新的模式，同时也让国内一些不具备全自主研发流水线的医疗器械生产厂家可以快速拥有自己品牌的流水线，但是其产品的核心技术、性能参数、产品价格、供货周期等问题又促使国内医疗器械生产厂家需要在合作的过程中去其糟粕、取其精华，不断创新进而研发出更符合国内市场的自有产品，也可通过自有产品的研发，解决上述问题。

（四）其他品牌流水线全开放之路

全开放流水线提供样本自动处理模块和运输轨道，并和不同厂家、不同仪器进行自动化连接。不同厂家、不同仪器的接口高度不一致，并且不同仪器运输样本的样本架也采用不同的设计，以满足不同检验业务的特点。有 4 管一架，有 5 管一架，也有 10 管一架等，甚至同样是 5 管或 10 管一架的架子，不同厂家也因为不同的技术路线，不能兼容。因此，全开放流水线需要定制不同的设备接口，通过不同接口对接方式来进行多方位的兼容。

同时，整条流水线的控制调度软件系统要和不同厂家的仪器来连接进行样本运输控制和调度的数据交换与控制，具备一定的难度。随着检验科对质控管理、结果自动审核功能的需求日益强烈，软件的兼容性也是全开放流水线兼容性的重要方面。

随着国内临床实验室对自动化需求越来越旺盛，全开放流水线的厂家也在持续推出新产品，包括上海创司杰医疗科技有限公司、前海瑞智捷自动化科技有限公司、长春赛诺迈德医学技术有限公司等。

三、总结与展望

随着我国医疗卫生体制的不断改革，全民医疗保障制度的逐渐完善，大量的医疗需求被释放，患者数量和检验标本数量逐年增加，医疗机构对检验科提出了更高的目标和要求，尤其体现在检验实验室迫切期望在最短时间内获得更可靠的检测数据及信息，为临床提供更快捷、更准确、更全面的诊疗依据，因此，医学检验实验室对于高通量、高效率、高安全性和高智能化的检测设备有强烈的需求，只有现代化的医学检验实验室才能满足对疾病管理越来越高的要求，那么医学实验室自动化是高端医院检验医学发展的必然趋势，而实验室全自动化流水线产品则是医学实验室实现自动化、信息化和智能化，助力检验医学迈向新高度的强力保障。

当前国内生化免疫流水线已经步入高速发展阶段，越来越多的国内 IVD 企业依托国内高速发展利好环境，纷纷切入了流水线赛道，国产品牌流水线不低于 20 家。各个国内厂家纷纷依托自身特点和优势规划设计了各自的自动化解决方案的策略和产品布局。但当前的实验室流水线更多聚焦在自动化功能的提升，解决从人工到自动的过程，并未对当前实验室数据和临床诊断信息做进一步的探索和研究。

医学检验实验室智能化的另一个重要发展是促进医联体建设和结果互认的有效途径，实现医联体患者不走动、标本走动，效益共享、信息共享，真正为患者提高医疗服务，为基层医院提高效益，而且发挥三甲医院在疑难重症患者诊治中的主要贡献。随着医联体和结果互认的深入发展，检验实验室必然要成为一个集中式的“区域检验中心”，这样的检验中心对自动化、信息化、智能化的要求都更进一步，那么实验室全自动化流水线就能够整合医联体、一院多区、区检中心的智能实验室，实现大数据联合智能审核，基于患者数据的云计算，跨科室跨院区多条流水线互联互通、数据共享，真正实现患者结果互认，打造无人化、智能化、万物互联共享的未来医学检验实验室。

（刘忠洋　付颖倩　李琦　桑亮）
（郝晓柯　审稿）

第十五章

智能化实验室的发展

一、引言

设备、管理、人才是医学实验室学科建设的三大基本要素，也是医学实验室长期发展的支撑体系。医学实验室从 20 世纪 90 年代进入设备智能化以来，随着国家对公立医院高质量发展的重视，在新一代人工智能的技术迭代，全面强化公立医院绩效考核，推进以电子病历为核心、智慧服务、智慧管理“三位一体”的智慧医院信息系统建设的飞速发展中，医学实验室也逐渐开启了“人、机、料、法、环”的全面蓬勃联动，不断出现了智能化实验室整体方案。

智能化实验室在医学实验室的建设、运行和发展中，利用设备的轨道传输连接、信息互联互通，基于互联网、物联网、5G、大数据、云计算和人工智能等技术平台，借助信息终端远程操作医学实验室设备和设施，实现了设备智能化、报告智能化和管理智能化，帮助医学实验室在各环节更高效、便捷、安全、合规，从而达到降本增效目的。

二、实验室设备的智能化

（一）单机产品智能化组成

IVD 仪器产品的自动化智能化控制系统是指通过计算机、传感器、执行器等自动控制设备实现自动化检测的系统。这些系统通常包括以下组件：

（1）传感器：通过检测样本的物理、化学或生物学特性进行数据采集。

（2）执行器：根据数据采集结果控制设备的执行，例如启动机械臂进行样本装载、关闭阀门进行液体传输等。

（3）控制算法：通过对采集数据的分析和处理来确定仪器下一步如何操作，并进行自我纠正。

（4）人机界面：提供操作界面和数据展示，方便用户与仪器进行交互和监控。

通过自动化控制系统，IVD 仪器可以在不需要人工干预的情况下进行全自动化检测，提高生产效率并减少人工操作的错误。此外，通过对数据的实时采集和监控，系统可以检测设备的状态并对其进行维护，提高仪器的可靠性和使用寿命。除了传统的自动化控制系统，现代 IVD 仪器也开始采用先进的人工智能算法和机器学习技术，实现更加智能化的自动化控制。例如，通过机器学习算法对样本数据进行学习和预测，仪器可以自动调整参数和操作，提高检测精度和灵敏度。总之，自动化控制系统是 IVD 仪器生产和应用的重要组成部分，对仪器功能和性能有着重要影响，也是实现智能化和自动化检测的关键。

（二）单机智能化转向级联智能化

随着医院检验科信息化自动化智能化转型，多单机多模块间的信息互联互通成了目前科室信息化变革最大阻力。检验科室由单机仪器转向级联产品智能化，是现阶段变革的主要方向，而检验科智能化的级联产品所带来的以下几个方面的优势。

（1）检测效率提高：级联产品相比单机仪器具有更高的检测能力和吞吐量，可以同时处理多个样本。在集成数字化和智能化技术的支持下，级联产品可以快速自动化地进行样本处理、分析、传输和管理，大大提高检测效率和准确性，同时减少人工干预和误差。

（2）数据可追溯和共享：级联产品可以实现数据的实时自动化收集、存储、管理、处理和分享。在检测过程中，各个仪器之间可以实现数据交换和协调，同时也可以与医院信息系统和科室管理系统集成，实现全流程数据自动收集和管理。这样可以提高数据的标准化和可追溯性，方便多个科室和医务人员合作和共享数据。

（3）服务升级：级联产品可以实现智能维修、在线监测等智能服务，可以帮助实验室科室实现更高效、更精准、更可靠的检测结果。通过远程诊断、预警、故障排查等方式，可以快速响应客户需求并提供相应的服务。

级联产品智能化通常能够对多个检测单元进行智能化管理和控制，实现整体运行的自动化和智能化。这些产品通常相互关联，例如使用不同的检测试剂盒来对同一样本进行多维度检测，或者在不同的设备之间进行样本传送和数据传输。因此，通过将它们集成到一个智能化系统中，可以实现更加高效和准确的检测。

（三）级联智能化产品的组成

IVD 级联产品智能化的主要组成部分包括：

（1）仪器自动化控制系统：对多个 IVD 仪器进行统一控制和管理，实现样本的自动传输和检测流程的自动化。

（2）数据管理系统：对多个仪器的采集数据进行整合、分析和展示，实现全面的数据分析和管理。

（3）样本管理系统：对样本进行自动识别、分类和跟踪，实现样本的智能化管理和快速检测。

（4）人机交互界面：提供图形化界面，便于用户进行仪器设置和操作，也可以对运行状态进行实时监控和管理。

通过IVD级联产品智能化，可以实现对多个仪器和样本的集中管理，提高检测效率和精度，同时减少人工操作的错误和复杂度，提高仪器的可靠性和使用寿命。在未来，随着人工智能和大数据技术的不断发展，IVD级联产品智能化将成为IVD检测领域重要的发展方向之一。

三、实验室管理的智能化

（一）人员管理

临床实验室对科室人员管理包括招聘与选拔、培训和发展、薪酬与福利、绩效管理等多个方面。随着医疗服务行业的发展，临床检验需要越来越多的高素质、专业化的人才。如何吸引、培养、留住优秀人才成为临床实验室管理的重要一环。因此临床实验室要加强薪酬福利、培训考核、绩效管理、沟通协调等环节的管理能力，并且需要针对性根据人员的实际情况和需求制定不同的管理策略。这对临床实验室的管理者而言，可以借助智能化手段进行管理：例如搭建人力资源信息系统，实现人力资源的全面管理，包括员工档案、考核评价、薪资管理、绩效管理等，能够提高管理效率，降低管理成本；搭建智能化的考勤管理系统，实现员工的自动打卡、出勤记录、请假申请等功能，同时也可以实现考勤数据分析，及时发现考勤问题，合理排班；搭建员工培训管理系统，实现培训计划的智能化制定、培训内容的个性化定制，使员工能够根据自身需求进行培训，提高专业技能和工作效率；搭建人员绩效评价系统，可以实现绩效指标的智能化设置、绩效数据的收集和分析，以及智能化的绩效评价和激励机制，使员工能够更好地实现自我价值，提高工作质量和效率；使用智能化办公设备，如语音识别技术、智能会议系统等，可以提高办公效率，减少人力资源的浪费。

临床检验科可以利用智能化手段来加强人员管理的效率和精准性，使管理更加高效、智能化，从而提高管理效率和质量，促进科室人员的稳定发展。

（二）设备管理

临床实验室进行设备管理的要素包括设备采购、维护保养、更新和设备使用效率等方面。设备管理的智能化发展，包括以下几个方面：采用物联网技术，可以将检验设备联网，实现设备状态监测、预警和远程维护，减少设备故障和停机时间；采用信息化技术，建立设备档案和维修记录，实现设备使用情况和维修保养情况的数据化管理，方便管理人员进行设备管理和评估；采用设备运行数据结合人工智能技术，对设备故障进行预测和诊断，提前发现并排除设备故障，降低设备维修成本和维修时间，同时对设备保养进行管理，包括保养计划、保养记录和保养提醒等，确保设备的使用寿命和稳定性。这些智能化手段具体应用的细节和效果也需要针对不同的设备管理环节和需求进行具体的规划和实施。比如，设备联网管理系统需要充分考虑设备联网的安全性和稳定性，数据化管理系统需要建立科学合理的数据分类和管理体系，智能化预警系统需要充分考虑预警的准确性和及时性，设备保养管理系统需要考虑保养的周期和细节。在实施这些智能化手段的过程中，还需要充分考虑人员的培训和技术支持，确保智能化手段的实际效果和可持续性。

（三）物流管理

随着临床实验室检测项目不断增多，需要的试剂和耗材种类也越来越多；科学高效的耗材管理可以有效地降低检验地成本，而且能够优化试剂管理流程提高工作效率。临床实验室进行试剂和耗材管理可以借助智能化手段，如：试剂管理系统、条形码技术、射频识别（radio frequency identification，RFID）技术等，实现对临床检验试剂耗材的全程数字化管理。实现试剂/耗材的采购、入库、出库、库存、消耗等信息化管理，实时掌握试剂/耗材的情况，有效降低库存、防止过期损失和消耗浪费。更智能化的发展包括利用人工智能技术对试剂/耗材的消耗情况进行预测和分析，优化试剂/耗材的采购计划和库存管理，减少消耗浪费和库存成本；利用区块链技术实现试剂/耗材的溯源和质量追溯，确保试剂/耗材的来源和质量，增加数据的透明度和可信度；化学危险品设置管理和使用权限；建立废弃物管理系统，实现废弃物的分类、收集、处理和记录，同时采用智能化手段进行废弃物的监测和追踪，确保废弃物的安全处理和环保合规，等等。

通过采用智能化手段对接医院物流体系，临床实验室可以有效实现废弃物和耗材管理的智能化，提高管理效率和质量，减少成本和风险，同时也能更好地保障环境和健康安全。

（四）质量管理

临床实验室作为临床的“前哨”科室，其检验结果是否准确及时直接影响到患者疾病的诊断和治疗，因此质量管理是临床实验室管理的核心，搞好质量管理也是实现标准化、规范化和科学化的管理的关键。实验室进行质量文件书写、质量运行管理、评审管理等方面可以借助许多智能化手段，以提高效率和准确性，降低错误率。以下是一些常见的智能化手段：①质量管理软件，可以帮助临床检验科管理人员完成质量控制的任务，如文件管理、质量指标跟踪、异常报告管理等。通过该软件，可以提高质量运行管理的效率和准确性。②数据分析软件：临床检验科进行质量运行管理时需要分析大量的数据，如各项检验指标、质量控制结果等。采用数据分析软件可以对这些数据进行快速分析和处理，得到更为准确的结果。

（五）环境管理

临床检验科进行环境管理的要素包括：环境卫生、医疗废物管理、医疗器械管理、医疗用品管理等。环境管理可以借助以下智能化手段：利用传感器实时监测环境温度和湿度，自动控制恒温恒湿，确保实验室内环境稳定；采用高效过滤器、紫外线杀菌等技术，净化空气中的微生物、粉尘等有害物质，维持实验室内的空气质量；通过实时监测室内环境的温度、湿度、空气质量、噪音等参数，及时发现异常情况，提高环境监测的准确性和及时性；采用自动清洗、消毒技术，节省时间和人力成本，提高清洗消毒效率和质量；通过智能化识别和分类技术，实现废弃物的自动分类、定位和处理，避免交叉污染和环境污染。

临床检验科智能化环境管理的优点在于提高了环境监测和控制的准确性、效率和及时性，避免了人为因素的干扰，提高了实验室的安全性和稳定性，同时也降低了人力和物力成本，为实验室的可持续发展提供了有力支持。

四、智能化实验室的解决方案案例——迈瑞智检实验室

迈瑞智检实验室通过融合多个信息化功能和管理模块，使检验全流程数据化、平台化，打破实验室桎梏，推出了服务整体区域检验均质化的迈瑞智检区域整体方案，实现区域内不同科室间、总院和分院间，以及各卫生机构间的信息的互联互通，信息共享。通过迈瑞智检实验室整体方案，给区域检验的人才培养、设备质量和运营提升、精益管理、疑难会诊等带来从容、智能、无界等信息化体验（图 15-1-1）。

（一）打造区域检验决策的智慧大脑

高质量的医疗发展，离不开高质量的数据支撑。迈瑞智检区域整体方案创新性地把设备运行、试剂耗材使用、人才能力培养、科室管理等数字信息有机融合，深度协同。通过数字化手段，汇总整个区域联网医疗机构的检验信息，做到“人、机、料、法”，一屏尽览。还能对区域内医疗机构的运营状态进行实时显示和排名，为区域整体发展提供高质量的信息化决策辅助。用信息化手段来协调区域内医疗机构的均衡发展，支持结果互认等政策高质量落地（图 15-1-2）。

迈瑞智检区域整体方案的数智决策平台通过与科室已有信息系统、检验设备之间的互联互通，完成对检验相关的“人、机、料、法、环”的精益管理，通过数据处理、可视化展示，支持数字化精准

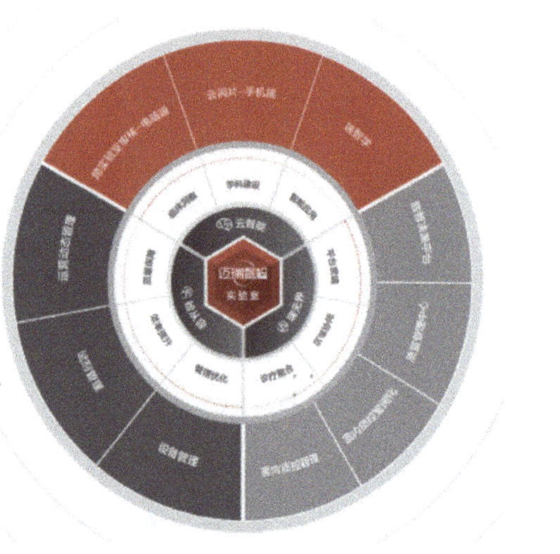

图 15-1-1 迈瑞智检区域整体方案的信息化模块组成

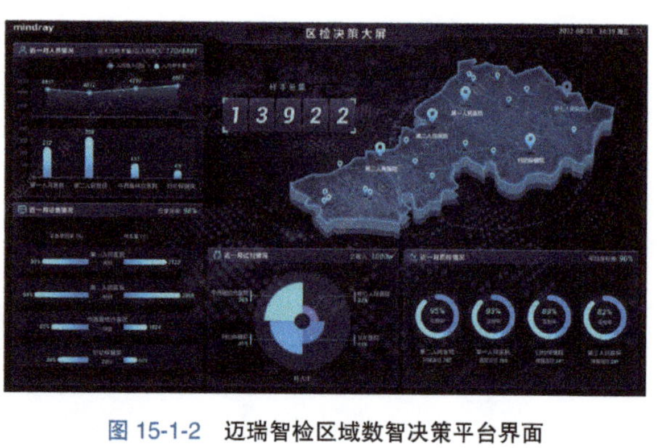

图 15-1-2 迈瑞智检区域数智决策平台界面

决策，提升管理机构的管理效率。规范区域检验主管单位在决策平台上进行检验相关人员、设备、试剂、质控等数据查看和分析的操作，提高检验均质化管理和决策效率。

（二）强化区域检验的精益管理和均质管理

在高质量发展的背景下，结果互认等政策的实施，要求区域牵头的医疗机构既能够进行精益化的内部管理，发展自身学科建设，又能够高效承担整个区域医疗机构的质量管理工作。迈瑞智检区域整体方案能够实时显示科室内部运行情况，病患满意度指标、精益化管理指标、高质量管理指标等关键运营指标信息实时监控、随时掌握，并且能够对疑难细胞形态图片发起远程审核和云端会诊，确保疑难样本审核的均质化。同时，数智方案帮助整体区域建立检验人员培训和考核数字化平台、设备和试剂管理数字化平台、全域质量管理数字化平台，通过互联互通的智慧化信息建设，实现全域整体均质化发展（图 15-1-3）。

动态运营系统可集中展示检验科室运营相关的试剂、质控、样本、设备、高危样本、实验室标本周转时间（TAT）等指标（图 15-1-4）。

迈瑞智检瑞智学系统通过信息化系统规范指导管理机构对全区域的检验相关人员进行培训考试的相关操作，保证考试培训过程的有效性和可记录性，均质化提高人员能力，实现高效管理（图 15-1-5）。

迈瑞智检试剂管理系统支持实验室进行试剂的申购、入库、申领、出库、使用、预警、盘库。全部流程能做到电子化轻松管理，节省人力，大幅缩短操作时间，便于后期对试剂耗材管理情况进行追溯。具备历史单查询、库存查询、报表打印、基础数据导入导出等功能；具有同时支持监控二级库和三级库库存的自动消耗的特点，真正实现全生命周期的试剂精益管理（图 15-1-6）。

迈瑞智检设备管理系统主要用于检验科设备全生命周期管理，包括新增设备、设备档案、设备维护保养、设备故障管理、设备停用等。通过设备管理系统可规范指导使用数字方案的卫生机构检验科进行设备生命周期管理、维护管理、故障管理操作，保证科室设备管理有效性和可记录性，提高设备管理能力和效率（图 15-1-7）。

迈瑞智检质量管理系统通过信息化手段，统一制定区域内检验项目的质量目标，综合管理各卫生机构的质控执行情况。各卫生机构使用统一的室内质控管理流程，实现实时、准确、均质化的全区域质量管理。

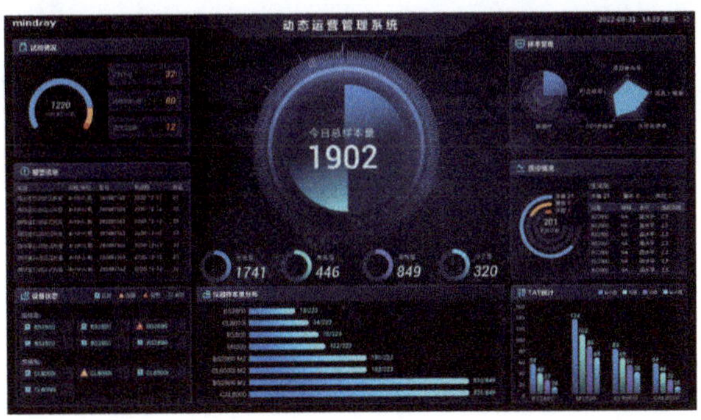

图 15-1-3 迈瑞智检实验室动态运营界面

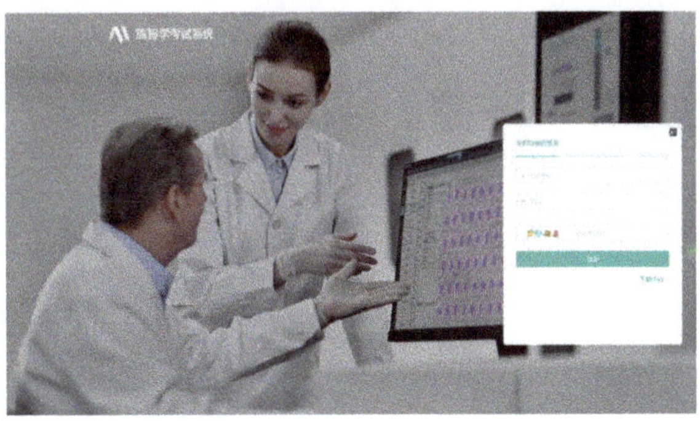
图 15-1-4 迈瑞智检瑞智学系统登录界面

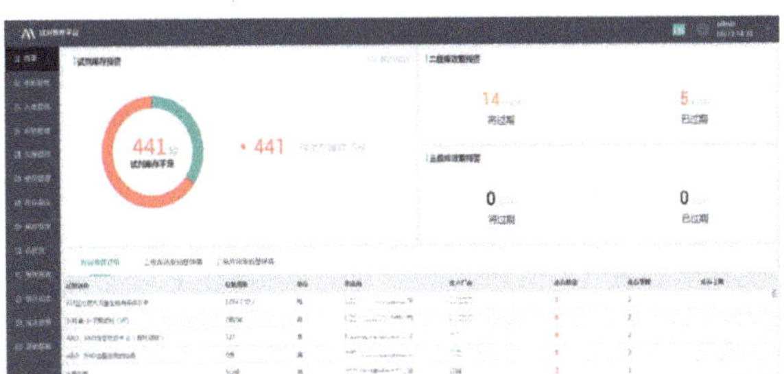

图 15-1-5 迈瑞智检试剂系统界面

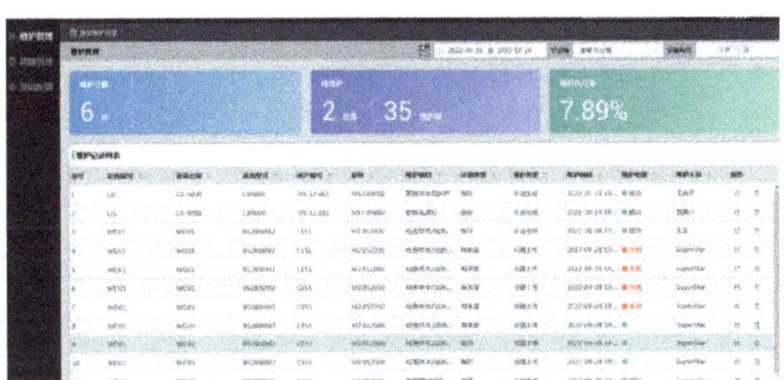

图 15-1-6 迈瑞智检设备管理系统界面

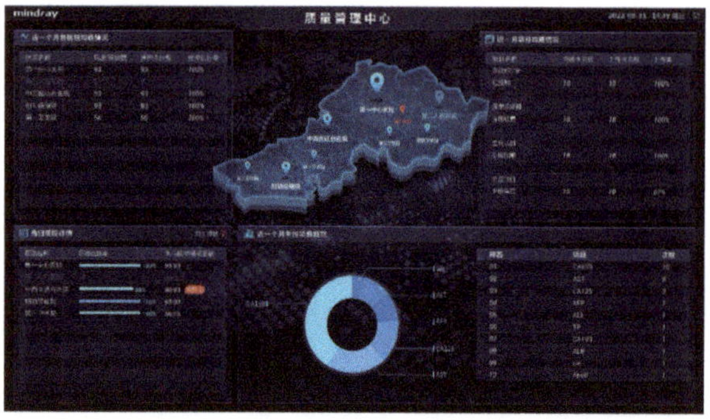

图 15-1-7　迈瑞智检质量管理中心界面

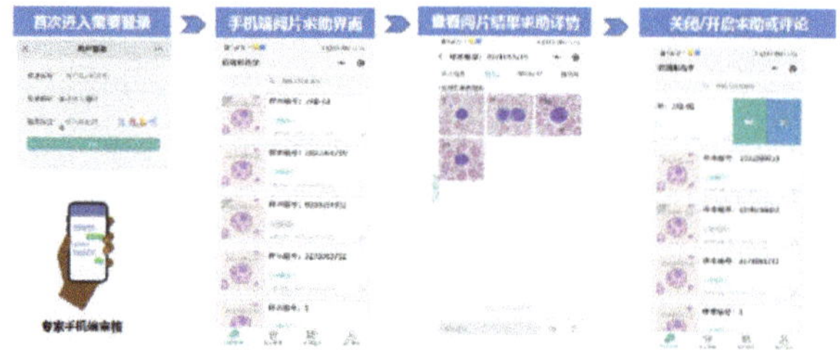

图 15-1-8　迈瑞智检云阅片求助流程

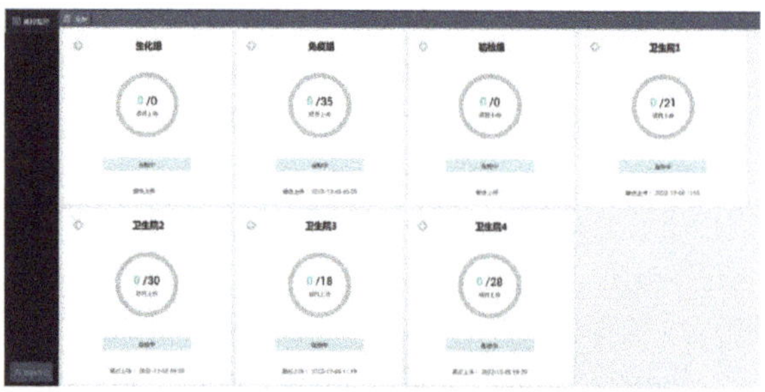

图 15-1-9　迈瑞智检质控管理系统支持查看下属卫生院的质控运行情况

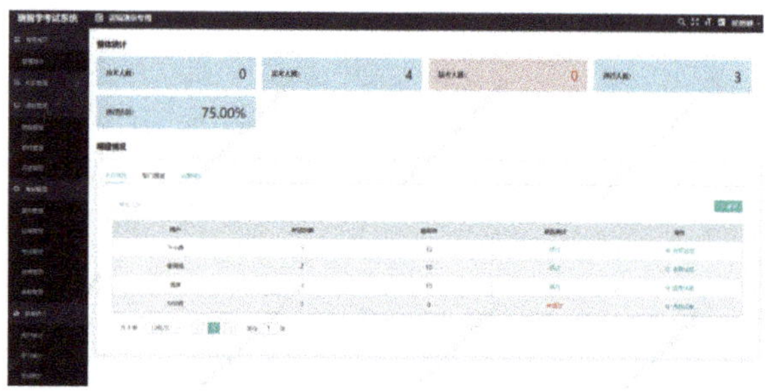

图 15-1-10　迈瑞智检瑞智学系统支持管理全区检验人员培训和考核

迈瑞智检云阅片系统能够及时把疑难形态学图片转发至云端，让形态学专家一览患者报告全部信息，方便进行高质量交流会诊，确保疑难形态及时得到专业指导，进一步减少疑难病例漏诊。通过检验科信息化和云功能建设，能够实现所有血细胞形态学报告的现场审核、远程审核，以及必要的疑难病例专家会诊等功能，不同院区都能实现高质量血细胞形态学报告。同时依托云阅片功能，能与院外专家顺畅地进行会诊交流、案例分析，提升检验科学术交流水平，提高检验科学术能力（图 15-1-8）。

（三）夯实基层的人员能力和质量管理能力

在目前的医疗大背景下，基层医疗服务能力建设尤为重要。进一步夯实基层医疗服务网底，才能扎实推进全域的公共卫生服务工作。迈瑞智检区域整体方案能够规范基层检测项目的质控操作、实时上传质控结果，全域质量目标统一管理成为现实（图 15-1-9）。

迈瑞智检区域整体方案支持通过丰富题库进行基层人员的培训，并且可方便使用手机或电脑进行学习和考核，学习考核记录清晰。全域人员的检验能力得到统一的提升（图 15-1-10）。

迈瑞体外诊断设备在全球得到广泛应用，通过完备的产品解决方案，为不同需求的临床检验科室提供优质的产品与服务，结合智能化的方案进一步为医疗机构及地区改善医疗效率和质量。

五、展望

智能化实验室不断将技术融入到医学实验室工作的各个环节中，实现检验工作从分析前到分析中，再到分析后的全面智能化贯通。同时，它还不断整合“人、机、料、法、环、测”等管理要素，打破信息孤岛，实现智能集成，使医学实验室的工作更加高效、质量更加精准、管理更加便捷。

（翟姗姗　李琦　桑亮　付颖倩）

（郝晓柯　审稿）

CAIVD

第十六章

中国第三方医学检验实验室发展现状

二十大报告指出："推进健康中国建设。把保障人民健康放在优先发展的战略位置，完善人民健康促进政策"，报告中对新时期为人民群众提供全方位全周期健康服务，建设健康中国提出了新的要求和实现路径。在我国，伴随城镇化推进和人口老龄化，慢性病发病率逐年增加，医疗费用不断攀升，同时人民群众对医疗卫生服务需求日益增长，卫生服务供给不平衡不充分的矛盾依旧突出。如何在保证质量的前提下，合理配置有限的医疗资源，使其产生最大效益，是我国深化医改要解决的关键问题。

第三方医学检验行业是医疗资源优化配置产生的新型服务业态，承载主体是第三方医学检验实验室（independent clinical laboratory，ICL），是指获得了卫生健康行政部门许可，具有独立法人资格的，专业从事医学检测的医疗机构。以第三方医学检验实验室等医疗机构为代表的医疗资源集约发展道路，对提高检测效率和质量，降低检测差错，有效节省费用和提升基层医疗机构诊断能力具有重要意义，符合改革发展方向。

我国第三方医学检验行业于 20 世纪 90 年代开始发展，出现了金域、迪安、艾迪康等大型连锁型检验医疗集团。2009 年卫生部印发《医学检验所基本标准（试行）》，并在医疗机构类别中增设"医学检验所"，确立了第三方医学检验的合法地位。随着新一轮医改的深入推进，国家对第三方医学检验行业建设不断出台支持政策，并持续完善有关规范措施。《国务院办公厅关于推进分级诊疗制度建设的指导意见》（国办发〔2015〕70 号）明确提出，"探索设置独立的区域医学检验机构、病理诊断机构、医学影像检查机构、消毒供应机构和血液净化机构，实现区域资源共享"。随后，自 2016 年开始，配套出台了医学检验实验室、病理诊断中心等 5 类独立设置医疗机构基本标准和管理规范①。2017 年 4 月颁布的《国务院办公厅关于推进医疗联合体建议和发展的指导意见》中强调区域检验中心作为医联体的重要组成部分，是大力鼓励建设的中心之一。

在政策推动下，第三方医学检验实验室产业发展迅速，各大公司纷纷开办连锁化、集团化医学实验室，形成了重要的健康产业新业态。本章节通过对第三方医学检验实验室行业的发展历程、驱动因素、发展现状、未来展望进行阐述，以期能推动行业的健康发展，助力分级诊疗制度和优质高效医疗卫生服务体系的建立。

一、第三医学检验实验室的发展历程

（一）发达国家第三方医学检验实验室发展历程

第三方医学检验实验室最早诞生于美国，在市场需求、医保控费和行业政策的影响下，经历了萌芽期、发展起步期、第一次快速发展期、第二次快速发展期和发展成熟期五个阶段。

目前，美国独立医学检验已经相当成熟，独立医学检验机构占据了 36% 左右的医学检验市场，医院附属实验室占 56% 的份额，私人诊所占 8% 左右。美国 Quest 和 LabCorp 两家经营规模最大，均可开展 4 000 余项的诊断项目，呈现两大寡头竞争的局面。同样，在欧洲、日本等成熟市场，第三方医学检验实验室也已经是成熟产业。市场份额占医学检验市场的份额分别为 50% 和 67%。日本的 BML 在全国有 40 多家分支机构，其本国员工达 1 160 多人，每天处理 10 万份标本，检测项目超过 4 000 项。

（二）国内第三方医学检验实验室的发展历程

我国第三方医学检验实验室起步较晚，最早可追溯至 20 世纪 90 年代中期，与美国的发展历程相类似，市场需求及技术发展推动国家扶持政策的出台。目前主要经历了 3 个发展阶段，分别是：市场自发探索期、政府纳入规范管理期和国家政策鼓励发展期②。

本世纪初，国内才真正诞生了以连锁发展获取规模优势的第三方医学检验实验室。行业发展初期主要是依靠规模优势发展，处于缓慢的自然增长状态。2005 年浙江等地大幅降低临床检验价格，促使医院将诊断业务外包，第三方医学检验实验室行业快速发展。2009年开始的新医改鼓励居民基层就医，加强基层医疗机构建设，基层医疗机构通过将其不具有检验能力的项目外包，助推第三方医学检验实验室行业快速增长，近几年增速已达 40%。

① 引自"卫计委：再增加康复、体检等 5 类独立设置医疗机构。http://www.sohu.com/a/164531140_569917，2017.8.14"。

② 引自"齐雪然，申子瑜，连奕奕，等．分级诊疗制度下第三方医学检验实验室的发展分析 [J]. 中华临床实验室管理电子杂志，2016（4）：197-200"。

二、中国第三方医学检验实验室发展的主要动力

（一）国家政策的支持

政府进行了一系列医疗改革并出台了旨在重塑医学实验室行业并进一步支持社会资本投资民营医疗机构发展的支持政策。

《关于促进健康服务业发展的若干意见》(国办发〔2013〕40号)：优化医疗服务资源配置；二级以上医疗机构检验对所有医疗机构开放，推动医疗机构间检查结果互认；大力发展第三方服务；引导发展专业的医学检验中心和影像中心。

国务院办公厅印发《关于推进分级诊疗制度建设的指导意见》(国办发〔2015〕70号)：整合推进区域医疗资源共享；整合二级以上医院现有的检查检验、消毒供应中心等资源，向基层医疗卫生机构和慢性病医疗机构开放；探索设置独立的区域医学检验机构、病理诊断机构、医学影像检查机构、消毒供应机构和血液净化机构，实现区域资源共享；加强医疗质量控制，推进同级医疗机构间以及医疗机构与独立检查检验机构间检查检验结果互认。

国务院办公厅印发《关于促进社会办医加快发展若干政策措施的通知》(国办发〔2015〕45号)：促进大型设备共建共享；探索以公建民营或民办公助等多种方式，建立区域性检验检查中心，面向所有医疗机构开放；大型设备配置饱和的区域不允许包括公立医疗机构在内的所有医疗机构新增大型设备，鼓励地方通过各种方式整合现有大型设备资源，提高使用效率；鼓励公立医疗机构与社会办医疗机构开展合作，在确保医疗安全和满足医疗核心功能前提下，实现医学影像、医学检验等结果互认和医疗机构消毒供应中心（室）等资源共享。

《关于推进医疗联合体建设和发展的指导意见》(国办发〔2017〕32号)：实现区域资源共享。医联体内可建立医学影像中心、检查检验中心、消毒供应中心、后勤服务中心等，为医联体内各医疗机构提供一体化服务。在加强医疗质量控制的基础上，医联体内医疗机构间互认检查检验结果。探索建立医联体内统一的药品招标采购、管理平台，形成医联体内处方流动、药品共享与配送机制。

《关于加快推进检查检验结果互认工作的通知》(国卫办医函〔2021〕392号)：鼓励有条件的地区将独立设置的医学影像诊断中心、医学检验实验室等纳入互认体系，为区域内医疗机构提供检查检验服务，实现资源共享。

（二）医疗卫生服务体系需要第三方医学检验实验室作为补充

一是第三方检验机构降低成本优势明显。实践证明，其集中检测、规模化效应可以显著降低单项目成本，是整个医疗服务体系中通过集约化降低成本的重要环节。

二是第三方医学检验实验室的专业化，紧跟诊疗技术的前沿，提升诊疗效率，既可逐步降低综合诊疗成本、提高疗效，也可促进整个医疗逐步转向精准诊断和防治结合，使医、患、保、检四方都有所获益。

三是检验联合体以检验技术为纽带，促进了优质诊断技术下沉到基层，带动提升联合体整体临床诊断水平，实现了“基层检查、医院诊断”，为百姓看病就医提供了极大的便利。

（三）医保等支付制度的改革对第三方医学检验实验室服务需求的增长

国家医疗保障局已实施多项法规以控制医院的医疗成本，如《国家医疗保障DRG分组与付费技术规范》。根据该规范，报销基于组内治疗特殊疾病的典型患者所获得的医疗支出来计算，而非根据患者接受的每项治疗项目累加来进行报销。为维持医院的运营水平，医院更有动力减少其整体治疗成本和临床检测费用的支出。DRG系统的实施规范了医院的检测价格，并鼓励成本控制举措。

2018年9月5日，国家卫生健康委卫生发展研究中心（China National Health Development Research Center）于广州发布第三方医学检验实验室效果评估及经验总结项目报告，指出ICL可节省中国医疗保险支出总额的约1%，并于2019年节省医疗保险资金近人民币221亿元。由于ICL突出的成本节约能力，如果ICL的检测为医疗保险覆盖范围，将进一步鼓励医院将检验服务外包予ICL。

据国家卫生健康委卫生发展研究中心测算，2016—2020年期间，ICL节省的检测成本分别为人民币104亿元、人民币137亿元、人民币176亿元、人民币221亿元及人民币274亿元。由于ICL的节约成本能力，将ICL与医疗保险体系对接将加大对ICL的认可度。

（四）医疗资源下沉等医改政策促进基层对第三方医学实验室服务需求增长

由于分级诊疗制度的实施，基层医疗机构会有强烈动机将检测项目外包于ICL。对缺乏检测设备

及专业人员及通常提供 400 项以下检测项目的基层医疗机构而言，检测能力短时间内难以适应迅速增加的患者就诊需求，检测外包需求会不断增加。对于可提供 800 多项检测项目、检测能力较强的三级医院而言，部分数量少、成本高以及技术要求高等特点的特检项目，出于成本效益及更好的质量考虑，更倾向于将这些特检项目外包于 ICL。

（五）医院对于第三方医学检验实验室服务需求的增长

与医院实验室相比，连锁化运营的第三方医学检验实验室拥有广阔的实验室网络覆盖范围，能够更加容易地连接和满足不同地区不同级别的医院。第三方医学检验实验室发展到一定规模，通过管理效能提升、议价能力提升及设备利用率提升、试剂及设施利用率提升、人均效能提升等，达到最优的运营效率，可以实现以低于医院实验室的成本进行集中化检测。

此外，第三方医学检验实验室通常拥有覆盖范围广泛的检测项目，跟进前沿技术进展，引入资本投资，用于引进及应用新技术和设备，积极主动地取得临床实验室的各类质量体系认证，聘请具有行业经验及高质素的人才不断提高竞争力，从而能够实现比小规模医院实验室更优质的检验服务。

（六）CRO（Contract Research Organization，合同研究组织）公司等其他服务机构对集中化检测的需求不断增加

为促进医药创新及推动医疗市场可持续发展，我国政府已颁布一系列鼓励研发活动的利好政策。在该等利好政策的推动下，医药公司不断增加药品创新方面的研发支出。

近年来，研发流程因多项因素而愈见复杂，包括：大规模的国际多中心临床试验数目增多；研发活动相关监管更为严格；使用更为创新和复杂的科学方法应付未获满足的医疗需要；在研发过程中采用先进技术等。

以上这些因素都会推动愈来愈多制药公司将更广泛的研发活动外包给拥有先进技术及富有经验的技术人员的 CRO 公司。随着 CRO 公司进行的临床试验数量日益增多，CRO 越来越愿意与符合条件的 ICL 合作，以提高临床试验效率及节约成本。

具体而言，尽管 CRO 及制药公司要求的临床检验服务类型因特定需求而异，但他们都要求同一项目使用相同的分析方法处理样品，以避免实验结果及参考范围的统计价值被质疑。

此外，这些 CRO 机构要求第三方医学检验实验室相关检测结果数据要有更加详细的跟踪及分析以符合研究及临床试验的严格规定，同时也会要求具备研究或临床试验的各种特殊要求的检测能力，例如能提供特定代谢物浓度、基因突变位点及特定的生物标记检测的能力。

（七）新兴技术的不断发展促进对第三方医学实验室服务需求的增长

随着基础医学的发展和医疗技术的革新，基因组学、蛋白组学、代谢组学等精准医学检测技术的发展，基因测序平台、临床质谱平台、生物信息学和人工智能等新技术将得到更广泛的应用，各类型专注于新兴技术的特检第三方实验室也应运而生，从而重塑及推动医学检验行业的飞速发展。

例如，先进的高通量测序技术，即下一代测序技术，在肿瘤的早筛、早诊、药物选择和疗效监测等领域的应用越来越广泛，其在准确度、灵敏度等方面具有优于传统基因组分析方法的优势。

再例如，很多疾病的早期发现是需要通过在细胞、肿瘤组织中通过染色和镜检的方式，人工镜检耗时、费力且质量依赖于人员的经验和能力。为了更准确高效的解决此类诊断问题，就会利用人工智能通过 AI 图像分析加强基础研究和病理诊断能力。通过适当的方法选择和模型训练，AI 图像分析使人们能够定位、分类、计数和识别显微镜图像，包括那些对人眼有效、全面和定量观察具有挑战性的图像分析。

在活细胞成像的情况下，人工智能可以改进对所研究细胞的动态和进化的跟踪，可以预见临床病理实验室基于显微镜的组织分析正在向数字化转型，人工智能最终将提高癌症诊断和治疗的精确度。

以上这些技术依靠单家实验室的病例研究都是很难实现的，很多第三方医学检验实验室都已将此类技术积累作为促进行业发展的主要方向，并处于领先地位。

三、国内第三方医学检验实验室的发展现状

（一）国内第三方医学检验实验室的发展规模

据统计，截至 2020 年底全国第三方医学检验实验室数量增加至 1 817 家。随着 2016 年《医学检验实验室基本标准（试行）》和《医学检验实验室管理规范（试行）》的发布：“鼓励医学检验实验室和其他医疗机构建立协作关系，在保证生物安全和检验质量

的前提下，由医学检验实验室为基层医疗卫生机构等提供检查检验服务”，全国各地支持社会力量举办第三方医学检验机构，并向基层医疗卫生机构、慢性病医疗机构开放，推进检查检验结果互认，第三方医学检验实验室的数量和规模都呈现出迅猛发展的趋势。

为进一步加强独立设置的医学检验实验室管理，保证医疗质量和医疗安全，国务院联防联控机制医疗救治组针对部分地区在组织全员核酸检测过程中存在的问题，在《医学检验实验室管理规范（试行）》的基础上，组织制定了《医学检验实验室管理暂行办法》，更进一步促进了我国第三方医学检验实验室的飞速发展。

从全国各省分布的情况来看①，第三方医学检验机构地域分布以东南沿海为主，经济发达的地区聚集了大量第三方医学检验机构，而京津冀地区等人口密度较大的地区，其数量和水平落后于珠三角和长三角地区。

目前，重点布局第三方医学检验实验室的企业中，金域检验、迪安诊断、艾迪康排名前三，占到第三方医学检验实验室近70%的市场份额。根据访谈结果，2016年，检验收入占各级医院收入占比约为11%左右，结合国内医院数量和各级医院规模测算，国内检验市场总量大约为2 800亿元人民币。国内第三方医学检验实验室的市场规模在140亿元人民币左右，相当于整体市场的5%左右。据推算，2018—2020年第三方医学检验实验室市场将保持30%~35%的增长，达到市场总份额的7%~9%，规模近300亿元人民币左右。

从规模经济和成本效率角度看，医学检验业务向专业的第三方医学检验实验室集中是行业的发展趋势，并已在发达国家的成熟市场得到了印证。目前，随着区域中心、医联体/医共体建设的快速推开，深化公立医院综合改革和医保支付方式改革对控制医疗费用增长的要求更加明确，以及检验新技术在临床的需求和应用，这些都对第三方医学检验市场提供了更好的发展机遇。目前，我国第三方医学检验市场占医学检验市场的比例仍较低，潜在市场空间巨大。

（二）中国第三方医学检验实验室的主要服务模式

医学检验早期由医院的检验科和病理科承担，三级医院可检测项目通常在800项，基层医疗机构仅有十几项。随着医学技术进步，医院作为医学检验业务的唯一提供方已无法满足人民群众日益多样化的健康需求。大型第三方医学检验实验室可检测项目数已达3 600多项，出于需求及成本的考虑，医院将部分检验业务外包给第三方实验室的形式已被广泛接受和认可。

近年来，随着我国多种形式医联体建设快速推进，医疗卫生服务体系重构，第三方医学检验实验室的服务模式也发生了一些变化。一是以区域内核心医院为龙头，组建区域检验专科医联体，如上海松江区区域检验中心、河北省邢台市威县区域检验中心；二是在城市医疗集团内，依托大型综合医院检验科组建集团内区域检验中心，如罗湖医疗集团检验中心；三是组建检验或病理远程医疗协作网；四是组建区域精准检验中心，如广州清远精准医学中心。此外，随着大健康、大医保观念的形成，部分地区已在探索传统送检服务如何与医保相衔接，在青岛形成了以“医保+医检”集中送检的模式。

四、中国第三方医学实验室发展的未来

（一）人民对健康及更好的诊断服务需求推动第三方医学实验室的服务量不断增长

中国人口快速老龄化，2017—2021年65岁以上的人口数量以6.1%的复合年增长率增长，预计于2021—2025年将以5.4%的复合年增长率进一步增长，并于2025年底达到2.471亿。中国严重的老龄化问题已直接导致慢性病患病率激增及重病患者数量增加，这两者已经并将继续推动检测需求，从而提高检测量。

此外，健康意识的增强及慢性病病例的激增促使人们尽早发现并采取主动预防措施。中国体检行业以4.3%的复合年增长率增长，由2017年的1 183亿元增长至2021年的1 400亿元，预计于2026年达到1 784亿元。中国体检人数于2021年达到4.474亿，预计将以4.4%的复合年增长率增长至2026年的5.211亿。受不断增长的客户需求的推动，健康体检中心的外包检测率不断提高，因为其期许寻求优质的并具有成本竞争力的检测方案。

（二）积极的政策引导促进第三方医学实验室的健康发展

政府一直以来积极引导第三方医学检验机构参

① 引自“《2017年分级诊疗第三方评估报告》，国家卫计委卫生发展研究中心”。

与分级诊疗和医联体建设。通过整合优质医学检验资源，促进诊断和临床在区域内深度融合。第三方独立医学检验机构也在以多种模式主动融入到分级诊疗和医联体建设中，打造区域检验医疗中心或区域临检中心协同医疗平台，重点以县域医共体和区域医疗中心为载体，作为公立医疗服务体系的有益补充，提升基层检验检查能力，促进医疗卫生资源均衡。未来建议可以从以下几个方面进一步支持：

一是进一步完善第三方医学检验实验室的准入标准。以更高的门槛和严格的验收来作为规范第三方医学检验实验室的方式，从而保障医疗服务的质量，避免医疗资源的重复配置，防止市场恶意。

二是加强监督管理。将第三方医学检验实验室的日常质量控制纳入卫生主管部门的监管范围之内，开展不定期现场抽检，发挥行业监督作用。掌握第三方医学检验实验室的质量运行情况，严格监督检查，从严惩处违规违法行为，确保检查检验质量，严格执行不合格的实验室退出机制。

三是推动将定点医疗机构委托第三方医学检验费用纳入医保支付。在医保以价值为导向的战略性购买框架下，可先行进行试点，一种方式是直接作为医保定点医疗机构纳入管理，另一方式是不直接作为医保定点医疗机构纳入，而是通过基层医疗机构购买服务的方式，在定点协议里明确基层定点医疗机构可以购买的外检服务的范围。这两种方式有利有弊，都可以先实践再进一步评估。

（三）第三方医学实验室全方位加强自身建设，促进行业的发展

一是重视质量，重视人才。第三方医学实验室、医疗机构、医保之间合作的根本是在于第三方医学实验室的检验结果真实、有效、可信。第三方医学实验室要不断完善和健全质量控制与服务规范，使医疗机构认可其检测结果，确保各个医疗机构都对该结果能够认同。

人才是质量保证的基础，第三方医学实验室应加强人才培养。与诸多社会办医疗机构面临的人才问题相似，检验和病理行业属技术和劳动密集型行业，对人才要求高，培养周期长。建议依托科研院校，开展产学研一体化培养，建立规范的培训体系，形成人才梯队。

二是兼顾利益和发展的各项管理要到位。协调好医疗机构与独立检验机构之间的利益分配，是集中送检的动力基础。尤其是在取消药品加成之后，检查检验对于医院的收入作用越发显现，如果利益无法合理分配，检验结果互认难度很大。第三方医学检验实验室可以按照公立医疗服务项目收费价格的一定折扣比例向医疗机构提供检验服务，做好第三方和公立医疗机构的利益分配，有利于检验结果互认的推广。

三是主动与政府合作，开展多元化探索。从现阶段我国第三方医学实验室的运行情况来看，第三方医学检验等新型医疗机构完全可以成为促进医与保、医与防之间的枢纽和桥梁，尤其是对可防可治病种的普通检查，公共卫生项目筛查，包括疑难病、靶向药物的基因检测和病理诊断方面，发挥了不可或缺的积极作用。由政府作为主导，第三方医学检验实验室参与精准设计，充分利用医疗保险为患者购买健康的保障作用，引导独立医疗机构提供更质优价廉的精准检测，从而降低检查费用，让慢性病、肿瘤等疾病尽早筛查出来，尽早治疗，分类型对症施治。这些措施不仅可提高防控绩效，推进精准诊断和有效治疗，节约医疗资源，还可提高医保资金的利用效率，减轻医保压力。

四是加强信息化智能建设，重视检验项目的大数据储备。近年来，以生命科学和智能化为特征的新技术周期正在开启。数字化是医疗产业发展的新引擎，不同于过往的信息化、互联网化发展阶段，医疗数字化正在以多种方式嵌入医疗产业的各个核心环节，数据成为基础性资源要素，完成对产业价值链的重新解构，创造出新商业模式，并带来组织结构和企业文化的深刻变革。

医学检验为临床诊断治疗提供的数据和信息是医疗决策的重要依据，第三方医检服务企业可抓住基于医疗数字化的新技术，努力实现医检服务全程智能化，推动生物医学与新一代信息技术融合创新，实现产业链的共创、共生、共赢。

第三方医学实验室一方面需要促进信息化、人工智能技术和远程医疗技术在实验室的应用。另一方面，利用第三方实验室集团化优势，围绕居民健康问题，通过上下协作、优质的医疗数据共享，将疾病预防、检测诊断、治疗和预后监测等医疗服务相结合，为患者提供综合全面的服务体验。

集团化第三方医学实验室项目样本量大、检验数据可以长期跟踪对比，通过这些数据资料的集中统计分析，可以迅速捕捉到地区性疾病、流行性疾病的发展态势，以及慢性病的发展趋势，有利于卫生管理部门提出预防及治疗指导意见，未来势必为政府慢性病监控管理模式提供创新思路。

（申子瑜　甄燕　彭明婷　姜傥）

CAIVD

第十七章

2021—2022 年中国体外诊断产业投融资状况

随着国内人口老龄化趋势加剧、人均医疗支出增长及技术进步等因素，近年来国内体外诊断领域的增速居高不下。体外诊断行业成为医疗器械增长最快的细分领域，竞争也越来越激烈。在新入局企业与拥有历史积累的企业中，如何灵活地调整窗口期进行创新转型，做出差异化价值，成为国内体外诊断行业面临的新挑战。目前，核酸检测需求有所下降，国内体外诊断企业的经营模式带来了改变，资本的进入意味着产业的升级，产业升级意味着抗风险能力、研发能力都有可能加强，利好同时也会传递给下游企业，促进体外诊断行业的长久发展。

一、近五年体外诊断行业上市公司经营业绩

（一）体外诊断行业营收及净利润情况

根据 Wind 数据库中体外诊断板块 2022 年数据显示：体外诊断板块营业收入达 1 215.28 亿元，同比上升 40.07%（图 17-1-1）；实现扣非归母净利润 327.17 亿元，同比上升 20.15%（图 17-2-2）。与 2021 年相比，体外诊断板块营业收入及归母净利润同比增长率降低，主要原因在于体外诊断企业的规模及市场占有率已趋于稳定，能够覆盖国内外体外诊断的需求。核酸检测相关业务的需求有所下降，市场规模缩减，体外诊断企业的未来发展将主要面向癌症及血糖等常规的检测项目。

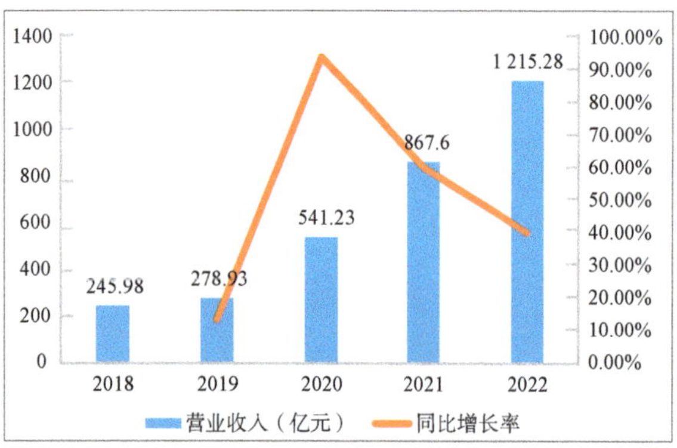

数据来源：Wind。

图 17-1-1　2018—2022 年体外诊断板块营收增长情况

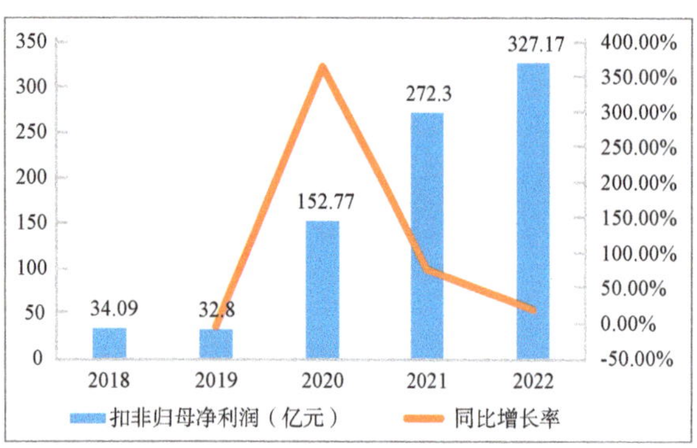

数据来源：Wind。

图 17-1-2　2018—2022 年体外诊断板块扣非归母净利润增长情况

从 61 家 IVD 上市公司的营业收入来看（表 17-1-1），与去年同期相比营业收入实现正增长的有 46 家公司，说明目前我国 IVD 行业中大部分公司仍然具备上升空间。其中，安旭生物和明德生物营业收入同比增长率分别为 291.7% 和 272.12%，位居前两位。安旭生物积极开发海外业务抢占市场，公司营业收入获得大幅提升；明德生物凭借灵敏度高、操作便捷的产品和优质的客户服务，促使核酸检测试剂市占率持续走高，核酸检测试剂及服务等相关收入大幅增长，2022 年明德生物核酸及抗原产品销售超 84 亿元，占总营收 80%。此外，诺辉健康、云康集团、亚辉龙、凯普生物 2022 年全年总营收同比增长均超 100%。

表 17-1-1　2022 年主要 IVD 上市公司营业收入

简称	营业收入（亿元）	同比增长率
迪安诊断	202.82	55.03%
金域医学	154.76	29.58%
达安基因	120.46	57.17%
万泰生物	111.85	94.51%
明德生物	105.30	272.12%
润达医疗	104.94	18.45%
东方生物	87.68	-13.78%
华大基因	70.46	4.14%
科华生物	69.70	43.58%
圣湘生物	64.50	42.88%
安旭生物	62.25	291.70%
万孚生物	56.81	69.01%
凯普生物	55.97	109.39%
硕世生物	55.35	94.95%
安图生物	44.42	17.94%
华大智造	42.31	7.69%
亚辉龙	39.84	238.23%
云康集团	37.56	121.38%
迈克生物	36.08	-9.35%
诺唯赞	35.69	90.99%
热景生物	35.57	-33.76%
奥泰生物	34.52	84.24%
新产业	30.47	19.70%
三诺生物	28.14	19.15%
华检医疗	27.49	0.66%
美康生物	24.89	10.55%

（续表）

简称	营业收入（亿元）	同比增长率
之江生物	23.26	15.23%
塞力医疗	23.09	-11.19%
诺禾致源	19.26	3.17%
博拓生物	19.01	4.57%
基蛋生物	18.22	29.98%
九强生物	15.11	-5.53%
拱东医疗	14.69	22.98%
康圣环球	13.87	48.99%
贝瑞基因	13.68	-3.81%
迪瑞医疗	12.20	34.69%
普门科技	9.83	26.34%
艾德生物	8.42	-8.16%
博晖创新	7.96	11.36%
诺辉健康	7.65	259.54%
透景生命	7.16	9.38%
阳普医疗	7.11	-11.13%
利德曼	7.06	25.16%
燃石医学	5.63	10.90%
康为世纪	5.22	54.11%
安必平	5.07	15.58%
科美诊断	4.65	-1.17%
英诺特	4.47	36.62%
睿昂基因	4.24	45.83%
中生北控生物科技	3.73	7.13%
浩欧博	3.20	0.84%
仁度生物	3.04	3.95%
奥浦迈	2.94	38.41%
近岸蛋白	2.65	-22.62%
赛科希德	2.29	-4.63%
爱威科技	1.97	-6.60%
新芝生物	1.90	13.12%
美因基因	1.46	-38.56%
华康生物	0.80	0.54%
乐普生物 -B	0.16	
泛生子	6.51	22.32%

数据来源：Wind。

迪安诊断2022年全年总营收以202.82亿元位列第一，诊断服务业务总收入126.74亿元，较去年同期增长91.46%；其中核酸检测收入80.39亿元，剔除核酸检测收入后的诊断服务业务收入46.35亿元，较去年同期增长15.47%。主要原因是大规模核酸筛查和常规检测需求持续旺盛，加之公司产品线逐步丰富，可以为医疗机构提供规模化供应链效益下的设备、试剂、耗材和技术支持服务，塑造迪安品牌。同样作为第三方医学检验龙头企业的金域医学，也因核酸检测业务的贡献，以总营收154.76亿元紧随其后。

从61家IVD上市企业的净利润表来看（表17-1-2），达安基因以54.12亿元的归母净利润位居第一，万泰生物归母净利润达47.36亿元位列第二。达安基因作为国内核酸诊断产品的供应商之一，以自主开发、完整贯通的核酸检测技术全产业链平台，启动充足的产能提供新型冠状病毒核酸检测产品，全力保障市场供给，同时持续加强海外市场的开拓与布局。而万泰生物的营业收入和利润主要源于公司的疫苗产品，2022年公司的鼻喷疫苗取得注册资格，为公司创造了可持续性的利润。

表17-1-2 2022年主要IVD上市公司归母净利润

简称	归母净利润（亿元）	同比增长率
达安基因	54.12	49.59%
万泰生物	47.36	134.28%
明德生物	42.08	197.79%
安旭生物	30.25	309.64%
金域医学	27.53	24.02%
东方生物	20.68	-57.97%
华大智造	20.11	315.98%
圣湘生物	19.37	-13.64%
硕世生物	18.28	53.19%
凯普生物	17.25	102.48%
迪安诊断	14.34	23.33%
新产业	13.28	36.38%
奥泰生物	13.00	69.73%
万孚生物	11.97	88.67%
安图生物	11.67	19.90%
亚辉龙	10.20	398.27%
科华生物	9.71	14.16%
热景生物	9.45	-56.78%
华大基因	8.03	-45.06%
博拓生物	7.98	-4.27%
之江生物	7.60	0.23%
迈克生物	7.08	-25.99%
诺唯赞	5.94	-12.39%
基蛋生物	4.99	25.04%
三诺生物	4.31	300.56%
润达医疗	4.18	9.87%
九强生物	3.89	-4.07%
云康集团	3.77	-0.95%
拱东医疗	3.26	4.84%
艾德生物	2.64	10.09%
迪瑞医疗	2.62	24.66%
普门科技	2.52	32.13%
华检医疗	2.10	20.32%
美康生物	1.99	10.61%

（续表）

简称	归母净利润（亿元）	同比增长率
诺禾致源	1.77	-21.23%
康为世纪	1.59	26.55%
科美诊断	1.53	6.91%
英诺特	1.51	25.31%
透景生命	1.25	-22.55%
奥浦迈	1.05	74.48%
赛科希德	1.04	6.92%
近岸蛋白	0.90	-39.32%
康圣环球	0.75	105.19%
安必平	0.43	-46.49%
浩欧博	0.42	-51.68%
睿昂基因	0.40	-14.49%
新芝生物	0.40	-17.21%
仁度生物	0.23	-63.90%
爱威科技	0.18	-42.55%
华康生物	0.12	15.66%
中生北控生物科技	0.08	811.40%
美因基因	-0.18	-122.30%
利德曼	-0.56	-350.98%
博晖创新	-0.78	75.69%
诺辉健康	-0.79	97.43%
塞力医疗	-1.54	-211.90%
阳普医疗	-1.98	-1 167.85%
贝瑞基因	-2.55	-129.90%
乐普生物 -B	-6.89	31.84%
燃石医学	-9.71	-21.91%
泛生子	-8.08	-62.90%

数据来源：Wind。

从归母净利润同比增长率来看，亚辉龙位列第一名，归母净利润同比增长率达 398.27%。2022 年亚辉龙一方面在检测业务积极响应市场需求，成功抓住海外市场尤其是日本、欧洲、港澳地区及国内大陆市场机会，为公司形成相当体量业绩贡献；同时销售及装机团队顶住压力，力争将常规业务收入创出历史新高。此外，华大智造归母净利润增速显著，达 315.89%，公司持续加大在基因测序仪及配套设备、高密度测序芯片耗材、自动化样本处理系统和远程超声机器人等领域的技术和产品创新及研发，为后续公司进一步拓展多样化的生命科学与生物技术领域市场打下基础。

在 61 家 IVD 上市企业 2022 年全年财报中，超半数企业取得了好成绩，许多 IVD 相关企业交出了 2022 年的骄人业绩，今后如何维持平稳增长才是 IVD 企业发展的重中之重。

（二）体外诊断行业研发费用占比情况

根据 Wind 数据库中体外诊断板块研发费用数据显示，2018—2022 年体外诊断行业研发费用逐年递增，且同比增长率呈上升趋势（图 17-1-3）。在研发费用占营收比例方面（图 17-1-4），2019 年研发费用占比最高，2020—2022 年研发费用占营收比例则有所下降。结合图 17-1-3 中研发费用可以看出，这两年虽然体外诊断企业更加注重在产品和技术研发方面的投入，但与此同时体外诊断行业的营收大幅增加，研发费用占总营收的比例势必减少。在体外诊断领域，同质化竞争更加激烈，部分产品质量有待进一步提高。因此，加强创新和技术研发，提高产品质量，更好地满足人们的检验需求，才能让体外诊断行业在国内乃至国际上拥有更为广阔的舞台。

从已发布的研发费用数据来看（表 17-1-3），有 20 家企业研发投入占营收比例超 10%。其中，燃石医学研发投入占比最高，为 74.9%。持续高研发投

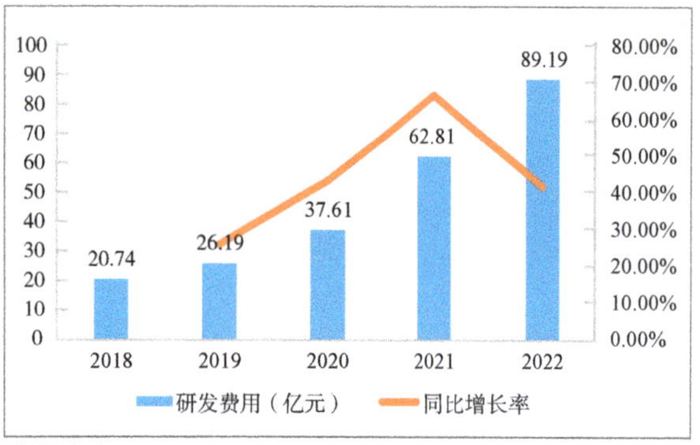

数据来源：Wind。

图 17-1-3 2018—2022 年体外诊断板块研发费用

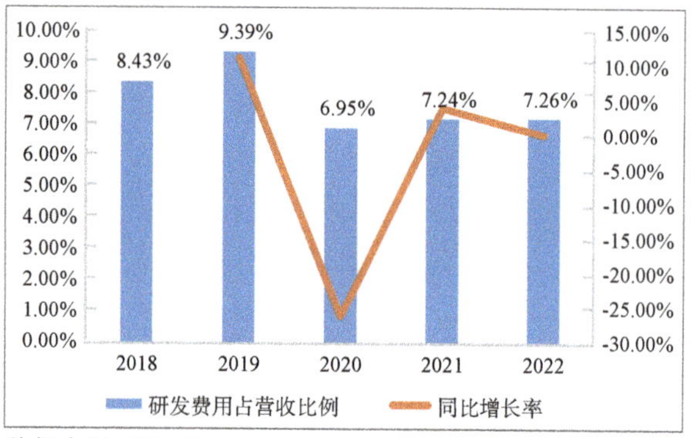

数据来源：Wind。

图 17-1-4 2018—2022 年体外诊断板块研发费用占营收比例情况

表 17-1-3 2022年主要IVD上市公司研发费用支出

简称	研发费用（亿元）	研发费用同比	研发费用占营收比例	研发费用占营收比例增长率
燃石医学	4.22	14.68%	74.90%	3.41%
艾德生物	1.75	11.79%	20.72%	21.73%
华大智造	8.14	33.88%	19.25%	24.32%
普门科技	1.71	9.61%	17.37%	-13.24%
爱威科技	0.33	6.03%	16.81%	13.52%
英诺特	0.72	132.02%	16.16%	69.83%
近岸蛋白	0.41	20.53%	15.54%	55.77%
睿昂基因	0.64	-6.13%	15.19%	-35.63%
科美诊断	0.69	2.33%	14.81%	3.54%
康为世纪	0.74	91.86%	14.19%	24.50%
安必平	0.67	46.82%	13.28%	27.03%
安图生物	5.68	18.20%	12.80%	0.22%
诺辉健康	0.95	60.61%	12.37%	-55.33%
基蛋生物	2.23	36.62%	12.25%	5.11%
浩欧博	0.39	21.86%	12.09%	20.84%
奥浦迈	0.33	68.61%	11.28%	21.82%
仁度生物	0.34	29.90%	11.25%	24.97%
诺唯赞	3.96	71.98%	11.10%	-9.95%
透景生命	0.79	9.10%	11.08%	-0.25%
新产业	3.18	47.74%	10.43%	23.42%
万泰生物	10.99	61.19%	9.83%	-17.13%
迪瑞医疗	1.15	20.83%	9.41%	-10.29%
三诺生物	2.60	42.43%	9.24%	19.54%
九强生物	1.37	8.02%	9.08%	14.35%
新芝生物	0.16	27.64%	8.40%	12.83%
博晖创新	0.65	-20.50%	8.14%	-28.60%
贝瑞基因	1.07	-16.76%	7.80%	-13.46%
华大基因	5.36	9.98%	7.60%	5.61%
迈克生物	2.73	31.82%	7.57%	45.42%
赛科希德	0.17	11.37%	7.40%	16.78%
万孚生物	4.19	7.10%	7.37%	-36.63%
康圣环球	1.01	12.08%	7.30%	-24.77%
中生北控生物科技	0.27	7.74%	7.20%	0.57%
美康生物	1.72	14.00%	6.90%	3.12%
诺禾致源	1.26	-13.57%	6.52%	-16.23%
阳普医疗	0.44	3.17%	6.14%	16.09%
东方生物	5.12	19.38%	5.83%	38.46%
达安基因	7.02	38.05%	5.83%	-12.17%
华康生物	0.05	25.70%	5.61%	25.02%
热景生物	1.91	44.89%	5.37%	118.74%
圣湘生物	3.32	76.98%	5.14%	23.86%
利德曼	0.35	6.75%	4.95%	-14.71%
拱东医疗	0.72	24.12%	4.93%	0.93%
之江生物	1.05	-3.83%	4.50%	-16.54%
凯普生物	2.47	114.49%	4.42%	2.43%
金域医学	6.33	22.14%	4.09%	5.74%
明德生物	3.88	192.57%	3.69%	-21.38%
科华生物	2.50	68.71%	3.59%	17.50%

（续表）

简称	研发费用（亿元）	研发费用同比	研发费用占营收比例	研发费用占营收比例增长率
硕世生物	1.86	74.25%	3.36%	-10.62%
迪安诊断	6.38	50.32%	3.15%	-3.04%
润达医疗	1.46	19.16%	1.39%	0.60%
塞力医疗	0.29	-16.97%	1.28%	-6.51%
华检医疗	0.07	-0.69%	0.26%	-1.34%
奥泰生物	2.07	117.16%	6.12%	20%
博拓生物	1.08	74.74%	5.69%	66.86%
安旭生物	3.29	367.57%	5.34%	20.54%
亚辉龙	2.4	83.81%	6.04%	-45.59%
泛生子	2.9	14.17%	44.55%	-6.68%
乐普生物 -B	5.24	-33.75%	未披露	未披露
云康集团	未披露	未披露	未披露	未披露
美因基因	未披露	未披露	未披露	未披露

数据来源：Wind。

入下，燃石医学已在各个业务板块全面建立并积累了国际领先的技术实力、临床研究能力和丰富的转化经验与成果。2022年，燃石医学与临床专家合作全年累计发表SCI文章超120篇，累计影响因子超670分，领跑国内肿瘤基因检测行业。

根据2022年全年研发占比营收的变动比例来看，32家企业实现了正增长，这表明了越来越多的国内企业持续加大研发费用的投入。其中，热景生物研发费用占比营业收入的变动比率达到118.74%，由此可见，为进一步强化公司全产业链发展优势，热景生物在2022年加大了在生物制药领域的研发投入，加快抗体药物、活菌药物、外泌体药物等生物制药领域前沿创新技术攻关，以研发创新构筑企业发展护城河。现阶段，热景生物在肝炎、肝癌早期诊断领域已处于行业领先水平，肝癌早筛产品规模初具，有望成长为公司又一业绩增长点。强有力的研发团队和高投入的研发资金铸就了企业的核心竞争力，无论企业的营收与利润如何，持续、稳定的研发投入，不断提升核心竞争力，才是企业保持长期稳定的成长关键。

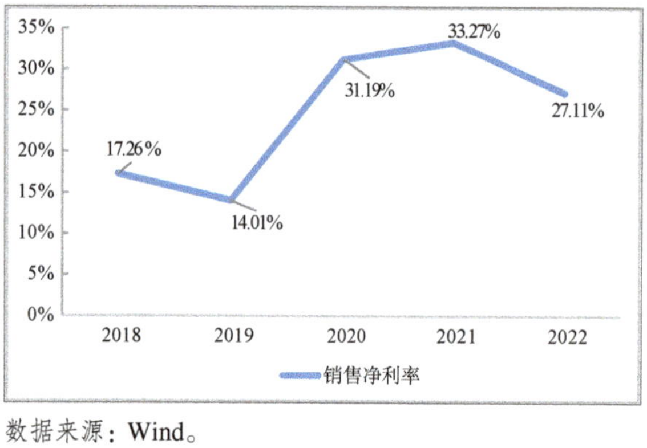

数据来源：Wind。

图17-1-5 2018—2022年体外诊断板块销售净利率

（三）体外诊断行业销售净利率情况

体外诊断行业的销售净利率2022年有明显下降（图17-1-5）。随着核酸检测需求减弱以及行业竞争的加剧，一些以核酸检测作为主要收入来源的体外诊断企业净利润也相应回落，多渠道拓展业务成为这类企业未来发展的重中之重。

从表17-1-4可以看出，在目前已披露的IVD上市企业中，2022年销售净利润超过40%的共有6家：华大智造、赛科希德、达安基因、新产业、万泰生物和明德生物。华大智造销售净利率达47.82%，华大智造以其突出的技术和产品优势，在基因测序仪领域已形成DNBSEQ测序技术、规则阵列芯片技术、测序仪光机电系统技术等为代表的源头性核心技术体系，成为目前国产唯一覆盖基因测序仪高中低不同通量的公司。此外，公司全球业务布局全面，在全球多个国家和地区设立分/子公司、科研/生产基地及培训与售后服务中心等，为海外业务拓展提供支撑。

（四）体外诊断行业息税折旧及摊销前利润（EBITDA）情况

根据图17-1-6数据显示，2019—2020年IVD上市企业息税折旧及摊销前利润递增。尤其是2020年，IVD行业息税折旧及摊销前利润达216.19亿元。2021年，IVD行业息税折旧及摊销前利润相比2020

表 17-1-4 2022 年 IVD 上市公司销售净利率

简称	销售净利率（%）	同比增长率
华大智造	47.82	294.87%
赛科希德	45.50	12.12%
达安基因	45.06	-4.57%
新产业	43.58	13.93%
万泰生物	43.48	20.25%
明德生物	41.60	-18.63%
奥浦迈	35.80	26.06%
近岸蛋白	34.18	-21.58%
英诺特	33.74	-8.21%
硕世生物	33.03	-21.42%
科美诊断	32.80	8.18%
康为世纪	32.70	-12.05%
之江生物	32.68	-13.02%
凯普生物	32.19	-2.78%
艾德生物	31.38	20.40%
圣湘生物	30.02	-39.56%
基蛋生物	27.66	-5.89%
安图生物	26.76	2.86%
新芝生物	26.32	-22.78%
九强生物	26.11	-11.08%
热景生物	26.01	-36.59%
普门科技	25.55	4.54%
科华生物	24.84	-10.93%
东方生物	23.92	-50.76%
拱东医疗	22.20	-14.75%
迪瑞医疗	21.45	-7.45%
万孚生物	20.95	11.31%
迈克生物	19.44	-22.80%
金域医学	18.37	-7.17%
透景生命	17.28	-29.75%
诺唯赞	16.63	-54.19%
睿昂基因	15.54	12.78%
三诺生物	15.21	235.63%
华康生物	15.09	15.08%
浩欧博	13.00	-52.08%
华大基因	11.49	-47.40%
云康集团	9.95	-55.71%
诺禾致源	9.43	-23.05%
迪安诊断	9.18	-19.03%
爱威科技	9.13	-38.47%
美康生物	8.24	-2.38%
仁度生物	7.68	-65.27%
华检医疗	7.11	20.13%
润达医疗	6.24	-7.54%
安必平	5.78	-66.29%
康圣环球	5.56	103.63%
中生北控生物科技	3.79	318.15%
利德曼	-5.10	-161.02%
塞力医疗	-8.28	461.17%
诺辉健康	-10.28	99.29%
美因基因	-11.88	-137.25%
博晖创新	-17.33	75.51%
贝瑞基因	-18.44	-138.70%
阳普医疗	-27.19	-1 200.29%
燃石医学	-172.44	-9.92%
乐普生物 -B	-2 604.41	97.02%
奥泰生物	35.26	-14.19%
博拓生物	41.11	-11.40%
安旭生物	49.76	6.28%
亚辉龙	25.87	48.34%
泛生子	-124.58	31.86%

数据来源：Wind。

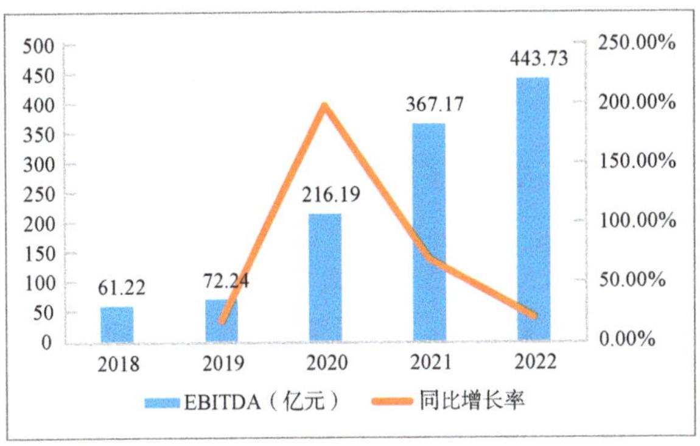

数据来源：Wind。

图 17-1-6 2018—2022 年体外诊断行业板块息税折旧及摊销前利润（EBITDA）

年虽有所增加，但同比增长率明显下降，2022 年的下降幅度更为明显。息税折旧及摊销前利润代表企业通过经营活动产生现金流的能力，这说明近两年 IVD 行业的经营性现金流保持着稳步增长的趋势，体外诊断市场进入了快速发展期。

从表 17-1-5 数据来看，2022 年上市的 IVD 企业中，有 21 家企业息税折旧及摊销前利润超过 10 亿元，达安基因以 66.22 亿元居于首位。从同比增长率数据来看，32 家企业的息税折旧及摊销前利润实现正增长，其中明德生物同比增长率最高达 204%，公司实行差异化创新产品策略，除了在 IVD 市场份额较大的免疫和分子产品线继续加强产品创

表 17-1-5 2022 年 IVD 上市公司息税折旧及摊销前利润（EBITDA）

简称	EBITDA（亿元）	同比增长率
达安基因	66.22	58.37%
万泰生物	56.47	132.05%
明德生物	52.16	204.00%
迪安诊断	46.20	67.86%
金域医学	39.60	18.65%
凯普生物	26.25	126.56%
科华生物	23.40	26.01%
圣湘生物	23.24	-10.89%
硕世生物	23.12	65.99%
万孚生物	16.51	83.53%
安图生物	16.40	16.86%
新产业	14.86	23.28%
润达医疗	14.46	8.93%
华大基因	13.36	-37.26%
热景生物	12.57	-52.75%
迈克生物	11.11	-26.65%
诺唯赞	10.78	30.21%
之江生物	8.00	-13.42%
云康集团	5.78	13.85%
基蛋生物	5.75	19.44%
三诺生物	5.67	49.54%
九强生物	5.46	-7.11%
华大智造	4.77	-52.62%
美康生物	4.64	-5.88%
拱东医疗	3.72	3.66%
华检医疗	3.71	23.96%
诺禾致源	3.48	-5.32%
迪瑞医疗	2.84	24.58%
艾德生物	2.15	-26.94%
康为世纪	2.08	32.79%
科美诊断	2.01	-0.76%
透景生命	1.70	-19.44%
奥浦迈	1.38	49.07%
英诺特	1.37	-16.44%
康圣环球	1.27	8.26%
近岸蛋白	1.15	-38.45%
睿昂基因	1.15	54.86%
塞力医疗	0.91	-54.62%
赛科希德	0.90	-0.01%
利德曼	0.87	-33.64%
浩欧博	0.81	-27.90%
安必平	0.65	-24.10%
中生北控生物科技	0.39	-2.06%
仁度生物	0.34	-57.86%
爱威科技	0.22	-42.94%
博晖创新	0.19	31.55%
阳普医疗	-0.06	-106.41%
贝瑞基因	-0.09	-112.58%
燃石医学	-8.56	-14.28%
东方生物	23.79	-59.49%
奥泰生物	14.53	67.20%
博拓生物	7.93	-18.92%
安旭生物	32.66	267.38%
亚辉龙	13.18	289.94%
普门科技	2.47	16.51%
泛生子	未披露	未披露
诺辉健康	-1.14	54.03%
华康生物	未披露	未披露
乐普生物 -B	-5.55	34.95%
美因基因	-0.07	105.26%
新芝生物	0.60	-14.29%

数据来源：Wind。

新的力度，同时在目前国内进口产品占比 90% 以上的小而美细分领域也进行布局。长期来看，通过不断研发推出创新型新品，IVD 公司的技术实力和品牌实力才能得以不断强化，未来行业的增长点还需更加全面的产品来维持。

二、体外诊断行业投融资情况盘点

Kalorama information 数据显示，2022 年核酸检测相关市场份额降低至 25.58%，但全球体外诊断整体市场容量从 2021 年的 1 233.68 亿美元增长至 1 273.80 亿美元，增速为 3.25%。未来核酸检测相关的市场将持续缩减，但整体体外诊断市场受癌症检测、血糖检测等项目的带动仍将继续保持增长。

（一）2022 年中国体外诊断上市公司 IPO 情况

2022 年全年体外诊断上市企业数量共计 10 家（表 17-1-6），与 2021 年相比减少 6 家企业。2022 年上市的 10 家企业中，乐普生物、美因基因、云康集团均于港交所成功上市，新芝生物于京交所上市，其他企业均登录上交所科创板。上述 10 家企业的 IPO 募集资金总额 125.17 亿元人民币，其中华大智造融资额最高，约 36 亿元人民币。上市公司是一个产业发展的优等生，也代表一个产业发展的风向标。

表 17-1-6 2022 年上市的 IVD 企业

序号	简称	募集资金总额（亿元）	首发上市日期
1	乐普生物 -B	9.110 4	2022-2-23
2	仁度生物	7.265	2022-3-30
3	云康集团	11.539 2	2022-5-18
4	美因基因	2.153 1	2022-6-22
5	英诺特	8.865 6	2022-7-28
6	奥浦迈	16.437 1	2022-9-2
7	华大智造	36.022 3	2022-9-9
8	近岸蛋白	18.629 8	2022-9-29
9	新芝生物	3.738 9	2022-10-10
10	康为世纪	11.407 6	2022-10-25

数据来源：Wind。

经过近几年的发展，国内 IVD 上市公司有如此大幅度增加，说明产业规模、发展速度有了质的飞跃。

2020 年 1 月起，相继有核酸检测试剂、抗原检测试剂、抗体检测试剂等产品通过药监局审批。目前，体外诊断行业已成为近年来医疗市场活跃程度最高、发展速度最快的领域之一。巨大的创收能力使得资本市场蠢蠢欲动。核酸检测企业扎堆上市，市场对此类公司的关注也与日俱增。为此，沪深交易所表示对涉及核酸检测企业的 IPO 从严审核。站在上交所、深交所目前对核酸检测企业从严审核的角度看，对真实业绩表现成为关注重点。审核收紧意味着未来体外诊断行业很难再现 2021 年频率如此之高的上市盛景，不过随着全球各地管控的开放，医疗健康领域上市融资热度还会再度回升。

（二）2021—2022 年中国体外诊断投融资情况

2022 年全球体外诊断整体市场容量增速放缓，市场规模较 2021 年增幅 3.25%。癌症检测、血糖检测等项目将带动整体市场保持增长，以中国为代表的新兴市场也将持续提供助力。从融资次数来看，据不完全统计，2021—2022 年国内体外诊断一级市场总计融资 259 起。其中 2021 年 153 起，占 42.7%；2022 年 106 起，占 29.6%。

从融资规模来看，据全国体外诊断网不完全统计，体外诊断领域 2022 年 1—12 月份股权融资总额超过 150 亿。在所有的融资事件中，A 轮（包含 Pre-A、A、A+）38 起，B 轮（包含 B、B+）29 起，C 轮（包含 C、C+）19 起。由此可以发现，针对体外诊断企业的投融资事件大多分布在早期阶段，而融资资金最为看好的往往是在行业内已有一定的口碑和知名度的企业，这类企业在往往拥有健全的管理体系和流程，在融资资金的加持下能够更加长远的发展。

从地区分布来看，江浙沪的体外诊断融资将近 60 起，占比达 58%，成为全国体外诊断融资最热门地区；其次分别是北京和珠三角地区。2022 年，32 个城市发生了体外诊断融资事件。排名前几位的分别是杭州 16 起、苏州 12 起、深圳 10 起、成都和南京、上海浦东都是 7 起。中西部城市群中，成都是最突出的，其依托成都医学城、天府生命科技园、天府国际生物城等几个体外诊断产业园，聚集了一批优秀的体外诊断企业。四川大学、电子科技大学等高校资源，华西医院等优质医疗资源，诸多生物医药政策倾斜，加快了成都体外诊断产业的发展。

从细分赛道来看，资本看好的赛道主要集中在肿瘤早筛、基因测序技术、微流控实验室芯片及配套仪器、质谱技术、生物活性原料、核酸检测系统扩展、数字 PCR 技术等精准医疗产业的高新技术的深度开发和商业化落地。分子诊断是体外诊断领域最为热门的领域，本年度发生了 51 起融资，得益于下一代基因测序水平的提高，该领域的齐碳科技（纳米孔测序仪）于 2022 年 12 月获得 7 亿元 C 轮融资。另外，肿瘤基因检测和早筛领域热度也在持续，阅尔生物、晋百慧生物、鹍远基因、嘉检医学、金橡医学等均完成了过亿元融资。另外，体外诊断上游企业也在本年度获得了较多的资本关注，主要在核心原料、耗材和元器件方面。

从融资轮次方面来看，天使轮和 A 轮总融资事件 66 起，B 轮及以上的融资 56 起，近 2 年融资的企业中，有超过 65% 处于发展早期（A 轮、B 轮）。这意味着大多数中小型初创体外诊断企业，仍处于打磨产品、验证商业模式、快速扩张占领市场的时期。各细分赛道中，多家企业同时竞争，抢得市场前三把交椅，获得更多的时间、资源以及曝光度的优势等。而潜心打磨产品，更好满足临床需求，更好适应医生使用习惯等，会获得终端用户和市场的认可。进入 C 轮及以后的融资，可称之为发展较成熟或成熟企业，正在为上市做准备。这个时候，产品基本定型，商业模式已得到验证，有很多已实现盈利。

在一级市场融资方面，2022 年中国体外诊断行业整体投融资力度减弱，投资总额在 84 亿元左右（较 2021 年的 140 亿下降约 40%）。表 17-1-7 为 2022 年具有代表性的 68 项投资事件，获亿元以上融资的事件共计 34 项，涉及 32 家企业，其中齐碳科技融资额达到 7 亿元。从融资企业所处轮次看，处于 B 轮之前的事件约占 58%。在融资额度方面，Pre A/A/A+ 轮融资金额最高，超过 26 亿元；其次为 B/B+ 轮融资，超过 22 亿元。

表 17-1-7 2022 年体外诊断企业代表性投融资事件

序号	公司	轮次	投资额度	融资时间	投资公司	融资用途
1	力文所生物	种子轮	1 000 万	2022-2-8	真格基金	主要用于干湿实验室搭建、设备采买及团队组建
2	人科生物	天使轮	数千万元	2022-9-22	九合创投领投，水木创投和 SEE Fund 跟投	推动第三代癌症早筛技术“片段化组”的研发，加快临床试验和Ⅲ类证的申报
3	阿卡索生物科技	天使轮	2 000 万元	2022-4-12	绿洲资本独家投资	用于公司高通量 3D 微流控芯片研发，生物微球及药物微球制剂的多个管线研究以及公司研发中心建设等
4	汉赞迪	天使轮	近亿元	2022-7-17	比邻星创投与高瓴创投共同领投	加快公司在进口替代核心标准化单机平台、智能自动化整合平台，以及仪器及系统个性化定制 OEM/ODM 平台的深度布局
5	数垚科技	天使轮	数千万元	2022-6-6	金沙江创投领投，真格基金、红杉中国跟投	用于 ICT@Site 机构数字化临床试验一体化平台的迭代开发，市场推广和人才招募
6	普济生物	天使轮	1 亿元	2022-1-10	祥峰投资和时节创投共同领投	用于推动其核心技术的研发、产品注册申报及商业推广
7	熵焓论	天使轮	数千万元	2022-4-6	元生创投独家投资	主要用于工业级别的分子诊断酶的工艺开发及规模化生产，哺乳动物细胞表达系统、无细胞表达系统的搭建
8	安捷明医疗	天使轮	1 000 万	2022-11-4	元明资本领投，北航投资跟投	推动眼科诊疗器械的研发
9	达远辰光	天使轮	1 000 万	2022-10-25	阳和资本领投，发光巨头亚辉龙跟投	用于完善产品布局、加大市场投入以及新厂房和团队建设
10	君远生物	Pre-A 轮	数千万元	2022-11-16	今晟投资领投	用于首个重磅肿瘤分子诊断产品的临床注册申报，产品国内外市场临床推广以及多个管线创新技术和产品研发
11	汇芯生物	Pre-A 轮	数千万元	2022-11-7	苇渡创投领投，绿河投资跟投，老股东凯风创投超比例追加投资	用于外泌体纯化设备及系统的深度开发与量产，以及外泌体诊断、治疗产品的临床研究和上市推进
12	苏州四正柏	Pre-A 轮	数千万元	2022-9-19	元山投资独家投资	用于公司搭建以流式细胞技术为主要特色的高端网际化抗体平台
13	西湖维泰	Pre-A 轮	数千万元	2022-4-20	杭州和途六号参与本轮融资	加快公司在杭州紫金港生命健康产业园体外诊断生产中心、生物医学研发中心及在杭、北两地的医学检验实验室的运营以及专业人才团队的扩充
14	光与生物	Pre-A 轮	数千万元	2022-8-19	国科嘉和、力合智融联合领投	助力公司构建更全面、更精准的临床早筛项目产品线
15	女娲生命	Pre-A 轮	数千万元	2022-4-12	科金控股、浙粤投资、国聚创投、泽润资本、磊梅瑞斯共同投资	加快公司试管婴儿胚胎 DNA 甲基化筛查技术（PIMS）的研究
16	阔然生物	Pre-A 轮	数千万元	2022-7-20	国盛富瑞领投	推动公司下一代病理诊断（NGP）技术和体外诊断产品的申报注册储备的布局，加速产品上市
17	ACXEL 奥素科技	Pre-A+ 轮	超千万美元	2022-3-31	启明创投领投，老股东高瓴创投、碧桂园创投、同创伟业、线性资本持续投资	加速在细胞生物学、系统生物学、合成生物学等领域的布局和流程开发，完善配套芯片、设备及试剂的研发生产，拓展上下游合作
18	艾利特生物科技	A 轮	超亿元	2022-5-13	正心谷资本领投，毅达资本等跟投	助力公司在细胞分析仪领域的持续深耕，同时也将加速其新一代产品的布局
19	安益谱	A 轮	近亿元	2022-11-25	绿河投资领投，敦行资本、钧山私募股权母基金跟投，老股东峰瑞资本、元生创投继续追加投资	用于推进公司临床超高效液相色谱串联质谱系统的产业化及医疗器械认证工作；加速前沿临床质谱硬件、软件、核心部件的研发；扩大产业化团队人员扩充以及研发办公场地等
20	聚禾生物	A 轮	近亿元	2022-4-22	海邦投资领投，前海长城基金跟投，老股东继续加持	用于产品报批、管线建设、临床试验以及国内外市场拓展

（续表）

序号	公司	轮次	投资额度	融资时间	投资公司	融资用途
21	柯泰亚生物	A 轮	超亿元	2022-5-9	源码资本领投，食芯资本、夏尔巴投资跟投	用于公司壮大团队、搭建技术平台和推进产品管线
22	艾捷博雅生物	A 轮	数千万元	2022-4-23	三一创新投资领投，同创伟业与元禾控股、尚势投资共同参与	推动公司在生物样品处理、工业色谱分离纯化填料及工艺自动化设备的国产化进程，进一步提升公司在生物医药、体外诊断等行业中的整体竞争力
23	缔蓝生物	A 轮	数千万元	2022-8-8	赛智伯乐领投，浙江来益、中赢投资参与跟投	加速真菌分子诊断技术和产品开发
24	百趣生物	A 轮	近亿元	2022-7-15	启明创投独家领投	用于公司代谢组学科研服务仪器平台的扩建、检测试剂的研发及生产
25	层浪生物	A 轮	数千万元	2022-7-29	IDG 资本投资	将用于公司流式细胞产品的研发和市场推广
26	乐准智芯	A 轮	未披露	2022-7-20	三泽创投领投，一村资本及老股东跟投	用于建设自动化芯片生产线，研发“一卡多检”生物芯片及检测仪器，开拓市场
27	正熙生物	A 轮	数千万元	2022-6-9	东方基因投资	主要用于渠道构建、新产品开发、产能提升及日常运营
28	腾辰生物	A 轮	数千万元	2022-3-11	树兰俊杰资本领投，知名个人、投资人跟投	主要用于 biomarker 专利库和临床样本的进一步积累，加速后续产品管线的研发，着重推进肺结节良恶性判别，体外诊断产品的注册检及后续的医疗器械证申报以及 LDT 产品的商业化落地
29	顿慧医疗	A 轮	数亿元	2022-6-1	鲁信创投和同创伟业旗下基金共同领投，前海基础、趣道资产、金投致源参与投资	进一步加大原研投入力度、加强人才团队建设、提高企业生产能力，持续推进重点研发项目的成果转化及商业化
30	闪量科技	A 轮	1 亿元	2022-2-28	复星创富（深圳）动力科技天使基金领投，元生创投跟投，原有股东浙民投加持完成	加快全自动分子诊断系列产品的研发、产品注册、转产，并推进商业化进程
31	昱鼎生物	A 轮	数千万元	2022-1-28	勤智资本投资	将用于公司一系列三类医疗器械产品的临床试验、注册申报，以及其他泌尿肿瘤管线产品的研发和核心技术平台的优化升级
32	邦器生物	A 轮	数千万元	2022-6-6	敦行资本领投，接力基金跟投	用于产品管线扩充、医疗器械注册申报以及项目的快速推进
33	博岳生物	A+ 轮	1.5 亿元	2022-5-9	洲嶺资本独家投资	持续加大在生物活性原料、纳米微球和蛋白纯化填料三大板块的研发与平台建设投入，大力引进人才，快速布局和拓展海外销售渠道
34	缔因安生物	A 轮	1 000 万	2022-11-18	欣柯资本独家投资	用于 POCT 分子诊断和免疫诊断产品的研发、生产和销售
35	申基生物	A+ 轮	超 3 亿元	2022-4-11	（两轮融资）本轮由清池资本和洲嶺资本联合领投，现有股东夏尔巴投资 和联想之星持续追加投资；此前 A1 轮由瑞华控股、夏尔巴投资、联想之星联合投资	用于公司在基因核酸药物原料和 OTC 居家自测产品研发上的进一步投入、人才团队的扩建以及产品海外市场的商业化
36	晶铸生物	A+ 轮	数千万元	2022-12-27	硅港资本领投，张科禾润、金昌启亚跟投	将主要用于全自动液基薄层制片染色封片一体机及人工智能宫颈癌筛查系统的体系认证、产品商业化推进、生产线的扩建和细胞分析相关领域新产品研发等方面
37	赛普生物	A+ 轮	超亿元	2022-4-13	阳光融汇、东方嘉富、嘉乐资本联合投资，老股东元禾控股、顺融资本继续跟投	核心业务的整合与升级

（续表）

序号	公司	轮次	投资额度	融资时间	投资公司	融资用途
38	珂睿科技	A1 轮	数千万元	2022-12-16	为来资本投资	用于推进国产自主研发超高效液相色谱仪发展
39	瑞莱谱	A2 轮	数亿元	2022-4-1	CPE 源峰领投，晓池资本跟投，老股东君联资本与辰德资本继续追加投资	用于加速公司质谱硬件与试剂产品的临床转化、升级、产能扩充与注册申报，加大渠道拓展与临床市场推广和宣传，进一步推进质谱技术成为临床检验中标准化、自动化、智能化与易用化的检测平台
40	金橡医学	B 轮	2 亿元	2022-12-27	羿凯创投领投，骊宸投资、青岛泓腾和务实资本等跟投	将用于肿瘤早筛产品研发、产品注册申报、市场营销推广
41	睿璟生物	B 轮	近亿元	2022-4-14	博远资本领投，国泰君安创新投资、银盛泰资本跟投	助力公司在临床管线推进、新锐产品科学发现与概念验证以及商业化落地，在蓬勃发展的甲状腺癌临床检测赛道上保持领先地位
42	擎科生物	B 轮	4 亿元	2022-12-5	河南投资集团汇融基金与达晨财智共同领投，凯联资本、青松资本、中原资产、金雨茂物等机构跟投	用于公司基因工厂的研发投入、技术平台升级和人才团队的扩充以及推进国际化经营的布局，打造符合全球标准的智能化、自动化生产平台
43	科医联创	B 轮	近 2 亿元	2022-11-3	科泉基金投资	用于加速推进体外诊断产品研发、生产和市场拓展，加快全国技术服务区域市场布局
44	赛普生物	B 轮	数亿元	2022-9-16	元生创投和中金资本旗下中金启辰基金领投，厦门创投和中新集团跟投，老股东阳光融汇资本、东方嘉富、嘉乐资本、元禾厚望、元禾控股、顺融资本持续加持	将用于进一步夯实高端生物医疗耗材的研发和生产，加速生物制药耗材的开发和推进，加大国际市场开拓力度
45	中科新生命	B 轮	数亿元	2022-8-17	君联资本领投	将助力公司在质谱多组学应用领域及创新型药物研发与临床前研究分析领域持续深耕，加速产品研发、团队建设与市场拓展，并为构建大数据与 AI 双轮驱动的精准医疗服务进行前瞻性布局
46	先思达生物	B 轮	超亿元	2022-8-2	雷石投资参与本轮融资	加速公司在全球糖组转化医学领域的布局，保障临床试验的顺利开展，推动平台技术的升级优化，加快产品管线的拓展，推进设备试剂国产化、资源及市场的全球化及建立三方医学检验实验室
47	指真生物	B 轮	超亿元	2022-7-15	达晨财智领投，道远资本、惠合资本、凯普生物、安必平以及老股东启明创投跟投	将用于加速公司产品市场开拓、新技术新产品开发等
48	菁良基因	B 轮	数千万元	2022-10-25	华大松禾天使基金、隆平生物、锲镂投资等机构投资	将进一步推动体外分子诊断检测第三方质控品的开发及应用，扩大产品的商业化范围
49	含光微纳	B+ 轮	亿元	2022-10-14	顺为资本领投，中芯科技跟投	将用于加速公司微流控研发制造合同的落地、产线的扩张及领域内关键技术的研发和国内外市场开拓
50	唯公科技	B+ 轮	数亿元	2022-1-26	招商健康领投，老股东全球生命科学龙头企业旗下的中国创新基金、同创伟业跟投	加强自身免疫检测试剂的研发、过敏原检测试剂等会陆续推向市场，快速推动临床自身免疫疾病、过敏原等检测从定性或半定量升级至定量检测，与化学发光形成有力互补，进一步发挥流式荧光在高通量联检方面的优势，优化临床检验的工作流程
51	鹍远生物	B+ 轮	3 亿元	2022-6-8	沣石资本领投，银河源汇、国经投资、隽赐投资、乾道投资、佰仕德、华晨美景旗下基金跟投，圣湘生物作为战略投资者跟投	用于进一步扩充公司肿瘤早筛产品研发管线，并持续推进各产品的注册生产、商业化落地和国际市场的开拓

（续表）

序号	公司	轮次	投资额度	融资时间	投资公司	融资用途
52	晋百慧生物	B+ 轮	1500 万美元	2022-10-18	中银粤财基金领投	主要用于公司业务多线发展和在研管线产品研发等（包括睿长太 ®miR-92a 检测试剂盒的市场推广）
53	云检医学	B1 轮	未披露	2022-8-19	阿斯利康中金医疗产业基金独家投资	主要用于进一步扩充公司妇幼产品线及癌症检测产品研发管线，并持续推进各产品线在中美两地的注册生产、商业化落地和国际市场的开拓
54	凯莱谱	C 轮	数亿元	2022-5-5	中金佳泰基金领投，复健资本、启申创投、西湖科创投、中金浦成参与投资	用于公司源头创新仪器与试剂产品的研发与注册报证工作，加速公司全国营销网络的布局以及公司产品产能的扩充
55	赛雷纳	C 轮	未披露	2022-12-30	由沛坤投资、四川区域协同发展投资引导基金合伙企业（有限合伙）、四川制造业协同发展基金合伙企业（有限合伙）等投资	加大推广优质体外诊断设备和生育健康基因检测试剂
56	迈景基因	C 轮	数亿元	2022-12-29	倚锋资本领投，盎谷赋歌、久友资本、犇驰资本、鸿途润达跟投	用于研发投入与体外诊断产品注册
57	齐碳科技	C 轮	7 亿元	2022-12-23	美团领投，首都大健康基金、博远资本持续追加投资	持续完善产品矩阵，加速推出中、高通量测序平台；同时也将拓展更多元的应用场景，加大市场开拓力度，扩大商业化版图
58	锐讯生物	C1 轮	数千万元	2022-11-17	乾道基金领投	将用于新产品的进一步研发，已在研产品的海内外临床注册，现有生产线的优化及产能提升，进一步扩展国内外一线销售、技术支持及售后团队，加强产品的市场推广及用户教育
59	凯莱谱	C+ 轮	数千万元	2022-12-26	重庆渝富旗下生物大健康投资平台参与投资	将重点用于加速自研创新产品的上市进程
60	硅基仿生	C++ 轮	超 5 亿元	2022-1-21	国寿科创基金联合领投，前海母基金、兼固资本、建发新兴投资、京铭资本以及老股东鲁信创投等跟投	用于 CGM 产品的技术升级、市场推广以及新的产品线开发
61	硅基仿生	D 轮	5 亿元	2022-12-21	上海生物医药基金和广东中医药大健康基金联合领投，兴证资本、嘉程资本、中国新城镇等机构跟投	用于产品市场开拓、全自动化产线扩张、新品开发以及推进国际化经营布局
62	海普洛斯	D 轮	数亿元	2022-7-26	软银中国资本、同仁堂养老投资联合领投，信银资本等知名投资机构跟投	将用于进一步推动公司肿瘤液体活检技术和生信分析技术的研发，体外诊断产品的申报注册储备的布局，以及产品市场营销推广及渠道拓宽
63	长光华医	Pre-IPO	数亿元	2022-9-22	中融鼎新投资	持续提升产品研发能力和品牌影响力，加速我国体外诊断产品实现进口替代的进程
64	通用生物	Pre-IPO	数亿元	2022-6-29	华睿投资领投，某政府基金跟投	拓展核酸 CDMO 业务，布局“科研核酸 - 诊断核酸 - 治疗核酸”一体化业务
65	深圳联合医学	战略融资	2 000 万元	2022-11-8	北京利德曼增资	加速公司在分子诊断领域布局，寻找新的增长点
66	广州源古纪	战略融资	数千万元	2022-7-28	国科长三角资本、丹麓资本、汇聚新星基金签署了新一轮的增资协议，老股东丹麓资本持续追加投资	用于公司聚焦呼吸专科建设，推进产学研转化，打造呼吸系统疾病全生命周期解决方案
67	达健生物	战略融资	数千万元	2022-5-20	广州基金旗下科金控股联合安必平、汇垠澳丰共同投资	将进一步丰富在肿瘤早检早诊的业务布局，提高公司核心竞争力
68	速芯生物	战略融资	1 亿元	2022-3-27	福建阳明资本、上海自贸区基金和原股东睿赢资产共同投资	主要用于核酸诊断产品的研发注册、全自动规模化生产线的建设、国际一流营销团队打造和海外市场销售渠道布局，以加速核酸 POCT 诊断产品的批证和市场化进程

数据来源：药渡咨询团队整理。

（三）2021—2022 年中国体外诊断并购重组情况

近年来，随着中国医疗不断的改革，人们对自身健康愈加关注驱动了体外诊断市场的发展需求，加上国家政策的大力扶持，体外诊断行业近两年成为并购高发的产业地带。国内体外诊断企业以收购部分股权为主，且大部分为国内企业之间，少数几家通过并购海外企业进行国际化布局。体外诊断市场发展被大资金看好，全球医药公司纷纷进行并购，积极涉足体外诊断领域，而在体外诊断领域占有重要席位的医药公司也频频出手并购以扩展诊断试剂的产品线，增加公司在体外诊断领域的市场份额。

1. 2021 年并购重组案例

2021 年 5 月 16 日，迈瑞医疗公告，拟以总价约 5.45 亿欧元（约 42.7 亿元）收购 Hytest Invest Oy 及其下属子公司 100% 的股权。HyTest 是全球知名的、一流的体外诊断上游原料供应商。迈瑞进一步强化 IVD 领域竞争优势，通过收购 Hytest 完善体外诊断产业链上游。以收购 Hytest 为例，其在全球体外诊断原料领域处于领先地位，试剂原料的好坏很大程度决定了试剂质量的好坏，迈瑞在收购前自研的试剂原料并未达到行业主流水平，长期通过外购满足生产需求，而通过此次收购，将迅速补强迈瑞核心原料自研资产能力，可保障未来原料供应安全及成本优化。

2021 年 6 月 21 日，圣湘生物与真迈生物及其股东深圳市中科达瑞基因、深圳闪士多实业、深圳市万力拓电子商务签订投资协议，公司通过股权转让、认缴新增注册资本的方式，以合计 2.552 亿元人民币的价格取得真迈生物 14.77% 的股权。圣湘生物将以自有资金完成前述交易，交易完成后，圣湘生物将成为真迈生物第二大股东。通过本次交易，圣湘生物与真迈生物将达成战略合作，双方可在知识产权人才团队技术平台等方面充分发挥协同效应，优势互补，从而在基因测序 PCR 等分子诊断领域进行更深入地研发及探索，充分挖掘其可持续发展的潜力。

2021 年 6 月 23 日，广州阳普医疗公司控股股东、实际控制人邓冠华与珠海格力金融投资管理有限公司签署了《股份转让协议》《不可撤销的表决权放弃协议》。阳普医疗表示，通过国有资本和民营资本的取长补短、互相促进，整合各方优势资源，有利于公司开展再融资、资产重组等资本运作，而且将能进一步增强公司的整体抗风险能力，摆脱实控人 100% 股份质押的限制，进一步促进公司各项业务的有序健康发展，符合公司战略发展规划，有利于公司的可持续发展。

2021 年 7 月 6 日，贝瑞基因与福建和瑞 B 轮投资人及相关方签订了《有关福建和瑞基因科技有限公司股东协议（第三次修订）》。福建和瑞 B 轮投资人合计以人民币 6.4 亿元认购 11 961 757 元福建和瑞新增注册资本，该等注册资本对应本次交易完成后 13.83% 福建和瑞股权。

2021 年 9 月 3 日，北京九强生物技术股份有限公司通过北交所公开摘牌受让中国医药投资有限公司持有的福州迈新生物技术开发有限公司 30% 股权，摘牌价格为 9.475 亿元。迈新生物为公司控股子公司，主要从事免疫组化诊断业务。九强生物通过收购迈新生物 30% 股权，提高公司对迈新生物的持股比例，提升公司检测业务的服务水平和竞争实力。

2021 年 11 月 9 日，科华生物基于对该细分领域市场发展的长期看好，同时也为了推进公司与圣湘生物科技股份有限公司在化学发光免疫细分领域展开合作，实现优势互补、互利共赢。公司与圣湘生物签订了《投资框架意向书》，由科华生物与圣湘生物共同出资 5 000 万元，投资设立合资公司“湖南圣科生物技术有限公司（Sansure Immunotech）”（拟用名），合资公司以科华生物控股目标公司的形式设立，合资公司财务报表纳入科华生物合并报表范围。合资公司股权比例为：科华生物占比 50%，圣湘生物占比 50%。

2021 年 12 月 22 日，华大基因以自有资金人民币 953 万元受让深圳市早知道投资有限公司持有的深圳市早知道科技有限公司注册资本人民币 35.036 8 万元对应的股权；公司以自有资金人民币 847 万元受让深圳市测不准投资企业（有限合伙）持有的深圳市早知道科技有限公司注册资本人民币 31.139 7 万元对应的股权。

2. 2022 年并购重组案例

2022 年 1 月 26 日，亚辉龙以人民币 888.90 万元受让将基因技术应用于病原微生物检测的高科技初创公司臻熙医学 14.81% 股权，拓展在分子诊断领域病原微生物检测领域的产业布局。

2022 年 6 月 20 日，透景生命公告，公司及全资子公司透景诊断拟与上海脉势敬武企业管理合伙企业（有限合伙）、姚见儿、牛正翔、吴亮、詹红共同投资，设立合资公司脉示生物，主要从事质谱相关体外诊断产品研发、生产与销售等业务，其注册资本为 3 500 万元。

圣湘生物 2022 年半年报显示，用 700 万美元（约合人民币 5 028 万元）投资 First Light Diagnostics

Inc.，布局药敏领域，持股21.77%。

2022年9月9日，明德生物以自有资金方式增资1 000万元认购迪奇孚瑞新增注册资本人民币15万元，本次交易后，公司将持有迪奇孚瑞4.003 2%的股权。

2022年10月，亚辉龙将以收购波音特部分股权并增资的方式持有波音特52.64%股权，波音特亦将成为亚辉龙的控股子公司。波音特主营业务为生化诊断试剂的研发、生产与销售。

2022年11月9日，利德曼发布公告，以自有资金2 000万元认购联合医学新增注册资本30.83万元，并将部分资金计入联合医学资本公积金。本轮增资后，联合医学的注册资本由847.76万元增至878.59万元。

2022年11月25日，迪安诊断公告，公司拟与自然人喻惠民签订《关于广州迪会信医疗器械有限公司之股权转让协议》，以自有资金5 940万元向自然人喻惠民收购其持有的进口体外诊断产品代理商迪会信6%股权。此次收购完成后，公司合计持有迪会信53%股权，迪会信将成为公司控股子公司。按照本次收购价格计算，迪安此次给广州迪会信医疗器械有限公司的估值是9.9亿元。

2022年11月28日，科华生物宣布拟通过发行股份的方式购买西安天隆科技有限公司38%股权和苏州天隆生物科技有限公司38%股权。本次交易完成后，西安天隆和苏州天隆将成为公司全资子公司。

（四）2021—2022年中国体外诊断重要领域投融资案例

当依靠企业自身的内生性发展速度不能满足市场需求时，通过并购重组将产品线做全，通过补产品短板的方式来加强自身发展潜力和动力，资本市场的助力无疑是促进体外诊断行业发展的有效手段。现将2021—2022年上市体外诊断公司中具有代表性的投融资及并购案例总结如下：

1. 2021年典型案例

2021年，体外诊断一级市场是承前启后的一年：一级市场率先回归常态，仅有分子POCT这一赛道融资数量较多，另有少量核酸检测或原材料相关公司获得融资，其余融资事件依旧体现了近年体外诊断赛道的热点：基因检测服务、肿瘤早筛、mNGS、数字PCR、质谱等近年的行业热点依旧活跃。

（1）基因检测领域

基因检测服务赛道近年的进展很快，新技术、新场景的成熟令人兴奋，如长读长测序、单细胞、PGT、WGS/WES等。尽管目前市场不大，整体市场处于市场教育和新旧交替阶段，但随着大家对于新技术、新场景的逐渐认知以及共识的逐渐形成，这些新兴技术和场景势必会逐渐变成主流，要么创造新的应用场景，要么通过准确度等优势替代掉传统的检测项目。

2021年12月15日，国内第四代纳米孔测序服务领先企业之一贝纳基因完成了2 500万元人民币的Pre-A轮战略融资。本轮投资是由瑞江康圣基金独家投资。贝纳基因是一家基因测序服务商，专注于第四代纳米孔测序技术的服务和应用，主要提供基于纳米孔测序的各种科研服务。本轮资金将主要用于纳米孔测序技术在医学临床病原微生物和科研领域产品的开发、推广以及人才的引进。

2021年12月30日，专注于单细胞测序服务和产品开发的万乘基因宣布，已经完成由辰德资本领投，乾道基金、知名投资人跟投及老股东北极光创投追加投资的A轮融资。此前，万乘基因曾在成立之初获得合力投资的天使轮融资。2021年2月4日，由北极光创投独家投资完成Pre-A轮融资。至此，万乘基因完成年内的第二轮融资，本年度融资总额累计近2亿元。根据计划，本轮募集资金将用于单细胞测序技术及相关组学产品迭代，推动单细胞测序设备的开发与广泛应用，并持续研发、储备新的组学产品。万乘基因是一家单细胞基因检测平台，主要业务是利用自主研发的高通量单细胞测序技术平台服务于科研、临床以及工业市场。万乘基因现有服务包括样品制备、建库测序、分析，以及样品处理等步骤，可根据客户需要自由组合，也会提供样品制备的培训、生信分析等周边服务。

2021年5月6日，上海序康医疗科技有限公司（以下简称“亿康基因”）正式宣布完成2.5亿元D轮融资。本轮融资由通用创投、云锋基金、国药资本、元禾控股、锦鳞基金等参与，现有股东中金启德基金继续追加。本轮融资资金将用于生育健康全周期及肿瘤筛查诊疗领域的产品技术研发、临床试验、渠道拓展、市场推广及临床转化，进一步夯实亿康基因在辅助生殖领域的头部地位，加速推进创新基因检测技术在生育健康及肿瘤检测领域的临床转化。亿康基因是一家精准医学检测技术研发商，专注于从事单细胞全基因组扩增及测序技术的研发与应用，主要为医疗机构、科研院所及个人提供生殖遗传、妇幼健康、肿瘤筛查与检验等医学检测服务。

2021年11月30日，群体基因组研究与应用服务商北京果壳生物科技有限公司完成数千万元A+轮融资，本轮融资将继续用于强化果壳生物在群体基因组研究与应用领域的领先优势。本轮融资由迈克生物股份有限公司和成都汇瓴昌西基金联合投资。2021 年 7 月 8 日，果壳生物完成数千万元 A 轮融资，也是该基金的首个投资项目。果壳生物是一家健康管理与临床诊断技术研发商，专注于个性化健康管理与临床诊断技术及产品的研发和生产，根据人工智能等大数据技术与高通量测序技术为遗传病辅助诊断、肿瘤早期筛查等临床诊断，提供准确的分子诊断方案。

（2）传统体外诊断领域

传统体外诊断厂商由于具有稳定的收入利润，离 IPO 更近，因此也是资本市场关注的重点。传统体外诊断的几大赛道，免疫、生化、分子、病理均有厂商获得融资。

2021 年 9 月 30 日，亚能生物战略投资，资金额达数十亿元，复星医药拟以 15.961 亿元的对价转让亚能生物合计 29.02% 股权、金石医检所 100% 股权；同时，此次交易的买方 Yaneng Bioscience 拟出资人民币 3 亿元认缴亚能生物新增注册资本 63.462 4 万港元。交易完成后，复星医药将不再持有金石医检所的股权；持有亚能生物的股权将由 50.1084% 降至 19.997 6%，亚能生物将由公司控股子公司转为联营公司。亚能生物是一家致力于基因芯片技术的企业。该公司开发了实用型基因芯片诊断技术平台，主营基因诊断芯片系列产品、“地贫”产品、宫颈癌筛查系列产品等，被全国多家医院及医疗机构广泛使用。

2021 年 7 月 29 日，武汉康录生物（以下简称为“康录生物”）已于日前完成 B+ 轮融资数千万元人民币。本轮融资由楚昌投资、珞珈梧桐领投，湖北高新投集团跟投。本轮融资将用于继续夯实康录生物荧光原位杂交（FISH）技术分析平台的全球领先地位、加速血液肿瘤分子诊断等领域技术平台的研发进程等。康录生物定位于为二级以上临床医院、第三方临床独立检测机构提供重大疾病临床诊断及指导临床用药分子诊断产品、临床分子诊断整体服务方案供应商，产品及服务范围主要应用于心脑血管、肿瘤、癌症等重大疾病领域。

2021 年 9 月 8 日，迈新生物获 11.39 亿元战略投资，本轮投资方为九强生物。九强生物拟发行可转债募集资金总额（含发行费用）不超过 11.39 亿元（含 11.39 亿元），扣除发行费用后的募集资金净额将用于收购福州迈新生物技术开发有限公司 30% 股权以及补充流动性资金。迈新生物是一家肿瘤病理免疫组化诊断试剂研发商。业务覆盖肿瘤病理诊断、免疫细胞化学诊断、分子病理诊断、精准医学诊断四大领域，主导产品为免疫组化检测仪器和系列试剂。

（3）分子 POCT 领域

POCT 是 2021 年火热的体外诊断赛道之一。核酸检测需求同样被按照体外诊断行业的惯例拆解成了 2 大场景：集中化、自动化流水线检测，以及小型化、即时化的 POCT 检测。之前，国内的 POCT 主要集中在免疫赛道，而又以技术上相对简单直接的胶体金、免疫荧光为主，分子 POCT 的爆发直接使得国内 POCT 的技术水平向前迈进一大步。

2021 年 6 月 7 日，厦门致善生物获得创新工场千万美元战略投资，此次融资将有助于致善生物在体外诊断多个细分赛道发展。致善生物是一家体外分子诊断试剂及设备研发商，利用地中海贫血基因筛查、结核病分子诊断等技术，主要为用户提供葡萄糖 -6- 磷酸脱氢酶基因突变检测试剂盒、非缺失 α- 地中海贫血基因检测试剂盒、Lab-Aid 820 结核分枝杆菌核酸提取试剂盒等产品。

2021 年 10 月 26 日，国内微流控核酸一体机行业知名企业北京百康芯生物科技有限公司完成新一轮人民币战略融资。本轮融资新增投资方潜龙投资，同时老股东追加增持，浩悦资本担任本轮融资的独家财务顾问。本轮融资主要用于公司新生产基地建设与营销体系建设。百康芯是一家自动化核酸检测系统研发商，开发了 iTest 微流控快速检测系统、iTotal 微流控全集成核酸检测系统以及 iRT 手持式荧光定量 PCR 仪三大产品系列以及配套软件 APP 及数据库。

2021 年 11 月 30 日，优思达正式宣布完成由 CPE 源峰领投，现有股东东方富海跟投的逾 3 亿元 E+ 轮融资，百榕资本担任本轮融资独家财务顾问。这是优思达继半年前由东方富海领投约 2 亿元 E 轮融资后获得的加轮融资。本轮融资将继续用于核心产品 EasyNat 高通量核酸扩增平台的产能提升及检测菜单扩展，以及核酸类家庭自检平台的量产和新一代检测平台的开发。优思达是一家致力于创新 POCT 分子诊断产品研发、生产和销售的高新生物科技公司。拥有多项自主知识产权和数个快速分子检测技术平台，其中包括：微生物（DNA/RNA）检测技术平台、SNP/ 基因突变检测技术平台以及临床鉴别诊断（Multiplex-Tests）检测技术平台。

2. 2022 年典型案例

近三年，部分体外诊断企业积累了大量资产，走出了国门，拓展了海外业务，部分头部体外诊断企业也陆续上市。

（1）PCR 分子检测领域

2022 年 7 月，上海汉赞迪生命科技有限公司

（以下简称“汉赞迪”）宣布完成近亿元首轮融资，由比邻星创投、高瓴创投共同领投。首轮融资便获得两家顶级投资机构的青睐，显示了投资机构对汉赞迪的价值高度认可。汉赞迪致力于高通量及自动化仪器和系统开发，为生命科学和大健康产业提供全流程及智能化解决方案。公司自成立至今，为生命科学行业提供全流程自动化、智能化及数字化解决方案，从简单的操作台工作流程自动化，到大型系统流程应用中处理复杂步骤的全自动解决方案。针对日益增长的劳动力需求和通量限制的痛点，汉赞迪创造性地将实验室硬件、软件和耗材整合于统一平台之中，实现了多样性场景下从入口到出口的全流程智能协调。对比传统的实验室系统，汉赞迪在分子诊断、临床检测、大小分子药物筛选、细胞系开发和分子筛选等各种生命科学应用领域中，可实现更高的效率、更稳定的实验结果，并且已在诸多 KOL 客户中投入使用。

2022 年 8 月 8 日，宁波海尔施基因科技股份有限公司（以下简称“海尔施基因”）宣布获数亿元 C 轮融资，由深创投领投，博远资本、和丰创投、鄞工创投和滨江开投跟投。此前，公司上一轮融资也获得了产业投资方金阖资本独家投资。公司聚焦临床诊断、法庭科学两大业务领域，为各级医疗机构、疾控中心等提供覆盖分子诊断、免疫诊断、生化诊断的全面医学检验应用解决方案，以及为公安系统、司法机构提供人类 DNA 个体识别、亲缘关系鉴定等完整技术解决方案。海尔施基因注重研发和技术创新，围绕核心技术不断扩展应用领域，本轮融资也将主要用于新技术探索和产品开发。

2022 年 1 月，予果生物科技（北京）有限公司（以下简称“予果生物”）宣布完成 3 亿元人民币的 C 轮融资，由上海生物医药基金独家领投，老股东洲嶺资本（LYFE Capital）跟投。予果生物目前已经完成多轮股权融资，融资总额在行业内持续领先。本轮融资为第 7 轮融资，前 6 轮融资总额达 8 亿元，位居细分赛道首位，本轮募集资金将持续投入于新产品研发以及病原 NGS 的院内本地化部署。公司主营云端病原微生物数据分析系统 PACE，具备 mNGS 生信分析和微生物临床大数据的核心技术，mNGS 和多重靶向测序等病原体直接检测高通量方法是临床刚需，促进临床应用在近三年时间十倍放量增长，国内潜在市场空间未来预计超过百亿元级别。予果生物一直在微生物检测领域深耕，产品的质量得到了行业的认可，自上一轮融资以来，业务端增长非常迅速，已经成为行业领先的龙头企业。

（2）基因测序领域

2022 年 4 月，江苏申基生物科技有限公司（以下简称“申基生物”）完成 A+ 轮融资，本轮融资由清池资本和洲嶺资本（LYFE Capital）联合领投，现有股东夏尔巴投资和联想之星持续追加投资。此前 A1 轮由瑞华控股、夏尔巴投资、联想之星联合投资。两轮融得资金累计超 3 亿元，生命资本担任本次融资独家财务顾问。申基生物着眼于技术壁垒强的领域，不仅不断在寻求未被满足的增量市场，还在成熟市场中寻求差异化的业务布局不断持续优化自己的研发平台。mRNA 疫苗属于高壁垒的增量市场，而对于抗原抗体检测这个成熟技术，申基生物避开了医疗市场，选择了差异化的家庭自测市场。此次融资主要用于申基生物在基因核酸药物原料和 OTC 居家自测产品研发上的进一步投入、人才团队的扩建以及产品海外市场的商业化。

2022 年 6 月，上海阅尔基因技术有限公司（以下简称“阅尔基因”）宣布完成 5 000 万美元的 B 轮融资。本轮融资由阿斯利康中金医疗产业基金、华润正大生命科学基金及老股东磐霖资本共同领投，皓礽资本、德观资产、Pappas Capital 参与投资，老股东博远资本、红杉资本、涌铧投资、拓邦资本继续跟投。继 2021 年完成 4 200 万美元 A 轮融资仅一年，阅尔基因再次获得多家知名投资机构的注资，充分体现了资本市场对阅尔基因的创新开发能力、产品技术壁垒及商业运营进展的高度认可。本轮融资将用于继续推进阅尔基因在领先的核酸检测底层技术上的研发，加速开发新的基因检测产品，进一步扩大其在美国和中国的商业团队，以及持续推动多项临床产品的注册审批。

2022 年 12 月，成都齐碳科技有限公司（以下简称“齐碳科技”）宣布完成 7 亿元 C 轮融资。本轮融资由美团领投，华盖资本管理的首都大健康基金、博远资本持续追加投资。浩悦资本担任本轮融资的独家财务顾问。这是今年国内一级市场上生命科学领域最大的一笔融资。成立于 2016 年的齐碳科技，是我国首家自主研发出纳米孔基因测序仪并率先开启商业化的企业。扎实的技术积累、多样化的产品矩阵和领先的商业化进程，使其始终受到资本关注。此次融资后，公司将紧贴市场需求，持续完善产品矩阵，加速推出中、高通量测序平台；同时也将拓展更多元的应用场景，加大市场开拓力度，扩大商业化版图。自商业化以来，齐碳科技上下多措并举，在人才吸纳、团队融合、市场拓展、产品迭代等方面持续加大投入，确保商业化顺利推进。目前已有上百家机构用户使用齐碳 QNome 测序平台，涵盖国内领先的科研院所、高校、医院、疾控中心等，应用领域包括病原体研究、动植物疫病防治、分子育种、司法刑侦、公共卫生防疫等。

（3）肿瘤早筛领域

2022 年 6 月 8 日，上海鹍远生物科技股份有限公司（以下简称“鹍远生物”）宣布完成 3 亿元人民币 B+ 轮融资。本轮融资由沣石资本领投，银河源汇、国经投资、隽赐投资、乾道投资、佰仕德、华晨美景旗下基金跟投，圣湘生物作为战略投资者跟投。本轮融资主要用于进一步扩充公司肿瘤早筛产品研发管线，并持续推进各产品的注册生产、商业化落地和国际市场的开拓。自 2014 年成立以来，作为甲基化检测技术的引领者和推动者，鹍远生物提供高发癌症的风险评估、早筛早诊、用药指导及复发监测的全周期产品和服务。公司拥有丰富的产品管线，覆盖泛癌种、肺癌、结直肠癌、肝癌、胃癌、食管癌、胰腺癌、甲状腺癌等高发癌种。此前，鹍远生物于 2016 年 8 月获得礼来亚洲基金领投的 1.2 亿元人民币 A 轮融资，于 2018 年 3 月获得松禾资本和景旭创投领投的 3.5 亿元人民币 A+ 轮融资，并于 2020 年 12 月获得由中金资本旗下的中金启德创新生物医药基金领投，德同资本、复容投资共同领投的近 10 亿元人民币 B 轮融资。此次 B+ 轮再一次获得专业投资者的青睐，彰显了鹍远生物强大的原创技术研发实力及广阔的商业化发展前景。

（4）临床质谱领域

2022 年 12 月，迪安诊断旗下杭州凯莱谱精准医疗检测技术有限公司（以下简称“凯莱谱”）宣布完成数千万元的 C+ 轮融资。本轮融资由重庆渝富旗下生物大健康投资平台参与。这是凯莱谱自 C 轮融资后，于 2022 年内完成的第二笔融资。这是凯莱谱医疗自 2022 年 5 月 C 轮融资后，于 2022 年内完成的第二笔融资。本轮融资资金将重点用于加速自研创新产品的上市进程。2022 年内，公司在多个业务领域不断取得关键进展与突破。国产临床质谱检测系统 CalQuant-S 于 3 月获批上市，高端质谱仪器实现本土化与临床化，并且年内成功在数十家国内三甲医疗机构完成装机。公司旗下迪赛思诊断自主研产的五种类固醇激素联检，醛固酮和皮质醇、抗癫痫治疗药物浓度监测，尿香草扁桃酸和肌酐、脂溶性维生素等多个Ⅱ类试剂产品持续获批上市，其中多个为国内首创产品，为广大医疗机构建立临床质谱平台提供了更可靠、更丰富的标准化产品选择。

（5）体外诊断检测系统及医疗模式

2022 年 9 月，南京岚煜生物科技有限公司（以下简称“岚煜生物”）宣布完成 D+ 轮融资。此轮融资由中金资本旗下中金传誉凤凰基金和中金传化基金联合领投、动平衡资本跟投。近几年发展以来，岚煜生物不断拓宽业务边界，整合行业资源，通过创新研发、战略合作等方式，初步形成了“上游核心元器件制造、核心原料自产，中游诊断仪器及其配套使用的诊断试剂研发生产，下游强化市场与渠道”的医疗器械全产业链条，开展多维度医疗模式。接下来，岚煜生物将进一步丰富现有微流控产品线，加速流水线、互联网家庭诊疗等创新产品线上市，加大销售渠道拓展力度、提升运营服务质量，将更多、更优质的精准医疗体外诊断产品推向临床，为大众提供健康管理多平台解决方案，以期将一个现代化、标准化、系统化的新型健康理念和医疗模式普及到千家万户，进一步加快国产化替代脚步。

2022 年 12 月，深圳硅基仿生科技股份有限公司（以下简称“硅基仿生”）获得近 5 亿元 D 轮融资，本轮融资由上海生物医药基金和广东中医药大健康基金联合领投，兴证资本、嘉程资本、中国新城镇等机构跟投，方圆资本担任公司财务顾问。这是继年初完成超过 5 亿元融资后的新一轮次融资。本轮资金主要用于产品市场开拓、全自动化产线扩张、新品开发以及推进国际化经营布局。硅基仿生成立于 2015 年，致力于慢病管理领域的创新医疗器械研发与产业化，主要项目包括持续葡萄糖监测系统（CGM）、糖尿病视网膜病变人工智能辅助诊断软件（DR Screen）、人工视网膜、胶囊胃镜机器人，通过技术积累搭建起“高精度传感器工艺平台”“片上系统芯片设计平台”“人工智能算法研发平台”三大底层技术平台，持续推进科研成果产业化落地，在多个细分领域具备领先优势，促进行业技术发展。基于全球领先的产品性能和商业模式创新，硅基仿生 CGM 销售持续增长势头强劲，2021 年年底正式上市销售，截至目前已经在 800 余家医院落地应用，服务的用户分布在全国 350 个城市，销售额超过 1 亿元，在用户口碑中成为推荐品牌。

三、总结

近几年，体外诊断已然成为国内外医疗健康产业与资本市场关注的重点，在精准医疗的风口之下，体外诊断行业迎来了非常好的发展时期。

在医疗控费的大环境下，体外诊断行业的竞争逐渐激烈。从一级市场融资事件也可以看出，资本更加青睐于新兴技术与检测场景。然而，体外诊断行业新技术和新场景的开发相较于其他行业仍有些单一，资本的疯狂涌入必然导致行业内竞争加剧。

体外诊断行业的赛道分布来看，近两年传统体外诊断项目利润越来越低，核酸检测的热度逐渐下降，未来基因检测、肿瘤早筛等项目以及新兴技术的运用将成为引领未来体外诊断领域发展的核心。

目前，体外诊断企业的市场竞争抑或加剧，这就要求企业在提供更稳定、更优秀产品的同时，也要兼顾产品成本，在研发上精进，在管理上精细，同时部分有条件的企业走出国门，将产品推向东南亚、中欧、欧洲等地区，开拓新的市场增量。新兴技术公司也需要开拓新的检测场景，让企业发展的路走得更远。

（苏勋智　王雷　宋献功）

CAIVD

第十八章

中国体外诊断精英企业

第一节
中元汇吉生物技术股份有限公司

一、企业简介

中元汇吉生物技术股份有限公司（以下简称“中元汇吉”）成立于2008年，是一家专业从事体外诊断试剂及仪器研发、生产、销售、技术服务于一体的股份制企业，现为国家高新技术企业，建有国家企业技术中心、重庆市体外诊断试剂企业工程技术研究中心、重庆市新型高端研发机构、重庆市博士后科研工作站。有全球员工2 000余人，拥有国家万人计划、国家创新人才推进计划等多个省部级以上高层次人才。

中元汇吉深度聚焦体外诊断前沿技术，目前已在重庆、上海、广州、深圳、厦门、长春建立6个研发中心。公司主营业务涵盖生化、免疫、分子、POCT、临检、微生物、病理等诊断仪器和试剂产品，以及上游原材料等核心技术。

中元汇吉现设有超10万平方米的生产厂房，拥有试剂和仪器19条生产线。在建的中元汇吉生物科技园，占地83亩，建筑面积15万平方米，总投资超6亿元，将建设成集生产、质检研发、仓储物流中心于一体的生物科技园，预计2024年分批投入使用。

自2018年中元汇吉开拓海外市场以来，其产品解决方案和产品服务已遍及全球100余个国家，应用于全球20 000余家医院。

“点滴真情，只为精准”，中元汇吉将持续在体外诊断行业精耕细作，深化与全球医疗机构的合作，为客户创造更大价值，为创国际一流IVD品牌不断奋斗。

二、全自动凝血分析仪（雁行系列）

（一）技术历史

全自动凝血分析仪与配套的检测试剂共同使用，在临床上用于对血液进行凝血和抗凝、纤溶和抗纤溶等功能的分析。下文简要回顾全自动凝血分析仪的发展历史。

1910年，Kottman通过测定血液凝固时黏度的变化来检测凝固时间，奠定了机械法检测凝血时间的基础。

1922年，Kugelmass用浊度计通过测定血液凝固后透射光的变化来反映凝固时间，奠定了光学法检测凝血时间的基础。

20世纪70年代，Akzo Nobel公司的半自动凝血仪上市。

20世纪80年代中后期，希森美康、沃芬、思塔高及此后的全球凝血市场三大巨头先后推出了支持凝固法检测的全自动凝血分析仪。

20世纪90年代以来，将凝固法、免疫比浊法、发色底物法等各种检验方法陆续整合到一台全自动血凝仪上。

（二）技术发展趋势

全自动凝血分析仪本质上是自动化的精密测量设备，其技术发展趋势可以分别从自动化和测量原理的角度理解。

1. 自动化的发展趋势

从自动化的角度、从全自动凝血分析仪面世以来，将近40年，随着技术的发展，仪器的自动化水平已经大大提高。希森美康、沃芬、思塔高等国际凝血检验巨头，均已推出覆盖高中低市场的全线产品。最近10年，出现了从单机全自动血凝仪到全自动血凝流水线系统的自动化水平的进一步升级。进入21世纪，北京赛科希德、北京普利生、深圳迈瑞、深圳雷杜、上海太阳等国内厂家，采用跟随型技术研发战略，陆续推出了各自的全自动凝血分析仪系列产品。随着技术的发展，国产凝血分析系统配套检测项目的数量、检测结果的准确性和仪器的可靠性已经大大提高。

2. 检测原理的发展趋势

相比仪器自动化水平的不断升级，凝血分析仪的检测原理发展，却非常缓慢。全自动血凝仪包括凝固法、免疫比浊法、发色底物法等检验方法。

凝固法的检测原理，按照测定血液凝固时黏度的变化（基于1910年Kottman的发现），或血液凝固时光信号的变化（基于1922年Kugelmass的发现），分为光学法和机械法两个流派各自发展。

针对免疫比浊法、发色底物法检测项目，由于反应原理的约束，各厂家均采用光学透射法。光学凝固法检验由于参与凝固反应的标本量较大，容易受到标本中黄疸、乳糜、溶血等异常因素的影响。对于干扰物水平较高的异常样本，光学法仪器无法给出凝血分析结果，成为光学法流派的最大痛点。

希森美康、沃芬等公司的全自动凝血分析仪，采用光学法作为凝固法检测原理。希森美康、沃芬两家公司的早期光学法仪器，均采用光学散射法。为了降低黄疸、乳糜、溶血等异常因素的影响，希森美康和沃芬均耗费10年左右的时间，完成了从第一代光学散射凝固法检测到第二代光学透射凝固法检测的仪器升级换代。上述光学法的升级并没有给光学法仪器的抗干扰能力带来质的变化。临床依然常见无法得到凝血结果的异常标本。

思塔高公司是机械法凝血检验的代表。自1988年推出经典的摆动磁珠法（viscosity-based detection system，VBDS）专利技术之后，思塔高一直沿用此技术。相对于光学法血凝仪，VBDS检测系统可完全消除黄疸、乳糜、溶血等异常因素对标本的影响，为实验室提供精准可靠的检测结果。摆动磁珠法的优点是，用凝固法检测可完全消除异常因素对标本的影响。摆动磁珠法的缺点在于其解决异常标本抗干扰问题的同时，引入了检验成本上升的问题。一方面是磁珠反应杯的耗材使用成本上升。另一方面，免疫比浊法、发色底物法等光学透射法检测项目，为了避让反应杯中的摆动磁珠，导致检测所需的试剂用量，远远大于光学法仪器。

3. 检测原理的发展瓶颈

由于受到检测方法底层的技术特征的限制，光学法和机械法两个流派，检测原理发展几乎处于停滞。由于均无法较好解决客户对于检验性能和检验成本的矛盾，两个流派各自的推广均受到了一定的限制。临床检验客户因此也常常陷入选择困难。

（三）雁行系列凝血分析仪

雁行系列全自动凝血分析仪（图18-1-1），首次将凝固法中双磁路磁珠法和透射光学法融于一体（“光磁一体”），打破了传统凝血分析技术独立发展和跟随的局面，使得凝血检验进入了方法学融合的时代。为客户带来了更准确、全面的凝血分析体验，为行业带来了全新“标准”级别的凝血检验技术升级。

1. 光磁一体的技术原理

凝固法是模拟生理血液凝固条件，加入某种试剂，启动血液凝血反应，使样本中的纤维蛋白原转化为交联纤维蛋白，使样本发生凝固。通过连续监测此过程中反应体系所发生的光学（透过率）或者物理学（黏度和流动性）特性变化确定反应凝固时间，并作为纤维蛋白原的转化时间，利用这种原理测定血液样本凝固特性或纤溶特性的方法。已上市的其他全自动凝血分析仪，对凝固法检测的项目，采用的是光学法或磁珠法这两种仪器测量方法之一。

雁行系列全自动凝血分析仪将光学法和磁珠法这两种凝固法检测项目的方法，创新地融合在一台仪器上。对凝固法检测的项目，默认优先采用光学法进行测试。对光学法测量过程中识别出的存在透过率异常的干扰样本（如脂血、溶血或黄疸异常干扰样本，此类干扰样本约占总样本比例近1%），仪器自动将其转移到双磁路磁珠法通道上进行重测。下文首先分别介绍光学法和磁珠法的基本测量原理，再介绍雁行系列全自动凝血分析仪将这两种方法整合在一台仪器上。

（1）光学法测量原理

雁行系列产品的光学法采用第二代的光学透射法，监测反应体系的透过率的变化。具体的是，使用LED光源发出的平行光束透过被测样本，经过滤光片滤波后，在出射端放置光电转换器进行光强测

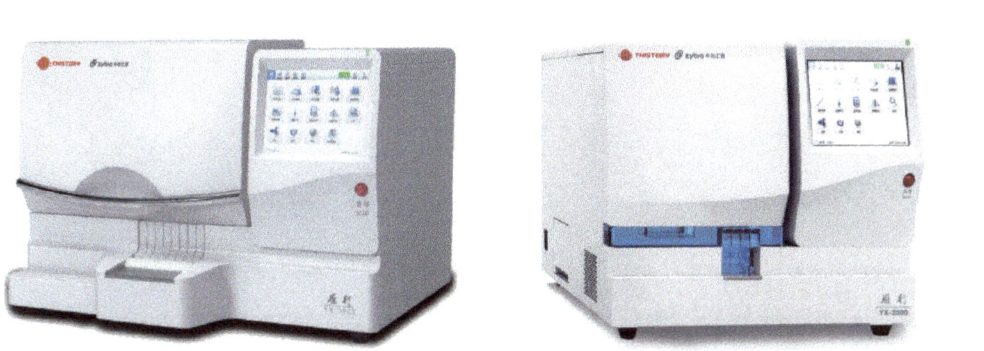

图18-1-1 雁行系列全自动凝血分析仪

量。凝血反应过程中，纤维蛋白原转化为交联纤维蛋白，反应体系的透光率会逐渐降低，接收到的光强信号持续减弱。通过算法计算光强衰减达到预定值的时间，即为凝固时间（图 18-1-2）。

（2）磁珠法测量原理

磁珠法采用双磁路磁珠法，即经典的摆动磁珠法，监测反应体系的黏度和流动性的变化。具体的是，将一粒铁磁性的钢珠置于被测反应体系中。通过反应杯两侧的一组驱动线圈，施加交变电磁场，让钢珠在反应杯内摆动。测量线圈包括发射线圈和接收线圈，垂直于钢珠摆动方向，针对钢珠构成磁性位移传感器。

当没有形成交联纤维蛋白时，驱动线圈驱动钢珠沿反应杯底部弯曲的轨道保持等幅振荡运动。凝血反应过程中，纤维蛋白原转化为交联纤维蛋白，反应体系的黏度和流动性逐渐变化，钢珠的摆动会受到明显阻碍直到无法继续摆动。测量线圈检测钢珠的摆动情况，结合算法分析即可给出钢珠的振幅随时间的变化曲线。通过算法计算振幅衰减达到预定值的时间，即为凝固时间（图 18-1-3）。

（3）“光磁一体”的切换算法

雁行系列全自动凝血分析仪对于凝固法检测的项目，默认采用光学法进行测试。在光学法测量过程中，雁行系列仪器通过专有的凝血干扰分析算法，可识别出存在透过率异常的干扰样本（如脂血、溶血或黄疸异常干扰样本）。当识别出这些异常样本时，仪器自动将其转移到双磁路磁珠法通道上进行重测。

光学法主要支持绝大部分样本的凝固法检测项目的测试，该方法采用专用的光学杯，该反应杯内不包括磁珠；双磁路磁珠法主要支持光学法测量时遇到异常干扰样本的检测项目的测试，该方法采用专用的磁珠杯，该反应杯中含有磁珠。

2.“光磁一体”的技术挑战

雁行系列全自动凝血分析仪，从“光磁一体”的技术原理构思到“光磁一体”技术的最终工程实现，克服了测量和自动化方面的两大技术挑战。

（1）测量挑战：双方法学无感切换，双磁路磁珠法和光学法的检测结果高度一致。

部分医院客户（以下简称“客户”）同时有光学法和磁珠法两种凝血仪器。此类客户常见在遇到光学法凝血仪器无法检测的异常样本时，将标本拿到磁珠法凝血仪器进行检测。但两种方法学的仪器针对同一样本的检测结果，通常没有可比性，客户能够感知到较大的凝血结果差异。

雁行系列全自动凝血分析仪将两种方法学整合到一台仪器，首先要解决的技术挑战就是两种方法学检测结果的一致性。

在同一台雁行系列仪器上，针对同样的凝血样本和试剂，复用加样模块、温度孵育模块、管控测量全流程关键时序参数的一致性，是“光磁一体”的基础。进一步地通过深入分析血液凝固过程的光学透过率信号变化特征（光学法）和黏度变化特征（磁珠法），设计匹配的光学法凝固时间算法和磁珠法凝固时间算法，最终得到了光磁双方法学的无感切换。

（2）自动化挑战：兼容两种方法的仪器设计复杂度和成本控制

传统凝血分析仪均没有较好解决客户对于检验性能和检验成本的矛盾。雁行系列凝血分析仪在同一台仪器上兼容两种方法，通过“光磁一体”的切换技术，达到确保异常样本正确出结果的同时，降低反应耗材成本的目的。设计上面临的另外一大技术挑战，就是如何避免仪器兼容的两种方法带来的仪器设计复杂度，以及相应的仪器成本的上升。

雁行系列仪器中的光学法、磁珠法检测，复用

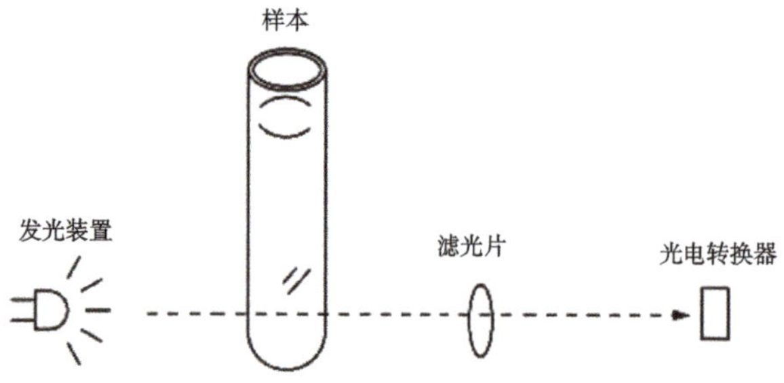

图 18-1-2 光学法测量原理

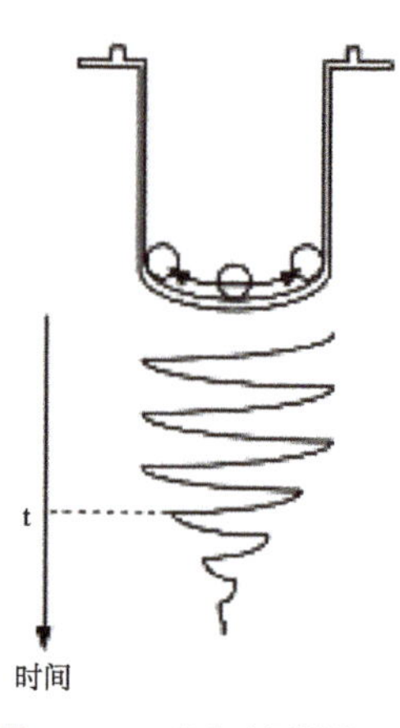

图 18-1-3 磁珠法测量原理

了绝大部分仪器模块，包括加样模块、温度孵育模块、液路模块等。通过专利的结构兼容设计，复用抓手模块来同时支持两种反应杯的调度转运。进一步的是，在第二代光学透射法基础上，通过超稳态LED光源技术，达到业内领先的光学法抗扰能力，极大地减少了切换磁珠法的概率，从而避免了设置磁珠法反应杯自动装载模块的必要。最终，仪器仪以接近增加一个磁珠法测量通道的最低成本代价，实现了双方法的兼容。

3.“光磁一体”的技术效果

客户的核心诉求就是能够兼顾凝血检验的检验性能和检验成本。雁行系列仪器在兼顾检测系统低成本、试剂耗材低成本的前提下，完美地解决了困扰凝血检测的样本干扰问题，实现了双方法无感切换。在确保检验结果的基础上，没有提高检验成本，满足了客户的核心诉求，利于产品广泛推广。

第二节 中翰盛泰生物技术股份有限公司

一、企业简介

中翰盛泰生物技术股份有限公司（以下简称“中翰生物”）是一家聚焦医疗体外诊断产品的国家高新技术企业，成立于2010年12月，坐落于浙江省杭州市临平区，占地80亩，总建筑面积12.9万平方米，是国家级专精特新重点“小巨人”企业（第一批第一年），浙江省隐形冠军企业、浙江省科技小巨人。

中翰生物锚定技术创新驱动发展策略，已建立“快速诊断、液相芯片、核心原材料及医防融合慢病管理”四大平台型技术，建有国家级科技企业孵化器、液相芯片高等研究院、省级体外诊断高新技术企业研究院、省级高新技术企业研究开发中心和省级博士后工作站等；主持国家科技支撑项目及“尖兵”“领雁”等多项省部级课题。液相芯片平台解决多项“卡脖子”技术，编码微球等多项核心专利已获得中国、美国等专利授权，打破国外企业技术垄断，实现进口替代；作为主要起草单位起草4项行业标准和1项团体标准；多个创新成果获得“浙江省科技进步二等奖”、“浙江省首台（套）产品”、“浙江省制造精品”、“浙江省工业新产品”、“二类创新医疗器械”和“创之星杯中国体外诊断年度优秀创新产品”。产品和服务广泛应用于重大疾病的辅助诊断、慢病管理和健康管理等领域。

中翰生物以“专注医疗诊断、服务人类健康”为使命，倡导“在中国为中国、在中国为世界”的创新精神，聚焦“原创技术、高端平台、系统集成”的创新目标，重点实施从疾病预防、辅助诊断、重大疾病、慢病管理和数智化应用的“i-211”产业战略布局，主动融入国际创新体系，打造全球领先的体外诊断产品与服务供应商（图18-2-1）。

二、企业领军人物简介

周旭一，1972年6月出生，高级经济师，中翰盛泰生物技术股份有限公司董事长。兼任杭州市政协常委，杭州市临平区政协常委，杭州市侨联委员会常委，杭州市侨联特聘专家委员会执行主任，民革临平区基层委员会副主委，中国侨联新侨创新创业联盟理事，浙江省侨界青年联合会常务副会长，杭州市体外诊断产业促进会会长，全国卫生产业企业管理协会医学检验产业分会副会长，全国医用临床检验实验室和体外诊断系统标准化技术委员会（SAC/TC136）委

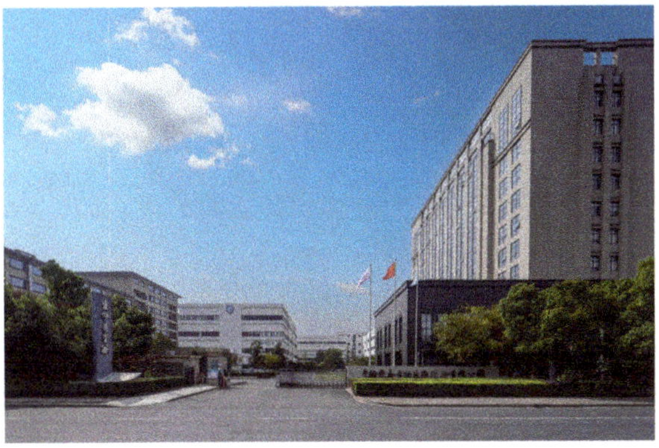

图18-2-1 中翰盛泰生物技术股份有限公司一期工程外景

员，中国医学装备协会检验医学分会常务委员，中国医学装备协会现场快速检测 POCT 装备技术分会常务委员，中国分析测试协会标记免疫分析专业委员会常务委员，浙江省药学会医疗器械专家委员会副主任委员，杭州市食品药品安全协会副会长兼医疗器械专业委员会主委。

近年来，周旭一荣获杭州市最美政协委员、余杭区劳动模范、第十届浙江省优秀归侨侨眷代表、浙江省侨界青年“强浙江”十杰、民革中央抗击新冠肺炎疫情先进个人、民革浙江省抗击新冠肺炎疫情先进个人、浙江民革骄傲人物、民革杭州市“2013—2016 年优秀党员”、民革浙江省 2017—2021 年度先进个人，首届中国体外诊断行业领军人物、第三届世界浙商大会“创业创新奖”、首届世界杭商青年领军人物等称号；担任“十二五”国家科技支撑计划项目、浙江省重大研发专项和杭州市重大技术创新项目负责人（图 18-2-2）。

三、Jet-iStar Max & Jet-iStar Infinity 全自动荧光免疫分析仪

（一）荧光免疫层析技术简介

荧光免疫层析技术是建立在层析技术、抗原—抗体特异性免疫反应和荧光技术基础上的一项新型

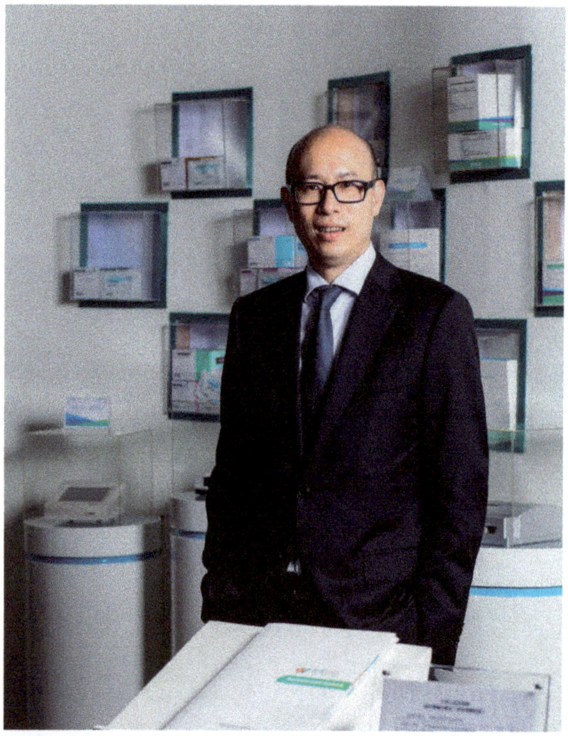

图 18-2-2　领军人物周旭一

免疫检测技术。该技术具有灵敏度高、稳定性好、受自然荧光本底干扰低、操作简单、快速等优点，已广泛应用于体外诊断领域。

荧光技术是根据抗原—抗体反应的原理，先将已知的抗原或抗体标记上荧光素，制成荧光抗体，再用这种荧光抗体（或抗原）作为探针检测样本中的相应抗原（或抗体）。免疫层析技术以固定有检测线（T 线，包被抗体或包被抗原）和质控线（C 线，抗抗体）的条状纤维层析材料为固定相，测试液为流动相，荧光素标记抗体或抗原固定于连接垫，通过毛细作用使待测物在层析条上移动。待测物在 T 线处发生特异性免疫反应，形成的抗原—抗体复合物上含有标记的荧光素，荧光素受外来激发光的照射而发生明亮的荧光。使用光电池接收荧光，从而根据荧光的强弱来测定含量。游离物在 C 线处发生免疫反应。

（二）Jet-iStar Max 仪器简介

Jet-iStar Max（简称 JS Max）是基于荧光免疫层析技术的全自动荧光免疫分析仪器，JS Max 先通过进样模块、加样模块、摇匀模块以及试剂模块将样本和试剂混合，将混合液定量加至特定的反应板上，再将反应板转移至反应模块中，待反应一段时间后，将反应板转移至检测模块进行检测，并计算最终的结果。

JS Max 支持 2D 条码扫描，具有样本和试剂自动识别功能；具有样品穿刺加样及试剂加样、反应板存储、转移、温育、反应及检测功能；支持样本、耗材、试剂连续自动加载；支持实验项目动态跟踪，实时查询实验项目进度和实验结果查询，支持 LIS 传输、4G 无线传输，可实现数据共享。通过与不同选配件的搭配，有台式和立式两款，适应不同实验室的空间需求。

更为重要的是，Jet-iStar Infinity（简称 JS Infinity）是两台 JS Max 仪器通过公司提供的轨道模块联机而成，它包含 JS Max 的所有功能，在接入医院信息系统后，自行分配任务，可实现流水线式检测（图 18-2-3）。

（三）仪器特点（图 18-2-4）

1. 高度集成、扩展性强

（1）一机多变，包括桌面模式、落地模式、联机模式。

（2）可随机上样，软件自动分配任务，联机后可实现流水线式检测。

（3）模块化集成，可以和同类型轨道的其他设备联机。

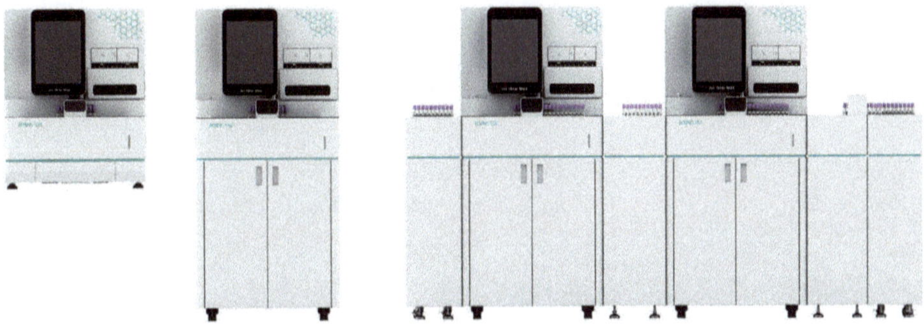

图 18-2-3 全自动荧光免疫分析仪的三种模式

2. 高通量、检测速度快

（1）JS Max 单机检测速度为 120 T/h，JS Infinity 可达 240 T/h。

（2）JS Max 单机可同时检测 10 个项目，JS Infinity 可同时检测 20 个项目。

3. 自动化程度高，操作极简

（1）全自动轨道式进样，自动识别样本类型，自动混匀。

（2）支持样本、耗材、试剂连续自动加载。

（3）试剂盒内置校准曲线，无需手工校准。

4. 无气溶胶传播风险，为生物安全保障

（1）原始管上机，不开盖，钢针穿刺取样。

（2）内置密闭式废料仓，取样、混匀及废弃全程封闭运行。

5. 人性化的设计

（1）15 寸液晶触摸屏，轻松触控。

（2）摇摆混匀（常规采血管）、抽吸混匀（末梢血管）两种混匀方式。

（3）支持 LIS 传输、高速无线传输，可实现数据共享。

（四）检测项目

Jet-iStar Max & Jet-iStar Infinity 与 Jet-iStar800、Jet-iStar800 Plus、Jet-iStar1000、Jet-iStar3000 形成了 Jet-iStar 平台全域应用的解决方案，从而满足各类医疗机构、不同应用场景的需求。其中，Jet-iStar800、Jet-iStar800 Plus 是半自动检测仪器，前者为单通道，后者为六通道。Jet-iStar1000 采用 Tip 头取样，可同时检测 8 个项目；Jet-iStar3000 采用钢针穿刺取样，可同时检测 16 个项目（图 18-2-5）。

Jet-iStar 平台检测项目覆盖炎症、心血管、生殖健康、肾病、凝血、胃肠功能六大板块，共计 22 个项目（截至 2023 年 12 月 31 日），并致力于持续推出更多检测指标，服务广大用户（表 18-2-1）。其中，国际新型感染标志物肝素结合蛋白（HBP）在器官功能障碍预警、感染鉴别诊断、脓毒症预警、早期诊断及预后评估方面具有重要临床价值。目前中翰生物 HBP 项目已获中国发明专利 ZL200880019915.X 许可授权、中国发明专利 ZL202010750016.X 授权。

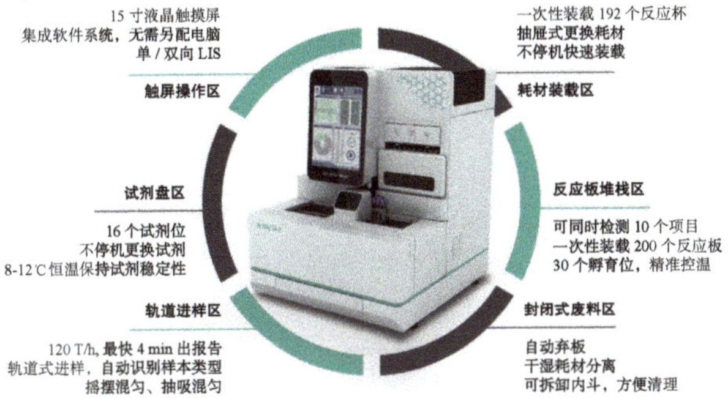

图 18-2-4 Jet-iStar Max 全自动荧光免疫分析仪特点

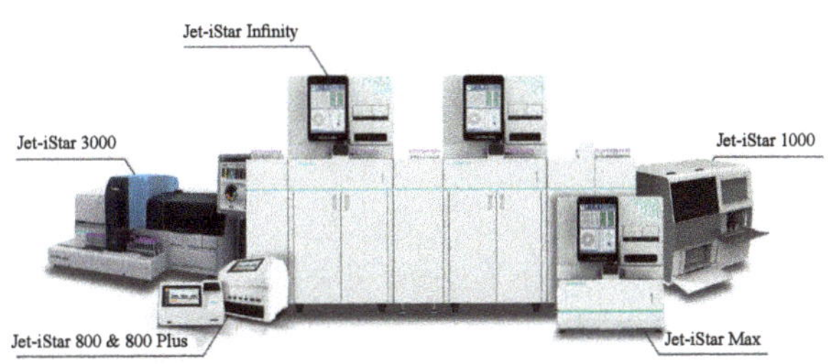

图 18-2-5 Jet-iStar 全域应用免疫快诊平台

表 18-2-1　Jet-iStar 全域应用免疫快诊平台检测项目

类别	项目名称	缩写	临床意义
炎症类	肝素结合蛋白	HBP	器官功能障碍预警，感染鉴别诊断，脓毒症预警、诊断、预后评估
	降钙素原	PCT	脓毒症诊断、指导抗生素治疗
	白细胞介素 6	IL-6	急性感染早期诊断、感染严重程度评估、判断预后
	全程 C 反应蛋白	hsCRP+CRP	鉴别诊断细菌或病毒感染
	血清淀粉样蛋白 A	SAA	鉴别诊断细菌或病毒感染、感染严重程度评估
心血管类	可溶性生长刺激表达基因 2 蛋白	ST2	心力衰竭的危险分层、预后评估和指导治疗
	氨基末端脑利钠肽前体	NT-proBNP	心力衰竭的辅助诊断、严重程度评估、预后评估
	B 型脑钠肽	BNP	
	肌钙蛋白 I	cTnI	急性冠脉综合征的早期诊断及风险分层 早期发现心肌损伤、心肌炎 评估心肌损伤的面积 急性心肌梗死复发监测
	肌红蛋白	Myo	
	肌酸激酶同工酶	CK-MB	
	心型脂肪酸结合蛋白	H-FABP	
	脂蛋白相关磷脂酶 A2	Lp-PLA2	动脉粥样硬化的辅助诊断和冠心病风险评估
凝血类	D- 二聚体	D-Dimer	深静脉血栓、肺栓塞的排除，弥散性血管内凝血的诊断
肾病类	中性粒细胞明胶酶相关脂质运载蛋白	NGAL	急性肾损伤的早期诊断
	$β_2$- 微球蛋白	β2-MG	肾脏疾病的辅助诊断
	尿微量白蛋白	MAU	
生殖健康	抗缪勒管激素	AMH	卵巢储备功能评估，辅助诊断卵巢功能早衰、多囊卵巢综合征等
	β 人绒毛膜促性腺激素	β-HCG	早期妊娠的诊断、异位妊娠的辅助诊断等
	孕酮	PROG	排卵监测、异位妊娠的辅助诊断、评价黄体功能等
胃肠功能	胃蛋白酶原 Ⅰ / 胃蛋白酶原 Ⅱ	PG Ⅰ / PG Ⅱ	胃部炎症辅助诊断、胃癌早筛

第三节
浙江拱东医疗器械股份有限公司

一、体外诊断试剂配套耗材开发的合作要点

随着我国临床诊断需求的不断增长以及研发技术的不断提高，体外诊断（IVD）行业已经成为我国医药行业中发展最快，也最活跃的细分行业之一。虽然目前我国体外诊断行业尚处于发展初期，但其发展一直受国家产业政策重点支持。“十一五”期间，国家“863”计划首次支持了生物医学关键试剂的重点项目，2005 年以来，政府相关部门更是相继出台了多项政策，将体外诊断试剂、诊断仪器、诊断相关酶制剂等产业的发展列为重点发展项目，将体外诊断列为战略性新兴产业。“十四五”以来，IVD 行业发展势头迅猛。

体外诊断行业包括仪器、试剂和耗材。为实现快速精准的检测、诊断诊疗，需要仪器、试剂和耗材，三者在功能上相互匹配。尤其是在过去三年中，新冠肺炎疫情带来了巨大的产业冲击。分子诊断的进一步发展，对高端耗材的需求进一步扩大。未来，随着诊断精度的不断提高，对配套的高端耗材质量要求也与日俱增。因此，在与体外诊断试剂配套的高端耗材从前期开发、制造能力、质量控制以及更

新迭代等方面均提出了较高的要求。对于耗材制造企业，面对巨大的市场潜力，机遇与挑战并存。浙江拱东医疗器械股份有限公司（以下简称“拱东医疗”）也将在IVD细分领域继续深耕，为IVD耗材的发展继续发力。

（一）精准对接，缩短上市周期

缩短体外诊断试剂的研发周期，对于率先抢占有限的市场起到至关重要的作用，尤其是面对突发的公共卫生事件。大家处于同一起跑线，如何缩短研发周期，促成产品快速上市，是IVD生产企业需要面临的问题。而与IVD配套用的医疗耗材的同步研发速度，也成为IVD上市的一个重要限制因素。IVD医疗耗材以医用高分子耗材为主，产品的模具开发是首要的要求。耗材生产企业设有自有的模具工厂，可以从客户IVD项目开发之初参与耗材的设计、模具的设计以及样品的试制等，可以随IVD的研发进展同步进行。拱东医疗拥有独立的模具部门，从项目初模具设计到模具制造，再到模具的维护保养均可独立完成，将模具开发主动权牢牢掌握在自己手中，大大缩短了项目研发周期。并且，模具制造车间配备恒温控制系统，模具制造过程中可以保持恒温状态，模具制造的精度降低受温度变化影响。模具车间内配备多种高精度检测设备，如三次元测量仪，可精准对模具配件和产品进行测量，确保模具加工的精度（图18-3-1、图18-3-2）。

公司组建以技术部项目经理为项目负责人，包括生产、质量、采购以及商务等各部门的项目组，根据项目特点，专项专人对接。通过前期项目沟通，了解并深入挖掘客户产品的预期使用场景，如预期配套的设备、预期使用的环境、预期配套的试剂等，尽可能详尽地将产品的要求明确，杜绝由于要求不清而产生的设计偏差，延缓开发时间。项目组根据各自职能与客户进行直接对接，减少信息流不畅引起的项目迟滞，各个部门齐头并进，整体推进项目的发展。项目各个阶段的验证均经客户审核确认，确保验证或者确认的结果与客户预期保持一致，提高项目交付效率。项目的交付可以和IVD项目的开发保持一致步调。

（二）建立体系，提高产品质量

项目交付后，如何保质保量的交付合格的产品是企业关注的重点。医疗耗材产品有些本身就作为医疗器械管理，拱东医疗建立专业的质量管理体系，如ISO13485。并根据风险管理的要求，产品实现的全过程均进行风险分析，从产品设计、供方选择、材料控制、过程控制、成品控制和上市后跟踪等方面进行失效模式的分析，采取有效措施控制风险，降低其发生的概率，确保产品质量的稳定。为满足不同国家或地区客户的要求，公司还取得了其他相关的体系认证，如IVDR、MDSAP等。

拱东医疗的耗材制造依照设计开发的生产工艺流程进行，执行SOP以及工艺规程的规定，关键工序/特殊过程还需经过验证/确认。对原材料进货检验、过程质量控制、成品检验全过程进行质量管理和质量控制。生产过程中产生的不合格品按照规定流程进行处置，分析原因并采取一定纠正预防措施，避免同类问题重复发生。

IVD产品检测精度越来越高，对于产品加工精度及环境的要求也提出新的要求，对于微生物、微粒、酶和内毒素的要求也越发明确。拱东医疗的高值耗材均在十万级净化车间内生产制造，对微生物、微粒等进行严格控制，车间内具有高精度进口设备，如德马格、阿博格等进口注塑机。冷水系统采用德国欧尼系统，控制精度可达到 ±0.5℃，保障了产品的加工精度。采用自动影像检测设备，对高要求耗材进行

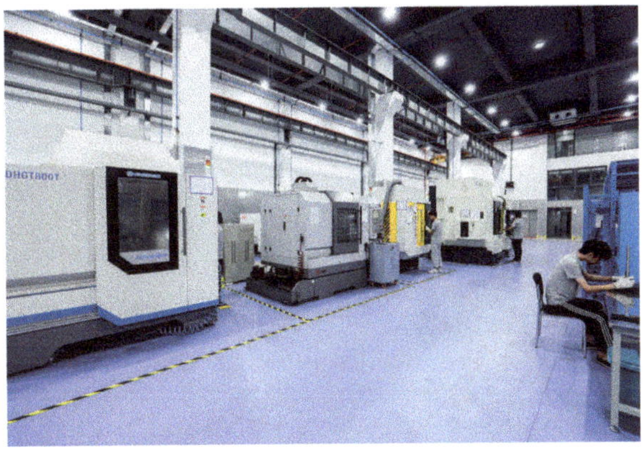

图 18-3-1 恒温模具车间

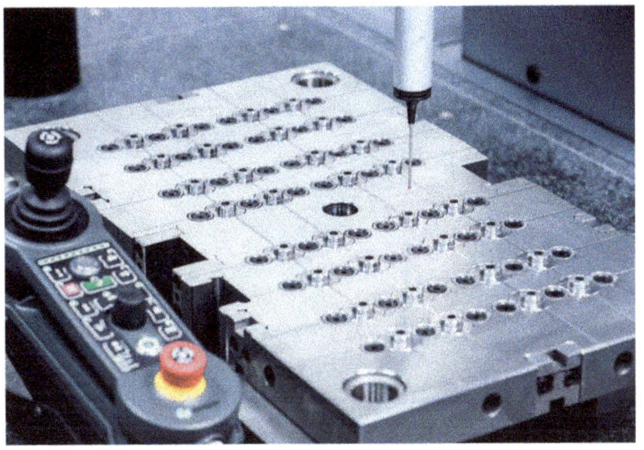

图 18-3-2 三次元测量仪

全检、非接触性检验方式，也避免了产品受到生物污染，满足 IVD 的临床诊断需求。公司目前正计划引进产品 3D 扫描仪，可实现产品三维快速尺寸检测，对产品尺寸控制进一步加强（图 18-3-3、图 18-3-4）。

我们设置了 1 600 ㎡的检验中心，包括理化检验中心及微生物检验中心。检验设备齐全，理化检验中心现有设备包括离子色谱仪、气相色谱仪、渗透压摩尔浓度测定仪、双光束紫外可见分光光度计、电子拉力机、密封试验仪、双臂跌落试验机、基恩士图像尺寸测量仪等高精度检测设备，可进行产品理化检测、溶出物、高精度尺寸、化学残留物等检测。微生物实验室设有无菌室、微生物限度室、阳性对照室、细胞培养室以及 PCR 实验室，可进行微生物限度、无菌检验、细胞培养、PCR 扩增、鲎试剂法和酶标定量法测试内毒素。可满足不同 IVD 产品对耗材的质量检验需求。为了提高检验水平，检验中心正在积极筹备实验室 CNAS 认证（图 18-3-5、图 18-3-6）。

（三）跟踪售后，辅助产品迭代

目前，IVD 产业蓬勃发展，技术日新月异。为了满足市场的潜在需求，IVD 产品的迭代更新速度不断加速。一款产品在投放市场前甚至已经开始研发下一代的产品，而耗材的开发也应随着 IVD 产品的研发同步进行。公司在与 IVD 企业合作过程中，加强售后服务，主动跟踪售后，对于产品存在的不足之处主动挖掘，积极进行调整，每次变更需要经过客户确认并批准后方可实施。对于客户的信息反馈积极对接，辅助 IVD 企业完成产品的迭代更新，从而满足临床诊断的日益丰富的需求。

（四）完善体系，提升服务质量

拱东医疗逐步完善质量体系建设，从项目管理、设计开发、生产质量管理、售后服务等全方面提升管理水平。配备充足的资源，从最初端模具开发到生产制造，甚至进一步代加工，打造一站式服务和订制式服务平台，既满足市场多样化需求，也满足客户个性化需求。对于合作过程中 IVD 企业提出的改进需求，积极制定纠正预防措施，满足客户对于市场及质量管理的要求。改进并持续满足标准要求和顾客需求也是耗材制造业质量管理的基本目标，随着体系管理的逐步完善，满足并主动超越顾客的

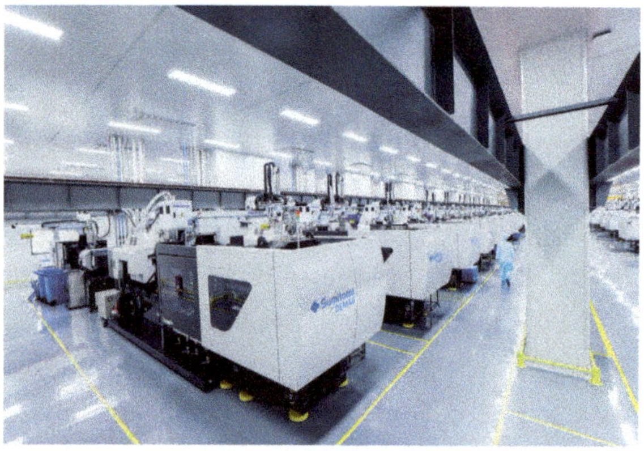

图 18-3-3　十万级净化车间

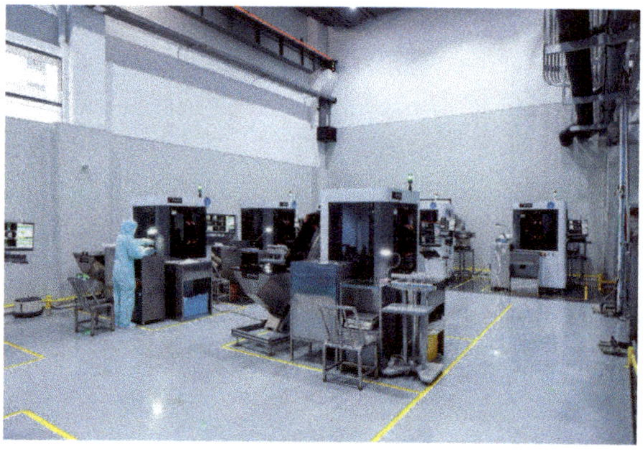

图 18-3-4　自动影像检测设备

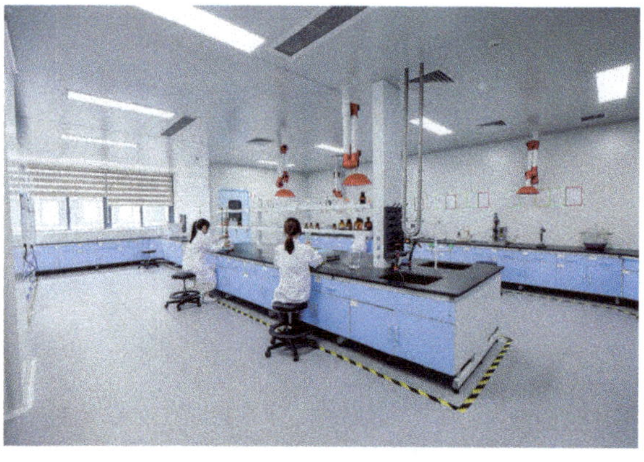

图 18-3-5　理化实验室

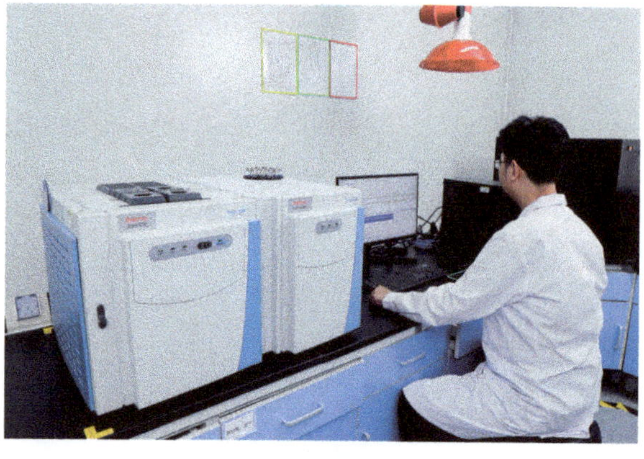

图 18-3-6　离子色谱仪

需求是质量管理的最终目标。

总之，一站式服务和订制式服务对于IVD企业的产品开发尤为重要，医疗耗材的市场潜力巨大。面对如此大的机遇，拱东医疗将集中优势资源努力提升技术创新，从设计到制造，再到售后服务，提供全程的高质量服务，为IVD产品的开发提供耗材方面的技术和质量保障，也为中国体外诊断事业发展贡献一份力量。

第四节 圣湘生物科技股份有限公司

一、企业简介

圣湘生物科技股份有限公司（以下简称“圣湘生物”）是以自主创新基因技术为核心，集诊断试剂、仪器、第三方医学检验服务为一体的体外诊断整体解决方案提供商，在科创板上市，入选全球医疗器械企业TOP100榜单，上榜中国医药工业百强。公司致力于成为基因科技普惠者，是国家基因检测技术应用示范中心、感染性疾病及肿瘤基因诊断技术国家地方联合工程研究中心。作为国内分子诊断龙头企业，公司正努力向世界一流企业迈进。

公司总部位于长沙，打造了长沙、上海、北京三大产业基地，在成都等全国主要城市和美国、英国、法国、印尼、菲律宾、泰国等全球重要区域设立了分子公司或分支机构。

公司研发了一系列国际领先核心技术和性能赶超国内外先进水平的产品1 000余种，在传染病防控、妇幼健康、血液安全、癌症防控、伴随诊断、农牧科技等方面打造了一系列整体解决方案，填补国内行业多项空白，引领国内行业技术赶超国际先进水平，有力打破进口垄断，推动基因技术由医疗机构个别科室应用向多科室应用、大医院高端实验室应用向包括基层医疗机构在内的各个层级医院应用、少数领域应用向全场景应用转变。目前，圣湘生物系列产品已远销全球160多个国家和地区（图18-4-1）。

二、“创之星”杯中国体外诊断年度优秀创新产品——六项呼吸道病原菌核酸检测试剂盒

圣湘生物六项呼吸道病原菌核酸检测试剂盒（多重荧光PCR法）属于国家三类医疗器械分子诊断试剂，可定性检测人痰液中6种临床常见下呼吸道病原菌，包括肺炎克雷白杆菌、肺炎链球菌、流感嗜血杆菌、铜绿假单胞菌、嗜肺军团菌、金黄色葡萄球菌，检测结果可用于下呼吸道感染或疑似下呼吸道感染患者的辅助诊断，为下呼吸道病原菌感染提供分子诊断依据。产品在注册审批过程中被国家医疗器械技术审评中心认定为国内首个注册产品，并在中心官网公开了产品的审评报告。

本产品是圣湘生物自主开发设计的产品且拥有多项技术创新及专利，是具有国际竞争力的新型病原菌诊断产品。产品采用新型单荧光通道多靶点同时扩增检测技术，可以实现在实验室常用的荧光定量PCR仪器中成倍地增加检测通量[如一台5通道的PCR仪器可实现单管10个目标靶点的同时扩增检测（5×2=10）]。创新的单管多靶点扩增检测技术为临床呼吸道病原菌诊断提供了强有力的技术支持，该产品结合临床病原菌检测的实际需求，把重病监护室（ICU）、社区获得性肺炎（CAP）以及医院获得性肺炎（HAP）常见病原菌进行联合检测，同时首次将近几年发病率及危害性明显增加的嗜肺军团菌作为目标检测靶点，极大地弥补了当前培养法及血清学检测周期长及低敏感的缺陷，为嗜肺军团菌的早发现、早诊断和早治疗提供了有力保障。另外，多病原菌的联合检测可以实现在一次实验中为医生提供更多的分子诊断依据，为患者赢取了宝贵的治疗时间、最佳的预后、防止抗生素的滥用以及显著降低患者就医成本。本项目产品在检测通量、靶点组合、成本节约、控制抗生素滥用等方面均具有良好的创新性（图18-4-2）。

1. 试剂开发原理

本试剂盒基于Taq酶水解荧光探针产生荧光信

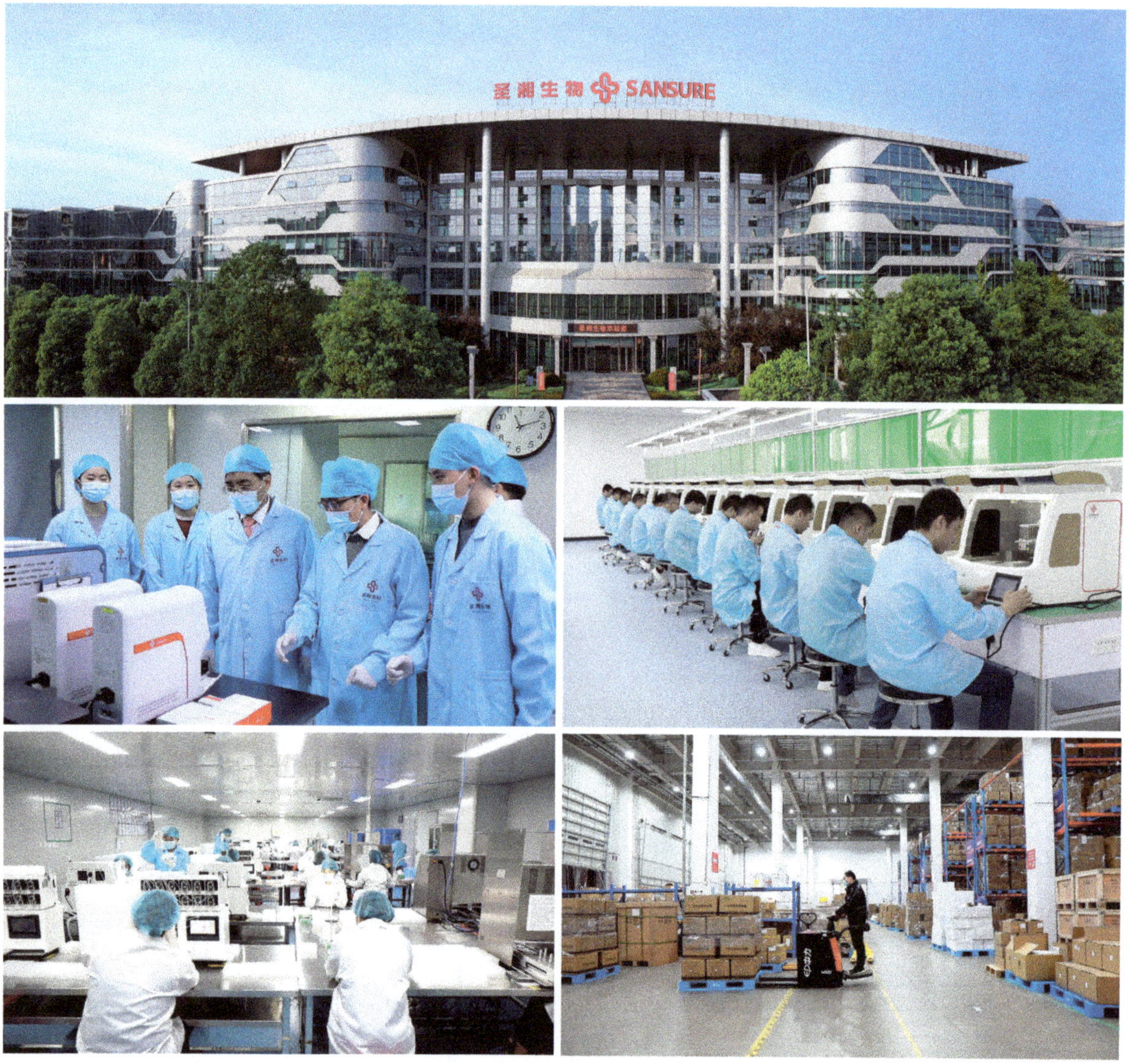

图 18-4-1　圣湘生物企业照片

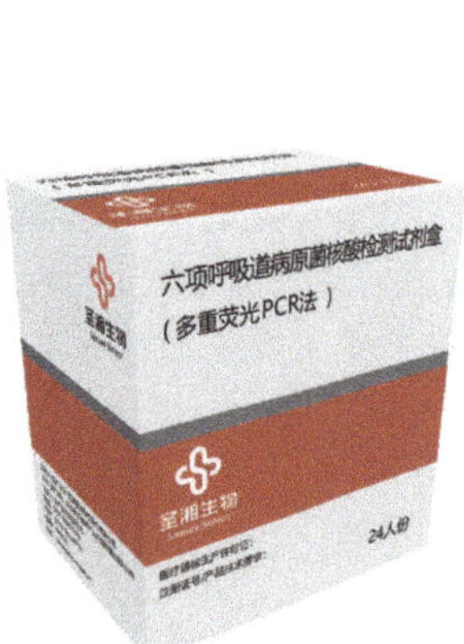

图 18-4-2　六项呼吸道病原菌核酸检测试剂盒（多重荧光 PCR 法）

号及带荧光产物杂交产生荧光信号的两种技术原理，针对单色荧光通道中一个靶点的检测采用荧光探针，另一个靶点的检测采用熔解曲线的方式，从而实现在单色荧光通道中同时进行两个靶点的检测和分析。针对待检测细菌肺炎克雷白杆菌、肺炎链球菌、流感嗜血杆菌、铜绿假单胞菌、嗜肺军团菌和金黄色葡萄球菌核酸保守区设计的特异性引物、特异荧光探针，配以 PCR 反应液等组分，在荧光定量 PCR 仪上，应用多重实时荧光定量 PCR 检测技术，通过荧光信号的变化实现对样本中下呼吸道病原菌核酸的快速检测（图 18-4-3、图 18-4-4）。

PCR 检测体系含有内标，通过检测样本中编码甘油醛 -3- 磷酸脱氢酶（GAPDH）的管家基因的 DNA 是否正常来监测待测样本提取过程和 PCR 扩

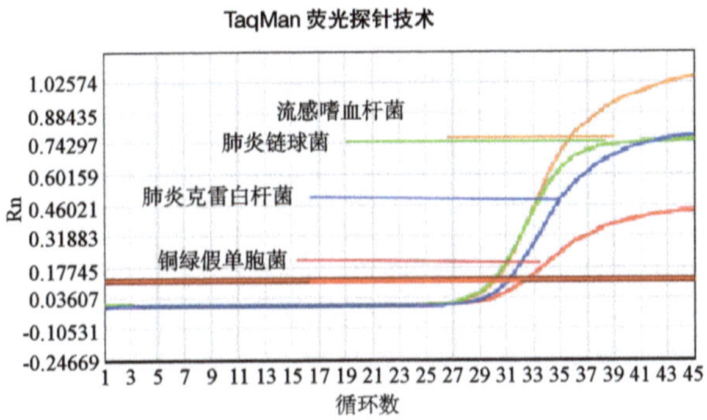

图 18-4-3 TaqMan 荧光探针技术

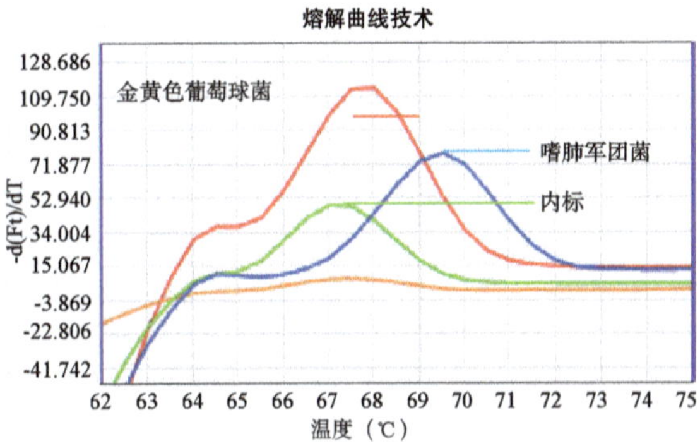

图 18-4-4 熔解曲线技术

增过程，避免假阴性结果。

该试剂盒采用圣湘生物超顺纳米磁珠法技术，采用国际先进的第五代磁珠法核酸提取技术，通过超顺纳米磁珠富集样本中的核酸分子，在常温下裂解病原体，无需加热煮沸、离心和洗脱，快速获取高纯度核酸，实现高灵敏度和高精度检测。

2. 产品优势

相较于传统的细菌培养检测手段，六项呼吸道病原菌核酸检测试剂采用多重荧光 PCR 技术，灵敏度、特异性高，窗口期短，目前已成为临床病原菌检测的优选方法。除技术手段的优势外，圣湘生物的六项呼吸道病原菌核酸检测试剂还更加贴合临床需求，具有如下优势：

（1）靶标设计合理，阳性检出率高：覆盖了呼吸道感染最常见的六种病原菌，根据中国疾病预防控制中心发布 2009—2019 历时 11 年的呼吸道传染病监测数据，肺炎克雷白杆菌、肺炎链球菌、流感嗜血杆菌、铜绿假单胞菌、嗜肺军团菌、金黄色葡萄球菌为感染谱前六的病原菌，其中肺炎链球菌为检出率最高的菌种。与培养法相比，能显著提高阳性率，缩短检测周期。

（2）检测结果更精准：采用圣湘超顺纳米磁珠法提取，灵敏度可达到 15~2 875 CFU/ml，是目前同类核酸检测产品中灵敏度最高的。PCR 检测体系含有阳性内对照（内标），避免假阴性结果。闭盖操作，减少污染；同时采用常温裂解技术，减少气溶胶污染，降低假阳性的概率，使检测结果更精准。使用 3 批“呼六”进行包容性验证显示，每例样本用 3 批不同的试剂检测 20 次，共 60 次重复，各型别均能稳定检出。

（3）操作简便，适配性高：采用创新的多重荧光 PCR 技术，一管法可检测多个靶点，操作步骤简便，可实现全自动化操作和高通量检测。适配性高，兼容市面上常见的 PCR 扩增仪，不增加仪器或新增实验室房间的采购成本。

（4）临床意义显著：本产品采用了新技术、新配方，为医生在减少抗生素的滥用和及时有效治疗方面提供了分子诊断依据，极大保护了患者的用药安全。该产品能够快速准确地明确病原菌种类，改变目前很多医院传统的经验性用药现状，极大保障了抗生素使用的安全问题，积极响应国家关于《中国儿童合理使用抗菌药物行动计划 2017—2020》、《遏制细菌耐药国家行动计划 2016—2020》行动计划中提出的“支持耐药菌感染快速诊断技术的研发，特别是快速鉴别细菌感染与非细菌感染的技术设备”等核心措施，真正从技术创新，产品创新角度守护大众健康，为合理使用抗生素提供有力保障。

（5）该试剂盒对应的方法学专利：《一种采用磁珠法从样品中提取并纯化核酸的方法》《一种用于单通道双靶点核酸检测的实时荧光 PCR 检测方法》《用于联合检测多种呼吸道细菌的荧光 PCR 检测体系、试剂盒及检测方法》均已获得国家知识产权局发明专利授权，专利号分别为：ZL200910307632.1，ZL201611157722.3，ZL201711116382.4。

3. 产品临床使用评价

两次临床研究共检测样本 2 047 例，首次临床 1 548 例，总体样本阳性一致性百分比为 99.88%（95% *CI*：99.31%~100.00%），阴性一致性百分比为 97.72%（95% *CI*：96.37%~98.66%），总一致性百分比为 98.84%（95% *CI*：98.17%~99.31%）；同时每种病原体进行了待考评试剂与病原体分离培养鉴定方法的比较研究，灵敏度为 100.00%（95% *CI*：99.32%~100.00%），特异度为 72.22%（95% *CI*：69.35%~74.97%），总符合率为 81.91%（95% *CI*：79.90%~83.80%）；增补临床试验 499 例，总体样本中，阳性一致性百分比为 100%（95% *CI*：99.09%~100%），阴性一致性百分比为 79.79%（95%*CI*：70.25%~87.37%），总一致性百分比为 96.19%（95% *CI*：94.12%~97.69%）（图 18-4-5）。

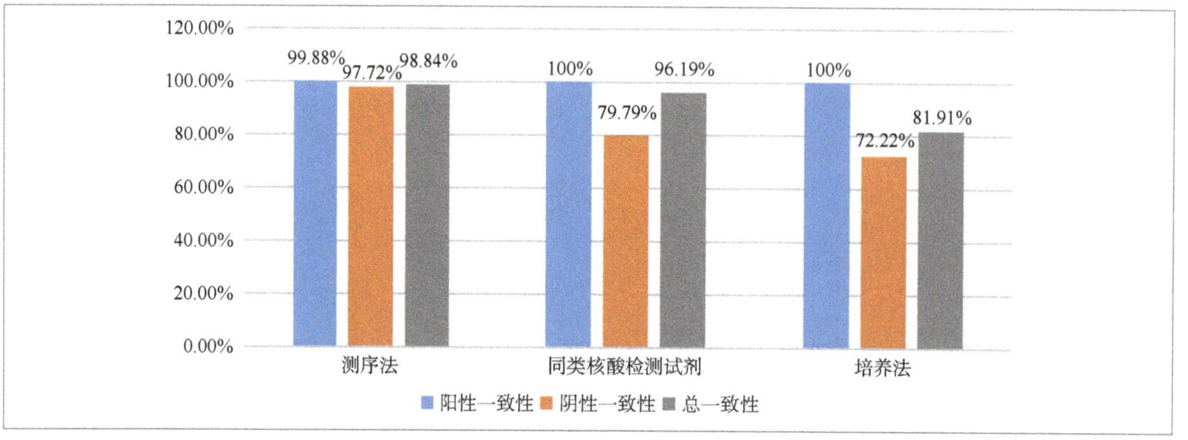

图 18-4-5 “病原菌六项”较其他培养方法符合度比较

通过此次临床研究表明：圣湘公司开发的六项呼吸道病原菌核酸检测试剂盒（多重 PCR 荧光法）与金标准核酸序列测定对照方法检测结果具有很好的一致性，与已上市同类产品对照试剂检测结果具有很好的一致性，与病原体分离培养鉴定符合率高，并且操作简单，符合临床检测要求，具有较高的临床应用价值。

4. *产品市场情况*

据研报显示，2019 年呼吸道病原体检测市场约 26 亿，其中核酸检测类产品市场占有率较低。但随着抗击新冠肺炎疫情，国家核酸检测能力提升，核酸检测认知提升。同时，国家卫生健康委医政医管局发布了《关于印发 2021 年质控工作改进目标》，明确提出感染性疾病专业要“提高呼吸道病原核酸检测率”，国家卫健委医管所发布“ 提高住院患者抗菌药物治疗前病原学送检率”专项行动指导意见，要求接受抗菌药物治疗的患者，抗菌药物使用前病原学送检率不低于 50%，发生医院感染的患者，医院感染诊断相关病原学送检率不低于 90%，接受两个或以上重点药物联用的住院患者，联合使用前病原学送检率应达到 100%。随着国家政策落地执行，预计呼吸道病原体核酸检测市场将逐步放量。六项呼吸道病原菌核酸检测试剂自今年 5 月上市以来，销售情况保持稳步增长态势，已在医院、第三方医学检验机构等多家单位陆续应用。

除六项呼吸道核酸检测试剂外，为更好地满足临床的检测需求，圣湘生物构建了覆盖不同应用场景的呼吸道整体化解决方案，充分发挥技术、产品等多方面优势，进一步提高呼吸道疾病检测的“精确性”和“可及性”，持续推动以预防为主的健康策略和早诊早治的精准诊疗体系建设，全面助力国家提高抗生素合理规范化应用，构建常态化的呼吸道传染病精准防控体系，助力全民健康。

第五节
深圳市亚辉龙生物科技股份有限公司

一、企业简介

深圳市亚辉龙生物科技股份有限公司（以下简称“亚辉龙”）成立于 2008 年，科创板上市公司。总部位于深圳市龙岗区宝龙街道宝龙科技城，主要从事生物医药产业体外诊断领域（IVD）产品的研发、生产、销售和服务，是拥有大量自主知识产权的国家高新技术企业。同时也是国家、广东省、深圳市“知识产权优势企业”，并荣获深圳市科技进步奖一等奖，广东省、深圳市专利奖，深圳创新企业 70 强，第十八届深圳知名品牌，广东省医疗器械唯一标识示范单位等多项荣誉。亚辉龙坚持自主创新，以市场需求为导向，以客户服务为宗旨，建立了从原材料研发到体外诊断仪器、试剂研发的系统性体外诊断产业链研发布局。成立十多年来，亚辉龙先后承担了国家发改委、国家科技部、深圳市发改委、深圳市工信局、深圳市科创委等重大科技项目，其中“高通量全自动免疫分析仪及配套试剂的研发和产业化”项目获得国家发改委立项，并连续四年被立项为深圳市重大项目、龙岗区重点引进项目。

企业秉承“专注生命健康产业 努力让科技造福人类”的使命，始终如一、追求卓越，不断为人类健康事业提供卓越的产品及服务，努力成为全国免疫领域龙头企业，全球体外诊断一流企业。

二、iFlash 3000-G 全自动化学发光免疫分析仪

2021 年 10 月，亚辉龙隆重推出 iFlash 3000-G 全自动化学发光免疫分析仪。目前，化学发光免疫分析仪是集成化学发光免疫分析技术（CLIA）较成熟的仪器平台，其主要的性能衡量指标之一是仪器单位时间的检测速度。iFlash 3000-G 产品的单模块检测速度高达 600 测试 / 小时，当前在同类产品中检测速度处于领先地位。此外，该产品兼具超高“坪效比”（单位面积上的检测速度），首个测试出结果时间最快 12 分钟，有效提升实验室检测效率。同时，iFlash 3000-G 支持模块化级联拓展，可灵活组合多达 4 台联机，整体速度高达 2 400 测试 / 小时，并且兼容 iPAM BCIM 和 iTLA 这两款实验室自动化流水线系统，多方位满足实验室自动化升级拓展需求。

在技术原理层面，iFlash 3000-G 采用主流的磁微粒吖啶酯直接化学发光技术。光子释放快速集中、发光效率高、发光强度大。同时，不需要催化剂，背景发光值低，信噪比高，发光反应干扰因素少。采用小分子的吖啶酯，不影响标记的抗原 / 抗体活性。

在仪器其他性能层面，iFlash 3000-G 支持浓缩清洗液自动在机稀释，有效减少更换频率，自动化配制更省心（图 18-5-1）。独立的试剂自动装载系统，实现真正的试剂瓶在线装载功能（图 18-5-2），支持测试过程中随时添加试剂，免去人工等待时间，且支持所有耗材在线装载，保持样本检测过程的连续性，保障实验室样本检测周转时间。产品参数上，iFlash 3000-G 具备 40 个冷藏试剂位，可灵活搭载 140 个样本位或 480 个样本位的进样单元，支持急诊优先处理。产品采用独立的样本针与试剂针设计，无需 Tip 头，具有液面、空吸、堵针检测和立体防撞功能，同时将携带污染率降低至 0.1 PPM 以内。耗材方面，iFlash 3000-G 一次性可存储 3 000 个反应杯，随时倾倒式散装添加，操作便捷。

iFlash 3000-G 除了具备优秀的仪器性能，在临床上用于对来源于人体的血清、血浆、尿液样本中的被分析物进行定性或定量检测分析方面，兼容多个检验项目，组合成完整的检测菜单，涵盖肿瘤、激素、甲状腺功能、心血管、贫血、骨代谢、自身抗体、ToRCH、呼吸道病毒、肺炎、生殖健康等试剂项目，可灵活地设置项目组合，极大方便了临床诊断。在自身免疫检测领域，已拥有适用于类风湿性关节炎、自身免疫性血管炎等疾病共计 42 项检测项目。其中，抗磷脂抗体检测项目受到临床应用专家共识推荐。IgG 亚类项目齐全，指南推荐可协助诊断 IgG 亚类相关疾病，在发光平台中是首家推出的。在生殖健康领域，亚辉龙致力于打造贯穿整个人类生命健康周期检测的整体解决方案，其中

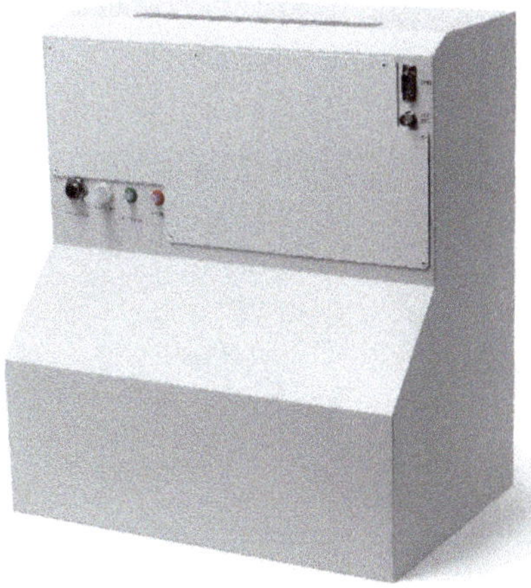

图 18-5-1 自动稀释系统

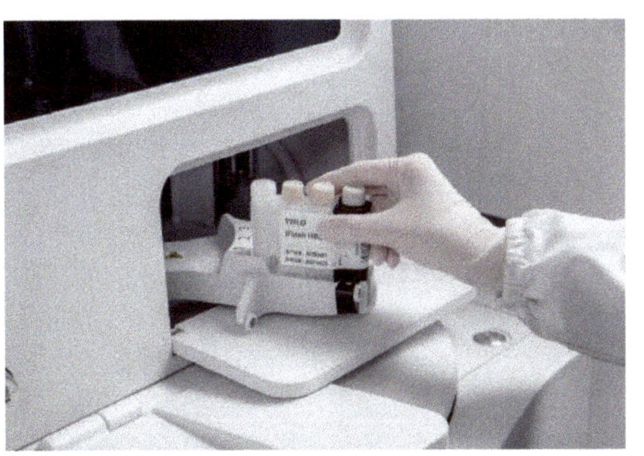

图 18-5-2 试剂自动装载系统

AMH 是国产首家化学发光试剂，是卵巢储备功能预测的最新指标，可以广泛用于女性生育力评估、围绝经期管理及辅助生殖领域。而 INHB 是全球首家化学发光试剂，是目前国内外指南推荐的用于男性生精功能预测的新指标。在肝病检测领域，亚辉龙拥有特色的“壳多糖酶 3 样蛋白 1 检测”项目，是全新的肝纤维化分期诊断和动态监测指标，获得国内外多个指南推荐，更精准安全、更灵敏，并与金标准肝穿活检有很好的符合度。在糖尿病检测领域，亚辉龙拥有化学发光法平台首家的脂联素项目，是公认的Ⅱ型糖尿病风险预测指标。另外，首家化学发光试剂项目锌转运蛋白 8 抗体，为Ⅰ型糖尿病鉴别诊断提供有效辅助工具，提高检出率。在感染检测领域，独特的鼻咽癌两项（EB VCA IgA、EB NA IgA）是指南推荐的筛查指标，联合检测有效提高检出率。另外，亚辉龙肺炎支原体是国内首家化学发光检测试剂，满足 IgM 、IgG 分型检测的需求。iFlash 3000-G 产品兼容常规项目与特色项目检测，全方位满足不同实验室的检测和科研需求。

第六节
浙江东方基因生物制品股份有限公司

一、企业简介

（1）浙江东方基因生物制品股份有限公司（以下简称“东方生物”），于 2005 年成立，是一家专业从事体外诊断产品研、产、销的企业。经过多年的实践与积累，公司通过自主研发形成了一系列的核心技术，已经完成了从抗原 / 抗体等生物原料，到体外诊断试剂以及体外诊断仪器，再到第三方检测服务的全产业链布局。形成了以 POCT 产品为主导，重点发展分子诊断、生物原料和液态生物芯片等产品的业务格局。公司曾获得“浙江省重点企业研究院”“国家高新技术企业”等荣誉称号，取得境内外产品注册 / 备案证书 700 余项，并在全球设立 40 多家子公司，销售网络深入 120 多个国家和地区，已逐步实现全球化布局。

东方生物以“集全球科技力量，为健康预警，为生命护航”为使命担当，将始终致力于更精确、更高效、更友好的健康预警和守护事业，为人类更健康更美好的生活贡献力量（图 18-6-1）。

（2）上海万子健生物科技有限公司成立于 2021 年 4 月，为浙江东方基因生物制品股份有限公司全资子公司。公司专注于液态芯片领域体外诊断试剂的创新与发展，从编码微球技术、专业检测仪器、全自动化检测平台、丰富完整的产品、快速高效的服务体系等方面全心诚意服务于广大用户，实现客户的价值提升。公司与上海交通大学依托转化医学国家重大科技基础设施（上海）共建了体外诊断新材料与技术联合研发中心，作为“十三五”国家规划的重点领域之一，该平台致力于肿瘤等重大疾病的转化研究，药物、试剂、材料的有效性验证，以及大型高端医疗设备关键技术问题的突破和应用转化。

二、企业领军人物简介

方效良，1958 年出生，浙江安吉人，研究生学历。现任浙江东方基因生物制品股份有限公司总经理，上海万子健生物科技有限公司法定代表人。任中国国际商会浙江商会副会长、浙江省医疗器械行业协会第 7 届副会长、湖州市侨资企业商会理事、湖州市医学会团体会员。

多年来，方效良带领公司稳步发展，经营业绩

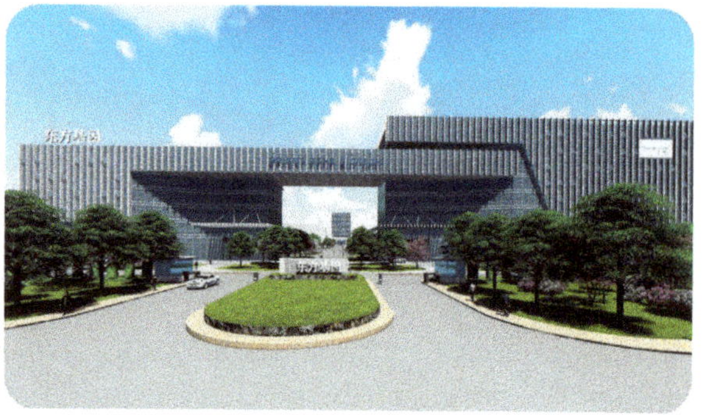

图 18-6-1　公司外景

持续、稳健增长，2020年以来，方效良带领公司积极参与抗击新冠肺炎疫情、履行社会责任，获得省级创新创业人才、2020年度中国体外诊断领军人物等荣誉（图18-6-2）。

三、全自动流式点阵分析仪

（一）液态芯片技术简介

液态芯片技术又称悬浮阵列、流式荧光技术，是20世纪90年代中期发展起来的集微球编码技术、液流控制技术、激光技术、生物标记技术及数字信号处理技术为一体的新型多功能生物芯片技术。也是目前得到权威机构和医学界共同认可用于临床诊断的生物芯片平台。

液态芯片的载体为编码微球，每个微球都携带一种可识别的编码信息，以鉴别固定在其表面的生物标记分子（如抗体、探针）。一旦微球表面生物标记分子被识别，所捕获的靶分子即可被定性或定量解码、分析。液态芯片具有灵敏度高、反应速度快、高通量、重复性好、操作简单、样本用量少、灵活性好、成本低等优点。

该技术通常用于免疫分析、核酸研究、酶学分析、受体和配体识别分析等研究，可在临床上广泛应用于肿瘤标志物检测、遗传性疾病的基因诊断、传染性疾病病原体鉴别以及自身免疫性疾病的早期诊断等诸多方面，另外在医学基础研究、新药开发、司法鉴定和食品卫生监督等领域也有广泛应用前景。

（二）仪器简介及功能

1. 简介

全自动流式点阵分析仪作为一种自动化程度较高的分析仪器，仪器能够自动实现加样、加试剂、加磁珠、孵育、磁分离、清洗、样本调度、测光、结果计算并显示等步骤，可以快速处理样本并大大地提高操作的准确性和可靠性，减少人工干预，具有手工操作所无法比拟的优点。与配套的检测试剂共同使用，适用于传染病、肿瘤、激素、甲状腺功能等项目的检测（图18-6-3）。

（三）技术原理及特点

1. 微球编码原理及特点

采用自主研发的荧光量子点，其吸收谱主要集中在蓝紫光范围，而发射谱可在可见光到近红外光范围可调。采用两种在特定荧光通道无交叠的大斯托克斯量子点，有效抑制能量转移，实现各自发光强度独立可控以及使复杂多色编码可以通过单色编码规律简单叠加实现。通过优化量子点及超顺磁性纳米颗粒的组合，获得荧光编码磁性微球的精准编码工艺（图18-6-4）。

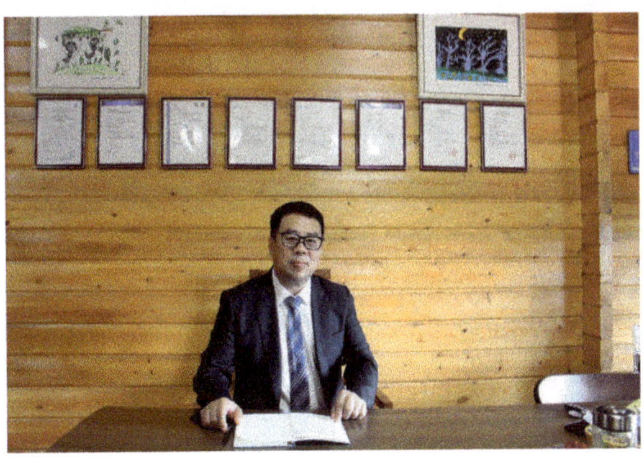
图18-6-2　领军人物方效良

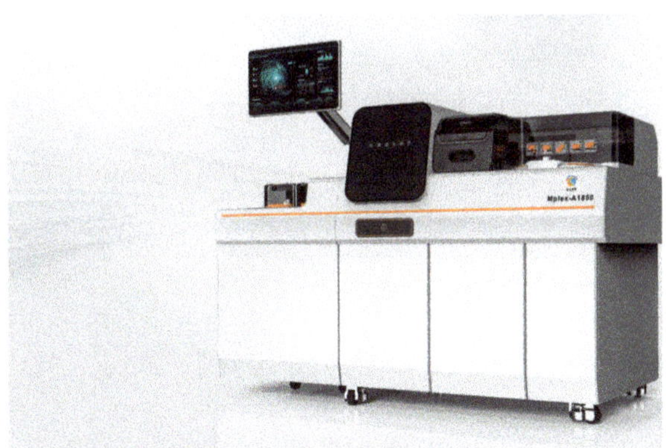
图18-6-3　全自动流式点阵分析仪

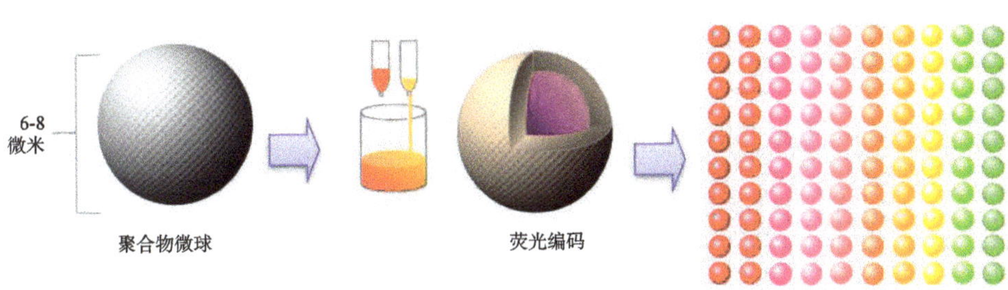

图18-6-4　微球编码原理

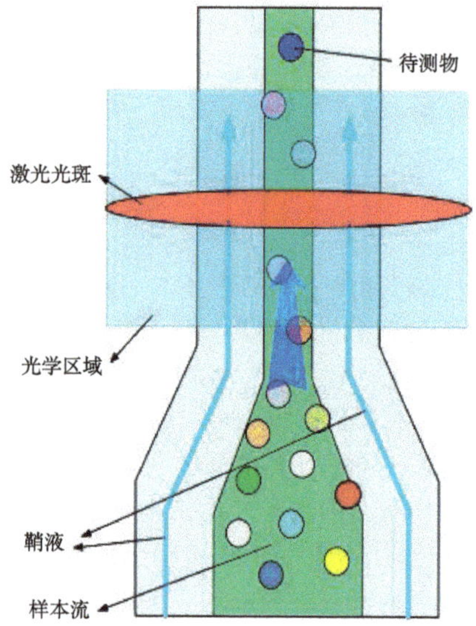

图 18-6-5 分析仪检测原理

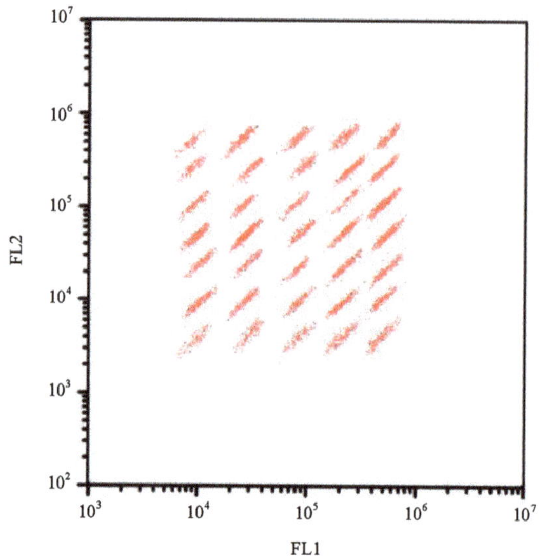

图 18-6-6 微球分类示意图

2. 检测原理及特点

分析仪将流式荧光技术、免疫反应技术和磁性分离技术相结合，与配套试剂共同使用，在临床上对来自人体的血清或血浆中的被分析物进行定性或定量检测。辅助临床诊断。流式荧光技术集流体力学、光学、机械、硬件、软件和微球共同协助，可同时对单个测试标本中的多个分析物进行分析。完成生物反应后的编码微球以特定的速度推入流动室内，同时鞘液也以稳定的速度推入流动室内。编码微球随着鞘液一起流动，形成狭窄的核心，确保每一粒微球都能被照射，如图 18-6-5 所示。

光学组件由一个激光器组成，同时激发微球内部的荧光量子点混合物和微球表面附着的荧光发光基团。一路探测器接收荧光量子点信号，对微球进行分类，如图 18-6-6 所示；另一路探测器接收发光基团的荧光信号，按照一定的算法对信号进行计算，计算出的结果作为报告分子输出。当分析仪处理微球时，高速信号处理器和计算机算法对微球进行分析，分析结果以报告形式提供。

综上所述，液态芯片技术在很多检测项目上具有强大的临床应用价值。未来，公司坚定不移地践行“三个结合”，首先是工业与贸易结合，一方面抓好产品研发、生产，另一方面做好国内外贸易，做好全球化战略布局。第二是工业与服务结合，现在公司立足于 IVD 生物医疗制造业，开展高端检测技术开拓，形成 POCT 即时检测、核酸分子诊断、液态芯片三大平台。第三是工业与资本结合，通过产业链项目的收并购、成长型医疗类项目股权投资、海外产品转化等，与新医疗新科技接轨，为公司寻找并培育新的增长点，将结合集团的产业优势与产品创新，走出一条快速成长的发展道路。

第七节
美康生物科技股份有限公司

一、企业简介

美康生物科技股份有限公司（以下简称“美康生物”）是一家专业从事医学诊断产品研发、生产、销售及服务的国家高新技术企业。公司创立于 2003 年，矗立于中国东海之滨——宁波，2015 年在深交所创业板成功上市。

美康生物的主要产业为体外诊断试剂、仪器及独立第三方医学诊断服务。目前已取得407项体外诊断试剂产品注册证书、58项诊断仪器产品注册证书，产品线涵盖生化、发光、血球、尿液、质谱、分子诊断、VAP/VLP血脂亚组分和POCT等，是我国IVD行业内少数能够同时提供诊断试剂和诊断仪器的供应商之一。美康生物坚持以“体外诊断仪器为引擎，体外诊断产品为核心，体外诊断产品+诊断服务共同发展”的战略，不断提升产品原料、试剂、仪器三大专业技术的创新能力及诊断服务水平，以提升公司的综合竞争力。

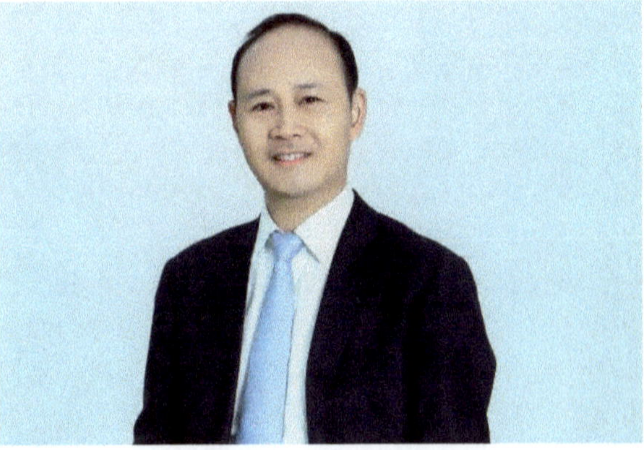
图 18-7-1 企业领军人物邹炳德

二、企业领军人物简介

邹炳德，美康生物科技股份有限公司董事长、教授级高级工程师，第三批国家“万人计划”科技创业领军人才，享受国务院政府特殊津贴专家，宁波市有突出贡献专家（图18-7-1）。

2003年创办美康生物，2015年美康生物在深交所创业板上市，逐步发展成为从事新型体外诊断试剂和临床诊断仪器的研发、生产、销售及临床医学诊断服务为一体的国家重点高新技术企业、全国生化试剂行业龙头企业、浙江省生物医药行业亩均效益领跑企业、宁波市最大的医疗器械企业和最大的第三方医学检验机构，开辟了体外诊断试剂设备国产自主化道路的新纪元，业务范围覆盖全国各级医疗机构，能够满足不同市场需求。

三、MS-P5000系列全自动生化免疫分析流水线

（一）概述

作为中国体外诊断解决方案供应商之一，美康生物一直致力于为用户提供更高效的实验室自动化解决方案，以满足用户日益增长的使用需求，美康汇聚在体外诊断领域累积的丰富经验，匠心研发，推出新一代实验室自动化解决方案——MS-P5000系列全自动生化免疫分析流水线。

MS-P5000系列包括样本处理系统、MS-L8080生化分析模块和MS-i3080免疫模块，涵盖样前处理（样本装载、离心、开盖、出样）、样本运输、生化分析，免疫分析，样本封盖后处理，在线冰箱存储等全部功能，可根据实验室场地灵活配置，实现更规范、科学、高效的检验工作。

（二）技术原理

1. 化学发光模块技术原理

在碱性 H_2O_2 溶液中，吖啶酯的分子受到过氧化氢离子进攻时，吖啶环上的取代基能与吖啶环上的C-9和 H_2O_2（过氧化氢）形成不稳定的二氧乙烷，此二氧乙烷分解为 CO_2 和电子激发态的N-甲基吖啶酮。吖啶酯或吖啶磺酰胺类化合物在有 H_2O_2 的稀碱性溶液中既能发光，不需要催化剂，发光系统简单。同时这类化合物的发光为闪光型，加入发光启动试剂后0.4 s左右发射光强度即达到最大，半衰期为0.9 s左右，非常省时。基于上述特点，为增强吖啶酯或吖啶磺酰胺类化合物的化学发光强度，有些在发光启动试剂中加入Triton X-100、CTAC、Tween-20（吐温-20）等表面活性剂。

吖啶酯类具有以下优点：

（1）吖啶酯发光系统简单，不需要催化剂

在碱性条件下，吖啶酯分子受到过氧化氢攻击可生成二氧乙烷，二氧乙烷不稳定而分解为 CO_2 和电子激发态的N-甲基吖啶酮，当其回到基态时发出波长为430 nm的光，不需要催化剂，发光系统简单。

（2）吖啶酯发光效率高且强度大

吖啶酯化学发光为闪光型，在化学发光免疫分析领域与其他技术相比具有优势，吖啶酯化学发光在加入启动剂0.4 s后发射光强度达到最大，半衰期为0.9 s，2 s内发光基本结束，可以实现快速检测，吖啶酯具有较高的量子产率，其化学发光效率较高，通常是鲁米诺的5倍或5倍以上。

（3）吖啶酯发光体系的干扰因素少，本底极低，信噪比很高

吖啶酯类化合物从发光的机制来说，特点是发光反应中在形成电子激发态中间体之前，联结于吖啶环上不发光的取代基部分从吖啶环上脱离开来，

即未发光部分与发光部分分离，因而其发光效率基本不受取代基结构的影响。此外，吖啶酯分子量小，易与蛋白质通过化学键牢固联结（即为标记），对联结后的抗体构象影响小，进而保证了其在后续免疫检测中保持良好的反应性，且联结物的稳定性好。

2. 生化模块技术原理

该仪器是集光、机、电、算和生物化学分析技术于一体的智能光电医用仪器，大致可以分为四个部分，包括样品系统、试剂系统、加样系统、温控系统、反应系统和数据处理系统。全自动生化分析仪的基本工作原理是由单色光束照射比色皿内的有色液体，通过被测样品对光能量的吸收，由探测器（光电转换器）将光信号转换成相应的电信号，该信号经放大、整流并转换成数字信号送入计算机，计算机再根据用户选择的工作方式对测量数据进行处理、运算、分析、保存。

（1）样品装载：放置待测样本、校准品、质控品、空白液等。

（2）取样装置：包括稀释器、取样探针和输送轨道等。

（3）试剂装置：放置试剂的装置。

（4）恒温装置：为化学反应提供恒定的温度，一般较为稳定的温控方式为恒温水浴。

（5）检测器：比色计。

（6）清洗系统：对整个反应系统进行清洗。

（7）微处理器：是分析仪的电脑部分，又叫程序控制器。控制仪器所有的动作和功能，使用者可通过键盘与仪器“对话”，同时电脑还能接受从各部件反馈来的信号，并做出相应的反应，对异常情况发出一定的指示信号。

（8）功能监测器：显示屏就是其中一部分，可查看反应状态、当前仪器工作状态、分析结果等。

（三）创新优势

1. MS-P5000 系列样本处理系统

样本处理系统涵盖血液样本检验的前处理、运输、后处理全部环节；可以结合医学实验室场地布局，灵活搭建，节省空间；能通过兼容对接方式，连接进口及国产自动化检测分析仪；有效防止气溶胶扩散污染，保护实验室环境及操作人员安全。

前处理为一体机式设计，占地面积 1.13 ㎡；自动离心速度达 600 管 / 小时；自动旋转开盖速度 600 样本 / 小时；自动分类出样速度 600 样本 / 小时，回收加盖速度 1 000 管 / 小时，在线储存冰箱一个单元可储存 8 000 管样本，拓展单元可储存 10 000 管样本，最储存量高达 28 000 管样本；具备自动判读不合格血清样本、自动滤除气溶胶污染功能；由电机驱动，存储冰箱具有超温报警、传感器故障报警、开门报警、断电报警、远程报警等功能，具备监控样本生命周期，自动抛弃过期样本功能；支持连接多型号分析仪器（图 18-7-2）。

2. MS-L8080 生化分析模块

生化模块采用双臂双针采样设计，生化恒速 2 000 测试 / 小时，ISE 750 测试 / 小时，具备机内溶血功能，162 个试剂位，具有 420 个样本位的超大机载样本台。最小样本吸样量低值 1 μL，吸光度线性范围最高可达 4.0ABS。

3. MS-i3080 免疫模块

免疫模块采用吖啶酯直接化学发光平台，最短出报告时间 14 min，300 测试 / 小时，36 个试剂位，具有 420 个样本位的超大机载样本台；采用 CSRT 加样技术、非接触式小夹角混匀、双磁铁磁分离系统；试剂识别采用 RFID 射频技术。

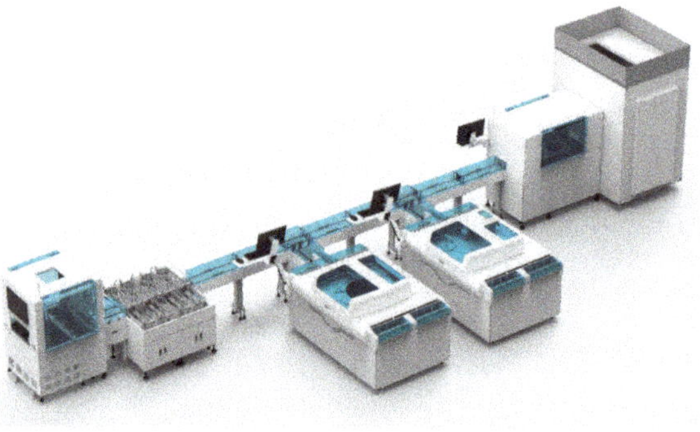

图 18-7-2 MS-P5000 系列全自动生化免疫分析流水线

第八节
瀚海新酶生物科技有限公司

一、企业简介

瀚海新酶生物科技有限公司成立于2015年，是一家专注于特种酶及相关试剂的研发、生产、应用和技术服务的高新技术企业，在上海、武汉、苏州、青岛、宜昌、福建等六地分别设立研发和生产中心。公司目前拥有350余名员工，包含研发团队150余人，其中博士9人、硕士109人。已建成超大生产规模、超高设备标准的医药级特种酶生产体系，主要产品涵盖体外诊断、生物医药用酶及其他核心原料，绿色生物催化用酶、分子生物学用酶及相关技术服务，已向超过100家国内生物医药、疫苗制备、体外诊断试剂生产商提供产品与服务，同时产品出口到25个国家或地区。公司及相关产品获得上海市科学技术一等奖、湖北省专精特新企业、"光谷瞪羚企业"等多项殊荣，且在新冠肺炎疫情期间担当起国内上游企业原料保供的责任。此外，公司还承担了科技部国家重点研发专项项目，并在2021年主导组建上海市实验医学研究院关键原材料研究所。

公司法人及董事长杨广宇，吉林大学生物化学博士，加拿大University of British Columbia博士后，上海交通大学生命科学技术学院、微生物代谢国家重点实验室教授，博士生导师。一直从事微生物酶学的研究工作，参与了多种重要代谢酶的克隆与表征、酶结构-功能研究、分子设计与定向进化等工作，作为项目负责人承担了多项国家级课题研究，发表SCI论文40余篇，申请及授权专利超20项，获上海交通大学晨星学者奖、唐立新优秀学者奖、上海生物工程学会优秀青年科学家等称号。

二、肌酐检测试剂

2023年3月9日是第18个世界肾脏日，全世界约有8.5亿人患有肾脏疾病，其中我国作为慢性肾脏病大国，慢性肾脏病的患病率高达10.8%，相当于每十个人中就有一个肾脏病人，且呈逐年上升的趋势。慢性肾脏病俨然已成为威胁人类健康的主要疾病之一，亟须引起高度关注。尽早识别和干预以及科学地诊治和管理慢性肾脏病是助力患者早日回归正常生活的核心要务，也是提升患者长期生活质量和品质的保障。通过早期发现慢性肾脏病，不仅能够延缓疾病进展、保护肾功能、减少并发症，还能够减少医疗成本。

临床上，肌酐是判断肾功能受损伤程度的重要指标，它是肌酸和磷酸肌酸代谢的终产物，在健康个体中，肾脏是肌酐排泄的主要途径。检测中如果血肌酐高出正常值大多意味着肾脏受损，它对于严重肾小球病变引起的肾功能不全、肾炎、尿毒症等肾脏疾病的诊断和疗效观察都是非常重要的临床生化检查指标。作为早期发现筛查慢性肾脏疾病的有效手段，更建议成人每年体检时检测一次尿白蛋白肌酐比值和血清肌酐。

（1）血清肌酐（SCr）：改善全球肾脏病预后组织（KDIGO）指南推荐的主要基于血清肌酐（Scr）计算的估算肾小球滤过率（GFR），作为肾功能评估和肾损伤筛查的指标。

（2）尿液肌酐（UCr）：尿肌酐与血清肌酐同时测定，用于计算肌酐清除率，以评价肾小球的滤过功能；尿微量白蛋白与尿肌酐比值（ACR）可作为慢性肾病诊断标志物。《中国糖尿病肾脏疾病防治指南》推荐2型糖尿病患者每年应至少进行一次UACR和eGFR检测，以便早期发现糖尿病肾脏疾病（DKD）。

另外，我国在IVD原料酶领域的产业发展也面临着与IT中的芯片类似的尴尬地位，95%以上的我国市场被瑞士罗氏，日本东洋纺、旭化成，英国NEB等公司占据。如目前生化检测中最常见的肾功能检测项目酶法肌酐检测，全国每年的检测数量达到数十亿次，支撑医疗机构收入百亿元以上，但几乎全部核心酶均为东洋纺、罗氏等进口厂家生产。

（一）肌酐（肌氨酸氧化酶法）检测试剂的反应原理

测定血清肌酐的方法主要有两种：一种化学法是碱性苦味酸速率法（Jaffe 法），另一种酶促法则为肌氨酸氧化酶法（图 18-8-1）。碱性苦味酸速率法由于线性范围窄，特异性差，易受样本中其他物质（如酮体、抗坏血酸、胆红素、头孢、多巴胺等）干扰，出现检测偏差，已逐渐退出市场。目前市场使用较多的为依赖 Trinder 反应显色原理的肌氨酸氧化酶法。

肌氨酸氧化酶法检测试剂可用于体外测定人血清、血浆或尿液中肌酐（CREA）的含量。血浆肌酐浓度反映肾脏损害、肾小球滤过率、尿路通畅性等肾功能，是一项比尿素、尿酸更特异的肾功能指标。肌酐增高：肾病初期肌酐值常不高，直至肾实质性损害，血肌酐值才升高。其值升高 3～5 倍提示有尿毒症的可能，升高 10 倍，常见于尿毒症。如果肌酐和尿素氮同时升高，提示肾严重损害，如果尿素氮升高而肌酐不高常为肾外因素所致。肌酐降低则表现于肾衰晚期、肌萎缩、贫血、白血病、尿崩症等。

血清肌酐水平测定依赖于肌酐酶（CNH）、肌酸脒基水解酶（CR）和肌氨酸氧化酶（SOX）催化的级联反应。肌酐在肌酐酶的催化下生成肌酸，肌酸被肌酸脒基水解酶催化生产肌氨酸，肌氨酸在肌氨酸氧化酶的作用下生成过氧化氢，然后与 4-AAP 及 TOOS 等的生色基团反应生成醌亚胺，从而在 555 nm 下产生光信号，从而可对血清肌酐含量进行定量检测。

（二）核心的原料酶——肌酐三酶

目前市面上肌酐酶法检测酶原料主要被进口厂商如龟甲万、东洋纺、罗氏等厂商垄断，但存在货期长，价格高的问题。瀚海新酶通过基因挖掘筛选和酶定向进化技术（图 18-8-2）开发了高比活性、低 *K*m 值及高稳定性的肌酐酶（CNH）、肌酸脒基水解酶（CR）和肌氨酸氧化酶（SOX）。

肌酐酶（CNH）在筛选的野生型 CNH 序列基础上进行了 10 轮随机突变筛选和 10 轮迭代组合突变筛选，将比活性提高到 1 000 U/mg，将 *K*m 值降低到 5.0×10^{-2} M，将稳定性也大幅度提高。图 18-8-3、图 18-8-4 分别显示了 CNH 的孵育稳定性和储存稳定性。

肌酸脒基水解酶（CR）则通过序列分析和丙氨酸实验找到关键位点，再将关键位点进行饱和突变以及高通量筛选出热稳定性高的突变体，加上冻干保护剂和冻干工艺的优化，酶粉比活性提高到 10 U/mg 以上，同时解决了野生型 CR 稳定性差导致试剂不能匹配的问题。图 18-8-5、图 18-8-6 分别显示了 CR 的孵育稳定性和储存稳定性。

肌氨酸氧化酶（SOX）首先通过宏基因挖掘比活性高的同工酶，再基于 B 因子分析和 Rosetta ΔΔG 模拟突变相结合，并进行迭代饱和突变，多

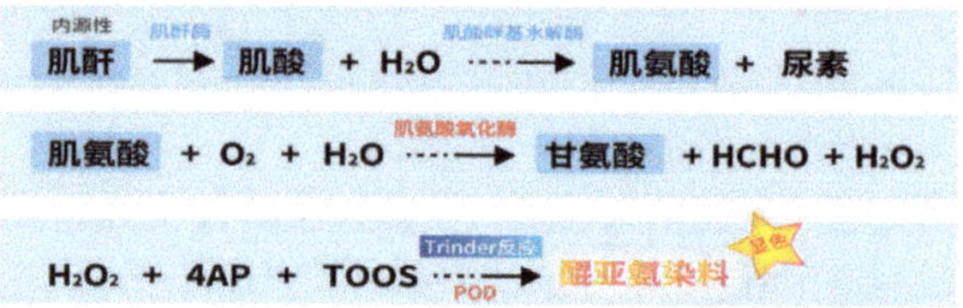

图 18-8-1 肌酐（肌氨酸氧化酶法）检测试剂的反应原理

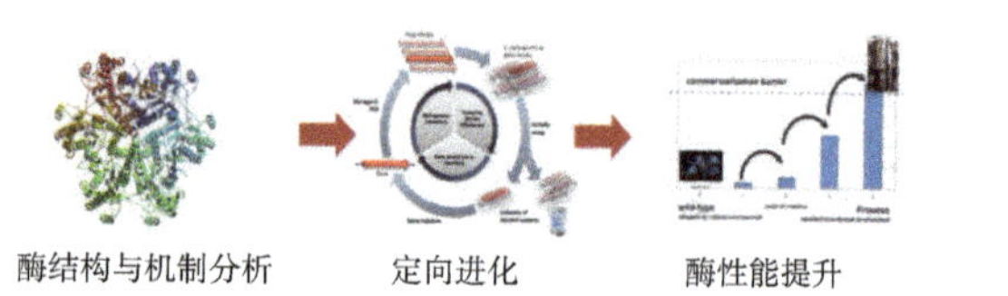

图 18-8-2 酶的升级迭代策略

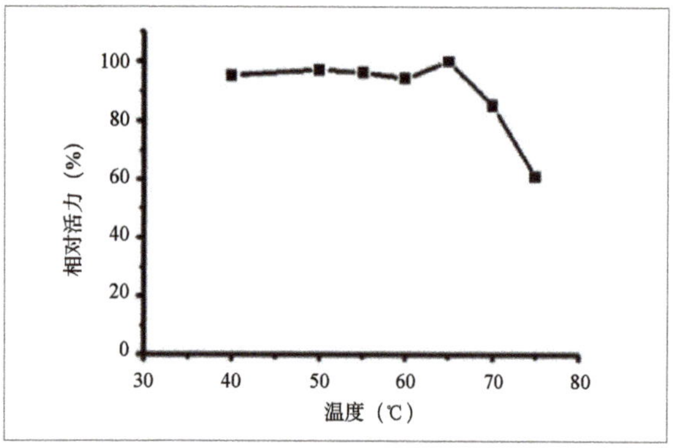

图 18-8-3 CNH 的孵育稳定性

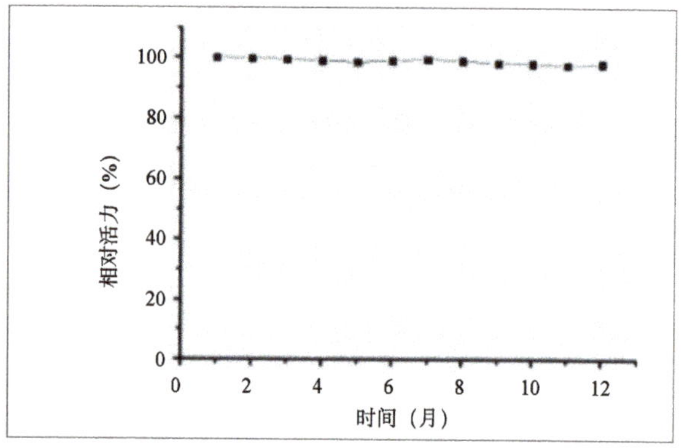

图 18-8-4 CNH 的储存稳定性

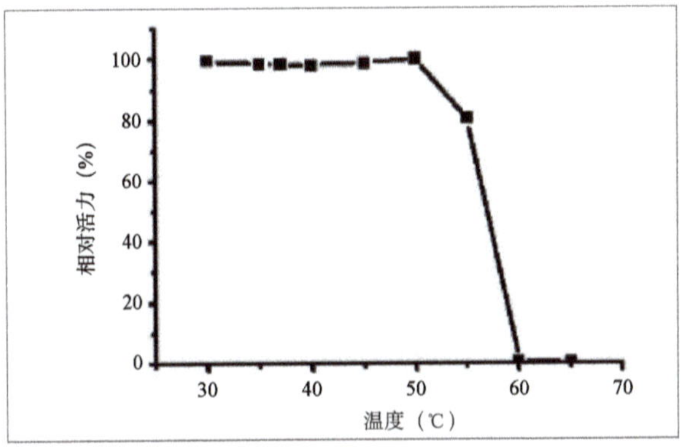

图 18-8-5　CR 的孵育稳定性

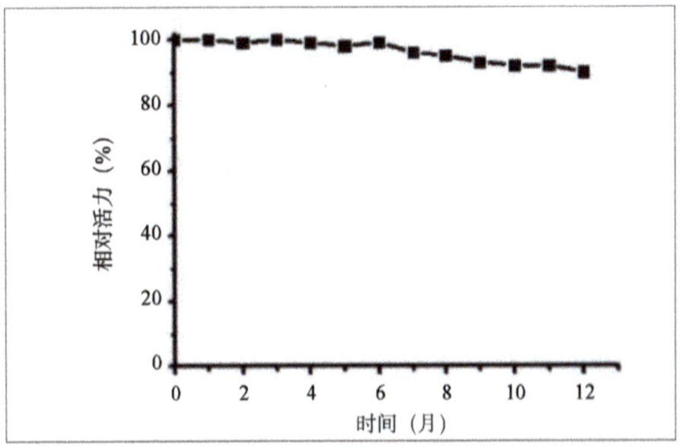

图 18-8-6　CR 的储存稳定性

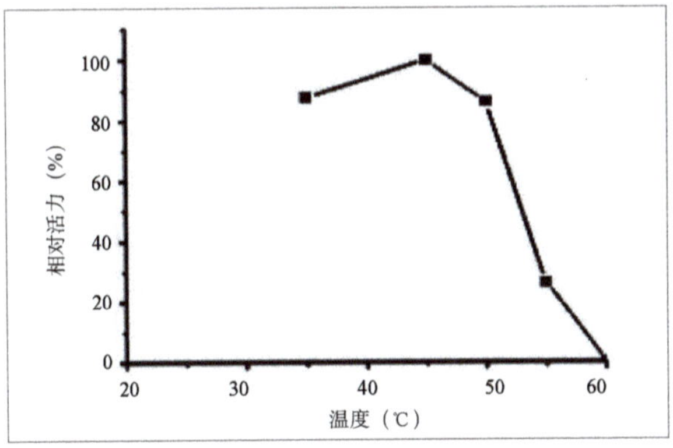

图 18-8-7　SOX 的孵育稳定性

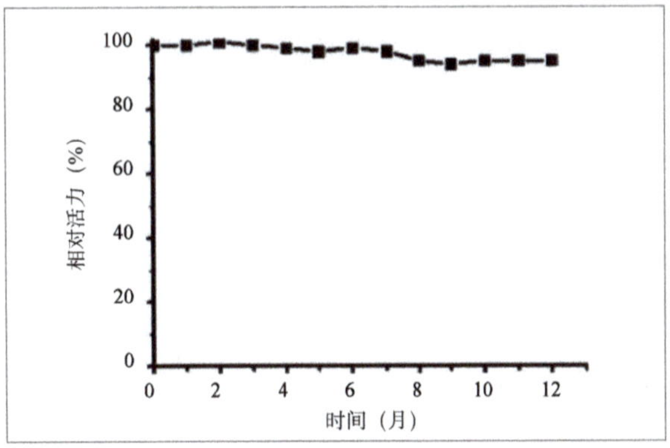

图 18-8-8　SOX 的储存稳定

轮筛选后得到比活性高达 40 U/mg 的突变体，同时 50℃孵育 30 分钟后的残余活性由原来的 53% 提高到了 90% 以上。图 18-8-7、图 18-8-8 分别显示了 SOX 的孵育稳定性和储存稳定性。

（三）羟苯磺酸钙及酚磺乙胺等药物对肌酐检测的干扰

羟苯磺酸钙（calcium dobesilate）[又称多贝斯（doxium）] 是微血管保护剂，主要用于糖尿病肾病、慢性肾功能不全、慢性动静脉功能不全等多个方面的治疗，羟苯磺酸钙在全球范围都被大规模使用。羟苯磺酸钙对肌氨酸氧化酶法检测肌酐的负干扰在 1986 年被 Guder 和 Hoffman 首次报道 ，而在 1993 年，就已经有学者明确指出羟苯磺酸钙的结构中包含对儿酚，具有较强的吸电子能力，其通过竞争辣根过氧化物酶分解 H_2O_2 产生的氧自由基从而干扰 Trinder 反应，从而会对肌酐、尿酸、葡萄糖等试剂的检测值造成负干扰。羟苯磺酸钙对肌氨酸氧化酶法检测肌酐的负干扰对被施用这两种药物的患者造成很大的不便。例如对于糖尿病患者而言，常伴发肾功能不全，而所施用的羟苯磺酸钙对肌氨酸氧化酶法检测肌酐的负干扰可能造成糖尿病患者肾功能不正确评估，掩盖并延误病情。

2014—2015 年，北京协和医院生化免疫研究团队通过体外添加、志愿者口服等试验进一步证实，羟苯磺酸钙对于肌酐检测（肌氨酸氧化酶法）的负干扰普遍存在于国内外主流的检测系统，且结果负偏离可高达 60% 多，尤其对于肾功能较差的患者更为显著。

如图 18-8-9、图 18-8-10 所示、无论是测试正常样本，还是测试阳性样本，市面上大部分厂家肌酐（肌氨酸氧化酶法）试剂都受到羟苯磺酸钙不同程度的负干扰。因而，从临床应用需求出发，抗羟苯磺酸钙药物干扰的肌酐肌氨酸氧化酶法是可以同时兼顾准确度和羟苯磺酸钙干扰难题的解决方案。

（四）抗羟苯磺酸钙肌酐检测产品的技术创新点

在国内率先研制出的具有自主知识产权的核心原料酶，实现肌酐酶法检测试剂盒的国产化、高性能化，大幅降低诊断成本，具有较好的经济效益。通过核心酶原料的分子改造，既保留了理想的初始酶基因的性能，又提升了真正满足检测需要的性能，增强其对干扰药物的抵抗能力。而专利保护的直接清除干扰的方法，在肌酐试剂中

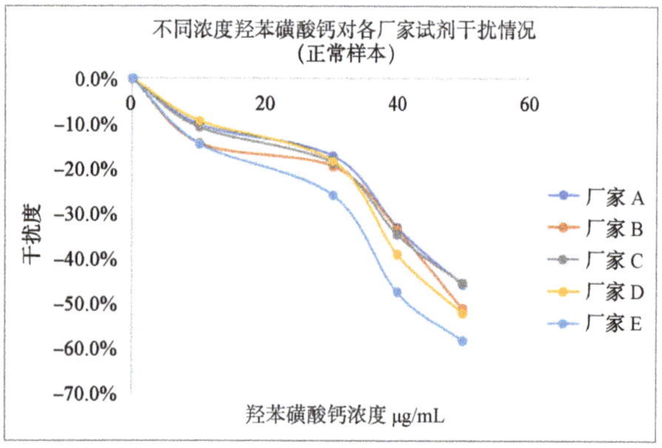

图 18-8-9 羟苯磺酸钙对各家试剂干扰情况（正常样本）

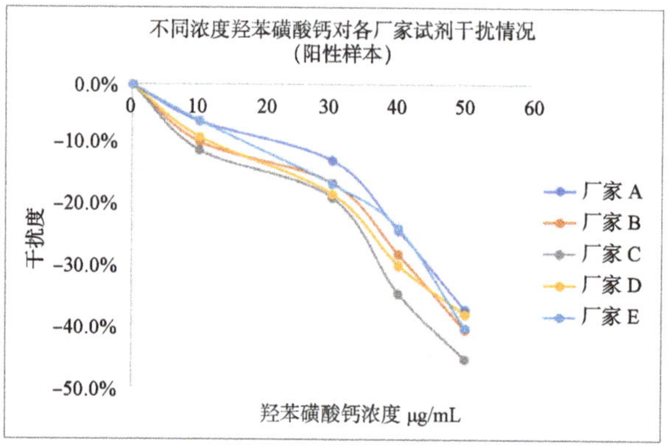

图 18-8-10 羟苯磺酸钙对各家试剂干扰情况（阳性样本）

添加对应物质，可与羟苯磺酸钙/酚磺乙胺反应，来提升 4-AAP 的竞争能力，从而消除 Trinder 反应中的干扰现象。这种方法可以有望实现类似羟苯磺酸钙等对依赖 Trinder 反应的所有生化酶法诊断试剂的干扰作用，有利于推动体外诊断和生物治疗领域的快速发展。

在肌酐（肌氨酸氧化酶法）检测试剂中添加抗羟苯磺酸钙药物干扰（Anti-CaD）的物质，与羟苯磺酸钙反应，从而消除其对肌酐试剂干扰。同时通过定向进化，改变肌酐酶的分子结构，增强其对添加物的抵抗能力，在清除羟苯磺酸钙的同时保证试剂其他性能不受影响。在对 Anti-CaD 抗药物干扰能力研究过程中，研发人员发现，其对于有类似羟苯磺酸钙结构的酚磺乙胺也具有消除测定结果负干扰的能力（图 18-8-11）。

（五）肌酐（肌氨酸氧化酶法）检测试剂的性能

1. 方法学比对

图 18-8-12 至图 18-8-14 显示，国内品牌的肌酐（肌氨酸氧化酶法）检测试剂表现出测值准确度高。在测试临床样本中，与进口品牌的准确相关性高度媲美，偏差均符合要求，尤其在增加抗羟苯磺酸钙能力的同时，试剂测值准确性也完全不受影响。

2. 肌酐（肌氨酸氧化酶法）检测试剂的线性范围

图 18-8-15 所示，本品牌的肌酐（肌氨酸氧化酶法）检测试剂表现在肌酐含量 10~20 000 μmol/L 范围内（按样本量：R1∶R2=2.5∶180∶60 的参数测试），线性范围可达到 20 000 μmol/L，可以很好地支持尿肌酐样本的测定。

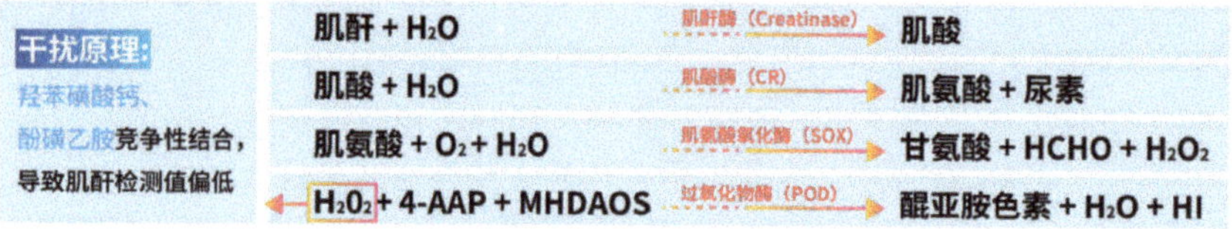

图 18-8-11 羟苯磺酸钙影响酶法肌酐检测的原理

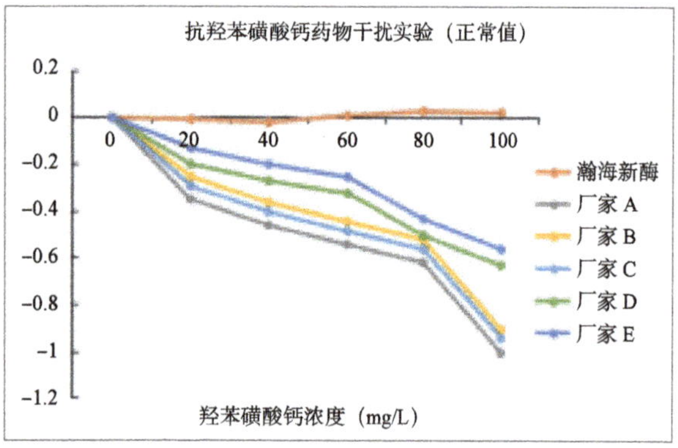

图 18-8-12 羟苯磺酸钙对各家试剂干扰情况（正常样本）

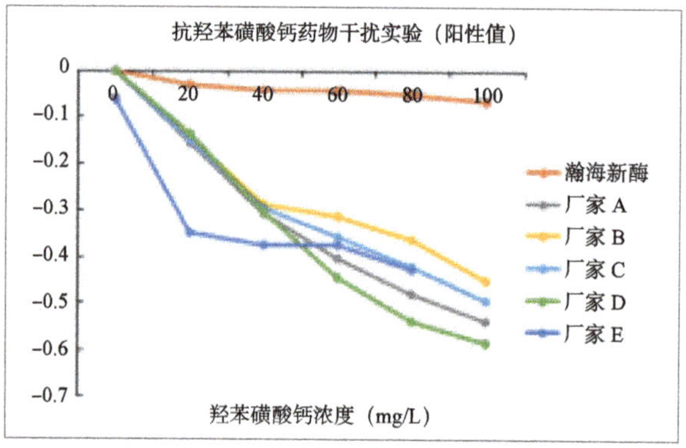

图 18-8-13 羟苯磺酸钙对各家试剂干扰情况（阳性样本）

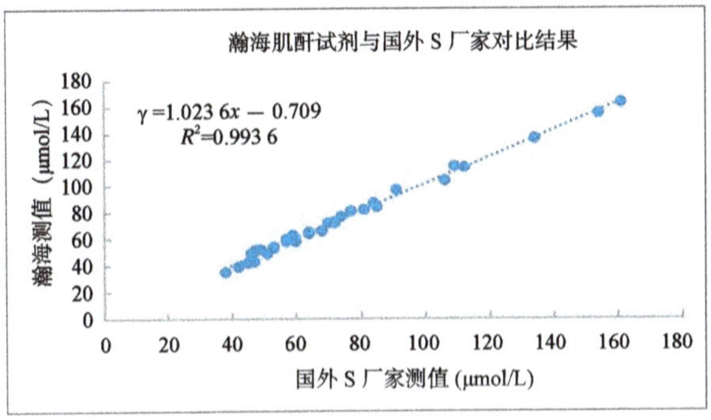

图 18-8-14　瀚海肌酐试剂与国外 S 厂家对比结果

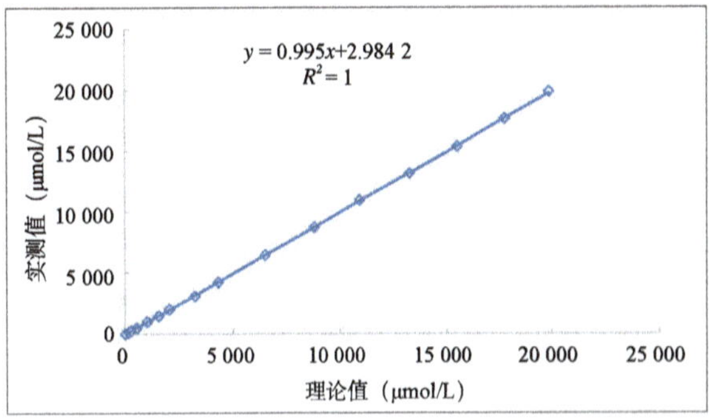

图 18-8-15　肌酐试剂的线性范围

3. 肌酐（肌氨酸氧化酶法）检测试剂的抗干扰能力

表 18-8-1 所示，本品牌的肌酐（肌氨酸氧化酶法）检测试剂表现对维生素 C、胆红素、甘油三酯、血红蛋白等常见干扰物具有良好的抗性。

表 18-8-1　肌酐试剂抗干扰结果

Vc 浓度（mg/dL）	肌酐浓度（μmol/L）	试剂		胆红素浓度（mg/dL）	肌酐浓度（μmol/L）	试剂		TG 浓度（mg/dL）	肌酐浓度（μmol/L）	试剂		Hb 浓度（mg/dL）	肌酐浓度（μmol/L）	试剂	
		测值	偏差			测值	偏差			测值	偏差			测值	偏差
0	低值	70	0.0%	0	低值	71	0.0%	0	低值	72	0.0%	0	低值	73	0.0%
10		72	2.9%	3.2		70	−1.4%	300		72	0.0%	40		70	−4.1%
20		69	−1.4%	6.4		70	−1.4%	600		69	−4.2%	80		75	2.7%
30		69	−1.4%	9.6		69	−2.8%	900		71	−1.4%	120		78	6.8%
40		69	−1.4%	12.8		66	−7.0%	1200		72	0.0%	160		78	6.8%
50		65	−7.1%	16		66	−7.0%	1500		71	−1.4%	200		77	5.5%
0	高值	113	0.0%	0	高值	114	0.0%	0	高值	113	0.0%	0	高值	116	0.0%
10		113	0.0%	3.2		115	0.9%	300		113	0.0%	40		121	4.3%
20		111	−1.8%	6.4		111	−2.6%	600		112	−0.9%	80		122	5.2%
30		112	−0.9%	9.6		108	−5.3%	900		115	1.8%	120		120	3.4%
40		111	−1.8%	12.8		110	−3.5%	1 200		115	1.8%	160		127	9.5%
50		108	−4.4%	16		110	−3.5%	1 500		115	1.8%	200		126	8.6%

注：Vc，维生素 C；TG，甘油三酯；Hb，血红蛋白。

第九节
郑州安图生物工程股份有限公司

一、企业简介

郑州安图生物工程股份有限公司（以下简称“安图生物”）创立于 1998 年，总部位于郑州经济技术开发区。安图生物专注于体外诊断试剂和仪器的研发、制造、整合及服务，产品涵盖免疫、微生物、生化、分子、凝血等检测领域，能够为医学实验室提供全面的产品解决方案和整体服务。公司于 2016 年 9 月 1 日挂牌上市，是国内第一家在上交所主板上市的体外诊断研发和制造型企业。

安图生物始终将技术创新放在战略首位，高度重视研发投入，连续多年公司研发投入占营业收入的比例均超过 11%（图 18-9-1）。目前，公司研发人员总数逾 1 800 人，是业内研发人员较多、产品线较全、产品种类较为丰富的企业之一。在持续研发高投入的基础上，公司相继取得了一系列创新成果：推出自主新一代实验室流水线 Autolas X-1 系列产品，实现了实验室流水线领域从本土品牌到本土研发、制造的跨越；推出全自动微生物质谱检测系统，构建了丰富的微生物蛋白指纹图谱库，为临床微生物快速精准鉴定提供了本土制造高端产品；推出的全自动核酸提纯及实时荧光 PCR 分析系统，创新性地实现了单个样本随来随检以及提取、扩增完全自动化，为医学实验室提供了更加便捷、高效的核酸检测产品。

安图生物秉持"致力于医学实验室技术的普及和提高，为人类健康服务"的宗旨，以创新驱动企业高质量发展，努力打造先进制造与高端服务深度融合的体外诊断企业（图 18-9-2）。

二、实验室自动化流水线 Autolas X-1 Series

安图生物全新自主研发、制造的自动化流水线 Autolas X-1 Series，是一款包含前处理、分析仪器和后处理的全实验室自动化系统。通过自动化传输轨道及信息网络系统将检测前、分析检测、检测后的各个模块整合在一起，实现标本生化、免疫、凝血等项目的全流程自动化处理。此自动化流水线的特点：①全流程自动化，可实现标本的自动进样、离心、开盖、检测、封膜、在线冷藏储存、二次去膜、出样、在线管理等功能。②专业化设计，流水线线体采用立体可循环三轨道设计，减少标本拥堵；各功能模块和分析仪器可双侧布局，可模块化扩展，满足不同实验室的布局和拓展需求。③性能优异，采用纯电机驱动，无需气泵；RFID 无线射频技术，实时高效追踪标本信息；低温离心机，单模块离心速度可达 450 管 / 小时，支持多模块扩展；封闭轨道、旋转去盖、紫外消毒、气溶胶过滤，为实验室生物安全保驾护航；低温冷藏冰箱，单模块可存储超过 15 000 管标本，并支持多模块扩展，满足不同实验室标本储存的需求。④ AI 技术赋能，基础 AI 及 RFID 技术全流程识别与控制标本，实现标本信息识别、血清质量评估（溶血、脂血、黄疸）、标本状态评估、血清量检测、凝块与纤维丝检测等，识别率≥ 99%。⑤自主研发流水线中间件，支持平板查看、便捷式调试，一键开 / 关机，定时开 / 关机，可实现 TAT 预警、危急值提醒、试剂耗材设备管理、统计分析、自动质控、自动审核、标本复测等功能，实现标本的全流程管理。⑥节能减排，在产品设计时注重环保方面考虑，如流水线轨道无标本时自动停止运行，减少能耗，使用铝箔膜代替盖帽密封标本留样管理、远程 / 定时控制整机启停等技术，实现节能减排。⑦提高智能化医疗水平，全面攻克国产实验室流水线在软、硬件上的各项技术瓶颈，实现我国在流水线自动化、智能化领域的跨越式发展，推动多模态融合技术的全面应用，建立一批以标本标注、多参数数据融合、新型算法及应用人工智能模型等为代表的新型规范，为国内发展人工智能医疗软硬件产品提供高技术支撑并促进产业升级换代（图 18-9-3）。

同时，安图生物 Autolas X-1 Series 流水线所提供的检测项目齐全，底蕴丰富。可提供的检测项目数量以及项目所包含的底蕴是选择流水线的关键要素。安图生物在免疫检测领域有着深厚的技术底蕴，项目菜单齐全。目前，公司已拥有 135 项磁微粒化学发光检测项目，核心原材料自给率高，在传染病、肿瘤、甲状腺、性激素、呼吸道病原体、高血压等

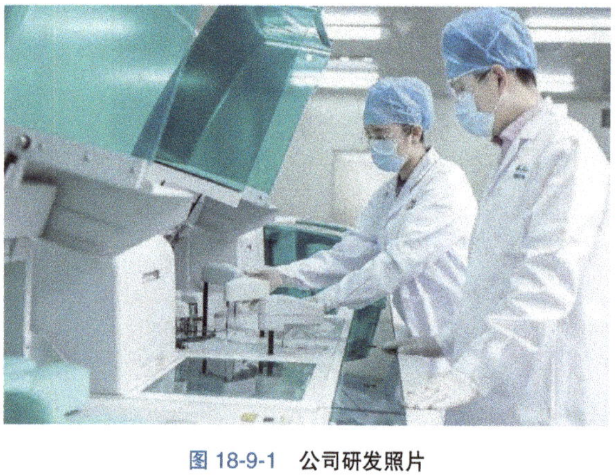

图 18-9-1　公司研发照片

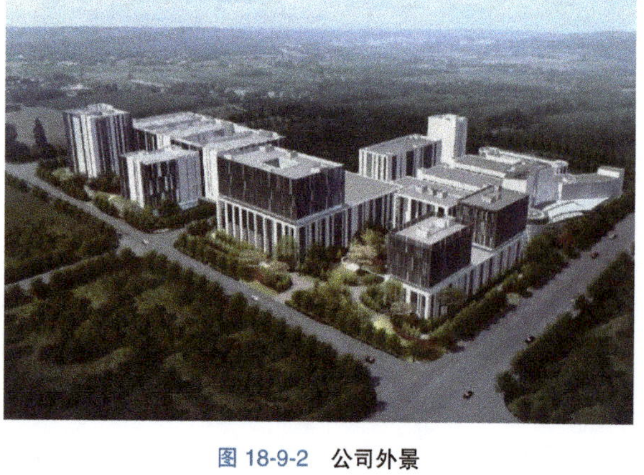

图 18-9-2　公司外景

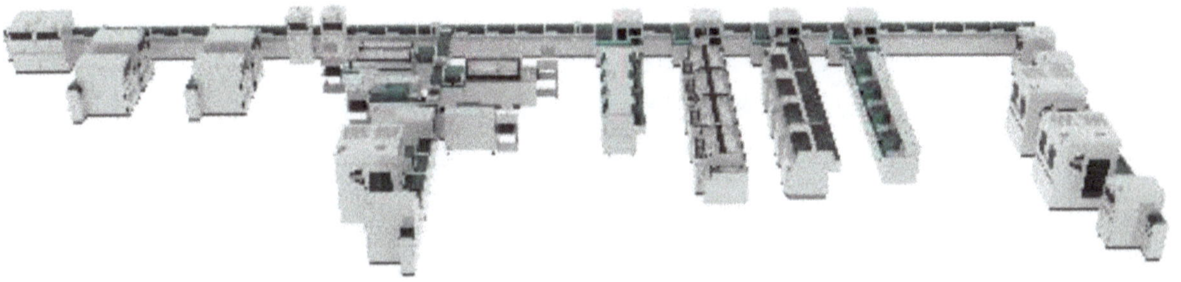

图 18-9-3 Autolas X-1 Series 流水线

项目上表现优异，并向自身免疫、过敏原等新兴、领先项目上升级。在生化检测方面，公司可提供125项检测，是国内检测项目较全的企业之一。未来，安图生物免疫、生化检测项目将达到约350项。

第十节 爱威科技股份有限公司

一、企业简介

爱威科技股份有限公司（以下简称“爱威科技”）成立于2000年，总部位于长沙，自建76亩现代化医疗科技园，2021年科创板上市。公司基于“创新驱动发展”战略，专注于临床医疗检验设备、体外诊断试剂及医用耗材的研发、生产、销售和服务。公司通过了“双高”“双软”认证，是国家高新技术企业、国家知识产权示范企业、国家专精特新“小巨人”企业、国家火炬计划重点高新技术企业，承担了“医学显微镜检验自动化湖南省工程研究中心”等3个省部级创新平台建设，是“尿液有形成分分析仪”“粪便分析仪”“尿液有形成分质控物”等国家行业标准起草单位（图18-10-1）。

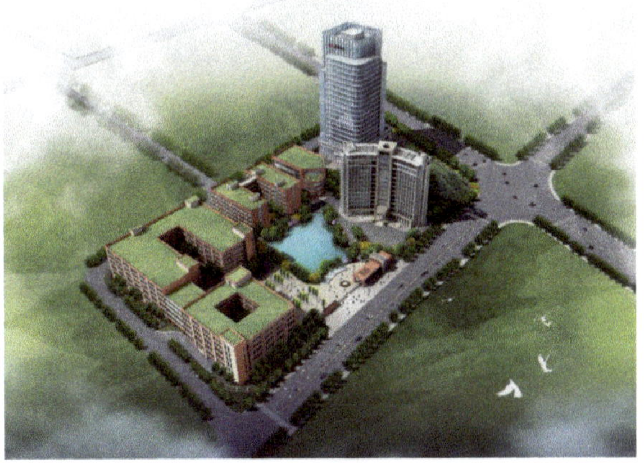

图 18-10-1 爱威医疗科技园

爱威科技坚持自主创新，先后承担国家、省、市科研和产业化项目近百项，获得专利220余项，原创性的“基于人工智能机器视觉和大数据的医学显微镜形态学检验自动化”关键核心技术处于国际领先地位，改变了形态学检验完全依靠人工的历史，填补了国际、国内形态学自动镜检技术空白。自主研发生产的尿液有形成分分析仪、尿液干化学分析仪、粪便分析仪、生殖道分泌物分析仪、血细胞形态学分析仪等产品畅销海内外（图18-10-2），广泛应用于各级医疗机构，用户数近6 000家，多款产品被评为“中国体外诊断优秀创新产品”，多次入选“优秀国产医疗设备”目录。

二、AVE-321 生殖道分泌物分析仪

1. 女性生殖道感染发病率高、漏诊率高、合理用药率低

据统计，我国妇产科感染性疾病发生率约占40%，每年有3亿多人受到生殖道感染性疾病的困扰。生殖道感染危害性极大，不仅会影响女性正常生活，降低其生活质量，易引起月经不调、不孕不

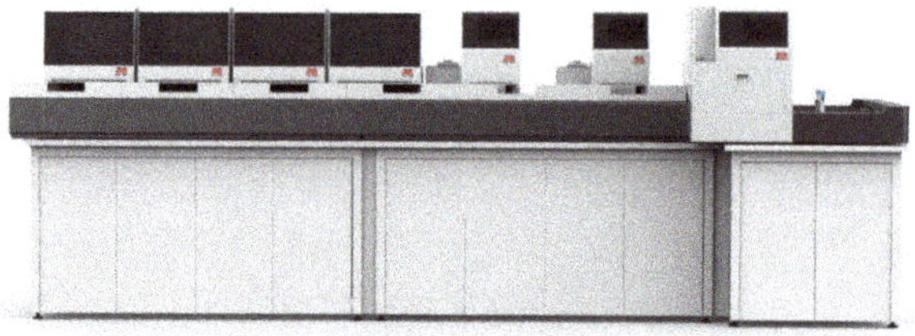

AVE-7200A 模块化尿液分析流水线

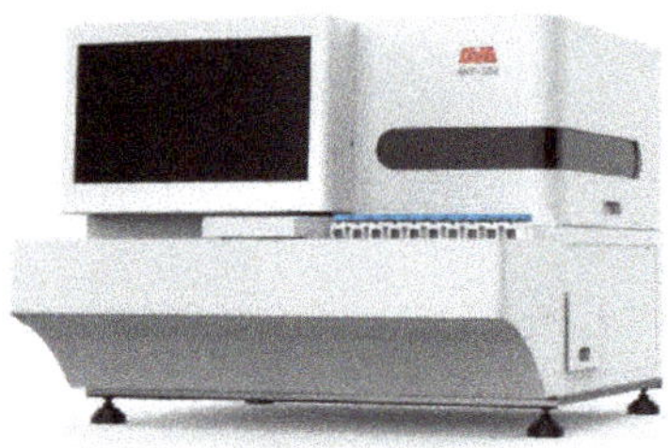

AVE-56 系列粪便分析仪

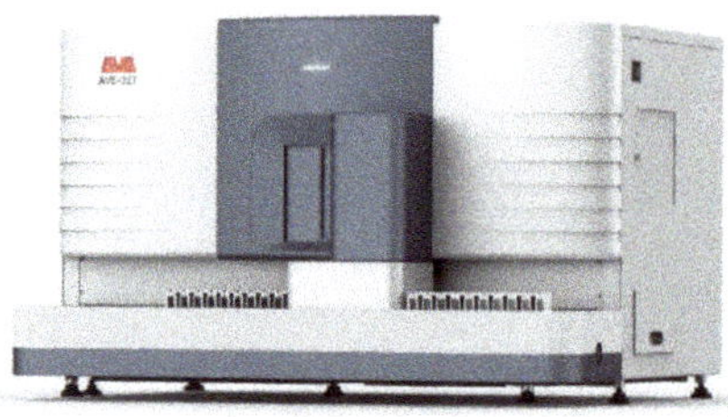

AVE-32 系列生殖道分泌物分析仪

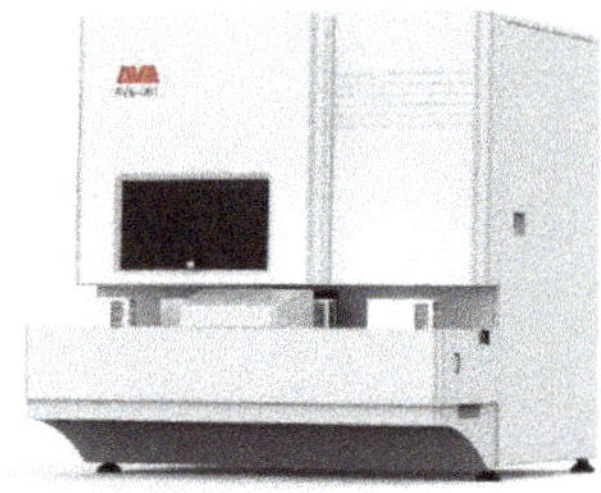

AVE-26 系列血细胞形态学分析仪

图 18-10-2 自主研发的仪器

育等，还可能因阴道微生态失衡，增加 HPV 感染和宫颈癌发病的概率。常见的生殖道感染包括细菌性、真菌性、滴虫性、需氧菌性阴道炎等多种类型，不规范的诊断易导致治疗不规范，抗生素滥用普遍存在，疗效差或治疗反复现象明显。

2. 共识及指南对生殖道分泌物检测进行了规范

《阴道微生态评价的临床应用专家共识》指出阴道微生态系统检测包括功能学及形态学检测，两者互为补充，综合评价阴道微生态状况。《阴道分泌物临床检验与结果报告规范化指南》从标本采集、运送、理学检测、干化学检测、形态学检测、报告方式、质量控制等方面对阴道分泌物整个检验流程进行了规范，推进了阴道分泌物临床检验及结果报告的规范化和标准化。

3. 生殖道分泌物检验已实现全自动化

目前，生殖道分泌物检验，尤其是形态学检验，主要还是依赖人工操作，流程繁琐复杂，检测结果易受检验人员主观因素的影响，难以标准化，且无法保存图像，不能用于结果溯源、科研及教学。爱威科技深入洞察临床需求，创新研发了集功能学和形态学检测于一体的 AVE-321 生殖道分泌物分析仪，通过应用人工智能机器视觉技术，实现了生殖道分泌物检测的自动化、智能化及标准化。仪器融合 30 余项创新设计及专利技术，荣获“2019 年度中国体外诊断优秀创新产品”。

4. 仪器工作流程

AVE-321 生殖道分泌物分析仪实现了标本前处理、干化学检测、形态学检测、结果报告、质量控制的全自动化，并且每个环节都符合指南的相关要求，仪器工作流程见图 18-10-3。

5. 标本采集及前处理

仪器配套无菌且高位可折断的尼龙植绒采样拭子，吸附能力更强，利于病理成分的采集，提高标本质量（图 18-10-4）。样本前处理模块与主机高度融合，小巧精致，占用空间更小，标本采集后直接上机，仪器自动加注细胞保存液，自动涮洗，自动开盖，自动加样，自动回盖，前处理过程完全实现自动化控制。标本处理器管盖上有多个沿圆周方向分布的挤液片，通过拭子采样部位与挤液片接触挤压，让附着在拭子上的有形成分充分洗脱，提高阳性检出率。

6. 功能学检测

仪器自动加样至阴道炎联合检测试纸，充分反应后，自动判读结果。检测卡采用独特的“子弹夹”式设计，利用升降式多层检测卡储存机构装载，即插即用，不仅能保证有效防潮，还可以方便仪器自动推送检测条。检测项目包括 pH、过氧化氢（H_2O_2）、白细胞酯酶（LE）、乳酸（LA）、氧化酶（OX）、唾液酸苷酶（SNA）、β- 葡萄糖醛酸苷酶（β-G）、乙酰氨基葡萄糖苷酶（NAG）、脯氨酸氨基肽酶（PLD）、碱性磷酸酶（ALP）及凝固酶（CG）11 项，可辅助诊断细菌性、霉菌性、滴虫性、需氧菌性等多种阴道炎症，检测项目全面并且可根据临床需要灵活组合，满足差异化需求。

7. 有形成分检测

检测前，仪器自动滴加染液，对标本进行染色，使细胞形态更清晰，便于自动识别及人工审核，为生殖道微生态评估提供良好基础。染色完成后，仪器模拟人工镜检金标准流程，通过显微镜自动精密扫描及实时聚焦，在 10× 及 40× 显微镜下采集有形成分图片，保证图片清晰度。通过应用基于海量数据与创新算法的全新 AI 识别系统，可精准识别白细胞、上皮细胞、线索细胞、滴虫、真菌、细菌等各类有形成分，综合识别准确率在 95% 以上，显著降低人工审核负担，同时结合滴虫视频拍摄，提高滴虫阳性检出率。仪器还具备远程智能互联平台，疑难有形成分可实时在线向高水平的形态学专家求助，打破优质医疗资源的时间、空间限制，有效整合优势医疗资源，助力提升医疗机构的形态学水平（图 18-10-5）。

8. 综合报告

检测完成后，仪器提供图文并茂的综合检测报告，报告内容包括干化学检测结果、形态学检测结果、清洁度、菌群密集度、多样性、优势菌等微生态指标，以及临床诊断提示和进一步检测建议，并提供有形成分镜下实景图及滴虫动态视频，报告内容全面、丰富，符合指南有关三级报告的要求。

9. 质量控制

AVE-321 生殖道分泌物分析仪具备完善的质量控制体系，配备阴道炎十一项联检质控品及多个浓度的有形成分质控品，仪器根据设计好的标准质控程序进行日常质控，并自动形成质量控制统计图，从而对仪器的准确性和稳定性进行有效监控，全面保证检验质量。同时，配备有专业的售后服务团队及智能服务系统，提供实时在线服务，包括微信扫码报修、在线故障诊断、远程技术支持等，更快地响应客户需求，提升服务效率和质量，为仪器高效运行保驾护航。

10. 临床应用

目前，AVE 系列生殖道分泌物分析仪已在全国近 600 家医院应用，深受好评。据《全自动生殖道分泌物分析仪的临床应用评价》报道，AVE-321 生殖道分泌物分析仪的各项性能指标均能满足临床对生殖道分泌物检测的要求。仪器有助于提高生殖道分泌物检测的工作效率，缩短标本周转时间，节省患者等待时间，且能避免人工因素影响，检测结果更客观，可实现生殖道分泌物检验标准化、规范化，整个过程无需检验人员直接接触标本，可提高生物安全性，解放人力。

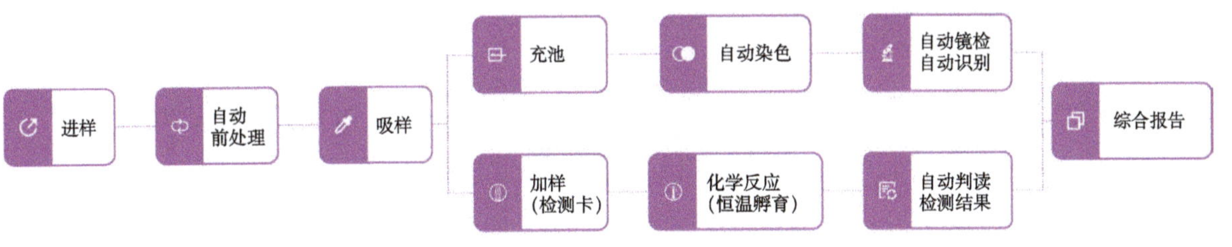

图 18-10-3　AVE-321 生殖道分泌物分析仪工作流程

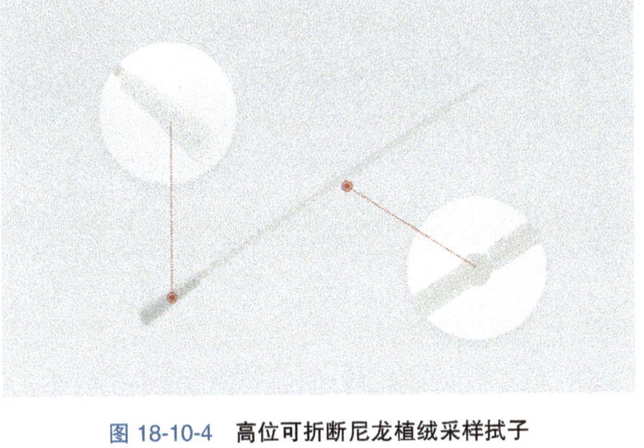

图 18-10-4　高位可折断尼龙植绒采样拭子

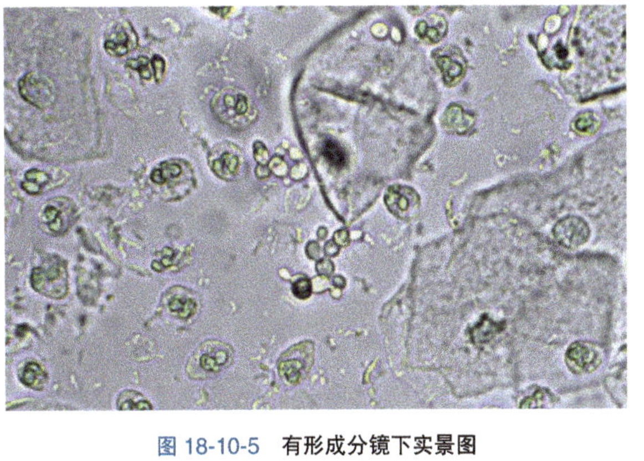

图 18-10-5　有形成分镜下实景图

第十一节
北京热景生物技术股份有限公司

一、企业简介

北京热景生物技术股份有限公司成立于 2005 年 6 月，是一家以“发展生物科技，造福人类健康”为使命的生物高新技术企业。一方面，秉承“检验因我而先进”的理念，不断探索自主创新诊断技术平台，在疾病诊断新领域积极研发拓展液体活检（糖链外泌体、DNA 甲基化）的癌症早筛技术，做大做强体外诊断主业；另一方面，成立未来技术研究院，探索前沿科技，不断拓展公司战略业务，积极布局抗体药物、活菌药物、核酸药物等生物制药领域前沿创新技术，打造从诊断到治疗的全产业链发展战略。

公司于 2019 年在科创板上市，曾先后荣获 2021 科创板最具投资价值公司，荣登 2022 年科创板百强上市公司榜单，上榜 2022 中国新经济 500 强，荣获上市公司“中国百强企业奖”，入选“2022 北京企业 100 强”和“2022 北京高精尖企业 100 强”榜单。热景研发团队荣获“2020 年北京市模范集体”及 2022 年“全国工人先锋号”。林长青董事长荣获“全国抗击新冠肺炎疫情先进个人”称号。

在临床诊断领域，公司拥有多项前沿创新技术和创新产品，设立了生物应急与临床 POCT 北京市重点实验室、北京市企业技术中心、博士后科研工作站等。一方面，继续拓展原有核心技术平台的研发，扩展磁微粒化学发光、上转发光的检测试剂菜单；另一方面，积极拓展基于核心自主知识产权的糖链外泌体、DNA 甲基化的液体活检肿瘤早筛技术，进一步拓宽、拓深体外诊断领域的核心战略布局。经过多年发展，公司在临床诊断领域构建了生物活性原料研发平台、糖捕获技术平台、磁微粒化学发光技术平台、上转发光技术平台、胶体金免疫层析技术平台、酶联免疫技术平台、分子诊断技术平台、仪器研发技术平台等八大临床诊断产品技术平台；建立从高精度上转发光 POCT（UPT 系列）平台到小型、中型及大型单人份化学发光平台（MQ60 仪器系列，包括 MQ60、MQ60 ProB、MQ60 Plus、MQ60 Auto、MQ60 smart 等），再到大型高通量全自动化学发光平台（C900、C2000、C3000）的战略布局，实现了从基层医疗市场到高端医疗市场的免疫诊断全场景应用为目标的企业战略。公司核心产品获得了广泛的市场认可，形成了突出的渠道和品牌优势。检测菜单已涵盖炎症感染、心脑血管、骨代谢、甲状腺功能、糖尿病、高血压、肝炎肝癌、其他肿瘤等多种疾病的检测；并已实现单人份检测在国内基层医疗市场大范围推广应用，以及“肝癌早诊三项产品（AFP、AFP-L3%、DCP）”在多数大型标杆三甲医院的应用。

公司自成立以来，收入规模持续增长，已经成为国内体外诊断领域主要供应商之一，在肝炎、肝癌早期诊断领域处于行业领先水平，在心脑血管诊断、炎症感染诊断等领域已经取得了较为明显的竞争优势，特别是在新冠病毒检测试剂领域公司成为欧洲及全球的主要供应商，取得了一定品牌认可及竞争优势。公司作为 2021 年在德国率先获得新冠病毒抗原自测产品市场准入的企业之一，始终践行“质量决定企业生死”的核心价值观，持续提供优异的产品供应全球市场。2022 年，公司新冠病毒抗原自测产品又先后获得新加坡、泰国、香港、澳门、巴西等国家和地区的认证 / 备案。2022 年 3 月，公司新冠病毒抗原自测产品获得国家药品监督管理局颁发的《医疗器械注册证》(注册证编号：国械注准 20223400348)，在 2022 年初先后驰援了香港、吉林、河北、上海的疫情防控工作。新冠病毒抗原试剂获中国 NMPA、美国 FDA 等认证，截至 2022 年底累计供给全球达 14 亿人份以上。

公司始终聚焦科技创新，不断加大研发投入，积极推出新产品，持续探索新的诊断技术、发现新的诊断标志物。同时，不断探索新的业务领域，逐步加大在抗体制药领域的投入，努力实现公司在体外诊断和生物制药领域的双向布局，践行“发展生物科技，造福人类健康”的使命！

二、公司核心竞争力

1. 研发技术优势

公司始终坚持以“发展生物科技，造福人类健康”为使命，以创新为理念，以市场为导向，做强体外诊断主业，并基于生物技术发展趋势，积极拓展新的领域和战略布局，基于健康中国发展战略，打造从诊断到治疗的全产业链发展战略。

在体外诊断领域，抓住机遇，积极开拓市场，继续巩固及深耕体外诊断业务基础，扩大现有业务规模，秉承“检验因我而先进”的理念，不断探索自主创新诊断技术平台；在疾病诊断新领域积极研发拓展液体活检（糖链外泌体、DNA 甲基化）的癌症早筛技术；在生物创新药领域，公司基于未来技术研究院，探索前沿科技，不断拓展公司战略业务，积极布局抗体药物、活菌药物、核酸药物等生物制药领域前沿创新技术。

公司在体外诊断领域，一方面继续拓展原有核心技术平台的研发，扩展磁微粒化学发光、上转发光的检测试剂菜单；另一方面，积极拓展基于核心自主知识产权的糖链外泌体、DNA 甲基化的液体活检肿瘤早筛技术，进一步拓宽、拓深体外诊断领域的核心战略布局；经过多年发展，构建了噬菌体大容量全合成人抗体制备技术平台、糖捕获技术平台、磁微粒化学发光技术平台、上转发光技术平台等多项核心技术平台，拥有多项前沿创新技术和创新产品，开发了一系列的体外诊断试剂及仪器，可应用于全场景的免疫诊断。

此外，公司先后承担了多项国家“863”项目、国家“十二五、十三五”科技重大专项、科技部中小企业创新基金等国家和省部级以上科技项目，是北京市重大科技成果转化项目的实施单位，建立博士后科研工作站、北京市生物应急与临床 POCT 北京市重点实验室、北京市企业技术中心等，公司的研发创新能力获得进一步认可。公司研发团队近两年内连续在国际顶级期刊 *Nature* 子刊发表三篇重量级学术论文，这在整个体外诊断行业内是十分少见的。

2. 产品优势

（1）国人肝健康工程——肝炎至肝癌疾病进程早诊系列试剂

目前，我国约有 7 000 万例慢性乙型肝炎病毒（HBV）感染者和 1 000 万例慢性丙型肝炎病毒（HCV）感染者，肝硬化患者约 700 万例，酒精性肝病（ALD）约 6 200 万例，非酒精性脂肪肝（NAFLD）人群约 1.73 亿 ~3.1 亿例。

公司聚焦国人肝健康，围绕肝病领域深耕多年，已打造从肝炎到肝癌诊断全流程肝健康管理平台。疾病诊断及早期筛查包括肝癌三项（AFP、AFP-L3% 及 DCP）、GP73、肝纤五项、乙肝病毒大蛋白、ctDNA 甲基化和外泌体；肝病预警包括数字智能 AI 诊断模型——C-GALAD Ⅱ肝癌风险预警模型；用药指导包括 HBV RNA 和脂肪肝检测试剂盒。与中国肝炎防治基金会和中国健康促进基金会联合成立国人肝健康工程，结合健康中国行公益活动、科普教育等，全面打造“国人肝健康工程”。

1）公司核心产品肝癌三项（AFP、AFP-L3% 及 DCP）。作为“十三五”国家科技重大专项成果，打破国外垄断，填补国内空白；甲胎蛋白异质体比率（AFP-L3%）和异常凝血酶原（DCP 或 PIVKA- Ⅱ）均为国内首个研发成功并上市销售的独家产品。

目前肝癌三项已被列入《中国人群肝癌筛查指南》(2022，北京)、《原发性肝癌诊疗指南》(2022 年版)、《慢性乙型肝炎防治指南》(2022 年版）等，推荐用于肝癌的筛查、诊断和预后评估。日本专家共识建议，极高危人群（病毒性肝硬化人群）建议间隔 3~4 个月检测肝癌三项及影像学检查；高危人群（HBV、HCV、非病毒性肝硬化人群）建议间隔 6 个月检测肝癌三项及超声检查。

2）C-GALAD Ⅱ肝癌风险预警模型产品。公司基于肝癌三项等指标，根据中国肝癌患病及高危人群特征，通过大数据建模建立了 C-GALAD Ⅱ肝癌风险预警模型，可用于对肝癌患病风险的评估。目前该模型软件已经获得注册检验报告，正在进行注册，可能成为国内第一个 NMPA 批准的肝癌风险预警模型，推向市场后将进一步保持和增强公司肝癌三项的竞争力，将来有望广泛应用于国内各大医疗机构体检、临床领域，助力肝癌早筛早诊体系的建立。

3）HBV RNA 产品。血清 HBV RNA 是反映 HBV 复制的新型生物标志物，可用于预测慢乙肝患者接受抗病毒治疗的应答情况及停药复发风险。公司于 2022 年 11 月获批的乙型肝炎病毒 RNA（HBV-RNA）测定试剂盒（PCR- 荧光探针法）是我国第一个荧光定量检测 HBV RNA 产品，所需检测设备为荧光定量 PCR 仪，与新冠病毒核酸检测设备相同。公司 HBV RNA 产品检测设备具有通用性且新冠肺炎疫情后 3 级以上医院基本具备开展 HBV RNA 检测条件，利于试剂的推广。同时，HBV RNA 临床认可度较高，已经被列入《慢性乙型肝炎防治指南（2022 年版)》、欧洲肝病学会《乙型肝炎病毒感染管理临床实践指南》、2021 年《亚太肝病学会慢性乙型肝炎患者停用核苷（酸）类似物指导意见》、

2022 年《慢性 HBV 感染者血清 HBV RNA 检测及临床应用的专家共识》等众多指南和共识，推荐用于慢乙肝患者治疗监测和复发风险评估。

4）“利为安”DNA 甲基化肝癌早诊产品。公司战略投资公司翱锐生物开发了高分辨多组学液体活检和双层机器学习核心算法，能准确解读肝癌指纹图谱。基于 ctDNA 甲基化和肝癌三联检指标开发的产品利为安™，对于 Ⅰ 期、Ⅱ 期、Ⅲ 期 / Ⅳ 期肝癌的检测灵敏度分别为 90% 以上、95% 和 100%，同时特异性达到 90% 以上，为实现肝癌的超早期筛查提供了可能。

此外，公司开发的一系列蛋白标志物产品，如乙肝病毒大蛋白、肝纤五项（C Ⅳ、P Ⅲ NP、LN、HA、TIMP-1）、高尔基体蛋白 73 是诊断肝炎、肝纤维化、肝硬化的血清学指标，这些产品已广泛地应用于临床、体检领域，与上述肝癌早筛早诊产品共同形成从肝炎到肝癌全病程健康管理解决方案。

（2）丰富的产品线布局

公司的产品在临床领域涵盖炎症、感染、心脑血管、骨代谢、甲状腺功能、糖尿病、高血压、肝炎、肝癌、肿瘤、肾损伤、胃功能等多种疾病或功能的检测，广泛应用于全国各级医院、社区卫生服务站、乡镇卫生院、第三方检测中心、体检中心等。

公司基于化学发光法，率先实现 11 项细胞因子（IL-1β、IL-2、IL-2R、IL-4、IL-5、IL-6、IL-8、IL-10、IL-17A、TNF-α、INF-γ）试剂盒的开发，比传统流式细胞仪检测更快速、更便捷、更稳定、更灵活，在新冠肺炎疫情中受到广泛的关注和重视，在呼吸道感染、心脑血管疾病、肿瘤、血液疾病、重症监护等多领域有广阔的应用前景。

（3）独具特色的公共安全检测试剂

公司利用上转发光技术平台，研制多种生物安全检测试剂，覆盖生物安全、食源性致病菌、真菌毒素、传染病等，广泛应用于全国各级疾病预防控制中心、公安、消防、口岸、食药监、粮食饲料企业等。凭借过硬的质量、先进的技术和良好的企业信誉，公司的公共安全类产品获得了用户的高度认可。

公共安全产品成功产业化以来，还多次应用于奥运会、世博会、APEC 会议、金砖国家峰会等国家重大活动的安保工作。毒品三项（吗啡、甲基安非他明和氯胺酮）检测试剂盒（上转发光法）获评为 2018 年北京市新技术新产品。

（4）业内少有全场景免疫诊断仪器平台

公司全场景免疫技术平台进一步完善，建立了从高精度上转发光 POCT（UPT 系列，UPT-3A-1800-mini、UPT-3A-1800、UPT2800、UPT6800）到小型、中型、大型及全自动单人份化学发光平台（MQ60 系列，包括 MQ60 smart、MQ60 Pro B、MQ60 Plus、MQ60 Auto），到小型全自动化学发光平台（C800、C900），再到大型全自动化学发光平台（C2000、C3000），已经成为业内为数不多的产品涵盖全场景应用的供应商之一（图 18-11-1）。

公司持续加大研发投入，坚持“生产一代、开发一代、储备一代”的科研方针，不断拓展产品线，丰富的在研产品，促进了公司产品系列化的提高，也进一步提升了公司产品的综合竞争优势，保证了公司产品的持续创新。

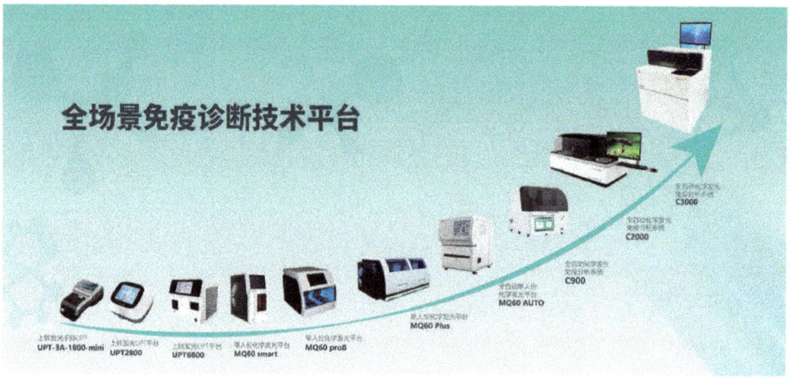

图 18-11-1　公司全场景免疫诊断平台示意图

第十二节
江苏浩欧博生物医药股份有限公司

江苏浩欧博生物医药股份有限公司（HOB）是体外诊断（IVD）领域知名的过敏原和自身抗体检测试剂供应商，拥有近200种经国家药品监督管理局认证的产品，服务团队遍布全国30多个省、直辖市，拥有近3 000家三级医院用户群（图18-12-1）。

公司自2009年成立以来，一直专注于过敏和自身免疫疾病诊断领域，致力于为广大患者提供“用得起、用得放心”的检测产品。经过持续投入和高速发展，HOB已经发展成为一个集创新研发、规模生产、质量控制和市场营销为一体的现代化高科技企业。依靠自主研发的核心技术和丰富的产品，满足市场多样化的检测需求，逐步成为我国过敏原检测领域和自身免疫疾病诊断领域的领先者，并于2021年1月成功登陆上交所科创板（图18-12-2）。

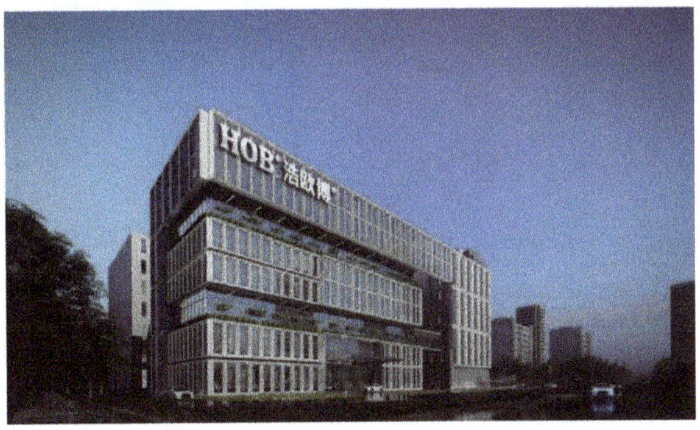

图 18-12-1　公司外景

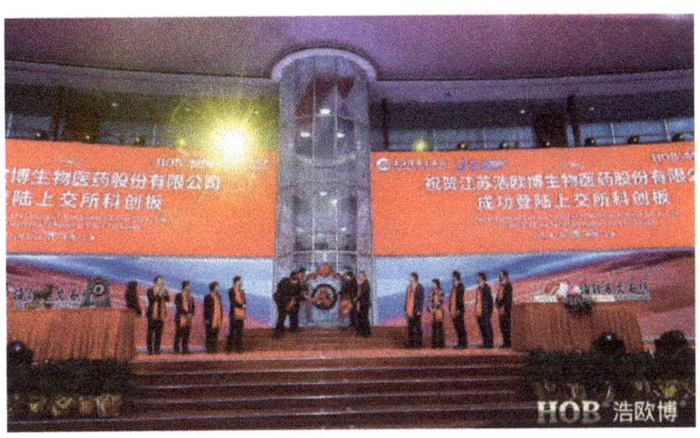

图 18-12-2　上市敲钟

浩欧博始终坚持“自主创新、掌握核心技术”的发展策略，坚持“中国一流、世界水平”的建设理念。建设了近3 000平方米的实验室，组建了由海归博士带队的近百人的研发团队，致力于打造国内免疫诊断领域一流的研发中心。

2010年，HOB正式建成苏州产业化基地，建筑面积近5 000平方米；2015年，在国家863计划及江苏省重大科技专项支持下，拥有两个万级与十万级洁净区的生产厂房，纳米磁微粒全自动化学发光试剂产业化基地正式落成。

2015年，HOB成立美国办事处HOB-US，进一步部署全球化发展战略，加快开拓海外市场的步伐，HOB-US将协助化学发光平台的免疫诊断产品获取美国FDA认证和欧洲CE认证，并与北美先进的科研机构保持沟通与合作，搭建与国际学术前沿交流的桥梁。

2021年，为了满足市场日益增长的产品需求，总建筑面积近7 000平方米，每年可提供近100万过敏自免诊断试剂盒的浩欧博湖南分公司建成投产，为公司持续领跑国内过敏自免诊断领域助力。

目前，公司拥有过敏原检测和自身抗体检测两条产品线，可以满足从定性到定量的全方位检测需求，实现从基层社区医院到大型三甲医院的全覆盖（图18-12-3）。

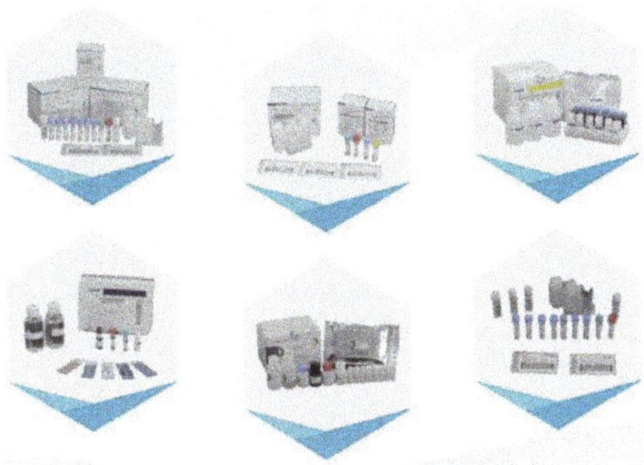

图 18-12-3　公司产品线

第十三节
赛默飞世尔科技

赛默飞世尔科技是赋能科技进步的全球领导者。公司年销售额逾 400 亿美元（图 18-13-1）。

公司的使命是帮助客户使世界更健康、更清洁、更安全。公司帮助客户加速生命科学领域的研究、解决在分析领域所遇到的复杂问题与挑战、提高实验室生产力、通过提供诊断以及研发制造各类突破性的治疗方法，从而改善患者的健康。

公司全球员工将借助于一系列行业领先的品牌——Thermo Scientific、Applied Biosystems、Invitrogen、Fisher Scientific、Unity Lab Services、Patheon 和 PPD，为客户提供领先的创新技术、便捷采购方案和全方位的制药服务。

自 1982 年在中国设立第一个销售办事处至今，赛默飞世尔科技已正式进入中国 40 余年。公司在中国的总部设于上海，并在北京、广州、香港、成都、沈阳、西安、南京、武汉、济南等地设立了 12 个商业办公室，员工人数超过 7 000 名。公司产品主要包括分析仪器、实验室设备、试剂、耗材和软件等，提供实验室综合解决方案，为各行各业的客户服务。

为了满足中国市场的需求，现有 10 家工厂分别在上海、北京、苏州和广州等地运营。公司在全国还设立了 5 个应用开发中心以及示范实验室，将世界级的前沿技术和产品带给中国客户，并提供应用开发与培训等多项服务。位于上海和苏州的 3 个中国创新研发中心，拥有 110 多位专业研究人员和工程师及 100 多项专利。创新中心专注于垂直市场的产品研究和开发，结合中国市场的需求和国内外先进技术，研发适合中国用户的技术和产品。公司拥有遍布全国的维修服务网点和特别成立的中国技术培训团队，在全国有 8 个服务中心以及 2 800 余名专业人员直接为客户提供服务。

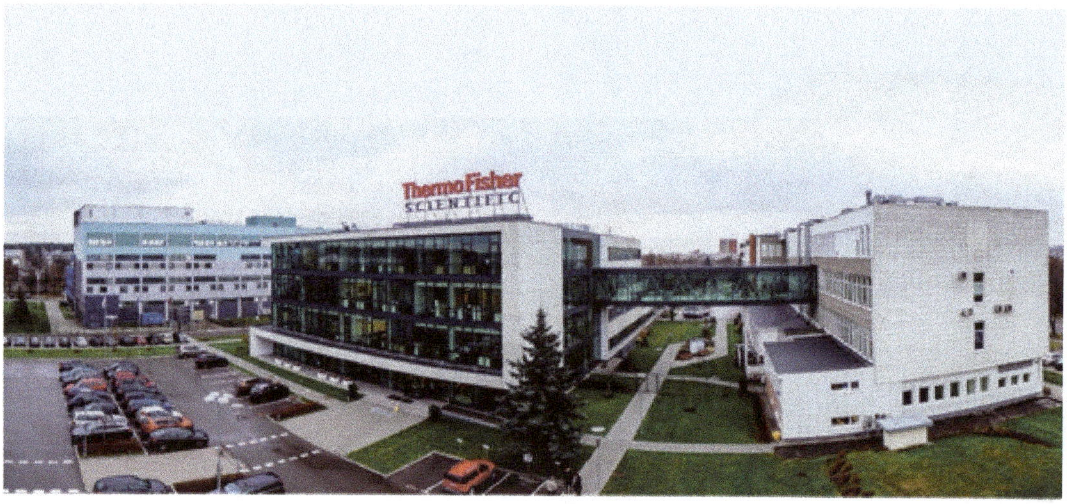

图 18-13-1　公司外景

第十四节
济南百博生物技术股份有限公司

一、企业简介

济南百博生物技术股份有限公司（以下简称“百博生物”）成立于2003年，是一家专业从事体外诊断试剂研发、生产和销售的高新技术企业。公司建立严格的质量管理体系，并通过ISO9001和ISO13485国际质量体系认证，拥有目前国际先进的全自动生产设备，车间严格按照标准设计，并达到万级净化标准。目前，百博生物已经构建了微生物检测平台、POCT快检平台及核酸检测平台三大研发平台，销售产品涵盖微生物样本采集和处理类、生化类、试剂盒和临检类以及其他类产品等。

2014年5月，百博生物成功在中国新三板挂牌，成为新三板扩容后国内首批IVD挂牌企业之一；2021年，百博生物成功进入“创新层”，并成为在IVD领域为数不多的创新层企业之一。百博生物技术力量雄厚，承担多项省市级科技创新项目，并被评为国家知识产权优势企业、济南市专精特新企业、山东省专精特新企业、济南市瞪羚企业、山东省瞪羚企业、山东省科技领军企业等。

自成立以来，百博生物在IVD领域内不忘初心、深耕细作，每一步都踏实而勤恳，坚定而执着，求真而务实。2021年，百博生物扩建的新大楼正式落成启用，公司迈向了一个新台阶；2022年，百博生物启动再扩建计划并购买银丰国际生物城厂区第二栋大楼；2022年，百博生物向省属国资企业山科创新定向发行股份……如今，百博生物这支无坚不摧的团队，正在全力加速，驶向更加广阔的蓝海！（图18-14-1、图18-14-2）

二、领军人物

实际控制人兼董事长——聂晖，1992年任职于国企“郑州华能博赛生物技术研究所”，正式进入体外诊断试剂行业，随着博赛研究所体制改革的进行，继而成为“安图生物”的早期核心员工之一；2003年，聂晖董事长怀揣着激情与梦想，在美丽的泉城济南发起创立了百博生物，以使命和担当、用智慧和汗水带领着企业，成为微生物领域的深耕者，曾被评为“体外诊断试剂行业领军人物”“白求恩式爱心公益企业家”。现任全国卫生产业协会医学检验产业分会副秘书长、全国卫生产业协会医学检验产业分会青年企业家委员会副主任委员、中国医学装备协会采购与管理分会副秘书长、中国医学装备协会理事、中国医学装备协会POCT专业委员会常务委员等。

三、微生物检测平台

百博生物以微生物领域为切入点，深耕20年，逐渐丰富产品线。在独具匠心、以追求完美为核心的产品理念引导下，百博生物引进国内外全自动生产设备，采用优质原料配置，严格进行质量控制，造就了百博生物培养基高标准化、高灵敏度、高质量的完美品质。同时，公司推出的一种具有专利保障的金装培养基，采用透气包装既能有效地防止细菌的进入，又能很大程度地减少水分挥发，受到国内诸多三甲医院的认可。2022年，公司安装了超大容量培养基灭菌制备设备系统，有效扩大了灭菌容量，为微生物产品生产效率的进一步提升及产能的进一步扩大奠定了基础。

依托在微生物领域的研究经验，百博生物研发团队首次推出国内创新产品——微生物样本前处理系统ET-2000，填补了微生物样本前处理领域的空白。该系统自动对微生物样本进行视觉相机自动定位、自动取样、自动条码扫描、自动灭菌、自动接种、自动贴签一系列操作，从而极大地保障了微生物工作人员的生物安全，同时提高了工作效率，使微生物样本前处理工作更标准、更安全。该产品一经上市，便获得“创之星”杯中国体外诊断年度创新产品三等奖、中国智能产业创新创业大会优秀项目三等奖等多个奖项。2021年，公司微生物样本

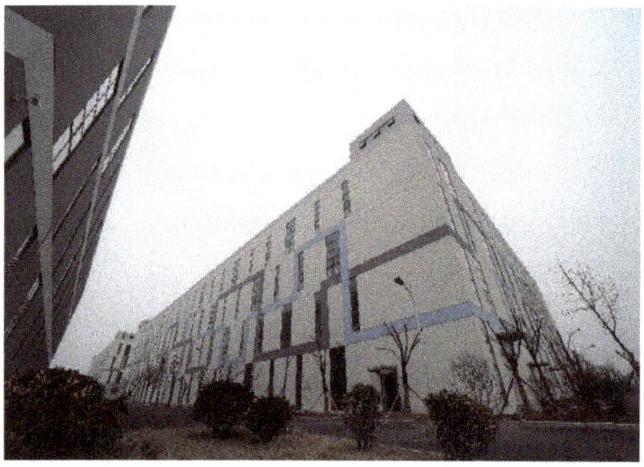

图 18-14-1　百博生物药谷厂区

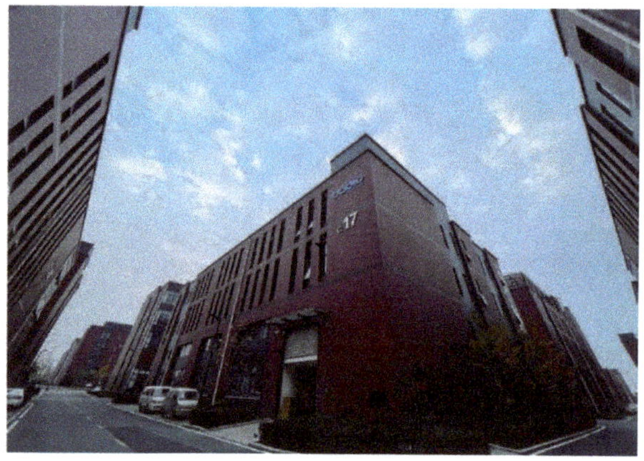

图 18-14-2　百博生物银丰厂区

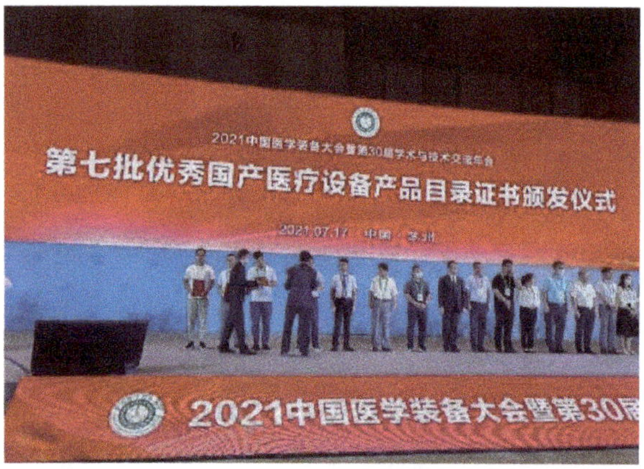

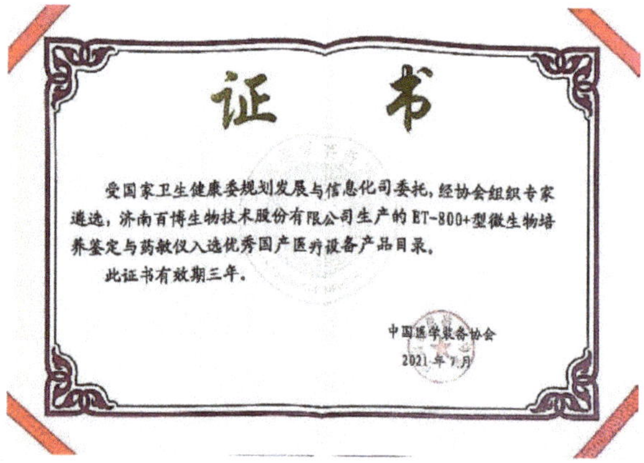

证　书

受国家卫生健康委规划发展与信息化司委托，经协会组织专家遴选，济南百博生物技术股份有限公司生产的 ET-800+型微生物培养鉴定与药敏仪入选优秀国产医疗设备产品目录。

此证书有效期三年。

中国医学装备协会

2021 年 7 月

图 18-14-3　第七批优秀国产医疗设备产品目录颁奖现场及获奖证书

前处理系统进入第七批优秀国产医疗设备产品目录（图 18-14-3）。

秉承“实事求是、唯真唯美”的核心理念，把“细节制胜”作为铸就精品的利剑，抱定做精品的理想和决心，百博生物凭借其在微生物自动化领域的扎实基础，率先陆续推出第二代、第三代微生物样本前处理系统 ET-800、ET-800+，并因其独特的视觉技术，独有的一键式操作技术，满足样本放置的随时随机性、划线方式的多样灵活性等特点受到客户的广泛好评（图 18-14-4）。

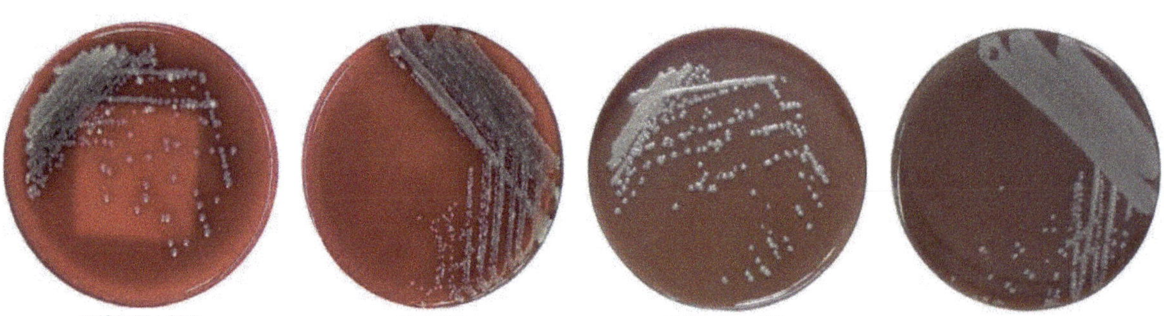

百博机器人划线　手工划线　百博机器人划线　手工划线

图 18-14-4　百博机器人与手工接种对比图

CAIVD

第十九章

学会与学术活动

第一节
会展论坛与工作会议

中国国际检验医学暨输血仪器试剂博览会

一、第十八届中国国际检验医学暨输血仪器试剂博览会

2021 年 3 月 28 日 8 点 38 分，第十八届中国国际检验医学暨输血仪器试剂博览会（CACLP）& 第一届中国国际 IVD 上游原材料暨制造流通供应链博览会（CISCE）在重庆国际博览中心盛大开幕（图 19-1-1）！

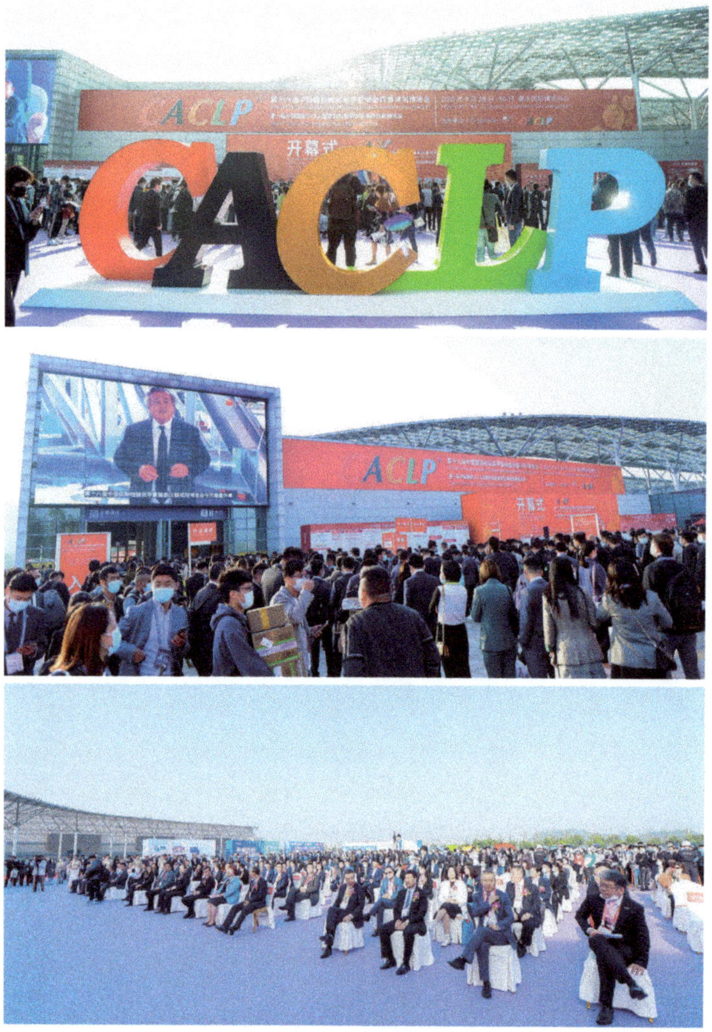

图 19-1-1　博览会开幕式

本届开幕式由上海透景生命科技股份有限公司董事长姚见儿主持（图 19-1-2）。

原卫生部机关党委副书记兼纪委书记、全国卫生产业企业管理协会会长窦熙照致欢迎词（图 19-1-3）。

参展企业代表、贝克曼库尔特临床诊断全球副总裁，中国区总经理姜植铭女士致贺辞（图 19-1-4）。

出席本届博览会开幕式的领导及嘉宾为博览会揭幕倒金沙（图 19-1-5~ 图 19-1-9）。

出席本届开幕式的领导和嘉宾还有：中国医疗器械行业协会体外诊断分会会长朱耀毅，全国人大代表、圣湘生物科技股份有限公司董事长戴立忠，罗氏诊断产品（上海）有限公司总经理姚国樑，东

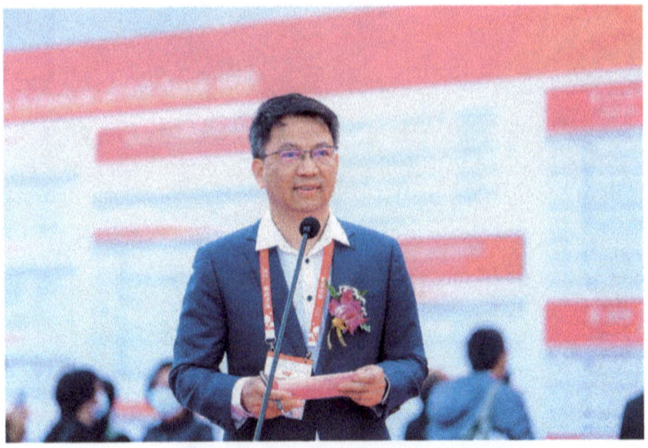

图 19-1-2　上海透景生命科技股份有限公司董事长姚见儿

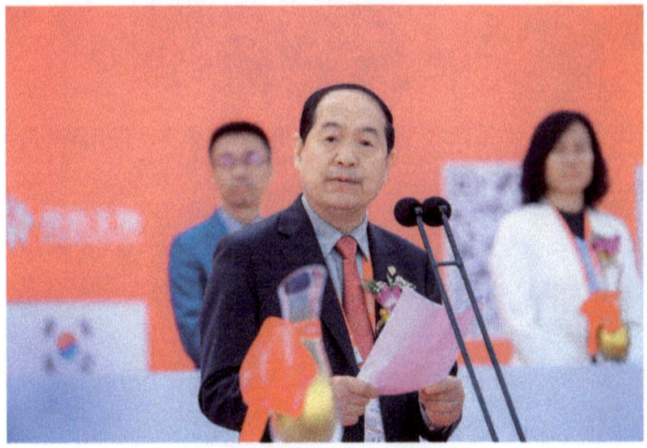

图 19-1-3　原卫生部机关党委副书记兼纪委书记、全国卫生产业企业管理协会会长窦熙照

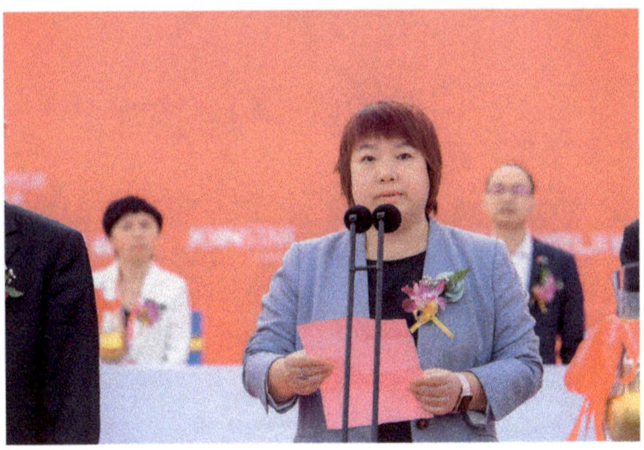

图 19-1-4　贝克曼库尔特临床诊断全球副总裁，中国区总经理姜植铭

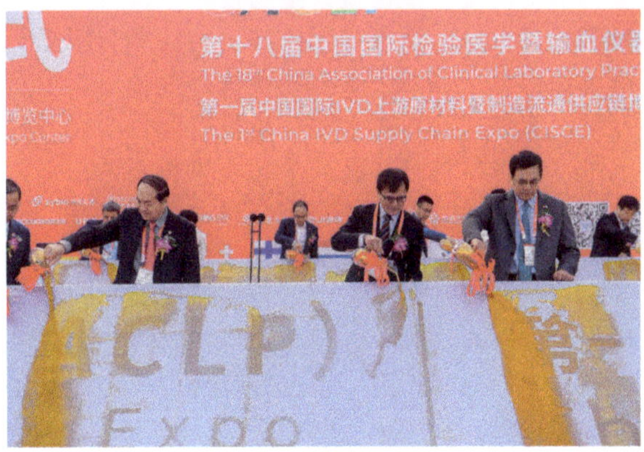

图 19-1-5　领导及嘉宾为博览会揭幕倒金沙

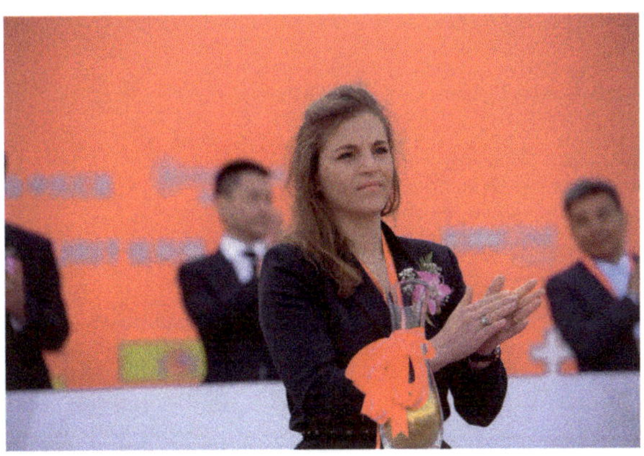

图 19-1-6　智奥会展集团中国区副总裁、智奥会展集团大中华区联合总裁 Ines Ginon

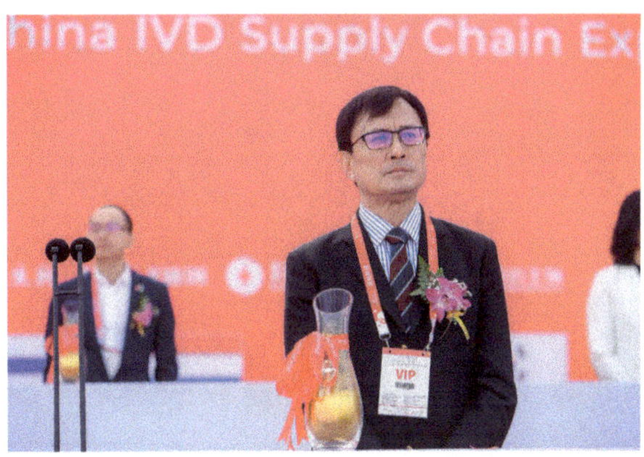

图 19-1-7　全国卫生产业企业管理协会医学检验产业分会会长、上海市实验医学研究院副院长、CACLP 创始人宋海波教授

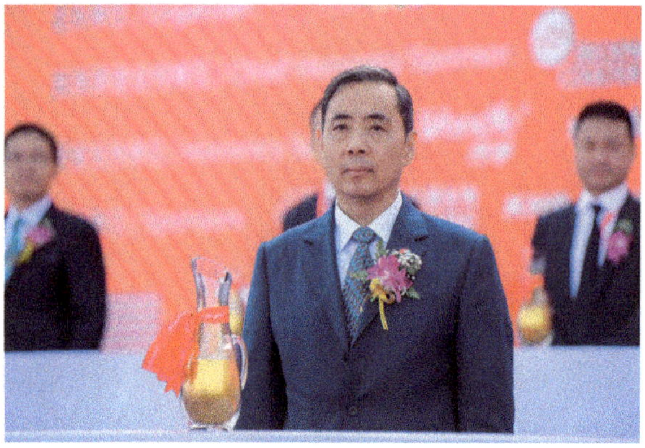

图 19-1-8　全国卫生产业企业管理协会实验医学分会主任委员、上海市实验医学研究院院长王华梁教授

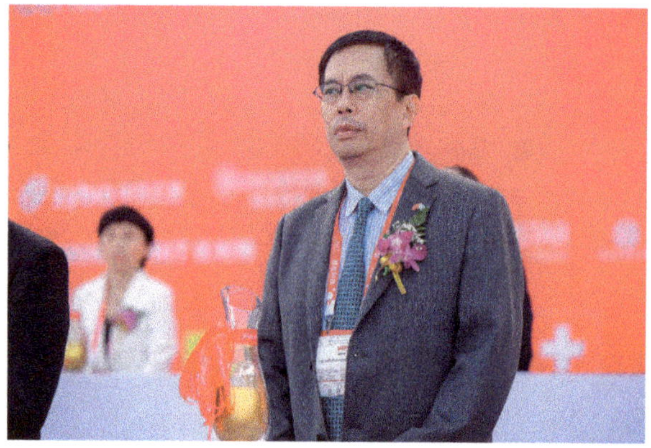

图 19-1-9　解放军总医院第一医学中心医学检验中心研究员、中国分析测试协会标记免疫分析专业委员会主任委员颜光涛教授

方海洋（北京）医学研究院有限公司院长张贺秋，江西省医学检验分会万本愿，海军军医大学长征医院实验诊断科研究员仲人前，迈瑞中国区总经理冯宣运，广州万孚生物技术股份有限公司轮值 CEO 赵亚平，北京九强生物技术股份有限公司董事长邹左军，深圳市新产业生物医学工程股份有限公司副总经理张小红，美康生物科技股份有限公司董事长邹炳德，中翰盛泰生物技术股份有限公司董事长周旭一，重庆中元汇吉生物技术有限公司董事长吉权，江西乐成生物科技有限公司董事长万蒙，北京中关村水木医疗科技有限公司总经理王军，上海领检科技有限公司董事长王牧，国药控股医学检验（天津）有限公司总经理尹亮，上海润达医疗科技股份有限公司董事、执行副总裁仝文斌，珠海市银科医学工程股份有限公司董事长孙宜峰，武汉瀚海新酶生物科技有限公司董事长杨广宇，郑州安图生物工程股份有限公司总经理杨增利，深圳市亚辉龙生物科技股份有限公司副董事长、总经理宋永波，上海复星长征医学科学有限公司总经理张跃建，武汉明德生物科技股份有限公司董事长陈莉莉，慧医信息科技（上海）有限公司总经理陈悦，上海之江生物科技股份有限公司总经理邵俊斌，浙江拱东医疗器械股份有限公司董事长施慧勇，菲鹏生物股份有限公司董事长崔鹏。

二、第十九届中国国际检验医学暨输血仪器试剂博览会

2022 年 10 月 26 日 8:30，第十九届中国国际检验医学暨输血仪器试剂博览会（CACLP）& 第二届中国国际 IVD 上游原材料制造暨流通供应链博览会（CISCE）在南昌绿地国际博览中心盛大开幕（图 19-1-10）！

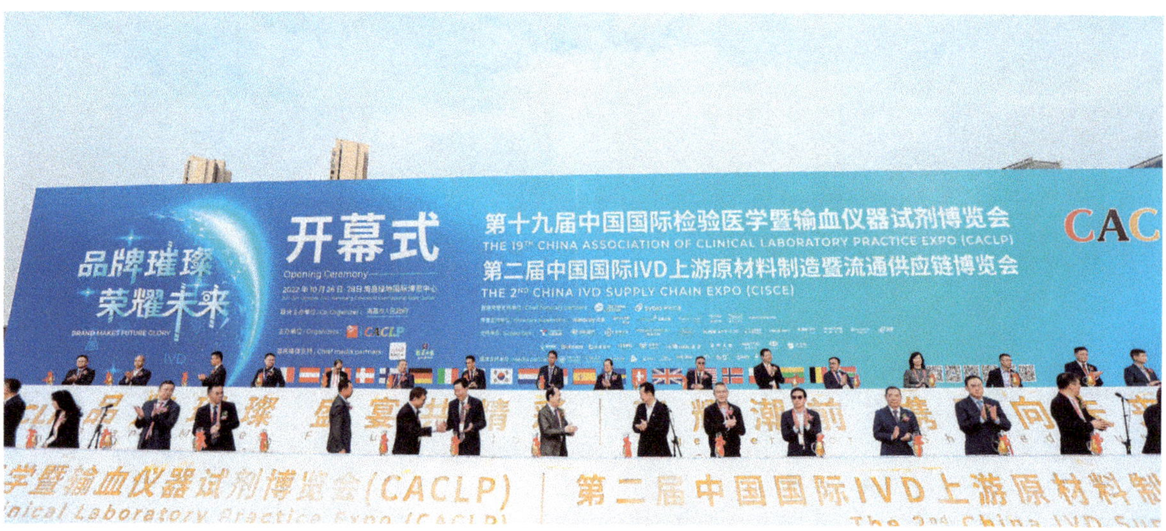

图 19-1-10　博览会开幕式

本次开幕式由全国卫生产业企业管理协会医学检验产业分会副会长、中翰盛泰生物技术股份有限公司董事长周旭一和全国卫生产业企业管理协会医学检验产业分会副会长单位、圣湘生物科技股份有限公司副总经理周俊主持（图 19-1-11）。

参展企业代表贝克曼库尔特临床诊断全球副总裁、中国区总经理陈小穗致贺辞（图 19-1-12）。

南昌市委常委、副市长肖云宣布第十九届国际检验医学暨输血仪器试剂博览会（CACLP）& 第二届中国国际 IVD 上游原材料制造暨流通供应链博览会（CISCE）开幕（图 19-1-13 至图 19-1-19）。

出席开幕式的领导和嘉宾还有：中国医疗器械行业协会体外诊断分会会长朱耀毅、西安区域医学检验中心首席科学家郝晓柯、原上海长征医院实验诊断科主任仲人前。全国卫生产业企业管理协会医学检验产业分会副会长：广州金域医学检验集团股份有限公司高级副总裁申子瑜，北京九强生物技术股份有限公司董事长邹左军，上海透景生命科技股份有限公司董事长姚见儿，深圳迈瑞生物医疗电子股份有限公司中国区体外诊断总经理罗晓亮，桂林优利特医疗电子有限公司董事长石平，中翰盛泰生物技术股份有限公司董事长周旭一，迈克生物股份有限公司董事长唐勇，郑州安图生物工程股份有限公司总经理杨增利，深圳市新产业生物医学工程股份有限公司副总经理张小红，慧医信息科技（上海）有限公司总经理陈悦，迪瑞医疗科技股份有限公司副总经理牛丹丹，江西乐成生物医疗有限公司董事长万蒙，上海领检科技有限公司董事长王牧，国药控股医学检验（天津）有限公司总经理尹亮，深圳市亚辉龙生物科技股份有限公司总经理宋永波，广州万孚生物技术股份有限公司高级副总裁赵亚平，武汉明德生物科技股份有限公司董事长陈莉莉，原江西省临床检验中心主任万本愿，中元汇吉生物技术股份有限公司董事长吉权，武汉瀚海新酶生物科技有限公司董事长杨广宇。全国卫生产业企业管理协会实验医学分会副主任委员：罗氏诊断产品（上海）有限公司总经理姚国樑，武汉联影智融医疗

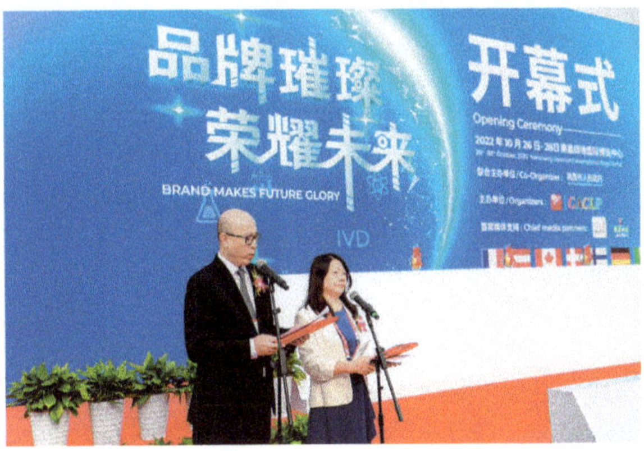

图 19-1-11 中翰盛泰生物技术股份有限公司董事长周旭一（左）与圣湘生物科技股份有限公司副总经理周俊（右）

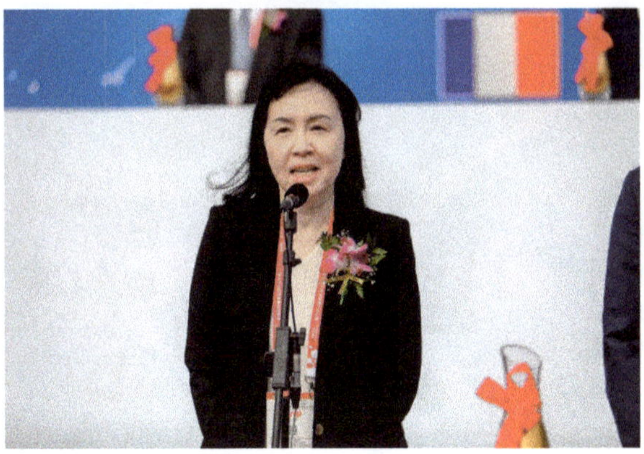

图 19-1-12 贝克曼库尔特临床诊断全球副总裁、中国区总经理陈小穗

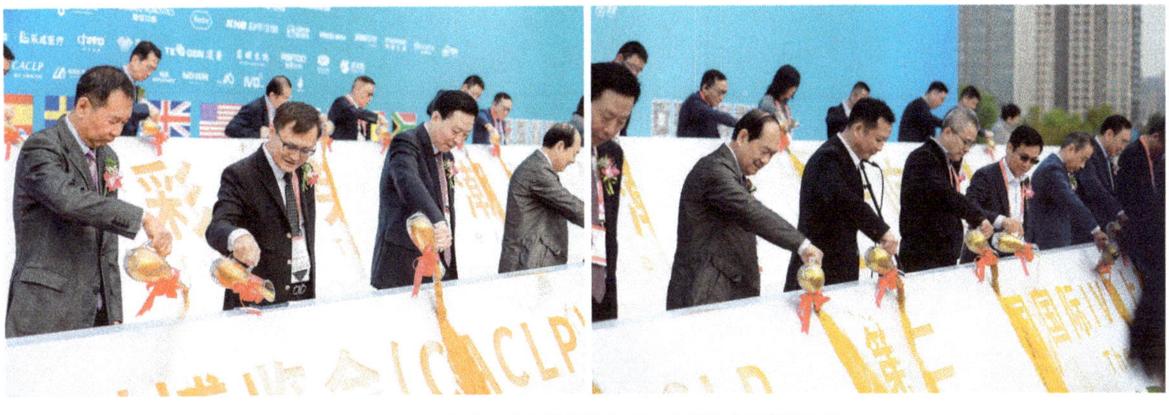

图 19-1-13 出席开幕式的领导和嘉宾为博览会开幕倒金沙

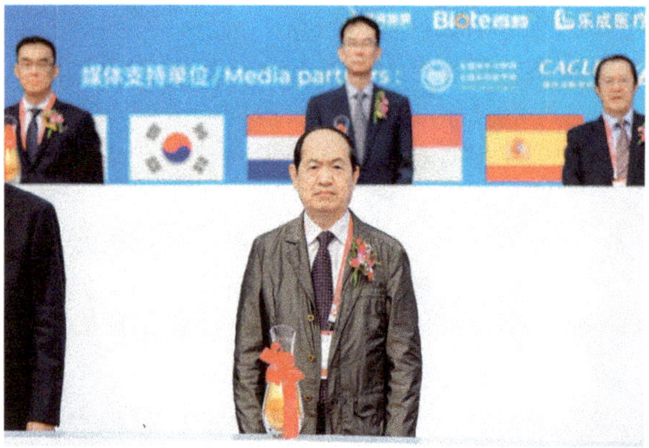

图 19-1-14　原卫生部机关党委副书记兼纪委书记、全国卫生产业企业管理协会会长窦熙照

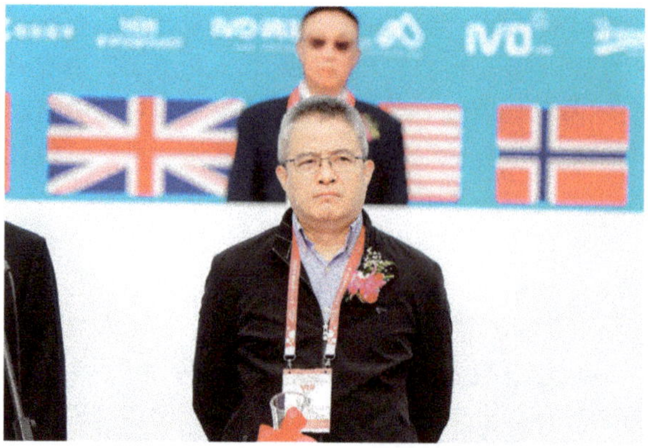

图 19-1-15　中国科学院院士、中国科学院分子细胞科学卓越创新中心（生化与细胞所）研究员、细胞生物学国家重点实验室，主任李劲松教授

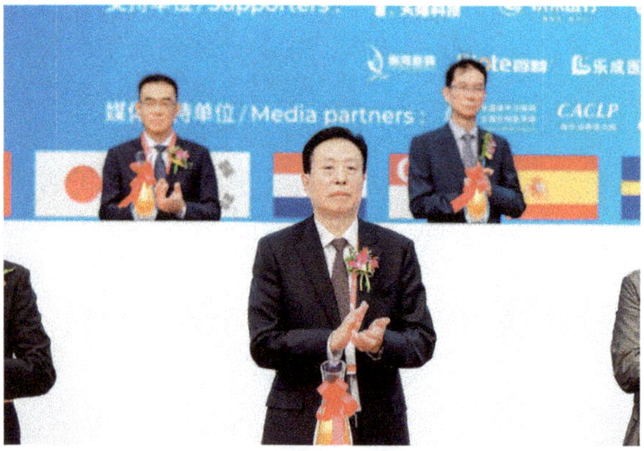

图 19-1-16　中华医学会检验医学分会候任主任委员王传新教授

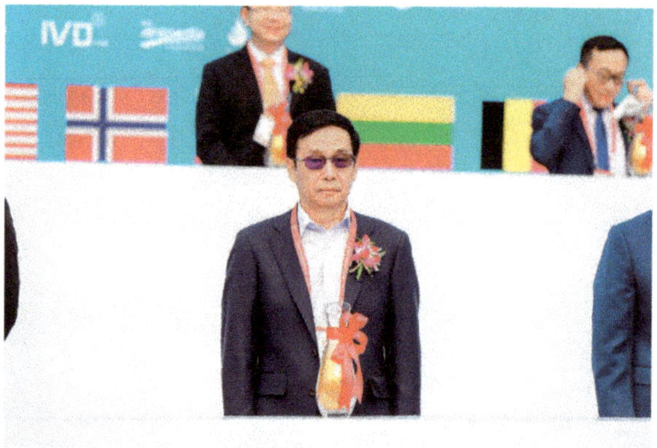

图 19-1-17　中国生物医学工程学会医学检验工程分会主任委员康熙雄教授

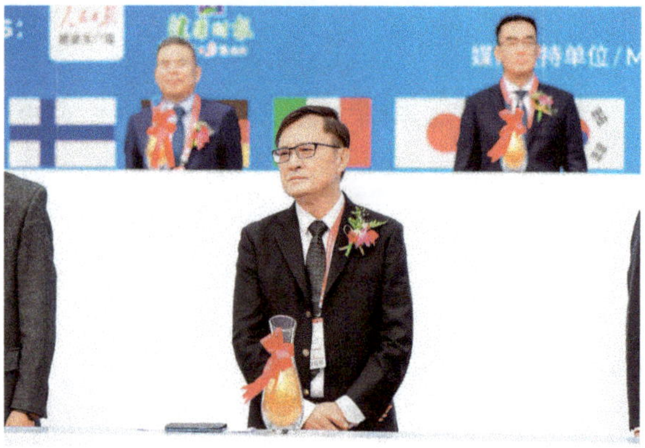

图 19-1-18　全国卫生产业企业管理协会医学检验产业分会会长宋海波教授

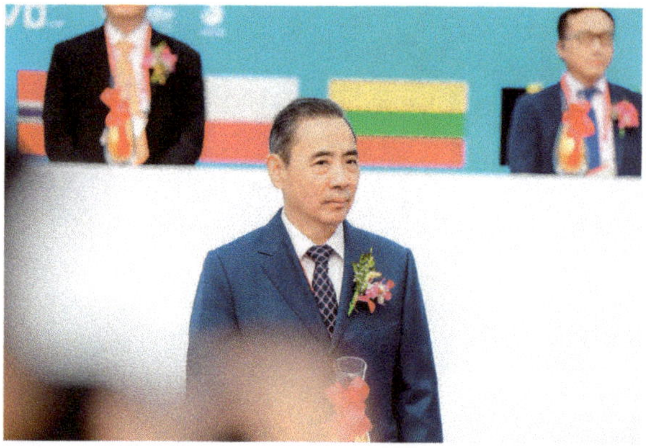

图 19-1-19　全国卫生产业企业管理协会实验医学分会主任委员王华梁教授

科技有限公司总经理姜植铭，贝克曼库尔特临床诊断全球副总裁、中国区总经理陈小穗。全国卫生产业企业管理协会医学检验产业分会第三届理事会副会长：上海荣盛生物药业有限公司董事长朱绍荣，南昌百特生物高新技术股份有限公司董事长练新廷。全国卫生产业企业管理协会医学检验产业分会

副会长单位：圣湘生物科技股份有限公司副总经理周俊，浙江拱东医疗器械股份有限公司总经理钟卫峰，美康生物科技股份有限公司总经理邹继华，复星诊断科技（上海）有限公司董事长包勤贵。

（戴蓓华　吴文斌　葛婷婷）

中国体外诊断产业发展大会

一、第八届中国体外诊断产业发展大会

2021 年 3 月 29 日，由全国卫生产业企业管理协会医学检验产业分会主办的第八届中国体外诊断产业发展大会于重庆悦来国际会议中心隆重开幕（图 19-1-20）！

本届大会以“赋能‘智造’· 合协共进”为主题，线上线下观看近 15 万人次。上海市实验医学研究院院长、上海市临床检验中心主任、全国卫生产业企业管理协会实验医学分会主任委员王华梁教授，解放军总医院第一医学中心医学检验中心副主任颜光涛教授，上海市实验医学研究院副院长、全国卫生产业企业管理协会副会长、医学检验产业分会会长、Wiley 旗下 *VIEW* 期刊主编宋海波教授担任大会名誉主席；全国卫生产业企业管理协会医学检验产业分会副会长、宁波美康生物科技股份有限公司董事长邹炳德担任大会主席；全国卫生产业企业管理协会医学检验产业分会副会长、桂林优利特电子集团有限公司董事长石平，中翰盛泰生物技术股份有限公司董事长周旭一担任大会执行主席。

大会执行主席石平主持上午会议（图 19-1-21）。

大会主席邹炳德致开幕辞（图 19-1-22）。

大会名誉主席宋海波教授宣布了“2020 年中国体外诊断产业领军人物”获奖者名单（图 19-1-23）。

宋海波教授，王华梁教授，颜光涛教授，首都医科大学附属北京天坛医院实验诊断中心康熙雄教

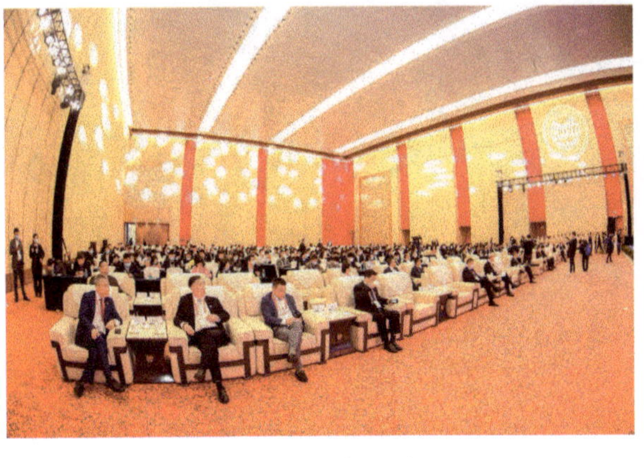

图 19-1-20　会议现场

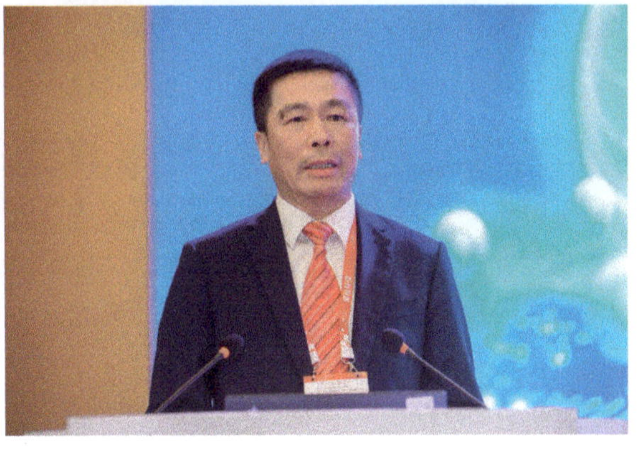

图 19-1-21　大会执行主席石平

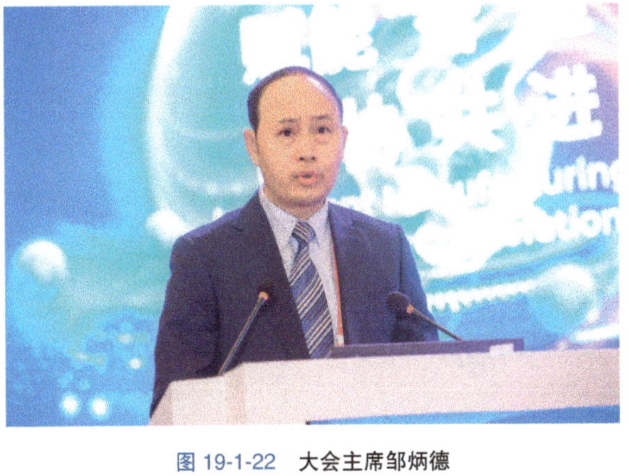

图 19-1-22　大会主席邹炳德

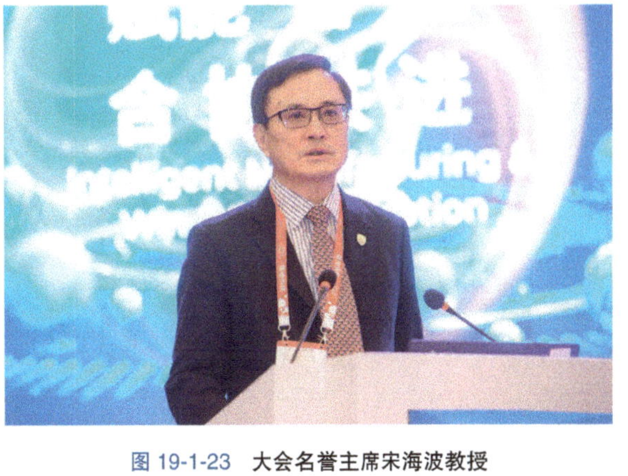

图 19-1-23　大会名誉主席宋海波教授

授，东方海洋院长张贺秋教授，重庆市临床检验中心副主任、中国科学院大学重庆医院（重庆市人民医院）三院院区检验科主任廖璞教授，解放军东部战区总医院生殖医学科主任姚兵教授，上海交通大学附属胸科医院检验科主任娄加陶教授，全国卫生产业企业管理协会医学检验产业分会副会长兼秘书长朱耀毅教授，郑州安图生物工程股份有限公司董事长苗拥军，北京九强生物技术股份有限公司董事长邹左军，北京中关村水木医疗科技有限公司总经理王军以及大会主席邹炳德，执行主席石平、周旭一为 2020 年中国体外诊断产业领军人物爱威科技股份有限公司董事长丁建文，浙江东方基因生物制品股份有限公司董事长方效良，重庆中元汇吉生物技术有限公司创始人、董事长吉权，上海奥普生物医药股份有限公司总经理李福刚，北京赛科希德科技股份有限公司董事长吴仕明，深圳市理邦精密仪器股份有限公司董事长张浩，北京九强生物技术股份有限公司首席运营官盛丹，西安天隆科技有限公司董事、创始人彭年才颁奖（图 19-1-24）。

宋海波教授、王华梁教授为本届大会支持单位郑州安图生物工程股份有限公司、上海科华生物工程股份有限公司、迈克生物股份有限公司、美康生物科技股份有限公司、桂林优利特医疗电子销售有限公司颁发感谢状（图 19-1-25）。

金域医学 COO、副总裁谢江涛教授做了题为“我国第三方独立实验室建设及未来发展趋势”的报告（图 19-1-26）。

朱耀毅教授解读了《2020 年中国体外诊断行业报告》（图 19-1-27）。

廖璞教授分享了“基于质谱技术的新冠患者血清多肽和蛋白组学临床研究报告”的主旨演讲（图 19-1-28）。

得克萨斯大学西南医学中心病理学副教授、质谱检验主任、POCT 检验主任、北美华人临床化学协会主席曹静博士在线分享了“体外诊断行业中信息技术的应用”的精彩演讲（图 19-1-29）。

北美华人临床化学家协会会长王永强博士在线分享了“从申报 FDA 谈体外诊断发展”的主题报告

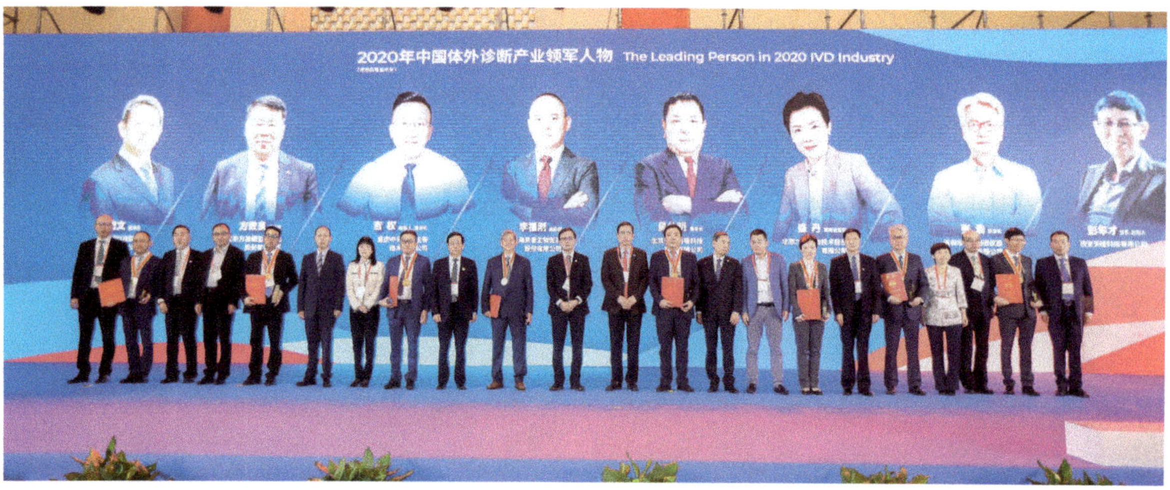

图 19-1-24　2020 年中国体外诊断产业领军人物

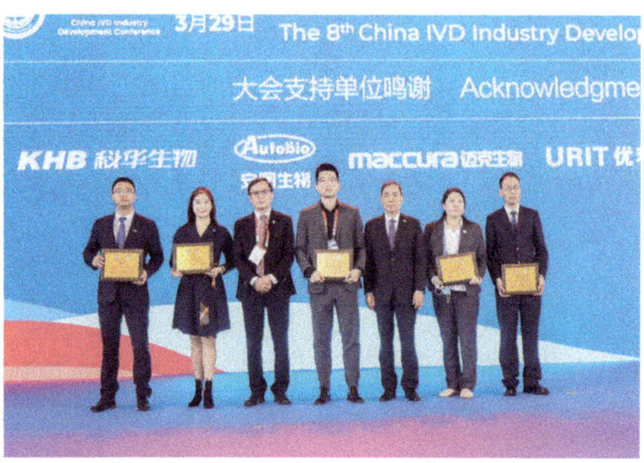

图 19-1-25　大会支持单位

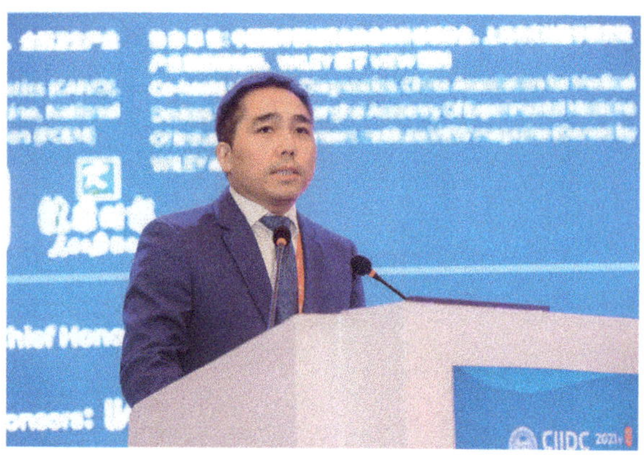

图 19-1-26　金域医学 COO、副总裁谢江涛教授

(图 19-1-30)。

美国大型第三方检测实验室 Quest Diagnostics 临床质谱实验室主任、2018—2019 美国华人临床化学学会会长袁超博士在线分享了“质谱技术在北美临床应用现状和未来”的主题报告（图 19-1-31)。

贝克曼库尔特临床诊断全球副总裁、中国区总经理、全国卫生产业企业管理协会实验医学分会副主任委员、*VIEW* 期刊副主编姜植铭博士带来了“智慧检验助力健康中国”的专题分享（图 19-1-32)。

下午的大会由本届大会执行主席周旭一主持(图 19-1-33)。

格诺生物首席医学官喻翔博士做了“循环肿瘤细胞临床应用新进展”的主旨演讲（图 19-1-34)。

圣湘生物科技股份有限公司副总经理周俊博士带来了“分子诊断全场景化方案探索——‘精确性+可及性’技术创新和应用实践”的专题分享（图 19-1-35)。

罗氏诊断中国总经理、全国卫生产业企业管理

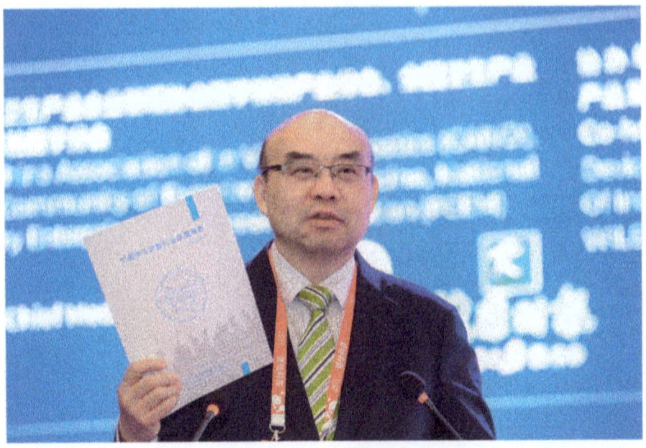

图 19-1-27 朱耀毅教授

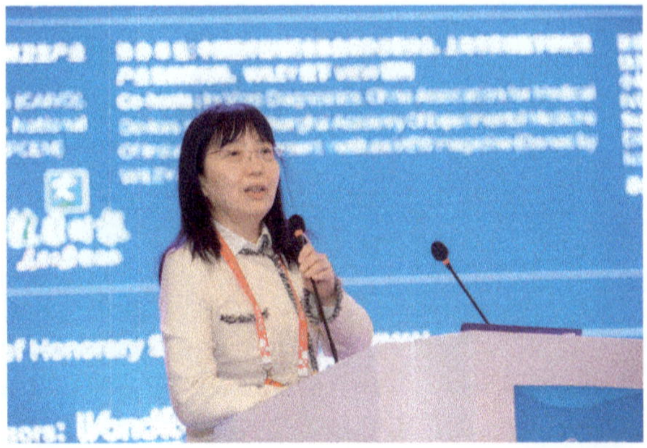

图 19-1-28 廖璞教授

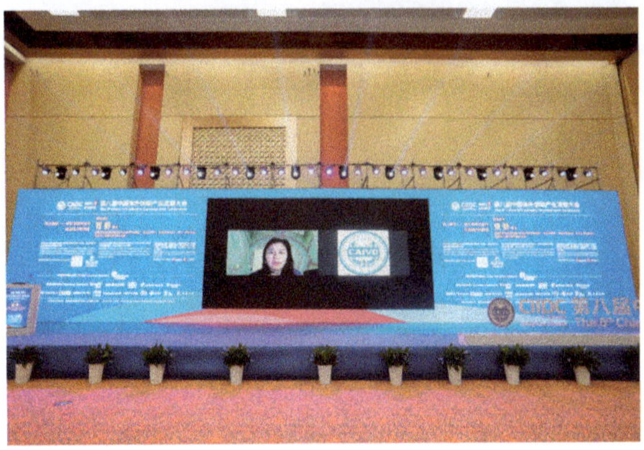

图 19-1-29 曹静博士

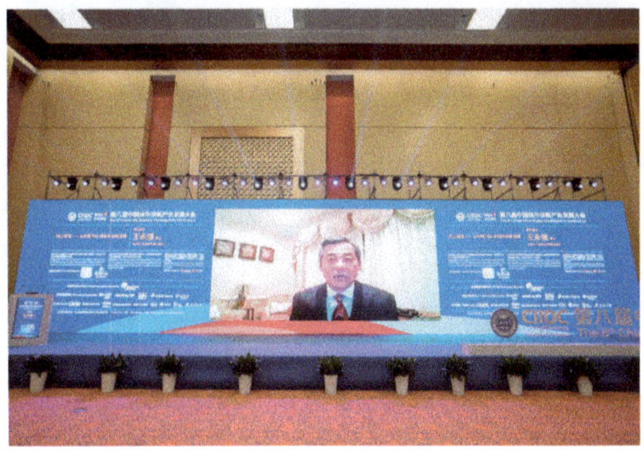

图 19-1-30 王永强博士

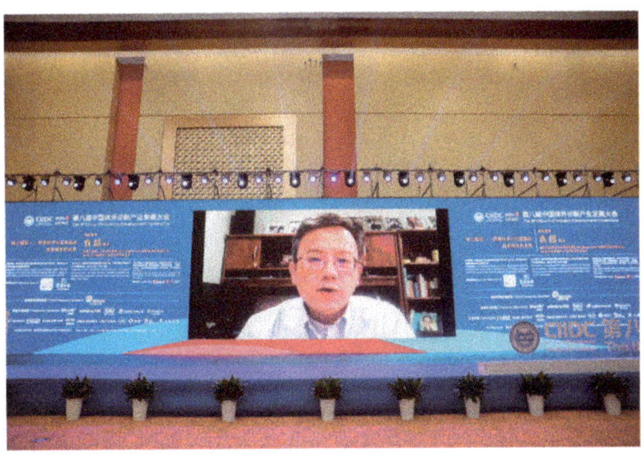

图 19-1-31 袁超博士

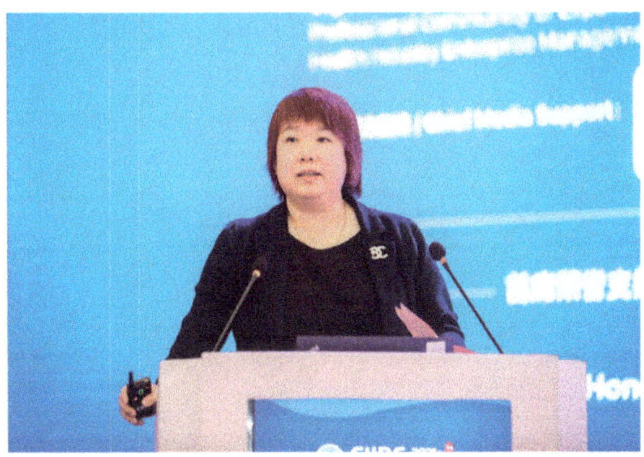

图 19-1-32 姜植铭博士

协会实验医学分会副主任委员、中国医学装备协会检验分会副会长姚国樑做了“协同创新赋能医疗新生态”的主旨演讲（图19-1-36）。

四川大学华西医院实验医学科主任、四川大学华西临床医学院医学检验系主任应斌武教授带来了“多学科交叉创新促进检验学科发展”的主旨演讲（图19-1-37）。

姚兵教授做了“从临床医师的视角探讨检验项目的落点”的主旨演讲（图19-1-38）。

中税企业咨询集团有限公司董事长宋宁做了“中国体外诊断企业的税务合规与优化”的主题报告（图19-1-39）。

嘉兴雅康博医学检验所有限公司总经理、北京雅康博生物科技有限公司首席科学官丁凤博士做了“肿瘤分子病理发展的挑战与机遇”的专题报告（图19-1-40）。

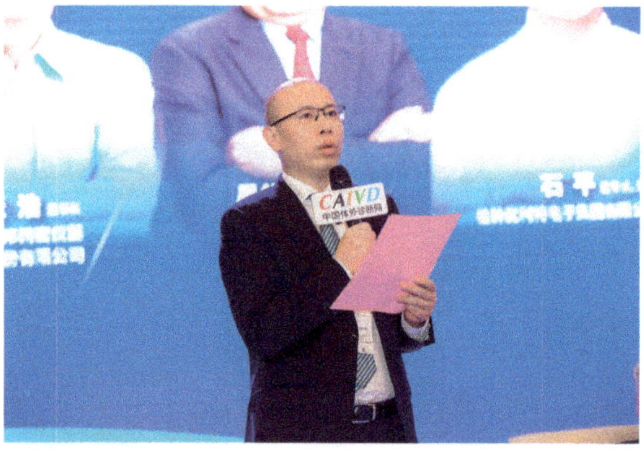

图19-1-33　大会执行主席周旭一

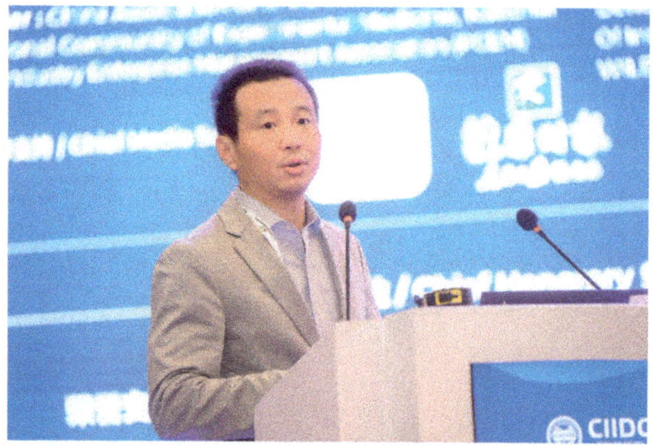

图19-1-34　喻翔博士

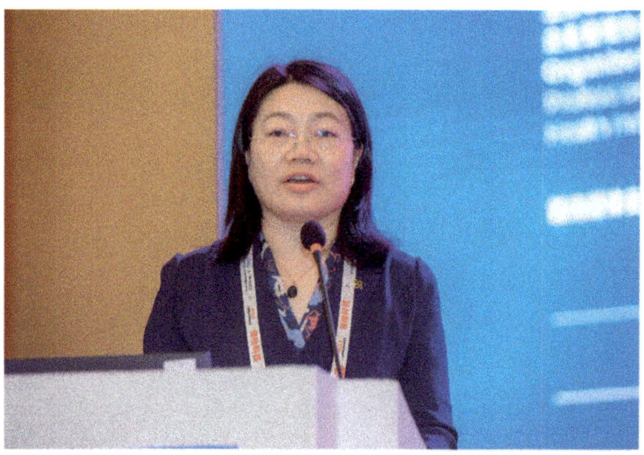

图19-1-35　周俊博士

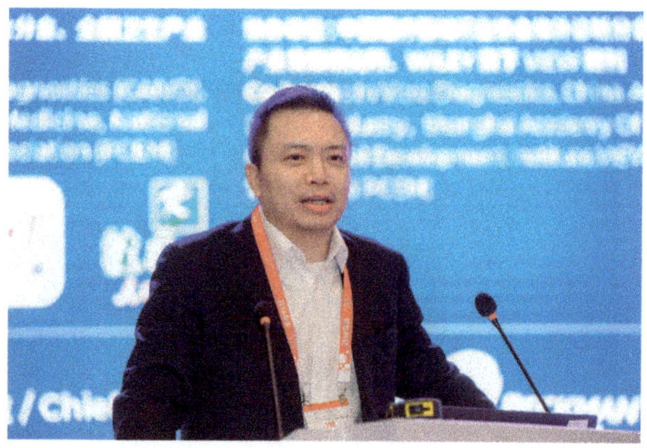

图19-1-36　姚国樑总经理

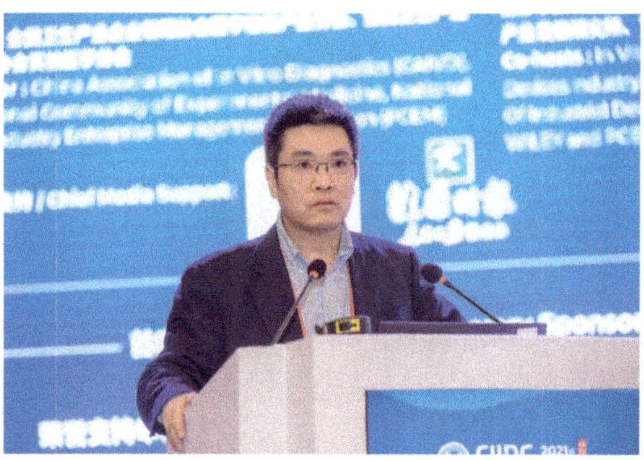

图19-1-37　应斌武教授

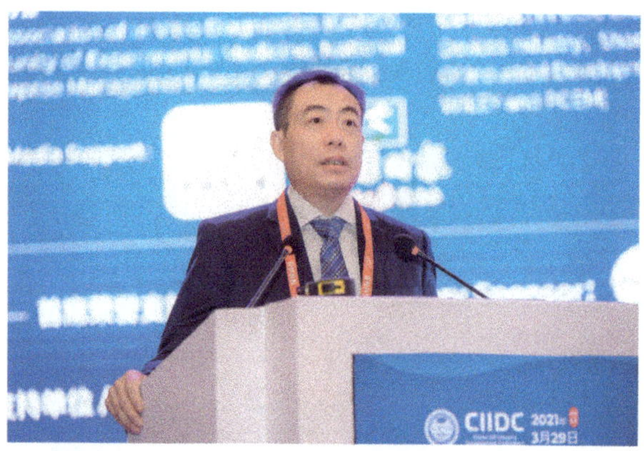

图19-1-38　姚兵教授

南京医科大学附属南京医院党委副书记、副院长王书奎教授做了“肝素结合蛋白在感染性疾病中的应用”的精彩演讲（图 19-1-41）。

苗拥军董事长做了“从产业角度看临床实验室智能化”的主题报告（图 19-1-42）。

在本次大会的压轴环节——大型访谈中，宋海波、姜植铭、苗拥军、邹炳德、石平、周旭一、赵亚平和 2020 年度中国体外诊断产业领军人物丁建文、吉权、李福刚、吴仕明、张浩、盛丹、彭年才作为受访嘉宾参与了访谈。受访嘉宾对于 IVD 产业形势精准的分析、解答与思考，指引着行业发展方向，引燃到场人士的集体共鸣。第八届中国体外诊断产业发展大会在阵阵掌声中落下帷幕（图 19-1-43、图 19-1-44）。

二、第九届中国体外诊断产业发展大会

第九届中国体外诊断产业发展大会于 2022 年 10 月 27 日在南昌国际博览城绿地铂瑞酒店会议中心隆重召开。本次会议线上线下观看超 13.3 万人次（图 19-1-45）。

本届大会以“捕捉风向 · 洞见未来”为主题，围绕新形势下如何更有效地构建健康行业生态、促进产业健康发展，应对各种要素带来的机遇与挑战，就知识产权、医改、行业现状、国际化运营能力建设、投融资、战略重组等话题展开全方位、多维度、深层次的分享与讨论。

大会由全国卫生产业企业管理协会医学检验产业分会副会长、中翰盛泰生物技术股份有限公司董事长周旭一先生担任大会主席，全国卫生产业企业管理协会医学检验产业分会副会长、圣湘生物科技股份有限公司董事长戴立忠、桂林优利特医疗电子有限公司董事长石平担任执行主席。

大会开幕式由圣湘生物科技股份有限公司副总经理首席医学官周俊主持（图 19-1-46）。

大会主席周旭一董事长致开幕辞（图 19-1-47）。

迈瑞医疗中国区体外诊断总经理罗晓亮致辞（图 19-1-48）。

人民日报健康客户端副总编赵安平致辞（图 19-1-49）。

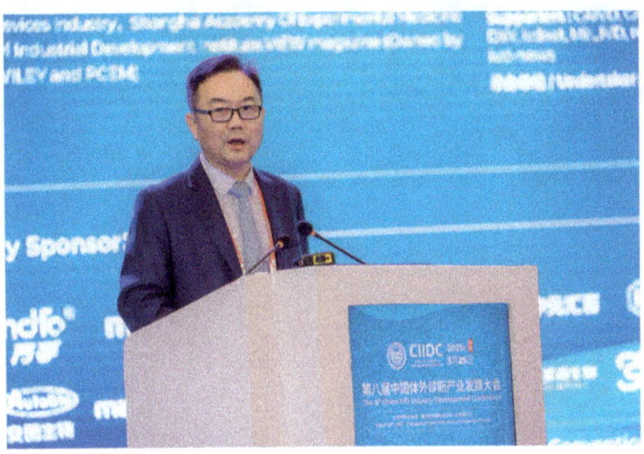

图 19-1-39 宋宁董事长

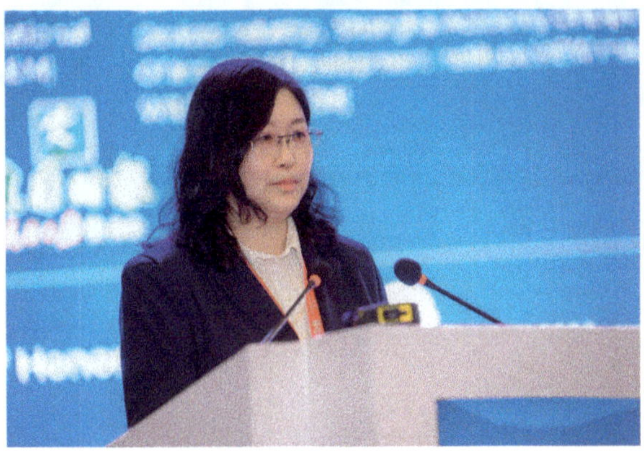

图 19-1-40 丁凤博士

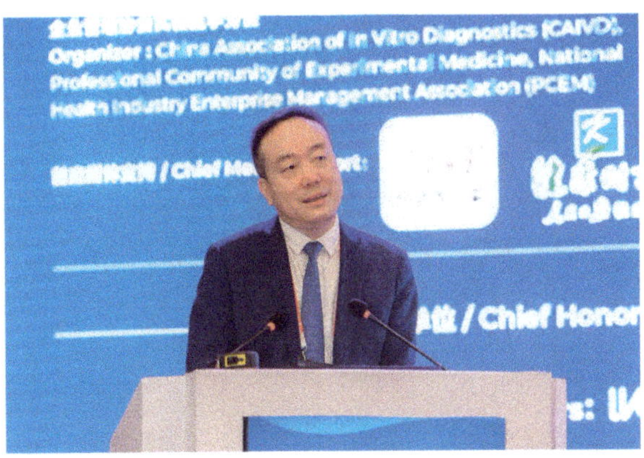

图 19-1-41 王书奎教授

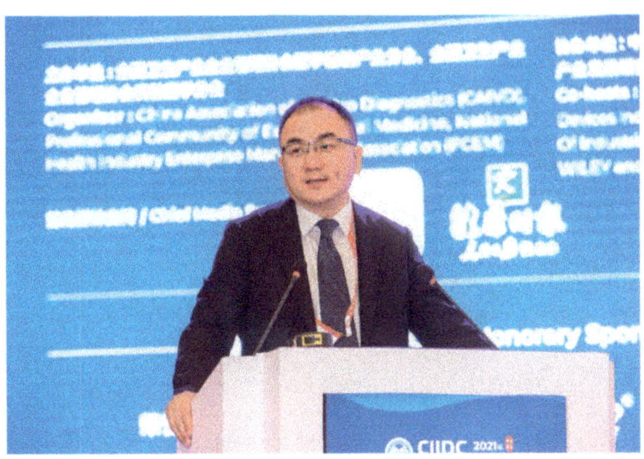

图 19-1-42 苗拥军董事长

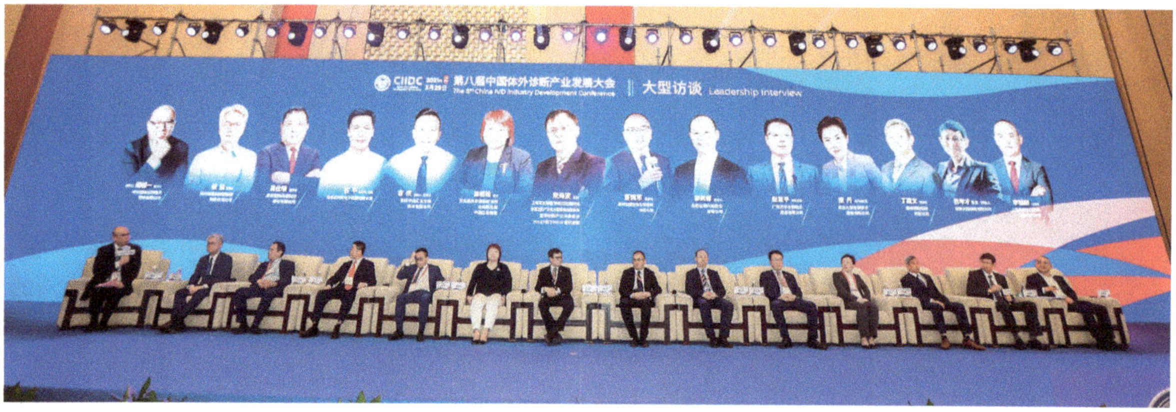

图 19-1-43　领军人物访谈

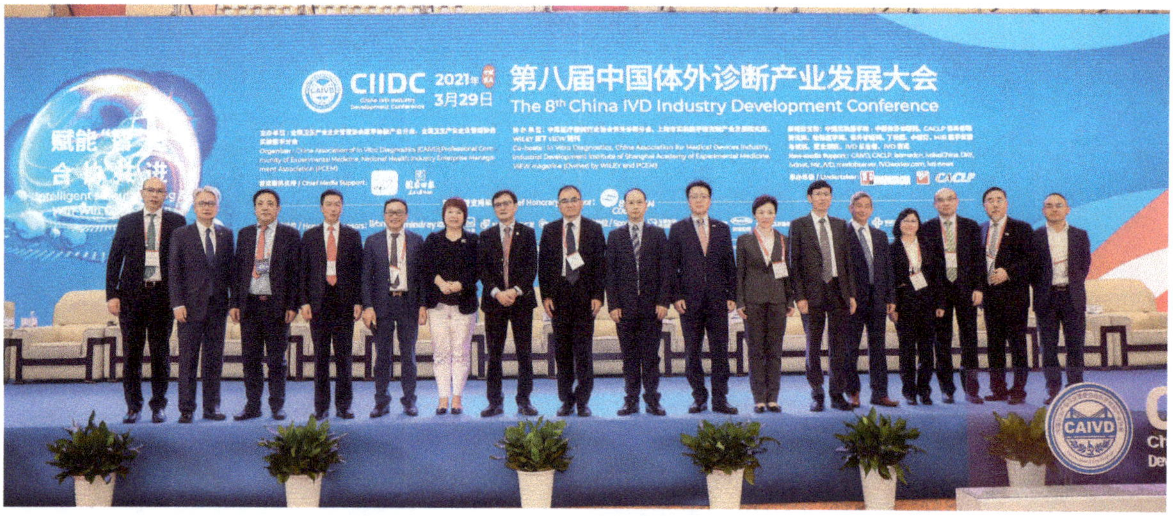

图 19-1-44　领军人物合影

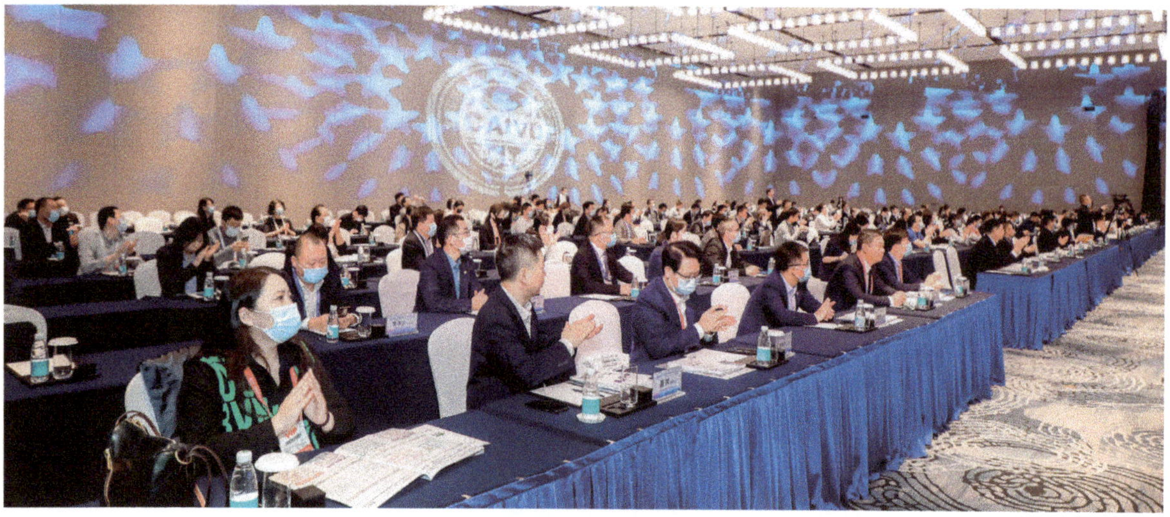

图 19-1-45　会议现场

CAIVD 与人民日报健康客户端——实验医学频道签约仪式正式开始（图 19-1-50），全国卫生产业企业管理协会医学检验产业分会会长宋海波与人民日报健康客户端副总编赵安平上台签约。频道的建立将以名医、名家的视角，对助力我国的实验医学学科的发展、促进我国体外诊断产业的进步、推动

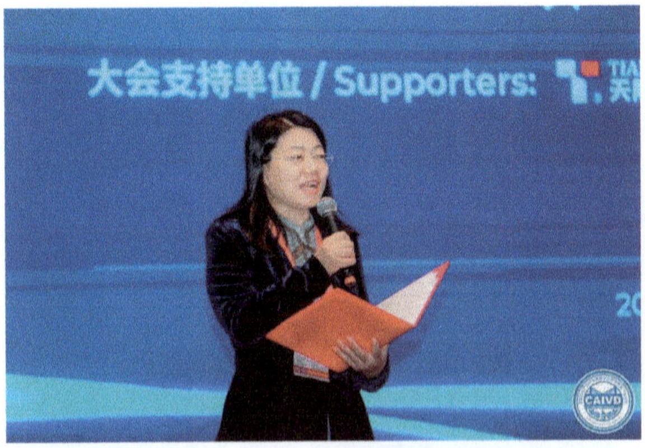

图 19-1-46 周俊博士

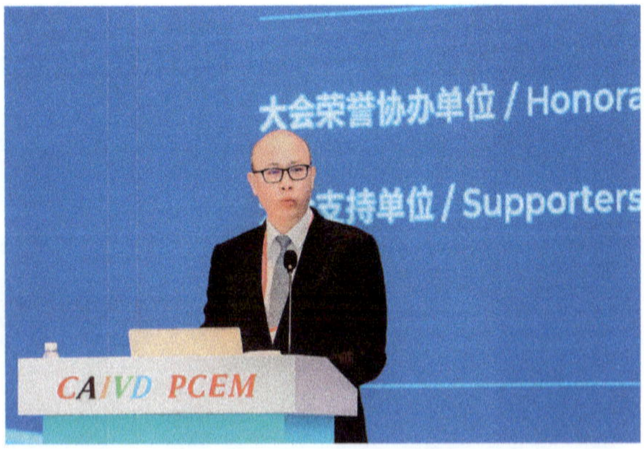

图 19-1-47 周旭一董事长

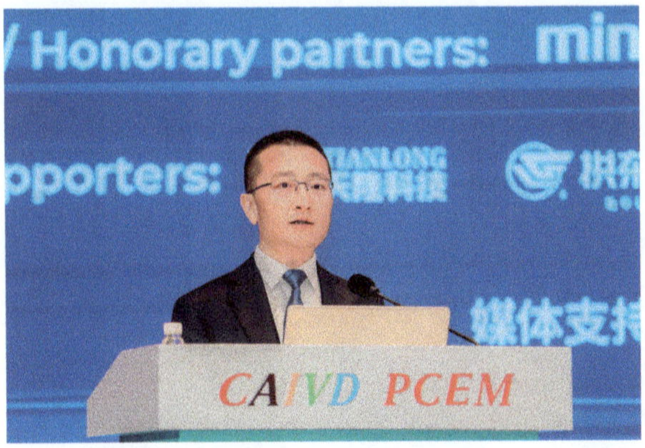

图 19-1-48 罗晓亮总经理

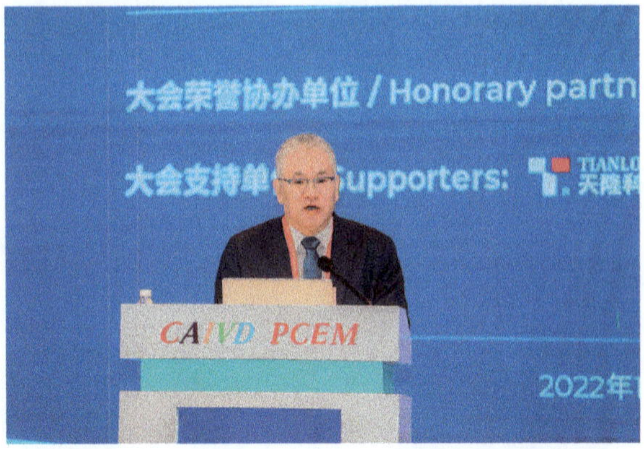

图 19-1-49 赵安平副总编

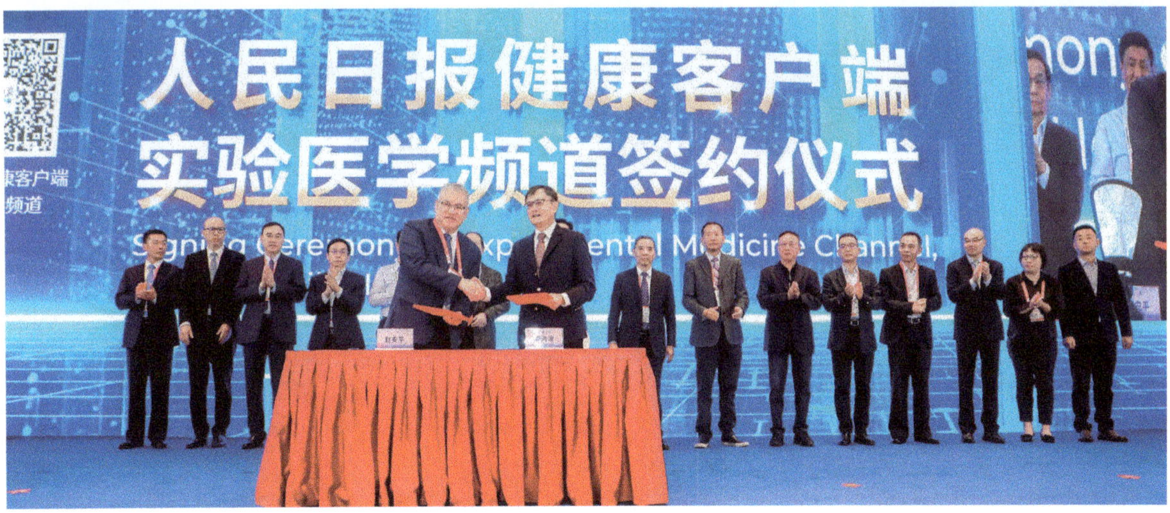

图 19-1-50 签约仪式

健康中国建设起到重要的作用（图 19-1-51）。

原卫生部机关党委副书记兼纪委书记、全国卫生产业企业管理协会会长窦熙照，中华医学会检验医学分会候任主任委员王传新，人民日报健康客户端健康研究院院长韩林涛，人民日报健康客户端特稿部副主任、实验医学频道编辑尹薇，全国卫生产业企业管理协会实验医学分会主任委员王华梁，上海市卫生系统后勤管理协会理事长陈国芳，中国生物医学工程学会医学检验工程分会主任委员康熙雄，广州医科大学金域检验学院副院长申子瑜，中国医疗器械行业协会体外诊断分会朱耀毅，CAIVD副会长、江西省健康服务行业协会医学检验产业分会理事长万本愿，CAIVD 副会长仲人前，中国实验医学 · 体外诊断新媒体联盟—检验医学网主编刘杰，

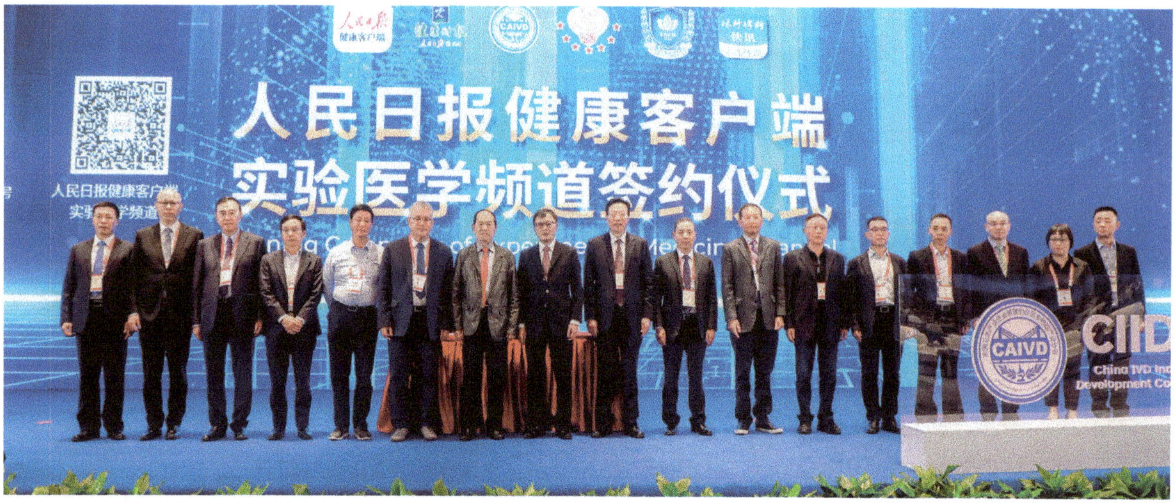

图 19-1-51　合影

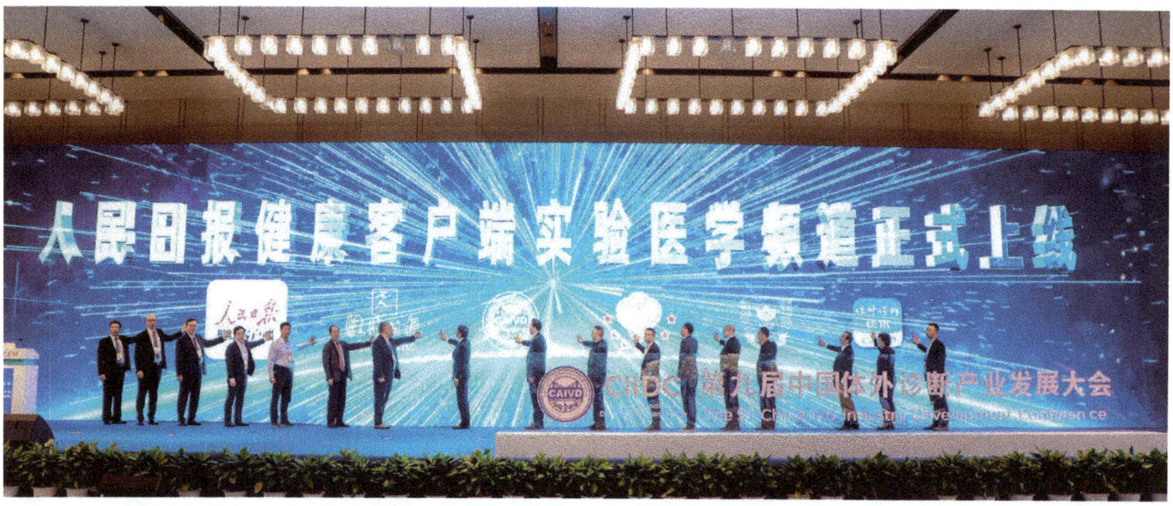

图 19-1-52　签约仪式

周旭一董事长，石平董事长共同见证签约仪式并启动人民日报健康客户端实验医学频道隆重上线（图 19-1-52）。

包括王红阳院士在内的近三十位业内专家和企业界人士通过视频向人民日报健康客户端实验医学频道的上线表达了热烈的祝贺（图 19-1-53）。

宋海波会长宣布 2021 年中国体外诊断产业领军人物获奖名单（图 19-1-54）。

王华梁教授、宋海波教授、王传新教授、郝晓柯教授、朱耀毅教授、申子瑜教授、康熙雄教授、万本愿教授、赵安平副总编、周旭一董事长、石平董事长为 2021 年中国体外诊断产业领军人物获奖者——浙江东方基因生物制品股份有限公司总经理方效良、圣湘生物科技股份有限公司副总经理邓中平、厦门致善生物科技股份有限公司董事长李庆阁、厦门宝太生物科技股份有限公司董事长张国锋、复星诊断科技（上海）有限公司 CEO 张跃建、济南百博生物技术股份有限公司董事长聂晖、杭州安旭生物科技股份有限公司董事长凌世生、深圳市亚辉龙生物科技股份有限公司副总经理钱纯亘、南京诺唯赞生物科技股份有限公司董事长曹林颁奖（图 19-1-55）。

宋海波会长、王华梁教授为支持单位——深圳迈瑞生物医疗电子股份有限公司、郑州安图生物工程股份有限公司、重庆中元汇吉生物技术有限公司、北京九强生物技术股份有限公司、上海复星医药（集团）股份有限公司—复星诊断、博奥赛斯（天津）生物科技有限公司、上海科华生物工程股份有限公司、深圳市亚辉龙生物科技股份有限公司、浙江拱东医疗器械股份有限公司、武汉瀚海新酶生物科技有限公司代表颁发感谢状（图 19-1-56）。

大会报告正式开始，清华大学万科公共卫生与健康学院常务副院长、清华大学万科讲席教授梁万

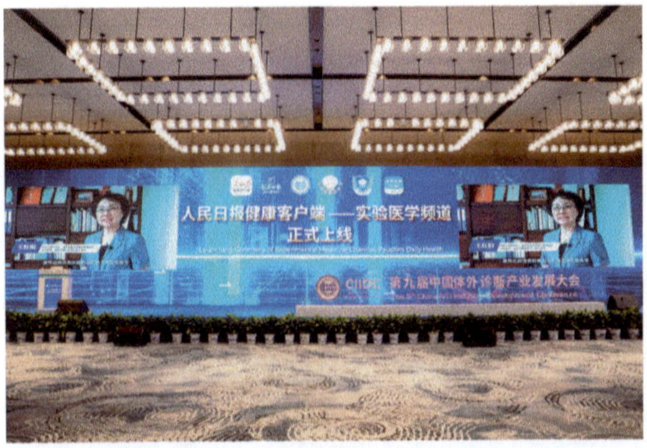

图 19-1-53 王红阳院士

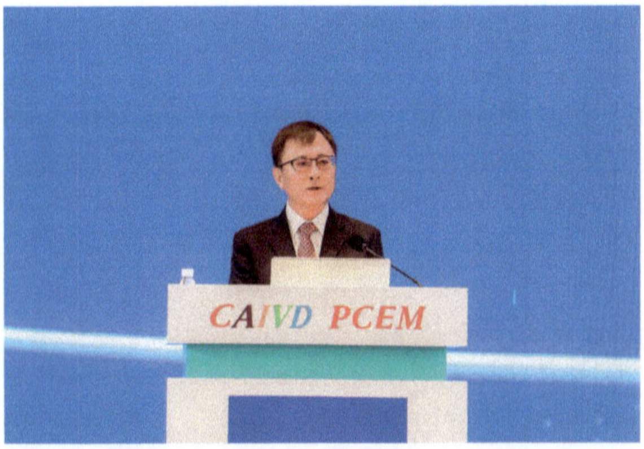

图 19-1-54 宋海波会长

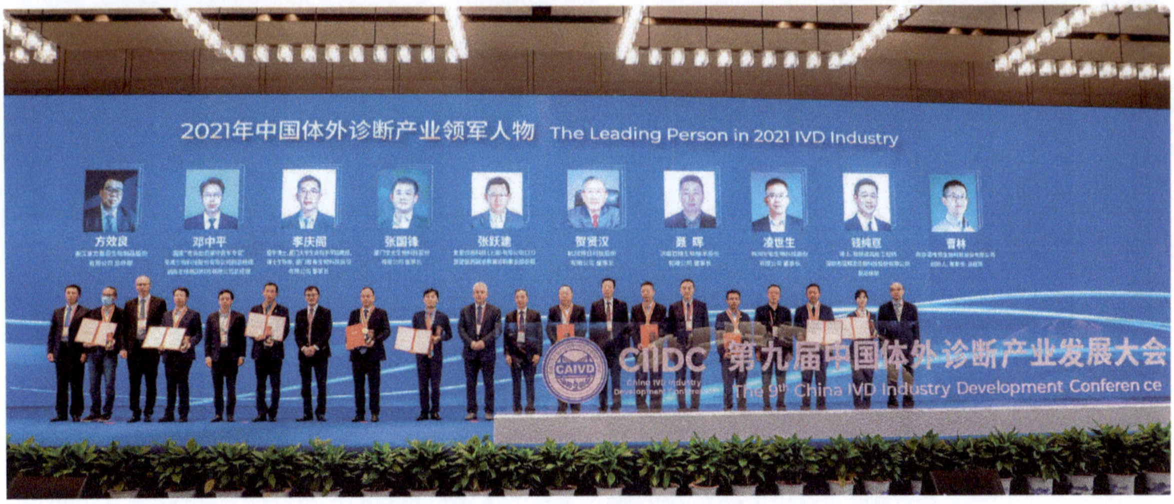

图 19-1-55 2021 年中国体外诊断产业领军人物

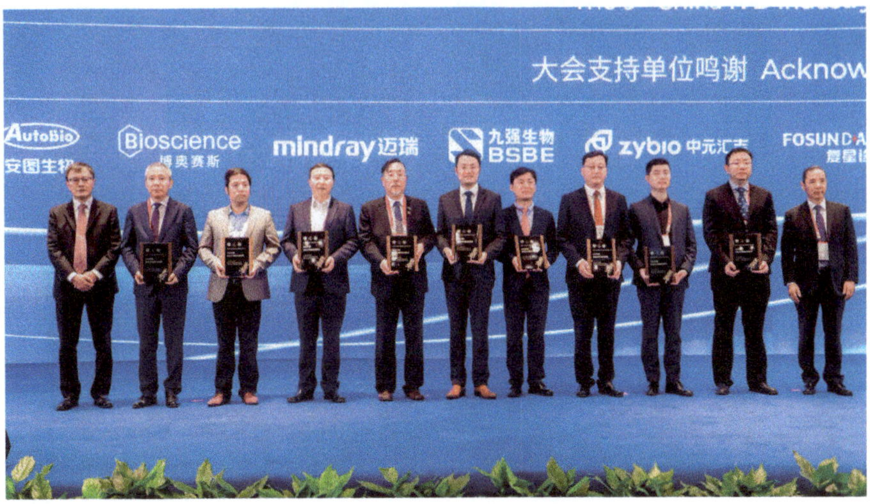

图 19-1-56 大会支持单位合影

年教授线上发表“医疗改革的思考”的大会报告（图 19-1-57）。

中华医学会检验医学分会候任主任委员王传新教授带来“公立医院建设改革发展的思考”的主题演讲（图 19-1-58）。

以上报告会由广州万孚生物技术股份有限公司高级副总裁赵亚平、武汉明德生物科技股份有限公司董事长陈莉莉主持（图 19-1-59）。

江西省人民医院（南昌医学院第一附属医院）呼吸与危重症医学科主任医师、药物临床试验机构办公室主任姜敏博士做了“临床研究人类遗传资源的管理”的专题分享（图 19-1-60）。

国家卫生健康委临床检验中心副主任兼临床分子与免疫室主任李金明教授线上带来了关于“后疫情时代的临床分子诊断”的精彩阐述（图 19-1-61）。

以上报告会由上海领检科技有限公司董事长王牧、万本愿教授主持（图 19-1-62）。

丹纳赫集团诊断平台 DBS 总监李静宇带来“一

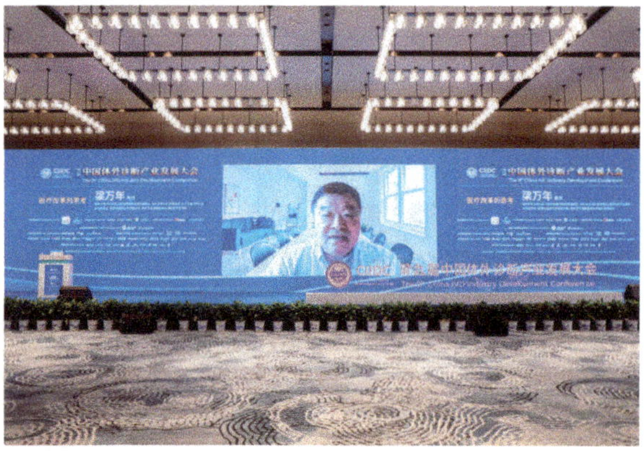

图 19-1-57 梁万年教授

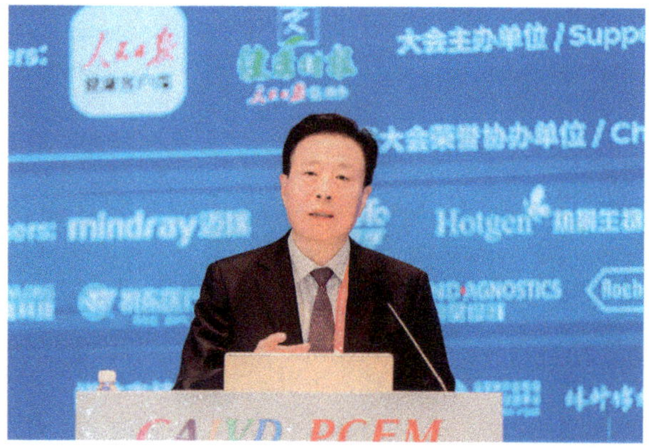

图 19-1-58 王传新教授

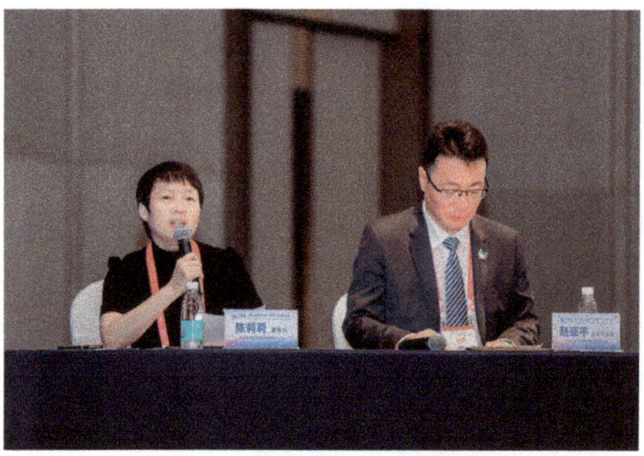

图 19-1-59 赵亚平副总裁（右）、陈莉莉董事长（左）

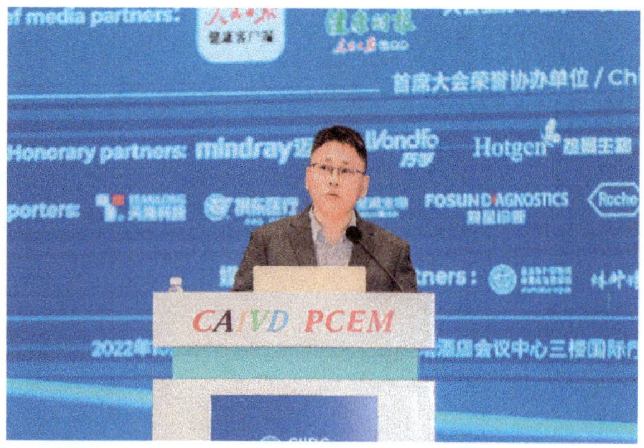

图 19-1-60 姜敏博士

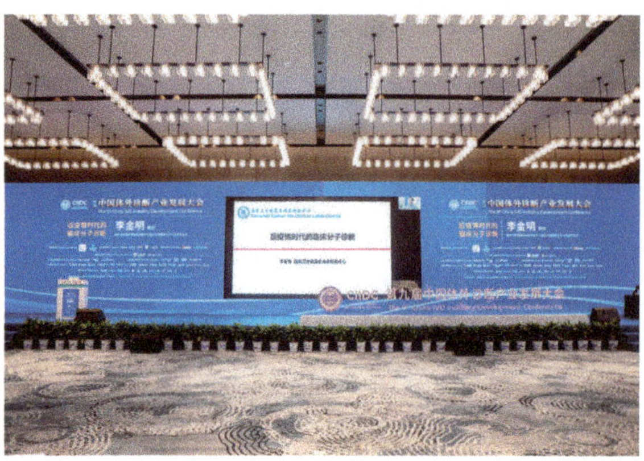

图 19-1-61 李金明教授

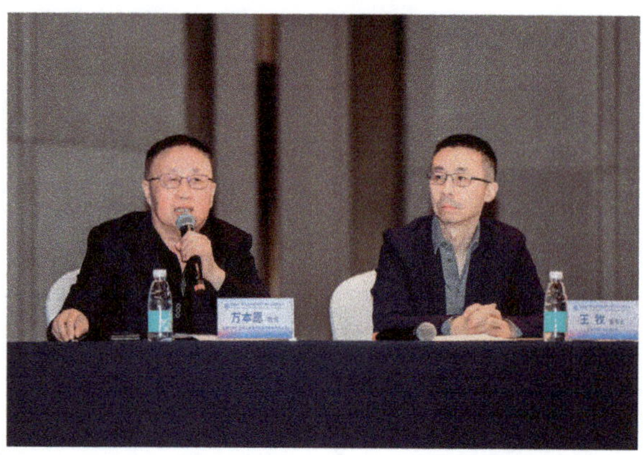

图 19-1-62 万本愿教授（左）、王牧董事长（右）

片丹‘心 DBS’—DBS 精益体系赋能医院管理”的主旨演讲（图 19-1-63）。

赛默飞世尔科技色谱和质谱业务中国区商务沈严副总裁带来“质谱技术的发展趋势”的精彩分享（图 19-1-64）。

罗晓亮总经理做了“大变局孕育大机遇，IVD 迎接新挑战”的精彩阐述（图 19-1-65）。

以上报告会由朱耀毅会长、迪瑞医疗科技股份有限公司常务副总经理牛丹丹主持（图 19-1-66）。

大会下半场开始，先由江西省人民医院检验科主任、江西省医学检验医疗质量控制中心主任李蓉教授带来“新形势下对公立医院检验科发展的思考”的深度剖析（图 19-1-67）。

复旦大学附属华山医院中心实验室主任、华山医院检验医学科主任、上海医学会检验医学分会主任委员关明教授在线分享“分子诊断 · 剑指何方”的专题报告（图 19-1-68）。

中国科技大学附属第一医院感染病院区副院长、

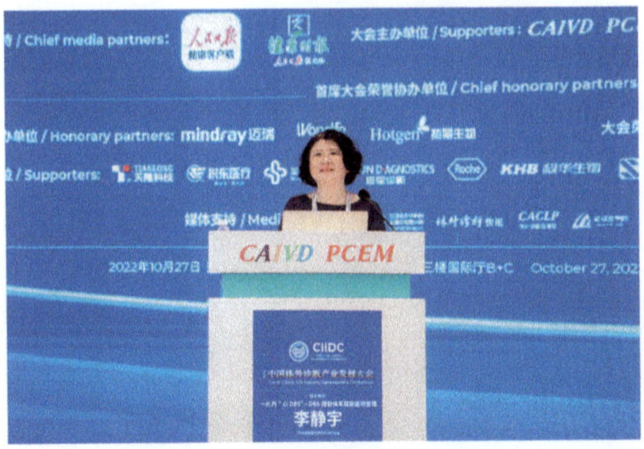

图 19-1-63 李静宇总监

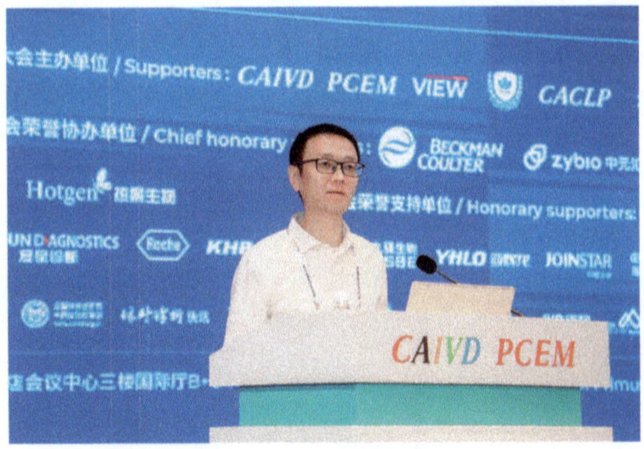

图 19-1-64 沈严副总裁

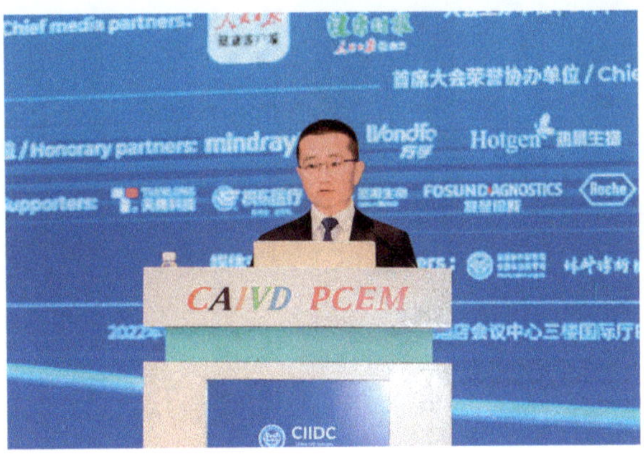

图 19-1-65 罗晓亮总经理

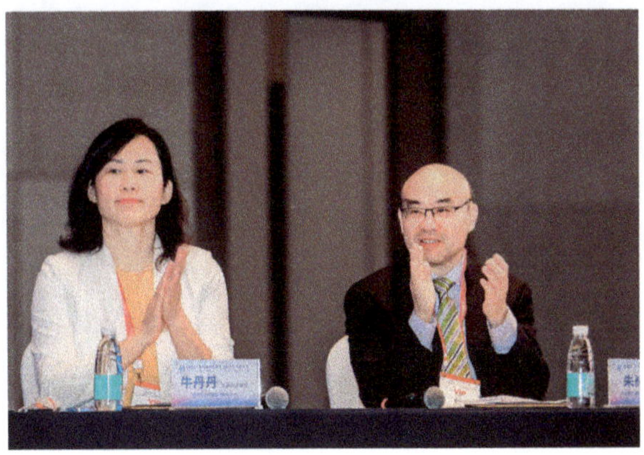

图 19-1-66 朱耀毅会长（右）、牛丹丹副总经理（左）

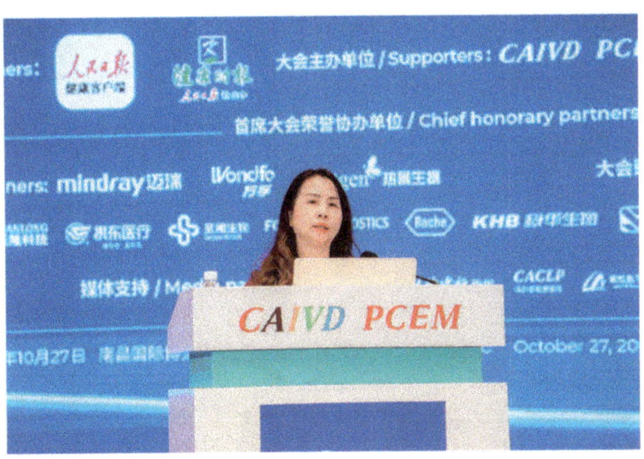

图 19-1-67 李蓉教授

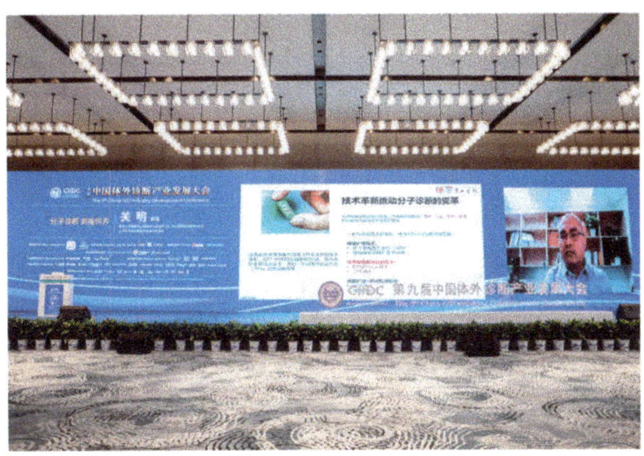

图 19-1-68 关明教授

安徽省感染病检验诊断中心主任马筱玲教授在线做了“微生物检验技术创新和前沿”的主旨演讲（图 19-1-69）。

以上报告会由西安区域医学检验中心首席科学家郝晓柯教授，北京九强生物技术股份有限公司董事长邹左军主持（图 19-1-70）。

仲人前教授做了“一个挑战和机遇并存的领域”的精彩演讲（图 19-1-71）。

泰和泰（北京）律师事务所合伙人、北京大学医学部细胞生物学博士、美国肯特法学院知识产权法律硕士、北京社会治理法治研究会会员魏逭辉博士在线带来“医疗器械领域专利布局策略”的精彩分享（图 19-1-72）。

朱耀毅会长解读了《2021 年体外诊断行业报告》（图 19-1-73）。

以上报告会由 CAIVD 副会长郑州安图生物工程股份有限公司杨增利总经理、慧医信息科技（上海）有限公司陈悦总经理主持（图 19-1-74）。

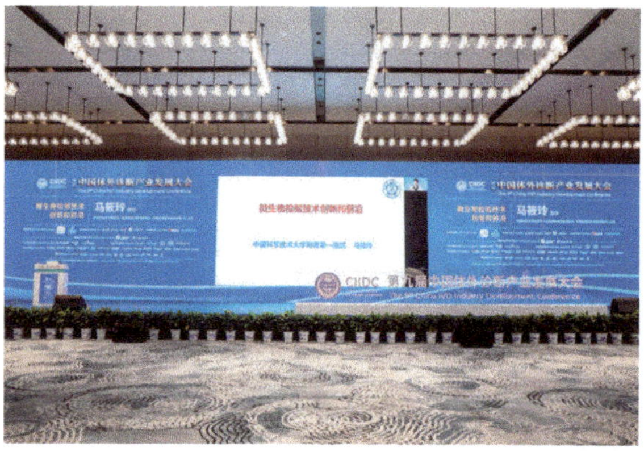

图 19-1-69　马筱玲教授

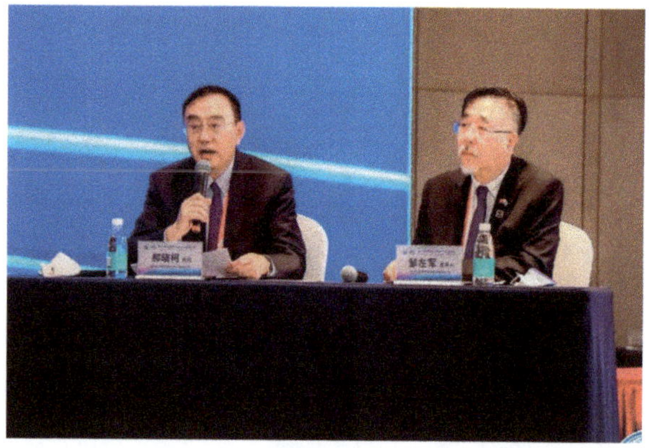

图 19-1-70　郝晓柯教授（左）、邹左军董事长（右）

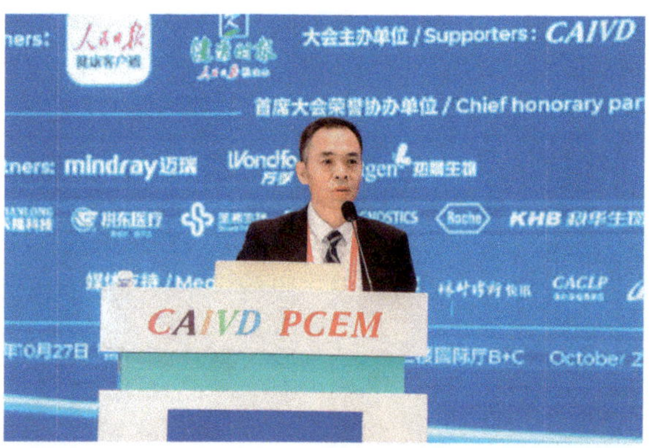

图 19-1-71　仲人前教授

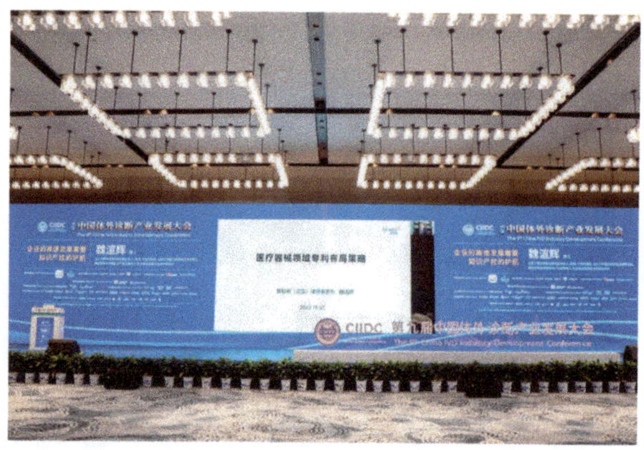

图 19-1-72　魏逭辉博士

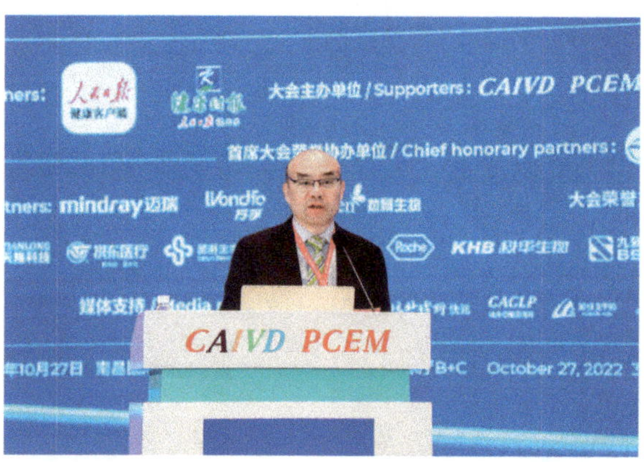

图 19-1-73　朱耀毅会长

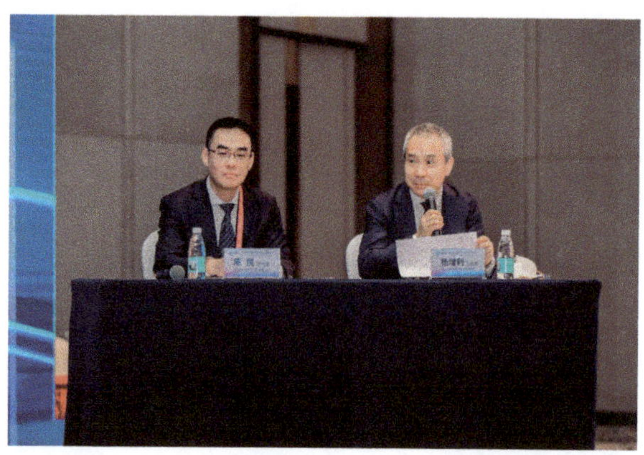

图 19-1-74　杨增利总经理（右）、陈悦总经理（左）

罗氏诊断中国总经理姚国樑从线上带来了《国际合作的重要性》的精彩分享（图 19-1-75）。

上海交通大学生物医学工程学院副院长、Med-X研究院纳米生物医学研究中心主任、特聘教授古宏晨带来“从原理创新到产品落地——微球＂核芯＂原材料的产学研探索”的主题报告（图 19-1-76）。

华大集团首席执行官尹烨博士做了“精准检测的未来：分子、组学到时空”的精彩分享（图 19-1-77）。

郑州安图生物工程股份有限公司全国临床分子诊断项目部经理丁春晖发表“新冠后疫情时代，呼吸道感染核酸检测的未来”的主题演讲（图 19-1-78）。

宋海波会长做了题为“影响 IVD 企业发展的因素初探”的深刻报告，赢得现场阵阵掌声（图 19-1-79）。

以上报告会由石平董事长、周旭一董事长主持（图 19-1-80）。

宋海波会长、邓中平副总经理、聂晖董事长、凌世生董事长、钱纯亘副总经理、罗晓亮总经理、

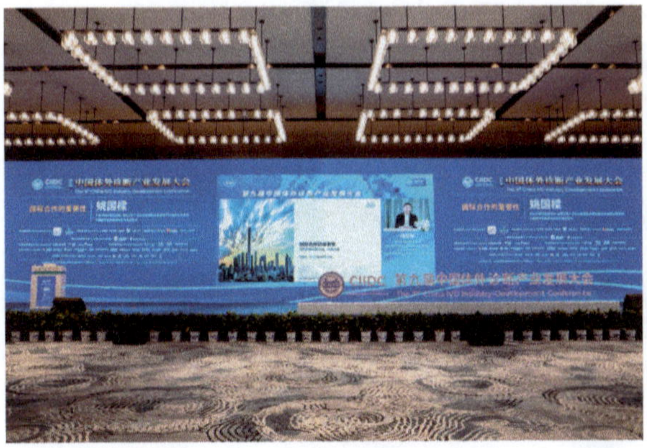

图 19-1-75 姚国樑总经理

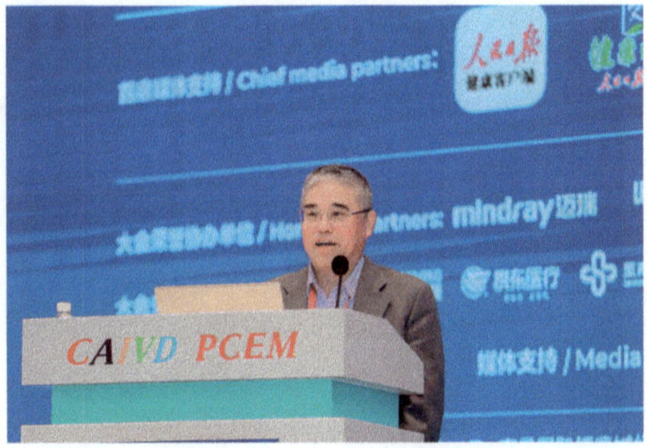

图 19-1-76 古宏晨教授

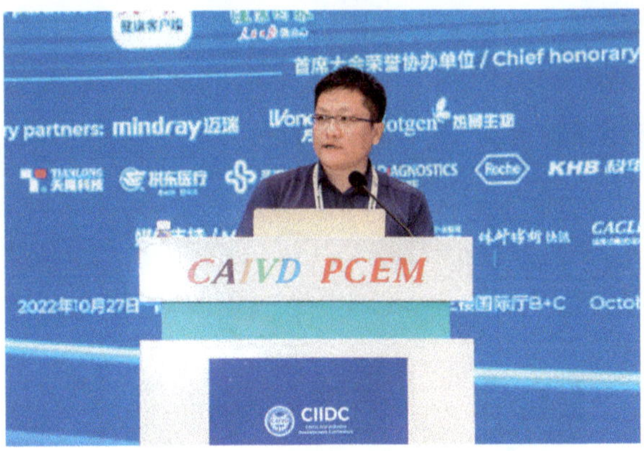

图 19-1-77 尹烨博士

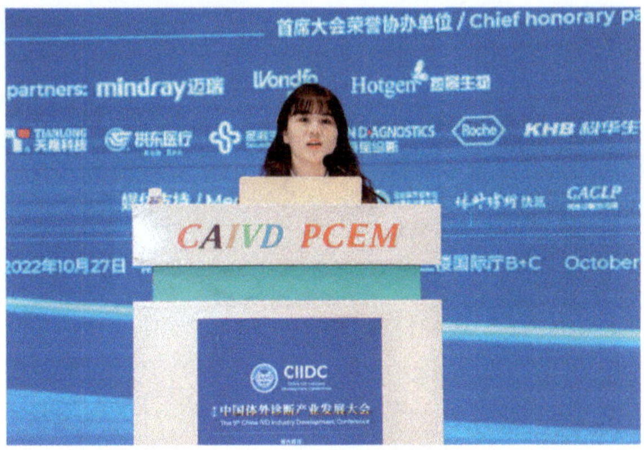

图 19-1-78 丁春晖经理

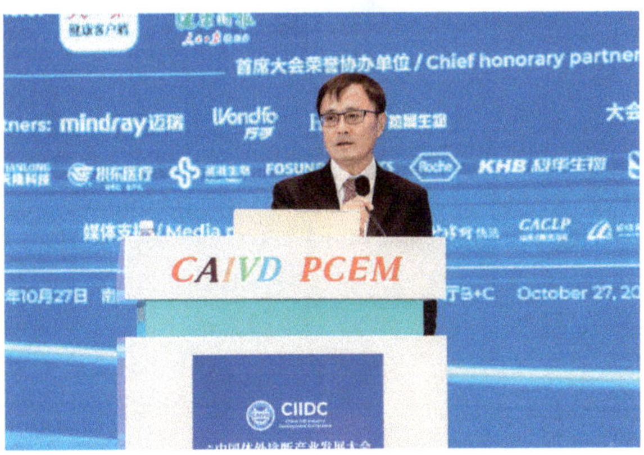

图 19-1-79 宋海波会长

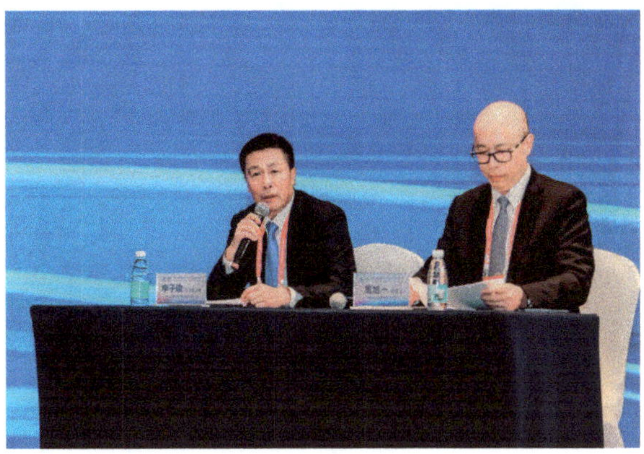

图 19-1-80 石平董事长（左）、周旭一董事长（右）

杨增利总经理、周旭一董事长、石平董事长和访谈主持周俊副总经理受邀参与了访谈环节。受访嘉宾对于 IVD 产业形势精准的分析、解答与思考，引燃到场人士的集体共鸣（图 19-1-81）。第九届中国体外诊断产业发展大会在秋高气爽的南昌圆满落幕。与会嘉宾合影留念，期待再次在南昌相聚。

（赵冰　高雯　孙畅）

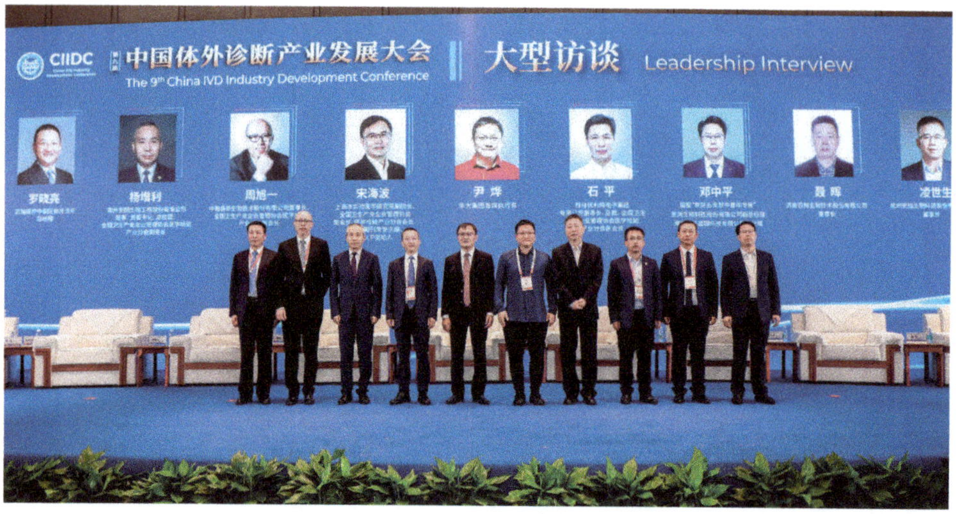

图 19-1-81　领军人物访谈

三、2021 年度中国体外诊断产业领军人物（按姓氏笔画排序）

领军人物：方效良

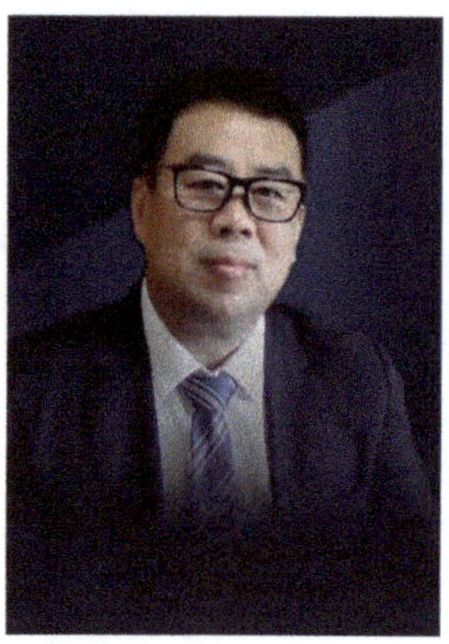

图 19-1-82　浙江东方基因生物制品股份有限公司总经理方效良

· 颁奖词

处实效力，良知良品。

不忘初心、砥砺前行。

集全球力量，以 IVD 为基。

助力抗击全球疫情，勇担社会责任。

· 获奖者简介

方效良于 2004 年和 2005 年成立安吉福浪莱工艺品有限公司和浙江东方基因生物制品股份有限公司。2005 年至 2021 年 4 月期间，方效良任东方基因董事长兼总经理，于 2020 年 2 月 5 日成功完成上交所科创板上市。2020 年获得省级创新创业人才、2020 年度中国体外诊断领军人物等荣誉（图 19-1-82）。

领军人物：邓中平

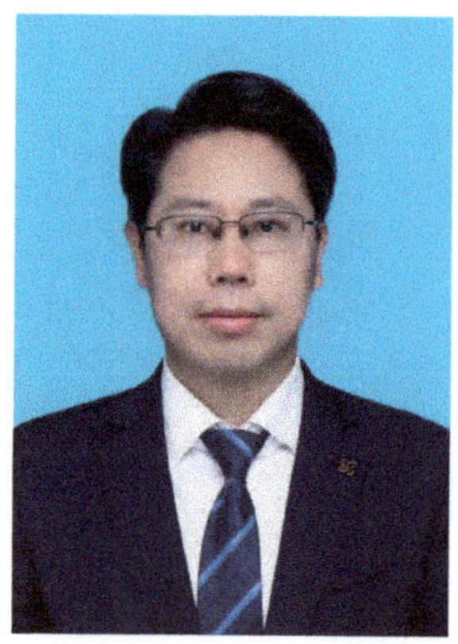

图 19-1-83　圣湘生物科技股份有限公司副总经理、核酸诊断技术湖南省工程研究中心主任、基因诊断技术湖南省重点实验室副主任邓中平

· 颁奖词

崇尚价值创造，引领诊断创新。

坚守高精品质，守护生命健康。

面向一线解决痛点，打造标杆服务民生。

抗击疫情造福苍生，圣湘智造名扬天下。

· 获奖者简介

带领团队先后完成了国家“863”、国家“重大新药创制”、国家“十二五”、国家“十三五”、“艾滋病和病毒性肝炎等重大传染病防治”等国家级和省部级重大专项课题 10 余项；通过项目合作、技术

攻关，组织开发了免核酸洗脱的高敏磁珠法检测技术，填补国内空白；开发了国际首创的痰液“一步法”核酸快速检测技术，引领行业发展；在病毒性肝炎、结核、艾滋病等重大疾病高精度诊断和宫颈癌快速筛查关键技术方面取得行业重大突破；通过技术创新，先后申请发明专利 80 多项，授权 55 项。2020 年入选国家百千万人才工程，并被授予“有突出贡献中青年专家”荣誉称号（图 19-1-83）。

领军人物：李庆阁

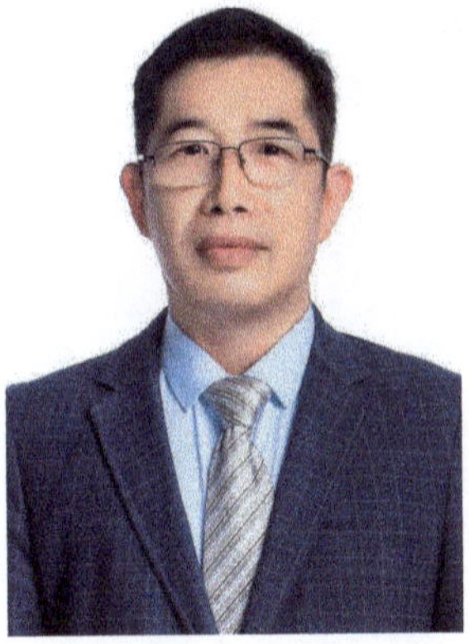

图 19-1-84　厦门致善生物科技股份有限公司董事长李庆阁

• 颁奖词

专心致志，向上向善。

格物致知，止于至善。

为检测添利器，创新引领。

为健康铸盾牌，生命至上！

• 获奖者简介

厦门市个体化分子诊断工程技术研究中心主任，分子诊断教育部工程研究中心（厦门大学）主任，分子疫苗学和分子诊断学国家重点实验室（厦门大学）分子诊断学方向学术带头人，细胞应激生物学国家重点实验室（厦门大学）课题组长。担任国家自然科学基金评审组专家（2009 —2010），国家万人计划入选者（2020），获科技部科技创新创业人才（2020）、教育部新世纪优秀人才（2006）、厦门市双百人才（2013）、福建省科技创新领军人才（2017）。国际期刊 *Biological Detection and Quantification* 编辑。主持国家科技重大专项、国家自然科学基金、省市级科研基金等多个项目。发表论文 120 余篇，获得国内外授权专利 50 余项，培养博士生和硕士生 80 余名。荣获第五届中国侨界（创新人才）贡献奖（2015）、厦门市五一劳动模范（2020），结核耐药检测转化成果入选 2016 年“中国十大医学科技新闻”，核酸变异检测技术专利获 2017 年厦门市知识产权局唯一一项发明特等奖、2019 年福建省专利奖一等奖（图 19-1-84）。

领军人物：张国锋

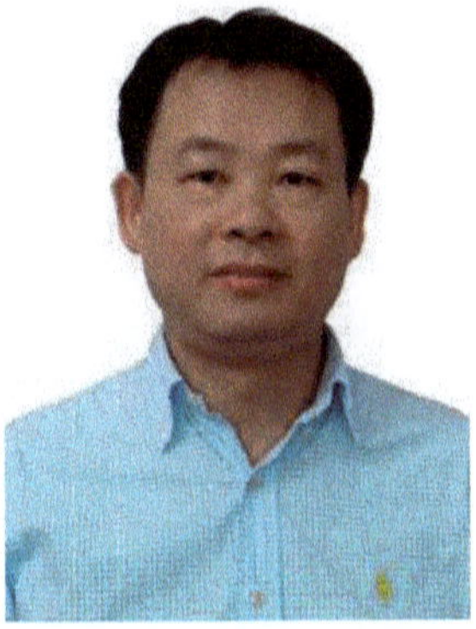

图 19-1-85　厦门宝太生物科技股份有限公司董事长张国锋

• 颁奖词

敬天爱人，创新科技服务健康！

在生命科学领域创造更大的医疗服务价值。

• 获奖者简介

厦门大学 EMBA、厦门宝太生物科技股份有限公司董事长兼总经理、厦门博艾特生物技术有限公司总经理、厦门宝太质谱科学仪器有限公司董事长。获福建省医疗器械行业市场开拓领军人物（2020 年度）、厦门市拔尖人才。担任中国医学装备协会现场快速检测（POCT）装备技术分会第二届常务委员兼副秘书长、中国医学装备协会现场快速检测（POCT）装备技术专业委员会委员、全国卫生产业企业管理协会医学检验产业分会青年企业家委员会第一届委员会常务委员、白求恩精神研究会检验医学分会第一届理事会理事、中国医疗器械行业协会 IVD 分会会员（图 19-1-85）。

领军人物：张跃建

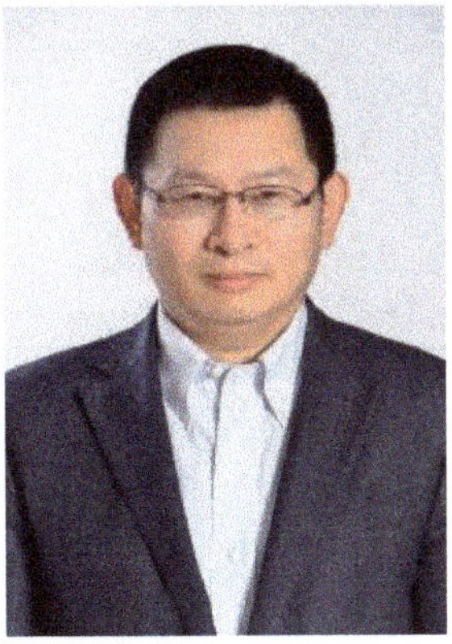

图 19-1-86　复星诊断科技（上海）有限公司 CEO、复星医药副总裁兼诊断事业部总裁张跃建

• 颁奖词

20 余载匠心坚守，秉承创新本色，深耕底层技术，敢于跨领域创新，发挥人才在技术创新中的关键作用，让复星诊断大型设备的研发从空白走向突破。

复星诊断科技创新永远在路上，与道同者同谋，与信同者同行，与心同者同进，为践行“整合创新诊断科技，守护全球生命健康”的使命不断前行。

• 获奖者简介

1993 年毕业于复旦大学上海医学院（原上海医科大学），获医学学士学位。毕业后师从我国著名的免疫学家何球藻教授，致力于肿瘤免疫学研究。1996 年获硕士学位并留校任教，同年免试攻读博士学位并于 2000 年 6 月毕业于复旦大学上海医学院（原上海医科大学），获医学免疫学博士学位。2002 年 3 月，留学美国波士顿大学医学院遗传与基因组学系，从事博士后研究工作。2005 年加入复星大家庭。

在张跃建主持及带领下，复星诊断近年连续推出多个重磅产品，他在实施科教兴国、人才强国、创新驱动发展战略，提升企业技术创新能力，激发人才创新活力，开展重点领域关键核心技术攻关和群众性经济技术活动，建设知识型、技能型、创新型劳动者大军等方面做出突出贡献（图 19-1-86）。

领军人物：贺贤汉

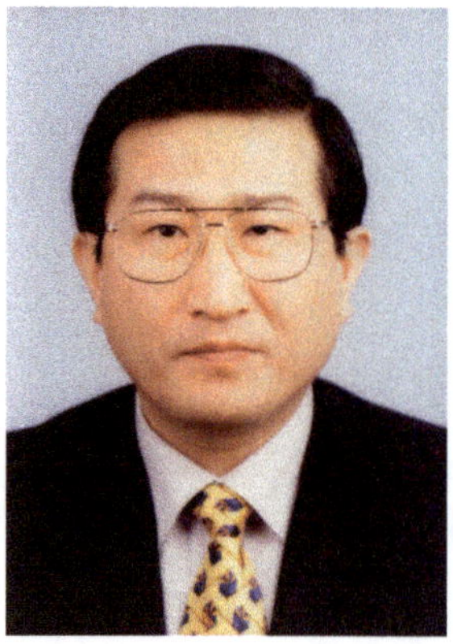

图 19-1-87 杭州博日科技股份有限公司董事长贺贤汉

• 颁奖词

唯有创新，唯有奋斗。

IVD 路上征途漫漫，跨界而来的他初心不改。

博大精深，日新月异。

唯有踔厉奋发、笃行不怠。

方能不负历史、不负时代、不负人民。

• 获奖者简介

日本早稻田大学（房地产专业）和日本大学（经济专业）双硕士学位，具有丰富的新能源领域方面及经营管理方面的知识，以勤勉、立志、开拓、创优为经营理念，重视科技研发投入、新产品开发和新工艺引进。先后创立领导了杭州大和热磁电子有限公司、杭州先进石英材料有限公司、杭州和源精密工具有限公司、上海申和热磁电子有限公司、上海汉虹精密机械有限公司等公司（图 19-1-87）。

领军人物：聂晖

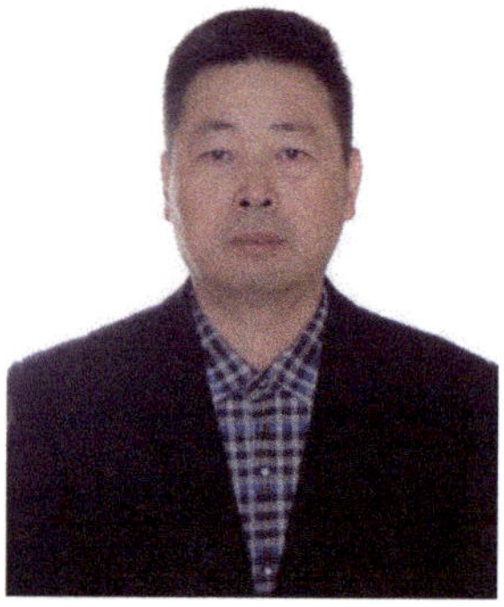

图 19-1-88 济南百博生物技术股份有限公司董事长聂晖

• 颁奖词

百川归海，博大精深。

20 余载砥砺前行。

良品精工，诚信立业。

坚守初心，战“疫”先锋。

发展医学科技，携服务与健康同行。

• 获奖者简介

担任全国卫生产业企业管理协会医学检验产业分会副秘书长、全国卫企协医学检验分会青年企业家委员会副主任委员、山东体外诊断试剂行业协会副会长、中国医学装备协会理事、中国医学装备协会采购与管理分会副秘书长，获 2017 年中国体外诊断试剂行业领军人物（图 19-1-88）。

领军人物：凌世生

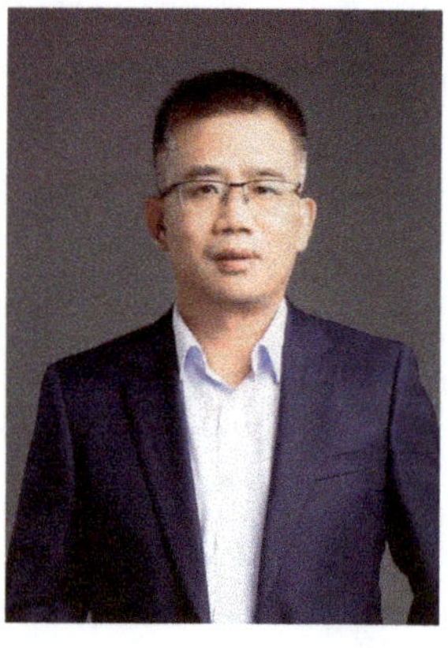

图 19-1-89 杭州安旭生物科技股份有限公司董事长凌世生

• 颁奖词

坚守初心十三载，深耕 POCT。

秉科研精神，攀科技高峰。

匠心制造，精益求精。

拥抱未来，走向世界。

• 获奖者简介

浙江大学遗传学专业理学硕士、工程师。25 年行业从业经验，25 年科研攻关经验，获杭州市抗击新冠肺炎疫情先进个人、杭州市创业领军人物，任浙江省医疗器械行业协会常务理事、区工商业联合会常务委员。

1996 年任浙江大学生物科学院研究员，1997—2008 年任艾康生物研发总监、美康生物常务副总职位，先后负责生物原料、检测试剂、POCT 仪器等行业的研究和管理工作，2008 年至今任安旭生物执行董事兼总经理，负责协调、统筹公司的研发、生产、销售等工作。

作为科研团队技术带头人，已带领研发团队成功开发了 8 大系列 POCT 试剂，完成发明专利 9 项、实用新型专利 20 项（图 19-1-89）。

领军人物：钱纯亘

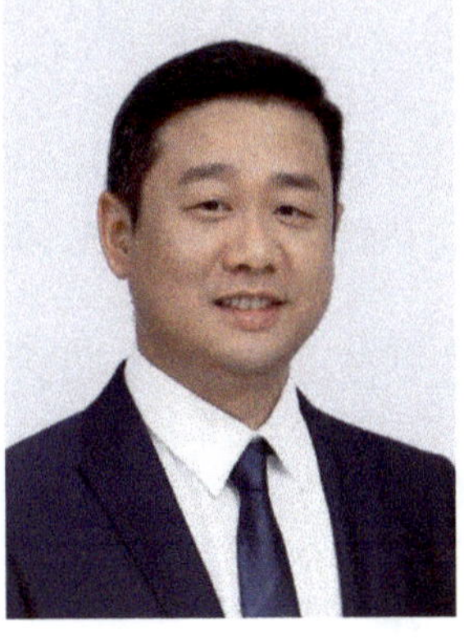

图 19-1-90 深圳市亚辉龙生物科技股份有限公司副总经理钱纯亘

• 颁奖词

守创新之力，纯一不杂。

展科技价值，亘连不止。

以不竭信念引领行业向上发展。

推动“中国制造”闪耀国际 IVD 赛场。

汇聚生命力量守护人类健康。

• 获奖者简介

担任广东省自身免疫实验诊断产品工程技术研究中心副主任、深圳市医学会精准医学专业委员会委员、广东医科大学医学检验学院客座教授、湖南工业大学生命科学与化学学院研究生导师。

14 年来一直致力于体外诊断产业，在碱性磷酸酶化学发光、吖啶酯化学发光技术领域做出了开创性的贡献。从 IVD 原料和产品研发到产品现代化生产，为民族 IVD 产业发展奋斗前行。发表论文 4 篇，负责 / 承担省市科技项目 7 项，个人已取得美国授权发明专利 7 件（均为第一发明人），中国授权发明专利 17 件。个人荣获 2019 incoPat 亚洲发明人大奖（图 19-1-90）。

领军人物：曹林

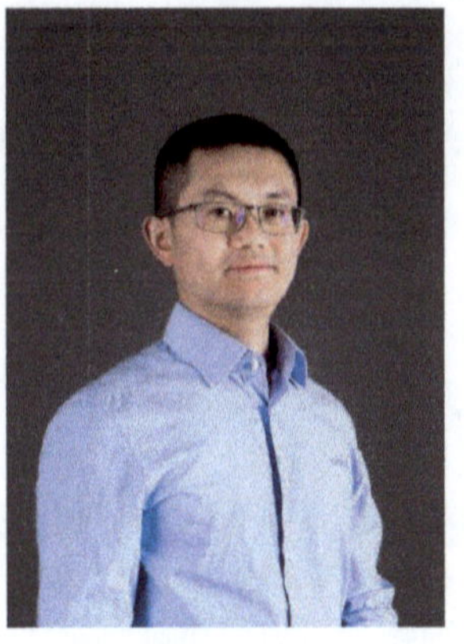

图 19-1-91 南京诺唯赞生物科技股份有限公司创始人、董事长、总经理曹林

• 颁奖词

不忘初心，坚守匠心。

精研生物科技十载春秋，成功打破国际技术壁垒。

与时代同频，执掌技术风帆，用科技成就健康生活。

• 获奖者简介

南京大学博士研究生毕业，中欧国际工商学院 EMBA。国家中组部万人计划领军人才、国家科技部创新人才推进计划科技创新创业人才、江苏省 333 工程培养对象、江苏省六大人才高峰高层次人才、南京市十大科技之星、南京市有突出贡献中青年拔尖人才。曹林博士作为国家级人才重大工程专家，大力推动诺唯赞公司助力国家生物安全建设，部署加强生命科学领域的基础研究和医疗健康关键核心技术突破，加快提高疫病防控和公共卫生领域战略科技力量和战略储备能力（图 19-1-91）。

四、2022 年度中国体外诊断产业领军人物（按姓氏笔画排序）

领军人物：王小亚

• 颁奖词

与病理诊断结缘 30 载，破壁垒、填空白。

• 获奖者简介

大道如砥，他长期致力于肿瘤病理诊断事业，致力于推广免疫组化的标准化和规范化，为免疫组

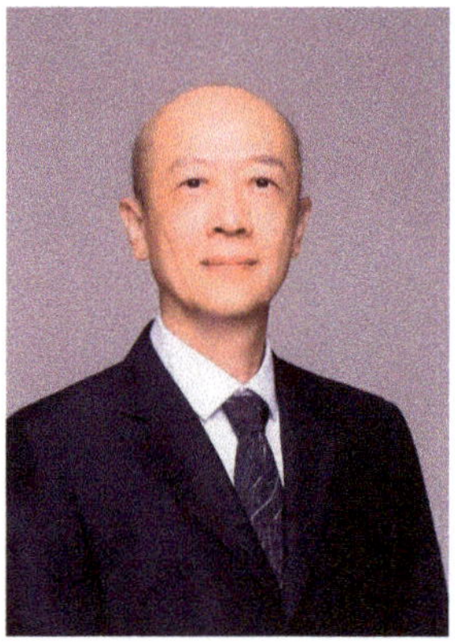

图 19-1-92 福州迈新生物技术开发有限公司联合创始人 & 总经理王小亚

化的普及与发展做出了重要贡献。行者无疆，他勇于创新、敢为人先，搭建多元化技术平台，主持开发具有自主知识产权的诊断试剂 / 试剂盒、诊断设备，带领团队攻坚技术壁垒、填补国内空白，实现多项肿瘤病理诊断产品关键原材料的国产化替代和技术革新，持续为中国病理用户提供高品质的诊断产品和服务（图 19-1-92）。

领军人物：王国强

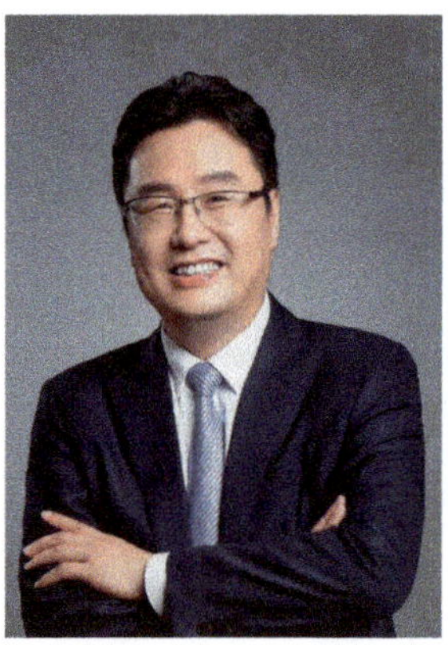

图 19-1-93 江苏硕世生物科技股份有限公司总裁王国强

• 颁奖词

十三载专注分子诊断领域，精准诊疗、护卫健康。

• 获奖者简介

硕世生物总裁王国强博士毕业于复旦大学上海医学院，高级工程师，是江苏省第十四届人民代表大会代表、江苏省双创团队核心成员，获得江苏省“双创计划”人才、江苏省优秀企业家、江苏省科技企业家、江苏省有突出贡献的中青年专家（专业技术人才）等多项荣誉称号，曾多次参与科研项目、国家重大专项课题研究。王国强博士带领团队研发出疾病预防控制与临床检验妇幼领域产品 600 多个，产品远销全球 100 多个国家和地区。在其带领下，公司获得了工信部专精特新“小巨人”企业、国家高新技术企业、江苏省双创团队、江苏省科技小巨人企业、江苏省医疗器械行业抗击新冠肺炎疫情先进单位、中国民营企业信用 100 强等多项认定或荣誉（图 19-1-93）。

领军人物：朱叶青

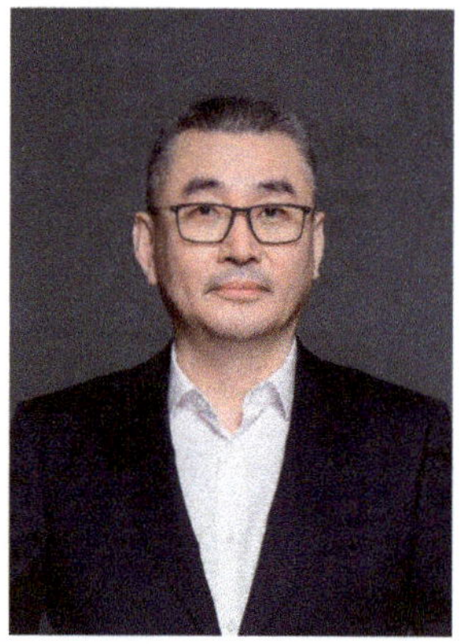

图 19-1-94 诺辉健康董事长兼 CEO 朱叶青

• 颁奖词：

专注高发癌症居家早筛，帮助高风险人群跨越焦虑和恐惧，勇敢地主动管理健康风险。

• 获奖者简介

朱叶青担任诺辉健康董事长兼首席执行官、中国癌症基金会理事、浙江省桥牌协会名誉副主席。

朱叶青在 2015 年与两位北大同班同学联合创立诺辉健康，创业 9 年至今，带领公司成长为中国癌症早筛行业的领导企业。2021 年 1 月 18 日，诺辉健康成功上市香港交易所，成为“中国癌症早筛第一股”。上市后，公司 2 年实现 10.8 倍的高速增长，在 2023 年 3 月成为港交所第 7 家成功“摘 B”的 18A 生物高科技公司。创办诺辉健康前，朱叶青任 GE 金融亚太区董事总经理。此前，他曾在 GE 中国、三星、路透金融等公司任要职，拥有逾 20 年世界 500 强跨国公司管理经验。朱叶青 1992 年获得北京大学生命科学学院生物化学学士学位，工作期间获北京大学光华管理学院 MBA 学位（图 19-1-94）。

领军人物：张传国

• 颁奖词

坚守匠心，二十载耕耘，在酶免自动化领域铸辉煌品牌。

• 获奖者简介

张传国潜心钻研体外诊断行业 20 多年，带领团队成员攻克加样臂、多通道移液等技术难题，在自动加样、自动洗板、血型分析、精密加工、微量控

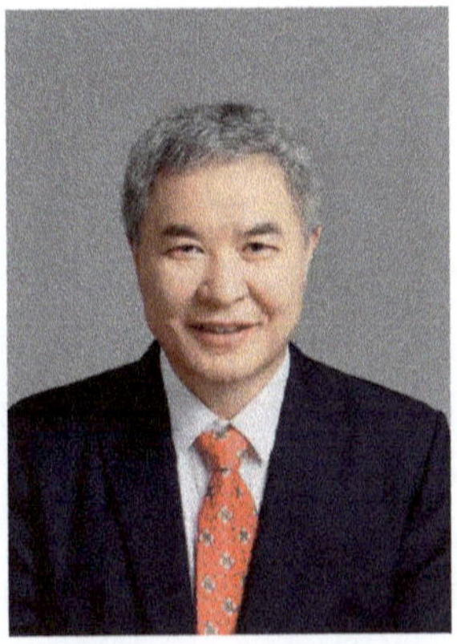

图 19-1-95 深圳市爱康生物科技股份有限公司董事长张传国

制等关键领域填补国内自动化医疗设备技术方面的短板，打破了国外技术垄断。为我国医院、血站、出入境等医疗机构以及众多 IVD 试剂厂家提供品质优良的国产自动化医疗设备，其中全自动血型分析仪、酶免仪等产品市场占有率位于行业前列。

张传国带领企业成为国家高新技术企业、国家专精特新“重点”小巨人企业（图 19-1-95）。

领军人物：吴明建

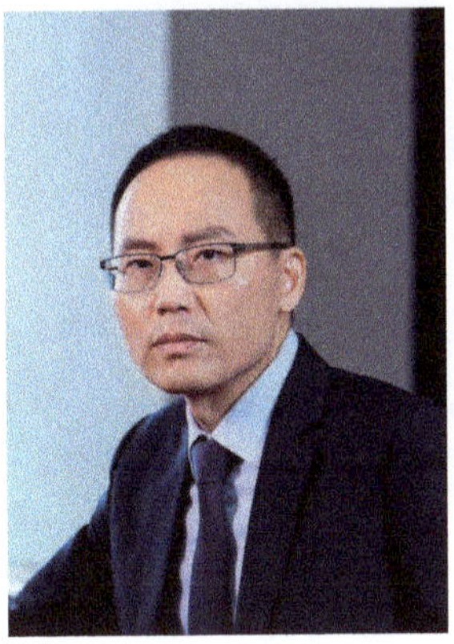

图 19-1-96 迈克生物股份有限公司总经理吴明建

• 颁奖词

致力于推动医学实验室系统化、自动化、智能化整体解决方案。

在不确定性中寻找确定，助力企业稳健发展。

• 获奖者简介

吴明建在推进可持续发展战略及数字化转型方面展现出了展现了坚定的决心和卓越的领导力，引领公司在多变的经济环境和行业竞争中稳步前行，为公司赢得了多项重要资质和荣誉。

为打造国际一流的 IVD 品牌，吴明建领导团队全面布局 IVD 多平台产品矩阵，以实现公司产品的系统化、系列化、自动化和自主化，助力医学实验室自动化、智能化和数字化升级。

吴明建始终积极履行社会责任，推动行业发展与进步，力求与各方合作伙伴建立透明、公平、长期且稳定的合作关系，共同推动行业的创新与迭代发展，实现多赢。在引领迈克生物持续向前的同时，为医疗健康事业的发展做出积极努力（图 19-1-96）。

领军人物：张健

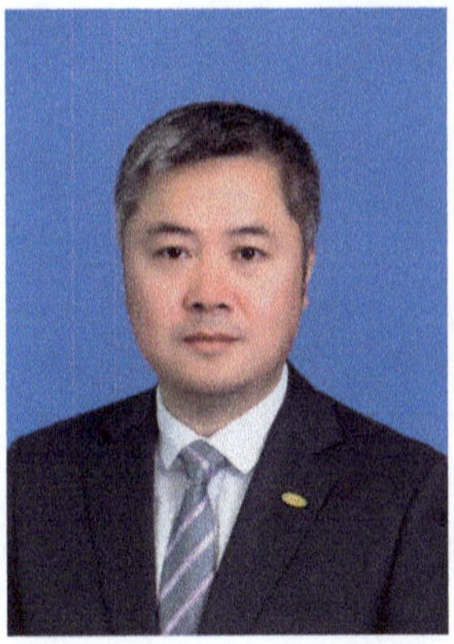

图 19-1-97 上海标源生物科技有限公司总经理张健

• 颁奖词

为强化临床诊疗的质量砥砺前行。

为实验室质量管理的提升提供全方位解决方案。

• 获奖者简介

负责上海标源生物科技有限公司的总体运营、研发和销售管理工作，以质量服务为核心，5 年内累计获得 18 个质控产品医疗器械注册证，6 个 CE 证书，90 个国家二级标准物质定级证书，研制开发的质控品已与全国 31 个省级临检中心建立合作，带领团队开发的标源智能质量评价系统（BIQAS）已有 7 个省份投入使用，覆盖超过 5 000 家医学实验室注册使用，创建的专业 ISO15189 认可服务团队与组织的专家培训团，在全国共计免费开展了 8 场“质存高远，服务临床”ISO15189 高级研讨会，协助十余家实验室获得 ISO15189 认可，以质控产品研发生产、质控教育和认可服务为契机努力构建医学实验室质量服务的生态系统，产品旺销国内及国际市场。同时，主持及参与上海市自然科学基金等各类科研基金 10 余项，发表论文 20 余篇（图 19-1-97）。

领军人物：姚国樑

• 颁奖词

推动创新诊断技术，为助力中国健康事业发展做出贡献。

• 获奖者简介

姚国樑在加入罗氏诊断之前，曾在宝灵曼、科利耳公司工作，积累了丰富的销售与管理经验。2002 年，姚国樑正式加入罗氏诊断，先后担任罗

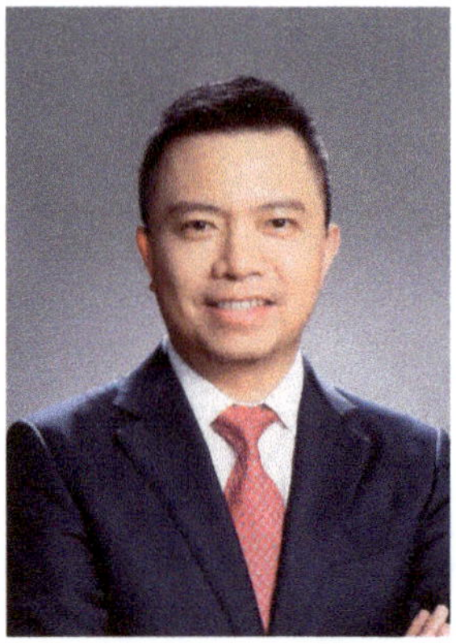

图 19-1-98 罗氏诊断中国总经理姚国樑

氏诊断中国北区区域总监、罗氏诊断中国专业诊断部总监；2008 年，姚国樑前往罗氏诊断亚太区担任组织诊断部总监，负责建立区域内各国家商务运营和客户支持架构，并在各国内建立有效分销渠道；2011 年，姚国樑先生组建罗氏诊断中国专业诊断和组织诊断部。在他的带领下，罗氏诊断的最大事业部——专业诊断部超过美国，成为罗氏诊断全球排名第一的事业部。

2015 年，姚国樑前往罗氏诊断（韩国）担任总经理，兼任韩国医疗设备行业协会董事会成员，负责罗氏诊断韩国市场发展，后于 2019 年 2 月回到中国市场，担任总经理（图 19-1-98）。

领军人物：胡鹍辉

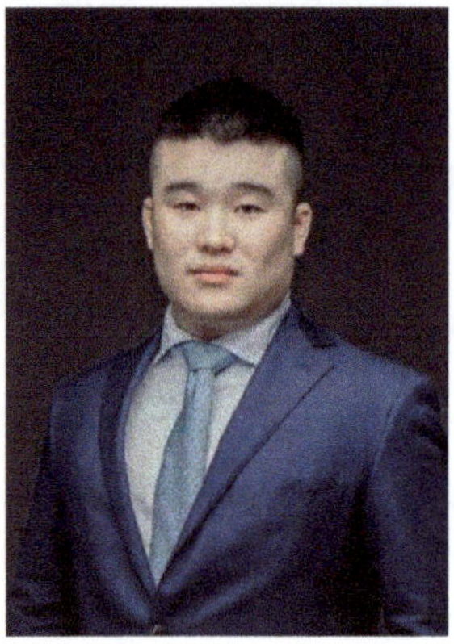

图 19-1-99 深圳市亚辉龙生物科技股份有限公司董事长胡鹍辉

• 颁奖词

迭代发展，传承未来，务实演绎决心。

推动 IVD 行业高质量发展。

• 获奖者简介

深圳市亚辉龙生物科技股份有限公司董事长、全国卫生产业企业管理协会医学检验产业分会青年企业家工作专业委员会副主任委员兼秘书长、广东省生物医学工程理事学会副理事长、深圳市工商业联合会理事、深圳市行业领袖企业发展促进会常务会长、龙岗区第六届政协常委、龙岗区工商联副主席、龙岗区青年企业家协会常务副会长、龙岗区高新技术产业协会副会长、龙岗区华侨青年商会副会长（图 19-1-99）。

领军人物：凌世生

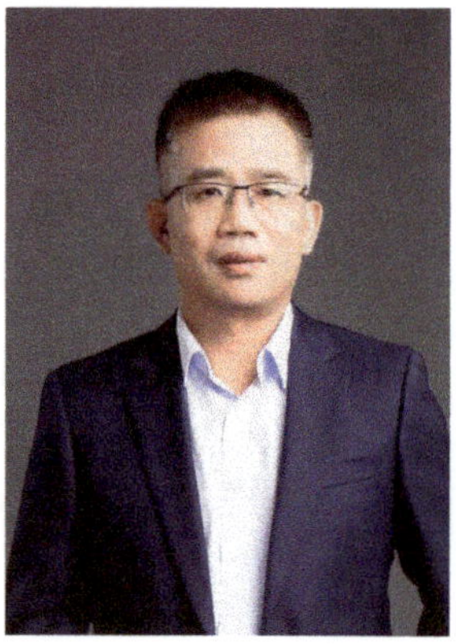

图 19-1-100 杭州安旭生物科技股份有限公司董事长凌世生

• 颁奖词：

深耕 POCT，精益求精。

推动 IVD 产业全球接轨。

• 获奖者简介

2008 年创立安旭至今，凌世生努力提升企业科研水平、注重产品质量和市场开拓，短短十多年间迅速布局 POCT 体外检测领域九大产品系列，不断缩短和国外技术的差距，公司与浙江大学，美国、德国等国内外一大批知名高等院校及科研机构建立了广泛的“产、学、研”项目合作关系，产品从研发阶段到生产，凌世生注入了非常多的精力，每一个环节都秉持科研人的精神，最终产品定型后，不论是核心研发技术，还是结构、外观、生产工艺，都凝聚有他的钻研和投入成果。产品成型后，安旭销售团队在凌世生先生的带领下，将产品布局到全世界的销售市场，具有强有力的开拓力。目前公司产品销售已覆盖全球 150 多个国家及地区（图 19-1-100）。

（赵冰　高雯　孙畅）

亮·检验——体外诊断青年企业家论坛

一、亮·检验——第四届体外诊断青年企业家论坛

由全国卫生产业企业管理协会医学检验产业分会（CAIVD）主办的“亮·检验——第四届体外诊断青年企业家论坛”于2021年3月28日在重庆悦来国际会议中心一楼喜悦A厅隆重举行。

本届论坛由全国卫生产业企业管理协会医学检验产业分会青年企业家工作专业委员会主任委员、重庆中元汇吉生物技术有限公司董事长吉权担任论坛名誉主席，青年企业家工作专业委员会副主任委员、北京华科泰生物技术股份有限公司创始人、总经理杨国平担任论坛主席，青年企业家工作专业委员会副主任委员、浙江拱东医疗器械股份有限公司副总经理赖尚校担任论坛执行主席。

本届论坛主题为“视野·思路·机遇”。上海市实验医学研究院副院长、全国卫生产业企业管理协会副会长、医学检验产业分会会长、Wiley旗下*VIEW*期刊主编宋海波教授，上海市实验医学研究院院长、上海市临床检验中心主任、全国卫生产业企业管理协会实验医学分会主任委员王华梁教授，解放军总医院第一医学中心医学检验中心研究员颜光涛教授，首都医科大学附属北京天坛医院实验诊断中心康熙雄教授，郑州大学第一附属医院检验科主任、河南省临床检验中心主任明亮教授，青年企业家工作专业委员会副主任委员兼秘书长、北京热景生物技术股份有限公司董事长林长青，三诺生物传感股份有限公司董事长、总经理李少波，广州市第八人民医院传染病研究所副所长李锋教授，浙江拱东医疗器械股份有限公司总经理钟卫峰，太仓港经济技术开发区管委会副主任胡雪峰，纷享销客解决方案中心总经理徐延涛，杭州微策生物技术股份有限公司联合创始人王成超，重庆市药品监督管理局医疗器械注册处处长陈海燕，辰德资本董事总经理吴稚光，北京达微生物科技有限公司创始人、首席科学家杜文斌，青年企业家工作专业委员会副主任委员、济南百博生物技术股份有限公司董事长聂晖，江西乐成生物科技有限公司董事长、青年企业家工作专业委员会副主任委员万蒙，陕西瑞孚医疗科技有限公司总经理、青年企业家工作专业委员会副主任委员马驰，青年企业家工作专业委员会副主任委员、山东博科生物产业有限公司总监褚高峰出席了本次论坛（图19-1-101）。

下午1点，论坛正式开始，由大会主席杨国平总经理主持（图19-1-102）。

宋海波教授为本次论坛致开幕词（图19-1-103）。

李少波董事长做了题为“爱和科技，让糖尿病管理更简单——三诺创新与创业”的精彩演讲（图19-1-104）。

李锋教授带来了题为“新冠康复者随访1年免

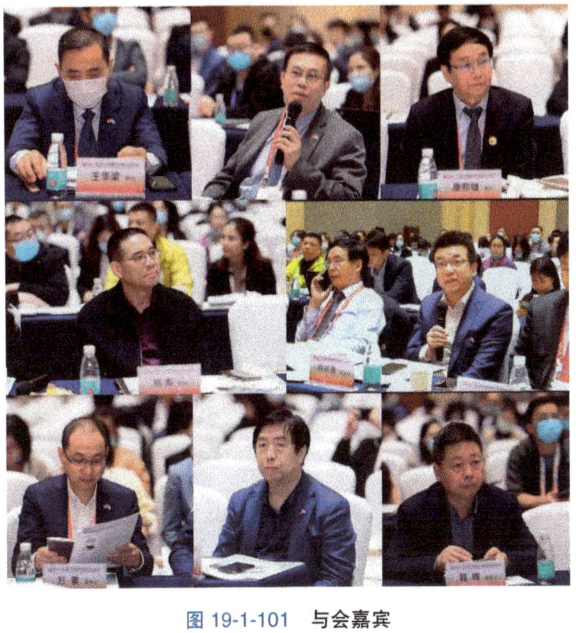

图 19-1-101 与会嘉宾

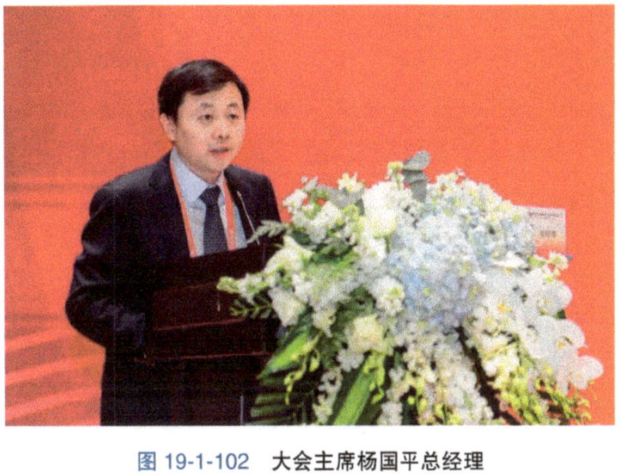

图 19-1-102 大会主席杨国平总经理

疫保护力分析”的精彩演讲（图 19-1-105）。

钟卫峰总经理做了题为“创业理念、发展历程、经营心得”的精彩演讲（图 19-1-106）。

胡雪峰副主任做了题为“拥抱 IVD 产业发展春天，打造全国知名特色园区”的精彩演讲（图 19-1-107）。

论坛亮点活动青年企业创新创业项目路演拉开帷幕，赖尚校副总经理担任主持（图 19-1-108）。参与此次路演评审的专家有：颜光涛教授，康熙雄教授，明亮教授，吉权董事长，林长青董事长。

此次路演项目经过层层选拔，最终评选出五家优质企业进行项目路演，具体如下。

百新意（宁波）生物科技有限公司刘明老师带来题为“下一代 IVD 原料研发与生产平台”的精彩分享（图 19-1-109）。

北京臻知医学科技有限责任公司孙玉红老师带

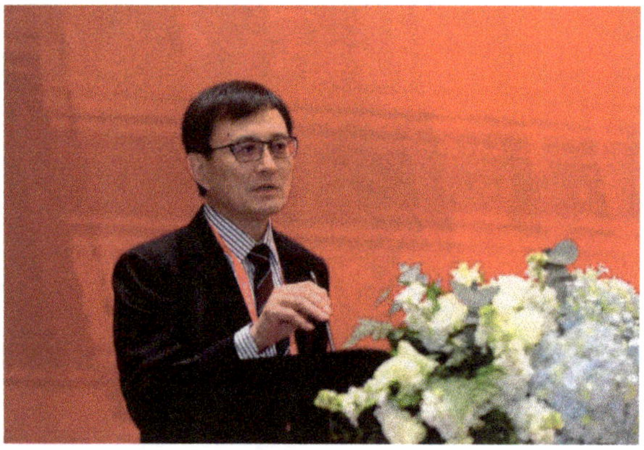

图 19-1-103 宋海波教授

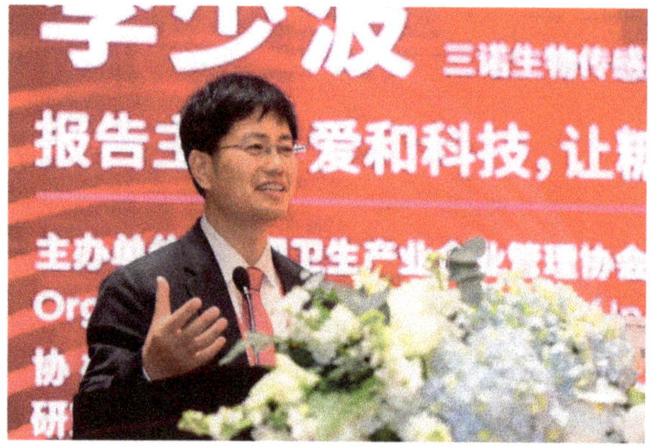

图 19-1-104 李少波董事长

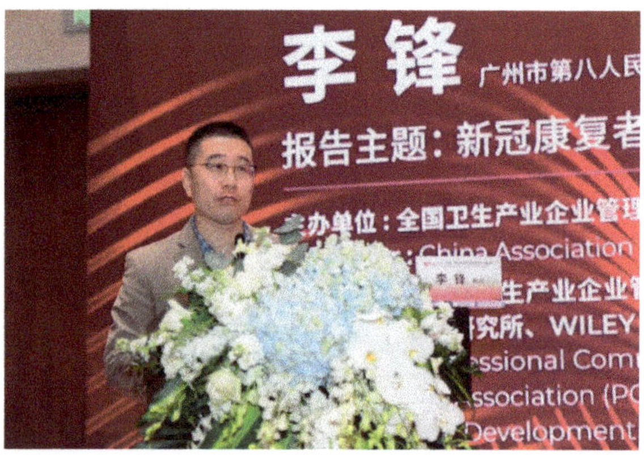

图 19-1-105 李锋教授

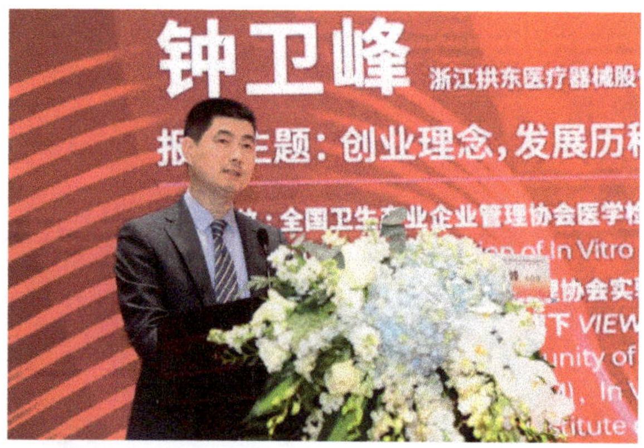

图 19-1-106 钟卫峰总经理

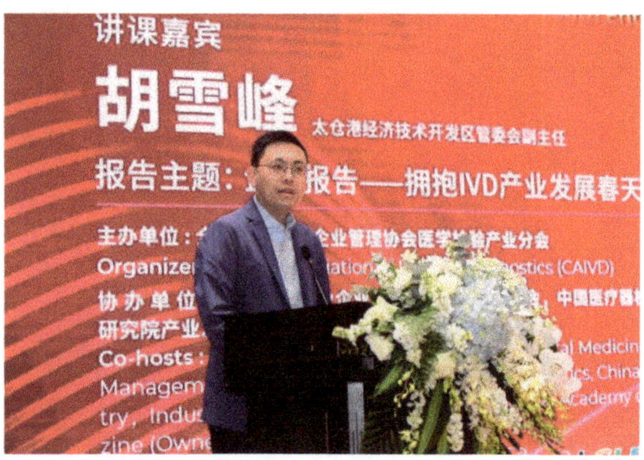

图 19-1-107 胡雪峰副主任

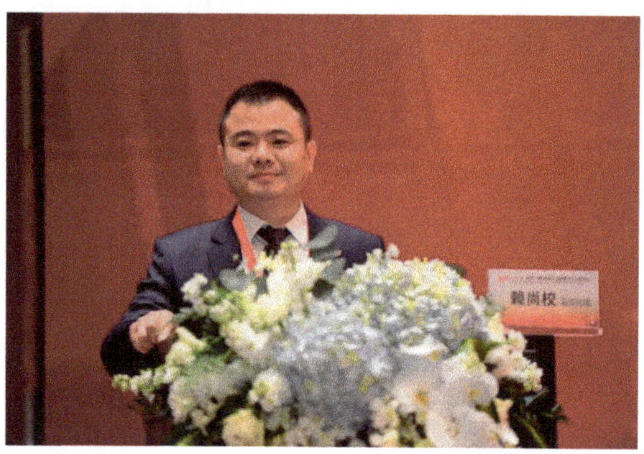

图 19-1-108 赖尚校副总经理

来题为“血清免疫标志物快速检测对急性病毒性呼吸道传染病重症化的早期预测及评估”的精彩分享(图 19-1-110)。

江西乐成生物医疗有限公司何庆华博士带来题为“新型体外诊断元件——纳米抗体研发与生产平台”的精彩分享（图 19-1-111)。

阔然生物医药科技（上海）有限公司张瑞老师带来题为“脑胶质瘤体外诊断试剂开发项目”的精彩分享（图 19-1-112)。

吴立冬老师做了题为“磁珠新技术在医学领域种的应用”的精彩分享（图 19-1-113)。

路演项目演讲之后，徐延涛总经理做了题为“新模式、新机遇，重构客户管理的‘营销’和‘服务’”的发言（图 19-1-114)。

王成超联合创始人以“IVD 企业的出海之路”为题，进行了精彩演讲（图 19-1-115)。

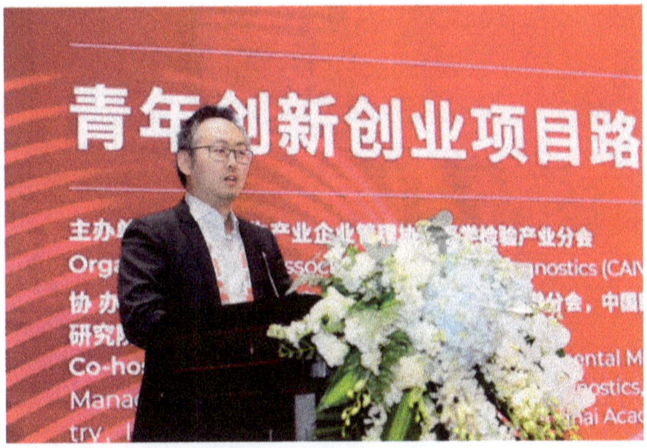

图 19-1-109 刘明老师

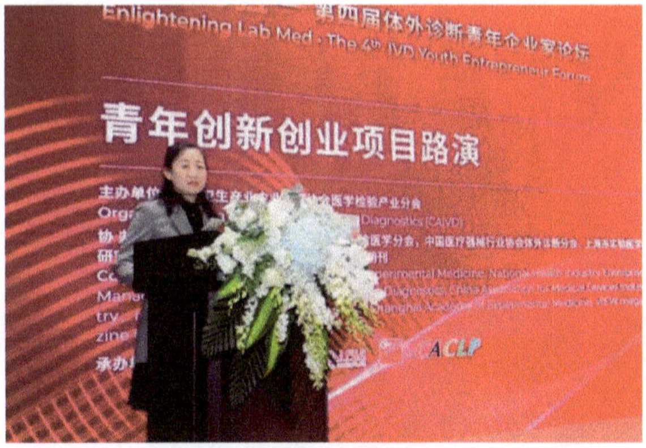

图 19-1-110 孙玉红老师

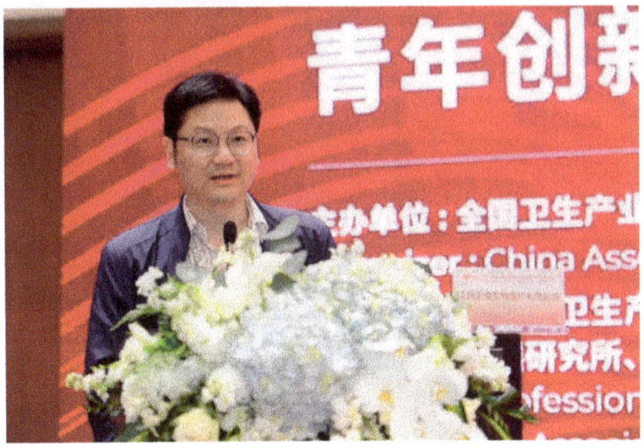

图 19-1-111 何庆华博士

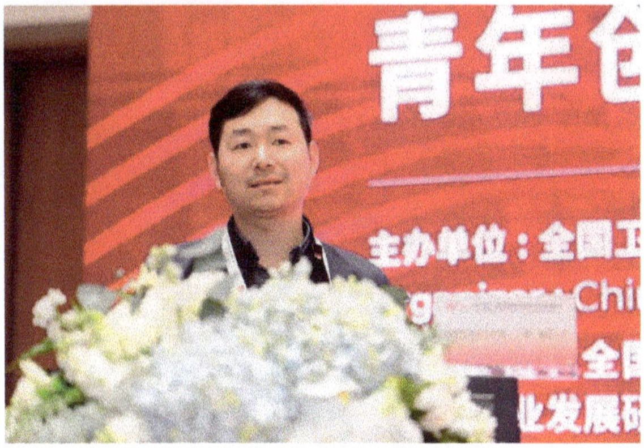

图 19-1-112 张瑞老师

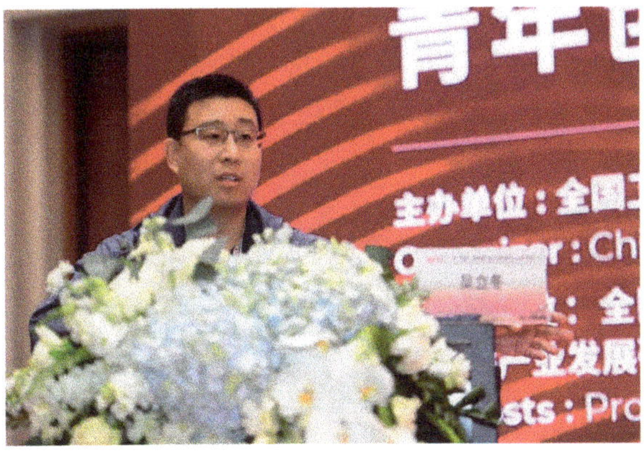

图 19-1-113 吴立冬老师

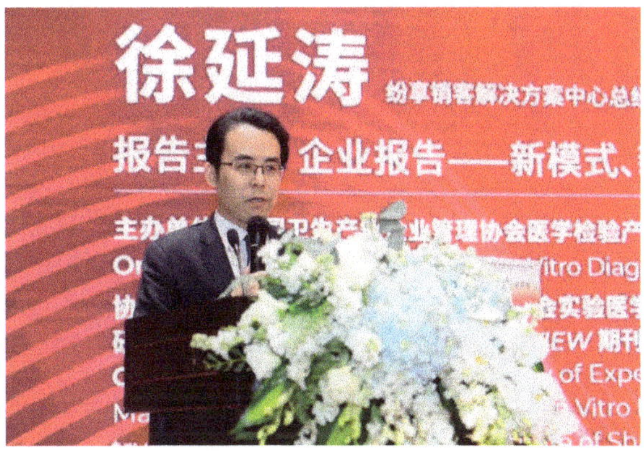

图 19-1-114 徐延涛总经理

陈海燕处长对“体外诊断注册相关法规与监管要求”进行了讲解（图 19-1-116）。

吴稚光总经理带来题为“投资者视角下体外诊断行业下一阶段的发展机会”的精彩演讲（图 19-1-117）。

杜文斌首席科学家带来了“微流控技术在体外诊断领域的创新应用”为主题的精彩分享（图 19-1-118）。

项目路演经评审专家现场复评，由论坛名誉主席吉权董事长宣布路演结果，杨国平总经理为获奖者颁奖。甄选结果为：具有投资价值奖的获得者是阔然生物医药科技（上海）有限公司，技术创新奖获得者是吴立冬，商业模式奖获得者是江西乐成生物医疗有限公司。

论坛名誉主席吉权董事长为本届论坛的赞助企业“北京华科泰生物技术股份有限公司”颁发感谢状（图 19-1-119）。

本届论坛在热烈的掌声中圆满结束，与会嘉宾合影留念。参会代表和讲课嘉宾热烈交流、互动频繁，整个论坛全场气氛异常火爆，期待下一届再相会（图 19-1-120）！

二、亮·检验——第五届体外诊断青年企业家论坛

“亮·检验——第五届体外诊断青年企业家论坛”于 2022 年 11 月 23 日在线上成功召开。本次直播累计观看人次：15 846；观看人数：8 832。

本届论坛由全国卫生产业企业管理协会医学检验产业分会副会长、重庆中元汇吉生物技术股份有限

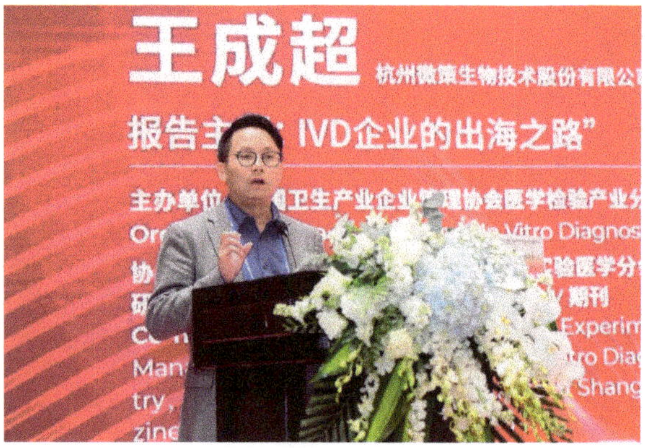

图 19-1-115　王成超联合创始人

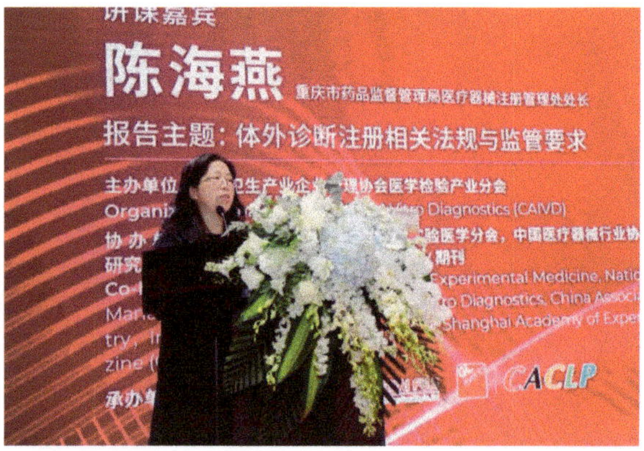

图 19-1-116　陈海燕处长

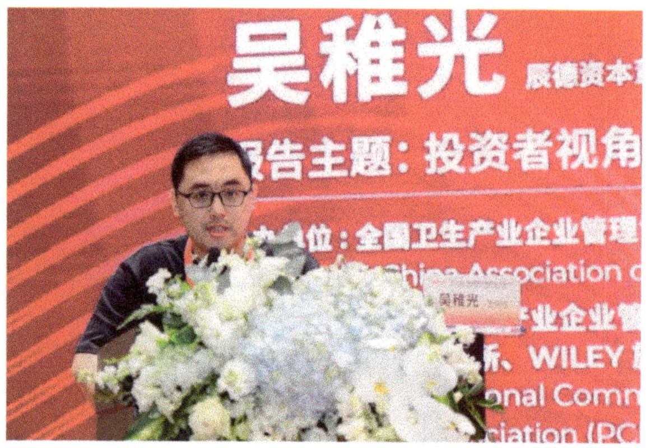

图 19-1-117　吴稚光总经理

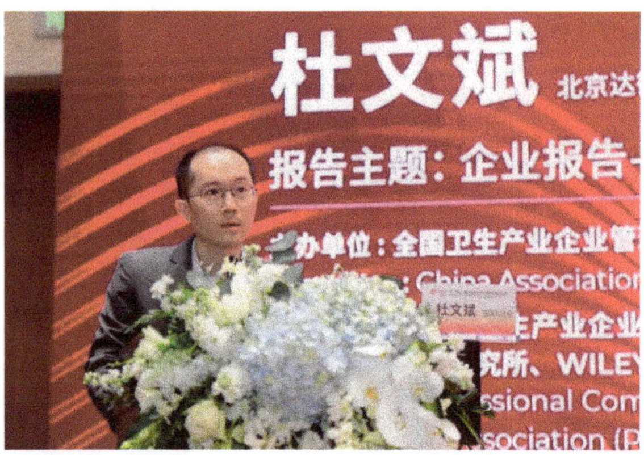

图 19-1-118　杜文斌首席科学家

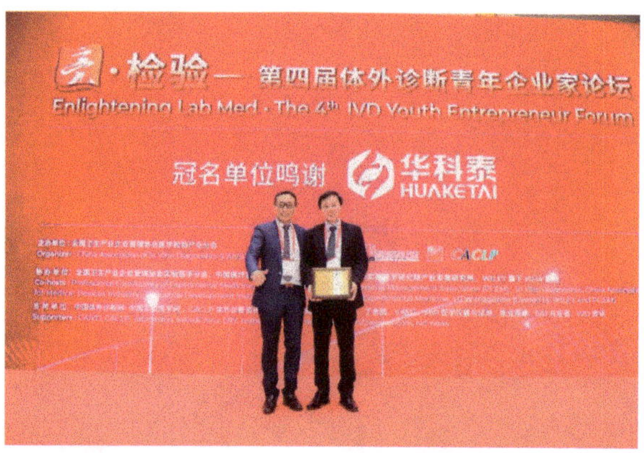

图 19-1-119　支持企业

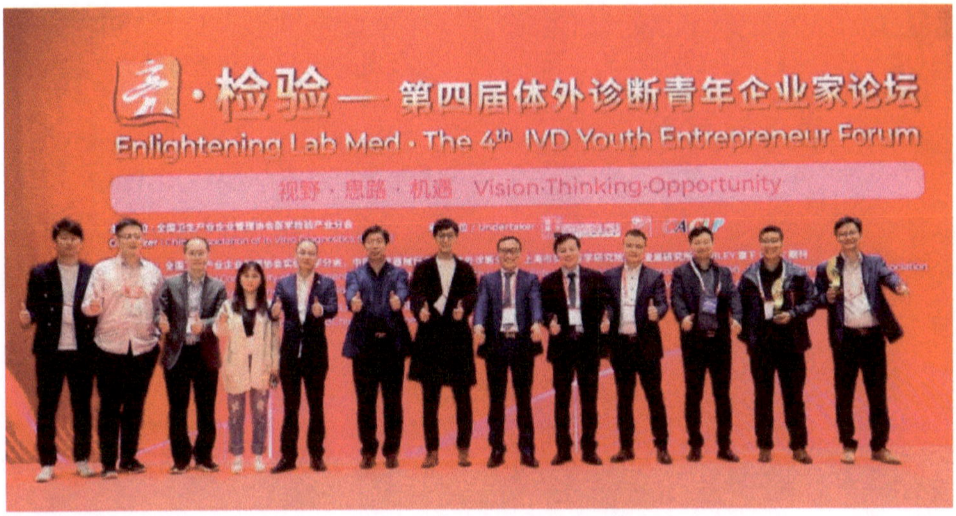

图 19-1-120 与会嘉宾合影

公司创始董事长吉权，全国卫生产业企业管理协会医学检验产业分会副会长、北京热景生物技术股份有限公司董事长林长青担任论坛名誉主席，青年企业家工作专业委员会副主任委员、南京诺唯赞生物科技股份有限公司创始人、董事长、总经理曹林担任论坛主席，青年企业家工作专业委员会副主任委员、美康生物科技股份有限公司总经理邹继华担任论坛执行主席。本届论坛主题为“跨越·融合·发展”，线上气氛热烈（图 19-1-121）。出席本次论坛的嘉宾有：全国卫生产业企业管理协会副会长、医学检验产业分会会长、上海市实验医学研究院副院长、WILEY 旗下 *VIEW* 期刊主编、CACLP 创始人宋海波教授，全国卫生产业企业管理协会医学检验产业分会副会长，原长征医院实验诊断科和全军医学免疫诊断研究所主任、研究员、博士生导师仲人前教授，中国医疗器械行业协会体外诊断分会会长、全国卫生产业企业管理协会医学检验产业分会副会长朱耀毅教授，吉权董事长，林长青董事长，曹林董事长，邹继华总经理，广东凯普生物科技股份有限公司董事、副总经理管秩生，深圳市亚辉龙生物科技股份有限公司董事长胡鹍辉，浙江东方基因生物制品股份有限公司投资副总范幽雅，中德证券投资银行部董事总经理高立金，厦门宝太生物科技有限公司副总经理黄建国，卡尤迪生物科技（北京）有限公司副总裁郭建强，北京热景生物技术股份有限公司董事长助理吴术策。上午 10 点，论坛亮点活动青年创新创业项目路演拉开帷幕。曹林董事长担任主持（图 19-1-122）。

参与此次路演评审的专家有：宋海波教授，仲人前教授，朱耀毅教授，林长青董事长（吴术策董事长助理代），曹林董事长，管秩生副总经理，李响董事长（郭建强副总裁代）（图 19-1-123）。

本次“青年创新创业项目路演”由实验医学·体外诊断盛宴“青年创新创业项目路演”评选委员会工作会议以及视频初选，最终评选出四个项目参加本次“亮·检验—第五届体外诊断青年企业家论坛”中的线上路演环节。具体如下（按公司首字母排序）。

- 青岛简码基因科技有限公司

项目名称：《面向检测一线的全流程一体化分子 POCT 项目》（图 19-1-124）。

- 上海禹视科技有限公司

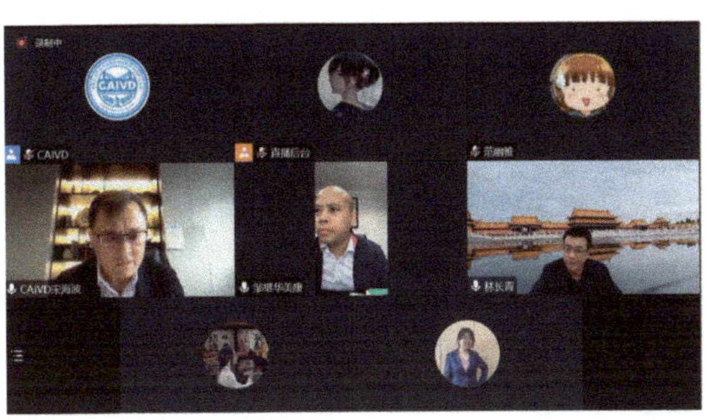

图 19-1-121 线上会议

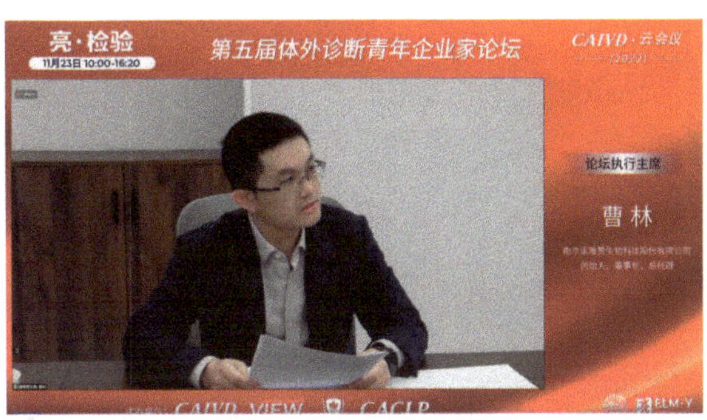

图 19-1-122 曹林董事长

项目名称:《全自动高通量高内涵荧光细胞分析系统》(图 19-1-125)。

• 天津流水线医疗器械有限公司

项目名称:《医学检验实验室全自动流水线》(图 19-1-126)。

• 致慧医疗科技（上海）有限公司

项目名称:《新型循环肿瘤细胞检测纳米技术》(图 19-1-127)。

线上评审团与参评企业互动热烈，线上复评工作紧锣密鼓地进行（图 19-1-128)。

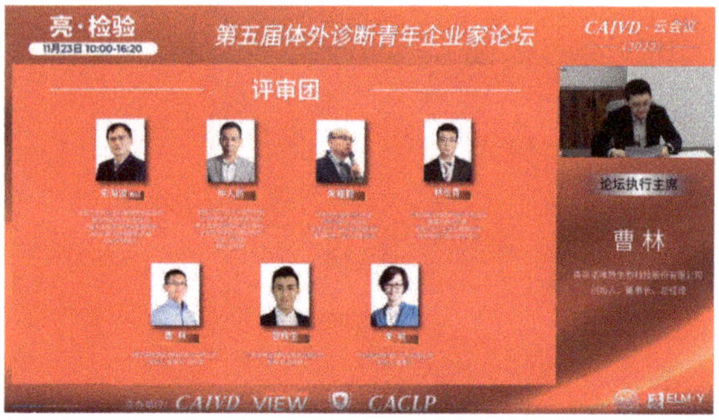

图 19-1-123　路演评审专家

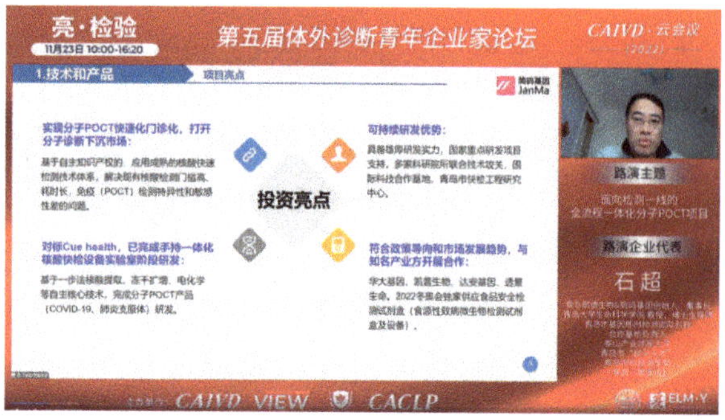

图 19-1-124　路演企业代表石超

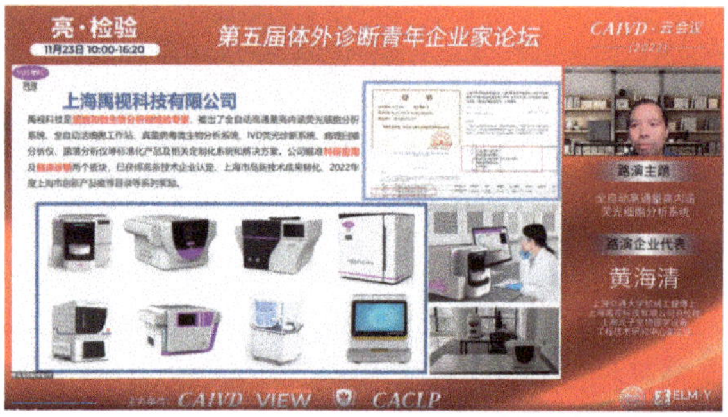

图 19-1-125　路演企业代表黄海清

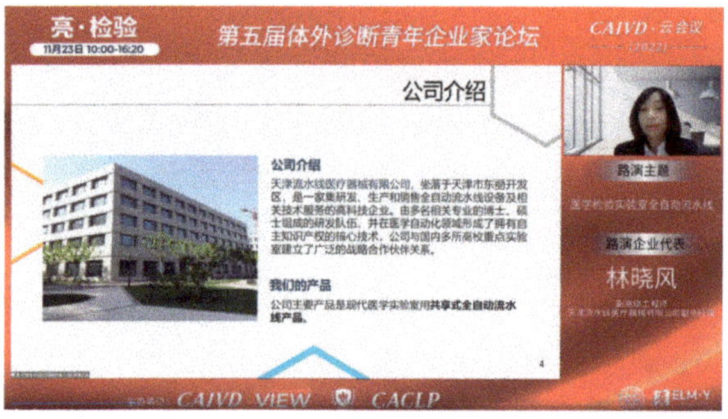

图 19-1-126　路演企业代表林晓风

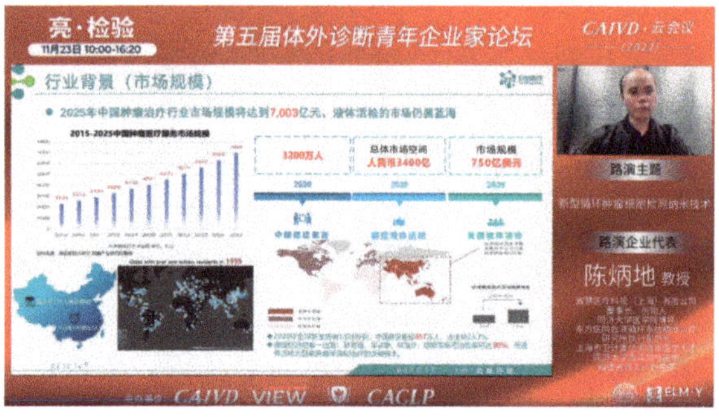

图 19-1-127　路演企业代表陈炳地

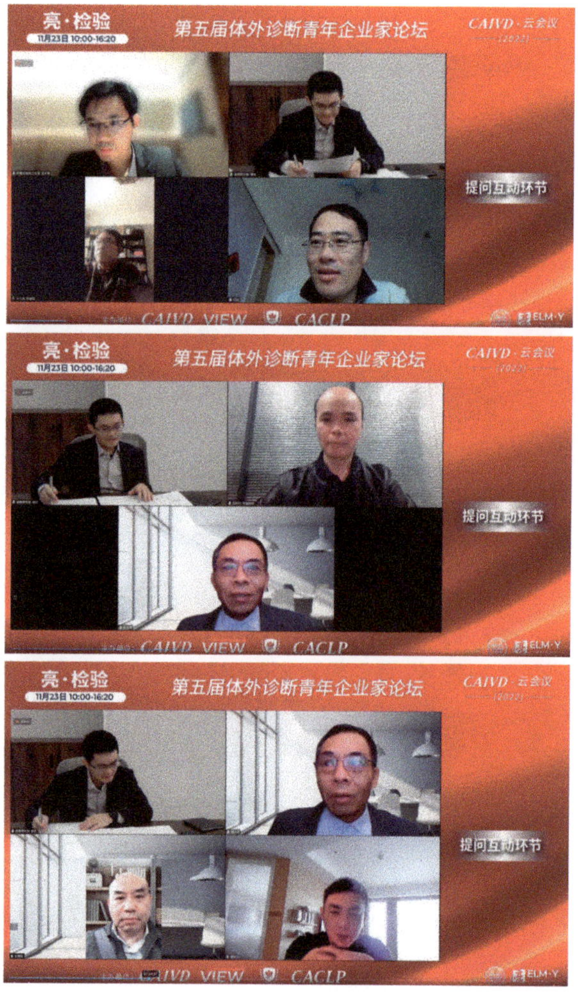

图 19-1-128　评审互动

下午 2 点，论坛正式开始，由大会名誉主席林长青董事长主持（图 19-1-129），介绍与会嘉宾并表示感谢。

宋海波教授为本次论坛致辞，对青年企业家寄予厚望，同时也对青年创新创业项目路演表示了肯定（图 19-1-130），很多优质的路演项目在平台的助力下成功转化，最后预祝本次论坛圆满召开。

以下报告会由邹继华总经理主持（图 19-1-131）。

会议伊始，范幽雅投资副总做了题为“严格把好质量关走向全球，保障新冠检测试剂供应”的精彩演讲（图 19-1-132）。

曹林董事长带来了题为“组织的悖论——横向专业化与纵向一体化”的精彩演讲（图 19-1-133）。

接下来，高立金总经理做了题为“疫情之后体外诊断整合并购观察”的精彩分享（图 19-1-134）。

黄建国副总经理做了题为“宝太生物国际化之路及未来规划》”的精彩演讲。本报告会由胡鹍辉董事长主持（图 19-1-135、图 19-1-136）。

青年创新创业项目路演经评审专家现场复评，由论坛名誉主席吉权董事长宣布路演结果。甄选结果如下。最具投资价值奖：上海禹视科技有限公司——《全自动高通量高内涵荧光细胞分析系统》；最佳技术创新奖：致慧医疗科技（上海）有限公司——《新型循环肿瘤细胞检测纳米技术》，青岛简码基因科技有限公司——《面向检测一线的全流程一体化分子 POCT 项目》；最佳商业模式奖：天津流

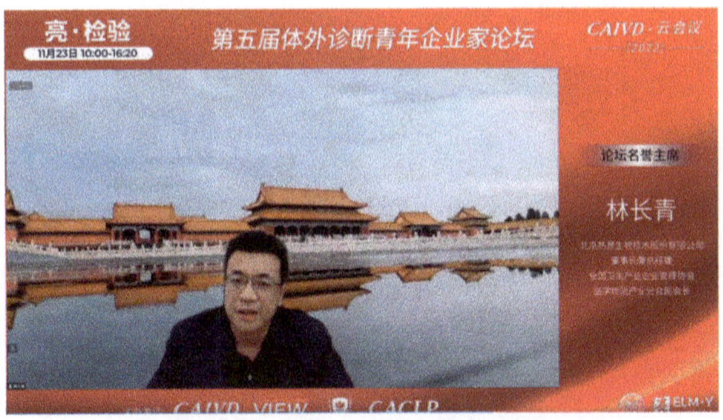

图 19-1-129 大会名誉主席林长青董事长

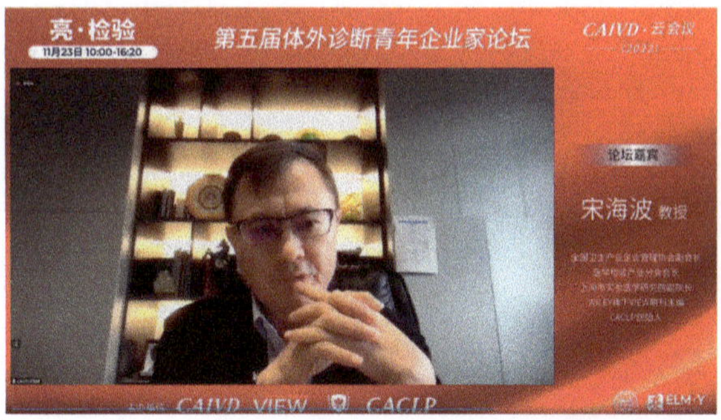

图 19-1-130 宋海波教授

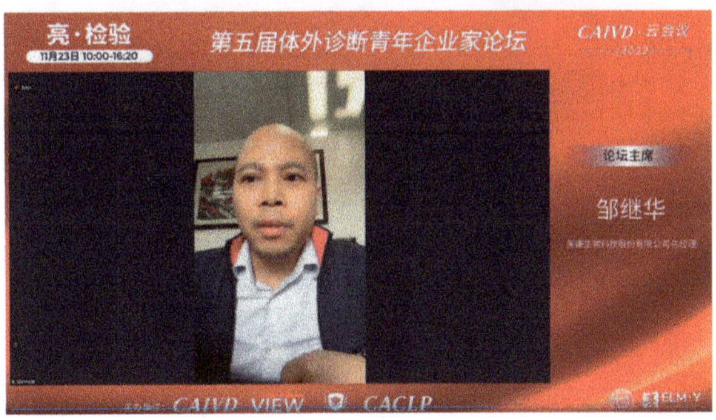

图 19-1-131 邹继华总经理

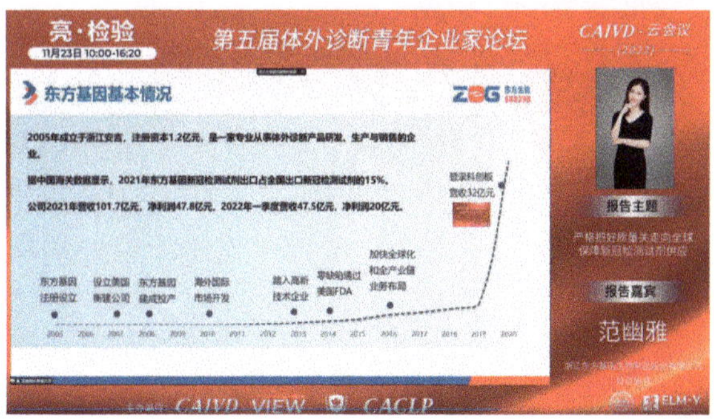

图 19-1-132 范幽雅投资副总

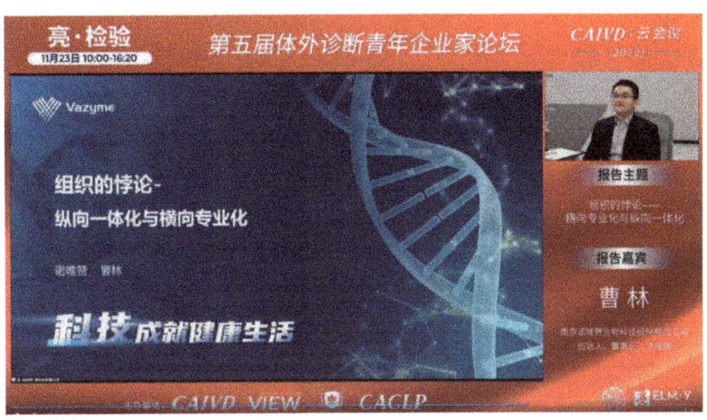

图 19-1-133 曹林董事长

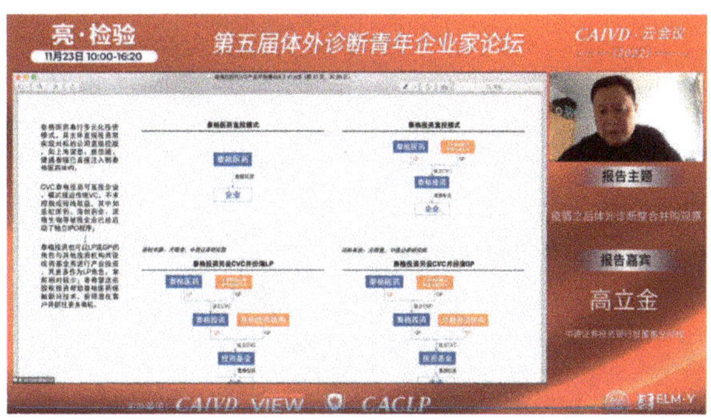

图 19-1-134 高立金总经理

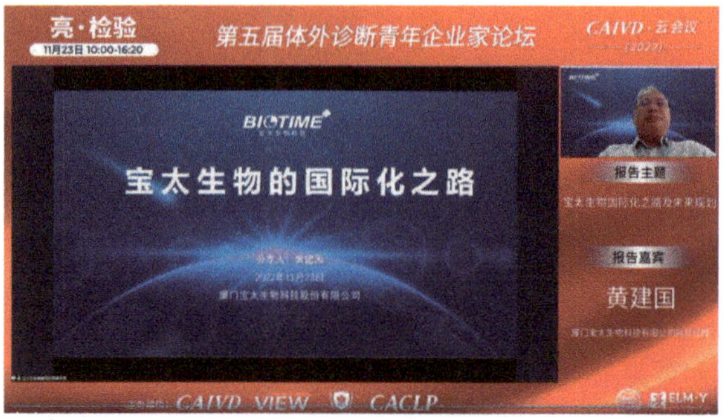

图 19-1-135　黄建国副总经理

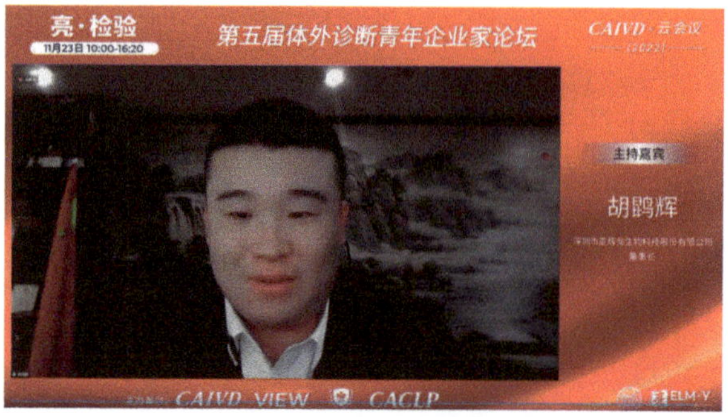

图 19-1-136　胡鹍辉董事长

水线医疗器械有限公司——《医学检验实验室全自动流水线》。

吉权董事长寄语本届论坛，宣布本次“亮 · 检验”第五届青年企业家论坛线上会议圆满结束。

（吉权　费小舟）

中国 IVD 流通企业论坛

一、第三届中国 IVD 流通企业论坛

由全国卫生产业企业管理协会医学检验产业分会（CAIVD）主办，上海赋基技术咨询有限公司、智奥瑞和（上海）展览有限公司承办，平安点创国际融资租赁有限公司独家冠名的“第三届中国 IVD 流通企业论坛”于 2021 年 3 月 27 日在重庆悦来国际会议中心喜悦 A 厅隆重举行（图 19-1-137）。

本届论坛以“渝见流通、纷享未来”为主题，现场气氛热烈，座无虚席（图 19-1-138）。

本届由全国卫生产业企业管理协会医学检验产业分会体外诊断经营销售企业工作专业委员会主任委员、国药控股医学检验（天津）有限公司总经理尹亮担任名誉主席，体外诊断经营销售企业工作专业委员会常务副主任委员，河南迈德瑞医疗服务供应链有限公司总经理宋献功担任论坛主席，论坛执行主席由体外诊断经营销售企业工作专业委员会常务副主任委员、广西北部湾医疗集团有限公司创始人李传德，体外诊断经营销售企业工作专业委员会，北京科海同业科技发展有限公司总经理冯正军，体外诊断经营销售企业工作专业委员会常务副主任委员、湖南锦鸿时代科技有限公司总经理胡志军担任。

上海市实验医学研究院副院长、全国卫生产业企业管理协会副会长、医学检验产业分会会长、Wiley 旗下 *VIEW* 期刊主编宋海波教授，重庆中元汇吉生物技术有限公司董事长吉权，西安福达诊断试剂有限公司总经理屠强，北京精迅达生物科技有限公司总经理桂晓磊，大检联（北京）国际医疗科技有限公司董事长李宏毅，吉林省泰斯特体外诊断产品有限公司总经理李冬玲，国药控股国润医疗供应

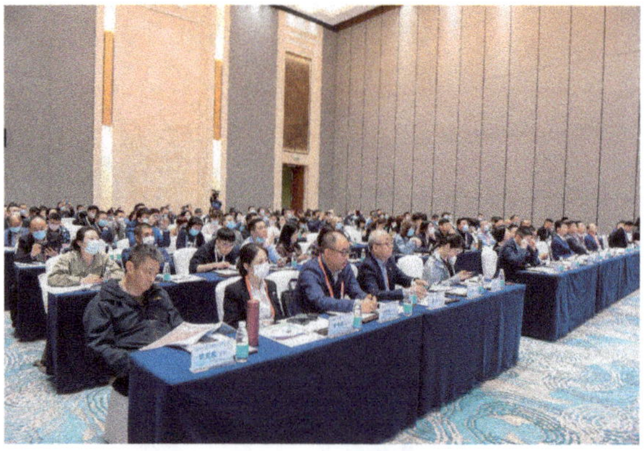

图 19-1-137　会议现场

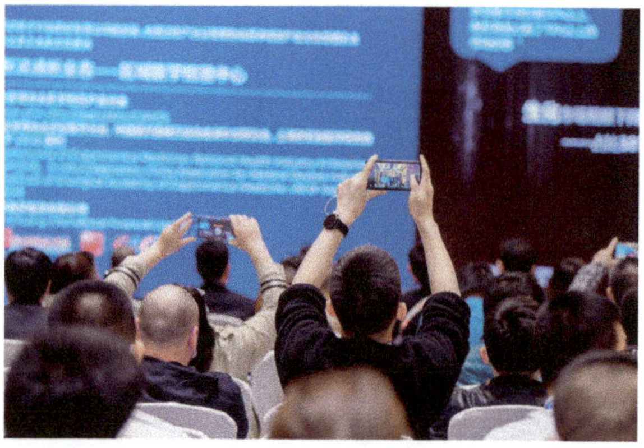

图 19-1-138　会议现场

链服务（山西）有限公司总经理周媛，武汉福泽行生物科技有限公司总经理杨飚，黑龙江执鼎金河商贸有限公司总经理于洪跃，陕西传鼎体外诊断试剂有限公司总经理刘党伟，银川申立科贸有限公司总经理徐震，陕西健城体外诊断试剂有限公司总经理周建强，山东睿柯医疗科技有限公司总经理舒鑫出席了本次论坛（图 19-1-139、图 19-1-140）。

下午 1 点 30 分，论坛正式开始，由冯正军总经理主持（图 19-1-141）。

本次论坛主席宋献功总经理致开幕词（图 19-1-142）。

随后论坛名誉主席尹亮为本次论坛独家冠名企业平安点创国际融资租赁有限公司颁发感谢奖牌（图 19-1-143）。

紧接着由来自空军军医大学（第四军医大学）附属西京医院全军临床检验医学研究所所长、检验科主任郝晓柯教授拉开了会议报告的序幕，站在终端用户角度的他做了题为“医院检验科如何选择体外诊断经营流通企业”的精彩报告（图 19-1-144）。

全国卫生产业企业管理协会医学检验产业分会流通企业工作专业委员会副主任委员，上海润达医疗科技股份有限公司副总裁王颖结合当下热点话题，做了题为“体外诊断流通新业态——区域医学检验中心”的精彩报告（图 19-1-145）。

全国卫生产业企业管理协会医学检验产业分会体外诊断经营销售企业工作专业委员会副主任委员兼秘书长，江西乐成生物科技有限公司董事长万蒙阐述了“流通企业联盟——助力体外诊断产业发展”为主题的精彩演讲，博得了会议现场阵阵掌声（图 19-1-146）。

论坛下半场由胡志军总经理主持。监管专家就新办法《医疗器械监督管理条例》进行了解读（图

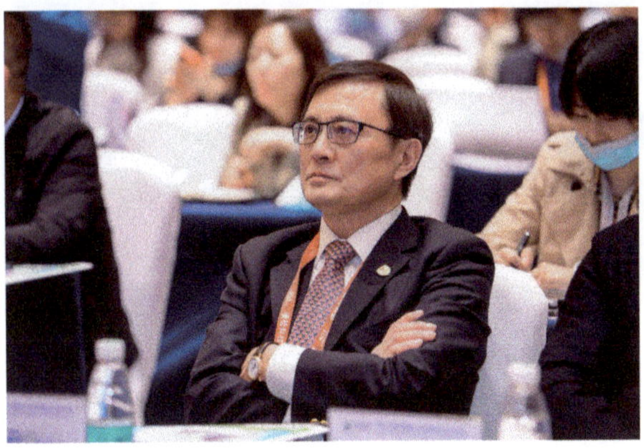

图 19-1-139　宋海波会长

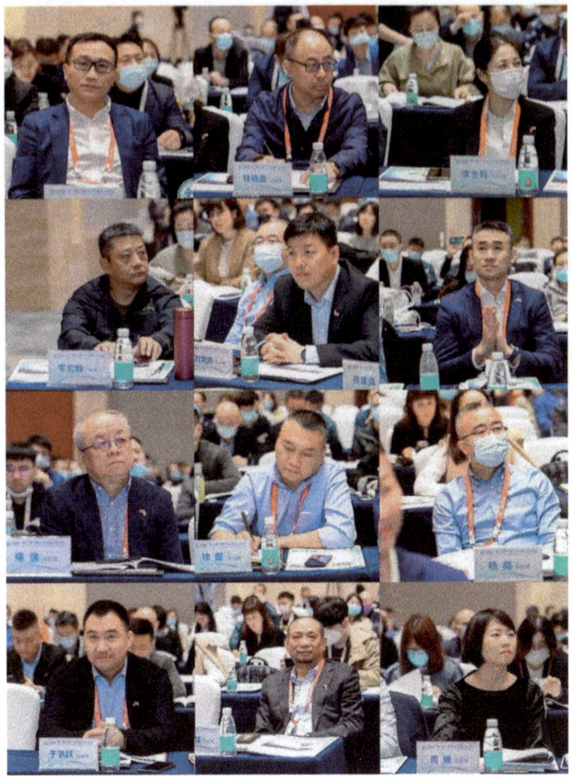

图 19-1-140　与会嘉宾

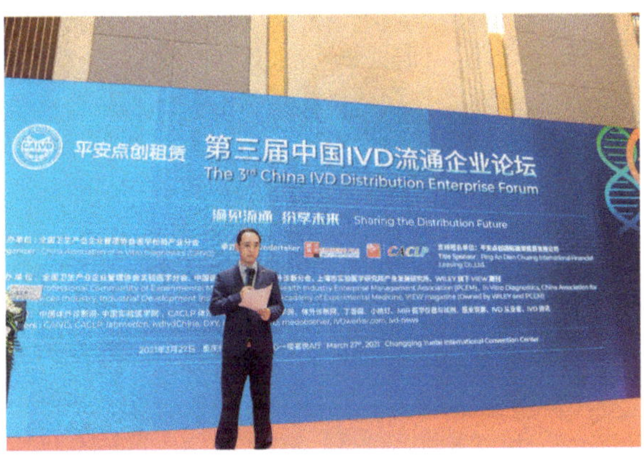

图 19-1-141　冯正军总经理

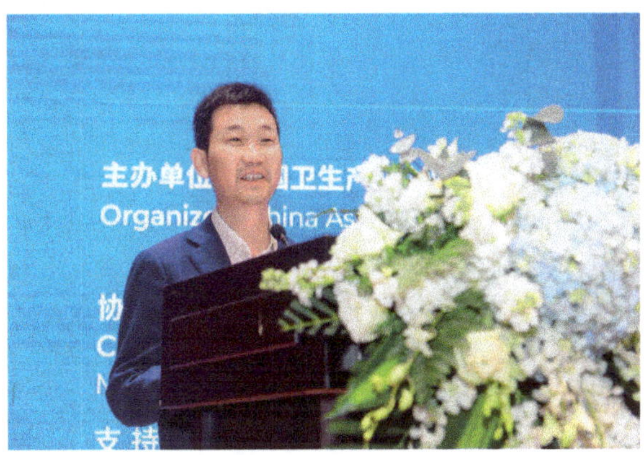

图 19-1-142　宋献功总经理

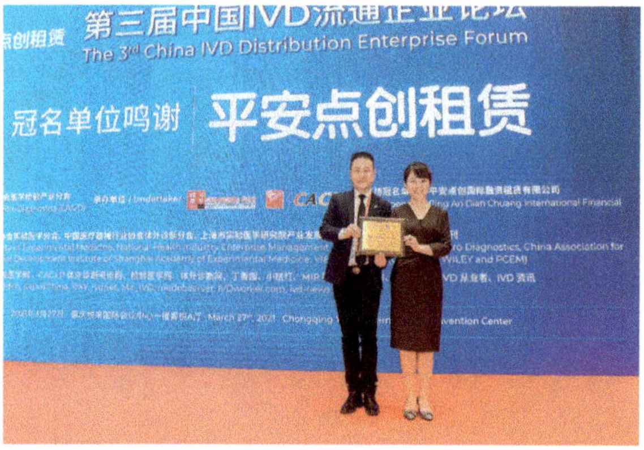

图 19-1-143 独家冠名企业平安点创国际融资租赁有限公司

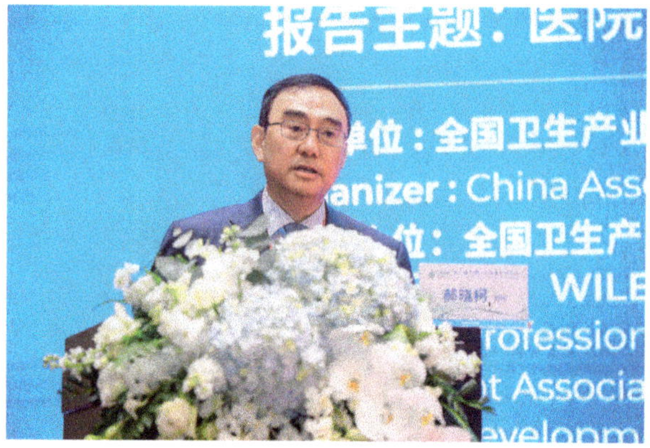

图 19-1-144 郝晓柯教授

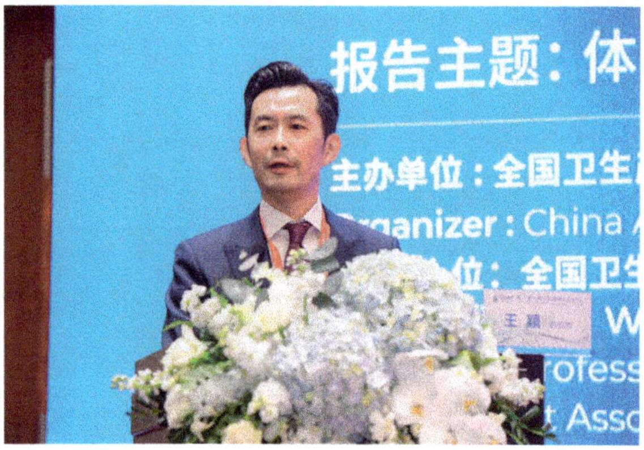

图 19-1-145 王颖副总裁

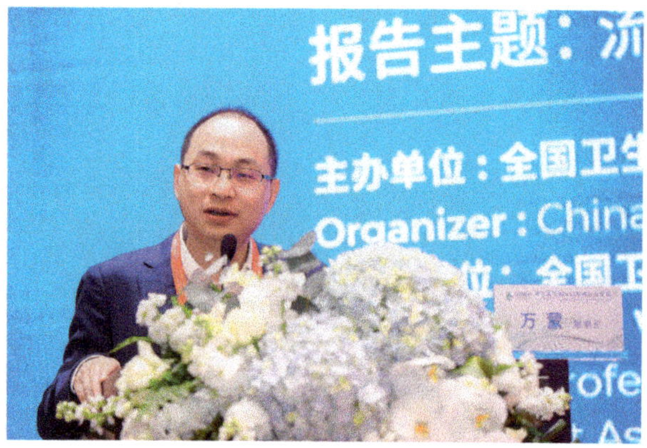

图 19-1-146 万蒙董事长

19-1-147）。

来自体外诊断经营销售企业工作专业委员会常务副主任委员、国药控股南京医学检验有限公司总经理丁万和结合多年经营流通企业的经验，带来了题为“第三方仓储为生产和流通企业带来的价值”（图 19-1-148）的精彩分享。

随后，来自平安点创国际融资租赁有限公司产品市场部宋欢欢总监做了题为“IVD 流通企业经营分析及资金融通”的主旨演讲，为流通企业提供了多元化的发展渠道（图 19-1-149）。

桂林优利特电子集团有限公司副总裁刘军从生产企业的角度分析了当下经营的现状，结合“新变局下厂商合作之路的展望”的主旨报告展开了生动的演讲（图 19-1-150）。

随后，郝晓柯教授、尹亮总经理、宋献功总经理、丁万和总经理、王颖副总裁、万蒙董事长、刘军副总裁、宋欢欢总监受邀进行了访谈，由李传德总经理主持（图 19-1-151）。与会专家积极展开对话、形成思想碰撞，奠定了良好的开端（图 19-1-152）。

在融洽热烈的气氛中，第三届中国 IVD 流通企业论坛在热烈的掌声中圆满结束，与会嘉宾合影留念。整个论坛全场气氛火爆，参会代表和讲课嘉宾互动频繁（图 19-1-153）。期待来年再相聚。

二、第四届中国 IVD 流通企业论坛

“第四届中国 IVD 流通企业论坛”于 2022 年 10 月 25 日在南昌国际博览城绿地铂瑞酒店会议中心隆重举行。本届论坛以“新势能、新价值、新发展”为主题，跨界创新、融合共赢（图 19-1-154）。

本届论坛由全国卫生产业企业管理协会医学检验产业分会副会长、国药控股医学检验（天津）有限公司总经理尹亮担任名誉主席，全国卫生产业企业管理协会医学检验产业分会常务副秘书长、广西北部湾医疗集团有限公司创始人李传德担任论坛主席，上海润达医疗科技股份有限公司副总裁王颖，全国卫生产业企业管理协会医学检验产业分会副秘书长、吉林省泰斯特体外诊断产品有限公司总经理李冬玲担任论坛执行主席。

出席论坛的嘉宾：全国卫生产业企业管理协会副会长、医学检验产业分会会长、中国分析测试协会标记免疫分析专业委员会副主任委员、上海市实

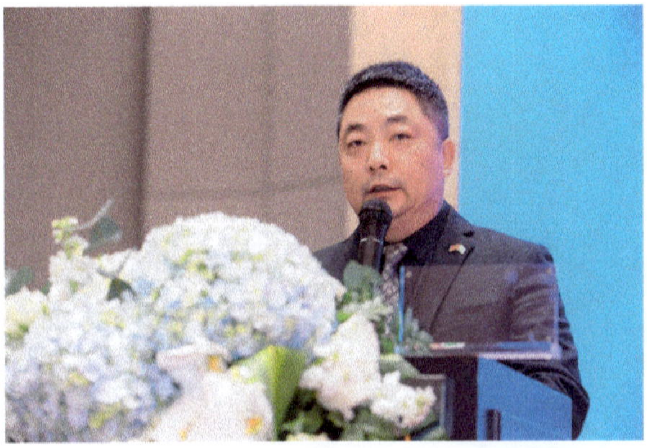

图 19-1-147 胡志军总经理

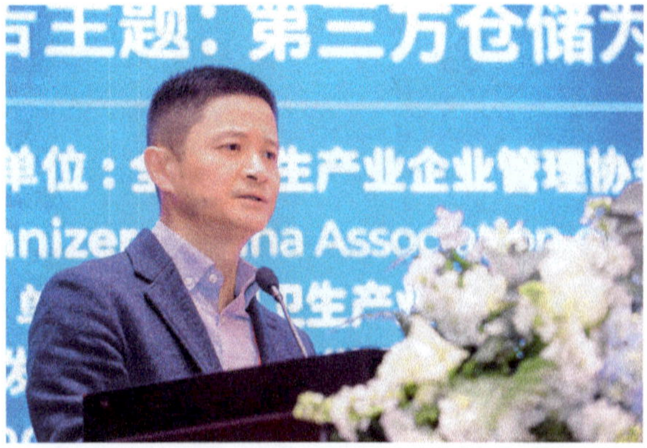

图 19-1-148 丁万和总经理

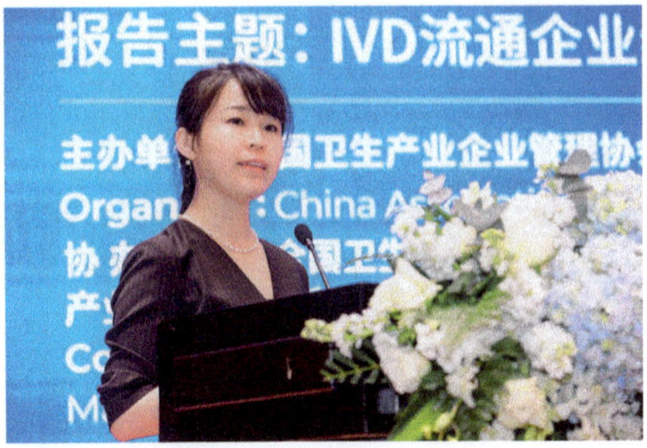

图 19-1-149 宋欢欢总监

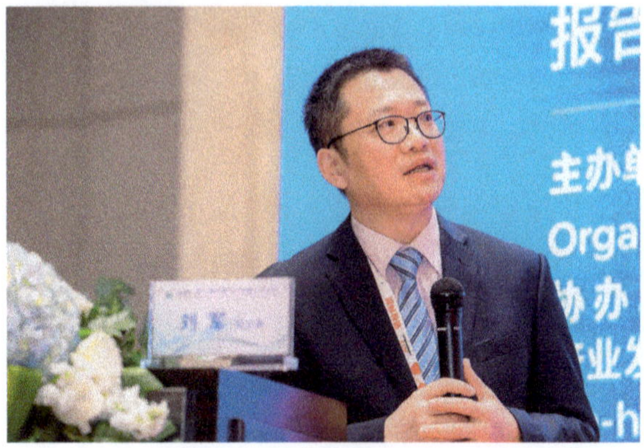

图 19-1-150 刘军副总裁

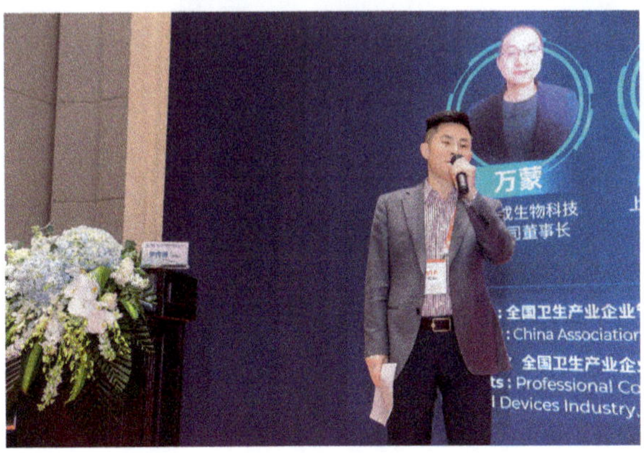

图 19-1-151 李传德总经理

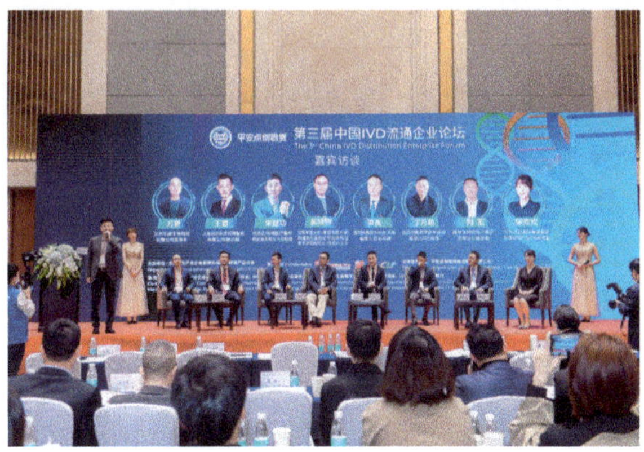

图 19-1-152 嘉宾访谈

验医学研究院副院长、*VIEW* 荣誉主编、CACLP 创始人宋海波教授，全国卫生产业企业管理协会医学检验产业分会副会长、原上海长征医院实验诊断科和全军医学免疫诊断研究所主任、研究员、博士生导师仲人前教授，全国卫生产业企业管理协会医学检验产业分会副会长、广州金域医学检验集团股份有限公司高级副总裁申子瑜教授，全国卫生产业企业管理协会医学检验产业分会副会长、中元汇吉生物技术股份有限公司创始董事长吉权，全国卫生产业企业管理协会医学检验产业分会常务副秘书长、河南迈德瑞医疗服务供应链有限公司总经理宋献功（线上），全国卫生产业企业管理协会医学检验产业分会常务副秘书长、江苏英科新创医学科技有限公司总经理丁万和（线上），上海秸瑞信息科技有限公司平台总监宋璐璐，中元汇吉生物技术股份有限公司全球销售运营部总监宁英鑫，圣湘生物科技股份有限公司全国区域市场推广总监李志忠，全国卫生产业企业管理协会医学检验产业分会副会长、江西

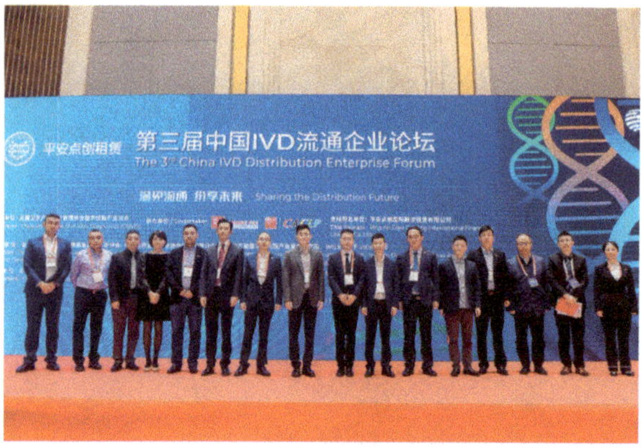

图 19-1-153　与会嘉宾合影留念

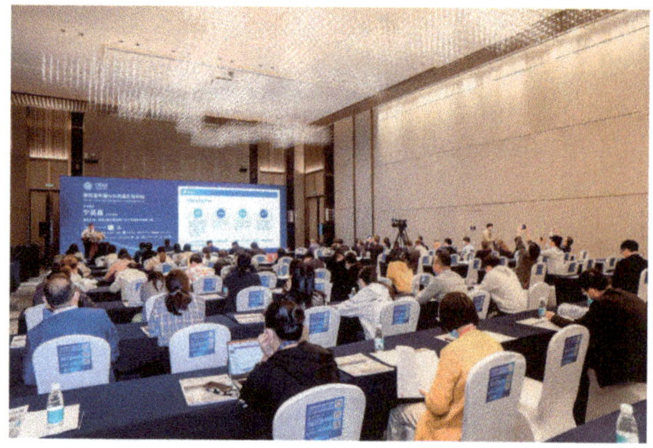

图 19-1-154　会议现场

乐成生物科技有限公司董事长万蒙，大检联（北京）国际医疗科技有限公司总经理李宏毅，国润医疗供应链服务（上海）有限公司总经理助理李芳，全国卫生产业企业管理协会医学检验产业分会副秘书长、黑龙江执鼎金河商贸有限公司总经理于洪跃，山东睿柯医疗科技有限公司总经理舒鑫，华越健康产业集团运营总监肖璐，陕西瑞孚医疗科技有限公司总经理马驰（图 19-1-155、图 19-1-156）。

下午 1 点 30 分，论坛正式开始，由李冬玲总经理主持（图 19-1-157）。

论坛名誉主席尹亮总经理在论坛开幕式上寄语，面对新时代的多元化挑战，对流通经销企业如何跳脱传统模式，以及对企业自身价值的重塑与再造，都是严峻的考验，更是流通经销企业前行的驱动（图 19-1-158）。

中元汇吉宁英鑫总监拉开了会议报告的序幕，从流通企业价值如何体现这个角度带来“流通与服务是健康产业不可或缺的重要力量”的报告分享（图 19-1-159）。

仲人前教授站在终端用户的角度认为流通领域是连接上下游的桥梁，以此为中心带来“流通中的动与静”的精彩报告（图 19-1-160）。

王颖副总裁结合当下体外诊断流通行业的现状，从为什么要制定团体标准的层面深刻解读了《体外诊断经营（流通）企业团体标准》（图 19-1-161）。

宋献功总经理线上阐述了“医共体加速推进对流通企业的影响和机遇”，博得了会议现场阵阵掌声（图 19-1-162）。

论坛下半场由王颖副总裁主持。

李志忠总监阐述了企业的优势，同时从需求出发带来了题为“核酸检测整体解决方案需求下对传统流通渠道的思考”的报告（图 19-1-163）。

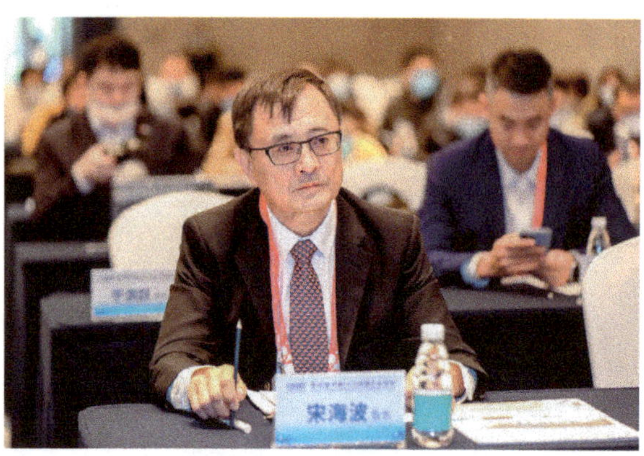

图 19-1-155　宋海波会长

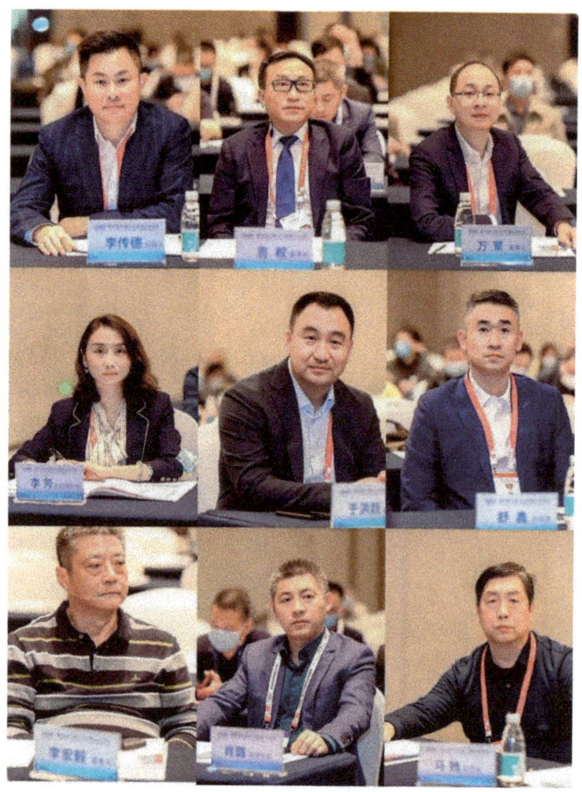

图 19-1-156　与会嘉宾

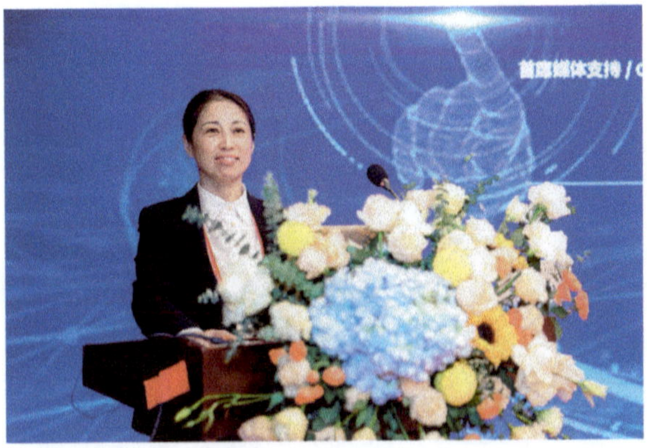

图 19-1-157 李冬玲总经理

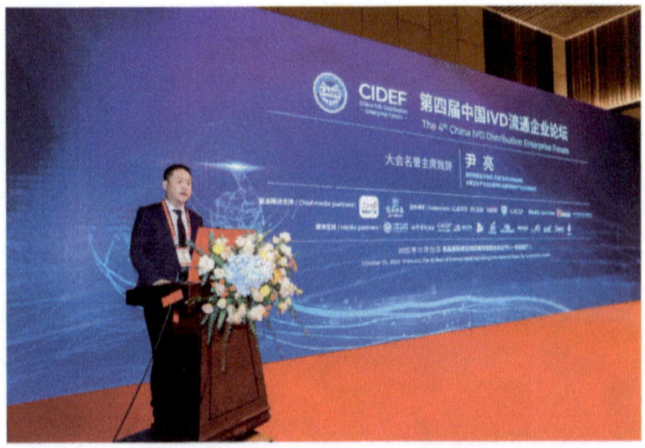

图 19-1-158 论坛名誉主席尹亮总经理

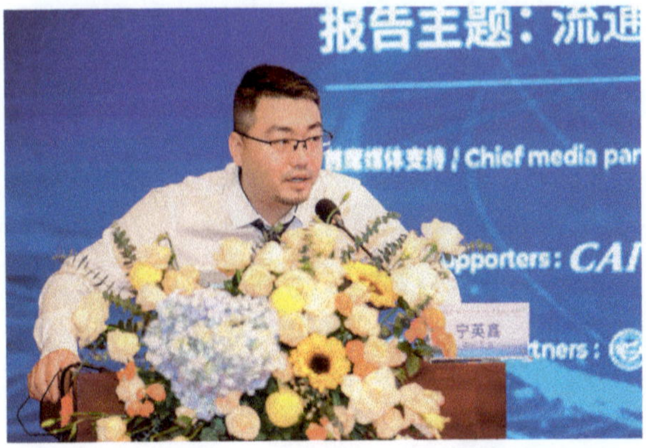

图 19-1-159 宁英鑫总监

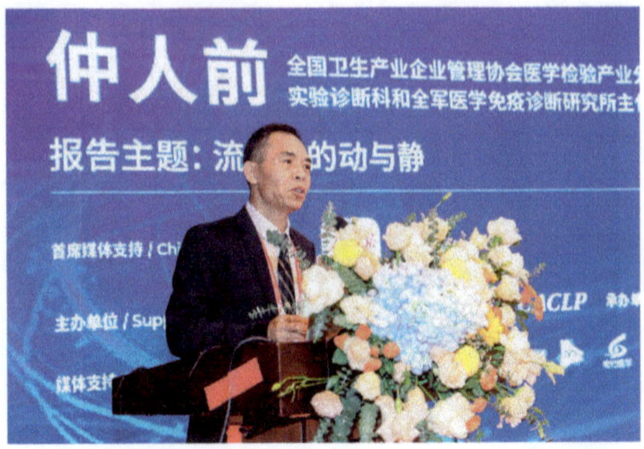

图 19-1-160 仲人前教授

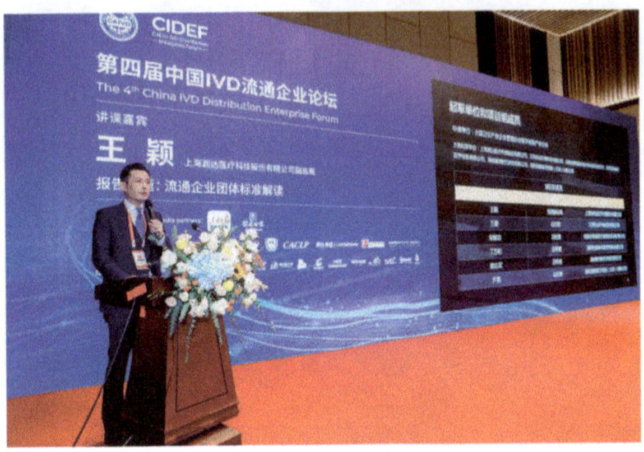

图 19-1-161 王颖副总裁

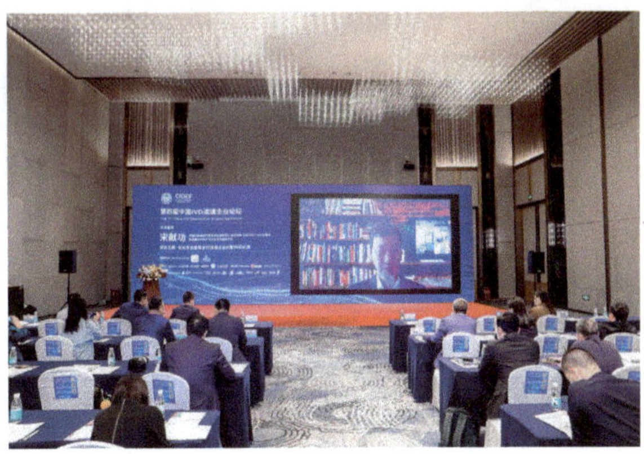

图 19-1-162 宋献功总经理

宋璐璐总监在“互联、共赢，IVD 流通平台赋能行业价值升级”的报告中表达了随着信息化时代的快速发展，企业信息化的重要性以及必要性，生动且发人深思（图 19-1-164）。

丁万和总经理结合多年经营流通企业的经验，带来了题为“做一个有价值的服务代理型企业”的报告，分享后现场与会者高度认可，互动热烈（图 19-1-165）。

申子瑜教授做了题为“医保下的 drG 执行，给体外诊断带来的利与弊”的主旨演讲，精准的分析让与会者受益匪浅（图 19-1-166）。

申子瑜教授、李传德总裁、李冬玲总经理、宋璐璐总监、李芳总经理助理受邀进行了访谈，由王颖副总裁主持。与会嘉宾积极展开对话，就当下热点话题互动交流，形成思想碰撞（图 19-1-167）。

第四届中国 IVD 流通企业论坛在热烈的掌声中圆满结束，期待来年再相聚（图 19-1-168）。

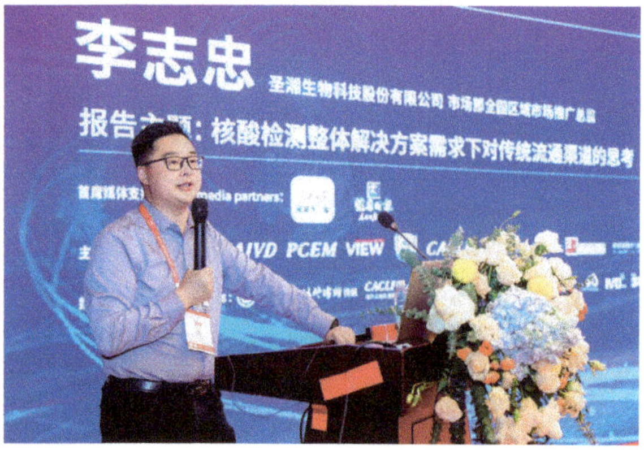

图 19-1-163 李志忠总监

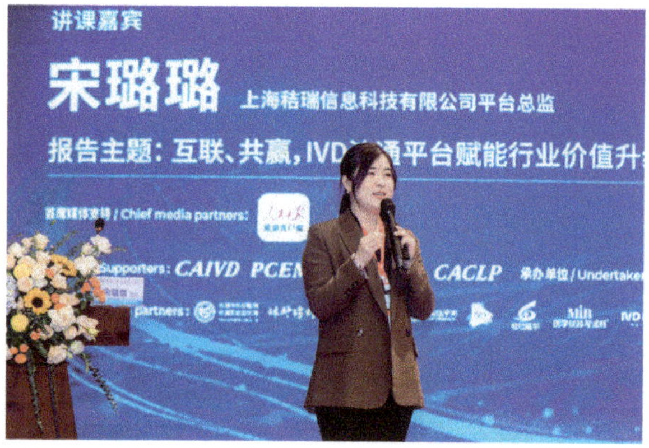

图 19-1-164 宋璐璐总监

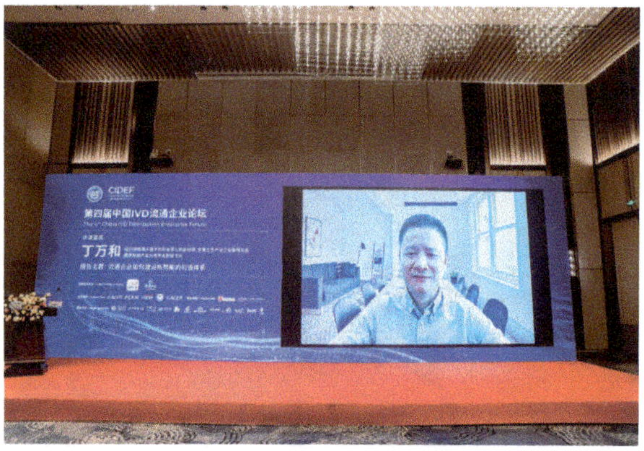

图 19-1-165 丁万和总经理

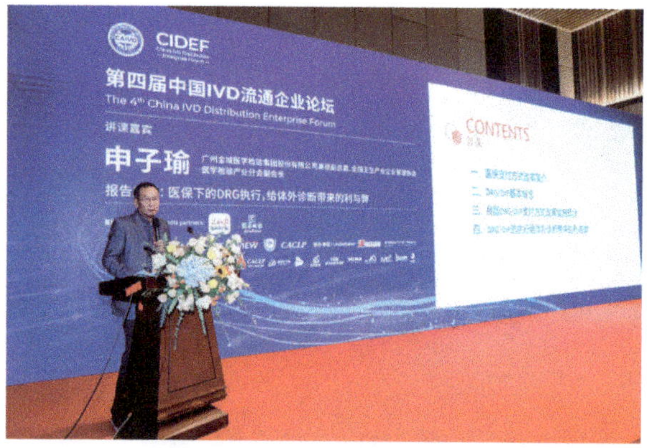

图 19-1-166 申子瑜教授

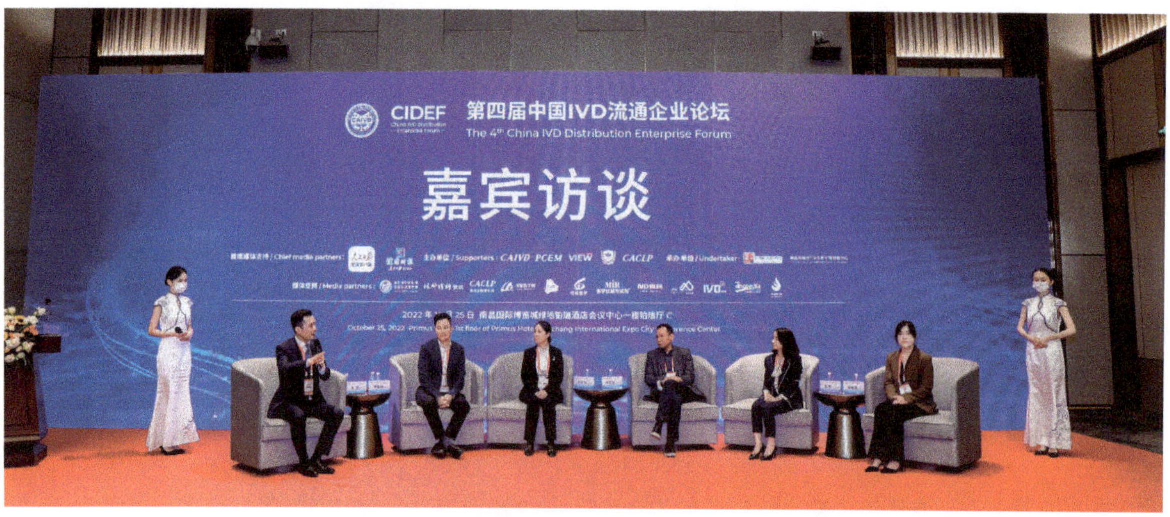

图 19-1-167 嘉宾访谈

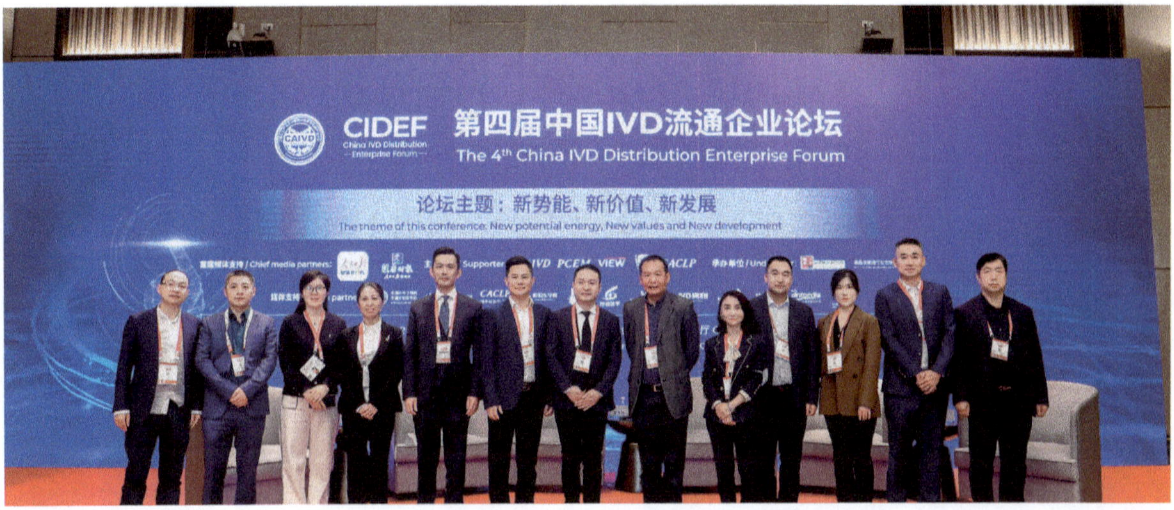
CIDEF
第四届中国IVD流通企业论坛
The 4th China IVD Distribution Enterprise Forum
论坛主题：新势能、新价值、新发展

图 19-1-168 与会嘉宾合影留念

（尹亮 费小舟）

中国体外诊断关键原材料及零部件论坛

一、第一届中国体外诊断关键原材料及零部件论坛

由全国卫生产业企业管理协会医学检验产业分会主办的“第一届中国体外诊断关键原材料及零部件论坛”于2021年3月28日在重庆悦来国际会议中心隆重举行（图19-1-169）。

上海市实验医学研究院副院长、全国卫生产业企业管理协会副会长、医学检验产业分会会长、Wiley旗下*VIEW*期刊主编宋海波教授担任本届论坛名誉主席。菲鹏集团创始人、董事长崔鹏担任论坛主席。深圳大学医学部生物医学工程学院张会生教授，上海交通大学研究员杨广宇博士担任论坛执行主席。

出席本届论坛的嘉宾和领导还有：得克萨斯大学西南医学中心病理学副教授曹静，LGC基因组学亚太区分子诊断首席科学家杨连兴博士，东洋纺（上海）生物科技有限公司副总经理津川大辅，苏州为度生物技术有限公司总经理刘照关，默克生命科学亚太诊断定制化服务经理殷俊，深圳市第二人民医院王金教授，南京威派视半导体技术有限公司医疗事业部总经理杨程，深圳垦拓流体控制有限公司总经理张成，近岸蛋白科技有限公司董事长兼总经理朱化星，深圳市新产业生物医学工程股份有限公司试剂研发总监袁锦云，赛默飞生命科学技术应用专家江冬青，菲鹏生物产品经理胡鹏，上海交通大学研究员徐宏。

论坛正式开始，杨广宇博士担任上半场主持人（图19-1-170）。

宋海波会长致开幕辞（图19-1-171），宣布成立上游原材料及零部件委员会（组），并为当选的主任委员崔鹏董事长、常务副主任委员兼秘书长杨广宇博士颁发证书。

宋海波会长、崔鹏主任委员为当选的常务副主任委员张会生教授，副主任委员北京石墨烯研究院客座研究员王永强、深圳垦拓流体控制有限公司董事长张成、上海百力格生物技术有限公司总经理李俊、重庆探生科技有限公司董事长胡川闽、北京滨

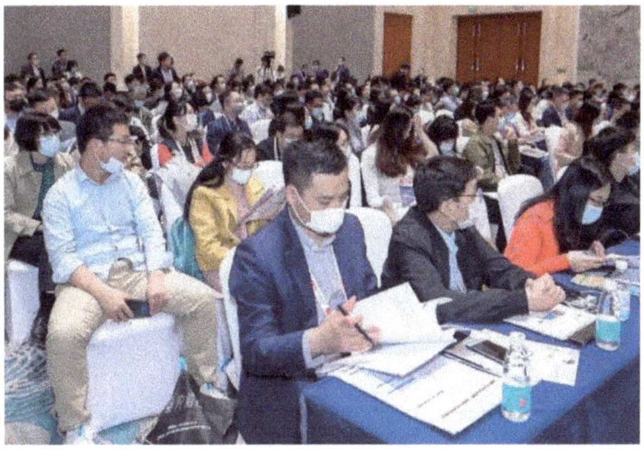

图 19-1-169 会议现场

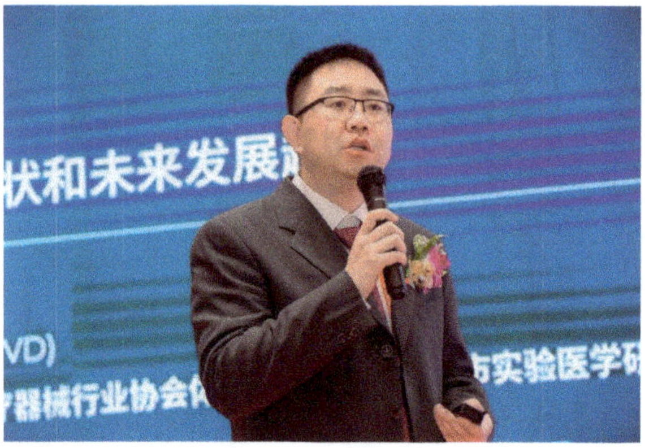

图 19-1-170　杨广宇博士

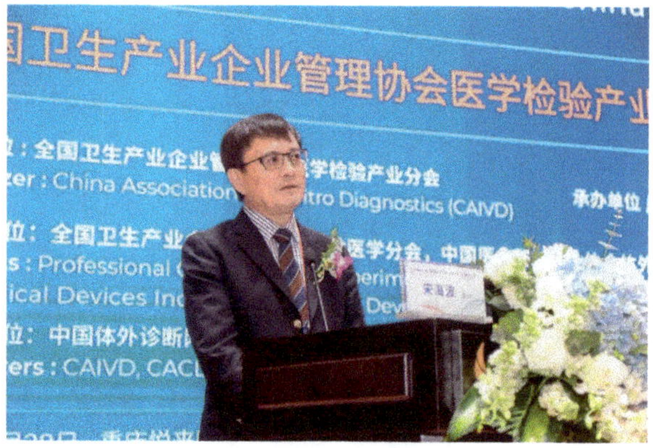

图 19-1-171　宋海波会长

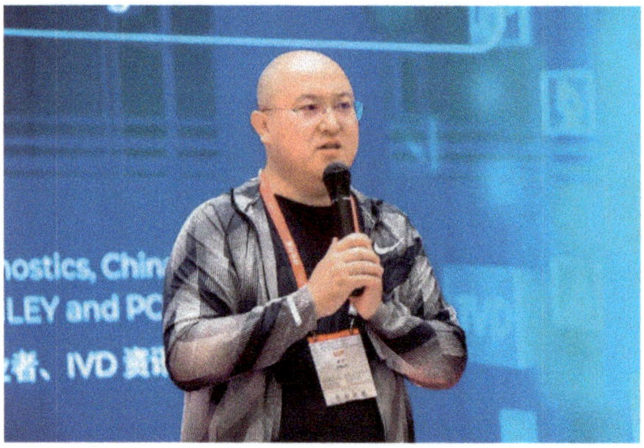

图 19-1-172　崔鹏董事长

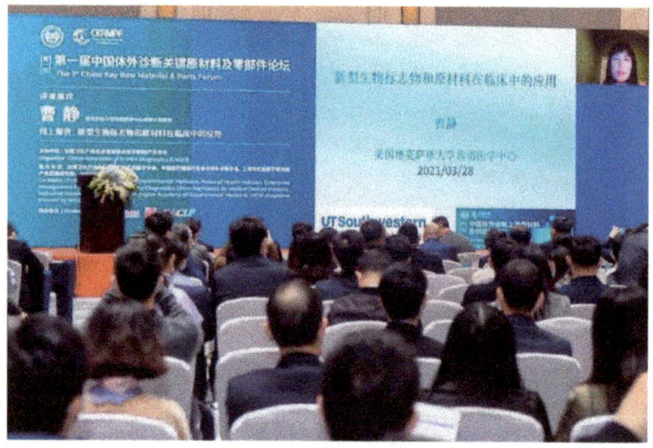

图 19-1-173　曹静博士

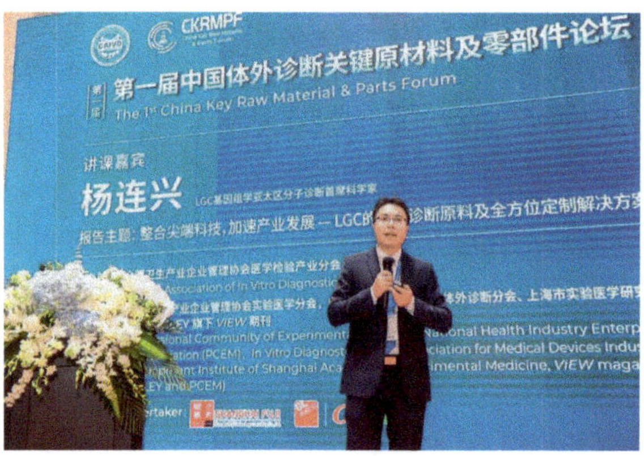

图 19-1-174　杨连兴博士

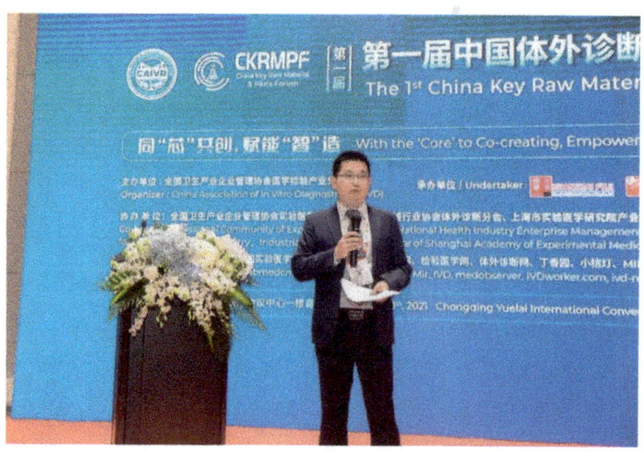

图 19-1-175　胡鹏经理

松光子技术股份有限公司总经理段鸿滨、上海交通大学研究员徐宏、英潍捷基（上海）贸易有限公司商务总监唐威、海肽生物科技（上海）有限公司总经理奚苏静、罗氏诊断产品（上海）有限公司中国副总裁袁健中、默克生命科学应用解决方案诊断事业部中国区总监郭鸣霏、北京佰桥瑞景生物科技有限公司总经理常丽峰颁发证书。

崔鹏董事长做了题为“预‘践’未来—对组织和行业的思考”的分享（图 19-1-172）。

曹静博士在线分享了“新型生物标志物和原材料在临床中的应用”的主题报告（图 19-1-173）。

杨连兴博士做了题为“整合尖端科技，加速产业发展——LGC 的分子诊断原料及全方位定制解决方案”的企业报告（图 19-1-174）。

菲鹏生物产品经理胡鹏、上海交通大学研究员徐宏主持下半场论坛（图 19-1-175、图 19-1-176）。

津川大辅副总经理做了题为“东洋纺生物科技事业和新冠相关产品介绍”的精彩企业报告（图 19-

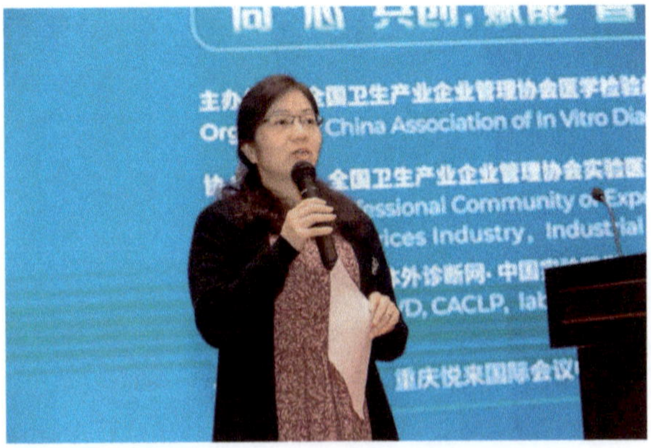

图 19-1-176 徐宏研究员

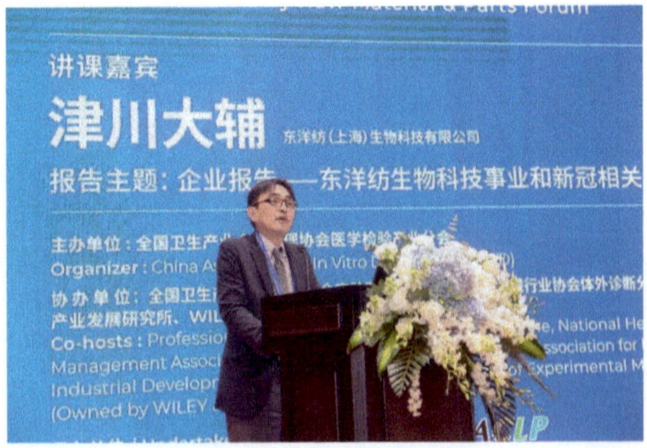

图 19-1-177 津川大辅副总经理

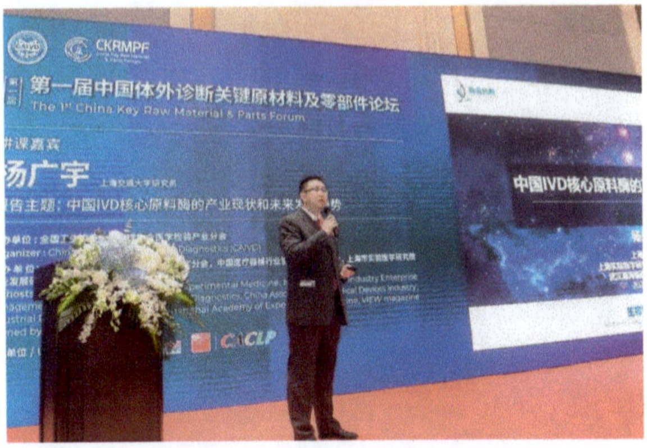

图 19-1-178 杨广宇博士

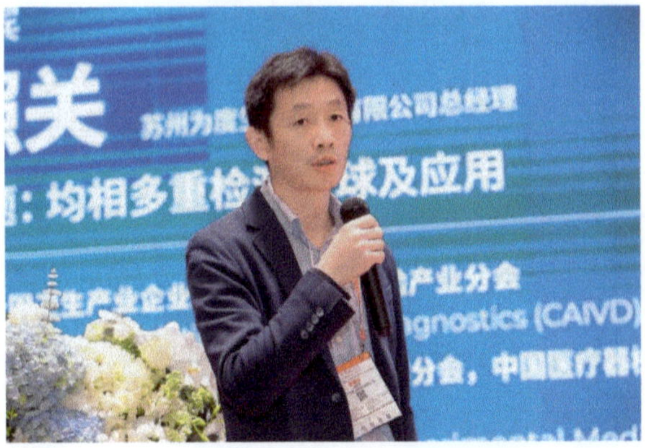

图 19-1-179 刘照关总经理

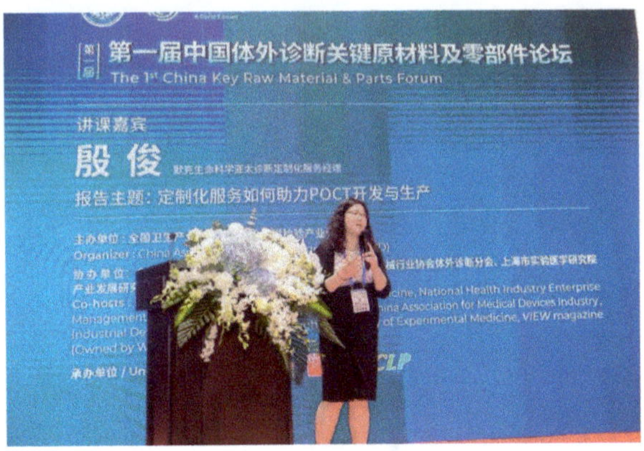

图 19-1-180 殷俊经理

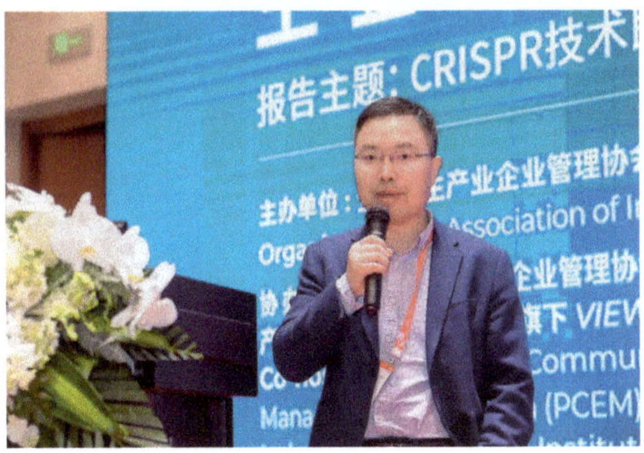

图 19-1-181 王金教授

1-177）。

杨广宇博士发表了题为“中国 IVD 核心原料酶的产业现状和未来发展趋势”的主旨演讲（图 19-1-178）。

刘照关总经理做了题为“均相多重检测微球及应用”的分享（图 19-1-179）。

殷俊经理做了题为《定制化服务如何助力 POCT 开发与生产》的精彩报告（图 19-1-180）。

王金教授做了题为“CRISPR 技术即将开启分子诊断的时代”的主题报告（图 19-1-181）。

杨程总经理做了“超亿像素成像芯片及在无透镜显微成像领域的应用”的内容分享（图 19-1-182）。

张成总经理做了“体外诊断仪器液路关键部件行业现状及应用”的精彩报告（图 19-1-183）。

张会生教授做了题为“核酸提取扩增一体机关键部件的选择及应用”的精彩演讲（图 19-1-184）。

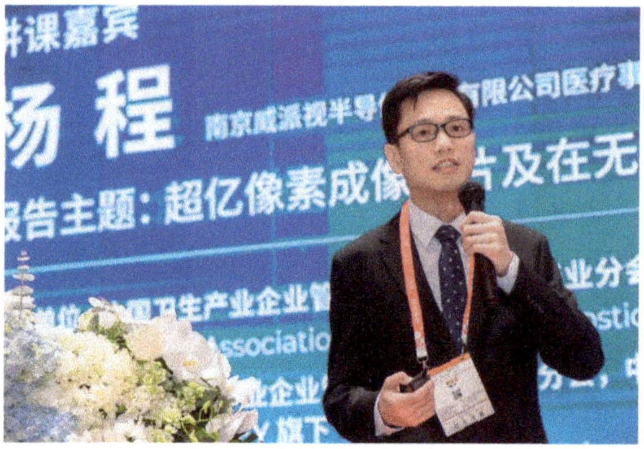

图 19-1-182　杨程总经理

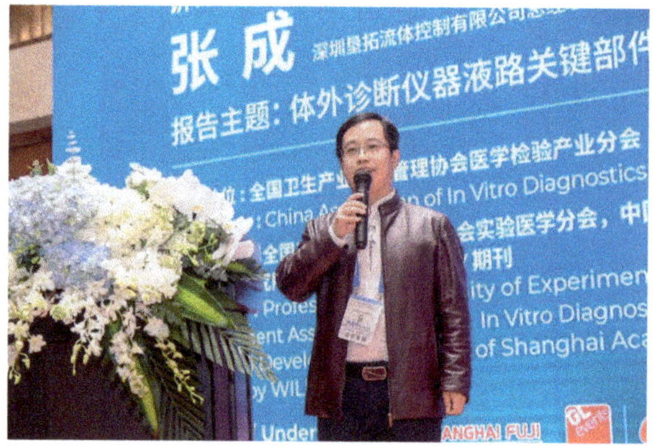

图 19-1-183　张成总经理

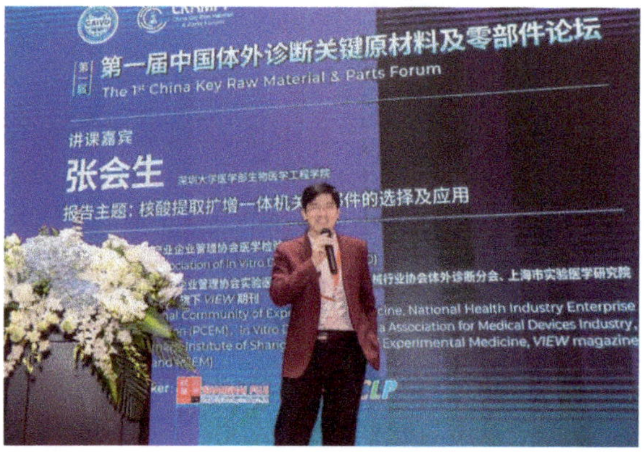

图 19-1-184　张会生教授

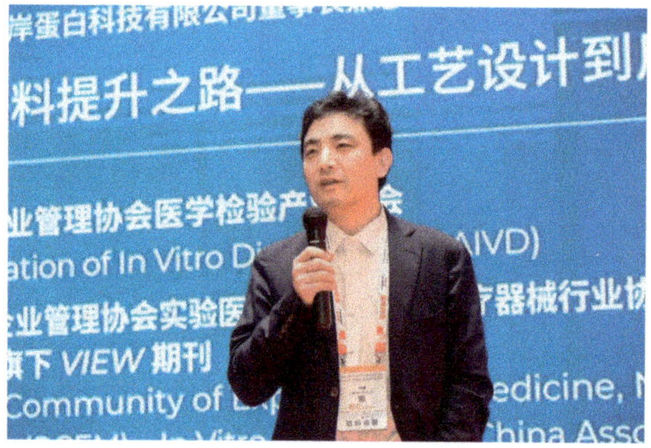

图 19-1-185　朱化星董事长

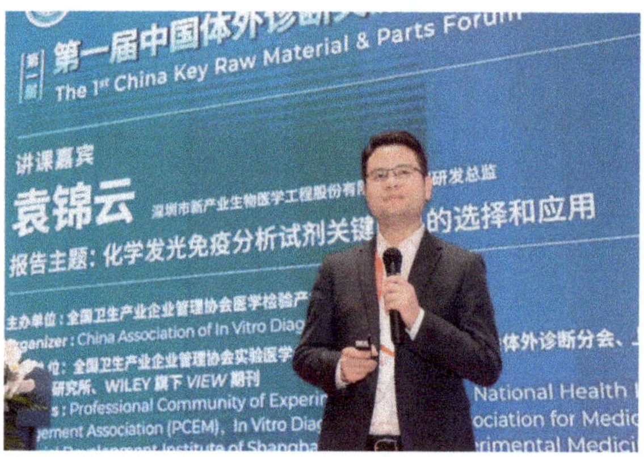

图 19-1-186　袁锦云总监

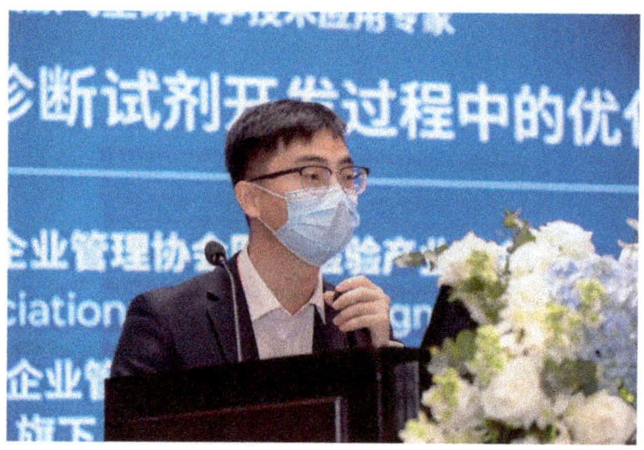

图 19-1-187　江冬青老师

朱化星董事长做了“国产原料提升之路——从工艺设计到用户反馈”的报告（图 19-1-185）。

袁锦云总监分享了“化学发光免疫分析试剂关键原料的选择和应用”的主题报告（图 19-1-186）。

江冬青老师做了关于“免疫诊断试剂开发过程中的优化重点”的精彩分享（图 19-1-187）。

第一届中国体外诊断关键原材料及零部件论坛在热烈的掌声中圆满结束，与会嘉宾合影留念（图 19-1-188）。

二、第二届中国体外诊断关键原材料及零部件论坛

第二届中国体外诊断关键原材料及零部件论坛于 2022 年 10 月 26 日在南昌绿地铂瑞酒店会议中心隆重举行。本次通过人民日报健康客户端及 CAIVD 云平台在线观看论坛的人数超过 31.8 万（图 19-1-189）！

突破关键技术，行业协同共进！本届论坛由上

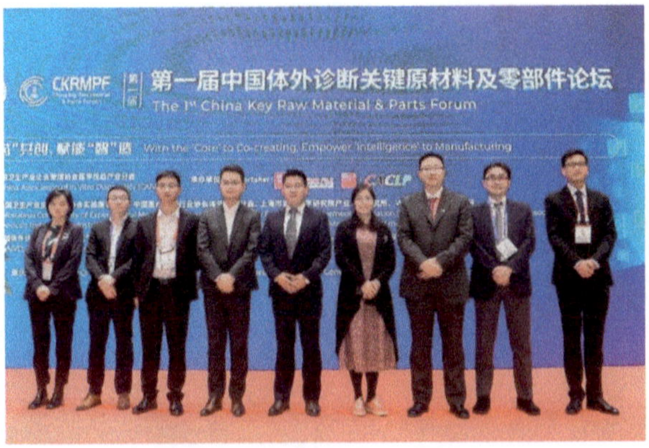

图 19-1-188 与会嘉宾合影留念

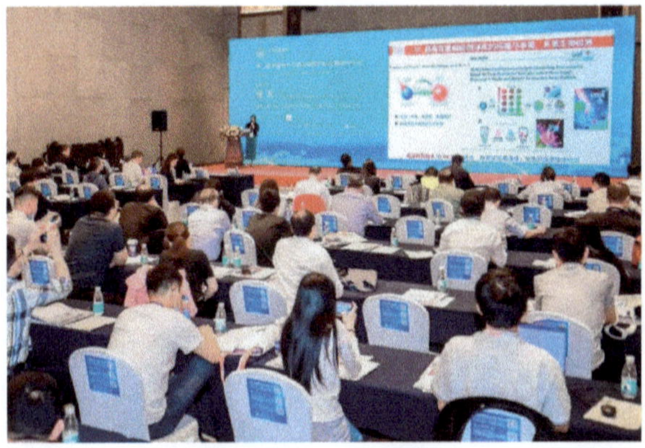

图 19-1-189 会议现场

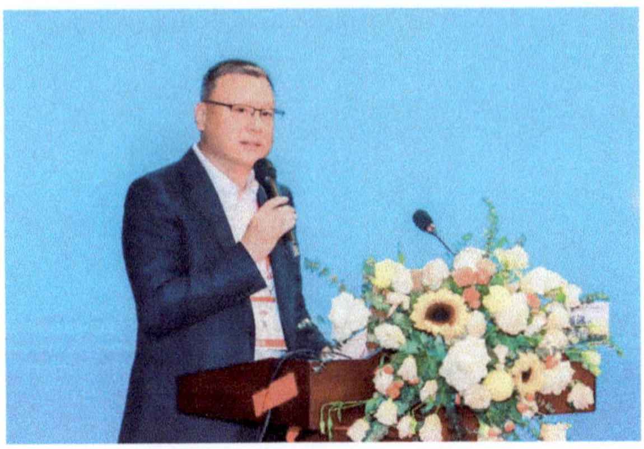

图 19-1-190 金宏森高级副总裁

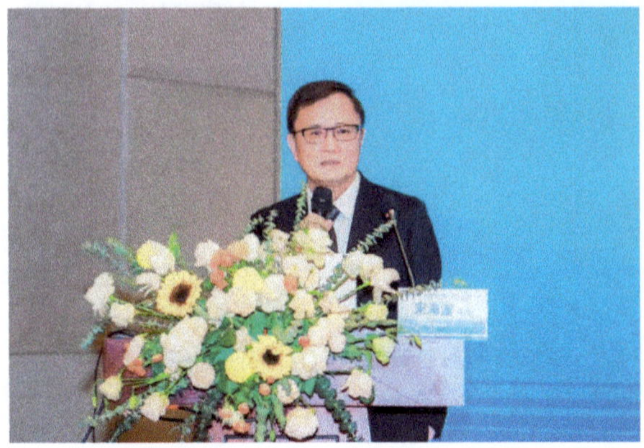

图 19-1-191 宋海波教授

海市实验医学研究院副院长、全国卫生产业企业管理协会副会长、医学检验产业分会会长、中国分析测试协会标记免疫分析专业委员会副主任委员、全国医用临床检验实验室和体外诊断系统标准化技术委员会常务委员、*VIEW* 期刊荣誉主编、CACLP 创始人宋海波教授，上海市实验医学研究院院长、全国卫生产业企业管理协会实验医学分会主任委员、医学检验产业分会副会长、*VIEW* 期刊主编王华梁教授担任名誉主席。上海交通大学生命科学技术学院研究员、博士生导师、上海市实验医学研究院关键原材料研究所所长杨广宇博士担任论坛主席。菲鹏生物股份有限公司创始人、董事长崔鹏，深圳大学医学部生物医学工程学院张会生教授担任论坛执行主席。

出席本届论坛的领导和嘉宾还有：上海交通大学生命科学技术学院常务副院长、上海交通大学特聘教授、博士生导师、973 计划首席科学家、中国生物化学与分子生物学会常务理事、中国生物化学与分子生物学学会酶学专业委员会主任、中国微生物学会酶工程专业委员会委员冯雁教授，上海交通大学生物医学工程学院研究员、长江学者、博士生导师徐宏教授，北京滨松光子技术股份有限公司副总工程师王丹妮博士，中国科学院苏州生物医学工程技术研究所医学检验技术研究室主任、中科院生物医学检验技术重点实验室常务副主任、中国科技大学与复旦大学兼职教授周连群博士，上海之江生物科技股份有限公司董事长邵俊斌，华兴新经济基金执行董事罗玺，德福资本副总裁黄江，深圳分享成长管理有限公司（分享投资）投资副总裁葛诚，红杉资本中国基金医疗投资董事总经理徐强，BDA Partners 高级副总裁张偲萌，武汉瀚海新酶生物科技有限公司高级副总裁金宏森、营销总监韩帅，菲鹏集团品牌管理总监骆靓雯。

论坛下午 1 点 30 分正式开始，由武汉瀚海新酶生物科技有限公司高级副总裁金宏森担任上半场主持人并进行论坛嘉宾介绍（图 19-1-190）。

论坛名誉主席宋海波教授致开幕辞（图 19-1-191）。

论坛主席杨广宇博士致辞（图 19-1-192）。

冯雁教授带来了“Agonaute 核酸酶与创新分子诊断技术”的精彩分享（图 19-1-193）。

徐宏教授做了题为“基于功能微球的超灵敏

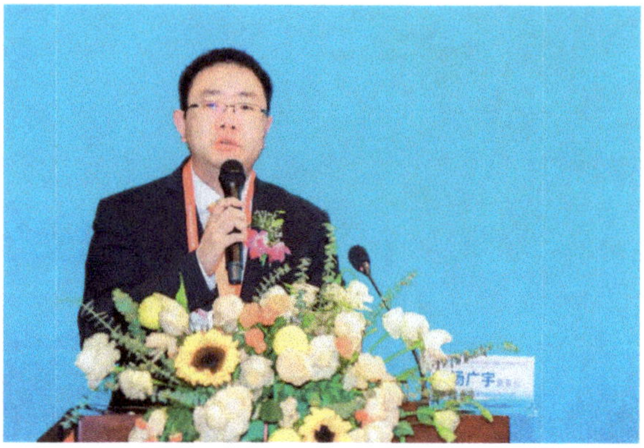

图 19-1-192　杨广宇博士

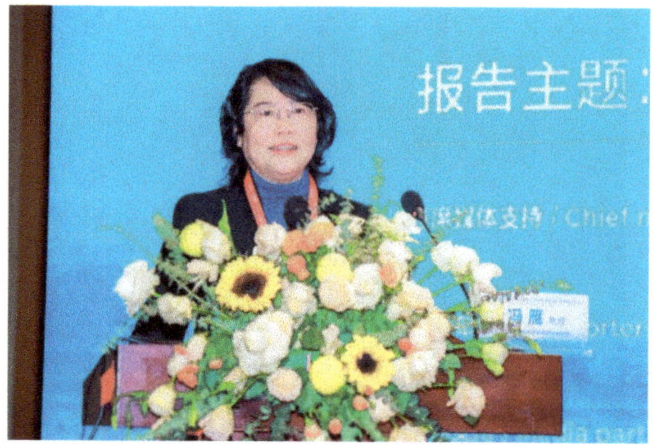

图 19-1-193　冯雁教授

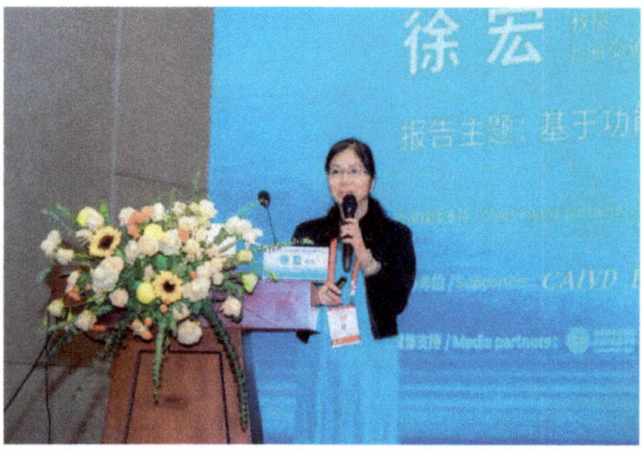

图 19-1-194　徐宏教授

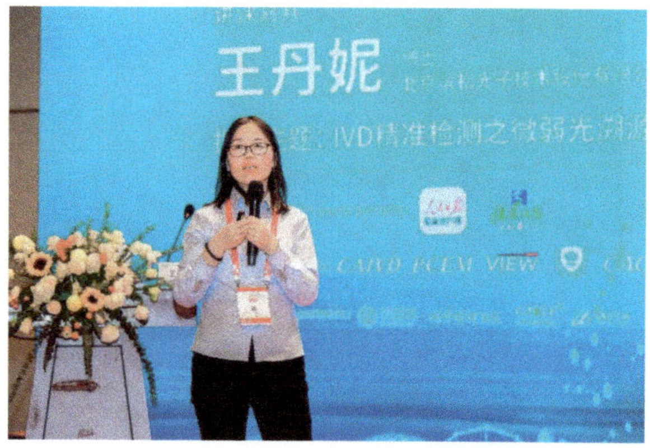

图 19-1-195　王丹妮博士

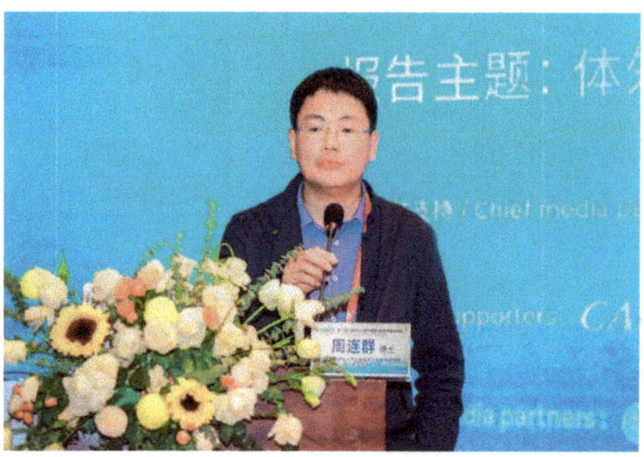

图 19-1-196　周连群博士

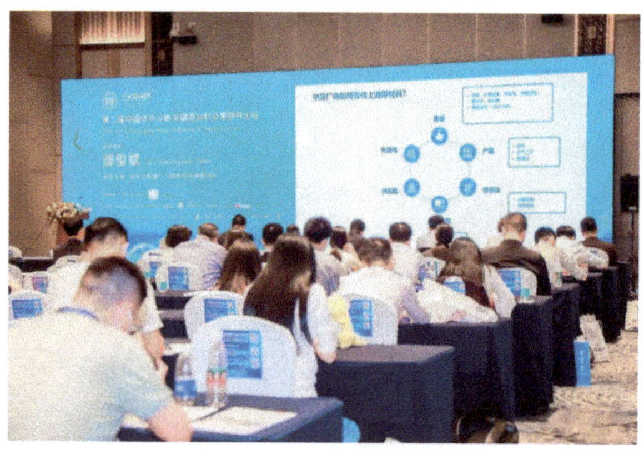

图 19-1-197　邵俊斌董事长

多重生物检测与临床应用”的精彩演讲（图 19-1-194）。

下半场论坛由骆靓雯总监主持。

王丹妮博士带来了题为“IVD 精准检测之微弱光溯源技术”的主旨报告（图 19-1-195）。

周连群博士做了“体外诊断领域关键部件产业现状和应用”的分享（图 19-1-196）。

邵俊斌董事长在线做了“体外诊断掌门人眼中的关键原材料”的精彩报告（图 19-1-197）。

黄江总裁、葛诚总裁、罗玺董事、徐强总经理、张偲萌总裁受邀带来了“后疫情时代，资深投资人看原材料及零部件行业”的访谈（图 19-1-198）。与会嘉宾积极展开对话，就当下热点话题展开广泛交流和探讨。

第二届中国体外诊断关键原材料及零部件论坛在热烈的掌声中圆满结束，与会嘉宾合影留念（图 19-1-199）。

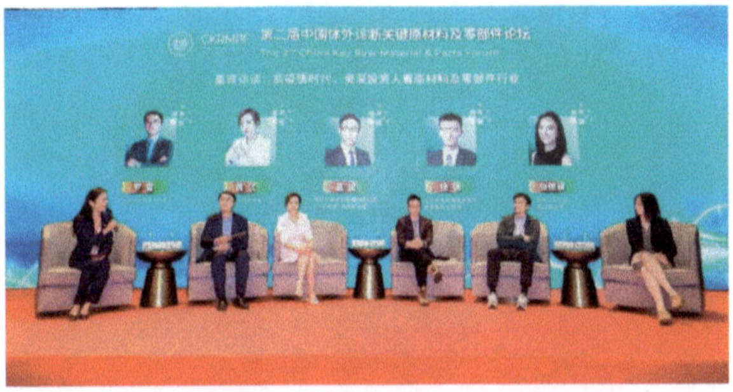

图 19-1-198 嘉宾访谈

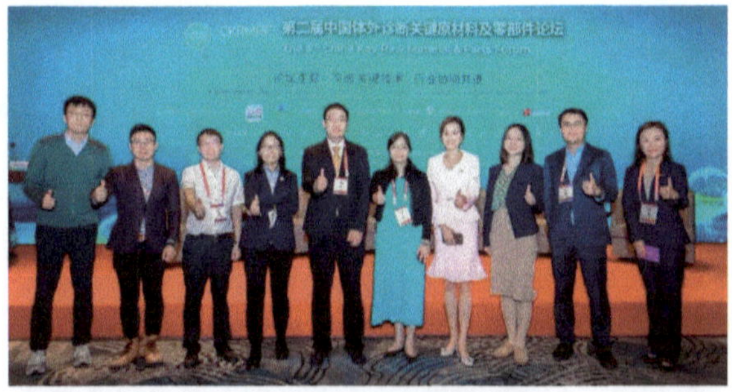

图 19-1-199 与会嘉宾合影留念

（崔鹏 赵冰）

全国卫生产业企业管理协会医学检验产业分会第四届会员代表大会暨第四届理事会换届选举大会

2021 年 3 月 26 日，全国卫生产业企业管理协会医学检验产业分会第四届会员代表大会暨第四届理事会换届选举大会在重庆召开（图 19-1-200）。

本届大会由全国卫生产业企业管理协会医学检验产业分会第三届理事会副会长兼秘书长朱耀毅主持，并做第四届理事会换届选举筹备情况和候选人情况的工作介绍（图 19-1-201）。

全国卫生产业企业管理协会会长助理、常务副秘书长、分支机构管理部部长贾建平主持并宣读“关于同意全国卫生产业企业管理协会医学检验产业分会换届的批复”文件（图 19-1-202）。

经投票选举（图 19-1-203），上海市实验医学研究院副院长、全国卫生产业企业管理协会副会长、医学检验产业分会会长、WILEY 旗下 *VIEW* 期刊主编宋海波全票连任第四届理事会会长。

原国家卫生部直属机关党委组织部长、直属机关纪委副书记，党委副书记、纪委书记，全国卫生产业企业管理协会会长窦熙照为宋海波颁发证书（图 19-1-204）。

窦熙照会长、宋海波副会长，名誉会长叶晨、朱绍荣为新当选的第四届理事会副会长：江西省医学检验分会前任主任委员万本愿、上海市实验医学研究院院长王华梁、北京中关村水木医疗科技有限公司副总经理王军、山东博科生物产业有限公司总经理甘宜梧、广州金域医学检验集团股份有限公司高级副总裁申子瑜、深圳迈瑞生物医疗电子股份有限公司中国区总经理冯宣运、中国医疗器械行业协会体外诊断分会会长朱耀毅、海军军医大学长征医院实验诊断科研究员仲人前、郑州安图生物工程股份有限公司总经理杨增利、北京九强生物技术股份有限公司董事长邹左军、美康生物科技股份有限公司董事长邹炳德、东方海洋（北京）医学研究院研

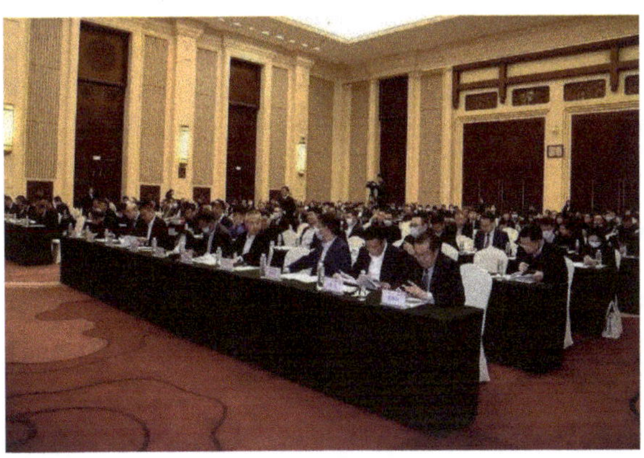

图 19-1-200 会议现场

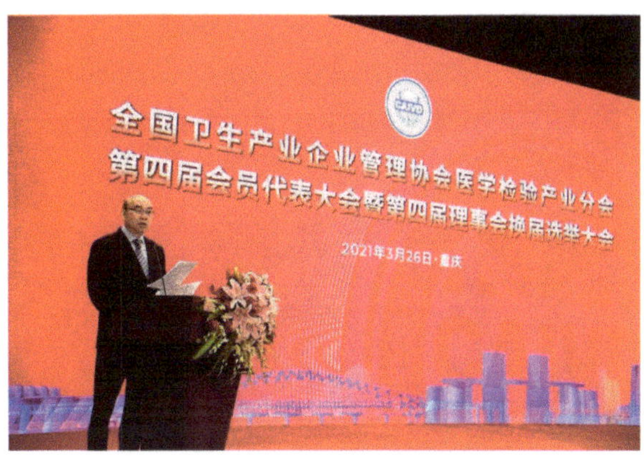

图 19-1-201 朱耀毅副会长兼秘书长

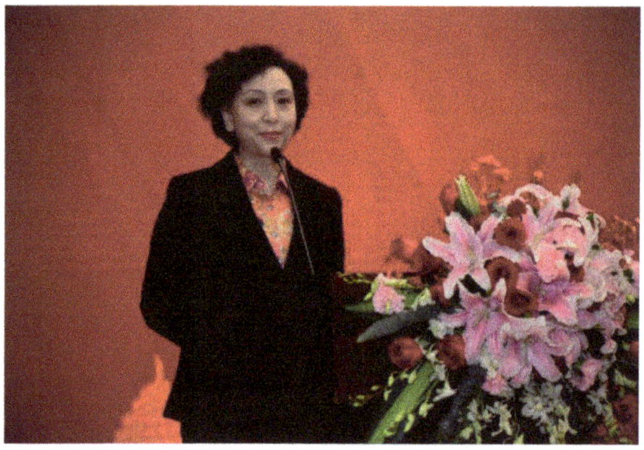

图 19-1-202　贾建平部长

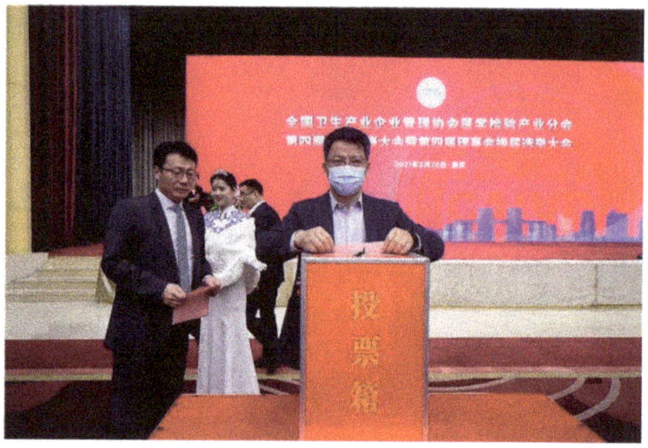

图 19-1-203　投票现场

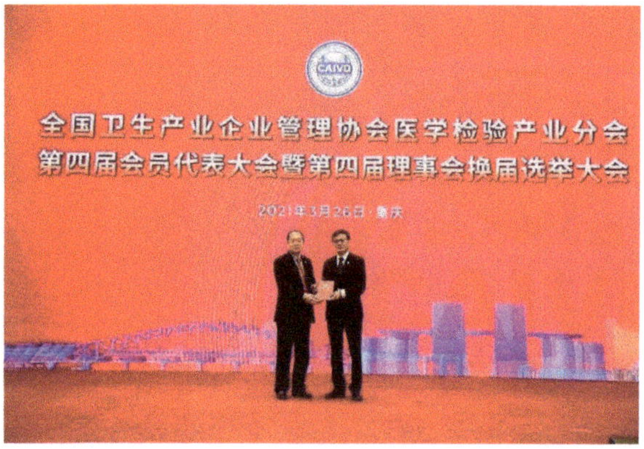

图 19-1-204　颁发证书

究员张贺秋、上海复星长征医学科学有限公司总经理张跃建、武汉明德生物科技股份有限公司董事长陈莉莉、中翰盛泰生物技术股份有限公司总经理周旭一、广州万孚生物技术股份有限公司轮值总裁赵亚平、上海透景生命科技股份有限公司董事长姚见儿、原国家药品监督管理局中国食品药品检定研究院体外诊断试剂室主任高尚先、迈克生物股份有限公司董事长唐勇、解放军总医院第一医学中心医学检验中心研究员颜光涛、圣湘生物科技股份有限公司董事长戴立忠，江苏硕世生物科技股份有限公司总经理王国强，上海领检科技有限公司董事长王牧，桂林优利特电子集团有限公司总裁石平，上海润达医疗科技股份有限公司董事、执行副总裁仝文斌，珠海市银科医学工程股份有限公司总经理孙宜峰，基蛋生物科技股份有限公司董事长苏恩本，迪瑞医疗科技股份有限公司董事长宋洁，深圳市亚辉龙生物科技股份有限公司总经理宋永波，深圳市新产业生物医学工程股份有限公司副总经理张小红，北京利德曼生化股份有限公司总裁张海涛，上海之江生物科技股份有限公司董事长邵俊斌，浙江拱东医疗器械股份有限公司董事长施慧勇，江西乐成生物科技有限公司董事长万蒙，国药控股医学检验（天津）有限公司总经理尹亮，重庆中元汇吉生物技术有限公司董事长吉权，武汉瀚海新酶生物科技有限公司总经理杨广宇，北京热景生物技术股份有限公司董事长林长青，菲鹏生物股份有限公司董事长崔鹏，慧医信息科技（上海）有限公司总经理陈悦颁发证书（图 19-1-205、图 19-1-206）。

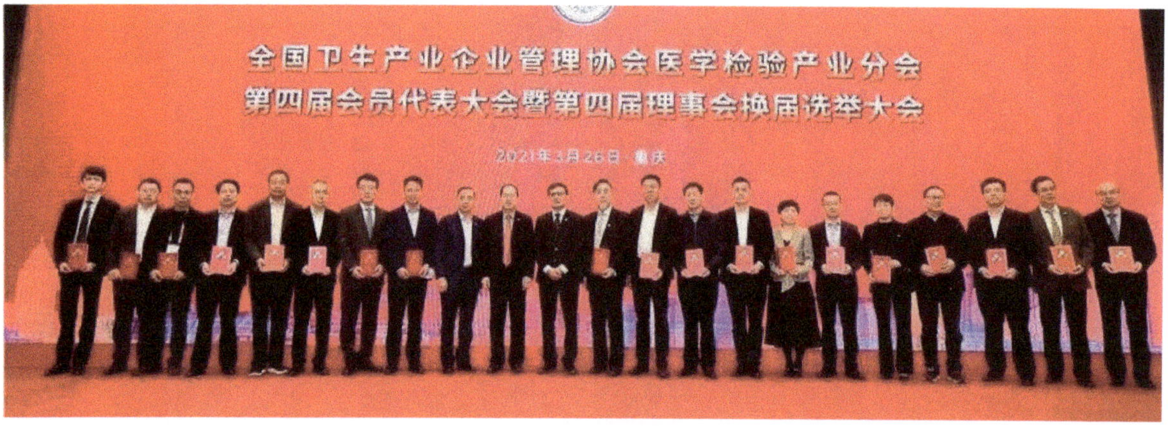

图 19-1-205　合影留念

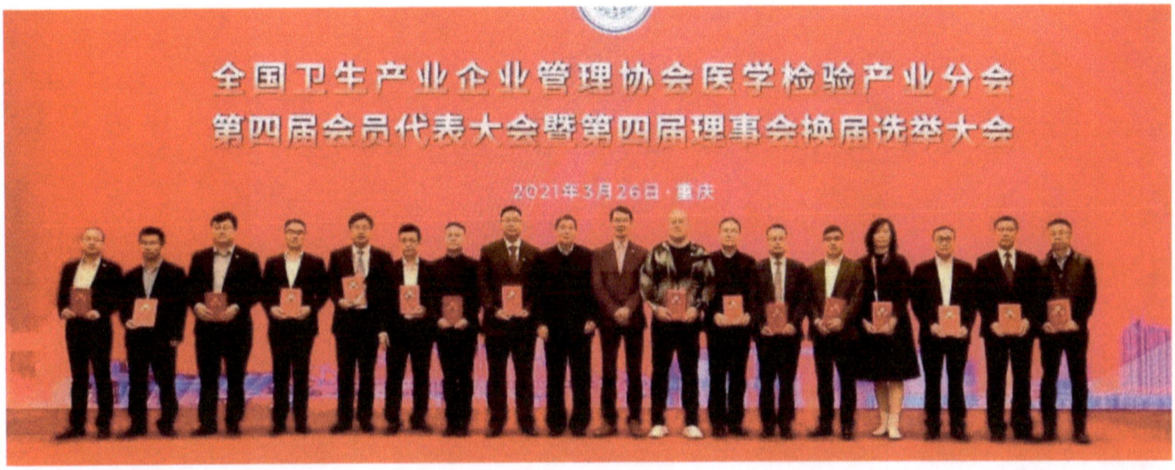

图 19-1-206 合影留念

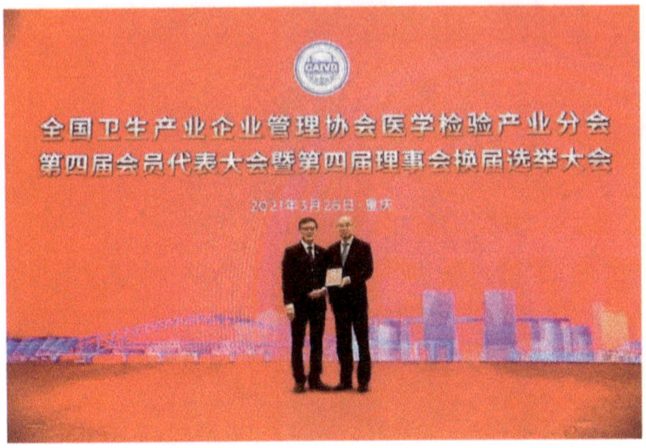

图 19-1-207 颁发证书

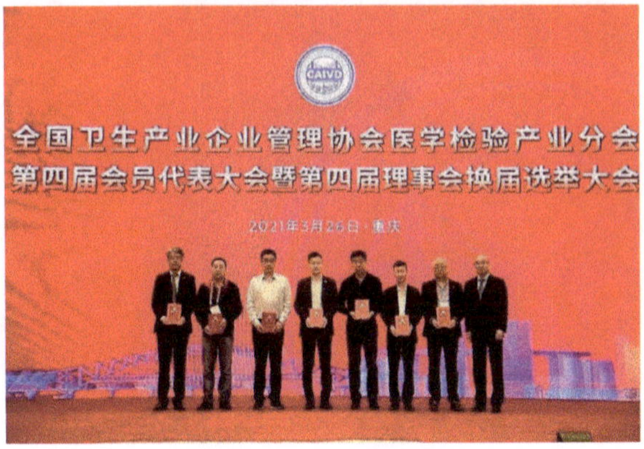

图 19-1-208 颁发聘书

宋海波会长为第四届理事会秘书长朱耀毅颁发证书（图 19-1-207）。

朱耀毅副会长兼秘书长为第四届理事会常务副秘书长：国药控股南京医学检验有限公司总经理丁万和，天津市万里医学科技有限公司董事王敬东，广西北部湾医疗集团有限公司总裁李传德，山东康华生物医疗科技股份有限公司总经理杨致亭，智奥瑞和（上海）展览有限公司总经理沙怡文，河南迈德瑞医疗服务供应链有限公司总经理宋献功，陕西省临床检验体外诊断试剂服务部经理姚纲，西安福达诊断试剂有限公司总经理屠强颁发证书（图 19-1-208）。

王华梁、申子瑜为第四届理事会副秘书长：黑龙江执鼎金河商贸有限公司总经理于洪跃，陕西瑞孚医疗科技有限公司总经理马驰，杭州优仕医疗设备有限公司总经理王满冲，上海凯创生物技术有限公司总经理牛俊杰，北京科海同业科技发展有限公司总经理冯正军，陕西鑫诚医学诊断试剂有限公司总经理刘正春，陕西传鼎体外诊断试剂有限公司总经理刘党伟，博奥赛斯（天津）生物科技有限公司总经理刘萍，中国医疗器械山东有限公司总监严永康，兰州凌志生物技术有限公司董事长杜志凌，吉林省泰斯特体外诊断产品有限公司实际控制人李冬玲，西安天隆科技有限公司总经理李明，北京华科泰生物技术股份有限公司总经理杨国平，武汉福泽行生物科技有限公司总经理杨飚，深圳市爱康生物科技有限公司销售总监罗雪，陕西健城体外诊断试剂有限公司总经理周建强，国药控股国润医疗供应链服务（山西）有限公司总经理周媛，智奥瑞和（上海）展览有限公司总监赵冰，湖南锦鸿时代科技有限公司总经理胡志军，济南百博生物技术股份有限公司董事长聂晖，北京精迅达生物科技有限公司总经理桂晓磊，洛阳恒恩生物科技有限公司总经理夏金光，银川申立科贸有限公司总经理徐震，厦门信道生物技术有限公司董事长廖清华颁发证书（图 19-1-209）。

宋海波会长发表了就职感言（图 19-1-210）。

窦熙照会长向新当选的第四届理事会会长、副

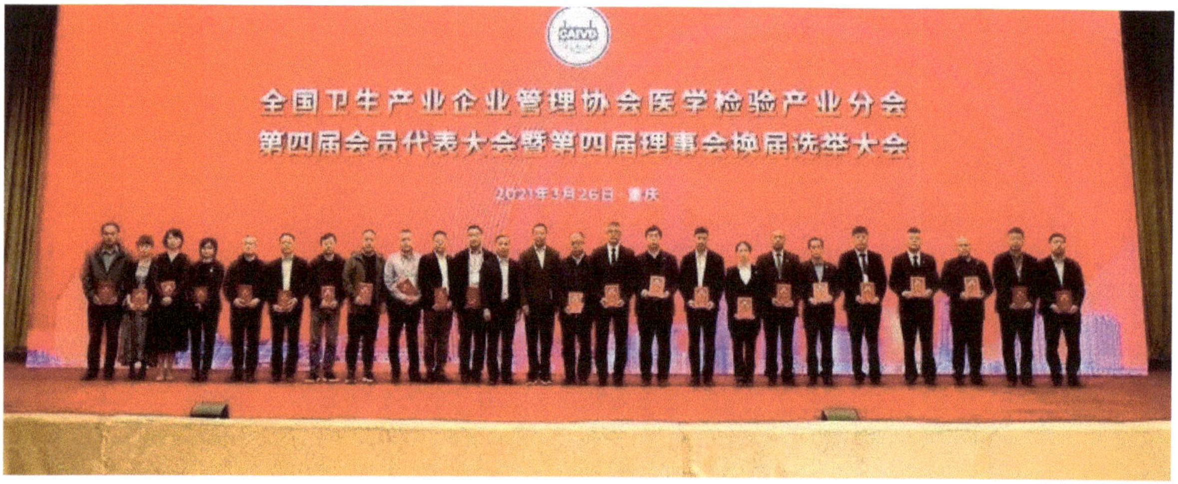

图 19-1-209　合影留念

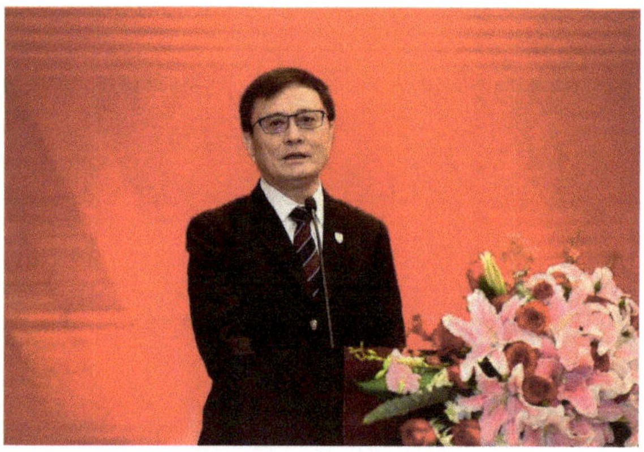

图 19-1-210　宋海波会长

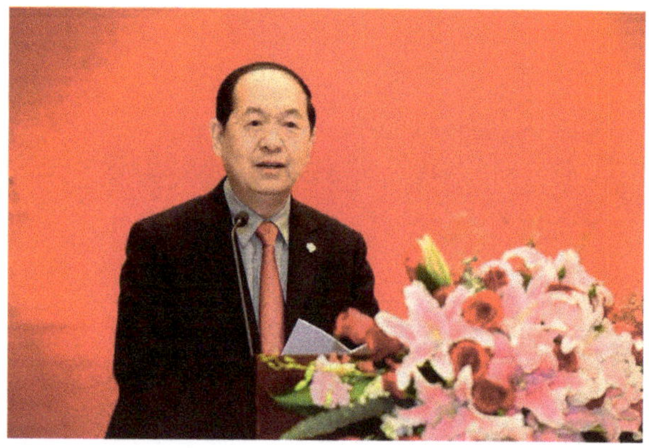

图 19-1-211　窦熙照会长

会长和秘书长表示了热烈祝贺并发表了重要讲话(图 19-1-211)，讲话内容全文如下：

尊敬的协会副会长，分会会长宋海波教授，尊敬的王华梁院长、主任、主任委员，我在国家卫生部/卫健委的同事申子瑜，尊敬的各位来宾，各位分会副会长，各位专家、企业家，同志们、朋友们：

“又是一年春来早”。去年（2020 年）一场突如其来的新冠肺炎疫情，使我们再一次认识和感受到了“生命、健康和人民至上”的真谛；疫情防控工作取得的重大战略成果和决定性胜利，充分彰显出我们党和国家以及社会主义制度的优势。协会医学检验产业分会以及会员企业在新冠肺炎疫情防控中也做出了突出贡献。也正因如此，今天，我们行业专业大咖、产业企业精英才能够在这春意盎然的季节，满怀激情而且精神抖擞的相会美丽的重庆，共同参加全国卫生产业企业管理协会、“医学检验产业分会”换届大会。经过认真、紧张、细致的筹备，刚才又经过庄重、严肃、民主的选举，基本完成了新一届换届选举工作。在此，我作为在国家卫健委工作 35 年的一名老的卫生管理工作者，代表全国卫生产业企业管理协会对莅临会议的各位来宾、各位代表，表示诚挚欢迎！对会议的顺利召开，以及新当选的分会宋海波会长及各位副会长和秘书长表示热烈的祝贺！向长期以来为我国卫生健康事业发展，尤其是在我国体外诊断专业、产业领域做出努力和成绩的在座的各位领导、各位专家和企业家们，表示崇高的敬意和衷心的感谢！

社会组织团体是我国社会治理体系中的重要组成部分，并且，随着政府职能的转变，正逐步成为社会主义现代化建设不可或缺的一支重要力量。医学检验产业分会作为协会“元老级”和“实力型”的分支机构，可以说与协会一路同行、共同成长，至今已走过了 18 年的辉煌发展历程。多年来，分会在宋海波会长的率领下，紧密结合我国医药卫生健康领域中心任务和相关政策，以及结合体外诊断专业、产业发展各个阶段，紧密围绕体外诊断产业市场需求和格局，充分整合国内外优势资源，充分发挥社会组织的权威、领衔和桥梁、纽带作用；认真履行职能，真诚团结、锐意进取，注重激发行业、专业、产业创新活力，挖掘行业特色优势，因地制宜，因需赋形，在做好服务的同时，汇聚社会各方力量，专业、企业融合共建，专家、企业家齐心努力，跨专业、多角度围绕我国健康中国建设和检验医学专业领域的发展与提升，做了许多卓有成效的工作。过去五年，分会在以宋海波会长的领导集体和全体会员的共同努力下，坚持以服务为己任，不断强化服务意识，丰富服务内容，创新服务形式，提高服务水平，不忘初心，牢记使命，坚持办会宗旨，秉持科学、民主、规范办会精神，围绕我国健康中国战略任务，在高质量发展过程中，成长、成才、成功。过去的五年是分会工作成效最突出、影响力最大、蓬勃发展最好的五年，这些年来充分和满满的赢得了广大会员的信任和支持，分会面貌发生了巨大变化。

新时代尤其是“十四五”规划对社会组织在社会治理体系中的作用提出了新的、更高要求。各级社会团体正发挥着越来越重要的作用。党的十九届五中全会进一步明确全面推进健康中国建设和新冠肺炎疫情常态化防控，也为我国体外诊断医学领域带来了新的发展机遇。今天我们在这里回顾总结，部署分会今后五年工作任务，选举产生新一届理事会领导成员。这不仅是一次章程要求，组织建设和吸纳新生力量，更是一个承前启后、继往开来、迈向新阶段的动员会、加油站，为我们分会未来五年的发展描绘出了愿景和目标。

希望分会在新一届理事会的领导下，充分发挥分会开放融合的独特优势，进一步提高政治站位，明确新形势下分会发展新思路；紧跟国家发展战略方针，努力推进医学检验产业再进一步充分发挥自身职能优势，做好政、产、学、研、医各方创新要素的协调、融合，激发会员单位及行业企业自主创新的原动力；积极配合有关部门制定和完善各项规章和行业标准，维护企业的合法权益，营造公平、开放、透明的市场环境，打破制约创新的行业垄断和市场分割，为企业创业创新发展拓宽空间；加强技术交流和信息互通，破除技术壁垒，形成合作共赢、协同发展的新局面；坚持立会为公、服务为本的原则，依法治会、依章办事，全面拓宽业务渠道，在分会内部建设、规范会员行为、开展行业自律、激发市场活力，以及在社会治理等方面，多点发力、重点突破；继续开放、务实、服务办会，主动为行业发展搭建学习交流、专业培训和成果展示舞台，吸引更多的单位、企业和个人融入分会大家庭，扩大组织规模，提高社团整体实力。努力实现社会效益和经济效益的有机统一，推进分会事业在新的五年中再续新成就、再上新台阶、奋进新时代。

同志们、朋友们，回顾医学检验产业分会第三届理事会的工作，令人鼓舞；展望分会的未来发展，催人奋进。今年（2021 年）是协会换届之年，4 月 18 日将在北京召开全国会员代表大会，今年还是我国“十四五”的开局之年，是我国全面建成小康社会，实现第一个百年奋斗目标后，乘势而上开启全面建设社会主义现代化国家新征程，向第二个百年奋斗目标进军的第一个五年，我国将进入新的发展阶段。新的时代新阶段，时不我待。希望第四届理事会领导集体肩负起全体会员赋予的光荣使命，在习近平新时代中国特色社会主义思想科学指引下，不驰于空想、不骛于虚声，真抓实干、抢抓机遇，建树新思路、拓展新领域、谋取新成就，为开启全面建设社会主义现代化国家新征程做出我们专业社会组织新的、更大的贡献！谢谢大家！

第四届理事会第一次工作会议随后召开（图 19-1-212、图 19-1-213），会议讨论了以下内容：

（1）制定新一届理事会工作计划，内容涉及医改、物价、监管、市场准入等。

（2）启动《中国体外诊断产业发展蓝皮书》2019—2020 年卷（合订本）的编写工作及主编人选。

（3）其他有关事项。

全国卫生产业企业管理协会医学检验产业分会第四届会员代表大会暨第四届理事会换届选举大会圆满结束，参会代表合影留念（图 19-1-214）。

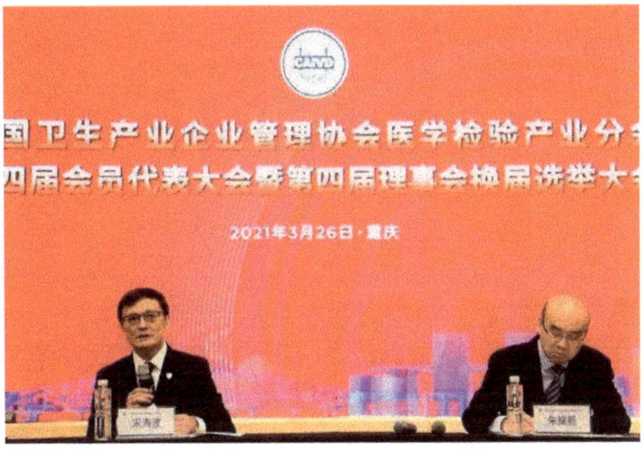

图 19-1-212 宋海波会长（左）、朱耀毅副会长（右）

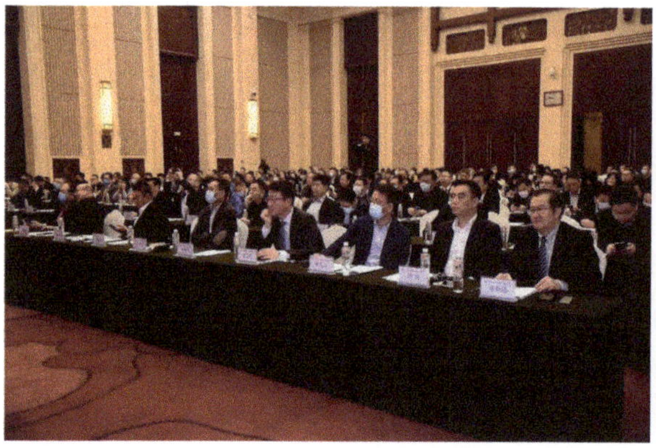
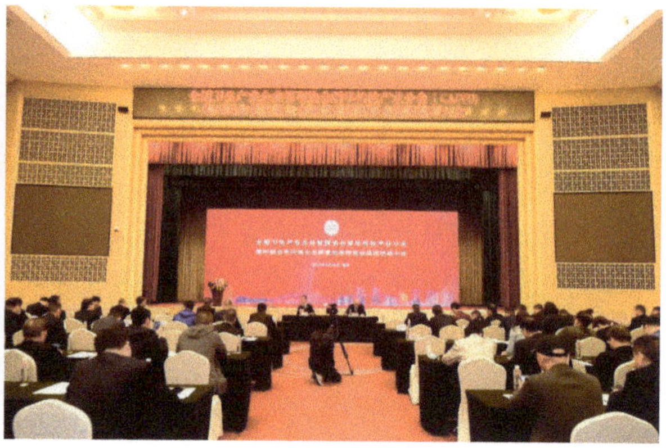

图 19-1-213 会议现场

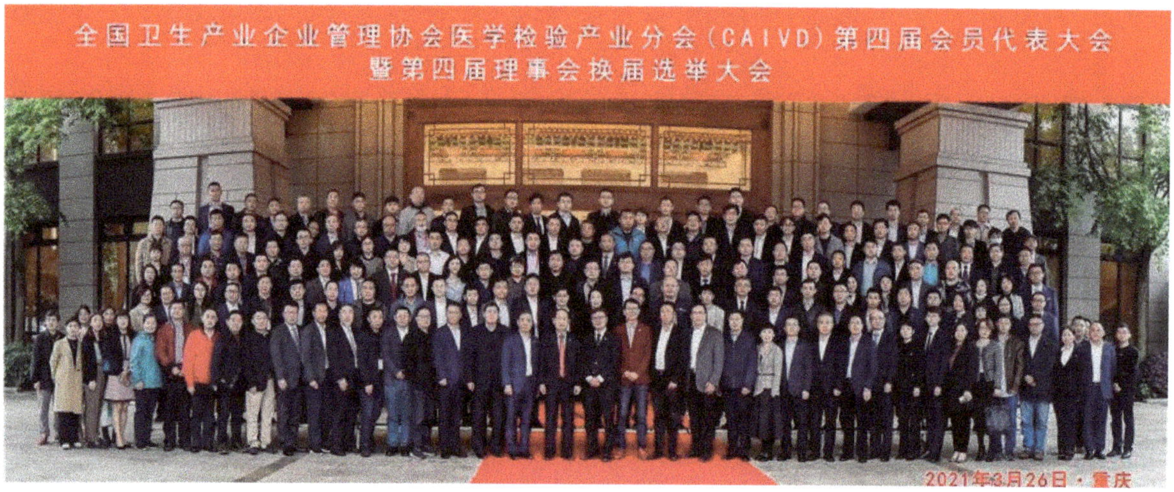
全国卫生产业企业管理协会医学检验产业分会（CAIVD）第四届会员代表大会
暨第四届理事会换届选举大会
2021年3月26日 · 重庆

图 19-1-214 合影留念

（朱耀毅 赵冰）

2021 年第一次会长工作会议暨《中国体外诊断产业发展蓝皮书》2019—2020 年卷审（定）稿会议

2021 年 12 月 9—10 日，全国卫生产业企业管理协会医学检验产业分会第一次会长工作扩大会议暨《中国体外诊断产业发展蓝皮书》2019—2020 年卷（总第五卷）审（定）稿会议在上海成功召开（图 19-1-215）。

会议首先听取了以下内容：上游原材料、流通、青年企业家专委会和分会一年来的工作总结，2022 年 3 月在江西南昌召开的第九届中国体外诊断产业发展大会的筹备情况，实验医学 · 体外诊断盛宴组委会开展的年度中国体外诊断产业领军人物评选，《中国体外诊断产业发展蓝皮书》2019—2020 年卷审（定）稿工作，Springer 出版社出版的英文版《中国体外诊断产业发展蓝皮书》的出版发行，《中国卫生产业》杂志开辟体外诊断栏目助力企业研发，分会代表中国 IVD 产业企业在美国 AACC 和德国杜塞尔多夫做大会报告介绍我国产业发展现状，2020 中国体外诊断年度行业报告数据整理收集，流通企业团体标准制定各工作的开展情况。与会者对上述工作给予了充分的肯定和高度的赞许。会议期间与会者还就集采、LDT、医改、疫情形势下 IVD 面临的机遇和挑战、国际化发展等问题进行了讨论和探讨（图 19-1-216~ 图 19-1-224）。

出席本次工作会议的嘉宾（排名不分先后）：全国卫生产业企业管理协会副会长、医学检验产业分

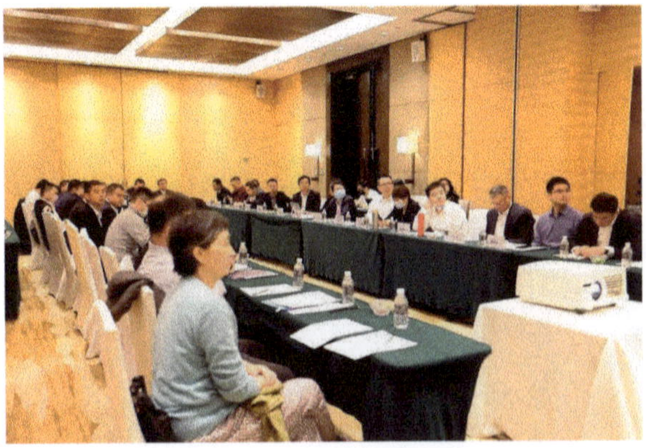

图 19-1-215 审（定）稿会议现场

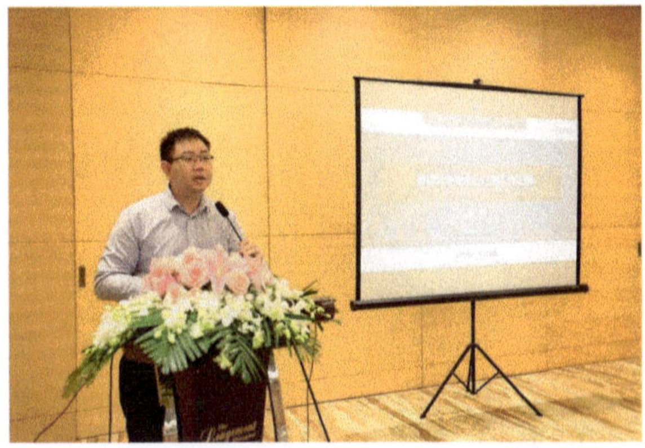

图 19-1-216 全国卫生产业企业管理协会医学检验产业分会副会长、原材料专家委员会副主任委员兼秘书长，武汉瀚海新酶生物科技有限公司董事长杨广宇博士

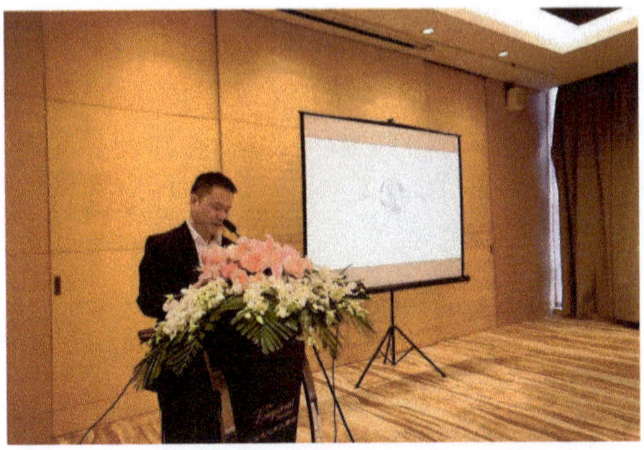

图 19-1-217 全国卫生产业企业管理协会医学检验产业分会副会长、流通企业专家委员会主任委员，国药控股医学检验（天津）有限公司总经理尹亮

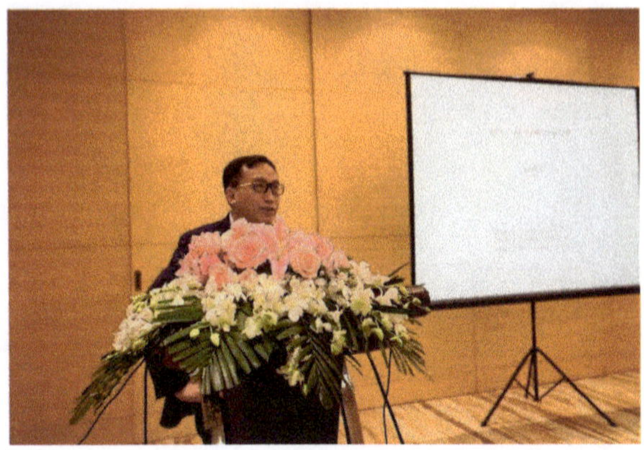

图 19-1-218 全国卫生产业企业管理协会医学检验产业分会副会长、青年企业家委员会主任委员，中元汇吉生物技术股份有限公司董事长吉权

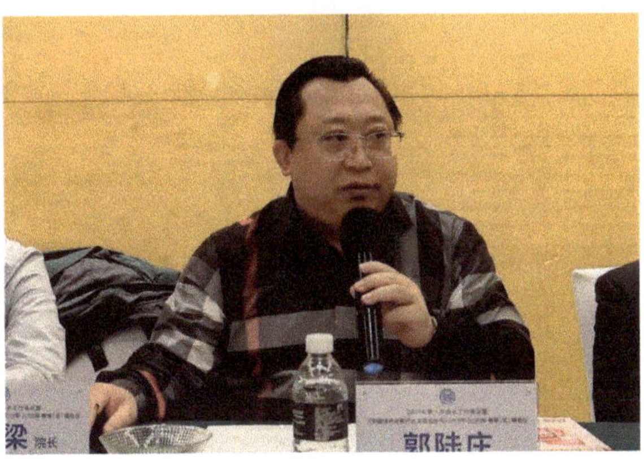

图 19-1-219 全国卫生产业企业管理协会副会长、期刊管理办主任，《中国卫生产业》杂志社社长郭陆庄

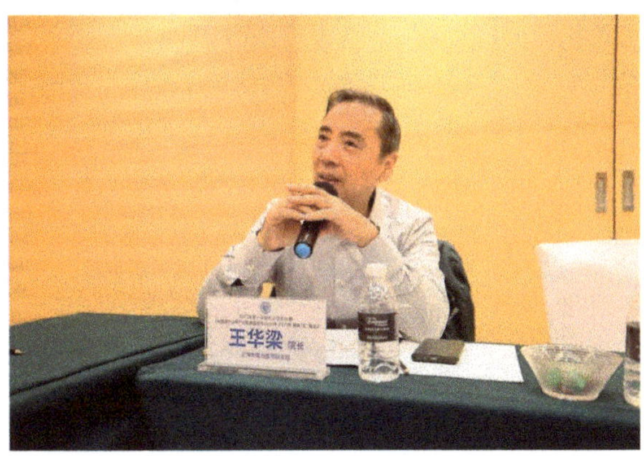

图 19-1-220 上海市实验医学研究院院长，全国卫生产业企业管理协会实验医学分会主任委员、医学检验产业分会副会长王华梁教授

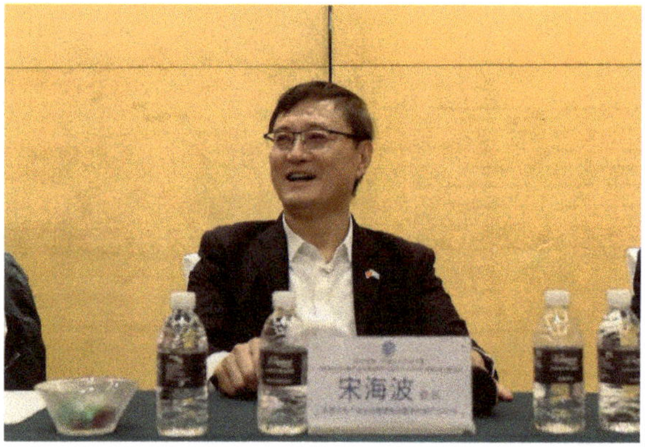

图 19-1-221　全国卫生产业企业管理协会副会长、医学检验产业分会会长，上海市实验医学研究院副院长宋海波教授

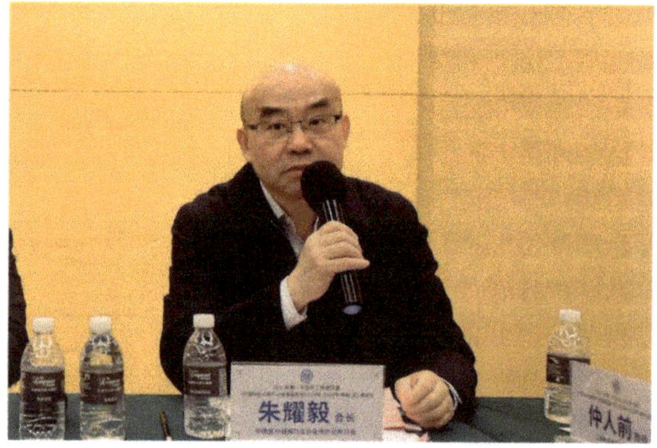

图 19-1-222　全国卫生产业企业管理协会医学检验产业分会副会长兼秘书长，中国医疗器械行业协会体外诊断分会会长朱耀毅

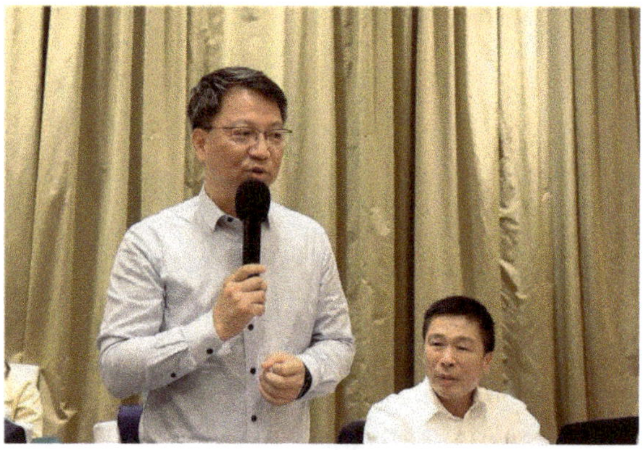

图 19-1-223　全国卫生产业企业管理协会医学检验产业分会副会长，透景生命董事长姚见儿

会会长，上海市实验医学研究院副院长宋海波教授，上海市实验医学研究院院长、全国卫生产业企业管理协会实验医学分会主任委员王华梁教授，全国卫生产业企业管理协会医学检验产业分会副会长兼秘书长、中国医疗器械行业协会体外诊断分会朱耀毅会长。出现本次工作会议的人员还包括全国卫生产业企业管理协会医学检验产业分会的副会长：西安区域医学检验中心首席科学家郝晓柯教授，上海长征医院实验诊断科仲人前教授、江西省健康服务行业协会医学检验产业分会万本愿理事长，北京九强生物技术股份有限公司邹左军董事长，上海透景生命科技股份有限公司姚见儿董事长，慧医信息科技（上海）有限公司陈悦总经理，迪瑞医疗科技股份有限公司牛丹丹副总经理，江西乐成生物科技有限公司万蒙董事长，江苏硕世生物科技股份有限公司王国强总经理，上海领检科技有限公司王牧董事长，国药控股医学检验（天津）有限公司尹亮总经理，山东博科生物产业有限公司甘宜梧董事长，中元汇吉生物技术股份有限公司吉权董事长，武汉瀚海新酶生物科技有限公司杨广宇董事长，复星诊断科技（上海）有限公司张跃建总经理，桂林优利特医疗电子有限公司石平董事长，广州万孚生物技术股份有限公司赵亚平高级副总裁。出现本次工作会议的人员还包括蓝皮书编委会成员：IVD 行业投融资专家苏勋智教授，玖壹叁陆零医学科技南京有限公司朱超琴 KA 总监，上海之江生物科技股份有限公司李强经理，北京九强生物技术股份有限公司马延尚经理，东北证券股份有限公司王雷总经理，上海科华生物股份有限公司刘建芳总监、季玉鸣先生，杭州海路医疗科技有限公司王婷婷总监，北京福乐云数据科技有限公司上海办事处郑璐主任，广州万孚生物技术股份有限公司何书宇经理，深圳市爱康生物科技有限公司强勇平总经理，深圳迈瑞生物医疗电子股份有限公司李爽经理、吴标经理，北京博晖创新生物技术集团股份有限公司蒋焱总裁，迈克生物股份有限公司余康总监，武汉明德生物科技股份有限公司徐敏，国药控股南京医学检验有限公司丁万和总经理，迪瑞医疗科技股份有限公司聂麒峰经理，深圳市亚辉龙生物科技股份有限公司于秋萍总监，上海标源生物科技有限公司张健总经理，郑州标源生物科技有限公司祖均丽女士，郑州安图生物工程股份有限公司郑业焕研发总监、赵高岭研发经理，圣湘生物科技股份有限公司邓中平副总经理、刘佳副总经理，桂林优利特医疗电子有限公司蒋均副总经理，上海北昂医药科技股份有限公司崔玉峰总裁，福州迈新生物技术开发有限公司韦丹丹，中元汇吉生物技术股份有限公司林志敏研发部长，浙江拱东医疗器械股份有限公司钟卫峰总经理、赖尚校副总经理，河南迈德瑞医疗服务供应链有限公司宋献功总经理，中翰盛泰生物技术股份有限公司董明总监，山东博科生物产业有限公司褚高峰副总裁，

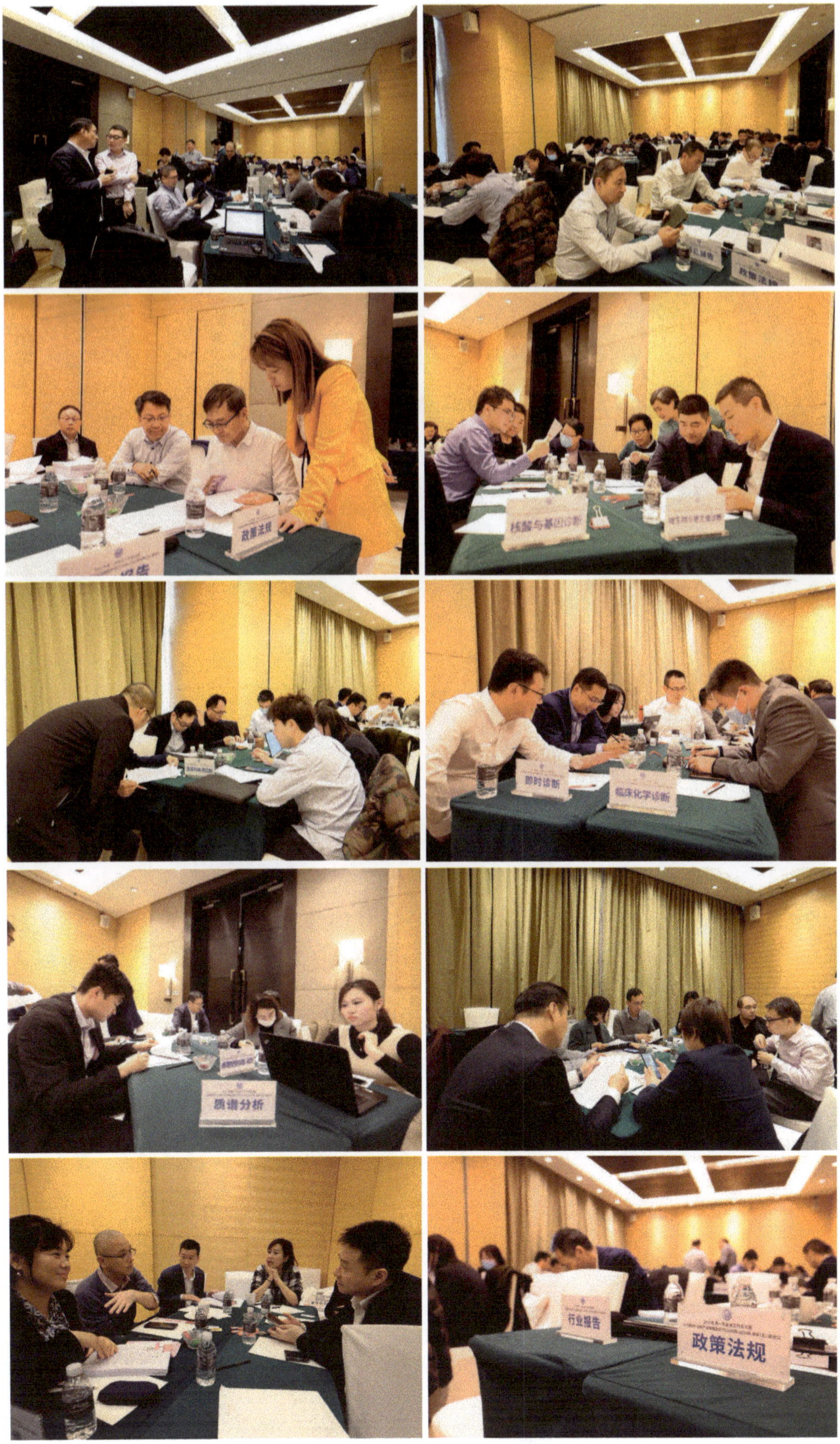

图 19-1-224 审（定）稿现场

武汉瀚海新酶生物科技有限公司金宏森总经理，智奥瑞和（上海）展览有限公司沙怡文总经理、行政（平台事务）事务部赵冰总监，蓝皮书编辑部郑芙林主任和刘家全老师等（图 19-1-225）。

本次会议得到了之江生物、拱东医疗给予的大力支持。

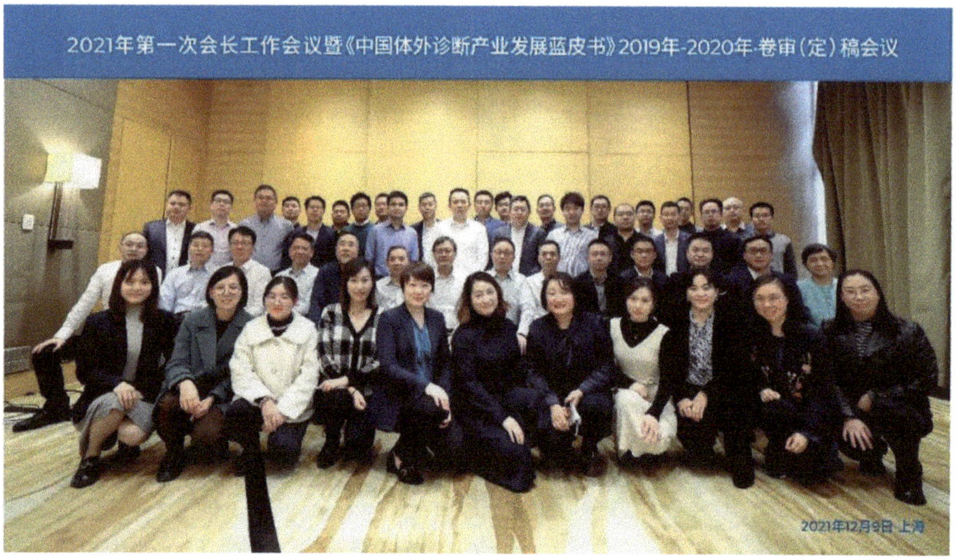
2021年第一次会长工作会议暨《中国体外诊断产业发展蓝皮书》2019年-2020年-卷审（定）稿会议
2021年12月9日 上海

图 19-1-225 合影留念

（赵冰 费小舟）

全国卫生产业企业管理协会医学检验产业分会第四届理事会流通委员会第二次工作会议

2022 年 9 月 25 日，全国卫生产业企业管理协会医学检验产业分会第四届理事会流通委员会第二次工作会议在南京成功举行（图 19-1-226）。来自全国各地的 26 家体外诊断经营流通企业的代表受邀参加了此次会议。会议就新形势下体外诊断经营流通企业面临的机遇与挑战进行了充分的交流和探讨。尤其是对单病种付费、集采新模式，疫情常态化防控对体外诊断经营流通企业的影响等一系列的热点问题进行了深入交流和探讨。

出席此次会议的有：全国卫生产业企业管理协会副会长、医学检验产业分会会长宋海波教授，国药控股医学检验（天津）有限公司总经理尹亮（线上），江苏英科新创医学科技有限公司总经理丁万和，国药控股南京医学检验有限公司副总经理张云彬，广西北部湾医疗集团有限公司总裁李传德，江西乐成生物科技有限公司董事长万蒙、销管中心经理邹黎凯，西安福达诊断试剂有限公司总经理屠强，河南迈德瑞医疗服务供应链有限公司执行董事宋献功，国润医疗供应链服务（上海）有限公司总经理助理李芳，上海润达医疗科技股份有限公司集成业务中心副总经理白凤霞，吉林省泰斯特体外诊断产品有限公司总经理李冬玲，吉林省利德曼生物科技有限公司总经理李丽，大检联（北京）国际医疗科

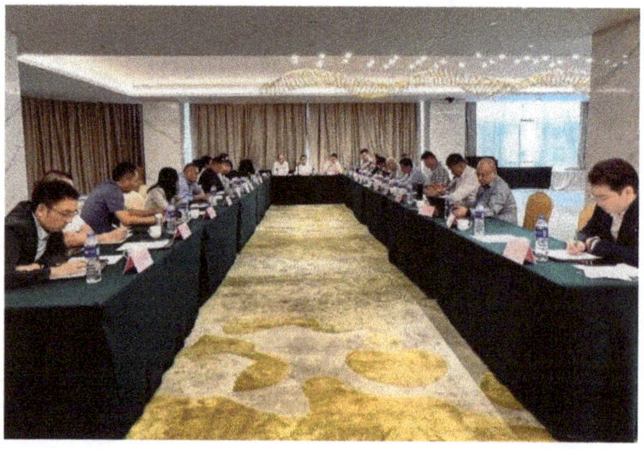

图 19-1-226 会议现场

技有限公司总经理练国富，湖南锦鸿时代科技有限公司总经理胡志军，国药控股国润医疗供应链服务（山西）有限公司总经理段东旭，北京科海同业科技发展有限公司总经理张道平，广州市微米生物科技有限公司董事长汪涛等，华越健康产业集团董事长邱又彬、运营总监肖璐，武汉福泽行生物科技有限公司总经理杨飚，陕西传鼎体外诊断试剂有限公司总经理刘党伟，银川申立科贸有限公司总经理徐震，陕西健城体外诊断试剂有限公司总经理周建强，山东睿柯医疗科技有限公司总经理舒鑫，道壹医学服务总经理涂福来，全国卫生产业企业管理协会医学检验产业分会副秘书长兼办公室主任赵冰、办公室副主任费小舟等（图 19-1-227、图 19-1-228）。

工作座谈会上与会代表积极踊跃地发言，就目前体外诊断产业发展的生态建设、新形势下经营流通企业面临的挑战和机遇等问题畅谈了各自的观念并进行了热烈的发言和讨论。与会者一致认为体外诊断向好的基本面没有改变，体外诊断经销企业在未来产业发展进步过程中仍将继续发挥着重要的作用，不可能也不会被弱化更不可能消亡（图 19-1-229）。

工作座谈会还商定第五届中国 IVD 流通企业论坛主席为上海润达医疗科技股份有限公司副总经理王颖，论坛执行主席为吉林省泰斯特体外诊断产品有限公司总经理李冬玲、西安福达诊断试剂有限公司总经理屠强、华越健康产业集团董事长邱又彬（图 19-1-230）。

宋海波会长最后在总结时说：

大家的发言很好很有见地地对当前体外诊断经销流通企业面临的诸多挑战进行了深入的分析，见

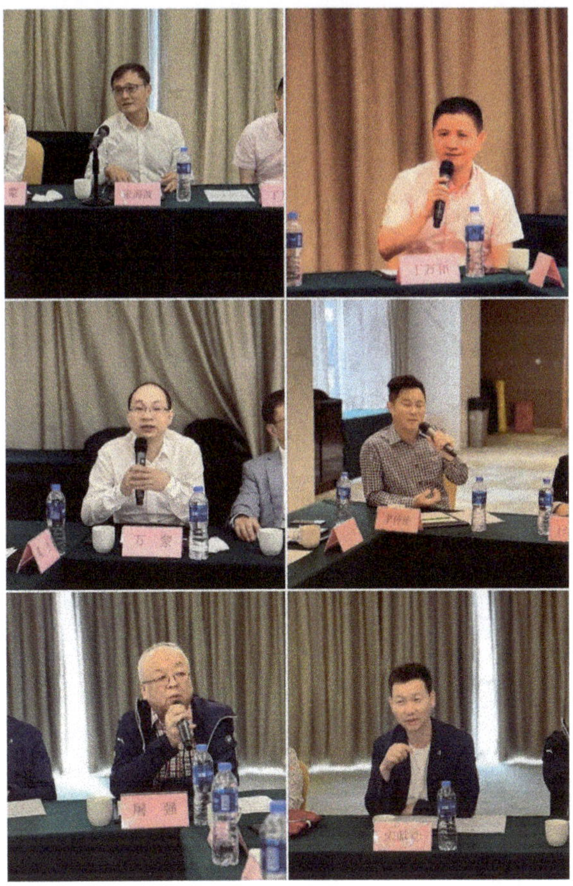

图 19-1-227　与会代表

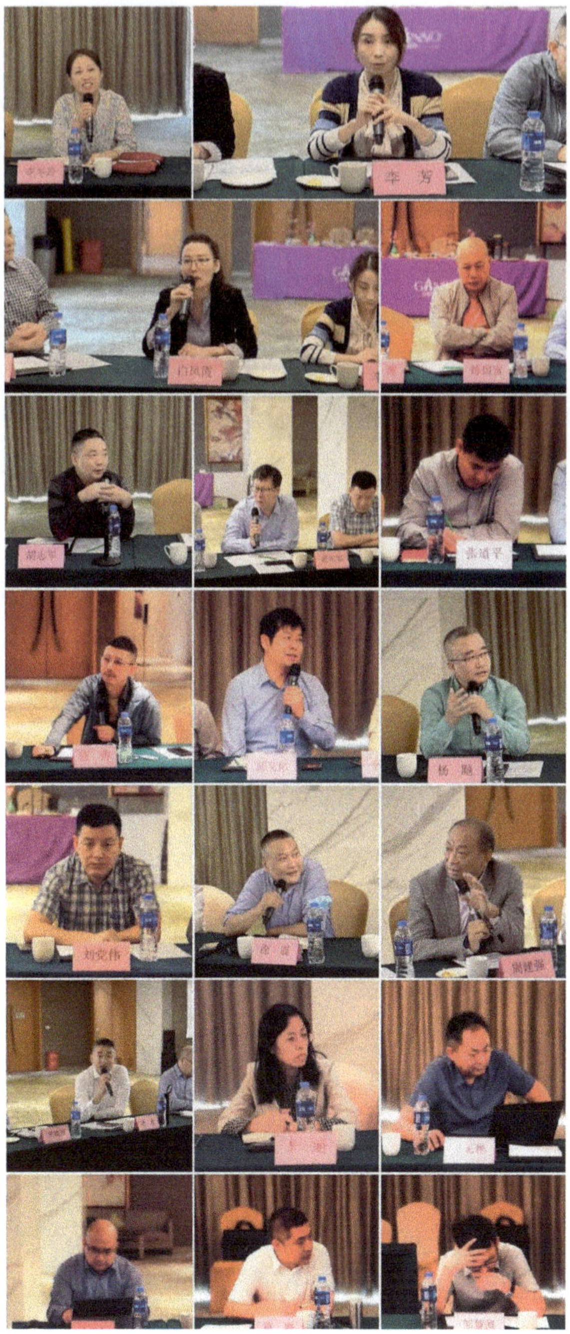

图 19-1-228　与会代表

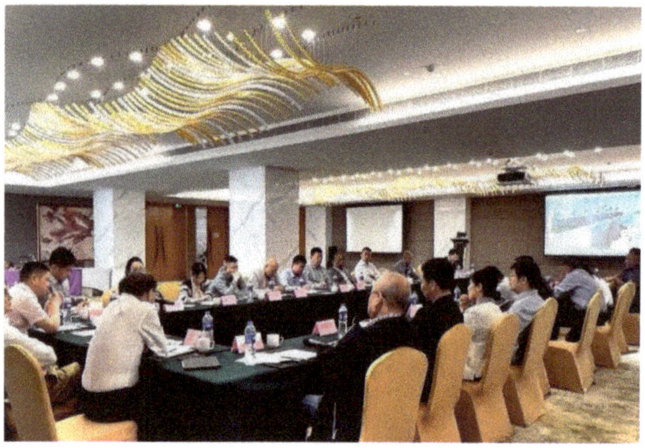

图 19-1-229 会议现场

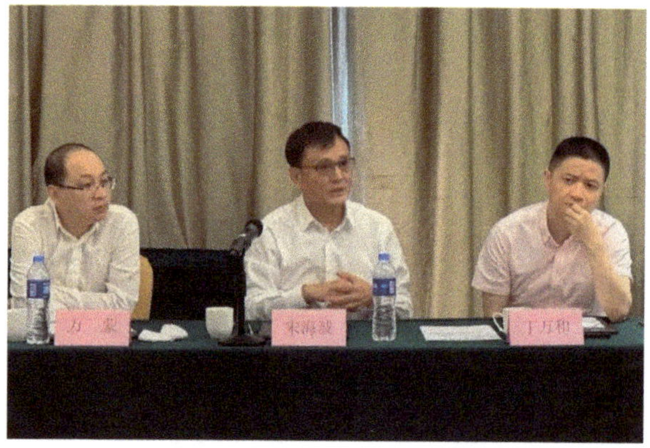
万蒙
宋海波
丁万和

图 19-1-230 万蒙董事长（左）、宋海波会长（中）、丁万和总经理（右）

解独到、剖析深邃。如何在新形势下进一步地推动和助力我国体外诊断经营流通业的健康发展？首先要充分肯定广大体外诊断经营流通企业是构成我国体外诊断产业必不可少的重要组成部分，广大的流通企业为健康中国战略的实施发挥了综合价值和作用做出了应有的贡献。为了推动国内体外诊断产业的更好发展，就必须更好地构建高质量的经销流通保障渠道来保障医疗活动的丰富供给，从目前情况来看我国体外诊断经营流通企业并未得到应有的重视，传统的经济发展理念“重生产轻流通”还在或多或少地影响着我们的思维和行为，因此我们应该提高对生产与流通之间相互影响相互促进作用的更高认识。不可否认我国体外诊断产业的核心是生产研发，且随着生产效率的提升，投入的不断增多，其经营流通企业的重要性也会日益凸显。同时，我们也应该看到我们的经营流通企业客观上存在着小、散、布局不合理的问题，也面临着价格下行的压力，这就需要经营流通企业中有抱负的企业和企业家，能为经营流通企业提供更多更新的理念创新，为上下游提供更多且充裕的服务工具，进一步完善提升我们的服务。因此，我们应从提高对体外诊断经营流通企业的重视程度，通过相互交流、政策引导、价值异向、优质服务、创新思维、市场规律、深化供需来推动和助力经营流通业的健康有序的发展。

我们应充分地认识到经营流通业企业发展对产业发展的重要作用，同时我们更须注重有序合规的市场准则。目前，我们的流通企业尚缺乏有效且共同认知和可复制的顶层设计及相应的政策支撑，也缺乏创新的具有黏性的、可复制的有效工具来更好地助其发展，每个企业按照自己的适宜发展和经营理念及认知在不断的实践中前行发展中，因此需要我们共同努力在做好优质保供的前提下，不断继续努力创出新的经营模式，开启新的经营理念，提供更优的价值服务，以此来共同应对出现的新情况、新机遇、新挑战。

会议在热烈的气氛中圆满结束（图 19-1-231）。

（尹亮　费小舟）

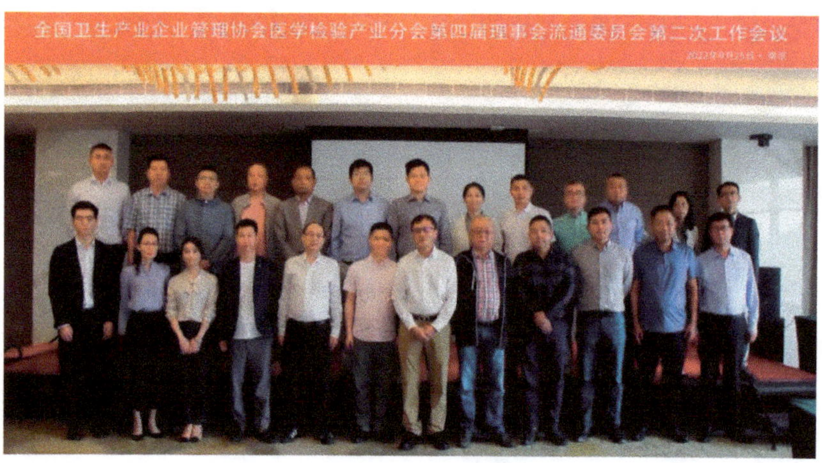
全国卫生产业企业管理协会医学检验产业分会第四届理事会流通委员会第二次工作会议

图 19-1-231 合影留念

“创之声”中国实验医学大会

一、“创之声”第六届中国实验医学大会 / WILEY 体外诊断国际学术大会

由全国卫生产业企业管理协会实验医学分会、WILEY 出版集团、上海市实验医学研究院联合举办的“创之声”第六届中国实验医学大会 /WILEY 体外诊断学术会议于 2021 年 3 月 27 日在重庆悦来国际会议中心隆重举行（图 19-1-232）。

本届大会以“质量佑健康 · 创新促前行”为主题，邀请了数位院士以及多位实验医学、生物医学工程等领域著名的专家学者做精彩的大会前瞻报告。顶尖的专家学者就实验医学发展、国际前沿技术、最新科研成果等做了精彩的演讲，同时就实验医学热点和最新前沿科研动态及话题展开广泛交流和讨论。

大会开幕式由空军军医大学（第四军医大学）附属西京医院全军临床检验医学研究所所长、检验科主任郝晓柯教授，大会执行主席、贝克曼库尔特临床诊断全球副总裁、中国区总经理、全国卫生产业企业管理协会实验医学分会副主任委员、*VIEW* 期刊副主编姜植铭博士主持（图 19-1-233）。

出席本届大会开幕式领导与嘉宾有：中国工程院院士、美国医学科学院外籍院士、法国医学科学院外籍院士、空军军医大学西京消化病医院院长、肿瘤生物学国家重点实验室主任、国家消化疾病临床医学研究中心主任、国家新药临床试验机构主任樊代明教授，中国科学院院士、中国医学科学院学部委员、发展中国家科学院（TWAS）院士、华大基因联合创始人、中国科学院大学及中国医学科学院教授、中国科学院北京基因组研究所首任所长杨焕明教授，中国科学院院士、长春应化所学委会常务副主任、中国生物材料学会生物医用高分子材料分会主任委员陈学思教授，全国卫生产业企业管理协会副会长、医学检验产业分会会长、实验医学分会秘书长，中国分析测试协会标记免疫分析专业委员会副主任委员、上海市实验医学研究院副院长、《中国体外诊断产业发展蓝皮书》编委会、Wiley 旗下 *VIEW* 期刊主编、CACLP 创始人宋海波教授，大会主席、上海市实验医学研究院院长、上海市临床检验中心主任、全国卫生产业企业管理协会实验医学分会主任委员、中国妇幼保健协会临床诊断与实验医学分会名誉主任委员、中国医师协会检验医师分会分子诊断专家委员会主任委员、中国健康促进基金会质谱精准检验专家委员会主任委员王华梁教授，重庆医科大学校长、感染性疾病分子生物学教育部重点实验室执行主任、国家传染病科技重大专项项目首席科学家、中华医学会微生物与免疫学分会主任委员黄爱龙教授，山东大学第二医院院长、山东省肿瘤标志物检测工程实验室主任、山东省医学检验临床医学研究中心主任、中华医学会检验医学分会候任主任委员王传新教授，南方医科大学珠江医院院长、中国研究型医院学会细胞外囊泡专业委员会主任委员、广东省医学会检验分会主任委员王前教授，中国医师学会检验分会副会长、中华医学会检验分会副主任委员、全军检验医学专业委员会主任委员、中国研究型医院学会检验医学分会主任委员府伟灵教授，浙江大学医学院附属邵逸夫医院副院长、浙江大学教授、中国医师协会检验医师分会副会长、教育部高等学校（医学技术类）教学指导委员会副主任委员谢鑫友教授，四川省医学科

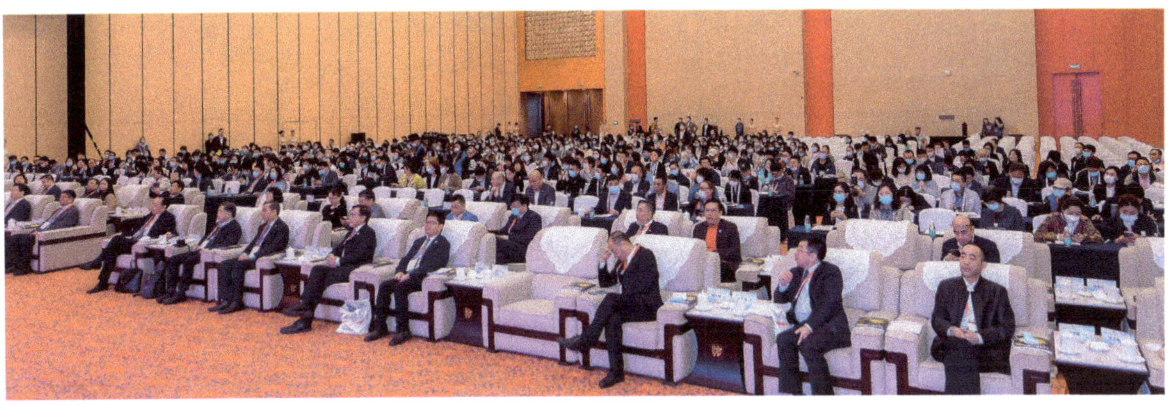

图 19-1-232　会议现场

学院、四川省人民医院院长、电子科技大学医学院院长杨正林教授，北京理工大学医工融合研究院首席科学家、执行院长 / 空间生物与医学工程研究所所长、国际宇航科学院院士、北京理工大学生命学院创院院长邓玉林教授，以及实验医学分会的专家、医学检验产业分会的企业家。

大会开场，由重庆医科大学校长黄爱龙教授致开幕辞（图 19-1-234）。

本届大会主席王华梁教授致辞（图 19-1-235）。

广州万孚生物技术股份有限公司轮值总裁赵亚平致辞（图 19-1-236）。

卓越院长论坛正式开始。

樊代明院士做了“整合医学：从医学知识到医学知识论”的精彩大会报告（图 19-1-237）。

杨焕明院士做了关于“HGP & Precision Medicine（人类基因组计划和精准医学）”的主题报告（图 19-1-238）。

王传新院长带来了“后疫情时代公立医院高质

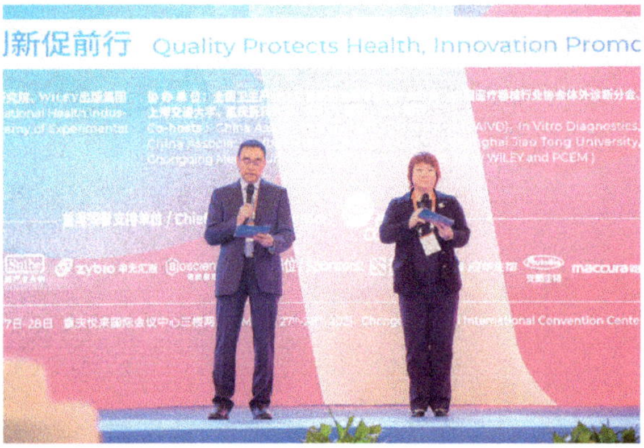

图 19-1-233　郝晓柯教授（左）、姜植铭博士（右）

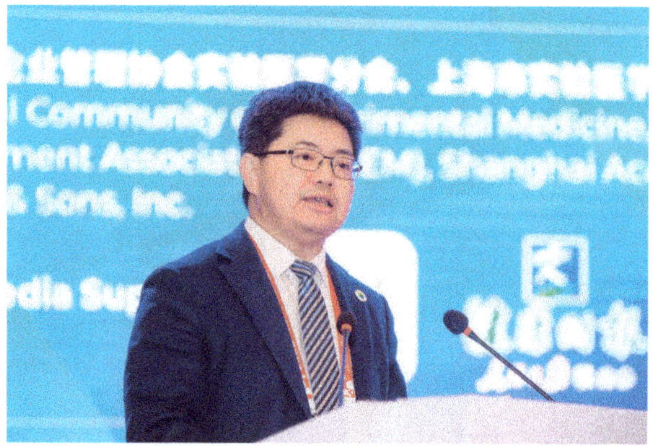

图 19-1-234　黄爱龙教授

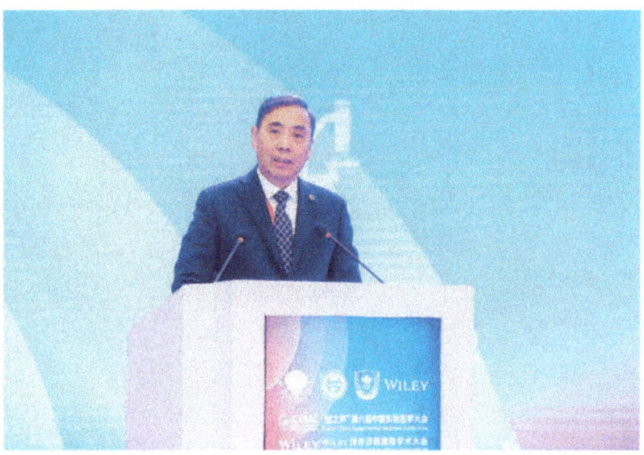

图 19-1-235　王华梁教授

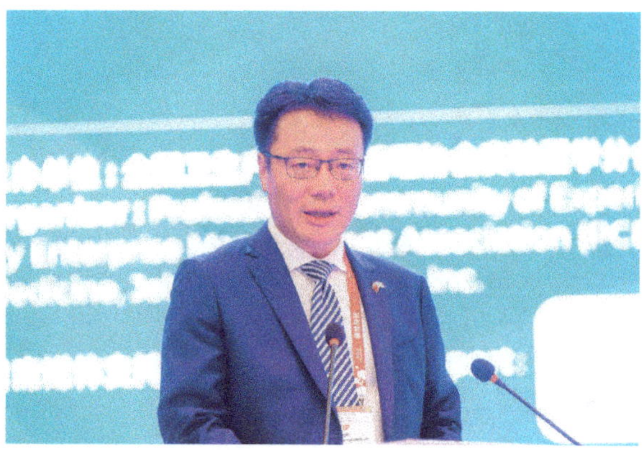

图 19-1-236　赵亚平轮值总裁

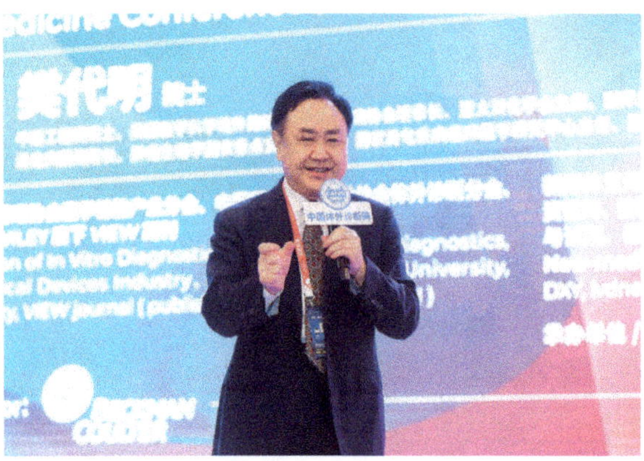

图 19-1-237　樊代明院士

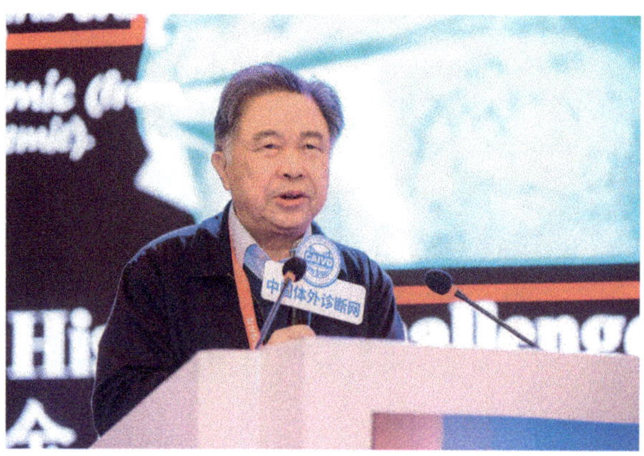

图 19-1-238　杨焕明院士

量发展思考”的精彩报告（图 19-1-239）。

王前院长做了“检验医学学科建设与人才培养”的主旨演讲（图 19-1-240）。

赵亚平总裁分享了“智慧检验”的精彩演讲（图 19-1-241）。

以上报告会分别由邓玉林教授，全国卫生产业企业管理协会医学检验产业分会副会长、武汉明德生物科技股份有限公司董事长兼总经理陈莉莉，兰州大学第一医院实验诊断学教研室副主任、全国卫生产业企业管理协会实验医学（转化）专家委员会主委、中国医师协会检验医师分会代谢疾病专家委员会主委何津春教授，温州市临床检验分子诊断重点实验室主任、温州市临床检验中心主任、温州市医学会检验专业委员会主任委员周铁丽教授，府伟灵教授，海军军医大学第三附属医院检验科主任医师高春芳教授，首都医科大学宣武医院检验科主任、北京医学会检验医学分会候任主任委员王培昌教授，中华中医药学会检验医学分会名誉主任委员、全国卫生产业企业管理协会实验医学分会副主任委员庄俊华教授，四川省人民医院检验科主任、四川省临床检验中心主任、四川医学会检验专委会主任委员蒋黎教授，九强生物董事长邹左军主持（图 19-1-242~ 图 19-1-246）。

下午 1 点 30 分，大会报告下半场正式开始。

黄爱龙教授带来了“乙肝功能性治愈评价的新方法和新策略”的精彩大会报告（图 19-1-247）。

深圳市新产业生物医学工程股份有限公司副总经理张小红发表了“疫情后期体外诊断的巨大商机”的主旨演讲（图 19-1-248）。

陈学思院士做了“抗肿瘤纳米药物及其免疫治疗”的精彩大会报告（图 19-1-249）。

谢鑫友教授就“赋能检验科从数据工厂到决策引擎”进行深度剖析（图 19-1-250）。

重庆医科大学附属第一医院检验科副主任曹炬教授就“疫苗大规模接种背景下新冠核酸和抗体检测策略”发表了自己的见解（图 19-1-251）。

四川大学华西医院实验医学科主任、四川大学华西临床医学院医学检验系主任应斌武教授分享了“HIV 感染检测策略及检测技术新进展”的主旨演讲（图 19-1-252）。

四川大学华西医院实验医学科主任、博士研究生导师、四川大学华西临床医学院医学检验系主任

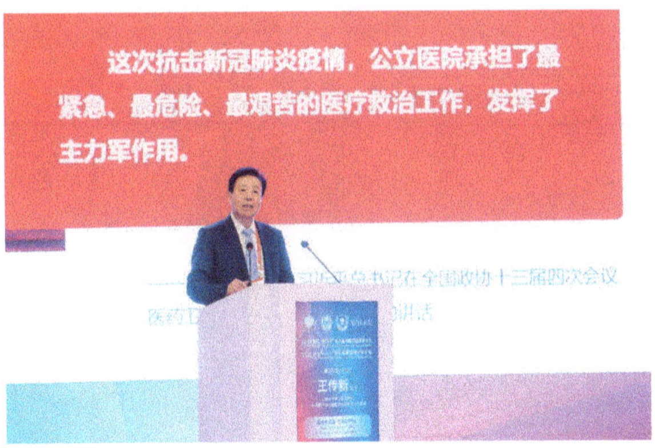
这次抗击新冠肺炎疫情，公立医院承担了最紧急、最危险、最艰苦的医疗救治工作，发挥了主力军作用。

图 19-1-239 王传新院长

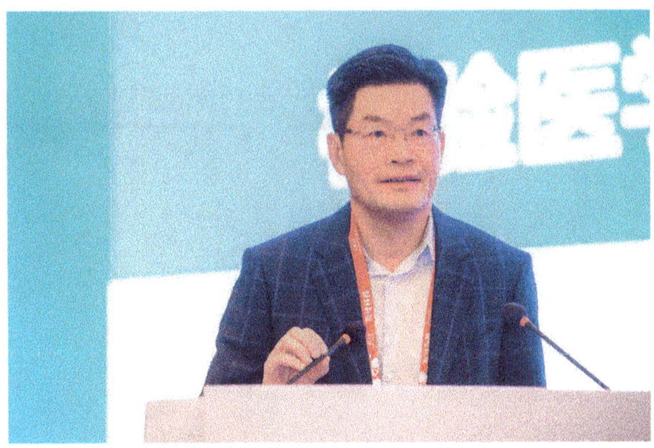

图 19-1-240 王前院长

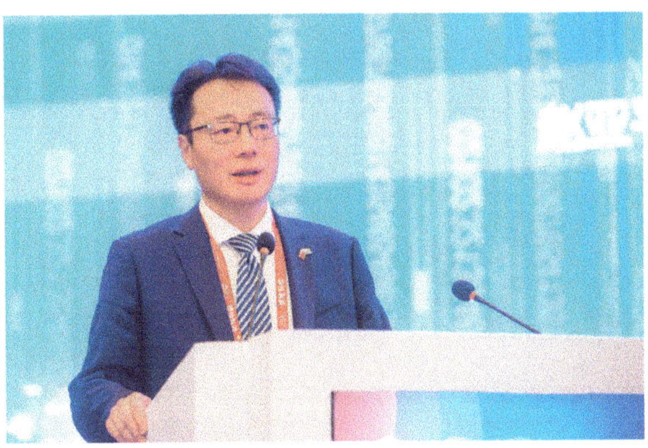

图 19-1-241 赵亚平总轮值总裁

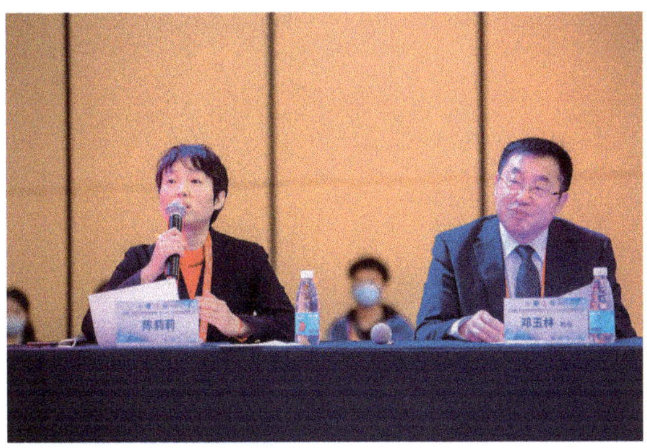

图 19-1-242 邓玉林教授（右）、陈莉莉董事长（左）

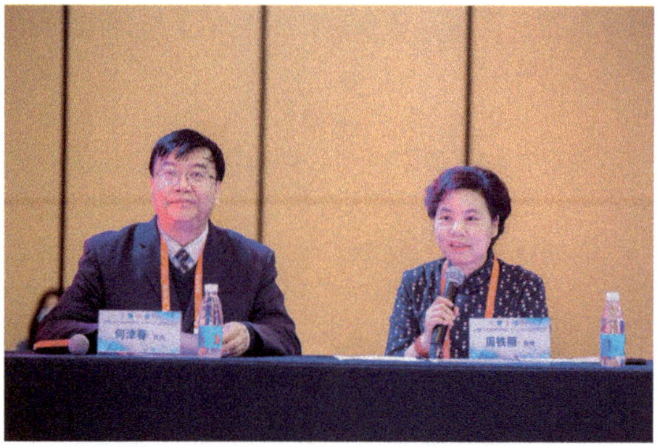

图 19-1-243 何津春教授（左）、周铁丽教授（右）

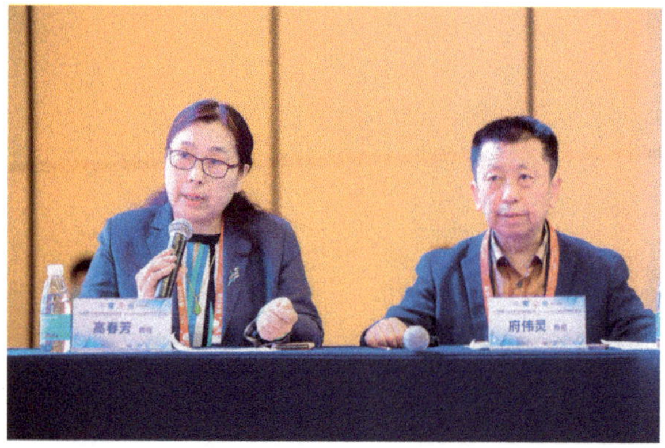

图 19-1-244 高春芳教授（左）、府伟灵教授（右）

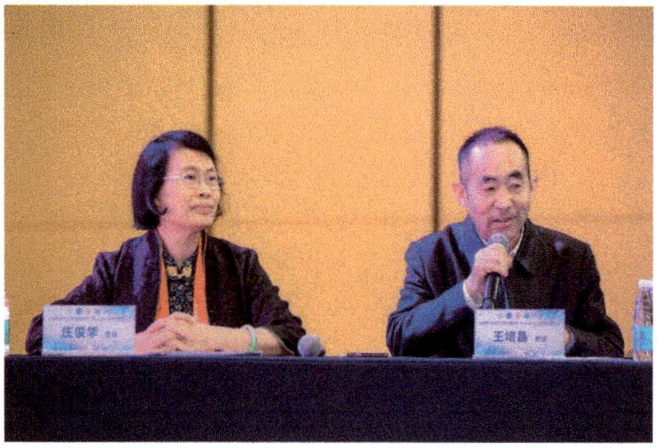

图 19-1-245 庄俊华教授（左）、王培昌教授（右）

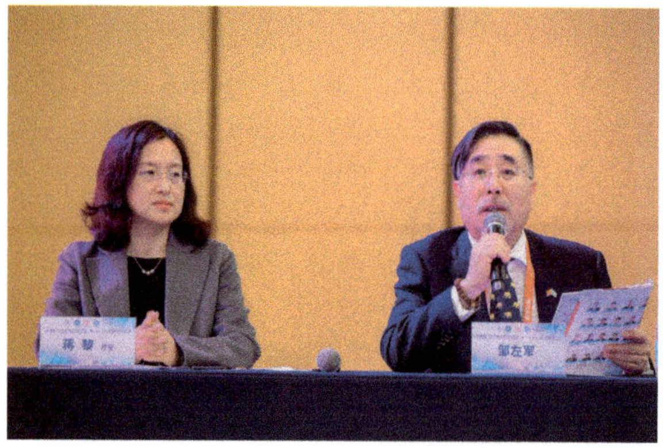

图 19-1-246 蒋黎教授（左）、邹左军董事长（右）

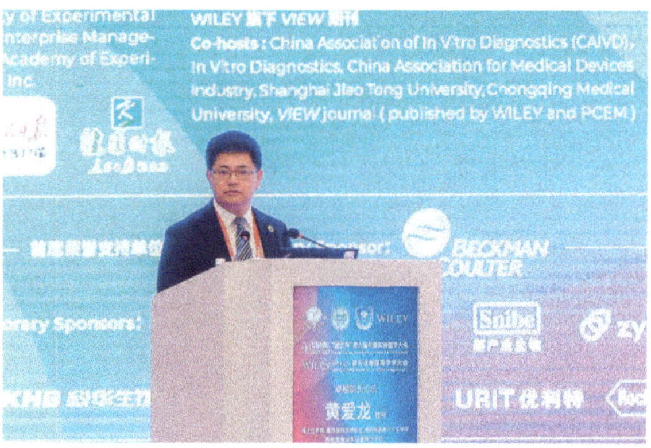

图 19-1-247 黄爱龙教授

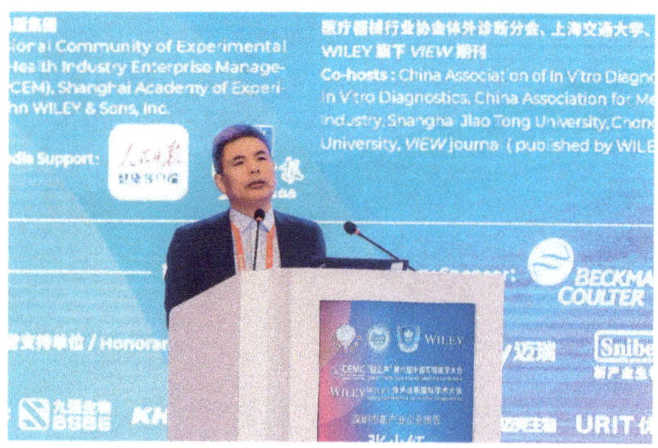

图 19-1-248 张小红副总经理

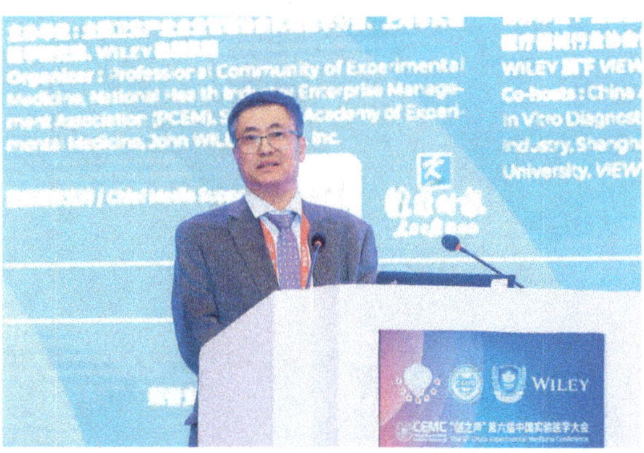

图 19-1-249 陈学思院士

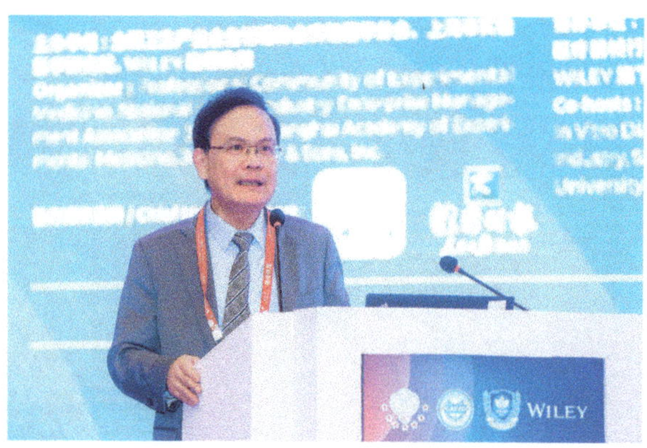

图 19-1-250 谢鑫友教授

梁兴杰教授就《纳米技术在体外诊断领域的优势和应用》展开精彩演讲（图 19-1-253）。

杨正林院士做了题为“视网膜致盲眼病的分子诊断”的报告（图 19-1-254）。

普林斯顿大学化学博士、耶鲁大学生物物理化学博士后、深圳市理邦精密仪器股份有限公司首席科学家、中科院理化所客座教授林朝博士做了《基于微传感器和微流控的高精度系统未来发展》的精彩报告（图 19-1-255）。

以上报告会分别由上海交通大学医学院附属新华医院检验科主任、上海市医师协会检验医师分会会长沈立松教授，重庆市临床检验中心副主任、中国科学院大学重庆医院（重庆市人民医院）三院院区检验科主任廖璞教授，*Advanced Materials*、*Advanced Science*、*Small* 和 *Advanced Healthcare Materials* 期刊编辑朱晶博士，重庆医科大学国际体外诊断研究院院长、重庆医科大学检验医学院副院长陈婷梅教授，上海市医学会分子诊断分会副主委、

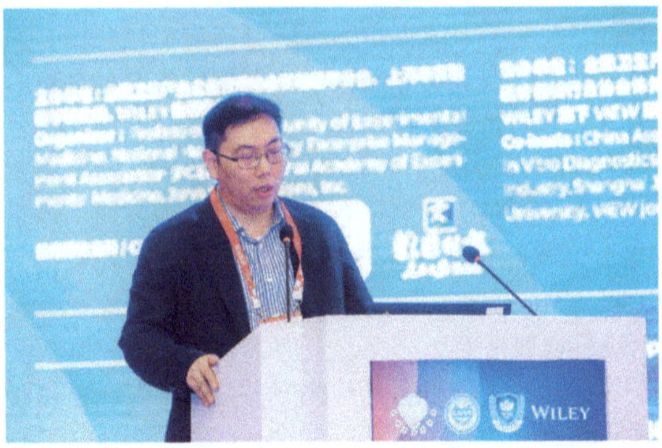

图 19-1-251　曹炬教授

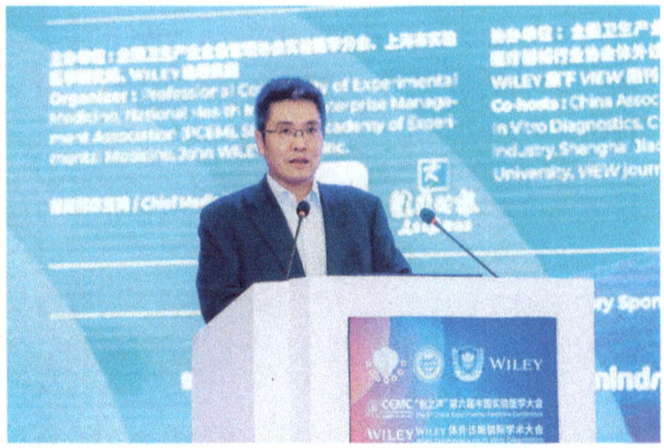

图 19-1-252　应斌武教授

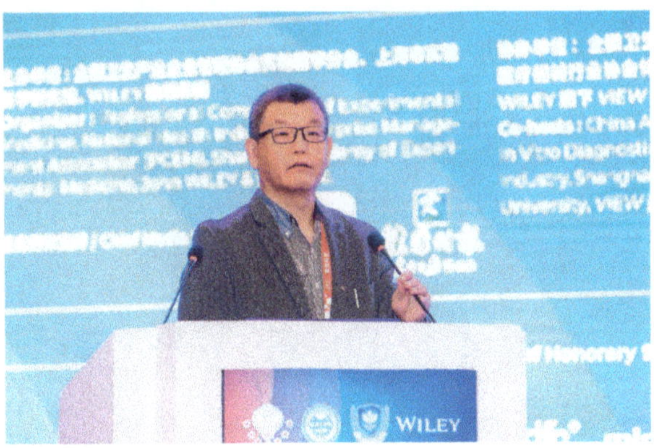

图 19-1-253　梁兴杰教授

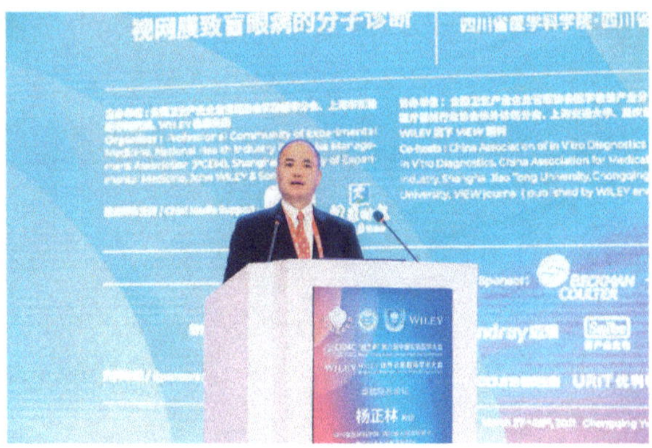

图 19-1-254　杨正林院士

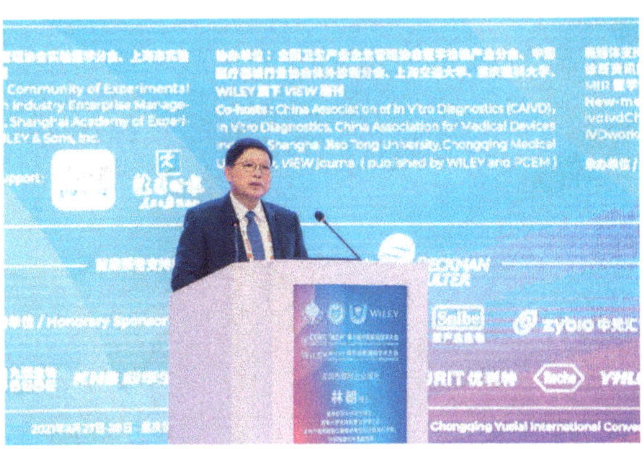

图 19-1-255　林朝博士

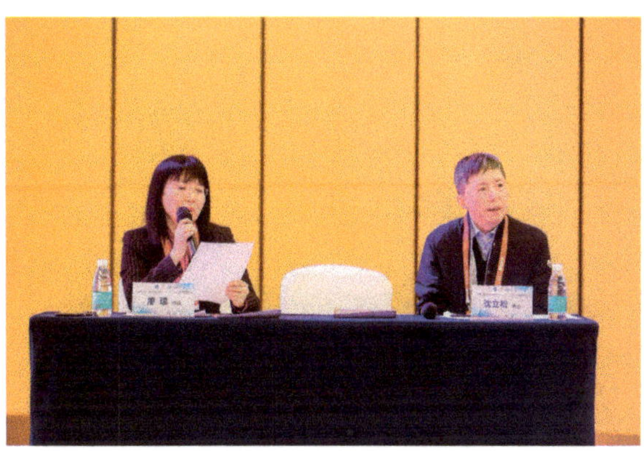

图 19-1-256　廖璞教授（左）、沈立松教授（右）

上海医学会检验医学分会常委兼秘书、全国卫生产业企业管理协会实验医学分会副主任委员及青年委员会主任委员、中国抗癌协会肿瘤标记物专委会常务委员、中国抗癌协会肿瘤检验及伴随诊断专委会常委娄加陶教授，军事医学研究院军事认知与脑科学研究所研究员、免疫诊断试剂国家工程实验室副主任、温州医科大学院兼职教授、东方海洋（北京）医学研究院院长张贺秋教授，罗氏诊断中国姚国樑总经理，上海交通大学医学院儿科转化医学研究所副所长、出生缺陷研究室主任、上海儿童医学中心副院长傅启华教授，江西省人民医院检验科行政主任、江西省临床检验中心行政主任、江西省医学检验医疗质量控制中心主任李蓉教授主持（图 19-1-256 至图 19-1-259）。

2020 年度“创之星”杯中国实验医学优秀论文、中国体外诊断优秀创新产品（仪器 / 试剂 / 上游原材料）表彰颁奖仪式随后隆重举行。

中国医学科学院肿瘤医院崔巍教授、上海标源生物科技有限公司张健博士担任主持人并宣读了获奖名单（图 19-1-260）。

邓玉林教授、高春芳教授、廖璞教授、原第二军医大学长征医院转化医学中心主任韩焕兴教授以及深圳市亚辉龙生物科技股份有限公司营销中心总经理郑英为 2020 年度“创之星”杯中国实验医学优秀论文获奖者——上海交通大学生物医学工程学院杨静、重庆大学赵贤贤、军事科学院军事医学研究院军事认知与脑科学研究所杨锡琴、上海市胸科医院郭巧梅、厦门大学廖逸群颁奖（图 19-1-261）。

沈立松教授，张贺秋教授，娄加陶教授，全国卫生产业企业管理协会医学检验产业分会副会长兼秘书长、中国医疗器械行业协会体外诊断分会会长朱耀毅教授，解放军总医院第一医学中心医学检验中心副主任、中国分析测试协会标记免疫分析专业委员会主任委员颜光涛教授以及中翰盛泰生物技术股份有限公司董事长周旭一为 2020 年度“创之星”杯中国体外诊断优秀创新产品金奖（仪器）获奖单位——深圳市活水床旁诊断仪器有限公司、热景（廊坊）生物技术有限公司、重庆中元汇吉生物技术有限公司、西安天隆科技有限公司、深圳市亚辉龙生物科技股份有限公司、上海复星—长沙中生众捷生物技术有限公司、迪瑞医疗科技股份有限公司颁奖（图 19-1-262）。

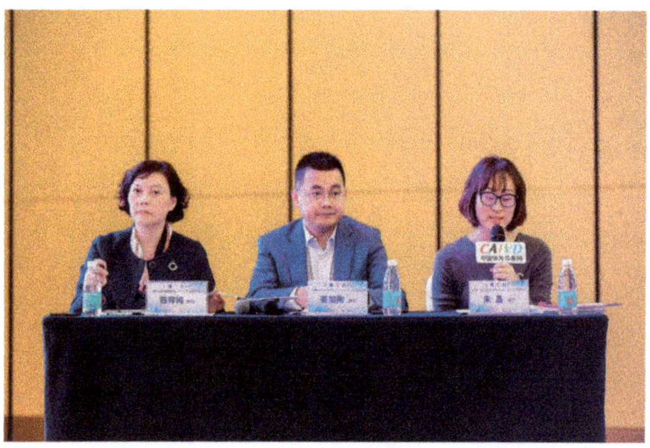

图 19-1-257　陈婷梅教授（左）、娄加陶教授（中）、朱晶博士（右）

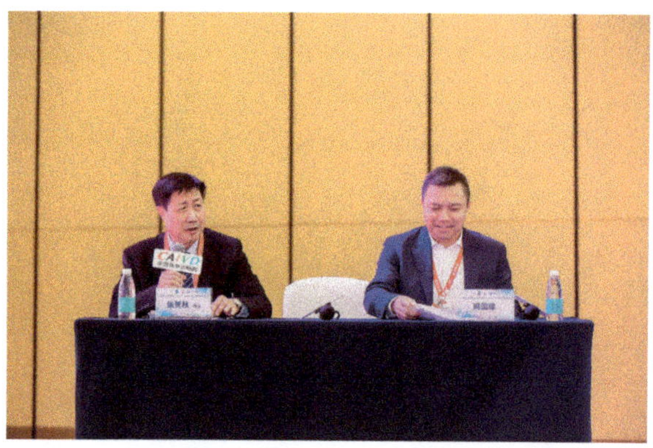

图 19-1-258　张贺秋教授（左）、姚国樑总经理（右）

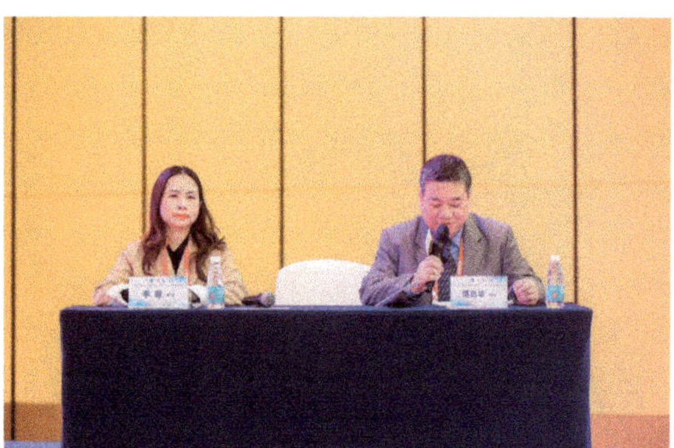

图 19-1-259　李蓉教授（左）、傅启华教授（右）

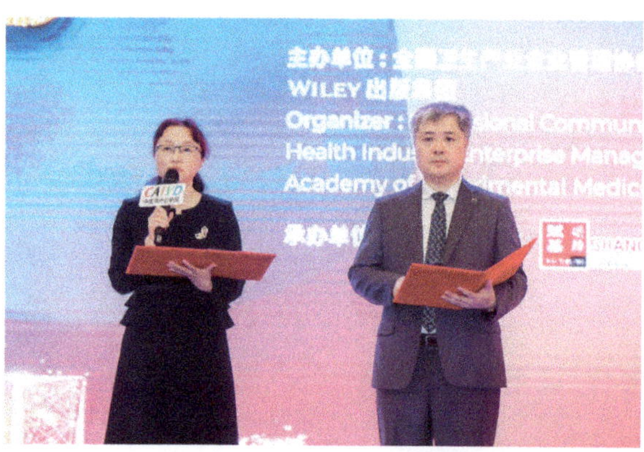

图 19-1-260　崔巍教授（左）、张健博士（右）

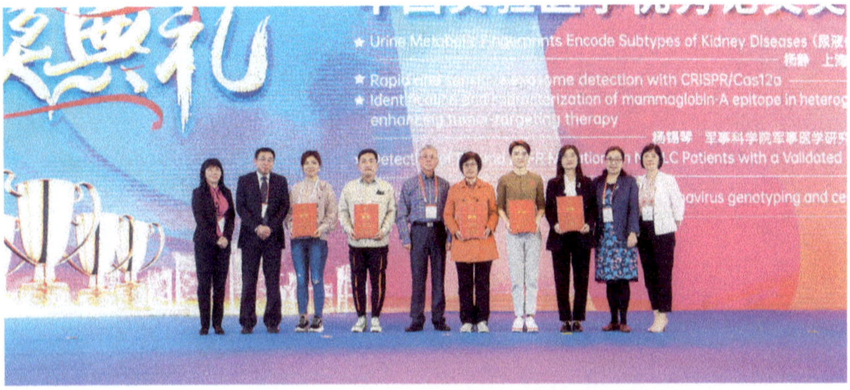

图 19-1-261 “创之星”杯中国实验医学优秀论文奖

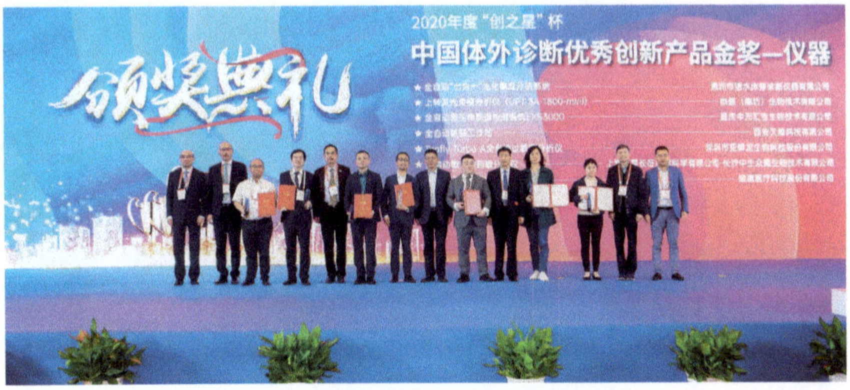

图 19-1-262 “创之星”杯中国体外诊断优秀创新产品金奖（仪器）

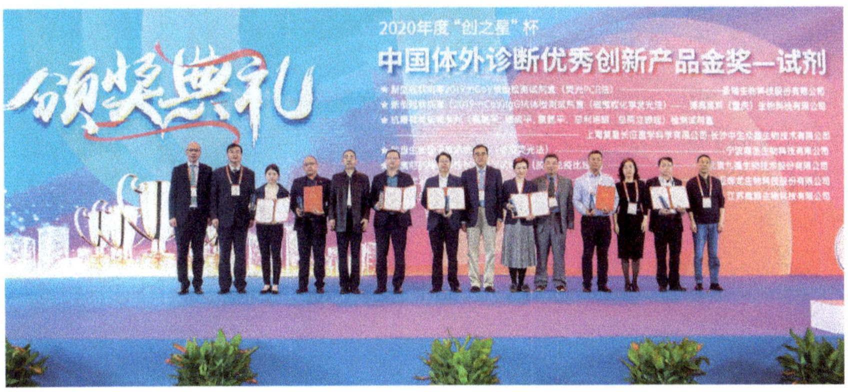

图 19-1-263 “创之星”杯中国体外诊断优秀创新产品金奖（试剂）

王培昌教授，郝晓柯教授，傅启华教授，何津春教授，蒋黎教授，中国科学技术大学附属第一医院（安徽省立医院）检验科主任、安徽省学术技术带头人和安徽省临床医学重点学科（优先发展）带头人王保龙教授以及周旭一董事长为 2020 年度“创之星”杯中国体外诊断优秀创新产品金奖（试剂）获奖单位——圣湘生物科技股份有限公司、博奥赛斯（重庆）生物科技有限公司、上海复星长征—长沙中生众捷生物技术有限公司、宁波奥丞生物科技有限公司、北京九强生物技术股份有限公司、深圳市亚辉龙生物科技股份有限公司、江苏奥雅生物科技有限公司颁奖（图 19-1-263）。

府伟灵教授为 2020 年度“创之星”杯中国体外诊断优秀创新产品金奖（上游原材料）获奖单位武汉瀚海新酶生物科技有限公司颁奖（图 19-1-264）。

王华梁教授、宋海波教授为大会支持单位贝克

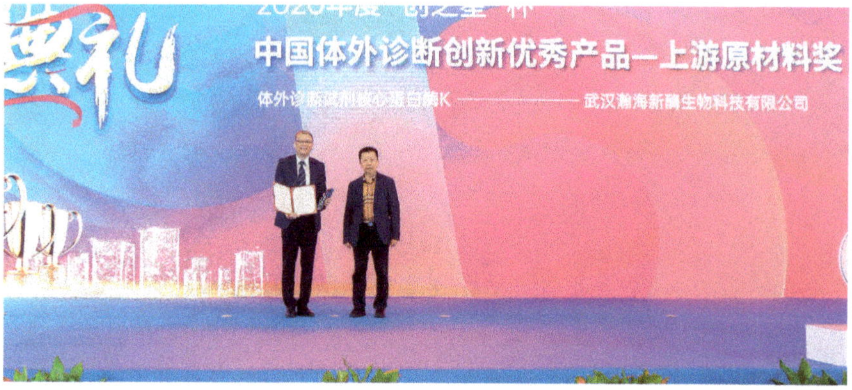

图 19-1-264 “创之星”杯中国体外诊断优秀创新产品金奖（上游原材料）

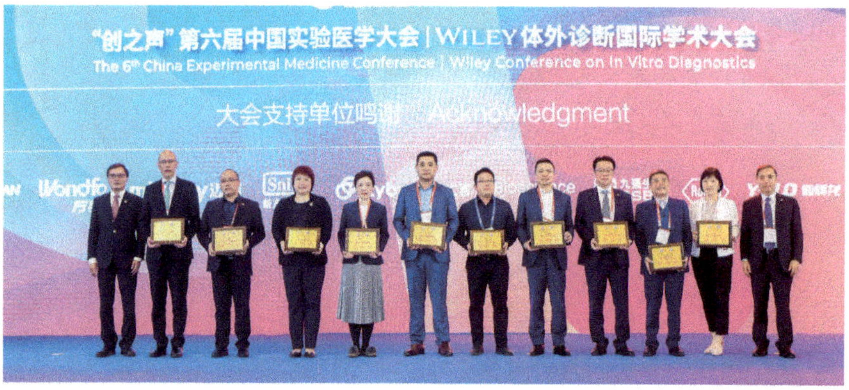

图 19-1-265 大会支持单位

曼库尔特商贸（中国）有限公司、广州万孚生物技术股份有限公司、深圳市新产业生物医学工程股份有限公司、博奥赛斯（天津）生物科技有限公司、深圳迈瑞生物医疗电子股份有限公司、北京九强生物技术股份有限公司、罗氏诊断产品（上海）有限公司、重庆中元汇吉生物技术有限公司、深圳市亚辉龙生物科技股份有限公司、中翰盛泰生物技术股份有限公司颁奖（图 19-1-265）。

云集了学术大咖、专家学者，聚焦实验医学发展的“创之声”第六届中国实验医学大会 /WILEY 体外诊断国际学术大会在热烈的掌声中落下帷幕（图 19-1-266）。

二、“创之声”第七届中国实验医学大会

“创之声”第七届中国实验医学大会于 2022 年 10 月 25 日在南昌国际博览城绿地铂瑞酒店会议中心盛大开幕（图 19-1-267）。

本届大会以“引领机遇 ·‘疫’后未来”为主题，会议线上线下观看人次超 10.4 万。大会邀请了中国科学院院士、中国工程院院士及多国外籍院士和百余位实验医学、生物医学工程等领域著名专家学者做精彩的学术报告。除涉及实验医学领域的转化、研究、应用、前沿技术外，同时还就现代医学热点、最新前沿科技动态和重点话题展开广泛交流和探讨。

大会开幕式由西京医院全军临床检验医学研究所所长、西北大学医学院检验医学系主任、西安区域医学检验中心首席科学家、全国卫生产业企业管理协会医学检验产业分会副会长郝晓柯教授，大会执行主席、联影智融医疗科技有限公司总裁、全国卫生产业企业管理协会实验医学分会副主任委员、*VIEW* 期刊副主编姜植铭博士主持（图 19-1-268）。

出席本届大会领导与嘉宾：中国工程院院士、发展中国家科学院院士、教育部长江特聘教授、国家肝癌科学中心主任、国际合作生物信号转导研究中心主任、大会名誉主席王红阳院士，中国科学院院士、发展中国家科学院院士、英国皇家妇产科学院荣誉院士、复旦大学附属妇产科医院主任医师、复旦大学生殖与发育研究院院长黄荷凤院士，中国科学院院士、分子生物学家、中国医学科学院基础医学研究所强伯勤院士，中国科学院院士、中国科学院分子细胞科学卓越创新中心（生化与细胞所）研究员、细胞生物学国家重点实验室主任李劲松院士，中国科学院院士、复旦大学校长、复旦大学党

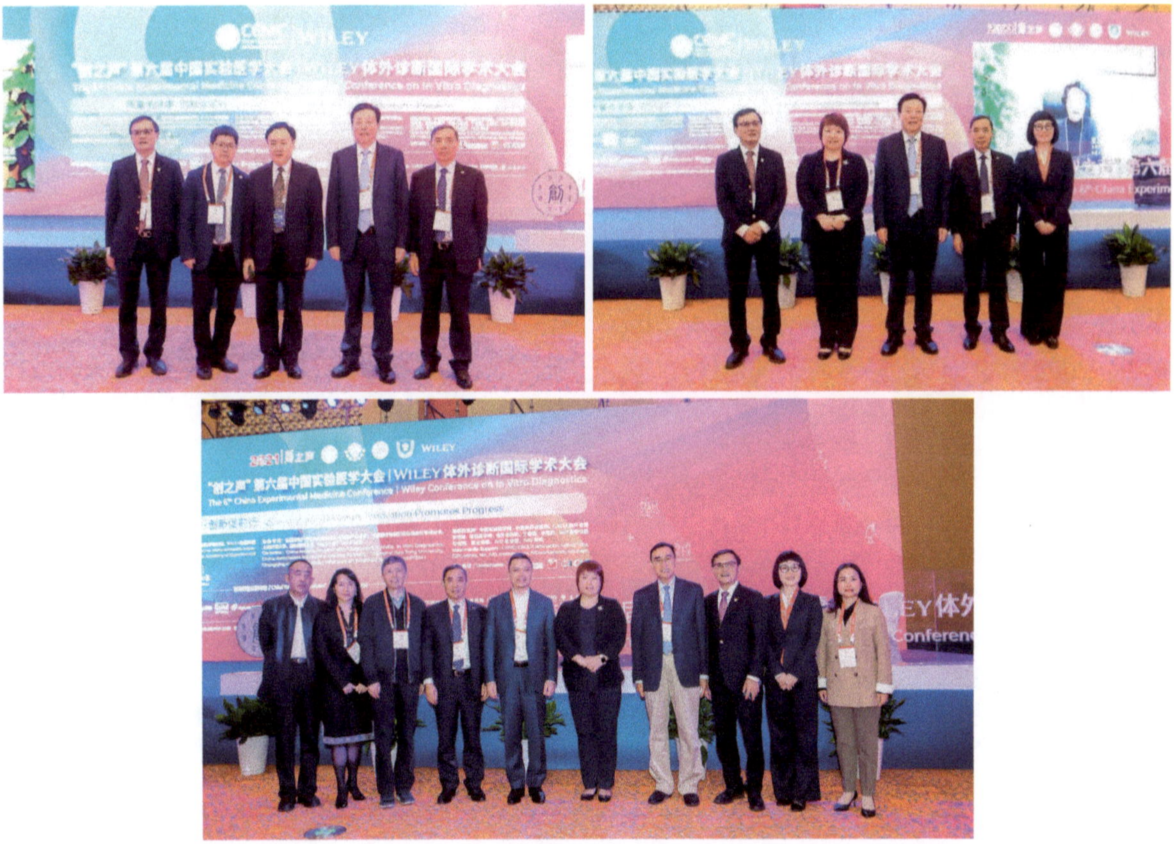

图 19-1-266 **嘉宾合影**

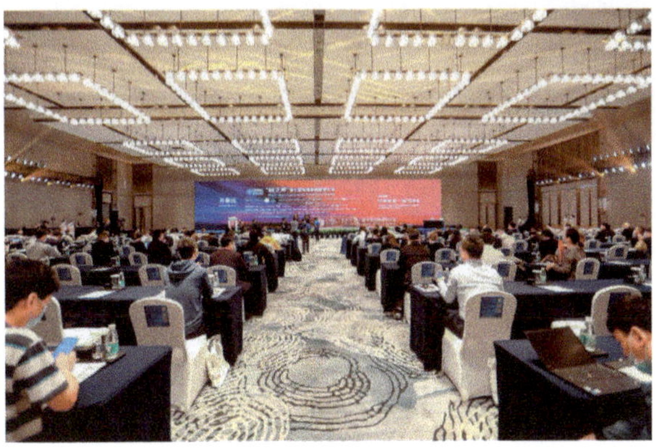

图 19-1-267 **会议现场**

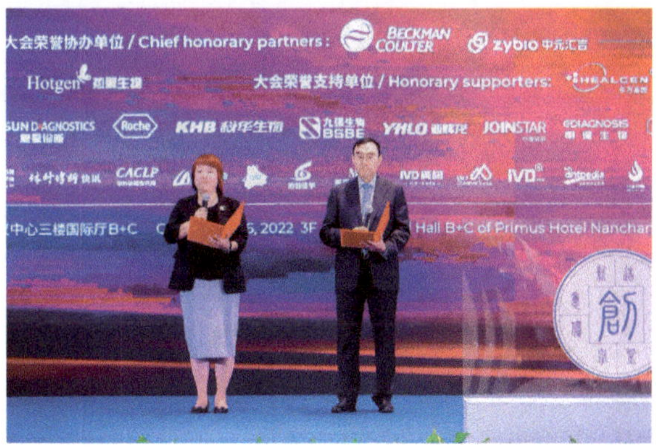

图 19-1-268 **姜植铭博士（左）、郝晓柯教授（右）**

委副书记、国家自然科学基金委创新群体带头人金力院士，中国科学院院士、山东大学齐鲁医学院教授、妇产科学与生殖医学家陈子江院士，欧洲科学院院士、苏州大学转化医学研究院院长、苏州大学附属第一医院副院长时玉舫教授，中共南昌市委常委、副市长肖云同志，大会主席、上海市实验医学研究院院长，全国卫生产业企业管理协会实验医学分会主任委员、*VIEW* 主编王华梁教授，大会主席、全国卫生产业企业管理协会副会长、医学检验产业分会会长、中国分析测试协会标记免疫分析专业委员会副主任委员、上海市实验医学研究院副院长、*VIEW* 荣誉主编、CACLP 创始人宋海波教授，大会主席、山东大学二级岗教授、博士后流动站指导教师、长江学者奖励计划特岗学者、吴阶平—保罗·杨森医学药学奖获得者、泰山学者攀登计划专家、中华医学会检验医学分会候任主任委员王传新教授，海军军医大学长海医院实验诊断科主任、国家中组部“万人计划”领军人才、国家科技部中青年科技创新领军人才、国家基金委杰出青年科学基金获得者刘善荣教授，中国健康促进会干细胞与再生医学分会副会长、南昌埃维迪行业创新中心主任、百特集团公司董事长练新廷先生。出席大会的还有因疫情影响未到场但在线连线的领导、嘉宾、专家等。

大会开场，由大会主席王华梁教授致开幕词（图 19-1-269）。

广州万孚生物技术股份有限公司高级副总裁赵亚平致辞（图 19-1-270）。

中共南昌市委常委、副市长肖云同志，王红阳院士为第二届“英雄杯”中国实验医学奖获得者黄荷凤院士、强伯勤院士（代表领奖）颁奖（图 19-1-271）。

宋海波会长、王华梁教授、练新廷先生为“英雄杯”中国实验医学奖杰出青年奖获得者——重庆大学医学院公共实验中心、智慧检验与分子医学中心主任罗阳教授，南方医科大学珠江医院检验医学部主任周宏伟教授，陆军军医大学第一附属医院检验科主任陈鸣教授，上海交通大学医学院附属仁济医院检验科主任李敏教授（现场连线）颁奖（图 19-1-272）。

大会报告开始，李劲松院士做了“类精子干细胞介导的遗传改造”的报告（图 19-1-273）。

黄荷凤院士做了“重复性出生缺陷的遗传学诊断和再生育策略”的报告（图 19-1-274）。

以上报告会由中科院上海生物化学与细胞生物学研究所研究组长（PI）、研究员刘默芳博士以及王传新教授主持（图 19-1-275）。

刘善荣教授做了“检验大数据与肿瘤诊断模型建立”的精彩演讲（图 19-1-276）。

时玉舫教授线上做了“干细胞治疗的思考”的报告（图 19-1-277）。

以上报告会由深圳市罗湖医院集团副院长兼医学检验中心主任、中国合格评定国家认可委员会医学实验室认可主任评审员、广东省医疗安全协会检验医学分会主任委员张秀明教授，上海市肺科医院检验科主任余方友教授主持（图 19-1-278）。

赵亚平总裁分享了“智慧个人健康管理与家庭自测”的主旨演讲（图 19-1-279）。

上海交通大学医学院附属瑞金医院检验科主任王学锋教授线上应罗氏所邀就《适用于特定型号全自动凝血分析仪的质量保障与特殊人群应用》发表自己的见解（图 19-1-280）。

以上报告会由上海交通大学附属第一人民医院检验医学中心主任、全国卫生产业企业管理协会实验医学分会副主任委员娄加陶教授，江西省人民医

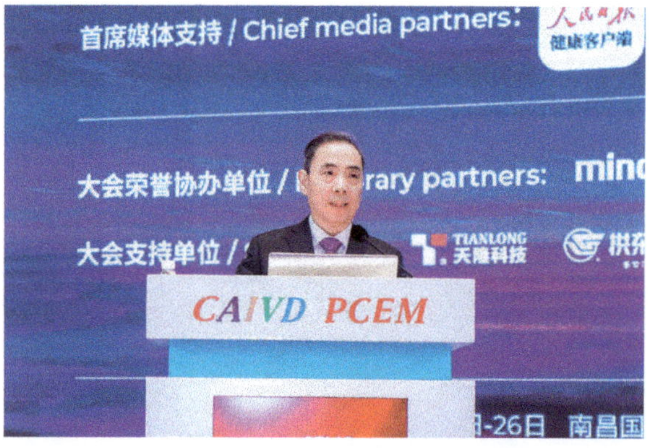

图 19-1-269　王华梁教授

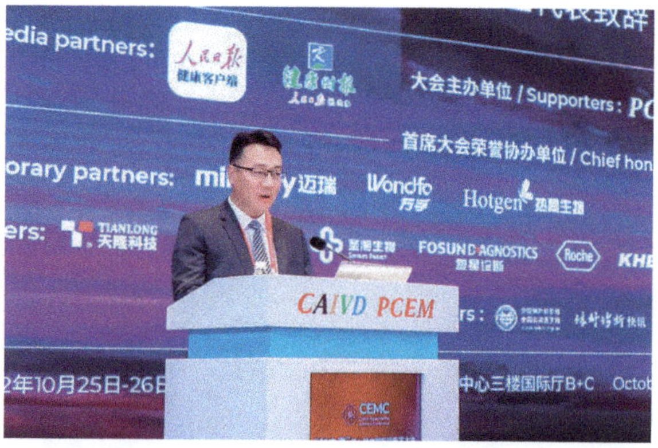

图 19-1-270　赵亚平高级副总裁

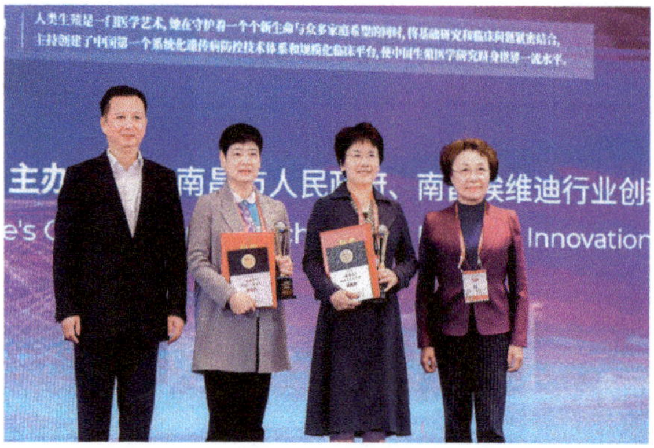

图 19-1-271　肖云同志（左一）、黄荷凤院士（左二）、强伯勤院士（代）右二、王红阳院士（右一）

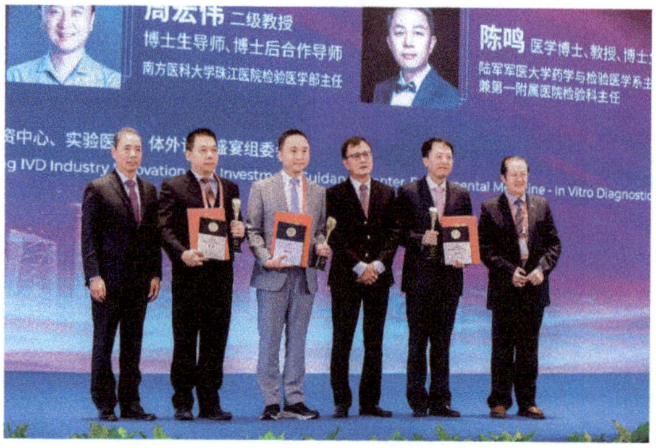

图 19-1-272　“英雄杯”中国实验医学奖杰出青年奖

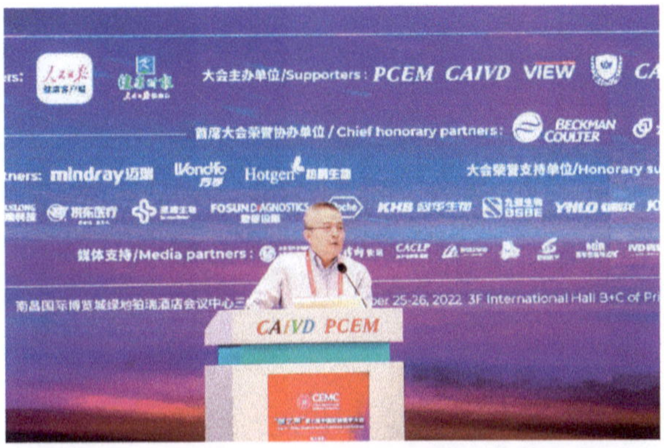

图 19-1-273 李劲松院士

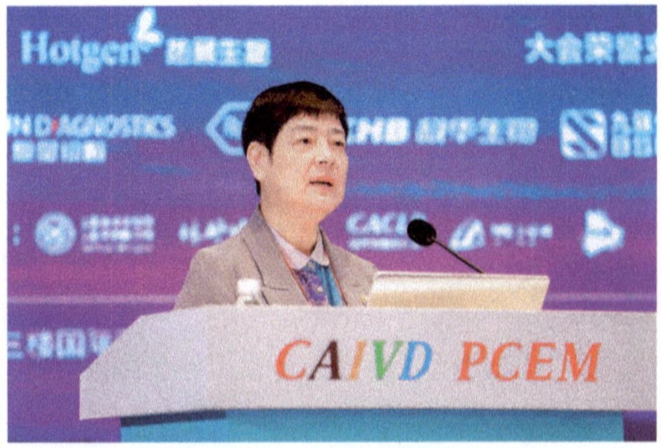

图 19-1-274 黄荷凤院士

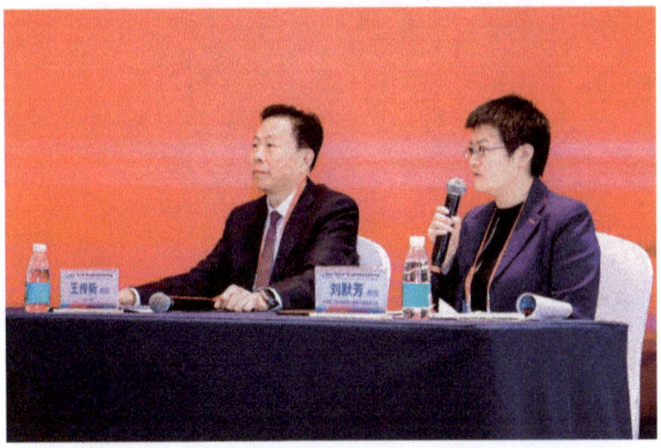

图 19-1-275 王传新教授（左）、刘默芳博士（右）

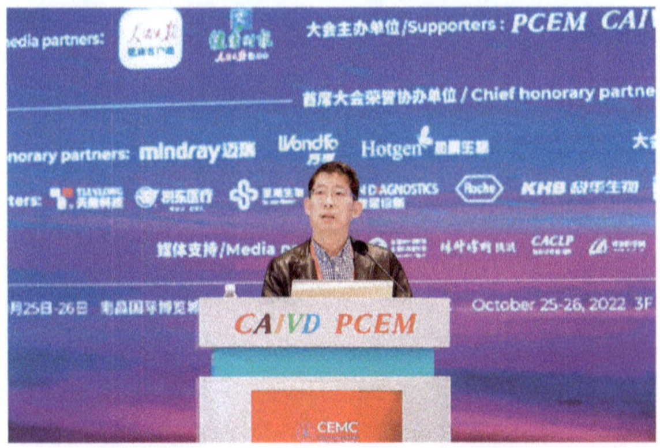

图 19-1-276 刘善荣教授

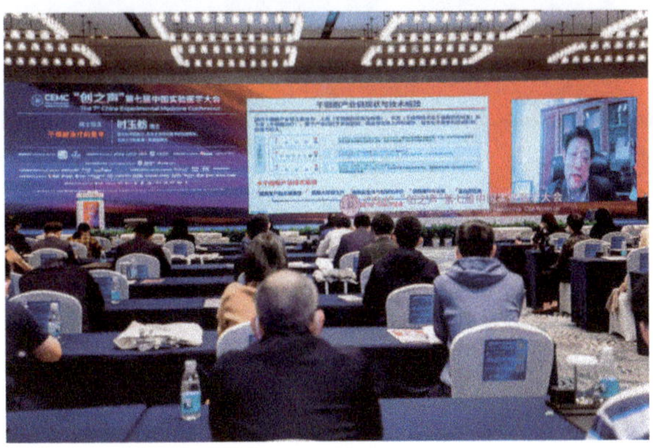

图 19-1-277 时玉舫教授

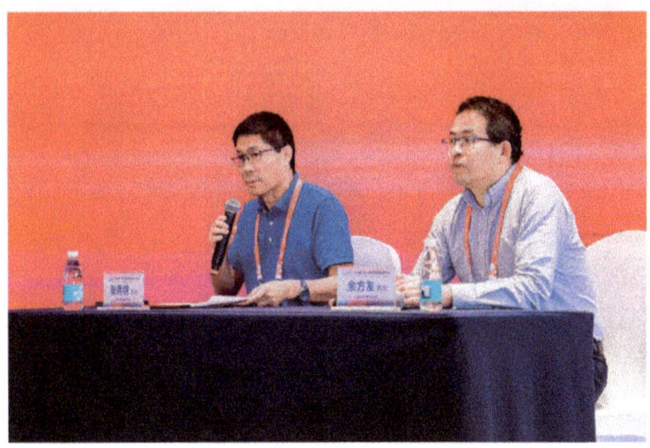

图 19-1-278 张秀明教授（左）、余方友教授（右）

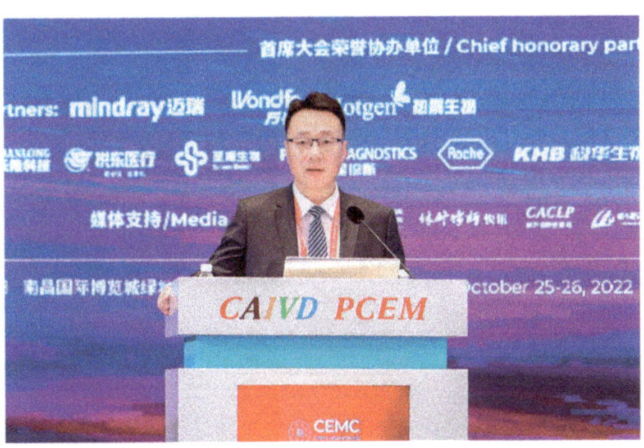

图 19-1-279 赵亚平总裁

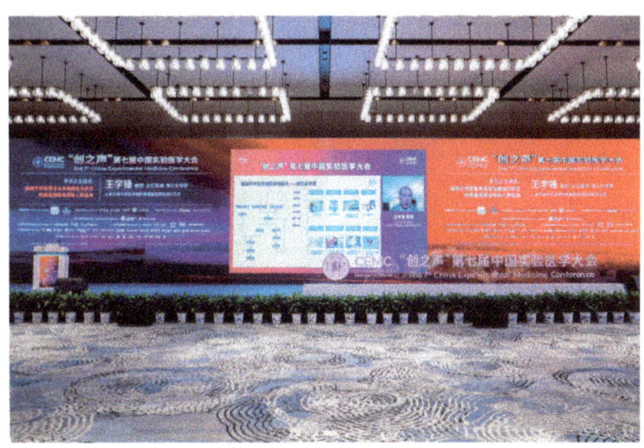

图 19-1-280 王学锋教授

院检验科主任、江西省医学检验医疗质量控制中心主任李蓉教授主持（图 19-1-281）。

大会下半场，全国卫生产业企业管理协会医学检验产业分会副会长、北京热景生物技术股份有限公司董事长林长青在线做了“糖捕获诊断：从 AFP-L3 到糖链外泌体癌症早筛之路”的主旨演讲（图 19-1-282）。

全国卫生产业企业管理协会医学检验产业分会副会长、深圳市新产业生物医学工程股份有限公司副总经理张小红做了“疫情过后国产取代进口，巨大商机等待着您！”的精彩演讲（图 19-1-283）。

陈子江院士在线就“围绕生殖健康重大需求的科学研究”展开主旨报告（图 19-1-284）。

以上报告会由上海市长宁区妇幼保健院检验科主任龚波教授、北京九强生物技术股份有限公司董事长邹左军主持（图 19-1-285）。

金力院士在线做了“表型组学的探索与实践”的大会报告（图 19-1-286）。

王红阳院士做了“重视复杂疾病的科研范式变革”的主题报告（图 19-1-287）。

迈克生物股份有限公司试剂研发总监龙腾镶就“以创新为动力——IVD 企业研发思考”展开阐述（图 19-1-288）。

以上报告会由原上海长征医院实验诊断科主任、研究员、博士生导师、全国卫生产业企业管理协会医学检验产业分会副会长仲人前教授，全国卫生产业企业管理协会医学检验产业分会副会长万本愿教授主持（图 19-1-289）。

“创之星”杯颁奖典礼由罗氏诊断中国总经理姚国樑先生、罗氏诊断医学科学事务部资深总监濮存莹女士主持（图 19-1-290）。

万本愿教授，贵州护理职业学院科技处、贵州省医学会微生物与免疫学分会主任委员黄山教授以及深圳市亚辉龙生物科技股份有限公司总经理宋永波为中国实验医学优秀论文奖获奖者——上海交通大学生物医学工程学院徐伟、首都医科大学附属北京天坛医院郑光辉、西安市疾病预防控制中心马超锋颁奖（图 19-1-291）。

王华梁教授、刘善荣教授、娄加陶教授、全国卫生产业企业管理协会医学检验产业分会副会长兼秘书长、中国医疗器械行业协会体外诊断分会会长朱耀毅教授以及中翰盛泰生物技术股份有限公司董明上台为“创之星”杯中国体外诊断优秀创新产品金奖（仪器）获奖单位——杭州华得森生物技术有

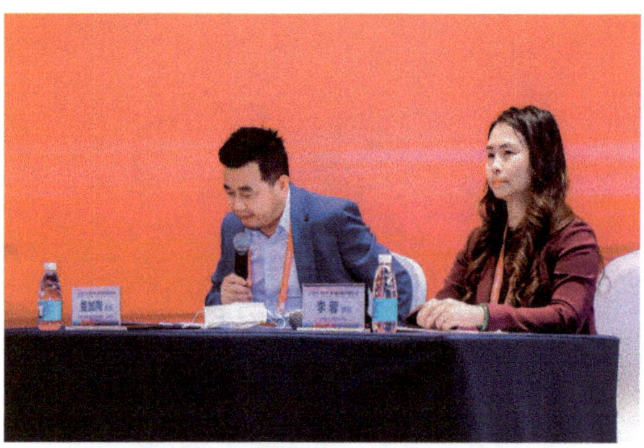

图 19-1-281 娄加陶教授（左）、李蓉教授（右）

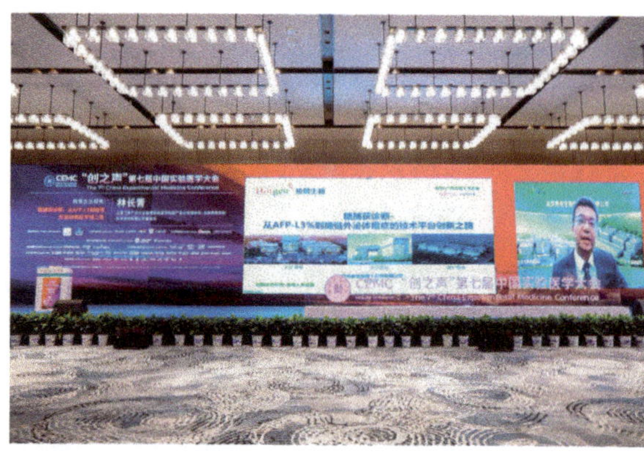

图 19-1-282 林长青董事长

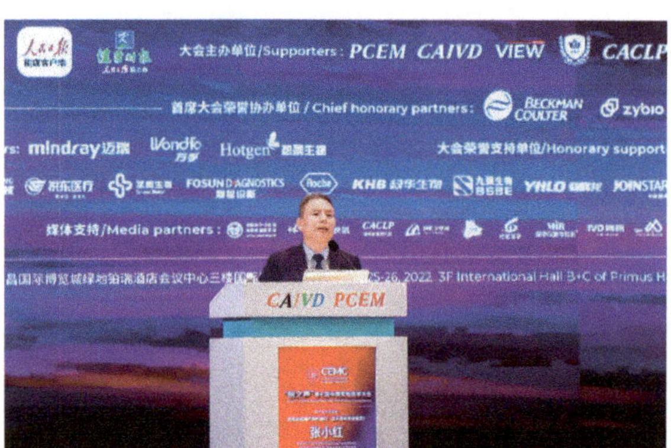

图 19-1-283 张小红副总经理

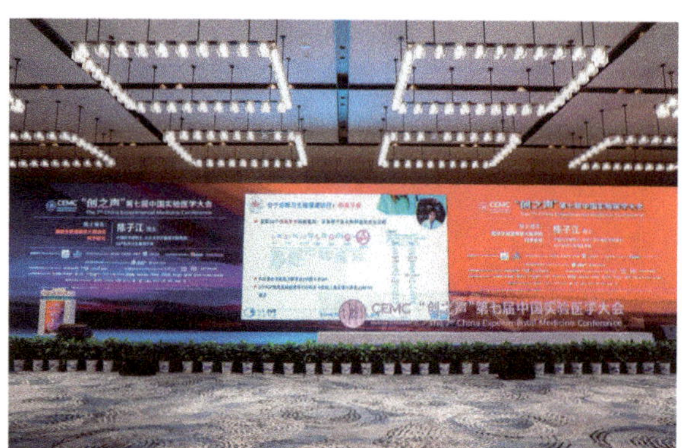

图 19-1-284 陈子江院士

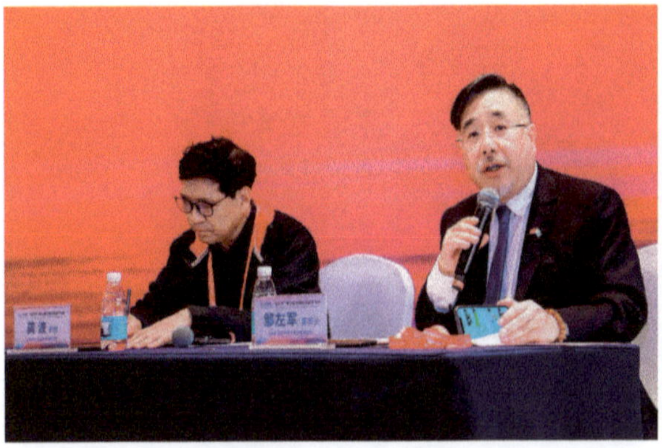

图 19-1-285 龚波教授（左）、邹左军董事长（右）

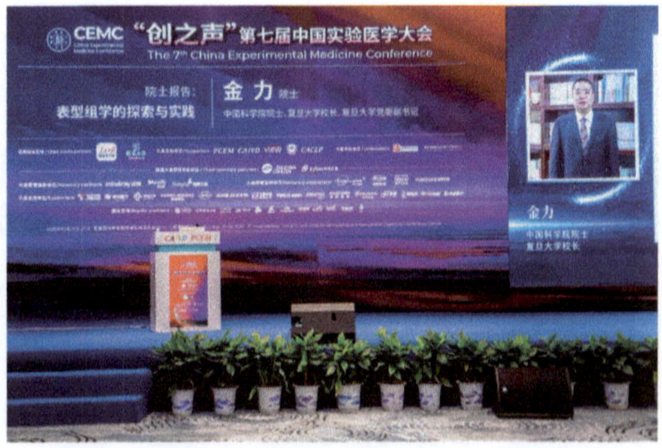

图 19-1-286 金力院士

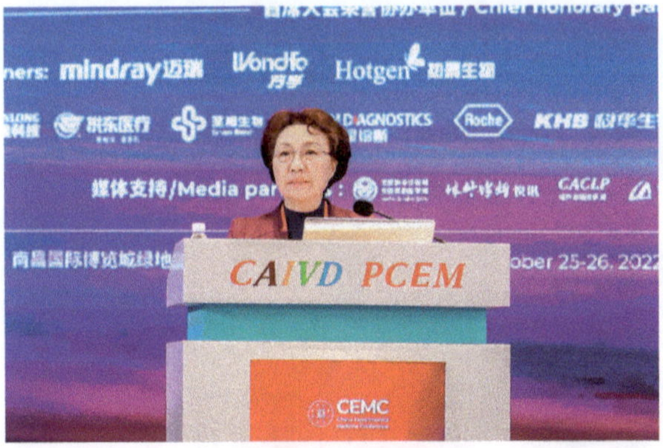

图 19-1-287 王红阳院士

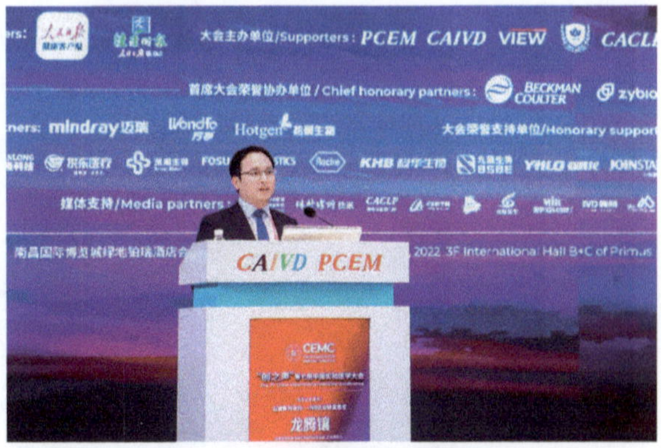

图 19-1-288 龙腾镶研发总监

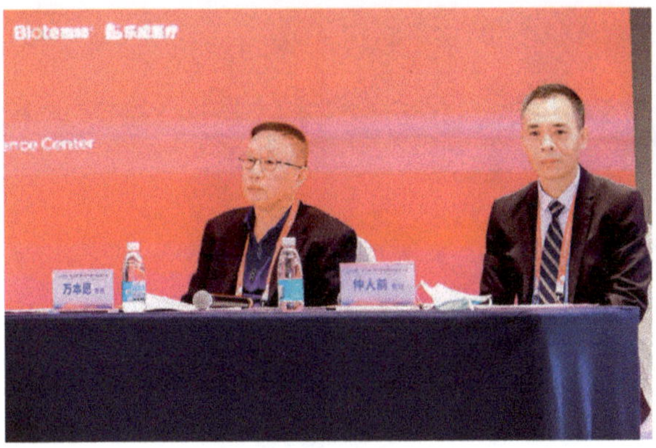

图 19-1-289 万本愿教授（左）、仲人前教授（右）

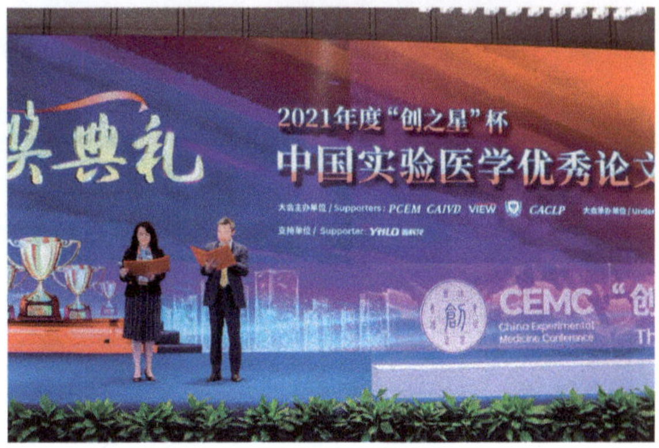

图 19-1-290 颁奖现场

限公司、深圳市亚辉龙生物科技股份有限公司、郑州安图生物工程股份有限公司、德诺杰亿（北京）生物科技有限公司、中元汇吉生物技术股份有限公司、广州市微米生物科技有限公司、爱威科技股份有限公司、丹娜（天津）生物科技股份有限公司颁奖（图 19-1-292）。

宋海波教授、郝晓柯教授、海军军医大学附属长征医院转化医学中心原主任韩焕兴教授、仲人前教授以及中翰盛泰生物技术股份有限公司董明为“创之星”杯中国体外诊断优秀创新产品金奖（试剂）获奖单位——上海芯超生物科技有限公司、深圳市亚辉龙生物科技股份有限公司、安徽惠邦生物工程有限公司、苏州海苗生物科技有限公司、武汉明德生物科技股份有限公司、北京九强生物技术股份有限公司、中元汇吉生物技术股份有限公司、圣湘生物科技股份有限公司、广州市微米生物科技有限公司颁奖（图 19-1-293）。

王华梁教授、宋海波教授为大会支持单位颁奖（图 19-1-294）。

云集了学术大咖、专家学者，聚焦实验医学前沿技术的“创之声”第七届中国实验医学大会在热烈的掌声中落下帷幕（图 19-1-295）。

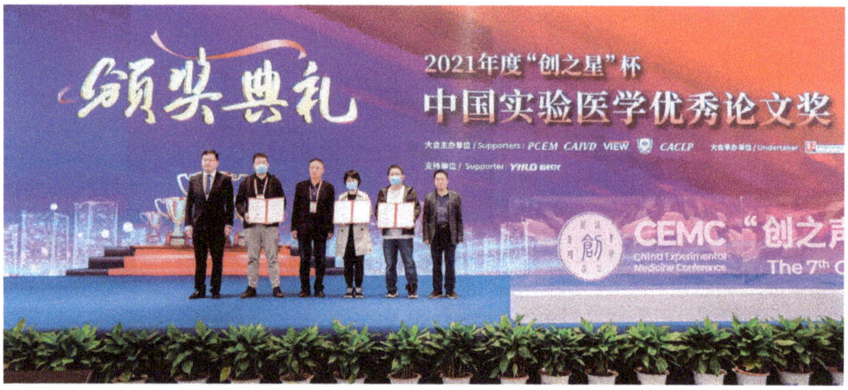

图 19-1-291 “创之星”杯中国实验医学优秀论文奖

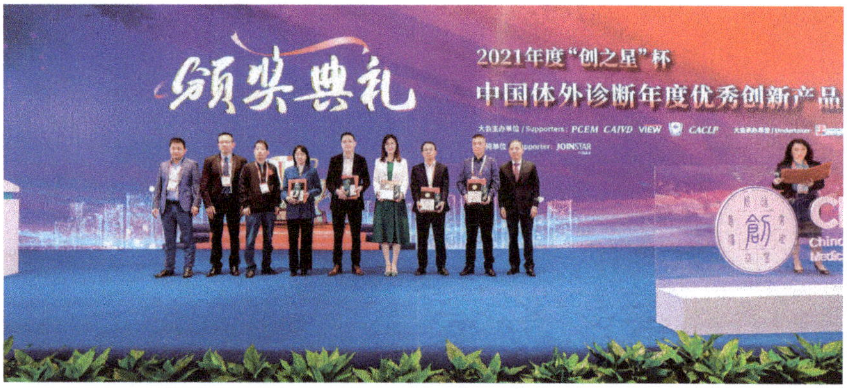

图 19-1-292 “创之星”杯中国体外诊断优秀创新产品金奖（仪器）

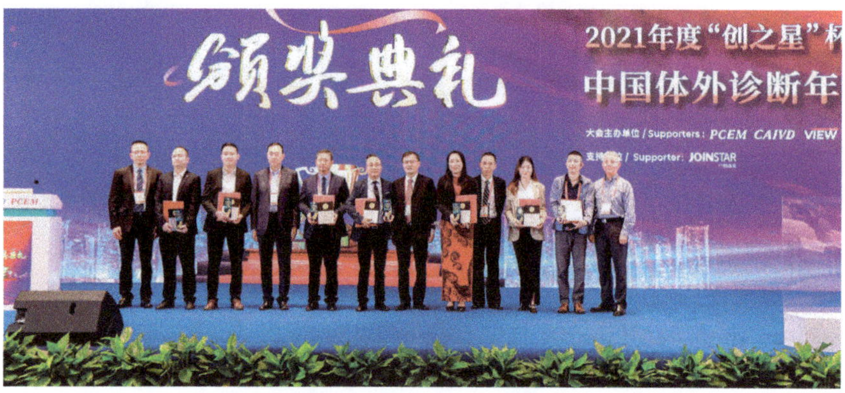

图 19-1-293 “创之星”杯中国体外诊断优秀创新产品金奖（试剂）

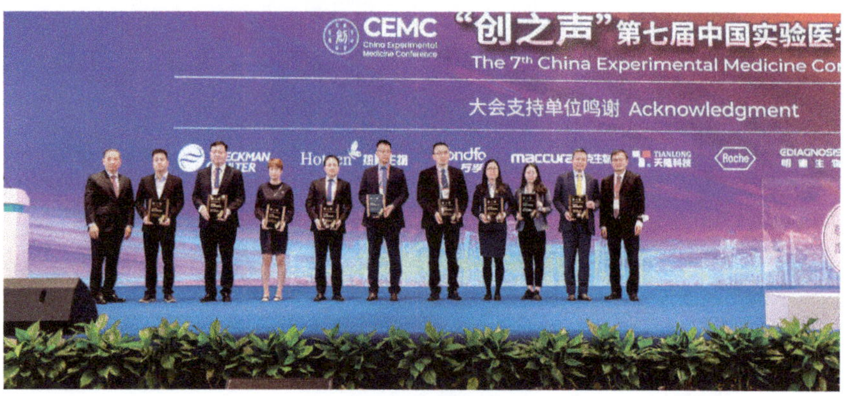

图 19-1-294 大会支持单位

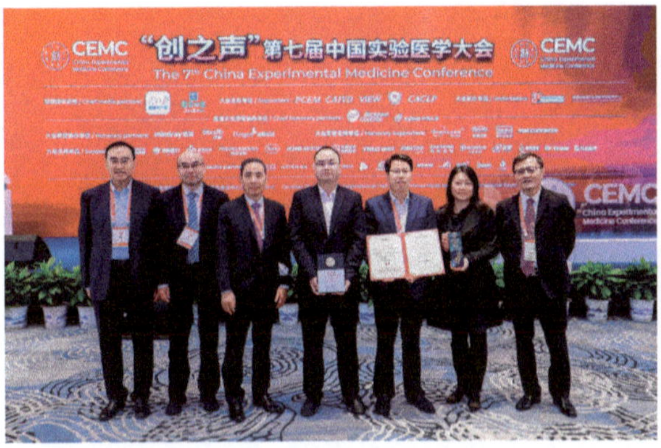

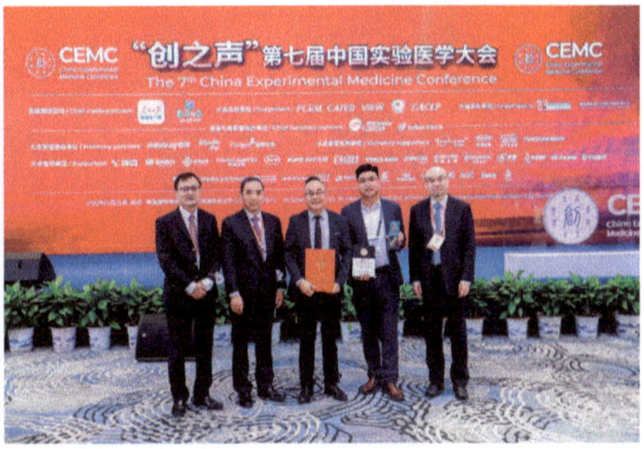

图 19-1-295 嘉宾合影

（赵冰　高雯）

2022 年英雄杯：中国实验医学奖、杰出青年奖

一、“英雄杯”中国实验医学奖

获奖者：黄荷凤院士

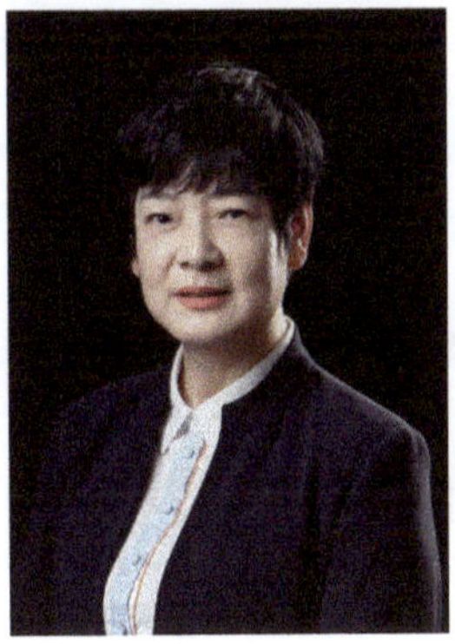

图 19-1-296 中国科学院院士、复旦大学附属妇产科医院主任医师、复旦大学生殖与发育研究院院长黄荷凤

• 颁奖词

人间大爱、点燃希望。

人类生殖是一门医学艺术，她在守护着一个个新生命与众多家庭希望的同时，将基础研究和临床问题紧密结合，主持创建了中国第一个系统化遗传病防控技术体系和规模化临床平台，使中国生殖医学研究跻身世界一流水平。

• 简介

中国科学院院士，英国皇家妇产科学院荣誉院士，发展中国家科学院院士，中国医学科学院学部委员。复旦大学、上海交通大学和浙江大学教授，博士生导师，主任医师，澳大利亚 Adelaide 大学和香港大学客座教授。973 首席科学家，“十二五”国家科技支撑计划牵头人，“863”项目负责人，国家自然科学基金基础科学中心共同 PI、重大国际合作项目负责人，国家重点研发计划重点专项负责人。教育部“生殖遗传”重点实验室主任，上海市胚胎源性疾病重点实验室主任，中国妇幼保健协会副会长，国际生殖遗传学会（ISRG）创会理事。

黄荷凤院士领导建立了规模化、技术齐全、诊断精确、面向全国的三大技术临床应用 / 推广平台，包括发育源性疾病预警和防控、胚胎植入前遗传学筛查与诊断技术（PGT）、产前基因筛查和诊断技术。通过孕前筛查和健康干预、优化助孕体系及无创产前筛查和诊断，完成了 3 万余例无创产前筛查、22 712 名胎儿遗传学诊断和 2 123 个遗传病家系 PGT，避免了 2 717 个遗传病患儿出生。上述成果在全国 23 个省市 49 家医院临床推广应用，结合孕前 / 产前基因筛查和诊断，极大提升了遗传性出生缺陷的精准防控。在 *Nature Medicine* 和 *PNAS* 等 SCI 杂志发表论文 300 余篇，获国家发明专利 3 项。出版相关专著 8 部，牵头制定“胚胎植入前遗传学诊断 / 筛查技术专家共识”。研究成果得到国内外同行和国际著名刊物正面评价，并以第一完成人荣获了 2010 年和 2020 年国家科技进步奖二等奖（图 19-1-296）。

获奖者：强伯勤院士

• 颁奖词

攻坚克难，造福未来。

以人类的最小单位起步，从 tRNA 等化学结构到限制性内切酶，再到人类基因组测序和功能研究，他始终活跃在基因工程科学研究的前沿。在基因的大地上播种希望，他是精准医学的拓荒者。

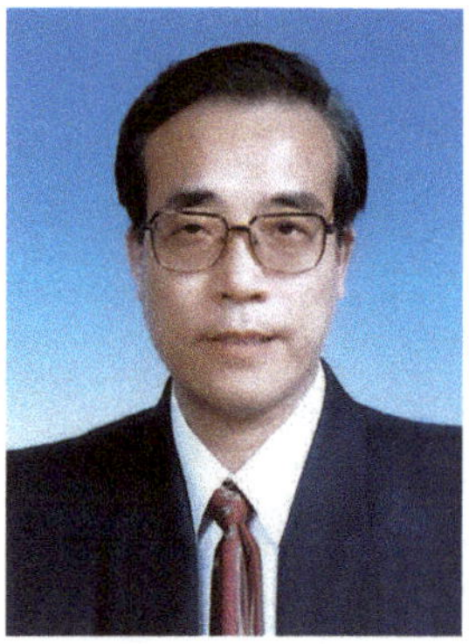

图 19-1-297　中国科学院学部委员（院士）、分子生物学家、中国医学科学院基础医学研究所研究员强伯勤

• 简介

自 20 世纪 60 年代起开始从事 tRNA 等化学结构研究，20 世纪 80 年代起承担过国家“攻关”、“863”计划等课题，开展了核酸工具酶、细胞因子和疟疾抗原等基因工程研究，并在基因剪切工具——限制性内切酶方面做了较系统研究，首次发现了八核苷高识别特性限制酶 Sfi Ⅰ，并与他人合作鉴定出第二种八核苷酸酶 Not Ⅰ的识别特异性，研究 DNA 大片段的稀有剪切技术，还发现了 Nla Ⅲ，Nla Ⅳ，Nsl Ⅰ等新酶。

20 世纪 90 年代初以来主要从事人类基因组测序和功能研究，参加了国际人类基因组测序计划中国 1% 任务的组织与协调工作。其研究成果先后在 *Nature Genetics*、*Journal of Clinical Investigation*、*Proceedings of the National Academy of Sciences of the United States of America*、*Journal of Neuroscience* 等杂志发表。

强伯勤院士先后担任了国家攀登计划 B 项《人类疾病基因控制工程基础研究》项目的首席科学家，并共同主持过国家自然科学基金重大项目《中华民族基因组若干位点基因结构研究》、“973”计划《疾病基因组学理论与技术体系的建立》项目（图 19-1-297）。

二、“英雄杯”中国实验医学杰出青年奖

获奖者：李敏

• 颁奖词

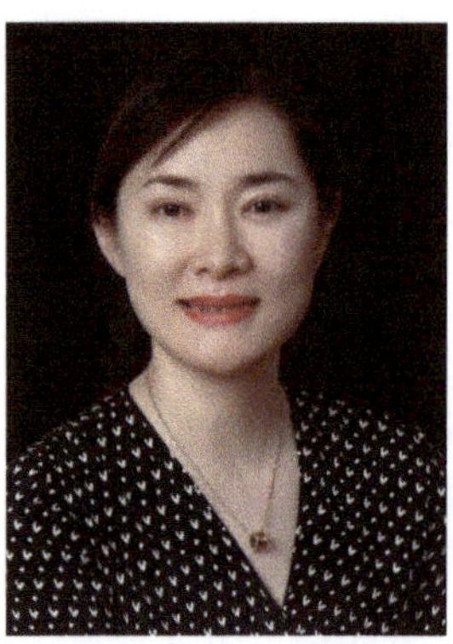

图 19-1-298　上海交通大学医学院附属仁济医院检验科主任李敏

十年磨一剑，砺得梅花香。

在新冠面前，她是治病救人的医生；在课堂上，她是传道授业的老师；她奔波在检验科和教室，始终尽心尽力。从书本到临床，从理论到实践，带领团队攻坚“病原菌”，取得一系列原创性成果，实现临床转化惠及大众。

• 简介

医学博士、研究员、博士生导师，教育部“长江学者”特聘教授，国家自然基金委优青。并获上海领军人才、上海市卫生系统优秀学科带头人、上海市教委曙光学者、上海市科委浦江人才、上海市卫生系统“银蛇奖”等。2005—2008 年以博士后身份在美国国立卫生研究院工作，并荣获“Fellows Award for Research Excellence of National Institutes of Health”奖。现任中华医学会检验医学分会青年委员会副主任委员、中华医学会细菌感染与耐药防治分会委员、上海市医学会检验医学专科分会副主任委员、上海中西医结合学会检验医学专委会主任委员、上海市微生物学会常务理事兼秘书等。

十多年来带领团队聚焦于“临床重要病原菌致病机制和诊断防控”这一重要科学问题。在阐明中国不同感染来源病原菌流行病学基础上，对主要流行株的致病机制、宿主免疫防御及诊断预防开展了系统的基础和临床转化研究，取得了一系列原创性成果，为研发新型、有效诊疗策略提供有效靶点和思路，显著提升临床对病原菌感染的诊、防、控能力。临床基础和转化研究成果先后发表 *Nat Med*、*Cell Host Microbe* 等国际专业 SCI 期刊论著 80 多篇，主持国家自然基金 10 项；研究成果获得 2018 年国家科学技术进步奖二等奖（第三完成人）；参与撰写行业规范和专家共识 6 项；授权国家专利 6 项等。研究成果受邀在国内外同领域学术会议做报告交流 30 多次；作为会议主席组织召开由国家自然科学基金委和英国研究理事会联合资助的 2017 中英“Antimicrobial Resistance Initiative Workshop”研讨会，并形成国际合作研究的指南建议等（图 19-1-298）。

获奖者：罗阳

• 颁奖词

“玩命”与时间赛跑，致力于检验“快车道”。

他说：“我们的研究方向，是为疾病诊断提供更准确、更安全、更可靠的技术手段，类似于战场上的‘侦察兵’——刀尖要锐，速度要快，方位要准！”在实战与科研中的一次次失败、思考、重组、再建，刻苦钻研、乐此不疲，只因心中那份沉甸甸的责任和拯救更多生命的信念！

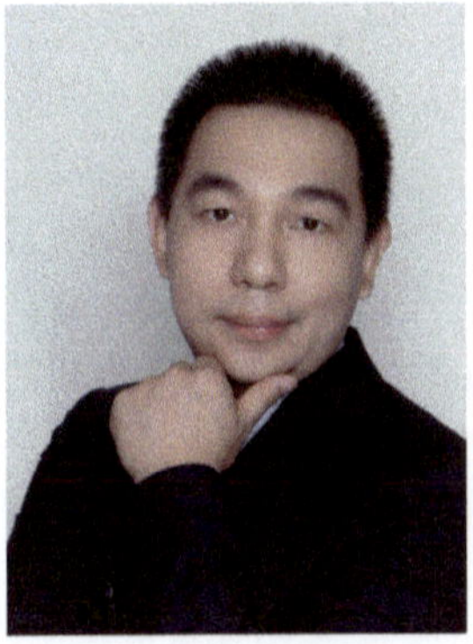

图 19-1-299 重庆大学医学院公共实验中心主任、智慧检验与分子医学中心主任罗阳

• 简介

重庆大学医学院教授、博士生导师，国家杰出青年科学基金获得者，国家特支计划青年拔尖人才，重庆市杰出青年基金获得者。

先后被评为重庆英才创新创业领军人才、重庆市学术技术带头人、科技部创新人才推进计划重点领域创新团队核心专家；担任重庆市科技青年联合会实验医学专委会主任委员、中国医师协会检验医师分会代谢疾病专委会副主任委员、世界华人检验与病理医师协会康复医学检验专委会副主任委员等学术任职。

承担国家级、省部级及军队科研课题 30 余项；近五年，在 *Sci Transl Med*，*Nat Commun* 等期刊发表论文 40 余篇（ESI 高被引 5 篇）；获国家科技进步奖二等奖（排 5）、重庆市技术发明一等奖（排 1）、重庆产学研科技成果一等奖（排 1）、“十一五”军队重大科技成果奖（排 5）等省部级奖项 12 项，申报国际 PCT 专利 3 件（美国、英国、澳大利亚），获国家发明专利 20 余件。主编专著 1 部、参编专著 5 部。相关技术经企业转化后获 CFDA 产品注册证 34 个、欧盟 CE 认证 8 项。

结合分子生物学、基因组学、纳米生物学技术，建立评估疾病的诊断理论和技术，对感染性疾病、肿瘤等疾病的分子图谱进行分析，进一步采用单分子检测技术实现疾病诊断分子标志物的高敏快速检测，围绕疾病早期诊治和标志物超敏快速检测难题，从“产学研用”全链条进行系统研究，取得了一系列创新成果和应用贡献（图 19-1-299）。

获奖者：周宏伟

• 颁奖词

不被浮云遮望眼，科研求索路不止。

“独立与自由”“底线与责任”“创新与团队”，他人生的每一个阶段走的坚定而笃信。在微生物领域的大道上砥砺前行，致力于推进微生态医学研究、成果转化及规范化体系，为健康中国战略助力。

• 简介

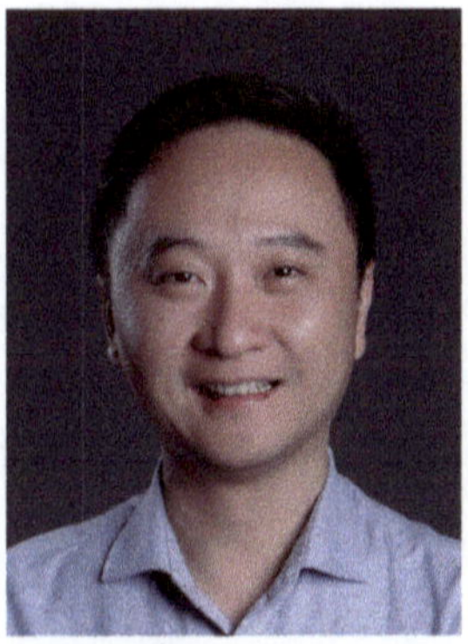

图 19-1-300 南方医科大学珠江医院检验医学部主任周宏伟

博士生导师、二级教授、博士后合作导师，先后获得国家杰出青年科学基金、国务院特殊津贴专家、国家百千万人才、珠江学者特聘教授、国家优青、教育部新世纪优秀人才等人才项目支持。

担任中华医学会检验医学分会青年委员、广东省医学会检验医学分会副主任委员、中国肠道大会发起人、中国生物物理学会肠道分会副主任委员、国际刊物 *Medicine in Microecology*（Elsevier）主编及 *mSystems* 编委。

在人体微生物组这一新兴方向做出了系统的创新工作。创建了多种微生态分析工具；揭示了地域因素对疾病菌群模型的关键影响，并提出“菌群诊断的地域依赖性”假说；发现肠道菌群紊乱、菌群位移在子痫前期中的关键病因新机制；发现卒中急性期以肠道肠杆菌科急剧增值为纽带的脑肠互作新机制，为卒中急性期及后遗症期并发症的风险预测、治疗与预防提供全新视角。以通讯作者在 *Nature Medicine*、*Gut*、*Microbiome*、*ISME Journal* 等著名刊物发表论文。获得国家自然科学基金重点项目、新冠专项、杰青、优青以及重大研发计划、重点专项等课题资助。牵头创建中国临床微生态研究协作组（CALM），带领国内数十家医院开展肠道、口腔、泌尿生殖道微生态多中心研究，开展方法学培训，拓展检验医学临床研究平台与能力建设（图 19-1-300）。

获奖者：陈鸣

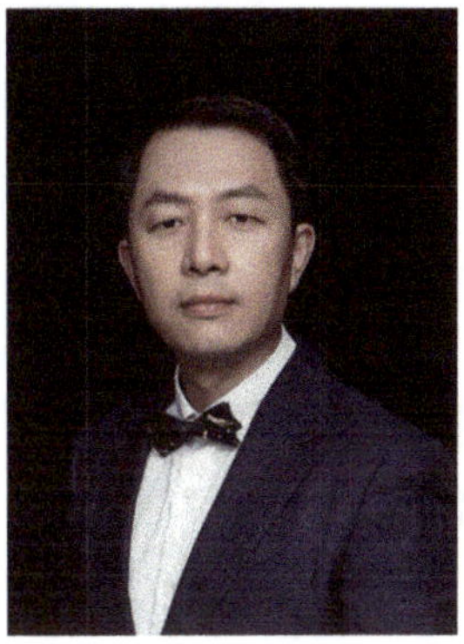

图 19-1-301 陆军军医大学药学与检验医学系主任兼第一附属医院检验科主任陈鸣

• 颁奖词

探索临床诊断创新技术，勇攀精准医疗检验高峰。

“纳米科技，生物传感”。在医检技术的发展道路上，是望不到尽头的多学科交叉复合研究。执着与坚守，他在自己的专业领域永不停歇；收获成功，为检验事业的发展培养团队、注入动力，终将望见医学之海上那已驶向天际的点点白帆。

• 简介

医学博士、教授、博士生导师。中国科学院苏州纳米技术与纳米仿生研究所客座研究员。中华医学会检验医学分会委员、中国中西医结合学会检验专委会副主委、重庆市中西医结合学会检验专委会主委。

长期从事生物传感器、纳米科技及分子诊断方面的研究。带领的检验学科连续七年上榜复旦“中国医院专科声誉排行榜”正榜，2021 年排名全国并列第五，目前是全国检验医学临床重点专科、国家医学检验临床医学研究中心核心单位、全军检验医学专科中心、全军检验医学重点实验室、重庆市重点实验室、重庆市临床重点专科精品项目单位。他是《国际检验医学杂志》《检验医学与临床》常务编委、《中华检验医学杂志》编委、*Biosens Bioelectron* 等 SCI 杂志审稿人。作为课题负责人承担了国家“863”课题 2 项、国家自然科学基金重点项目 2 项、国家自然科学基金面上及青年项目 4 项、卫生部专项课题 1 项、国家重大传染病防治专项子课题 1 项、军队“十三五”“十二五”重大项目子课题 2 项、重庆市技术创新与应用示范重点项目 2 项、重庆市自然科学基金重点项目 1 项。获国家科技进步奖二等奖 2 项（2010-2、2016-5）、重庆市技术发明一等奖 1 项（2003-2）、军队科技进步二等奖 5 项（2017-1、2013-1、2012-7、2007-4、2002-4）、中华预防医学奖一等奖 1 项（2011-10）、中华医学科技奖二等奖 1 项（2009-3）。获庆祝中华人民共和国成立 70 周年纪念章。获批重庆市学术技术带头人、首批重庆市医学领军人才、陆军首批科技英才培养对象。获第七届重庆青年科技奖、重庆市十大杰出青年，还获全国多媒体教育软件大奖赛一等奖 1 项（2010-1）、军队院校育才银奖 1 次、总后优秀教师 1 次、荣立三等功 1 次。已在 *New Engl J Med*、*Science Advances*、*Bioactive Materials* 等 SCI 杂志发表论文 52 篇，总影响因子 319.66，影响因子＞10 分 12 篇，单篇影响因子最高 91.25。获国家发明专利 5 项、实用新型专利 4 项，主编、参编专著 6 部（图 19-1-301）。

（赵冰　高雯）

第二节
走进企业

2021—2022 年，CAIVD 参访了以下企业或研发单位。

1. 2021 年 6 月 19 日，参访西安区域医学检验中心（图 19-2-1）。

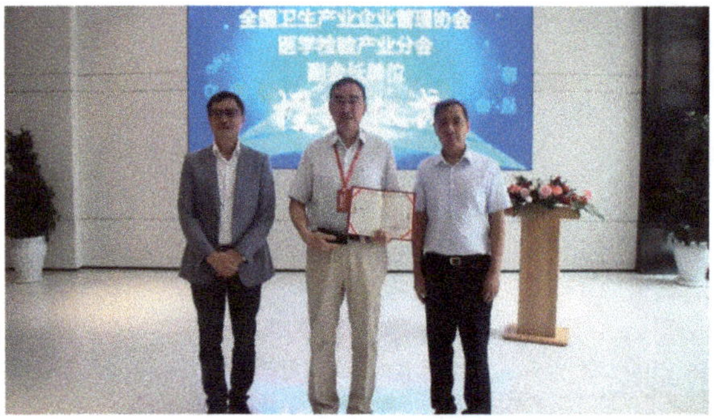

图 19-2-1　合影

2. 2021 年 7 月 6 日，走访珀金埃尔默位于苏州太仓的生产和研发基地（图 19-2-2）。

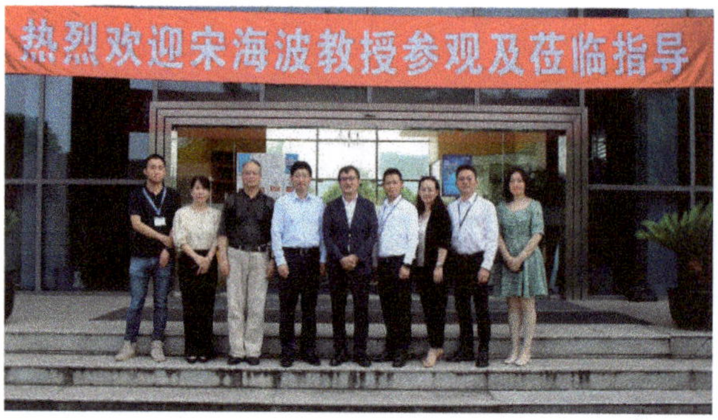

图 19-2-2　合影

3. 2021 年 8 月 31 日，参访通用生物系统（安徽）有限公司（图 19-2-3）。

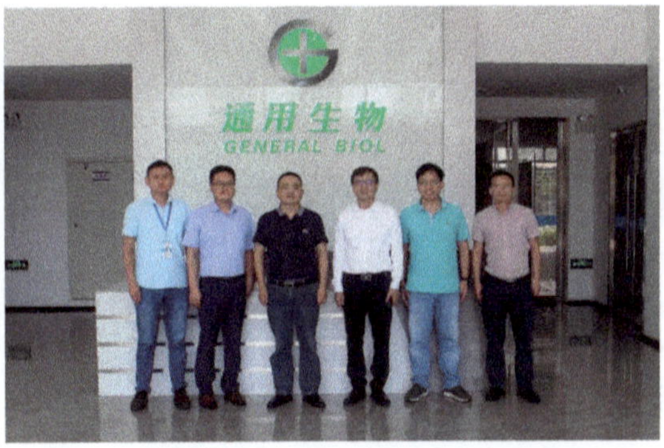

图 19-2-3　合影

4. 2021 年 9 月 2 日，参访安徽惠邦生物工程有限公司（图 19-2-4）。

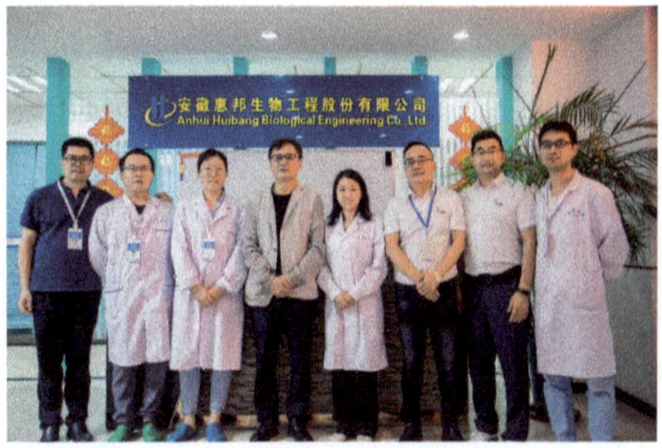

图 19-2-4　合影

5. 2021 年 9 月 24 日，CAIVD 走进企业——圣湘生物科技股份有限公司，“不忘初心、守护健康”（图 19-2-5）。

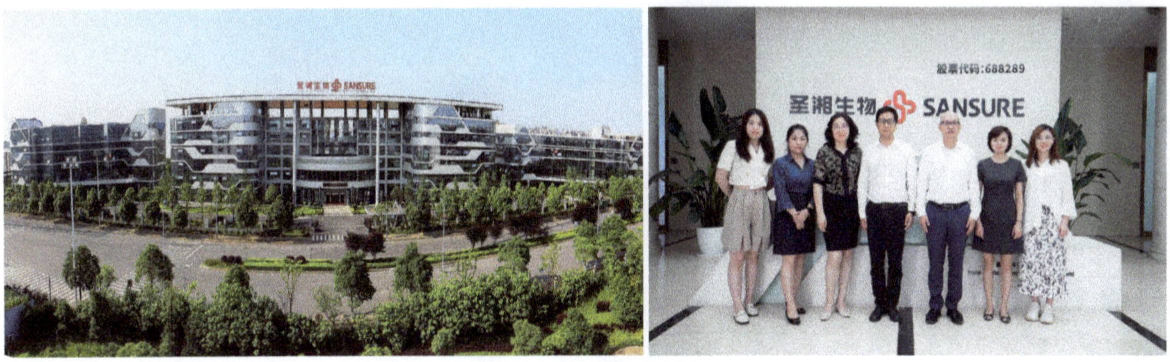

图 19-2-5　企业外景与合影

6. 2021 年 9 月 27 日，CAIVD 走进企业——浙江拱东医疗器械股份有限公司，“唯专注、显不凡”（图 19-2-6）。

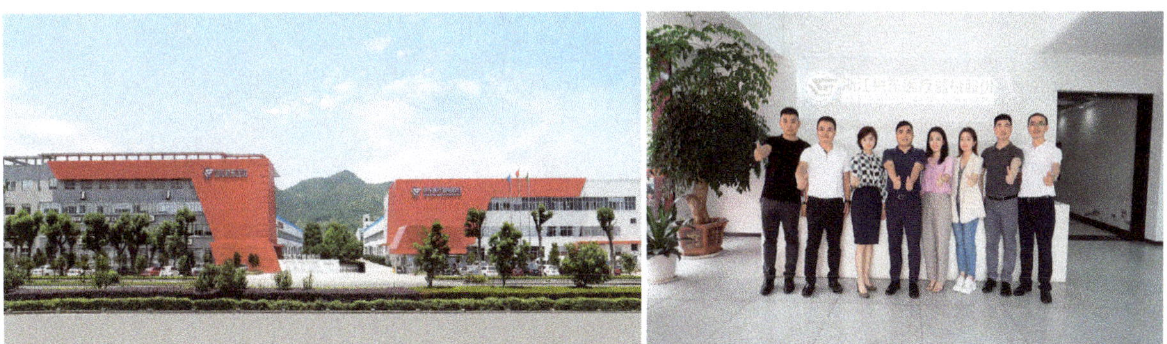

图 19-2-6　企业外景与合影

7. 2021 年 10 月 9 日，CAIVD 走进企业——中翰盛泰生物技术股份有限公司，“以创新驱动诊断技术发展”（图 19-2-7）。

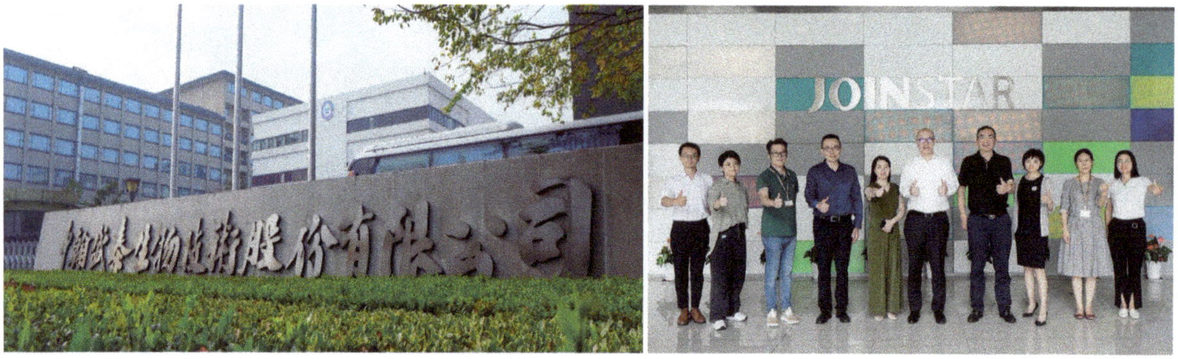

图 19-2-7　企业外景与合影

8. 2021 年 10 月 12 日，CAIVD 走进企业——北京九强生物技术股份有限公司，“坚守匠心，创新制胜”（图 19-2-8）。

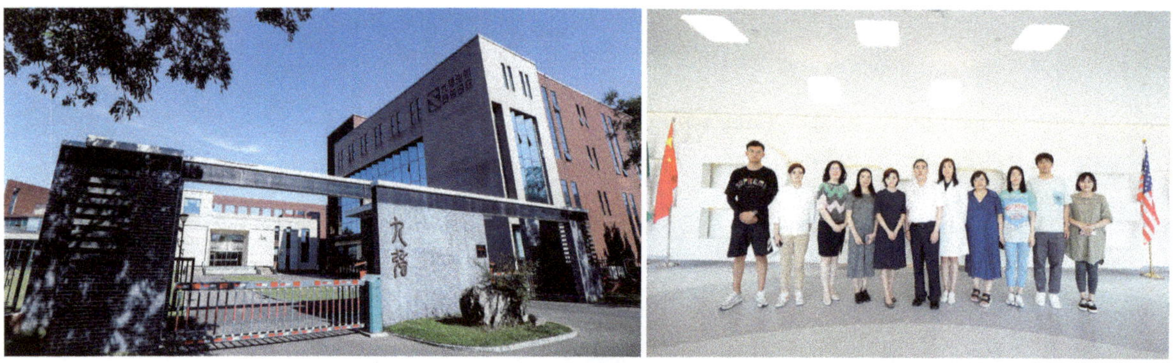

图 19-2-8　企业外景与合影

9. 2021 年 10 月 14 日，CAIVD 走进企业——郑州安图生物工程股份有限公司，“追求卓越 、开拓创新”（图 19-2-9）。

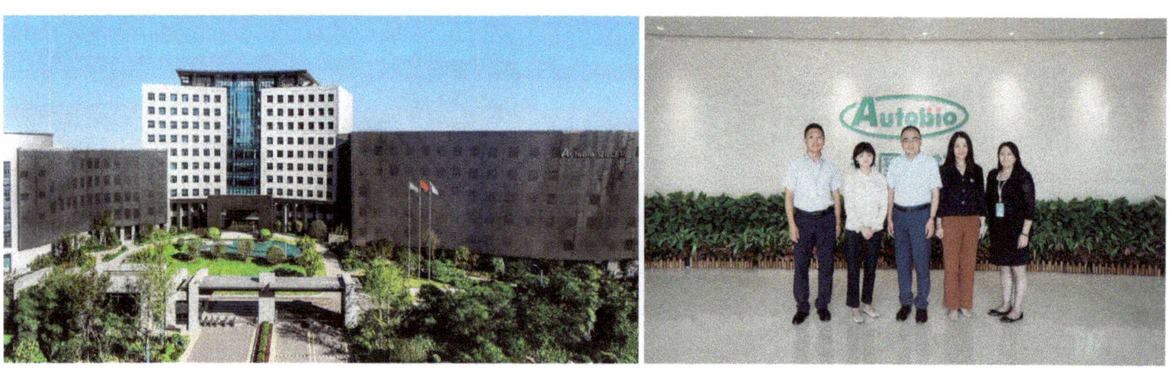

图 19-2-9　企业外景与合影

10. 2021 年 10 月 19 日，CAIVD 走进企业——迈克生物股份有限公司，“以融合开辟科技创新之道”(图 19-2-10)。

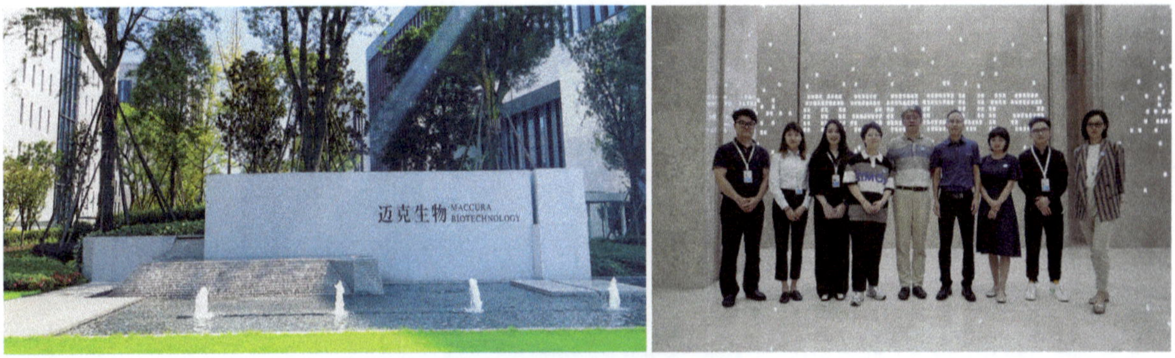

图 19-2-10　企业外景与合影

11. 2021 年 10 月 21 日，CAIVD 走进企业——中元汇吉生物技术股份有限公司，“坚定信念、成就梦想”(图 19-2-11)。

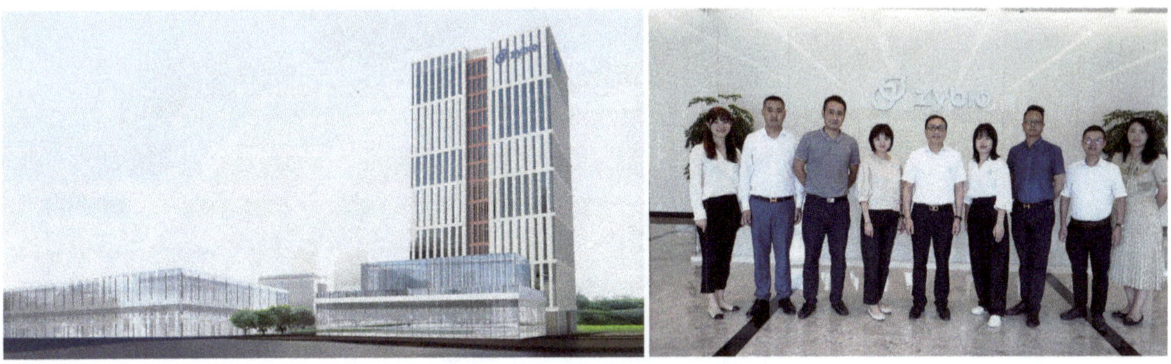

图 19-2-11　企业外景与合影

12. 2021 年 11 月 25 日，CAIVD 走进企业——武汉明德生物科技股份有限公司，“聚焦精准、引领智慧”(图 19-2-12)。

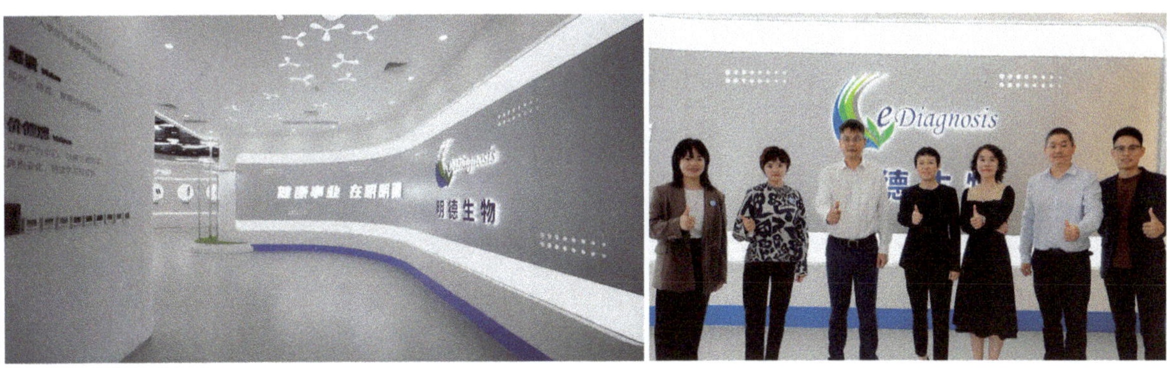

图 19-2-12　企业外景与合影

13. 2021 年 11 月 30 日，CAIVD 走进企业——深圳迈瑞生物医疗电子股份有限公司，“以创新科技守护人类健康”（图 19-2-13）。

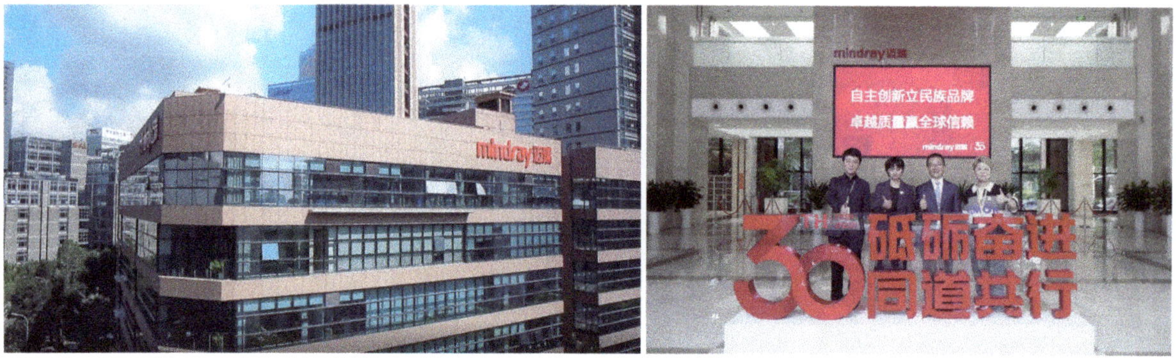
mindray迈瑞
自主创新立民族品牌
卓越质量赢全球信赖
砥砺奋进
同道共行

图 19-2-13　企业外景与合影

14. 2021 年 12 月 7 日，CAIVD 走进企业——广州万孚生物技术股份有限公司，“科技创新 引领高质量发展”（图 19-2-14）。

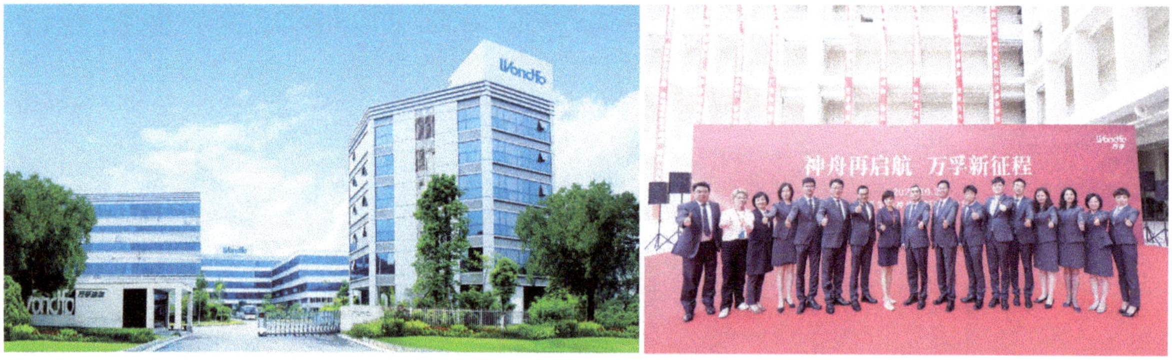
神舟再启航 万孚新征程

图 19-2-14　企业外景与合影

15. 2021 年 12 月 20 日，CAIVD 走进企业——博科控股集团有限公司，“博采众长、科技创新”（图 19-2-15）。

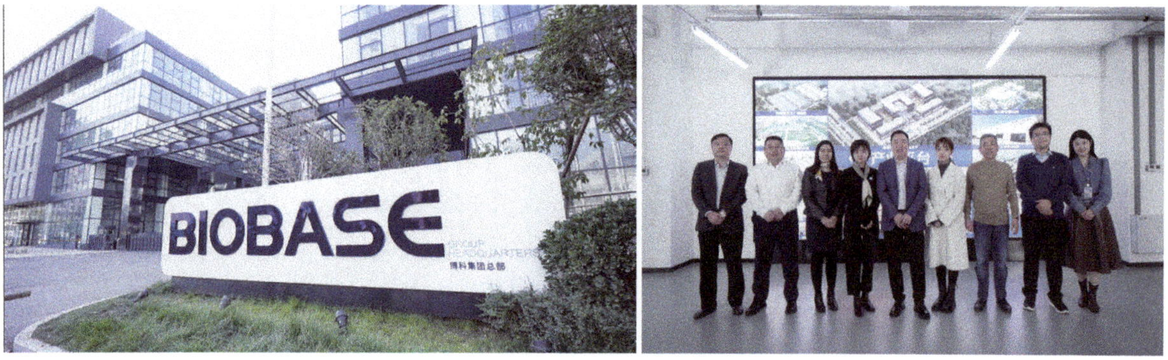
BIOBASE

图 19-2-15　企业外景与合影

16. 2021 年 12 月 23 日，CAIVD 走进企业——深圳市理邦精密仪器股份有限公司，“行稳致远，坚持有价值的创新”（图 19-2-16）。

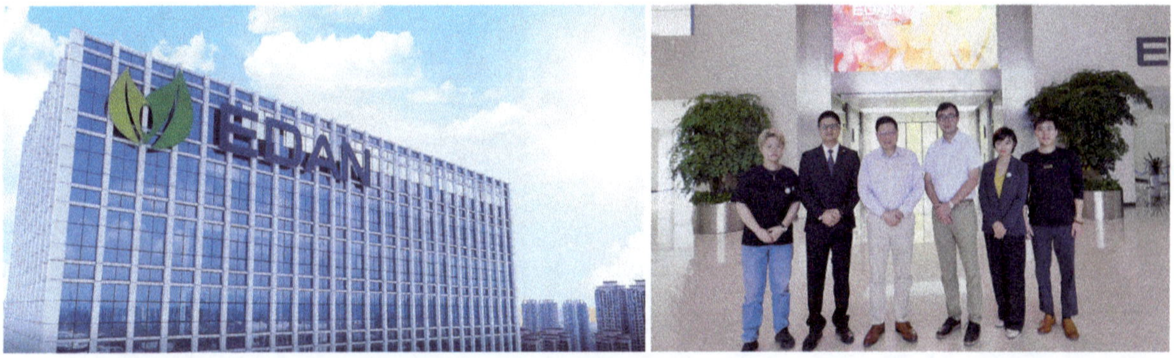

图 19-2-16　企业外景与合影

17. 2022 年 2 月 7 日，CAIVD 走进企业——西安天隆科技有限公司，“工匠精神、卓越价值”（图 19-2-17）。

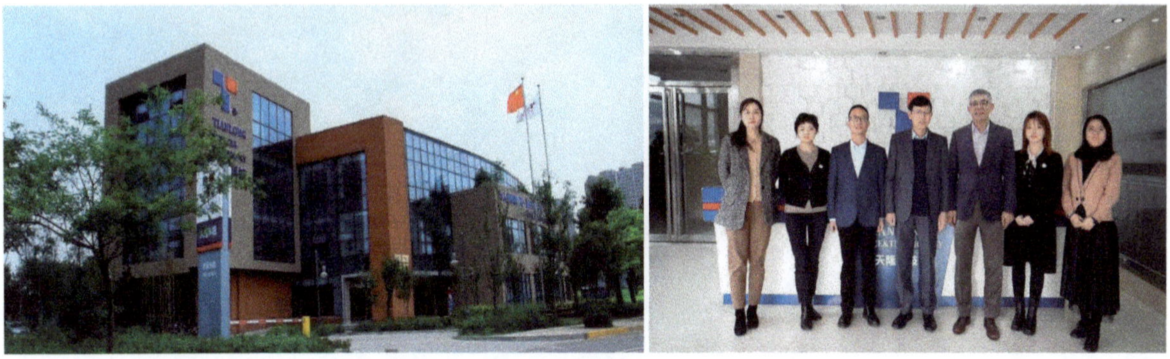

图 19-2-17　企业外景与合影

18. 2022 年 2 月 18 日，参观指导徐州淮海生物医药产业园（图 19-2-18）。

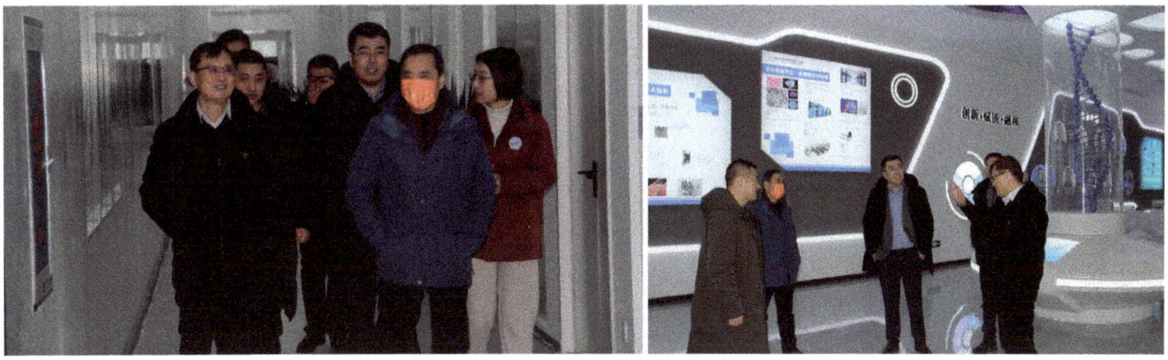

图 19-2-18　参观合影

19. 2022 年 3 月 29 日，CAIVD 走进企业——深圳市亚辉龙生物科技股份有限公司，“立足创新、更懂生命”（图 19-2-19）。

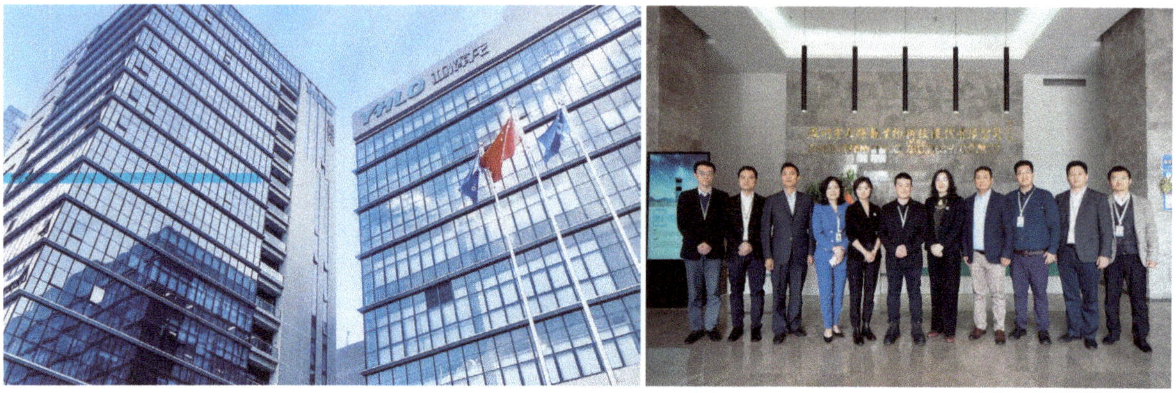

图 19-2-19 企业外景与合影

20. 2022 年 7 月 24 日，CAIVD 走进企业——北京热景生物技术股份有限公司，“共同成长、见证辉煌”（图 19-2-20）。

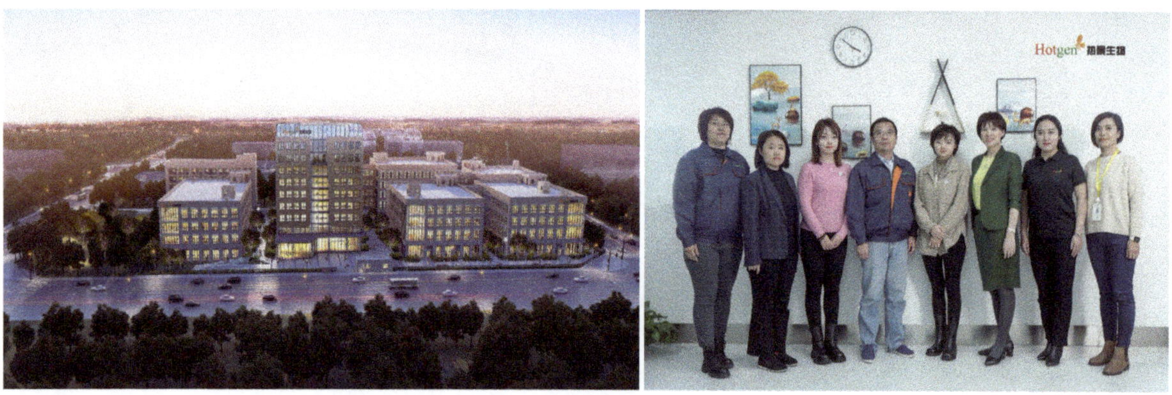

图 19-2-20 企业外景与合影

（赵冰 高雯 费小舟 顾佳敏
王静瑶 沈晓娟）

附录一
2021 年、2022 年中国体外诊断行业大事记

一、2021 年中国体外诊断行业大事记

1. 一月

2021 年 1 月 2 日，海关总署发布关于新冠病毒检测试剂盒等疫情防控物资申报相关事项的公告。

2021 年 1 月 4 日，2021 年第一批 12 225 项国家级继续医学教育项目公布。

2021 年 1 月 7 日，珀金埃尔默宣布，将以每股 22 美元、总价约 5.91 亿美元的价格收购 Oxford Immunotec 的流通股。

2021 年 1 月 8 日，北京新羿生物科技有限公司宣布完成 1.5 亿 B 轮融资。

2021 年 1 月 11 日，阅尔基因（NuProbe）宣布完成超额认购总值 4 200 万美元的 A 轮融资。

2021 年 1 月 12 日，国家药监局发布《关于药械组合产品注册有关事宜的通告》(修订草案公开征求意见稿)。迪安大学 & 贝克曼库尔特大学“长三角学院联盟”成立大会并签署战略合作协议。国家药监局发布肺炎支原体 IgM/IgG 抗体检测试剂等 3 项体外诊断注册技术审查指导原则。

2021 年 1 月 13 日，浩欧博在上海证券交易所成功上市。

2021 年 1 月 13 日，为落实《国务院应对新型冠状病毒感染肺炎疫情联防联控机制关于印发进一步推进新冠病毒核酸检测能力建设工作方案的通知》(国办发明电〔2020〕22 号）的要求，国家卫健委在全国新冠病毒核酸检测信息平台基础上，建立了新冠病毒核酸采样检测人力资源信息库，将对核酸采样检测人员实行信息化管理。丹纳赫、罗氏、雅培、赛默飞、迈瑞等 IVD 相关企业上榜“2020 胡润世界 500 强”。

2021 年 1 月 15 日，赛默飞世尔科技公司宣布拟以 4.5 亿美元的现金和 1 亿的里程碑付款收购 Mesa Biotech。

2021 年 1 月 18 日，之江生物在上海证券交易所成功上市。

2021 年 1 月 18 日，杰毅生物宣布完成近 2 亿元 B 轮融资。

2021 年 1 月 20 日，中国体外诊断网发布“2020 年中国体外诊断产业领军人物”——爱威科技股份有限公司董事长丁建文、浙江东方基因生物制品股份有限公司董事长方效良、中元汇吉生物技术股份有限公司创始董事长吉权、上海奥普生物医药股份有限公司总经理李福刚、北京赛科希德科技股份有限公司董事长吴仕明、深圳市理邦精密仪器股份有限公司董事长张浩、北京九强生物技术股份有限公司首席运营官盛丹、西安天隆科技有限公司董事 / 创始人彭年才，8 位同志当选为 2020 年度“中国体外诊断产业领军人物”。

2021 年 1 月 22 日，中国光彩事业促进会第六次会员代表大会暨全国抗击新冠肺炎疫情民营经济先进个人表彰大会在北京召开。获此殊荣的 IVD 企业家有：圣湘生物科技股份有限公司董事长戴立忠，复星集团执行董事、联席董事长汪群斌，西安天隆科技有限公司董事、创始人彭年才，广州金域医学检验集团股份有限公司党委书记 / 董事长兼首席执行官梁耀铭。体外诊断试剂质量控制等 72 个重点实验室名单公示。

2021 年 1 月 24 日，江西透景生命科技有限公司成立。

2021 年 1 月 25 日，国家卫健委发布《进口物品必须提供新冠病毒核酸检测报告》。

2021 年 1 月 28 日，爱威科技股份有限公司科创板 IPO 已提交注册。上海睿昂基因科创板 IPO 已提交注册。

2021 年 1 月 29 日，中共中央政治局委员、全国人大常委会副委员长王晨在河南调研。王晨一行来到安图生物，了解体外诊断试剂生产供应和服务疫情防控情况。圣湘生物拟与珠海维宇同益管理咨询企业（有限合伙）共同出资 3 000 万元，设立合资公司大圣宠医（湖南）生物科技有限公司。

2021 年 1 月 31 日，港交所官网正式挂出诺辉健康的聆讯后资料集，代表着这家癌症早筛企业顺利通过了聆讯，IPO 在即。

2. 二月

2021 年 2 月 1 日，国家医保局宣布全国 27 省份开展门诊费跨省直接结算试运行。

2021 年 2 月 3 日，罗氏诊断中国与德国 SARSTEDT 宣布达成战略合作，辉瑞中国与赛沛中国于今日在上海正式签署战略合作。

2021 年 2 月 4 日，硕世生物与江河华晟医学签署战略合作协议。

2021 年 2 月 6 日，中国体外诊断网发布 2020 年“创之星”杯中国实验医学优秀论文、中国体外诊断优秀创新产品（仪器 / 试剂）获奖名单。获得中国实验医学优秀论文奖的个人是：上海交通大学生物医学工程学院杨静、军事科学院军事医学研究院军事认知与脑科学研究所杨锡琴、重庆大学赵贤贤、上海市胸科医院郭巧梅、厦门大学廖逸群。获得中国体外诊断优秀创新产品仪器奖的公司是：深圳市活水床旁诊断仪器有限公司、热景（廊坊）生物技术有限公司、重庆中元汇吉生物技术有限公司、西安天隆科技有限公司、深圳市亚辉龙生物科技股份有限公司、复星长征—长沙中生众捷生物技术有限公司、迪瑞医疗科技股份有限公司。获得中国体外诊断优秀创新产品试剂奖的公司是：圣湘生物科技股份有限公司、博奥赛斯（重庆）生物科技有限公司、复星长征—长沙中生众捷生物技术有限公司、宁波奥丞生物科技有限公司、北京九强生物技术股份有限公司、深圳市亚辉龙生物科技股份有限公司、江苏奥雅生物科技有限公司。获得中国体外诊断优秀创新产品上游原料奖的公司是：武汉瀚海新酶生物科技有限公司。

2021 年 2 月 8 日，贝克曼库尔特与雷铸智能上海签署战略合作协议。国家卫健委发布全员新型冠状病毒核酸检测组织实施指南。

2021 年 2 月 9 日，时任国务院总理李克强签署第 739 号国务院令，公布修订后的《医疗器械监督管理条例》，自 2021 年 6 月 1 日起施行。

2021 年 2 月 18 日，国家卫健委发布心血管系统疾病相关专业医疗质量控制指标（2021 年版）。睿康生物子公司睿质科技申报的 6 个液相色谱——串联质谱法检测试剂盒全部通过上海市药品监督管理局的审批。

2021 年 2 月 18 日，诺辉健康正式在港交所挂牌上市。

2021 年 2 月 23 日，锐讯生物宣布完成数千万元的 B1 轮融资。

2021 年 2 月 24 日，科美诊断首次公开发行股票注册，即将登陆科创板。国家卫健委发布《新型冠状病毒消毒效果实验室评价标准》等 3 项推荐性卫生行业标准。

2021 年 2 月 25 日，达微生物宣布与迈克生物签订战略合作协议。

2021 年 2 月 27 日，在上海雅培创跃中心，全新一代 GLP 实验室自动化系统正式落成启用。

3. 三月

2021 年 3 月 1 日，经澳门卫生局批复认可，由南粤集团、澳门工会联合总会和金域医学合作运营的南粤工联核酸检测站在澳门揭牌正式投入服务。上海市科学技术委员会发布关于上海市 2021 年度“科技创新行动计划”生物医药（含疗器械与装备开发）科技支撑专项项目申报指南。

2021 年 3 月 6 日，第 18 届中国肺癌高峰论坛于广州召开，此次会议亦达成了我国首个《肺癌 MRD 的检测和临床应用共识》。

2021 年 3 月 8 日，国家卫健委办公厅发布关于 2021 年国家医疗质量安全改进的通知。安图生物和积水医疗正式宣布达成战略合作。九州通医疗器械集团和迈瑞战略业务对接会在鹏城深圳召开。

2021 年 3 月 9 日，国家药品监督管理局医疗器械技术审评中心（以下简称“器审中心”）发布创新医疗器械特别审查申请审查结果公示（2021 年第 4 号）的通知。《腺苷脱氨酶测定试剂盒》行业标准发布，2022 年 10 月 1 日正式实施。《丙型肝炎病毒抗体检测试剂（盒）（化学发光免疫分析法）》标准发布，2022 年 4 月 1 日正式实施。

2021 年 3 月 11 日，丹纳赫集团贝克曼库尔特生命科学在苏州工业园区正式交付了其全新的流式细胞分选仪 CytoFLEX SRT。

2021 年 3 月 12 日，国家药监局关于医疗器械主文档（原材料和关键元器件）登记事项的公告。国家药监局发布《眼科光学 人工晶状体 第 2 部分：光学性能及测试方法》等 63 项行业标准和 3 项修改单的公告。《中华人民共和国国民经济和社会发展第十四个五年规划和 2035 年远景目标纲要》正式发布。

2021 年 3 月 15 日，罗氏将以 18 亿美元收购美国分子病理检验生产商 GenMark Diagnostics。

2021 年 3 月 16 日，器审中心对圣湘生物项目“乙型肝炎病毒核糖核酸（HBV RNA）定量检测试剂盒（PCR- 荧光探针法）”拟定予以优先审批，予以公示。

2021 年 3 月 25 日，奥泰生物成功登录科创板。

2021 年 3 月 26 日，全国卫生产业企业管理协会医学检验产业分会第四届会员代表大会暨第四届理事会换届选举大会在重庆召开，经投票选举，上海市实验医学研究院副院长、全国卫生产业企业管理协会副会长、医学检验产业分会会长、Wiley 旗下 *VIEW* 期刊主编宋海波全票连任第四届理事会会长。

2021 年 3 月 27—28 日，由全国卫生产业企业管理协会实验医学分会携手 Wiley 出版集团、上海市实验医学研究院联合举办的“‘创之声’第六届中国实验医学大会 / Wiley 体外诊断国际学术大会”在重庆悦来国际会议中心隆重举行，全国卫生产业企业管理协会医学检验产业分会主办的“第八届中国体外诊断产业发展大会”、“亮 · 检验—第四届体外诊断青年企业家论坛”、上海赋基技术咨询有限公司、智奥瑞和（上海）展览有限公司承办的平安点创国际融资租赁有限公司独家冠名的第三届“中国 IVD 流通企业论坛”、第一届“中国体外诊断关键原材料及零部件论坛”同期举办。

2021 年 3 月 27 日，由奥森多医疗和全国卫生产业企业管理协会实验医学分会共同举办的“奥森多心血管病学术论坛”在重庆圆满召开，来自全国各地的临床和检验专家们齐聚一堂，共话“心”事。

2021 年 3 月 28 日 8 点 38 分，第十八届中国国际检验医学暨输血仪器试剂博览会（CACLP）& 第一届中国国际 IVD 上游原材料暨制造流通供应链博览会（CISCE）在重庆国际博览中心盛大开幕。

2021 年 3 月 28 日，深圳市爱康生物科技有限公司主办的检验专题讨论会“化学发光 POCT 平台在临床疾病诊疗中的应用”在重庆悦来国际会议中心一楼欢悦厅 B 圆满举行，在行业内引起了强烈反响。

2021 年 3 月 28 日，在重庆悦来国际会议中心隆重举行了由全国卫生产业企业管理协会实验医学分会和复旦大学附属中山医院病理科联合主办的“病理专题论坛：肿瘤免疫治疗生物标志物专题会”，聚焦肿瘤免疫治疗，探讨肿瘤免疫生物标志物的发展与应用。

2021 年 3 月 28 日，“创之声”学术专题论坛 / VIEW the future of in vitro diagnostics 论坛在重庆悦来国际会议中心 103 会议室召开。

2021 年 3 月 28 日，“创之声”学术专题论坛 / 分子诊断研究进展及转化论坛在重庆悦来国际会议中心 106 会议室召开。

2021 年 3 月 28 日，“创之声”学术专题论坛 / 微流控检测技术论坛在重庆悦来国际会议中心 102 会议室圆满举办。

2021 年 3 月 28 日，临床药学分论坛 / 精准药物治疗京师论坛在重庆悦来国际会议中心成功举行，作为“创之声”实验医学 / WILEY 体外诊断国际学术大会学术专题论坛之一，本次论坛吸引了来自全国各地的专家学者及企业人士。

2021 年 3 月 28—30 日，Cytiva 参加第十八届中国国际检验医学暨输血仪器试剂博览会（简称“CACLP”）并举办体外诊断专题研讨会。在研讨会上，Cytiva 宣布将在桐庐工厂建立亚洲诊断技术开发中心以支持本土诊断公司的业务发展，并正式为中心揭牌。

2021 年 3 月 29 日，法国驻成都总领事馆总领事 Bruno Bisson 和经济参赞 Julien Defrance 以及意大利驻重庆总领事馆科技参赞 Lorenzo Gonzo、商务处黄茜曦分别参访了在重庆国际博览中心举办的 2021 CACLP · CISCE 博览会。

4. 四月

2021 年 4 月 1 日，重庆中元汇吉生物技术有限公司新型冠状病毒 2019-nCoV 核酸检测试剂盒（荧光 PCR 法）（国械注准 20213400228）获得国家药监局医疗器械注册证。

2021 年 4 月 2 日，上海市实验医学研究院王华梁院长与苏州国家高新技术产业开发区管理委员会签署了《苏州高新区与上海市实验医学研究院合作框架协议》。

2021 年 4 月 7 日，证监会发布消息称同意上海睿昂基因科技股份有限公司科创板 IPO 注册，即将上市。

2021 年 4 月 8 日，阿里健康宣布完成对山东英盛生物技术有限公司的联合投资。

2021 年 4 月 9 日，科美诊断技术股份有限公司成功登陆上交所科创板。

2021 年 4 月 11 日，意大利诊断集团 DiaSorin SpA 表示，将以 18 亿美元全现金交易收购总部位于美国的 Luminex 公司。

2021 年 4 月 12 日，圣湘生物自主研发的六项呼吸道病原体核酸检测试剂盒通过国家药品监督管理局审批，获得医疗器械注册证书。

2021 年 4 月 13 日，北京诺禾致源科技股份有限公司成功登陆科创板。

2021 年 4 月 14 日，康立明生物联合京东健康启动了“预防肠癌，要趁早——全国肿瘤防治宣传周肠癌筛查公益活动”。

2021 年 4 月 15 日，国家医政医管局印发《新型冠状病毒肺炎诊疗方案（试行第八版 修订版）》并解读要点。上交所发布《上海证券交易所科创板企业发行上市申报及推荐暂行规定（2021 年 4 月修订）》。国家药监局发布了《实时荧光 PCR 分析仪注册技术审查指导原则》。美国医疗器械巨头赛默飞世尔（Thermo Fisher）拟将以 174 亿美元收购全球知名的 CRO 公司 PPD。

2021 年 4 月 16 日，中国分析测试协会标记免疫分析专业委员会 2021 年学术峰会在安徽池州隆重举行。国家药品监督管理局组织制定了《基于同类治疗药物的肿瘤伴随诊断试剂说明书更新与技术审查指导原则》《实时荧光 PCR 分析仪注册技术审查指导原则》《轮状病毒抗原检测试剂注册技术审查指导原则》《B 群链球菌核酸检测试剂注册技术审查指导原则》《人细小病毒 B19 IgM/IgG 抗体检测试剂注册技术指导原则》。

2021 年 4 月 19 日，血液病分子诊断整体解决方案提供商北京旌准医疗科技有限公司宣布完成约 2 亿元 C 轮融资。湖南德米特仪器有限公司宣布完成数千万元 A 轮融资。

2021 年 4 月 21 日，病原微生物检测企业金匙医学宣布牵手 CPE 源峰，完成 C+ 轮融资。博雅辑因宣布顺利完成 4 亿元人民币的 B+ 轮融资。九强生物与国药器械吉林医学科技有限公司签订了战略合作协议。苏州海狸生物医学工程有限公司宣布完成数千万元 B 轮融资。

2021 年 4 月 23 日，在无锡举办的阿斯利康中国生态圈大会期间，贝克曼库尔特、万孚卡蒂斯、世和基因等体外诊断企业分别与阿斯利康达成了战略合作协议。

2021 年 4 月 26 日，北京北方生物与百世诺（北京）医疗双方签署战略合作协议。阅尔基因与金橡医学达成战略合作协议。

2021 年 4 月 28 日，2019—2020 年卷《中国体外诊断产业发展蓝皮书》编委会线上工作会议顺利举行。

2021 年 4 月 28 日，中华人民共和国国家卫生健康委员会疾病预防控制局成立（以下简称“国家疾病预防控制局”），任命王贺胜为国家疾病预防控制局局长，常继乐、沈洪兵、孙阳为国家疾病预防控制局副局长。

2021 年 4 月 29 日，燃石医学与和誉生物达成战略合作。器审中心发布公告，已启动《EB 病毒抗体检测试剂注册技术审查指导原则》编制工作。

2021 年 4 月 30 日，中国体外诊断网发布关于“中国体外诊断网（中国实验医学网）”更名的通知。贝克曼库尔特和九强生物在上海成功举行战略合作签约仪式。安图生物公告计划投资设立产业投资基金。北京新羿生物科技有限公司正式推出具备多达五个荧光检测通道的微滴数字 PCR 系统。诺米代谢宣布完成亿元 A 轮融资。

5. 五月

2021 年 5 月 6 日，亿康基因正式宣布完成 2.5 亿元 D 轮融资。

2021 年 5 月 7 日，中华医学会公布第二十六届理事会拟任负责人名单。

2021 年 5 月 7 日，*VIEW* 期刊通过科睿唯安（Clarivate Analytics）内容甄选的评估流程，正式被 ESCI（Emerging Sources Citation Index）数据库收录，标志着 *VIEW* 期刊发展的又一里程碑！

2021 年 5 月 7 日，药明生物完成对拜耳位于德国伍珀塔尔的原液生产基地、辉瑞中国位于杭州的原液和制剂生产基地以及中国生物药合同研发生产企业（CDMO）苏桥生物的三笔收购。

2021 年 5 月 8 日，根据《医疗器械监督管理条例》《医疗器械分类规则》，国家药监局组织制定了《医疗器械分类目录动态调整工作程序》，现予发布。

2021 年 5 月 9 日，以“新美康 · 共未来”为主题，美康生物乔迁盛典在宁波市鄞州智能健康产业中心总部新大楼隆重举行。

2021 年 5 月 9 日，星童医疗母公司 Access Medical Systems（AMS）完成了新一轮融资。

2021 年 5 月 10 日，器审中心对厦门致善生物分枝杆菌鉴定试剂盒（荧光 PCR 熔解曲线法）注册产品拟定予以优先审批。国家卫健委成立国家医疗器械临床使用专家委员会。鱼跃医疗拟受让凯立特股东凯联医疗等共计 7 方合计持有的凯立特 50.993% 股权。

2021 年 5 月 12 日，2021 中国医师协会检验医师会暨第十六届全国检验与临床学术会议盛大召开于珠海。珀金埃尔默公司宣布以 2.6 亿美元现金收购生物技术公司 Nexcelom Bioscience。

2021 年 5 月 13 日，西门子医学诊断与泛生子达成战略合作。雅培与北京九强生物签署合作协议。

2021 年 5 月 13 日，国家疾病预防控制局正式挂牌。

2021 年 5 月 14 日，第七届全国阴道镜与宫颈病理学（CSCCP）大会在京盛大启幕。

2021 年 5 月 15 日，儿童血液病、恶性肿瘤相关 12 个病种诊疗规范（2021 年版）发布。

2021 年 5 月 17 日，法规司发布《儿童血细胞分析参考区间》等 3 项推荐性卫生行业标准。

2021 年 5 月 17 日，亚辉龙在上交所科创板挂牌上市。

2021 年 5 月 17 日，睿昂基因在上交所科创板上市。

2021年5月17日，国家卫健委发布第二批符合县医院医疗服务能力推荐标准县医院名单的通知，根据2020年县医院服务能力调查评估结果，全国范围内新增441家县医院基本符合县医院医疗服务能力推荐标准。通用生物系统（安徽）有限公司完成数亿元人民币Pre-IPO轮融资。

2021年5月20日，国家药监局发布《免于经营备案的第二类医疗器械产品名录（征求意见稿）》，意见征求截止至2021年6月20日。

2021年5月21日，珀金埃尔默长三角合作实验室共建暨药物研发高峰论坛隆重举行。国家药监局发布了新版《医疗器械标准目录汇编》，医疗器械标准在服务于监管、规范市场秩序、促进产业发展等方面发挥了积极的作用。

2021年5月25日，证监会发布科创板上市委员会审议通过南京诺唯赞生物科技股份有限公司的首发申请。国家药监局发布公开征求《医疗器械电子注册证格式（征求意见稿）》等11个版式文件格式标准意见的通知。

2021年5月26日，赛默飞世尔与苏州工业园区管理委员会签署战略合作备忘录，投资设立赛默飞在华的首个生命科学研发中心。上海市医学装备协会实验医学专业委员会成立大会在上海科学会堂顺利召开。

2021年5月27日，药明生物和OncoC4宣布，双方就OncoC4的全部研发管线建立了独家CDMO合作伙伴关系。

2021年5月28日，全国中小企业股份转让系统发布了2021年创新层挂牌公司正式名单，百博生物入选新三板“创新层”。中国疾控中心网站发布了该中心和国家药品不良反应监测中心联合公布的《全国新冠病毒疫苗预防接种不良反应监测信息概况》。

2021年5月29日，“高端医疗检验装备自主可控发展论坛”隆重召开。

2021年5月31日，瑞莱谱医疗宣布企业于近日完成数千万元A+轮融资。

6. 六月

2021年6月1日，中国北京科兴中维生物技术有限公司研发的新冠病毒灭活疫苗“克尔来福”正式通过世卫组织紧急使用认证！丹纳赫生命科学平台宣布完成对脂质纳米技术公司Precision NanoSystems（PNI）的收购。

2021年6月2日，《医疗器械注册自检工作规定（征求意见稿）》发布。瀚海新酶与仁芯生物战略投资签约。

2021年6月4日，圣湘生物呼吸道病原体核酸检测全场景化解决方案新品发布会暨商业合伙人招募会收官。国务院办公厅印发《关于推动公立医院高质量发展的意见》。

2021年6月7日，器审中心经研究决定，在技术审评过程中增设医疗器械注册证及其附件信息确认环节。

2021年6月8日，齐碳科技宣布完成超4亿元B轮融资。

2021年6月9日，热景生物拟使用自有资金与海达投资、海达必成及其他有限合伙人出资发起设立宁波先达创业投资合伙企业（有限合伙），重点投资医疗健康、智能制造、适度覆盖其他战略性新兴产业等优秀成长企业。鱼跃医疗发布《关于收购浙江凯立特医疗器械有限公司50.993%股权的进展》的公告。

2021年6月11日，睿康生物宣布完成数亿元人民币的A轮融资。

2021年6月15日，康华生物已于与中信建投签订了IPO辅导协议，继续为A股上市做准备。Exponent宣布达成协议，将BBI出售给全球领先的生命科学投资者Novo Holdings A/S，企业价值超过4亿英镑。

2021年6月16日，上海证券交易所科创板受理了英诺特的上市申请。国家医疗保障局研究起草了《医疗保障法（征求意见稿）》，现向社会公开征求意见。

2021年6月16日，爱威科技股份有限公司在上海证券交易所科创板上市。

2021年6月17日，翌圣生物成功完成2.5亿元B轮融资。上海证券交易所科创板受理了仁度生物上市申请。

2021年6月21日，中翰盛泰自主研发的唾液样本的新型冠状病毒抗原检测试剂盒（胶体金法）产品获得德国联邦药品和医疗器械管理局（BfArM）批准进入自测清单。经国际检验医学溯源联合委员会执行委员会批准，迪瑞医疗科技股份有限公司参考实验室正式成为国际检验医学溯源联合委员会利益相关成员。

2021年6月21日，圣湘生物公司与真迈生物及其股东签订《投资协议》，取得真迈生物14.77%的股权。

2021年6月22日，国家税务总局发布了《研发机构采购国产设备增值税退税管理办法》的公告。

2021年6月22日，中元汇吉参考系统部顺利通过中国合格评定国家认可委员会（CNAS）现场评审，并于 8 月中旬收到 CNAS 医学校准实验室认可证书。

2021 年 6 月 22 日，罗氏诊断—金橡医学精准医学转化创新中心在北京正式挂牌成立。

2021 年 6 月 23 日，纳微科技在上海证券交易所科创板成功挂牌上市。

2021 年 6 月 24 日，珀金埃尔默宣布收购 SIRION Biotech GmbH。阳普医疗披露与格力金投签署了《股份转让协议》《不可撤销的表决权放弃协议》。

2021 年 6 月 26 日，三优生物宣布完成 B 轮融资。

2021 年 6 月 28 日，深交所恢复菲鹏生物发行上市审核。国家卫健委制定并发布了《抗肿瘤药物临床合理应用管理指标（2021 年版）》。

2021 年 6 月 30 日，由安徽省铜陵市人民政府、全国卫生产业企业管理协会医学检验产业分会主办的“2021 皖江分子诊断高峰论坛”在安徽铜陵盛大启航。英科新创（厦门）科技股份有限公司申报创业板获深圳证券交易所受理。四川沃文特生物工程股份有限公司申报创业板获深圳证券交易所受理。深圳沃德生命科技有限公司宣布获得 1 亿元 A 轮融资。艾迪康控股有限公司向港交所主板提交上市申请。

7. 七月

2021 年 7 月 1 日，基点生物成功完成 C+ 轮融资。

2021 年 7 月 1 日，Qiagen 表示已与日本企业 Sysmex 达成全球战略联盟。

2021 年 7 月 3 日，贝瑞基因与福建和瑞 B 轮投资人及相关方签订了《有关福建和瑞基因科技有限公司股东协议（第三次修订）》。

2021 年 7 月 5 日，苏州彩科连续完成 A-1 轮及 A-2 轮融资。

2021 年 7 月 5 日，医疗领域“证照分离”改革措施发布。

2021 年 7 月 6 日，致众科技完成数千万人民币 A+ 轮融资。东方生物作为有限合伙人认缴私募股权投资基金上海以康二期股权投资合伙企业（有限合伙）部分出资额。

2021 年 7 月 6 日，安捷伦科技公司与领星医学签署战略合作协议。

2021 年 7 月 6 日，世界卫生组织（WHO）和联合国人类生殖特别规划处（HRP）发布了最新的《预防宫颈癌——WHO 宫颈癌前病变筛查和治疗指南》第二版。

2021 年 7 月 7 日，国家药监局发布《2021 年医疗器械行业标准制修订计划项目》的通知。

2021 年 7 月 8 日，“品牌璀璨·荣耀未来”，2022 CACLP 展会主题公布。

2021 年 7 月 9 日，罗氏诊断亚太生产基地和研发中心苏州工业园区正式落成。

2021 年 7 月 12 日，深圳市合川医疗科技有限公司日前完成数千万元 A 轮融资。

2021 年 7 月 13 日，Medix Biochemica 收购了 Diaclone 全部股份。

2021 年 7 月 15 日，国务院医改领导小组秘书处发布《关于综合医改试点省份率先推动公立医院高质量发展的通知》，决定在江苏、浙江等 11 个综合医改试点省份率先推动公立医院高质量发展。

2021 年 7 月 15 日，禾柏生物与碧迪医疗在苏州签署战略合作协议。

2021 年 7 月 15 日，第七届全国检验医学技术与应用学术会（CCLTA）暨第四届“一带一路”高峰论坛及第七届全国临床检验装备展览会在苏州国际博览中心盛大召开。

2021 年 7 月 16 日，经国务院联防联控机制有关部门组织论证，国药集团中国生物北京生物制品研究所新冠病毒灭活疫苗获批在 3~17 岁人群中紧急使用。

2021 年 7 月 16 日，中国新冠病毒灭活疫苗正式获批在该年龄段开展紧急使用。康圣环球基因正式在香港联交所主板挂牌上市。

2021 年 7 月 16 日，国家卫生健康委办公厅发布《关于加快推进检查检验结果互认工作的通知》。

2021 年 7 月 19 日，唯公科技宣布已于 6 月完成亿元 B 轮融资。

2021 年 7 月 19 日，国家药监局印发《关于做好第二批实施医疗器械唯一标识工作的公告（征求意见稿）》。

2021 年 7 月 20 日，罗氏诊断与仁迈生物达成战略合作伙伴关系。

2021 年 7 月 22 日，全国卫生产业企业管理协会医学检验产业分会组织召开了体外诊断经营销售流通企业工作专业委员会线上工作会议。

2021 年 7 月 22 日，由上海市医师协会检验医师分会主办的第六届海上检验医师论坛在上海隆重举行。

2021 年 7 月 25 日，安图生物与希肯医疗正式宣布启动战略合作。

2021 年 7 月 26 日，贝克曼库尔特宣布与快臻（Quidel Corporation）达成最终协议，将从快臻获得在贝克曼库尔特分析仪上运行 B 型钠尿肽（Triage

BNP）检测项目产品的生产、经销以及销售权。

2021年7月26日，珀金埃尔默收购全球领先的生命科学抗体和试剂供应商BioLegend。

2021年7月27日，碧迪医疗收购Tepha。

2021年7月28日，赛默飞世尔与苏州高新区管委会签订合作备忘录，宣布将于苏州高新区投资建设赛默飞中国制造中心旗下又一全新工厂。

2021年7月28日，微策生物与瀚海新酶达成战略合作关系。

2021年7月30日，第三届东方分子诊断学术会议在上海国际会议中心召开。

8. 八月

2021年8月4日，热景生物新型冠状病毒抗原自由检测产品获得欧盟CE认证。同期，热景生物重磅推出与该自由检测试剂盒适配的新冠病毒抗原线上检测APP“Covid Test Online”。

2021年8月6日，于金明、葛均波院士等上榜第四届“世界杰出华人医师霍英东奖”候选人名单。

2021年8月8日，凯普医检与岛津中国达成战略合作关系。

2021年8月10日，凯普生物拟通过全资子公司凯普健康管理特色的民营营利性医院。《关于进一步加强全员核酸检测组织管理工作的通知》发布。

2021年8月11日，三诺生物和华为发挥各自领域的优势，将血糖测量“植入”手机App，通过“华为智选三诺血糖测试系统”，实现手机与血糖测试仪的快速蓝牙连接，并可智能上传数据至运动健康App，为患者精细化管理血糖提供重要参考数据。

2021年8月15日，东方基因宣布顺利完成对北京首医临床医学100%的股权收购。

2021年8月16日，美因基因向港交所主板递交招股书。

2021年8月16日，义翘神州成功上市。

2021年8月18日，Illumina Inc.公司完成了以71亿美元收购Grail的计划。

2021年8月19日，北京橡鑫生物与深圳华大智造宣布达成战略合作。

2021年8月19日，翌圣生物完成近3亿元人民币的B+轮融资。

2021年8月19日，艾博生物宣布完成总额超过7亿美元的C轮融资。

2021年8月19日，透景生命拟作为有限合伙人与苏州润璞源及其他出资方共同投资产业投资基金苏州金沙江联合润璞园丰创业投资合伙企业。

2021年8月22日，至本医疗与拜耳合作开发的人类NTRK1/2/3基因变异检测试剂盒（可逆末端终止测序法）已被国家药品监督管理局医疗器械技术审评中心授予通过《创新医疗器械特别审查》。

2021年8月23日，泛生子与亿康基因公司宣布建立战略合作伙伴关系。

2021年8月23日，艾德生物与安进（Amgen）达成伴随诊断战略合作。

2021年8月26日，2021上海百强企业发布会上，科华生物连续荣登五大榜单。

2021年8月26日，伊普诺康与通用生物系统（安徽）有限公司《战略合作协议》签订。

2021年8月27日，近岸蛋白质与凯莱英在上海签署协议，达成战略合作。博岳生物宣布完成亿元A轮融资。

2021年8月30日，国家药品监督管理局发布印发《国家药品监督管理局贯彻落实国务院深化“证照分离”改革进一步激发市场主体发展活力的实施方案》的通知。迈瑞李西廷、亚辉龙胡鹍辉、奥萨邢厚恂荣登“深圳百名创新奋斗者”！

2021年8月31日，国家医保局、国家卫生健康委、国家发展改革委、财政部、人力资源社会保障部、市场监管总局、国家中医药局、国家药监局八部门联合发布《深化医疗服务价格改革试点方案》的通知。

2021年8月31日，昂凯生命科技（苏州）有限公司完成A+轮融资。

9. 九月

2021年9月1日，国家卫健委医政医管局再发通知，强调要提高发热门诊新冠病毒核酸检测能力。

2021年9月1日，《中华人民共和国数据安全法》发布。

2021年9月1日，国家卫健委医政医管局印发《关于进一步加强发热门诊新冠病毒核酸检测工作的通知》。

2021年9月1日，泰坦科技与岛津企业管理（中国）有限公司和岛津（上海）实验器材有限公司战略合作。

2021年9月1日，华大智造与博瑞迪生正式达成战略合作。

2021年9月3日，北京证券交易所有限责任公司注册成立。

2021年9月3日，九强生物通过北京产权交易所公开摘牌受让中国医药投资有限公司持有的福州迈新生物技术开发有限公司30%股权，摘牌价格为94 750万元。

2021年9月6日，儒翰基因完成由力合科创创投领投的数千万人民币天使轮融资。

2021 年 9 月 6 日，赛诺强与迈新生物正式签订《p16/Ki-67 免疫细胞化学检测试剂盒代理协议》。

2021 年 9 月 8 日，杭州博拓生物科技股份有限公司在上海证券交易所科创板上市。

2021 年 9 月 8 日，数问生物宣布完成 B 轮近亿元融资。传世生物宣布完成 B+ 轮融资。

2021 年 9 月 8 日，万孚生物、达安基因、金域医学、拓普基因入选广州市“百年 · 百品”质量品牌企业。

2021 年 9 月 9 日，为真生物与桐树基因签署合作协议。

2021 年 9 月 11 日，第九届中国体外诊断产业发展大会定于 2022 年 3 月 28 日在南昌国际博览城绿地铂瑞酒店国际会议中心举行。

2021 年 9 月 13 日，国家卫健委印发医疗机构内新型冠状病毒感染预防与控制技术指南（第三版）的通知。

2021 年 9 月 13 日，广州禾信仪器股份有限公司正式在科创板登陆。

2021 年 9 月 13 日，上海兰卫医学检验所股份有限公司在深圳交易所创业板成功上市!

2021 年 9 月 13 日，艾科达与贝克曼库尔特正式宣布在凝血领域开展战略合作。

2021 年 9 月 15 日，真迈生物宣布完成总金额 4.1 亿元的 B+ 轮融资。

2021 年 9 月 15 日，热景生物公司拟与董事长、总经理林长青先生、员工持股平台尧景管理中心共同出资 1 亿元人民币设立尧景基因。

2021 年 9 月 15 日，九大部门综合制定了《消除丙型肝炎公共卫生危害行动工作方案（2021—2030 年）》。

2021 年 9 月 17 日，美康生物与亚辉龙战略合作。国家药监局、国家卫生健康委、国家医保局联合发布《关于做好第二批实施医疗器械唯一标识工作的公告》。

2021 年 9 月 18 日，根据《医疗器械注册与备案管理办法》（国家市场监督管理总局令第 47 号），国家药监局组织发布了免于临床评价医疗器械目录，自 2021 年 10 月 1 日起施行。根据《生物安全法》《病原微生物实验室生物安全管理条例》有关规定，组建第四届国家病原微生物实验室生物安全专家委员会。

2021 年 9 月 21 日，罗氏诊断向九强生物采购适用于罗氏诊断全自动凝血分析仪的试剂盒，以补充罗氏诊断的凝血检测菜单。

2021 年 9 月 22 日，美联泰科宣布完成新一轮超亿元人民币融资。

2021 年 9 月 23 日，迈瑞医疗收购海肽生物及其下属子公司 100% 股权的交易。

2021 年 9 月 24 日，基蛋生物拟参与投资设立南京创熠时节致远一期创业投资合伙企业（有限合伙）。

2021 年 9 月 24 日，国家药监局组织制定了《免于临床试验的体外诊断试剂临床评价技术指导原则》。

2021 年 9 月 24 日，由上海市医学会、上海市医学会检验医学分会主办的“第十届东方检验医学学术会议”在上海国际会议中心正式开幕。

2021 年 9 月 26 日，第 73 届美国临床化学年会暨临床实验医学博览会在美国亚特兰大召开。

2021 年 9 月 26 日，杰毅生物完成数亿元人民币战略投资。Medial EarlySign 与罗氏诊断签署了协议。

2021 年 9 月 26 日，普迈德（北京）科技有限公司成功获得亿元投资。

2021 年 9 月 27 日，思纳福医疗科技完成两亿元 B 轮融资。国家药监局成立全国医疗器械临床评价标准化技术归口单位，80 名专家组成第一届全国医疗器械临床评价标准化技术归口单位专家组。多家 IVD 相关企业位列其中，包括迈瑞医疗、万孚生物、罗氏诊断、生物梅里埃、万泰生物、华大智造、艾德生物、乐普医疗等。

2021 年 9 月 27 日，国务院印发《中国妇女发展纲要（2021—2030 年）》。

2021 年 9 月 27 日，求臻医学科技（北京）有限公司完成数亿元人民币 C1 轮融资。巨匠生物完成天使轮融资。

2021 年 9 月 27 日，国家药监局发布《体外诊断试剂临床试验技术指导原则》。

2021 年 9 月 28 日，由证券时报社主办、财通证券特约协办的“第十五届中国上市公司价值评选”榜单揭晓，迈瑞、万孚、安图、圣湘、拱东、凯普、金域、华大、万泰、硕世、普门、新产业、达安、三诺、理邦、艾德等 IVD 企业荣登相关榜单。奥森多医疗和赛诺迈德医学在上海奥森多生物科技创新中心签署战略合作协议。Siemens Healthineers 正在为其位于特拉华州纽瓦克的格拉斯哥实验室诊断制造工厂的诊断供应链提供 3 200 万美元（折合人民币近 2.07 亿）的制造能力。

2021 年 9 月 29 日，纳米孔基因测序企业今是科技宣布完成超亿元 B 轮融资。

2021 年 9 月 29 日，星童医疗发布公告称获得美国 Critical Care Diagnostics，Inc.（“CCD 公司”）

ST2专利授权。

2021年9月29日，达科为申报创业板IPO获受理。

2021年9月29日，国家药监局发布《医疗器械注册与备案管理办法》和《体外诊断试剂注册与备案管理办法》有关事项通告并废止10项文件。

2021年9月30日，康为世纪申报科创板IPO获受理。国家药监局发布体外诊断试剂注册申报资料要求和批准证明文件格式的公告（2021年第122号）。

10. 十月

2021年10月3日，2021年度领军人物、优秀论文、优秀创新产品评选活动启动。

2021年10月11日，工业和信息化部公示了《2021年国家技术创新示范企业拟认定名单》，凯普生物、鱼跃医疗2家体外诊断相关企业入选。

2021年10月12日，Quanterix公司宣布，其血液检测Simoa phospho-Tau 181（pTau-181）已被美国FDA授予突破性医疗设备认定，用于辅助诊断阿尔茨海默病（AD）。

2021年10月13日，第85届中国国际医疗器械博览会在深圳国际会展中心正式启幕。

2021年10月13日，微岩医学科技（北京）有限公司完成亿元人民币的战略融资。

2021年10月14日，国家卫生健康委和国家中医药管理局联合印发《公立医院高质量发展促进行动（2021—2025年）》，明确了“十四五”时期公立医院高质量发展的8项具体行动。

2021年10月15日，全国卫生产业企业管理协会会长、原卫生部机关党委副书记兼纪委书记窦熙照，全国卫生产业企业管理协会副会长贾建平、宋海波等一行参访了罗氏诊断上海办公室。

2021年10月15日，广州康立明生物正式完成5.6亿元规模D轮融资。

2021年10月16日，由全国卫生产业企业管理协会医学检验产业分会以及Springer-Verlag（施普林格）出版集团（世界最大的科技出版社之一）出版发行的英文版《中国体外诊断产业发展蓝皮书》在历时一年后，正式发行。

2021年10月18日，百普赛斯在深圳证券交易所敲钟上市，登陆创业板交易市场。

2021年10月20日，美康生物与上海博威签署合作备忘录。

2021年10月21日，北京大学与亚辉龙生物联合成立的“北大—亚辉龙感染性疾病分子诊断联合实验室”举行签约揭牌仪式。

2021年10月21日，广州市工业和信息化局印发了2021年广州市民营领军企业名单的通知。万孚生物、金域医学、安必平、禾信仪器、洁特生物入选“2021年广州市民营领军企业”。

2021年10月21日，百力格生物完成3亿元A轮融资。

2021年10月21日，品峰医疗完成总规模3亿元的A轮融资。

2021年10月22日，器审中心发布2021年度第二类医疗器械注册审查指导原则公开征求意见的通知。

2021年10月22日，迈瑞动物医疗在深圳市龙华区银星科技园隆重举行了总部乔迁仪式。

2021年10月24日，明德生物上海研发中心正式成立。

2021年10月25日，润达医疗与上海太阳生物签订战略合作协议。

2021年10月25日，据国家卫健委消息，国务院应对新型冠状病毒肺炎疫情联防联控机制医疗救治组发布了《关于进一步强化当前新冠病毒核酸检测服务的通知》。

2021年10月25日，百康芯生物完成新一轮人民币战略融资。

2021年10月26日，理邦仪器拟与珠海横琴软银欣创股权投资管理企业（有限合伙）签署《深圳欣创医合股权投资基金合伙企业（有限合伙）之合伙协议》，参与投资设立深圳欣创医合股权投资基金合伙企业（有限合伙）。

2021年10月26日，复星医药控股子公司复健基金管理公司、公司与复星高科技、苏州星盛签订《星盛复盈合伙协议》，拟共同投资设立星盛复盈。

2021年10月27日，透景生命发布《关于以集中竞价交易方式回购公司股份方案的公告公告》，公司拟使用自有资金以集中竞价交易的方式回购公司部分发行的人民币普通股（A股）。

2021年10月28日，艾德生物与知名跨国药企武田（Takeda）宣布达成战略合作。

2021年10月28日，汇先医药宣布完成数千万融资。

2021年10月28日，四代基因测序仪企业安序源生物科技（深圳）有限公司（Axbio）宣布完成数千万美元新一轮融资。

2021年10月28日，第九届中国宫颈癌防治工程学术年会在椰风海韵的海口隆重召开。

2021年10月29日，国家药监局发布《体外诊断试剂分类规则》。

2021年10月29日，历时3年建设、投资逾5亿元的万孚生物神舟路园区正式揭牌启用。

2021年10月29日，中国计量院推出抗新型冠状病毒受体结合域（RBD）蛋白中和抗体标准物质，该标准物质原料由苏州近岸蛋白质科技股份有限公司表达和纯化。

2021年10月29日，欧易生物宣布完成A+轮近亿元融资。

11. 十一月

2021年11月1日，赛默飞世尔科技宣布收购总部位于比利时的PharmaFluidics。

2021年11月3日，2020年度国家科学技术奖励大会在北京隆重举行，迈瑞、九强、三诺、天隆等IVD企业荣获2020年度国家科技奖，钟南山、樊嘉等荣获2020年度国家科技奖。

2021年11月3日，德运康瑞宣布完成1.3亿元人民币A轮融资。

2021年11月5日，基蛋生物发布公告《关于对外投资设立德国孙公司的公告》。拟由基蛋生物科技股份有限公司全资子公司香港基蛋生物科技有限公司以自有资金65万欧元于德国设立全资孙公司德国基蛋生物科技有限公司。

2021年11月5日，逗点生物宣布完成超亿元人民币的A轮融资。

2021年11月5日，瀚海新酶完成近8亿元人民币C轮融资。

2021年11月5日，安图生物与普施康生物战略合作签署仪式在郑州举行，双方正式启动战略合作。

2021年11月5日，进博会期间，罗氏诊断与九强生物、迪安诊断、上海捷诺生物、GE医疗中国、仁迈生物、鼎晶生物、金橡医学、顿慧医疗、普瑞基准达成战略合作关系。

2021年11月5日，贝克曼库尔特依托丹纳赫医学诊断平台与云康集团携手建立战略合作关系。雅培与数字健康平台微医签署战略合作协议。

2021年11月5日，英盛生物与赛默飞世尔科技达成新一轮战略合作。

2021年11月5日，之江生物与勃林格殷格翰达成一项重磅合作。

2021年11月5日，诺唯赞与Emergo by UL正式达成战略合作。

2021年11月5日，海尔生物与安捷伦签署“数字化生物样本库全景质量智能管理”战略合作协议。

2021年11月5日，贝瑞基因与因美纳进行签约合作。

2021年11月5日，国家卫生健康委国际交流与合作中心与复星医药签署“乡村振兴健康示范工程”战略合作备忘录。

2021年11月5日，西门子医疗中国与阿斯利康中国签署战略合作框架协议。

2021年11月9日，复星医药控股子公司复星健康与广州新市医院、林俊杰及其配偶余翠林共同签订《股权转让协议》，复星健康拟现金出资80 920万元受让林俊杰持有的广州新市医院70%的股权。

2021年11月9日，国家卫健委发布《国家卫生信息资源分类与编码管理规范》等21项推荐性卫生行业标准，自2022年4月1日起实施。

2021年11月9日，百博生物凭借在企业创新发展中的突出成绩入选2021年度山东省瞪羚企业榜单。

2021年11月9日，中健云康宣布完成A+轮数千万元融资。

2021年11月10日，QuantuMDx宣布获得Vita Spring IVD基金1 500万英镑的股权投资。

2021年11月10日，迪安诊断与肇庆西江医院举行检验科合作共建项目签约仪式。

2021年11月10日，武汉兰丁智能医学股份有限公司正式宣布完成3.2亿元人民币D轮融资。深圳裕策生物科技有限公司完成近亿元人民币C+轮融资。

2021年11月10日，苏州仁东生物医学集团有限公司近日完成B轮亿元融资。

2021年11月10日，圣湘生物与湖南省疾病预防控制中心签订战略合作协议，共建“精准医学检验技术创新应用联合研究中心”。

2021年11月11日，由全国卫生产业企业管理协会发布，医学检验产业分会、上海润达医疗科技股份有限公司起草的《体外诊断经营（流通）企业团体标准》正式发布实施！

2021年11月12日，上交所科创板审议同意仁度生物发行上市（首发）。

2021年11月12日，百博生物银丰国际生物城厂区的新大楼建成并正式投入使用。

2021年11月15日，深化新三板改革设立北京证券交易所主要制度规则正式发布。

2021年11月15日，国家卫健委印发“提高住院患者抗菌药物治疗前病原学送检率”专项行动指导意见。

2021年11月15日，诺唯赞在上海证券交易所上市，登陆科创板交易市场。

2021年11月15日，国家药监局发布成立医用高通量测序标准化技术归口单位的公告并公布组成方案。

2021 年 11 月 16 日，华润医药商业集团与博科控股集团签署战略合作协议。

2021 年 11 月 16 日，北京阅微基因技术股份有限公司与正大天晴药业集团股份有限公司签署战略合作协议。

2021 年 11 月 17 日，因美纳和红杉中国强强联手，见证红杉中国智能医疗基因组学孵化器（因美纳技术驱动）启用并落址上海张江细胞产业园。

2021 年 11 月 17 日，吉利德科学与金域医学正式签署战略合作协议。

2021 年 11 月 17 日，苏州近岸蛋白质科技股份有限公司与云南沃森生物技术股份有限公司的控股子公司玉溪沃森生物技术有限公司举行了战略合作签约仪式。

2021 年 11 月 17 日，北京协和医学院与罗氏在协和医学院壹号礼堂签署旗舰合作协议。

2021 年 11 月 18 日，杭州安旭生物科技股份有限公司在上海证券交易所科创板上市。

2021 年 11 月 18 日，国家反垄断局正式挂牌。

2021 年 11 月 18 日，《国务院反垄断委员会关于原料药领域的反垄断指南》发布。成为医药领域第一份与《反垄断法》配套的执法细则。

2021 年 11 月 18 日，“第九届中国医师协会检验医师分会精神与心理疾病论坛暨第五届中国研究型医院学会检验医学专业委员会精神疾病精准检验学组研讨会”在上海交通大学医学院附属精神卫生中心（上海市精神卫生中心）隆重召开。

2021 年 11 月 19 日，工信部公布 2021 年国家技术创新示范企业名单，凯普生物、鱼跃医疗入选榜单！

2021 年 11 月 22 日，中国医药保健品进出口商会医疗器械国际合作分会执行会长、原上海市药监局医疗器械监管处处长林森勇，中国医药保健品进出口商会医疗器械国际合作分会副秘书长姚志芹一行参访我会。

2021 年 11 月 22 日，百普赛斯发布关于拟签订《入区协议》暨对外投资的公告。之江生物与北铃（北京）医疗签订业务合作协议。

2021 年 11 月 22 日，九强生物发布《对外投资公告》，拟斥资 3 000 万获中科纳泰 5.138 7% 股权。

2021 年 11 月 22 日，泛因医学与康圣环球在武汉签订战略协议。

2021 年 11 月 23 日，迈新生物与普瑞基准宣布达成战略合作。

2021 年 11 月 23 日，广州微远基因宣布完成 D 轮融资。

2021 年 11 月 23 日，奥浦迈科创板上市申请已获受理。

2021 年 11 月 24 日，工业和信息化部公布第五批国家级工业设计中心公示名单，深耕医疗器械领域的迈瑞医疗正是入选企业之一。

2021 年 11 月 25 日，临床免疫诊疗企业泛因医学完成数千万人民币的 PreA 轮融资。

2021 年 11 月 25 日，威派视宣布完成亿元 A 轮融资。

2021 年 11 月 25 日，杭州优思达生物技术有限公司正式完成 E+ 轮融资。

2021 年 11 月 25 日，北京果壳生物科技有限公司完成数千万元 A+ 轮融资。

2021 年 11 月 25 日，浙江省科技厅下达 2022 年度“尖兵”“领雁”研发攻关计划第一批项目的通知，由中翰盛泰自主研发的“高端生物医药实验室常用耗材及试剂研发”项目成功入选。

2021 年 11 月 25 日，江苏省生产力促进中心发布 2021 年江苏省高新区独角兽企业和瞪羚企业评估结果，苏州天隆生物科技有限公司入选“2021 年瞪羚企业”名单。

2021 年 11 月 25 日，国家药品监督管理局组织制定了《医疗器械临床试验数据递交要求注册审查指导原则》《体外诊断试剂临床试验数据递交要求注册审查指导原则》。

2021 年 11 月 26 日，安徽惠邦生物工程有限公司董事长王忠亮荣获徽商奥斯卡“十大徽商精英”称号。

2021 年 11 月 26 日，上海市临床检验中心临床细胞分子遗传学研究室分子病理研究室荣获“上海市卫生健康系统先进集体”。

2021 年 11 月 27 日，为深入贯彻落实《中共中央 国务院关于深化医疗保障制度改革的意见》，加快建立管用高效的医保支付机制，在三年试点取得初步成效基础上，加快推进 DRG/DIP 支付方式改革全覆盖，制订本行动计划。海通证券为保荐机构，拟募资 5.03 亿元。

2021 年 11 月 27 日，优利特事业三部、六部（生化事业部生产、研发中心）乔迁仪式成功举行。

2021 年 11 月 30 日，赛默飞世尔科技在苏州工厂为首台国产气相色谱质谱联用仪下线举行了揭幕仪式。中翰盛泰 Jet-iStar Max（单机）& Jet-iStar Infinity（流水线）全自动荧光免疫分析仪获得医疗器械注册证（浙械注准 20212220547），标志着中翰盛泰全域应用 Jet-iStar 快诊平台又一新品落地。

12. 十二月

2021 年 12 月 1 日，2020 年度上海市科学技术奖励大会召开，葛均波院士获上海市科技功臣奖，张文宏、卢洪洲荣获上海科技进步一等奖。

2021 年 12 月 1 日，器审中心修订《创新优先医疗器械注册技术审评沟通交流管理规定》。

2021 年 12 月 1 日，国家卫健委发布《医疗废物分类目录（2021 年版）》。

2021 年 12 月 4 日，第二十一届中国上市公司百强高峰论坛在上海举办，乐普医疗凭借优异的经营业绩获评“中国百强企业奖”。

2021 年 12 月 5 日，艾德生物与杨森中国签订战略合作备忘录。

2021 年 12 月 6 日，郑州市质量大会召开，会上安图生物获得第八届“郑州市市长质量奖”。

2021 年 12 月 7 日，爱博泰克继完成 12 亿元人民币 D 轮融资。

2021 年 12 月 8 日，罗氏诊断与上药康德乐战略合作。

2021 年 12 月 8 日，赛默飞宣布以 174 亿美元的价格完成对 PPD，Inc. 的收购。

2021 年 12 月 8 日，安图生物上榜 2021 河南民营企业 100 强。

2021 年 12 月 9 日，全国卫生产业企业管理协会医学检验产业分会第一次会长工作扩大会议暨《中国体外诊断产业发展蓝皮书》2019 · 2020 卷（总第五卷）审定稿会在上海成功召开。

2021 年 12 月 9 日，阿吉安基因宣布完成近 2 亿元首轮融资。

2021 年 12 月 9 日，宝太生物杭州研发中心盛大启幕。

2021 年 12 月 9 日，中翰盛泰获得三款细胞因子检测试剂盒的第二类医疗器械注册证。

2021 年 12 月 9 日，2021 年度风云浙商 30 位提名人物出炉，博日科技董事长贺贤汉成功入选。

2021 年 12 月 9 日，广州市工商业联合会和广州市工业和信息化局公示了《广州市“专精特新”民营企业扶优计划培育企业（第一批）名单》，微米生物名列其中。

2021 年 12 月 9 日，罗氏诊断荣获“浦东总部经济十大经典样本”称号。

2021 年 12 月 10 日，上海市实验医学研究院关键原材料研究所正式成立揭牌仪式暨首届实验医学关键原材料高峰论坛在上海隆重举行。

2021 年 12 月 10 日，华大基因受邀参加第十一届绩效改进论坛，其“信用管理体系建设”项目获颁“绩效改进最佳实践奖”，“火眼实验室（气膜版）建设极致交付”项目获颁“绩效改进最佳实践典范奖”。

2021 年 12 月 10 日，中国肿瘤标志物学术大会暨第十五届肿瘤标志物青年科学家论坛（CCTB）在云端召开并圆满落幕！

2021 年 12 月 10 日，安图生物甲状腺功能磁微粒化学发光系列试剂获得由 TÜV 南德意志集团签发的欧盟 IVDR CE 认证证书。

2021 年 12 月 10 日，济凡生物科技（北京）有限公司宣布完成亿元 B 轮融资。

2021 年 12 月 14 日，贝克曼与喀斯玛商城签署战略合作协议。

2021 年 12 月 14 日，之江生物荣获 2020 年度上海市高新技术成果转化项目“自主创新十强”荣誉称号，董事长邵俊斌荣获“2020 年度高新技术成果转化先锋人物”荣誉称号。

2021 年 12 月 14 日，纳昂达科技宣布完成数千万元人民币的 A 轮融资。

2021 年 12 月 14 日，Quest Diagnostics 表示已经收购了 LabTech Diagnostics 的大部分资产。

2021 年 12 月 14 日，热景生物发布公告投资杭州翱锐生物科技有限公司 1.53 亿元。

2021 年 12 月 15 日，科技部拟表彰这些 IVD 企业和个人（含万孚、安图、明德、中元汇吉、天隆、华大、之江、伯杰、优思达、博奥晶典、卓诚惠生、金磁纳米等）。

2021 年 12 月 15 日，体外诊断相关企业华大智造、英盛生物、美联泰科、ABclonal、吉因加、微远基因、齐碳科技、宸安生物、博雅辑因、臻和科技、臻格生物等上榜《2021 投资界医疗健康 VENTURE50》。

2021 年 12 月 15 日，上海报业集团 | 科创板日报“2021 中国科创好公司”榜单隆重发布，海尔施基因、鹍远生物荣登榜单。

2021 年 12 月 15 日，万泰生物上榜新浪医药《2021 医药行业最具投资价值企业》。

2021 年 12 月 16 日，珀金埃尔默与优宁维生物签署战略合作协议。

2021 年 12 月 17 日，圣湘生物研发的新型冠状病毒 2019-nCoV、甲型流感病毒、乙型流感病毒核酸检测试剂盒（荧光 PCR 法）通过国家药品监督管理局审核，获批上市。

2021 年 12 月 17 日，彩科（苏州）生物宣布完成 1.5 亿元 B 轮融资。

2021 年 12 月 17 日，奥然生物与金圻睿签约战略合作协议。

2021年12月18日，圣湘生物董事长戴立忠等10人荣获2021年湖南省“最美科技工作者”称号。

2021年12月20日，珀金埃尔默与艾迪药业签订战略合作协议。

2021年12月20日，求臻医学宣布完成数亿元人民币C2轮融资。

2021年12月20日，科华生物凭借在体外诊断领域的专业表现及增长潜力，获颁“年度成长力上市公司TOP100”奖项。

2021年12月20日，中国证券报第二十三届(2020年度)上市公司金牛奖名单正式公布，获得金牛企业领袖奖的是：圣湘生物董事长戴立忠、热景生物董事长林长青、泰坦科技董事长兼CEO谢应波；获得金牛最具投资价值奖的是：迈瑞医疗、药明康德；获得金牛科创奖的是：圣湘生物、热景生物、硕世生物、海尔生物、泰坦科技、洁特生物；获得金牛社会责任奖的是：迈瑞医疗；获得金牛董秘奖的是：迈瑞医疗李文楣、透景生命王小清、科华生物王锡林。

2021年12月21日，厦门经济特区建设40周年庆祝大会在福建厦门隆重举行，艾德生物董事长郑立谋博士上台接受表彰。

2021年12月22日，明德生物科技产业园（一期）项目封顶。立禾生物产业化基地奠基仪式隆重举行。

2021年12月22日，百因诺生物宣布完成近2亿元人民币的A轮融资。

2021年12月22日，科技部对“诊疗装备与生物医用材料”等7个重点专项2021年度拟立项项目信息进行公示。

2021年12月22日，西安天隆科技有限公司项目“新型流水线式高通量核酸分析系统研制及应用”入选榜单。

2021年12月23日，原卫生部机关党委副书记、纪委书记，全国卫生产业企业管理协会会长窦熙照一行莅临全国卫生产业企业管理协会医学检验产业分会调研并指导工作。

2021年12月23日，宝太生物分别荣获2021厦门市民营企业100强33名、2021厦门市民营企业制造业20强6名。

2021年12月23日，艾科达生物董事长兼总经理王醒荣获“2021年泉城产业领军人才—创业人才”称号！

2021年12月24日，中华人民共和国主席根据全国人民代表大会及其常务委员会决定签发《中华人民共和国主席令（第一〇三号）》，大力推动采购国产仪器。

2021年12月24日，惠邦生物宣布已于近日获安徽省投资集团创谷资本数千万元B+轮股权融资，本轮所融资金将被用于完善产业链布局和研发能力的升级。

2021年12月25日，菲鹏生物、博奥晶典、世和基因等IVD企业荣登“2021胡润全球独角兽榜”。

2021年12月25日，美国实验室控股公司Labcorp宣布同意以4.5亿美元现金和1.25亿美元收购癌症基因检测公司Personal Genome Diagnostics (PGDx)。

2021年12月25日，之江生物邵俊斌获评“上海市优秀企业家”光荣称号。

2021年12月27日，厦门致善生物科技股份有限公司申报深交所创业板获受理。

2021年12月27日，国家发展和改革委员会和商务部共同发布了第47号、第48号令：《外商投资准入特别管理措施（负面清单）(2021年版)》《自由贸易试验区外商投资准入特别管理措施（负面清单）(2021年版)》自2022年1月1日起施行。条令指出，禁止外商投资“人体干细胞、基因诊断与治疗技术开发和应用”“医疗机构限于合资”。

2021年12月27日，贝克曼库尔特推出“贝华康”创新品牌，授权上海艾瑞德生物科技有限公司和山东艾科达生物科技有限公司为首批“贝华康”创新品牌合作单位，以凝聚多元力量，激发本土化创新动能。

2021年12月28日，工业和信息化部、国家卫生健康委、国家发展改革委、科技部、财政部、国务院国资委、市场监管总局、国家医保局、国家中医药局、国家药监局等10部门联合印发《“十四五”医疗装备产业发展规划》，将诊断检验装备列为重点发展领域之一，发展新一代医学影像装备，推进智能化、远程化、小型化、快速化、精准化、多模态融合、诊疗一体化发展，发展新型体外诊断装备、新型高通量智能精准用药检测装备、攻关先进细胞分析装备，提升多功能集成化检验分析装备、即时即地检验（POCT）装备性能品质。

2021年12月28日，上海优宁维生物科技股份有限公司在深交所创业板上市。

2021年12月28日，利德曼与润达医疗达成战略合作。据企查查显示，上海迪赢生物科技有限公司近日发生工商变更，股东新增关联公司北京量子跃动科技有限公司，其关联公司为字节跳动。

2021年12月28日，圣湘生物荣获第一届“新湖南贡献奖先进集体”荣誉，并登榜 2021“三湘民营企业百强”。

2021 年 12 月 28 日，全国继续医学教育委员会公布了 2022 年第一批国家级继续医学教育项目的通知。“创之声”第七届中国实验医学大会，项目编号：2022-11-01-068（国）；授予学分：10 分。

2021 年 12 月 29 日，上海北昂医药科技股份有限公司完成千万元级别 A 轮融资，投资方为上海浦昌基金。

2021 年 12 月 29 日，上海市表决通过了《上海市浦东新区促进张江生物医药产业创新高地建设规定》，加速自研 IVD 试剂应用。

2021 年 12 月 30 日，康华生物等多家单位联合申报的“病原微生物及疾病代谢标志物敏感元件关键技术及应用”项目成功入选国家重点研发计划“智能传感器”重点专项 2021 年度立项项目。

2021 年 12 月 30 日，东方生物全资子公司美国衡健生物科技有限公司（HEALGEN SCIENTIFIC LLC）的客户西门子医疗的“CLINITEST”新型冠状病毒抗原自测试剂于北京时间 2021 年 12 月 30 日取得 FDA EUA 紧急使用授权。同日，东方生物还发布拟投资建设东方基因生物芯片产研基地项目，投资总额约 6 亿元。

2021 年 12 月 30 日，海关总署发布新型冠状病毒检测试剂盒等疫情防控物资进出口申报事项公告。新冠病毒检测试剂盒增列商品编号并按照“人份”申报。

2021 年 12 月 30 日，国家药监局发布《医疗器械应急审批程序》。

2021 年 12 月 30 日，青岛众精普汇医学科技有限公司宣布于早些时间完成数百万元天使轮融资。本次融资将助推公司完成尿路上皮癌辅助诊断试剂盒的多中心临床实验开展及三类医疗器械的申报。

2021 年 12 月 31 日，国家药监局发布第一类医疗器械产品目录的公告。

2021 年 12 月 31 日，国家药监局发布实施《第一类医疗器械产品目录》有关事项的通告。

2021 年 12 月 31 日，国家卫健委发布《人间传染的病原微生物目录》（征求意见稿）。

二、2022 年中国体外诊断行业大事记

1. 一月

1 月 3 日，基蛋生物公告拟使用自有资金 3 000 万元投资设立全资子公司江苏新序生物科技有限公司。

1 月 5 日，赛默飞世尔 18.5 亿美元收购 PeproTech。

1 月 7 日，颐坤生物完成 1 亿美元 B 轮融资。

1 月 7 日，国家卫健委发布《产前诊断技术管理办法》。

1 月 11 日，国家卫健委发布《抗菌药物临床应用管理办法》。

1 月 12 日，微策生物与乐心医疗达成战略合作关系。

1 月 13 日，纳微科技成立全资子公司浙江纳微生物科技有限公司。

1 月 15 日，国家卫健委发布《新冠病毒核酸 20 合 1 混采检测技术规范》。

1 月 17 日，国家药监局发布以医疗器械作用为主的药械组合产品等 2 项注册审查指导原则。

1 月 18 日，润达医疗全资子公司惠中生物与奥森多全资子公司奥森多生物签订《战略合作暨合资经营协议》，设立合资公司。

1 月 18 日，国家卫健委研究制定了《宫颈癌筛查工作方案》和《乳腺癌筛查工作方案》。

1 月 18 日，科技部生物技术中心组织编写《体外诊断科技创新发展报告》。

1 月 19 日，博日科技与戴尔科技集团签署战略合作协议。

1 月 19 日，国家药监局发布《生物安全柜注册审查指导原则》。

1 月 19 日，全国卫生产业企业管理协会在北京召开协会第五届理事会二次会议、常务理事会三次会议暨 2022 年工作会议。

1 月 20 日，蓝勃生物乔迁之喜。

1 月 21 日，予果生物宣布完成 3 亿元人民币的 C 轮融资。

1 月 24 日，麦科田完成对 Penlon 的收购。

1 月 24 日，迈瑞医疗通过安徽省宿州市红十字会向宿州市捐赠了价值 4 500 万元的医疗器械。

1 月 25 日，*VIEW* 期刊被 CAS（Chemical Abstracts Service）和 INSPEC 数据库收录。

1 月 25 日，“英雄杯”中国实验医学奖、杰出青年奖获奖者公布。黄荷凤院士、强伯勤院士荣获“英雄杯”中国实验医学奖，李敏博士、罗阳教授、周宏伟教授、陈鸣博士荣获“英雄杯”中国实验医学杰出青年奖。2021 年“中国体外诊断产业领军人物”、“创之星”杯中国实验医学年度优秀论文、“创之星”杯中国体外诊断年度优秀创新产品（仪器 / 试剂）获奖者公布。

1 月 25 日，国家卫生健康委关于印发“十四五”卫生健康标准化工作规划。

1 月 28 日，国家传染病医学中心与之江生物达成战略合作，共建微生物与感染网络实验室。

1 月 29 日，国家药监局发布进一步做好医疗器械唯一标识示范推广工作的通知并公布首批医疗器械唯一标识实施示范单位名单。

1 月 29 日，国家卫生健康委发布《医疗机构设置规划指导原则（2021—2025 年）》。

1 月 29 日，万孚生物全资收购天深医疗。

1 月 30 日，工业和信息化部、国家发展和改革委员会、科学技术部、商务部、国家卫生健康委员会、应急管理部、国家医疗保障局、国家药品监督管理局、国家中医药管理局印发“十四五”医药工业发展规划。

2. 二月

2 月 2 日，岚煜生物宣布完成数亿元 D+ 轮融资。

2 月 7 日，器审中心拟定对上海思路迪生物医学科技有限公司的外泌体卵巢癌辅助诊断试剂盒（化学发光法）予以优先审批。

2 月 9 日，国家药监局发布《医疗器械产品技术要求编写指导原则》。

2 月 11 日，国家药监局组织修订发布《境内第三类医疗器械注册质量管理体系核查工作程序》。

2 月 16 日，国家卫健委发布《县域慢性肾脏病等慢性疾病分级诊疗技术方案》。

2 月 16 日，国家疾病预防控制局“三定方案”正式公布，即定职能、定机构、定编制。

2 月 16 日，新产业生物与中生北控达成战略合作关系。

2 月 17 日，罗氏诊断与赛诺迈德达成战略合作伙伴关系。

2 月 17 日，美因基因向港交所递交招股书，拟申请主板上市。

2 月 18 日，国家卫健委发布《医疗机构检查检验结果互认管理办法》。

2 月 22 日，南昌市委常委、高新区党工委书记王万征参访 CAIVD。

2 月 23 日，国家卫健委发布《输血相容性检测标准》《儿科输血指南》《围手术期患者血液管理指南》3 项推荐性卫生行业标准。

2 月 24 日，万孚生物、优利特、禾信仪器荣获国家企业技术中心称号。

2 月 25 日，万孚生物与默克签订合作协议。

3. 三月

3 月 1 日，《中华人民共和国医师法》正式实施。

3 月 2 日，国家药监局发布《关于第一类医疗器械备案有关事项的公告（征求意见稿）》。

3 月 2 日，国家卫健委发布《2022 年国家医疗质量安全改进目标的通知》。

3 月 9 日，国家药监局器审中心组织制定了《医疗器械网络安全注册审查指导原则（2022 年修订版）》《人工智能医疗器械注册审查指导原则》《医疗器械软件注册审查指导原则（2022 年修订版）》。

3 月 10 日，国家卫健委发布《新冠病毒抗原检测应用方案（试行）》。

3 月 12 日，国家药监局发布新冠病毒抗原检测试剂产品质量安全监管要求。

3 月 14 日，国家药监局器审中心组织制定了《人类 SDC2 基因甲基化检测试剂临床试验资料技术审评要点》《异常凝血酶原测定试剂临床试验资料技术审评要点》《幽门螺杆菌 23S rRNA 基因突变检测试剂临床试验资料技术审评要点》《新型冠状病毒抗原检测试剂注册技术审评要点（试行）》4 项技术审评要点。

3 月 16 日，国家卫健委发布《新型冠状病毒肺炎诊疗方案（试行第九版）》。

3 月 17 日，百博生物与天津博奥赛斯签署战略合作协议。

3 月 17 日，海关总署公布《特殊物品海关检验检疫名称和商品编号对应名录》。

3 月 23 日，市场监管总局修订发布《医疗器械生产监督管理办法》和《医疗器械经营监督管理办法》。

3 月 23 日，国家药监局发布关于实施《医疗器械生产监督管理办法》《医疗器械经营监督管理办法》有关事项的通告。

3 月 23 日，国家卫健委发布《区域新型冠状病毒核酸检测组织实施指南（第三版）》。

3 月 24 日，明德生物与中国医疗器械有限公司签署战略合作协议。

3 月 24 日，国家药监局修订发布《医疗器械生产质量管理体系年度自查报告编写指南》。

3 月 24 日，国家药监局发布调整《医疗器械分类目录》部分内容。

3 月 24 日，国家药监局发布《医疗器械委托生产质量协议编制指南》。

3 月 25 日，国家医保局对新冠病毒抗原检测“价格项目 + 检测试剂”的收费总额设置封顶标准。

3 月 26 日，贝克曼库尔特与立禾生物在云端隆重举行战略合作签约仪式。

3 月 28 日，国家卫健委废止 17 项检验卫生健康标准。

3 月 29 日，明德生物与九州通医疗器械集团有限公司战略合作。

3月29日，英盛生物完成数亿元C轮系列融资。

3月30日，国家药监局发布调整《医疗器械分类目录》部分内容。

3月30日，仁度生物在上交所科创板上市，公司简称：仁度生物。

3月30日，国药器械与长光华医举行了战略合作协议云签约仪式。

3月31日，亚辉龙与国药器械举行战略合作签约仪式。

4. 四月

4月1日，国家药监局发布《医疗器械临床试验质量管理规范》。

4月1日，万孚生物与通用技术中国医药签署战略合作协议。

4月2日，国家医保局再次调整核酸检测价格。

4月2日，国家药监局发布加强医疗器械跨区域委托生产协同监管工作的意见。

4月11日，国家卫健委发布21种肿瘤和血液病相关病种诊疗指南（2022年版）。

4月15日，国家卫健委发布推荐性卫生行业标准《妇幼保健机构医用设备配备标准》。

4月18日，硕世生物拟投资苏州宏元生物科技有限公司。

4月19日，中国牵头的首个新冠病毒核酸检测国际标准发布。

4月20日，国家卫健委公布1 233家医院“千县工程”名单！

4月26日，活水床旁与华大共赢产业基金正式战略合作。

4月27日，国家药监局器审中心发布《新型冠状病毒（2019-nCoV）核酸、抗原、抗体检测试剂注册审查指导原则》。

4月28日，迈瑞医疗在安徽省砀山县打造的砀山迈瑞医疗科技产业园成功举行了开工仪式。

5. 五月

5月10日，国家发展改革委印发《“十四五”生物经济发展规划》。

5月16日，世和基因IPO招股书已获受理。

5月19日，器审发布“临床检验器械”相关产品临床评价推荐路径。

5月20日，国家药监局发布《人乳头瘤病毒核酸（分型）检测试剂盒》《补体4测定试剂盒（免疫比浊法）》《甲状腺球蛋白测定试剂盒（化学发光免疫分析法）》《抗人球蛋白检测卡（柱凝集法）》行业标准。

5月27日，器审中心发布《新型冠状病毒（2019-nCoV）抗原检测试剂硝酸纤维素膜原材料变更技术审评要点（试行）》。

5月27日，国家药监局发布《医疗器械注册质量管理体系核查指南（修订征求意见稿）》。

5月31日，快臻宣布以60亿美元完成了对奥森多的收购。

5月31日，国内首个《生物安全核酸采样舱》产品类标准发布。

6. 六月

6月2日，国家药监局发布《关于加强医疗器械生产经营分级监管工作的意见（征求意见稿）》。

6月2日，国家药监局发布《临床检验器械通用名称命名指导原则》。

6月2日，国家卫健委发布加强新冠病毒核酸检测全链条五点监管要求。

6月2日，《中国体外诊断产业》英文版（第二版）和《中国体外诊断产业发展蓝皮书》（第六卷）编委工作会及编写启动会成功召开。

6月6日，宝太生物POCT产业园建设项目开工奠基仪式成功举行。

6月6日，国家卫健委等九部委联合发布通知，纠正医药购销领域和医疗服务中不正之风。

6月6日，中疾控发布《猴痘防控技术指南（2022版）》。

6月7日，国家药监局成立中医器械标准化技术归口单位并发布人员名单。

6月7日，国家药监局发布加强新冠病毒检测试剂质量安全7点监管要求。

6月10日，国家药监局发布《医疗器械经营质量管理规范附录：第三方物流质量管理（征求意见稿）》。

6月10日，上交所发布《上海证券交易所科创板发行上市审核规则适用指引第7号——医疗器械企业适用第五套上市标准》。

6月11日，安图生物与普迈德签署战略合作。

6月13日，国家卫健委就加强新冠病毒核酸采样质量管理提出5点要求。

6月15日，国家卫健委、国家中医药管理局发布《猴痘诊疗指南（2022年版）》。

6月16日，深圳活水完成亿元A轮融资。

6月22日，全式金生物上交所科创板IPO获受理。

6月23日，瀚海新酶（福建）生物科技有限公司正式揭牌成立。

6月23日，华大集团与兰州大学签署战略合作协议。

6月25日，器审发布多项IVD指导原则编制计划，并公开征求10项IVD指导原则修订意见。

6月29日，联川生物科创板IPO申请获受理。

6月29日，器审中心发布《PD-L1检测试剂临床试验——结果重现性研究注册审查指导原则》。

6月29日，国家卫健委发布《新型冠状病毒肺炎防控方案（第九版）》。

6月30日，景杰生物创业板IPO申请获受理。

6月30日，器审中心发布《与抗肿瘤药物同步研发的原研伴随诊断试剂临床试验注册审查指导原则》。

7. 七月

7月1日，国家药监局发布《医疗器械注册与备案管理基本数据集》《体外诊断试剂注册与备案管理基本数据集》《医疗器械（含体外诊断试剂）监管信息基础数据元（注册和备案部分）》《医疗器械（含体外诊断试剂）监管信息基础数据元值域代码（注册和备案部分）》的征求意见稿。

7月2日，华大智造与燃石医学正式达成战略合作。

7月5日，器审中心发布征求免于进行临床评价医疗器械目录和免于临床试验体外诊断试剂目录意见的通知。

7月6日，国家药监局发布《一次性使用人体动脉血样采集器（动脉血气针）》《体外诊断检验系统 性能评价方法 第3部分：检出限与定量限》《体外诊断检验系统 性能评价方法 第4部分：线性区间与可报告区间》行业标准。

7月11日，国家卫健委发布《高端医疗装备应用示范基地管理办法（试行）（征求意见稿）》。

7月14日，英科新创创业板IPO过会。

7月14日，国家卫健委印发《国家内分泌代谢病医学中心设置标准》和《国家内分泌代谢病区域医疗中心设置标准》。

7月15日，器审中心发布《猴痘病毒核酸检测试剂技术审评要点（试行）》。

7月20日，国家卫健委印发《乡镇卫生院服务能力标准（2022版）》《社区卫生服务中心服务能力标准（2022版）》《村卫生室服务能力标准（2022版）》。

7月25日，达科为生物、微策生物创业板IPO成功过会。

7月28日，英诺特生物科创板敲钟上市。

7月29日，迈瑞医疗董事长李西廷荣获中国医疗器械行业“功勋成就奖”。

7月29日，*VIEW*期刊被Ei Compendex收录。

7月29日，国家卫健委发布关于进一步推动新冠病毒核酸检测结果全国互认的通知。

7月29日，达安基因荣获第二十三届中国专利金奖；新产业生物、圣湘生物荣获第二十三届中国专利银奖；华大基因、亿立方生物、乐普医疗、华瑞同康、爱威科技、中元汇吉、沃森生物、洁特生物、迎凯生物、金域医学、支点生物、博奥生物荣获第二十三届中国专利优秀奖。

8. 八月

8月2日，中检院公布第十二期注册检验用体外诊断试剂国家标准品和参考品目录。

8月5日，艾米森与罗氏诊断达成战略合作。

8月8日，海尔施基因完成了数亿元C轮融资。

8月8日，华科泰挂牌新三板。

8月9日，热景生物子公司尧景基因与北京友谊医院就《糖链外泌体消化道肿瘤早期诊断模型的临床研究》项目达成合作。

8月11日，国家药监局发布关于第一类医疗器械备案有关事项的公告。

8月12日，金域医学与赛沛中国签订战略合作协议。

8月16日，第五届“人民名医”榜单发布。

8月16日，国家卫生健康委等17个部门联合印发《关于进一步完善和落实积极生育支持措施的指导意见》。

8月22日，九强生物旗下控股公司迈新生物诊断试剂生产基地封顶仪式开幕。

8月22日，广东省医疗器械管理学会正式发布《全自动核酸提取仪》《一次性使用采样拭子》《样本保存管（含保存液）》三项行业标准。

8月26日，器审中心发布《口咽部新型冠状病毒核酸采样设备技术审评要点（试行）》《定量检测体外诊断试剂分析性能评估注册审查指导原则》。

8月29日，中检院公示新型冠状病毒（奥密克戎株）核酸、抗原国家标准品说明书。

8月29日，九强生物受让迈新剩余4.45%股权，拥有第三家全资子公司。

8月30日，东方生物上海万子健医学检验实验室正式开业。

8月31日，百英生物完成近5亿元B轮融资。

8月31日，国家药监局发布《体外诊断试剂产品注册项目立卷审查要求》《体外诊断试剂变更注册项目立卷审查要求》《体外诊断试剂临床评价立卷审查表（非临床试验）》《体外诊断试剂临床评价立卷审查表（临床试验）》《体外诊断试剂延续注册项目立卷审查要求》。

8月31日，迈克生物与西门子签署战略合作仪式。

9. 九月

9月2日，奥浦迈生物成功登陆科创板。

9月2日，国家药监局正式启用医疗器械（IVD）产品注册费电子缴款书。

9月2日，上海市实验医学研究院智慧医学研究所成立会暨首届人工智能与医学高峰论坛圆满落幕。

9月2日，首届 *VIEW* 期刊青年科学家前沿论坛成功举办。

9月5日，中检院公布225家国家药品标准物质协作标定实验室名单。

9月6日，器审中心发布《液相色谱串联质谱系统注册审查指导原则（征求意见稿）》。

9月6日，致善生物创业板 IPO 过会。

9月8日，国家卫健委公布更新了经批准开展产前诊断技术的医疗机构名单。

9月9日，华大智造在上海证券交易所科创板上市。

9月9日，岚煜生物完成近亿元 D2 轮融资。

9月9日，国家药监局发布92项医疗器械强制性行业标准和在研项目转化为推荐性行业标准和在研项目的公告。3项 IVD 相关行业标准由强制性变为推荐性。

9月9日，雅睿生物创业板 IPO 获受理。

9月9日，国家药监局发布关于加强医疗器械生产经营分级监管工作的指导意见。其中涉及多类 IVD 产品。

9月9日，明德生物以自有资金方式增资1 000万元认购迪奇孚瑞新增注册资本人民币15万元，本次交易后，公司将持有迪奇孚瑞4.003 2%的股权。

9月9日，《国家标准管理办法》发布。

9月14日，奥普生物挂牌新三板。

9月14日，阔然基因前港智慧医疗园盛大开工！

9月14日，山科创新参股百博生物。

9月16日，器审中心发布《纤维蛋白单体测定试剂注册审查指导原则》等9项体外诊断产品注册审查指导原则。

9月21日，乐普医疗成功发行 GDR 于瑞交所上市。

9月21日，之江生物与复旦大学附属肿瘤医院正式签署战略合作协议。

9月22日，九强生物与雅培合作生化试剂正式上市。

9月23日，48家 IVD 及相关企业荣获“2022年度国家知识产权优势企业和示范企业”称号。

9月25日，安必平向达普生物独家投资数千万元。

9月25日，全国卫生产业企业管理协会医学检验产业分会第四届理事会流通委员会第二次工作会议在南京成功举行。

9月27日，瑞博奥（广州）生物创业板 IPO 首发过会。

9月28日，圣湘生物与北京大学签订合作协议。

9月29日，近岸蛋白科创板上市。

9月29日，爱康生物科创板 IPO 获受理。

9月29日，器审中心发布《定性检测体外诊断试剂分析性能评估注册审查指导原则》《体外诊断试剂参考区间确定注册审查指导原则》《质控品注册审查指导原则——质控品赋值研究》《戊型肝炎病毒 IgM/IgG 抗体检测试剂注册审查指导原则》《人类免疫缺陷病毒抗原抗体检测试剂临床前注册审查指导原则》《EB 病毒抗体检测试剂注册审查指导原则》。

10. 十月

10月9日，器审中心发布《寨卡病毒核酸检测试剂注册审查指导原则（征求意见稿）》《布鲁氏菌 IgM/IgG 抗体检测试剂注册审查指导原则（征求意见稿）》《丙型肝炎病毒抗体检测试剂注册审查指导原则（征求意见稿）》《基于高通量测序技术的非小细胞肺癌相关基因变异检测试剂临床试验注册审查指导原则（征求意见稿）》。

10月10日，国家药监局修订发布《医疗器械注册质量管理体系核查指南》。

10月13日，凯实生物创业板首发过会。

10月15日，中检院公示 ALDH2 分型基因检测国家参考品说明书。

10月17日，中检院发布《免疫组化类体外诊断试剂产品分类界定指导原则（征求意见稿）》。

10月20日，国家药监局发布《BRCA 基因突变检测试剂盒及数据库通用技术要求（高通量测序法）》《血清淀粉样蛋白 A 测定试剂盒》两个行业标准及《血液分析仪》《凝血分析仪》行业标准的修改单。

10月25日，康为世纪生物科创板上市。

10月25—27日，“创之声”第七届中国实验医学大会暨相关论坛、第九届中国体外诊断产业发展大会、第四届中国 IVD 流通企业论坛、第二届中国体外诊断关键原材料及零部件论坛在南昌隆重举行。

10月26日，第十九届中国国际检验医学暨输血仪器试剂博览会（CACLP）& 第二届中国国际

IVD上游原材料制造暨流通供应链博览会（CISCE）在南昌绿地国际博览中心盛大开幕！

10月27日，在第九届中国体外诊断产业发展大会上，CAIVD与人民日报健康客户端共建实验医学频道。

10月26日，国家药监局发布全面实施医疗器械电子注册证的公告。

10月27日，致善生物与新羿生物签署了战略合作协议。

10月28日，国家卫健委发布《遏制微生物耐药国家行动计划（2022—2025年）》。

10月29日，国家卫健委发布《国家重症医学中心设置标准》《国家重症区域医疗中心设置标准》。

10月31日，深圳市妇幼保健院与亚辉龙共同建立的“亚辉龙智慧化示范实验室”举行了揭牌仪式。

10月31日，国家药监局发布《医疗器械经营质量管理规范附录：专门提供医疗器械运输贮存服务的企业质量管理》。

11. 十一月

11月2日，中检院发布征求《医疗器械分类目录》调整意见的通知，两类检验器械分类目录拟调整。

11月2日，器审中心发布《体外诊断试剂主要原材料研究注册审查指导原则（征求意见稿）》《单纯疱疹病毒（HSV）核酸检测及分型试剂注册审查指导原则（征求意见稿）》《肿瘤标志物类定量检测试剂注册审查指导原则（2022年修订版 征求意见稿）》《药物滥用检测试剂注册审查指导原则（2022年修订版 征求意见稿）》《体外诊断试剂说明书编写指导原则（2022年修订版 征求意见稿）》。

11月5日，菲鹏生物与罗氏诊断达成战略合作。

11月7日，科华生物与施耐德电气以及上海沪控信息技术有限公司签署数字化转型战略合作协议。

11月7日，国家卫健委发布《国家检验医学中心设置标准》。

11月8日，利德曼与联合医学及其股东签署增资协议及股东协议。

11月8日，国家卫健委发布《临床化学检验基本技术标准》《临床微生物检验基本技术标准》《临床血液与体液检验基本技术标准》《临床微生物培养、鉴定和药敏检测系统的性能验证》四项推荐性卫生行业标准。

11月10日，安图生物、优利特、致善生物荣获2022年国家技术创新示范企业称号！

11月11日，菲鹏生物与华润医疗器械达成战略合作。

11月14日，中检院发布推荐性国家标准《猴痘病毒核酸检测试剂盒质量评价要求》立项征求意见的通知。

11月15日，睿昂基因与国润医疗签署战略合作协议。

11月16日，东方基因生物芯片产业基地奠基活动在成都温江区成都医学城隆重举行。

11月18日，器审中心发布《β-羟丁酸检测试剂注册审查指导原则》《革兰阳性菌鉴定试剂注册审查指导原则》《甲氨蝶呤检测试剂注册审查指导原则》《抗环瓜氨酸肽抗体检测试剂注册审查指导原则》四项征求意见稿。

11月21日，国家卫健委发布《新冠肺炎疫情防控核酸检测实施办法》。

11月23日，“亮 · 检验”——第五届体外诊断青年企业家论坛在线上隆重召开。

11月24日，器审中心发布《基因测序仪临床评价注册审查指导原则》《来源于人的生物样本库样本用于体外诊断试剂临床试验的指导原则》《微卫星不稳定性（MSI）检测试剂临床试验注册审查指导原则》。

11月25日，器审中心发布《液相色谱串联质谱系统注册审查指导原则》。

11月25日，迪安诊断拟收购迪会信6%股权。

11月26日，博日生物医药产业园项目封顶仪式在安徽铜陵义安区隆重举行。

11月28日，器审中心发布《运动神经元存活基因1（SMN1）检测试剂注册审查指导原则》。

11月28日，科华生物拟购买西安天隆科技有限公司38%股权和苏州天隆生物科技有限公司38%股权。

11月28日，器审中心发布《曲霉核酸检测试剂注册审查指导原则（征求意见稿）》

12. 十二月

12月2日，器审中心发布《自测用血糖监测系统注册申报资料指导原则（2022年修订版征求意见稿）》《肿瘤个体化治疗相关基因突变检测试剂注册审查指导原则（2022年修订版征求意见稿）》《乙型肝炎病毒脱氧核糖核酸定量检测试剂注册审查指导原则（2022年修订版征求意见稿）》《流行性感冒病毒抗原检测试剂注册审查指导原则（2022年修订版征求意见稿）》《流行性感冒病毒核酸检测试剂注册审查指导原则（2022年修订版征求意见稿）》《弓形虫、风疹病毒、巨细胞病毒、单纯疱疹病毒抗体及G型免疫球蛋白抗体亲合力检测试剂技术审查指导原则（2022年修订版征求意见稿）》《病原体特异性 M 型免疫球蛋白定性检测试剂注册审查指导原则(2022 年修订版征求意见稿)》。

12 月 4 日，*VIEW* 正式被 Scopus 数据库收录！

12 月 7 日，国家卫健委发布《关于进一步优化落实新冠肺炎疫情防控措施的通知》。不再对跨地区流动人员查验核酸检测阴性证明和健康码，不再开展落地检。

12 月 8 日，国家卫健委发布《新冠病毒抗原检测应用方案》。

12 月 8 日，国家药监局发布《关于延长新冠病毒抗原检测试剂注册证有效期的公告》。

12 月 9 日，市场监管总局发布《关于涉疫物资价格和竞争秩序提醒告诫书》。

12 月 13 日，“通信行程卡”服务正式下线。

12 月 14 日，国家卫健委宣布不再公布无症状感染者数据。

12 月 14 日，安图生物与普施康生物签署战略合作协议。

12 月 17 日，国家卫生健康委发布《血站新冠病毒感染防控工作指引（第二版）》。

12 月 23 日，中检院发布《企业牵头起草医疗器械推荐性行业标准工作规范（试行）（征求意见稿）》。

12 月 25 日，我国体外诊断上市公司第一股(SZ002022)，上海科华生物工程股份有限公司公司创始人、董事长，原上海市生物医药行业协会副会长唐伟国先生，因感染新型冠状病毒伴发基础性疾病，在上海不幸逝世，享年 66 岁。

12 月 25 日，国家卫健委宣布不再发布每日疫情信息，由中国疾控中心发布相关疫情信息，供参考和研究使用。

12 月 26 日，荣盛生物科创板 IPO 成功过会。

12 月 26 日，新型冠状病毒肺炎更名为新型冠状病毒感染，回归乙类管理。

12 月 26 日，国家卫健委发布《关于对新型冠状病毒感染实施“乙类乙管”的总体方案》。

12 月 27 日，国家卫健委发布《新型冠状病毒感染“乙类乙管”检测方案》等 5 个文件的通知。

12 月 27 日，国家药监局成立第二届医疗器械分类技术委员会。

12 月 27 日，国家卫生健康委发布《国家罕见病医学中心设置标准》。

12 月 29 日，国家药监局发布《医疗器械标准化技术归口单位管理细则（试行)》。

12 月 29 日，美康生物与奥泰生物达成战略合作，罗氏诊断与热景生物达成合作。

12 月 29 日，国家药监局发布《企业落实医疗器械质量安全主体责任监督管理规定》。

12 月 29 日，国家卫健委发布《国家医学中心管理办法（试行)》和《国家区域医疗中心管理办法(试行)》。

12 月 29 日，器审中心发布《乙型肝炎病毒前 S1 抗原检测试剂临床试验资料技术审评要点》。

12 月 30 日，国家药监局已批准第 50 个新冠病毒抗原检测试剂、45 个核酸检测试剂、41 个抗体检测试剂。

（宋海波　孙畅　赵冰）

附录二

2021 年第十八届中国国际检验医学暨输血仪器试剂博览会（重庆）参展名录

安徽省	安徽伊普诺康生物技术股份有限公司
	安徽中科都菱商用电器股份有限公司
	安徽贝铭生物科技有限公司
	通用生物系统（安徽）有限公司
	安徽深蓝医疗科技股份有限公司
	安徽大千生物工程有限公司
	威尚生物技术（合肥）有限公司
	合肥科久盛生物医药有限公司
	安徽森爱驰医院管理股份有限公司
	安徽雷根生物技术有限公司
	中科美菱低温科技股份有限公司
	广州达健生物科技有限公司
	芜湖华仁科技有限公司
	合肥华纳生物医药科技有限公司
	安徽贝驰生物科技有限公司
	合肥天一生物技术研究所有限责任公司
	安徽惠邦生物工程有限公司
	安徽创孚医疗科技有限公司
	安徽中科中佳科学仪器有限公司
北京市	欧蒙医学诊断（中国）有限公司
	北京热景生物技术股份有限公司
	中生北控生物科技股份有限公司
	北京卓诚惠生生物科技股份有限公司
	华大基因
	北京世纪沃德生物科技有限公司
	卡尤迪生物科技（北京）有限公司
	北京贝尔生物工程股份有限公司
	北京拓普分析仪器有限责任公司
	北京中检安泰诊断科技有限公司
	北京赛诺浦生物技术有限公司
	蓝十字生物药业（北京）有限公司
	北京华宇亿康生物工程技术有限公司
	北京迈纳士手术机器人技术股份有限公司
	北京英诺特生物技术股份有限公司
	北京泰利康信科技有限公司
	北京泰格科信生物科技有限公司
	北京尚精光电技术有限公司

北京市	北京联众泰克科技有限公司
	北京旷博生物技术股份有限公司
	北京库尔科技有限公司
	北京金沃夫生物工程科技有限公司
	科玛生物科技（北京）有限公司
	康乃格诊断产品（北京）有限公司
	北京健乃喜生物技术有限公司
	北京晶华生物技术有限公司
	北京依托华茂生物科技有限公司
	北京柏彬医疗器械有限公司
	北京春达科技有限公司
	纽英伦生物技术（北京）有限公司
	北京霍尔姆斯生物技术有限公司
	北京德奥平生物技术有限公司
	北京科跃中楷生物技术有限公司
	北京阿匹斯生物科技有限公司
	北京博奥森生物技术有限公司
	北京首医临床医学科技有限公司
	中集冷云（北京）供应链管理有限公司
	北京佰桥瑞景生物科技有限公司
	宝德康体（北京）生物科技有限公司
	北京迈瑞生医药科技有限公司
	北京迈迪安（Meridian）
	宝日医生物技术（北京）有限公司
	北京百灵威科技有限公司
	北京百特爱德科技有限公司
	北京康润诚业生物科技有限公司
	北京昊佳生物工程技术有限公司
	北京映急物流有限公司
	北京春雷杰创生物科技有限公司
	北京博生福生物技术有限责任公司
	北京伊司普特医药科技有限公司
	北京达成生物科技有限公司
	北京保利微芯科技有限公司
	北京德唯医疗技术服务有限公司
	北京博晖创新生物技术股份有限公司
	北京利德曼生化股份有限公司

（续表）

北京市	柏定生物工程（北京）有限公司
	大龙兴创实验仪器（北京）股份公司
	北京兰杰柯科技有限公司
	北京博劢行仪器有限公司
	北京白洋医疗器械有限公司
	北京丹大生物技术有限公司
	北京金匙基因科技有限公司
	北京阅微基因技术股份有限公司
	北京纷扬科技有限责任公司
	北京华晟源医疗科技有限公司
	北京欧迪创新生物技术有限公司
	拜发分析系统销售（北京）有限公司
	艾威德（北京）医疗科技有限公司
	北京天石天星科技有限公司
	斯德润（北京）医疗诊断用品有限公司
	北京迈基诺基因科技股份有限公司
	万华普曼生物工程有限公司
	德康润生物科技（北京）有限公司
	慧宇伟业（北京）流体设备有限公司
	北京伯泰试剂有限公司
	北京四正柏生物科技有限公司
	上海兰桥生物科技有限公司
	宝锐生物科技泰州有限公司
	北京水木济衡生物技术有限公司
	鲲鹏基因（北京）科技有限责任公司
	北京百康芯生物科技有限公司
	北京林科特科技发展有限公司
	北京诺维博美医药科技有限公司
	北京普恩光德生物科技开发有限公司
	科诺美（北京）科技有限公司
	北京西美杰科技有限公司
	四环福瑞科仪科技发展（北京）有限公司
	济凡生物科技（北京）有限公司
	北京鑫桥怡康生物科技有限公司
	北京瑞正善达生物工程技术有限公司
	北京为华新业电子技术有限公司
	北京岱美仪器有限公司
	北京中诺康健科技有限公司
	北京索莱宝科技有限公司
	北京伟恩斯技术有限公司
	滨江华康（北京）生物科技有限公司
	北京市华信行生物科技有限公司
	北京京仪博电光学技术有限责任公司
	北京美德泰康生物科技有限公司
	北京新时代北利医疗器械有限公司
北京市	北京康达百年生物科技有限公司
	北京迈迪朗杰医疗器械股份有限公司
	北京全式金生物技术有限公司
	北京梅斯质谱生物科技有限责任公司
	北京乐普诊断科技股份有限公司
	北京指真生物科技有限公司
	北京新兴四寰生物技术有限公司
	胡曼诊断产品（北京）有限公司
	北京源景泰科生物科技有限公司
	北京博奥晶典生物技术有限公司
	北京康思润业生物技术有限公司
	北京赛科希德科技股份有限公司
	北京美联泰科生物技术有限公司
	新羿制造科技（北京）有限公司
	北京虹博基因医疗科技股份有限公司
	北京同立创辉仪器有限公司
	日本 Icomes Lab Co.，Ltd.
	北京海精高创科技有限公司
	北京和杰创新生物医学科技有限公司
	北京众驰伟业科技发展有限公司
	北京华科泰生物技术股份有限公司
	北京义翘神州科技股份有限公司
	北京北检·新创源生物技术有限公司
	ACROBiosystems 百普赛斯
	德诺杰亿（北京）生物科技有限公司
	北京豪迈生物工程股份有限公司
	北京北方生物技术研究所有限公司
	北京新华联协和药业有限责任公司
	北京倍肯新基科技发展有限公司
	弗思（北京）生物科技有限公司
	泰州博麦迪生物科技有限公司
	保诺塑业（北京）有限公司
	北京伊诺凯科技有限公司
	北京预立生科知识产权代理有限公司
	北京慧瑞兴业科技发展有限公司
	北京开景基因技术有限公司
	北京朗菲霖科技研发有限公司
	北京九强生物技术股份有限公司
	北京万泰生物药业股份有限公司
	科美诊断技术股份有限公司
	思塔高诊断技术（天津）有限公司
	常熟常江生物技术有限公司
	普迈德（北京）科技有限公司
	北京定向点金科技有限公司
重庆市	重庆博士泰生物技术有限公司

（续表）

重庆市	重庆探生科技有限公司
	重庆艾令达生物科技有限公司
	重庆博蓝鹰生物技术有限公司
	重庆南方数控设备股份有限公司
	重庆康巨全弘生物科技有限公司
	重庆业为基生物科技有限公司
	重庆科杰医疗技术有限公司
	重庆微浪生物科技有限公司
	重庆京因生物科技有限责任公司
	重庆艾维迪生物科技有限公司
	重庆斯玮逊自动化科技有限公司
	重庆优摩特科技有限公司
	重庆谱思机器人控制系统有限公司
	重庆精准医疗产业园
	重庆天海医疗设备有限公司
	重庆微标科技股份有限公司
	重庆德方信息技术有限公司
	重庆中元汇吉生物技术有限公司
	重庆科斯迈生物科技有限公司
	重庆新赛亚生物科技有限公司
福建省	厦门宝太生物科技有限公司
	厦门为正生物科技股份有限公司
	厦门万科隆生物科技有限公司
	厦门市裕泰康进出口有限公司
	福建海创光电有限公司
	厦门同仁心生物技术有限公司
	厦门浩添冷链科技有限公司
	厦门欣盛翔干燥剂有限公司
	厦门市中可医疗科技有限公司
	英科新创（厦门）科技股份有限公司
	厦门市波生生物技术有限公司
	厦门海菲生物技术股份有限公司
	Chroma Technology Corp.
	厦门万渤生物技术有限公司
	厦门通灵生物医药科技有限公司
	厦门艾德生物医药科技股份有限公司
	厦门致善生物科技股份有限公司
	安邦（厦门）生物科技有限公司
	三明博峰生物科技有限公司
	厦门拜尔杰生物科技有限公司
	美林美邦（厦门）生物科技有限公司
	厦门旻佑电子科技有限公司
	厦门武门自动化科技有限公司
	阿美龙科技有限责任公司
	泰普生物科学（中国）有限公司

福建省	厦门鲎试剂生物科技股份有限公司
甘肃省	兰州雅华生物技术有限公司
广东省	深圳蓝韵生物医疗科技有限公司
	深圳雷杜生命科学股份有限公司
	广州阳普医疗科技股份有限公司
	深圳市巨东生物医学工程有限公司
	广州安必平医药科技股份有限公司
	珠海市银科医学工程股份有限公司
	深圳赛斯鹏芯生物技术有限公司
	深圳优迪生物技术有限公司
	广州市番禺区华鑫科技有限公司
	深圳市光与生物科技有限公司
	佛山市顺德区德维医疗科技有限公司
	深圳市瀚德标检生物工程有限公司
	深圳市博锐德生物科技有限公司
	深圳市长盛迅兴精密组件有限公司
	广州雪霸专用设备有限公司
	广州天嵌计算机科技有限公司
	广州天河高新技术产业开发区环通生物科学有限公司
	广州钰芯传感科技有限公司
	深圳石头智慧工业设计有限公司
	广州湾区生物科技有限公司
	瑞莱生物工程（上海）有限公司
	广州易锦生物技术有限公司
	广东码清激光智能装备有限公司
	广州东盛生物科技有限公司
	广州洁特生物过滤股份有限公司
	深圳垦拓流体控制有限公司
	菲鹏生物股份有限公司
	深圳瑞亚力集团
	深圳市雅为世纪科技有限公司
	深圳市东邦生物医疗技术有限公司
	珠海博美生物科技有限公司
	深圳重链生物科技有限公司
	广州翔康医疗器械技术服务有限公司
	深圳市艾伟迪生物科技有限公司
	百仕乐精密注液泵
	深圳市宝润霖健康技术有限公司
	珠海日嘉新光电子有限公司
	深圳市欣瑞达液晶显示技术有限公司
	深圳市亦盛科技有限公司
	深圳市金赛途生物科技有限公司
	广州市格瑞林生物科技有限公司
	脉冲电子（东莞）有限公司

（续表）

广东省	深圳市合盛医疗科技有限公司
	北京欣博盛生物科技有限公司
	珠海恺瑞生物科技有限公司
	深圳市智联微电子有限公司
	珠海优尼特光电科技有限公司
	深圳市锦瑞生物科技有限公司
	深圳市活水床旁诊断仪器有限公司
	东莞市必诺可模具科技有限公司
	晶准生物医学（深圳）有限公司
	深圳微点生物技术股份有限公司
	广州科方生物技术股份有限公司
	华瑞同康生物技术（深圳）有限公司
	东莞市纳百医疗科技有限公司
	深圳市希莱恒医用电子有限公司
	深圳市合发齿轮机械有限公司
	深圳华大因源医药科技有限公司
	深圳沃德生命科技有限公司
	广东优尼德生物科技有限公司
	深圳美讯医疗科技有限公司
	广州和实生物技术有限公司
	世嘉智尼五金配件（上海）有限公司
	深圳市合川医疗科技有限公司
	珠海丰炎科技有限公司
	广东体必康生物科技有限公司
	深圳市梓健生物科技有限公司
	深圳市汇研科创生物科技有限公司
	深圳市美侨医疗科技有限公司
	深圳市麦迪康包装技术有限公司
	广州迈景基因医学科技有限公司
	深圳市嘉瑞手板模型技术有限公司
	深圳市盛波尔生命科学技术有限责任公司
	广州誉维生物科技仪器有限公司
	慈达（广州）生物技术有限公司
	广州亿莱发机电设备有限公司
	广州翰德泽信医药科技有限公司
	深圳市艺展宏图工业设计有限公司
	广州市尤德生物科技有限公司
	深圳市嘉安自动化科技有限公司
	深圳格瑞克机械有限公司
	东莞市聚瑞电气技术有限公司
	深圳市瑞图生物技术有限公司
	深圳泰乐德医疗有限公司
	东莞市积健生物科技有限公司
	深圳市科瑞技术科技有限公司
	惠州市百思达精密机械有限公司

广东省	深圳唯公生物科技有限公司
	深圳市润联环保科技有限公司
	广东蓝光智能科技有限公司
	深圳无微华斯生物科技有限公司
	广东天普生化医药股份有限公司
	深圳市乐勤科技有限公司
	广州市雷德生物科技有限公司
	深圳市晋百慧生物有限公司
	深圳联合医学科技有限公司
	广州市丰华生物工程有限公司
	广州禾信康源医疗科技有限公司
	深圳市恒永达科技有限公司
	惠州市阳光生物科技有限公司
	深圳市益百通科技有限公司
	深圳市海维海工业设计有限公司
	广州市明美光电技术有限公司
	广州永诺生物科技有限公司
	广东亿脉康生物科技有限公司
	维润赛润生物技术（深圳）有限公司
	广东唯实生物技术有限公司
	松科医疗器械（中山）有限公司
	深圳市润物医疗科技有限公司
	深圳市安群生物工程有限公司
	深圳市库贝尔生物科技股份有限公司
	珠海宝锐生物科技有限公司
	瓜藤科技（深圳）有限公司
	深圳市华盛昌科技实业股份有限公司
	深圳市京赤科技有限公司
	广州飞升精密设备有限公司
	东莞果核生物技术有限公司
	威尔特（广州）流体设备有限公司
	广州华澳生物科技有限公司
	深圳市雷明工业设计有限公司
	东莞市吉克尔自动化科技有限公司
	深圳市迈博生物工程有限公司
	广州智谱医药科技有限公司
	深圳市常量医学工程有限公司
	深圳海思安生物技术有限公司
	深圳市百穗康实业有限公司
	深圳市志通诚实业发展有限公司
	深圳市柏雷丁生物有限公司
	中健云康（广州）物流供应链有限公司
	深圳市康达安生物科技有限公司
	珠海维塔贝拉生物技术有限公司
	深圳市万臣科技有限公司

（续表）

广东省	珠海市康利莱医疗器械有限公司
	江门市凯林贸易有限公司
	广州市莱塞激光设备有限公司
	东莞市汉诺生物技术有限公司
	深圳市优捷机械制造有限公司
	广州迪澳生物科技有限公司
	深圳麦科田生物医疗技术股份有限公司
	广东凯普生物科技股份有限公司
	中山标佳生物科技有限公司
	深圳普门科技股份有限公司
	中山市创艺生化工程有限公司
	深圳康美生物科技股份有限公司
	广东南芯医疗科技有限公司
	深圳德夏科技发展有限公司
	深圳市元秦生物科技有限公司
	深圳市汇松科技发展有限公司
	广州市康润生物制品开发有限公司
	珠海科域生物工程股份有限公司
	深圳上泰生物工程有限公司
	深圳华北工控股份有限公司
	广州市进德生物科技有限公司
	中山大学达安基因股份有限公司
	珠海美华医疗科技有限公司
	深圳市华科瑞科技有限公司
	深圳市华晨阳科技有限公司
	深圳市鸿美诊断技术有限公司
	深圳市凯特生物医疗电子科技有限公司
	中山市迈盛医疗科技有限公司
	佛山市嘉辰医疗科技有限公司
	深圳市大肯科技有限公司
	中山市滔略生物科技有限公司
	东莞市信诚精密模具有限公司
	深圳市博瑞生物科技有限公司
	广东华银医药科技有限公司
	深圳市朴瑞生物科技有限公司
	深圳市普赛斯科技有限公司
	深圳市惠众医疗器械有限公司
	深圳市优圣康生物科技有限公司
	深圳市美凯特科技有限公司
	湛江博康海洋生物有限公司
	深圳市东方艺辰工业设计有限公司
	佛山雄麒智能科技有限公司
	深圳市理邦精密仪器股份有限公司
	深圳瑞智捷医疗科技有限公司
	深圳市爱康生物科技有限公司

广东省	珠海丽珠试剂股份有限公司
	深圳市亿立方生物技术有限公司
	广州市宝创生物技术有限公司
	深圳市合木千行科技有限公司
	深圳逗点生物技术有限公司
	深圳天辰医疗科技有限公司
	深圳市普康电子有限公司
	广州天宝颂原生物科技开发有限公司
	广东和信健康科技有限公司
	深圳市美德瑞生物科技有限公司
	睿科生化科技（广州）有限公司
	广州市花都高尔宝生物技术有限公司
	港龙生物技术（深圳）有限公司
	深圳市康乃格生物技术有限公司
	深圳华康生物医学工程有限公司
	珠海浪峰生物技术有限公司
	深圳市科润达生物工程有限公司
	广东金羽医药发展有限公司
	深圳市惠安生物科技有限公司
	深圳市美迪科生物医疗科技有限公司
	深圳市汇升睿控科技有限公司
	深圳辉迈医疗技术有限公司
	佛山市倬越生物医疗科技有限公司
	深圳市达科为生物工程有限公司
	深圳市麦瑞科林科技有限公司
	深圳海柔思生物医学科技有限公司
	深圳市雷诺华科技实业有限公司
	广州新仪仪器有限公司
	广东浩江医学科技有限公司
	普顿流体技术（深圳）有限公司
	东莞市兆恒机械有限公司
	广州万孚生物技术股份有限公司
	深圳迈瑞生物医疗电子股份有限公司
	广州市微米生物科技有限公司
	深圳市新产业生物医学工程股份有限公司
	深圳市亚辉龙生物科技股份有限公司
	深圳市帝迈生物技术有限公司
	广州蓝勃生物科技有限公司
	深圳市辰纳生物科技有限公司
	深圳天深医疗器械有限公司
	深圳市迈科龙生物技术有限公司
	深圳华迈兴微医疗科技有限公司
	广州市伊川生物科技有限公司
	广州菲康生物技术有限公司
	深圳市康立生物医疗有限公司

（续表）

广西壮族自治区	广西埃韦迪生物科技有限公司
	桂林英美特生物技术有限公司
	桂林市贝丛医疗科技有限公司
	桂林宝通科技有限公司
	桂林优科科技有限公司
	桂林优利特电子集团有限公司
	巴迪泰（广西）生物科技有限公司
	桂林市华通医用仪器有限公司
河北省	石家庄禾柏生物技术股份有限公司
	河北艾驰生物科技有限公司
	河北艾欧路生物科技有限责任公司
	张家口富熙生物科技有限公司
	保定思诺流体科技有限公司
	沧州盛丰塑胶制品有限公司
	沧州兴源塑胶制品有限公司
	保定迪创电子科技有限公司
	河北超然医疗器械有限公司
	沧州维康食品药品包装有限公司
	保定飞凌嵌入式技术有限公司
	河北鑫乐医疗器械科技股份有限公司
	保定雷弗流体科技有限公司
	保定兰格恒流泵有限公司
	全球康秦皇岛生物科技有限公司
	河北精硕生物科技有限公司
	固安县盛朗赛生物技术有限公司
	河北翔远医疗器械股份有限公司
	石家庄康卫仕医疗器械有限公司
	沧州复康医药用品有限公司
	保定创锐泵业有限公司
	沧州华奥塑料制品有限公司
	河北盛华尔生物医疗科技有限公司
	石家庄禾柏生物技术股份有限公司
河南省	河南沃迈生物科技有限公司
	郑州赛图康生物科技有限公司
	河南方正医用电子有限公司
	郑州智捷生物技术有限公司
	洛阳吉恩特生物科技有限公司
	郑州科蒂亚生物技术有限公司
	郑州伊美诺生物技术有限公司
	郑州普湾医疗技术有限公司
	河南维锐生物科技有限公司
	郑州方欣生物科技有限责任公司
	郑州邦奇生物技术有限公司
	河南省驼人医疗科技有限公司
	河南中秀科技股份有限公司
	洛阳恒恩生物科技有限公司
	洛阳爱森生物科技有限公司
	郑州兰森生物技术有限公司
	河南泰宇高分医疗器械有限公司
	郑州安图生物工程股份有限公司
	河南健士莱杰医疗科技有限公司
	郑州中普医疗器械有限公司
湖北省	湖北金鉴生物有限公司
	武汉纳磁生物科技有限公司
	武汉瀚海新酶生物科技有限公司
	武汉华美生物工程有限公司
	武汉致众科技股份有限公司
	武汉爱博泰克生物科技有限公司
	武汉原谷生物科技有限责任公司
	武汉戴安生物技术有限公司
	武汉生之源生物科技股份有限公司
	武汉友芝友医疗科技股份有限公司
	武汉优恩生物科技有限公司
	人福诊断集团
	武汉康义盛生物科技有限公司
	武汉艾米森生命科技有限公司
	武汉奥科博泰生物科技有限公司
	百蓁生物技术（武汉）有限公司
	普健生物（武汉）科技有限公司
	武汉禾元生物科技股份有限公司
	武汉汇研生物科技股份有限公司
	佰奥达生物科技（武汉）股份有限公司
	武汉中帜生物科技股份有限公司
	武汉康录生物技术股份有限公司
	湖北新纵科病毒疾病工程技术有限公司
	湖北泰康医疗设备有限公司
	青木生物技术（武汉）有限公司
	武汉海吉力生物科技有限公司
	武汉百泰基因工程有限公司
	武汉塞力斯生物技术有限公司
	武汉迪艾斯科技有限公司
	武汉纽康度生物科技股份有限公司
	德瑞光学科技（武汉）有限公司
	武汉明德生物科技股份有限公司
	贝索企业（武汉金宏生物科技发展有限责任公司）
	武汉市美乐维低温物流有限公司
湖南省	长沙市鹏瑞生物科技有限公司
	常德比克曼生物科技有限公司
	湖南中瑞互信医疗科技有限公司
	长沙湘智离心机仪器有限公司

（续表）

湖南省	长沙英泰仪器有限公司
	湖南省天骑医学新技术股份有限公司
	湖南韵邦生物医药有限公司
	襄阳文特斯卫生科技有限公司
	湖南国科智瞳科技有限公司
	长沙博优生物科技有限公司
	湖南康润药业股份有限公司
	湖南润美基因科技有限公司
	湖南乾康科技有限公司
	长沙迈迪克智能科技有限公司
	湖南赫西仪器装备有限公司
	长沙美牛生物科技有限公司
	湖南德米特仪器有限公司
	长沙优异特生物科技有限公司
	湖南湘仪实验室仪器开发有限公司
	长沙协大生物科技有限公司
	湖南友哲科技有限公司
	珠海市丽拓生物科技有限公司
	湖南迈克尔实验仪器有限公司
	湖南湘鑫仪器仪表有限公司
	圣湘生物科技股份有限公司
	湖南远璟生物技术有限公司
	浏阳市三力医用科技发展有限公司
	三诺生物传感股份有限公司
吉林省	长春赛诺迈德医学技术有限责任公司
	长春晨裕生物医疗科技有限公司
	吉林省爱诺德生物工程有限公司
	长春博德生物技术有限责任公司
	迪瑞医疗科技股份有限公司
江苏省	南京诺尔曼生物技术股份有限公司
	基蛋生物科技股份有限公司
	江苏浩欧博生物医药股份有限公司
	苏州立禾生物医学工程有限公司
	东软威特曼生物科技（南京）有限公司
	江苏康健医疗用品有限公司
	苏州宇测生物科技有限公司
	苏州博源医疗科技有限公司
	南通浩杰特贸易有限公司
	南通曼振生物科技有限公司
	海门市飞虹机械制造有限公司
	苏州宇健医疗科技有限公司
	江苏迈克医疗用品有限公司
	辐瑞森生物科技（昆山）有限公司
	南京中科通仪科技有限公司
	南京黎明生物制品有限公司
江苏省	江苏华尔康医疗器械有限公司
	苏州博睿嘉晟医疗科技有限公司
	索思（苏州）医疗科技有限公司
	海门市罗泰克实验器材制造有限公司
	苏州诺维康生物科技有限公司
	南京诺唯赞生物科技股份有限公司
	苏州为度生物技术有限公司
	昆山威胜干燥剂有限公司
	苏州晨旭生物科技有限公司
	南京东纳生物科技有限公司
	苏州赛普生物科技有限公司
	近岸蛋白质科技有限公司
	常州富兴机电有限公司
	南京京达生物技术有限公司
	南京金斯瑞生物科技有限公司
	南京典诺生物技术有限公司
	苏州纳微科技股份有限公司
	苏州新海生物科技股份有限公司
	常州鑫鼎机电设备有限公司
	江苏德能医学科技有限公司
	苏州海狸生物医学工程有限公司
	江苏省精创电气股份有限公司
	南京佰抗生物科技有限公司
	南京川博生物技术有限公司
	江苏省长丰医疗实业有限公司
	常州惠勒电机有限公司
	泰州市百英生物科技有限公司
	苏州知益微球科技有限公司
	苏州泽漫生物技术有限公司
	南京科佰生物科技有限公司
	海门市弘顺实验器材有限公司
	江苏大鑫医疗器械有限公司
	常州德大康成医学科技有限公司
	爱而泰可新材料（苏州）有限公司
	无锡和博自动化机械制造有限公司
	苏州有诺真生物科技有限公司
	南通帕克医用材料有限公司
	南京岚轩生物科技有限公司
	常州市迪瑞尔包装材料有限公司
	无锡精派机械有限公司
	苏州海恒生物医药有限公司
	中美歆新生物科技有限公司
	江苏千纯生物科技有限公司
	常州爱复康生物科技有限公司
	苏州伊索伦斯生物技术有限公司

（续表）

江苏省	迪邦仕冷却技术（苏州）有限公司
	苏州晶茂生物技术有限公司
	无锡国盛生物工程有限公司
	苏州凯虹高分子科技有限公司
	泰州为尔康医用品有限公司
	江苏宇力医疗器械有限公司
	苏州康容生物医疗科技有限公司
	南京旋光科技有限公司
	苏州华净空调净化工程安装有限公司
	苏州亿康医学检验有限公司
	苏州美仑生物科技有限公司
	南京瀚睿柏柯生物科技有限公司
	江苏世泰新创科学仪器有限公司
	江苏泽成生物技术有限公司
	苏州鼎实医疗科技有限公司
	苏州普瑞斯生物科技有限公司
	江苏扬新生物医药有限公司
	南京岚煜生物科技有限公司
	苏州雅睿生物技术有限公司
	南京劳拉电子有限公司
	常州博闻迪医药股份有限公司
	江苏鼎智智能控制科技股份有限公司
	海顿直线电机（常州）有限公司
	南京优源医疗设备有限公司
	苏州元德维康生物科技有限公司
	江苏科华医疗器械科技有限公司
	宙斯生命科技（常州）有限公司
	苏州和迈精密仪器有限公司
	苏州晨曦生物科技有限公司
	常州金麦格生物技术有限公司
	泰州市康威医疗器械有限公司
	常州市旭泉精密电机有限公司
	苏州国科均豪生物科技有限公司
	江苏正基仪器有限公司
	江苏荣业科技有限公司
	镇江市丹徒科达医疗用品厂
	泰州市振中医疗器械有限公司
	江苏谱迪生物科技有限公司
	思迈尔得流体技术（常州）有限公司
	太仓港经济技术开发区管理委员会
	昆山萨满生物科技有限公司
	江苏美克医学技术有限公司
	无锡百泰克生物技术有限公司
	苏州文迪光电科技有限公司
	麦迪卡医疗设备（苏州）有限公司

江苏省	江苏朗润电子科技有限公司
	无锡傲锐东源生物科技有限公司
	苏州钧信自动控制有限公司
	江苏康健华医疗用品有限公司
	南京迪澜德医疗仪器有限公司
	苏州奥美泰克生物技术有限公司
	南京立顶生物科技有限公司
	南京松天盛科生物科技有限公司
	苏州含光微纳科技有限公司
	赛洛尼（上海）生物科技有限公司
	江苏迈源生物科技有限公司
	南京申基医药科技有限公司
	苏州盛德伟业信息科技有限公司
	常州谱利健医学科技有限公司
	苏州吉玛基因股份有限公司
	南京钟鼎生物技术有限公司
	高砂电气（苏州）有限公司
	泰州市求精医疗器械有限公司
	苏州赛谱仪器有限公司
	江苏愚公生命科技有限公司
	江苏英诺华医疗技术有限公司
	复百澳（苏州）生物科技有限公司
	扬州市创新医疗器械厂
	中科森辉微球技术（苏州）有限公司
	江苏天力医疗器械有限公司
	常州合泰电机电器股份有限公司
	彩科（苏州）生物科技有限公司
	常州天地人和生物科技有限公司
	无锡布瑞赛特医疗科技有限公司
	南京溯远基因科技有限公司
	泰州市荣飞器械厂
	江苏威龙智能科技股份有限公司
	江苏康为世纪生物科技股份有限公司
	南京颐兰贝生物科技有限责任公司
	江苏世德南化功能包装材料有限公司
	南通戴尔诺斯生物科技有限公司
	江苏力博医药生物技术股份有限公司
	阿里生物技术泰州有限公司
	苏州翊曼生物科技有限公司
	光景生物科技（苏州）有限公司
	泰州鑫联诚润生物技术有限公司
	常州海特赐仁传动科技有限公司
	苏州智联科慧自动化有限公司
	无锡科智达科技有限公司
	安拓思纳米技术（苏州）有限公司

（续表）

江苏省	泰州欣康生物技术有限公司
	无锡市申瑞生物制品有限公司
	艾普拜生物科技（苏州）有限公司
	苏州亚科科技股份有限公司
	江苏默金生物工程技术有限公司
	江苏诺高生物科技有限公司
	苏州锐讯生物科技有限公司
	江苏凯基生物技术股份有限公司
	江苏拜明生物技术有限公司
	江苏维尔生物科技有限公司
	南京品生医疗科技有限公司
	南通表源生物技术有限公司
	苏州先达基因科技有限公司
	无锡市江原实业技贸总公司
	江苏宏微特斯医药科技有限公司
	江苏康捷医疗器械有限公司
	江苏艾赛氏生物科技有限公司
	苏州博捷特生物科技有限公司
	江苏潮华玻璃制品有限公司
	江苏汇先医药技术有限公司
	苏州英芮诚生化科技有限公司
	江苏新康医疗器械有限公司
	苏州康吉诊断试剂有限公司
	江苏新进医疗器械有限公司
	海门市盛邦实验器材有限公司
	苏州检易生物科技有限公司
	苏州长光华医生物医学工程有限公司
	江苏三联生物工程有限公司
	江苏硕世生物科技股份有限公司
	江苏康尚生物医疗科技有限公司
	南京仁迈生物科技有限公司
	希肯医疗技术（苏州）有限公司
	江苏量点科技有限公司
	南京威派视半导体技术有限公司
	海门博阳实验器材厂
	昂科生物医学技术（苏州）有限公司
	苏州泓迅生物科技股份有限公司
	南京大树生物医疗技术股份有限公司
	南京瑞贝西生物科技有限公司
	宜兴市晶科光学仪器有限公司
	苏州丹宝医疗科技有限公司
	苏州丰泰医疗用品贸易有限公司
	江苏奥迪康医学科技股份有限公司
	莱尼特种电缆（中国）有限公司
	海门市其林贝尔仪器制造有限公司

江苏省	无锡天纵易骏生物科技有限公司
	苏州白垩纪生物科技有限公司
	苏州英赛斯智能科技有限公司
	无锡格兰登福托玛斯气动系统有限公司
	宜兴市天和光学仪器有限公司
	扬州博洋医疗用品有限公司
	标普（常州）生物科技有限公司
	南京诺唯赞医疗科技有限公司
	星童医疗技术（苏州）有限公司
	江苏涵恒医疗科技有限公司
	无锡博慧斯生物医药科技有限公司
江西省	南昌百特生物高新技术股份有限公司
	江西千分生物科技有限公司
	江西惠肽生物科技有限公司
	江西省金洹医疗器械股份有限公司
	江西英大生物技术有限公司
	江西健伟生物科技有限公司
	大检联国际医疗器械有限公司
	江西进贤医疗器械科技产业园管理委员会
	江西特康科技有限公司
	江西业力医疗器械有限公司
辽宁省	辽宁迪浩生物科技有限公司
	沈阳市医疗设备厂
	沈阳百创特生物科技有限公司
	大连东方雍和生物科技发展有限公司
	孚诺科技（大连）有限公司
	沈阳仪表科学研究院有限公司
内蒙古自治区	内蒙古金源康生物工程有限公司
山东省	山东博科生物产业有限公司
	山东立菲生物产业有限公司
	威海纽普生物技术有限公司
	山东巴罗克生物科技股份有限公司
	青岛海尔生物医疗股份有限公司
	青岛澳柯玛超低温冷冻设备有限公司
	青岛康大生物科技有限公司
	山东艾莱克生物科技有限公司
	浩邦智能科技（山东）有限公司
	青岛益柏生物科技有限公司
	山东成武赛诺医疗器械有限公司
	山东东方海洋科技股份有限公司
	威海利华包装有限公司
	青岛市三凯医学科技有限公司
	山东美医林电子仪器有限公司
	青岛简码基因科技有限公司
	青岛金典生化器材有限公司

（续表）

山东省	山东省成武县医用制品厂
	山东昂仕集团
	青岛华晶生物技术有限公司
	奥创生物技术（山东）有限公司
	山东奥赛特医疗器械有限公司
	烟台三得医学科技有限公司
	威海威仕泰医疗科技有限公司
	济南博航生物技术有限公司
	潍坊安普未来生物科技有限公司
	烟台雅德防潮干燥制品有限公司
	山东恒辰生物科技有限公司
	青岛广达森塑胶有限公司
	济南森蓝科贸有限公司
	辉瑞（山东）环境科技有限公司
	青岛瑞斯凯尔生物科技有限公司
	青岛贝美生物技术有限公司
	济南迪曼生物科技有限公司
	山东济宁天成电子科技有限责任公司
	烟台普罗吉生物科技发展有限公司
	济南博莱生物技术有限公司
	山东百欧医疗科技有限公司
	山东天爱医疗器械有限公司
	青岛高科技工业园海博生物技术有限公司
	山东英盛生物技术有限公司
	山东艾科达生物科技有限公司
	山东康华生物医疗科技股份有限公司
	山东富俊机械科技有限公司
	山东鑫科生物科技股份有限公司
	济南百博生物技术股份有限公司
	威海威高生物科技有限公司
	山东见微生物科技有限公司
	潍坊三维生物工程集团有限公司
	山东卓越生物技术股份有限公司
	济南德亨医学科技有限公司
	山东仕达思生物产业有限公司
	济南兰洁生物技术有限公司
	青岛泱深生物医药有限公司
	融智生物科技（青岛）有限公司
	山东宝威生物科技有限公司
山西省	山西康健恩生物科技有限公司
	山西维韬科技有限公司
	山西诺恩精准医疗产品有限公司
陕西省	西安金磁纳米生物技术有限公司
	西安亚博生物技术有限公司
	西安蓝晓科技新材料股份有限公司
	中航电测仪器股份有限公司
	西安维安实业有限公司
	西安联尔科技有限公司
上海市	上海惠中诊断技术有限公司
	积水医疗科技（中国）有限公司
	科宝智慧医疗科技（上海）有限公司
	安捷伦科技（中国）有限公司
	上海奥普生物医药股份有限公司
	普莱默斯医疗器械（上海）有限公司
	湖州数康生物科技有限公司
	上海血液生物医药有限责任公司
	英国拜定赛集团
	普兰德（上海）贸易有限公司
	上海麦楔生物科技有限公司
	诺信（中国）有限公司
	上海医脉赛科技有限公司
	普叶顿（上海）自动化科技有限公司
	浙江盛创实验器材有限公司
	卡尔蔡司（上海）管理有限公司
	上海墨迪斯医疗技术有限公司
	罗氏诊断产品（上海）有限公司
	东洋纺（上海）生物科技有限公司
	百道贸易（上海）有限公司
	上海戴服特智能科技有限公司
	默克化工技术（上海）有限公司
	北京博尔迈生物技术有限公司
	Cytiva 思拓凡中国
	上海睿康生物科技有限公司
	必艾生物技术（上海）有限公司
	上海思路迪生物医学科技有限公司
	海肽生物科技（上海）有限公司
	艾吉析科技（上海）有限公司
	翌圣生物科技（上海）有限公司
	上海加道生物科技有限公司
	上海捷宁生物科技有限公司
	恺佧生物科技（上海）有限公司
	赛多利斯（上海）贸易有限公司
	迈羲医疗器械（上海）有限公司
	上海简逸生物科技有限公司
	上海诺丹生物科技有限公司
	上海朗雅生物科技有限公司
	元升生物科技（上海）有限公司
	上海博升生物科技有限公司
	上海铱乐诗生物技术有限公司
	上海辉侑自动化设备有限公司

（续表）

上海市	住化电子管理（上海）有限公司
	艾万拓威达优尔国际贸易（上海）有限公司
	北京捷通康诺医药科技有限公司
	颇尔（中国）有限公司
	上海百力格生物技术有限公司
	生工生物工程（上海）股份有限公司
	上海稳强科技有限公司
	Adhesives Research
	3M 中国有限公司
	奥然生物科技（上海）有限公司
	上海儒克生物科技有限公司
	上海源叶生物科技有限公司
	上海澜澈生物科技有限公司
	上海秸瑞信息科技有限公司
	上海亚舟工业设备有限公司
	上海汉赞迪生命科技有限公司
	上海百天流体科技有限公司
	上海璟皓机械科技有限公司
	上海捷门生物技术有限公司
	上海睿晶特生物技术有限公司
	ANGUS CHEMICAL COMPANY
	博格隆（上海）生物技术有限公司
	安必进（上海）生物技术有限公司
	西宝生物科技（上海）股份有限公司
	上海荣泰生化工程有限公司
	上海奕谱生物科技有限公司
	上海领潮生物科技有限公司
	德国 Biomex
	上海之江生物科技股份有限公司
	堀场（中国）贸易有限公司
	珀金埃尔默医学诊断产品（上海）有限公司
	上海北昂医药科技股份有限公司
	上海金标生物科技有限公司
	威士达医疗设备（上海）有限公司
	上海凯创生物技术有限公司
	Integrated Technologies Ltd.（ITL Group）
	上海狄兹精密机械股份有限公司
	上海贝德尔生物科技有限公司
	上海鸣志电器股份有限公司
	上海贝西生物科技有限公司
	上海卢湘仪离心机仪器有限公司
	上海川至生物技术有限公司
	上海申索佑福医学诊断用品有限公司
	上海捷诺生物科技有限公司
	上海艾瑞德生物科技有限公司

上海市	荣研生物科技（中国）有限公司
	科潘恩贸易（上海）有限公司
	普瑞塞斯生物科技（上海）有限公司
	圣戈班高功能塑料（上海）有限公司
	英国朗道实验诊断有限公司
	上海圣谦实业有限公司
	上海安亭健康医疗产业发展有限公司
	上海志鲲自动化设备制造有限公司
	上海耿舜包装设备有限公司
	上海丘北机械科技有限公司
	快臻贸易（上海）有限公司
	拜尔威生物工程（上海）有限公司
	臻准生物科技（上海）有限公司
	卡川尔流体科技（上海）有限公司
	广州保税区易威奇工贸有限公司
	唯美（上海）管理有限公司
	耐优生物技术（上海）有限公司
	上海基泰生物科技有限公司
	上海翊科精密挤出技术有限公司
	上海杰一生物技术有限公司
	上海捷瑞生物工程有限公司
	上海驷格生物科技有限公司
	益思美诠生物科技（上海）有限公司
	上海宜挚科技有限公司
	上海硕控电子科技有限公司
	微珂医药技术服务（上海）有限公司
	梅特勒 - 托利多国际贸易（上海）有限公司
	上海怡恒生物科技有限公司
	艾本德（上海）国际贸易有限公司
	上海伯杰医疗科技有限公司
	上海长岛生物技术有限公司
	上海诺沛医疗器械有限公司
	上海小海龟科技有限公司
	上海孚清生物科技有限公司
	凯恩孚科技（上海）有限公司
	欧弗得（上海）医疗器械有限公司
	羚珂（上海）流体技术有限公司
	柏荣诊断产品（上海）有限公司
	吉而逊实验仪器（上海）有限公司
	上海普立迈化工科技有限公司
	上海涛宇国际贸易有限公司
	蓝怡科技集团股份有限公司
	上海太阳生物技术有限公司
	上海复星长征医学科学有限公司
	上海费玛生物科技有限公司

（续表）

上海市	安勤计算机应用科技（上海）有限公司
	上海聚创医药科技有限公司
	上海芯超生物科技有限公司
	上海创司杰医疗科技有限公司
	上海荣盛生物药业有限公司
	上海领检科技有限公司
	上海仁度生物科技股份有限公司
	上海执诚生物科技有限公司
	日立化成医用科技（上海）有限公司
	上海瑞安生物工程有限公司
	上海韬朴生物科技有限公司
	上海勒琪流体技术有限公司
	上海瑞缔生物科技股份有限公司
	量准（上海）医疗科技有限公司
	上海吉盛医学科技有限公司
	上海贵兴包装设备有限公司
	上海高施光电有限公司
	上海加其生化技术中心
	上海伊华医学科技有限公司
	宝帝流体控制系统（上海）有限公司
	上海长濑贸易有限公司
	贝克曼库尔特商贸（中国）有限公司
	上海透景生命科技股份有限公司
	上海科华生物工程股份有限公司
	日立诊断产品（上海）有限公司
	帝肯（上海）贸易有限公司
	奥森多医疗器械贸易（中国）有限公司
	雅培（上海）诊断产品销售有限公司
	赛默飞世尔科技（中国）有限公司
	上海泰辉生物科技有限公司
	格诺生物科技（中国）有限公司
	上海兆维科技发展有限公司
	康耐视视觉检测系统（上海）有限公司
	骏实生物科技（上海）有限公司
四川省	四川沃文特生物技术有限公司
	成都微康生物科技有限公司
	成都万众壹芯生物科技有限公司
	四川铭仕生物科技有限公司
	成都汇瑞欣元生物科技有限责任公司
	成都欣金奥电子科技有限公司
	生元生命科技有限公司
	成都必凯科技有限公司
	四川蜀科仪器有限公司
	成都艾科斯伦医疗科技有限公司
	四川好培养生物工程有限公司
四川省	成都瀚辰光翼科技有限责任公司
	四川水思源环境科技有限公司
	四川沃特尔水处理设备有限公司
	成都海霖科技有限公司
	四川携光生物技术有限公司
	成都瑞琦医疗科技有限责任公司
	成都正民德思生物科技有限公司
	四川卓越水处理设备有限公司
	四川优普超纯科技有限公司
	四川新健康成生物股份有限公司
	成都爱兴生物科技有限公司
	四川纯洁科技有限公司
	迈克生物股份有限公司
	成都斯马特科技有限公司
	赛雷纳（中国）医疗科技有限公司
天津市	北京擎科生物科技有限公司
	天津金歌联合生物科技有限公司
	天津市协和医药科技集团有限公司
	天津美瑞特医疗科技有限公司
	天津康源生物技术有限公司
	MIR《医学仪器与试剂》
	天津中裕顺嘉科技有限公司
	天津科德生物科技有限公司
	天津信达科技有限公司
	北京四环起航科技有限公司
	天津恒海机电设备贸易有限公司
	天津康尔克生物科技有限公司
	天津瑞爱金生物科技有限公司
	正元盛邦（天津）生物科技有限公司
	天津华裕生物科技有限公司
	天津市兰标电子科技发展有限公司
	天津微纳芯科技有限公司
	丹娜（天津）生物科技股份有限公司
	天津一瑞生物科技股份有限公司
	天津中新科炬生物制药股份有限公司
	亚虎医疗
	美德太平洋（天津）生物科技股份有限公司
	天津市融泰模具制造有限公司
	天津派普大业仪器科技有限公司
	华普（天津）检测技术有限公司
	博奥赛斯（天津）生物科技有限公司
云南省	云南昊戌生物科技有限公司
浙江省	浙江盛域医疗技术有限公司
	艾康生物技术（杭州）有限公司
	杭州杰毅生物技术有限公司

（续表）

浙江省	杭州普望生物技术有限公司
	杭州博岳生物技术有限公司
	宁波天康生物科技有限公司
	江苏默乐生物科技股份有限公司
	宁波医杰生物科技有限公司
	杭州奥盛仪器有限公司
	金华市强盛生物科技有限公司
	杭州世佳电子有限公司
	杭州博谱医药科技有限公司
	杭州滨和微生物试剂有限公司
	浙江康特生物科技有限公司
	杭州佑宁仪器有限公司
	杭州健立生物科技有限公司
	浙江拱东医疗器械股份有限公司
	玉环市康佳企业有限公司
	杭州索莱尔博奥生物技术有限公司
	杭州特种纸业有限公司
	宁波大世生命科技有限公司
	杭州纽龙生物科技有限公司
	杭州华葵金配生物科技有限公司
	台州市黄岩方野科技发展有限公司
	杭州科百特过滤器材有限公司
	浙江华诺医药包装有限公司
	杭州伊佰新生物技术有限公司
	宁波鸿鼎医疗器械科技有限公司
	宁波刘邓医疗科技有限公司
	浙江润兰科技有限公司
	宁波大榭开发区综研化学有限公司
	宁波拜澳生物科技有限公司
	宁波赛珀生物技术有限公司
	杭州弘炬生物技术有限公司
	杭州朗川自动化设备有限公司
	浙江天杭生物科技股份有限公司
	温州市倍可特医疗器械有限公司
	杭州博欣科技有限公司
	杭州创新生物检控技术有限公司
	浙江夸克生物科技有限公司
	杭州优思达生物技术有限公司
	浙江鸿创奥格贸易有限公司
	中翰盛泰生物技术股份有限公司
	浙江普施康生物科技有限公司
	瑞莱谱（杭州）医疗科技有限公司
	宁波新芝生物科技股份有限公司
	杭州微策生物技术股份有限公司
	杭州隆基生物技术有限公司

浙江省	杭州米欧仪器有限公司
	杭州奥泰生物技术股份有限公司
	浙江达美生物技术有限公司
	浙江爱康生物科技有限公司
	温州市康泰生物科技有限公司
	宁波紫园医疗器械有限公司
	温州经川科技有限公司
	杭州百迈生物股份有限公司
	宁波康和生物科技有限公司
	杭州柏恒科技有限公司
	浙江安吉赛安芙生物科技有限公司
	宁波胤瑞生物医学仪器有限责任公司
	永岳医疗科技（昆山）有限公司
	嘉兴凯实生物科技股份有限公司
	浙江旭安康医学科技有限公司
	杭州安旭生物科技股份有限公司
	领航基因科技（杭州）有限公司
	杭州贤至生物科技有限公司
	浙江长盛塑料轴承技术有限公司
	海宁威尔芬自动化设备有限公司
	杭州瑞健科技有限公司
	杭州康代思锐生物科技有限公司
	杭州大和热磁电子有限公司
	浙江卓胜医疗科技有限公司
	台州市太极包装科技有限公司
	杭州医智捷供应链管理有限公司
	温州张氏包装设备科技有限公司
	浙江黄岩埃迪塑料厂
	浙江爱康医用塑料有限公司
	浙江贝兰伯生物技术有限公司
	博滤克斯特种纤维（宁波）有限公司
	杭州谱聚医疗科技有限公司
	浙江聚立医疗科技有限公司
	杭州旭科生物技术有限公司
	杭州联科生物技术股份有限公司
	杭州九龄科技有限公司
	温州市高德医疗器械有限公司
	台州市亮普医疗科技有限公司
	宁波海尔施基因科技有限公司
	浙江夸烨生物科技有限公司
	杭州赛基生物科技有限公司
	宁波瑞源生物科技有限公司
	浙江伊利康生物技术有限公司
	浙江东方基因生物制品股份有限公司
	宁波基内生物技术有限公司

（续表）

浙江省	杭州博拓生物科技股份有限公司
	浙江佰辰医疗科技有限公司
	宁波迈跃生物科技有限公司
	浙江东瓯诊断产品有限公司
	杭州百凌生物科技有限公司
	杭州德同生物技术有限公司
	金华市鑫科医疗器械有限公司
	杭州浙大迪迅生物基因工程有限公司
	杭州比格飞序生物科技有限公司
	浙江众申生物科技有限公司
	美利泰格诊断试剂（嘉兴）有限公司
	丁香园
	美康生物科技股份有限公司
	宁波普瑞柏生物技术股份有限公司
	宁波奥丞生物科技有限公司
	杭州华得森生物技术有限公司
	普睿博仪器（杭州）有限公司
	嘉兴驰骋自动化设备有限公司
浙江省	宁波凯达医疗科技有限公司
	杭州芯锐科技有限公司
	杭州博日科技股份有限公司
	迪安诊断
	浙江爱津生物技术有限公司
	杭州莱和生物技术有限公司
境外	Rapid Novor Inc
	DiagnostikNet-BB e.V.
	SHIMA Laboratories Co.， Ltd.
	ADEMTECH
	Ahlstrom-Munksjo Germany GmbH
	Nittobo America Inc.
	GeSiM
	DIAGAST
	Scienion AG
	N-Lab Technology Center Pte. Ltd.
	Alluxa Inc.

附录三

2022年第十九届中国国际检验医学暨输血仪器试剂博览会（南昌）参展名录

安徽省	安徽创孚医疗科技有限公司
	合肥天一生物技术研究所有限责任公司
	安徽大千生物工程有限公司
	安徽伊普诺康生物技术股份有限公司
	安徽同科生物科技有限公司
	安徽惠邦生物工程有限公司
	安徽中科中佳科学仪器有限公司
	安徽中科都菱商用电器股份有限公司
	安徽贝驰生物科技有限公司
	安徽卡尔森国际创新产业园有限公司
	广州达健生物科技有限公司
	安徽泰泰医学技术有限公司
	安徽健朗医疗器械有限公司
	安徽深蓝医疗科技股份有限公司
	通用生物（安徽）股份有限公司
	安徽森爱驰医院管理股份有限公司
	威尚生物技术（合肥）有限公司
	安徽雷根生物技术有限公司
	安徽领略生物医药科技有限公司
	安徽信灵检验医学科技股份有限公司
	安徽嘉文仪器装备有限公司
	芜湖华仁科技有限公司
	合肥华纳生物医药科技有限公司
	滁州瑞谷生物技术有限公司
北京市	北京和杰创新生物医学科技有限公司
	北京伊诺凯科技有限公司
	北京众艾生生物科技有限公司
	北京贝尔生物工程股份有限公司
	北京北方生物技术研究所有限公司
	北京康达百年生物科技有限公司
	纽英伦生物技术（北京）有限公司
	北京拓普分析仪器有限责任公司
	北京美联泰科生物技术有限公司
	德康润生物科技（北京）有限公司
	北京现代沃尔经贸有限责任公司
	北京博晖创新生物技术集团股份有限公司
	法荟（北京）医疗科技有限公司

北京市	北京博奥晶典生物技术有限公司
	北京康思润业生物技术有限公司
	北京迪泰科汛生物科技有限公司
	北京启衡星生物科技有限公司
	BIOLEGEND（北京）生物科技有限公司
	北京松源华兴科技发展有限公司
	北京达成生物科技有限公司
	北京依托华茂生物科技有限公司
	北京春达科技有限公司
	北京豪迈生物工程股份有限公司
	北京健乃喜生物技术有限公司
	北京同立创辉仪器有限公司
	斯德润（北京）医疗诊断用品有限公司
	北京中检安泰诊断科技有限公司
	北京乐普诊断科技股份有限公司
	胡曼诊断产品（北京）有限公司
	北京知新上智科技有限公司
	北京华大吉比爱生物技术有限公司
	北京卡尤迪生物科技股份有限公司
	北京旭盛兴科技有限公司
	北京万泰生物药业股份有限公司
	思塔高诊断技术（天津）有限公司
	德诺杰亿（北京）生物科技有限公司
	北京京东方知微生物科技有限公司
	普迈德（北京）科技有限公司
	欧蒙医学诊断（中国）有限公司
	北京众驰伟业科技发展有限公司
	北京华科泰生物技术股份有限公司
	北京九强生物技术股份有限公司
	北京卓诚惠生生物科技股份有限公司
	北京利德曼生化股份有限公司
	北京鸿宇泰生物科技有限公司
	科美诊断技术股份有限公司
	北京热景生物技术股份有限公司
	北京水木济衡生物技术有限公司
	北京世纪沃德生物科技有限公司
	北京梅斯质谱生物科技有限责任公司

（续表）

北京市	柏定生物工程（北京）有限公司
	新羿制造科技（北京）有限公司
	友康生物科技（北京）股份有限公司
	中生北控生物科技股份有限公司
	济凡生物科技（北京）有限公司
	北京迈基诺基因科技股份有限公司
	北京尚精光电技术有限公司
	予果生物科技（北京）有限公司
	北京百普赛斯生物科技股份有限公司
	北京鑫桥怡康生物科技有限公司
	北京伟恩斯技术有限公司
	纷享销客 CRM
	常熟常江生物技术发展有限公司
	北京索莱宝科技有限公司
	宝日医生物技术（北京）有限公司
	北京保利微芯科技有限公司
	宝德康体（北京）生物科技有限公司
	北京科跃中楷生物技术有限公司
	北京汇众亿通智能科技有限公司
	北京昊佳生物工程技术有限公司
	北京博劢行仪器有限公司
	大龙兴创实验仪器（北京）股份公司
	北京兰杰柯科技有限公司
	北京达微生物科技有限公司
	北京康润诚业生物科技有限公司
	北京迈迪安生物（Meridian）
	迈迪思创（北京）科技发展有限公司
	北京春雷杰创生物科技有限公司
	北京义翘神州科技股份有限公司
	北京开景基因技术有限公司
	北京京仪博电光学技术有限责任公司
	北京朗非霖科技研发有限公司
	北京市华信行生物科技有限公司
	北京德奥平生物技术有限公司
	北京白洋医疗器械有限公司
	北京尚泓泰科技有限公司
	北京伊司普特医药科技有限公司
	北京溯本源和生物科技有限公司
	北京健平金星医疗器械有限公司
	Neocrm 销售易
	百康芯（天津）生物科技有限公司
	北京泰格科信生物科技有限公司
	北京阅微基因技术股份有限公司
	北京虹博基因医疗科技股份有限公司
	北京诺维博美医药科技有限公司

北京市	鲲鹏基因（北京）科技有限责任公司
	北京新华联协和药业有限责任公司
	北京美康基因科学股份有限公司
	北京中科纳泰生物科技有限公司
	艾吉泰康生物科技（北京）有限公司
	北京金诺美科技股份有限公司
	万华普曼生物工程有限公司
	北京华睿博生物科技有限公司
	苏州博奥龙科技有限公司
	苏州博特龙免疫技术有限公司
	北京欧迪创新生物技术有限公司
	北京新兴四寰生物技术有限公司
	康乃格诊断产品（北京）有限公司
	赛纳生物科技（北京）有限公司
	宝锐生物科技泰州有限公司
	北京华晟源医疗科技有限公司
	北京美德泰康生物科技有限公司
	拜发分析系统销售（北京）有限公司
	上海兰桥生物科技有限公司
	北京旷博生物技术股份有限公司
	科诺美（北京）科技有限公司
	北京吉检医疗科技有限公司
	北京联众泰克科技有限公司
	北京中控精创生物技术有限公司
	北京库尔科技有限公司
	宝瑞源生物技术（北京）有限公司
	北京施塔尔科技有限公司
	蓝十字生物药业（北京）有限公司
	北京丹大生物技术有限公司
	北京四正柏生物科技有限公司
	北京指真生物科技有限公司
	北京源景泰科生物科技有限公司
	北京层浪生物科技有限公司
	北京迅识生物科技有限公司
	北京赛科希德科技股份有限公司
	北京英诺特生物技术股份有限公司
	北京倍肯新基科技发展有限公司
	北京纳诺金生物科技有限公司
	保诺塑业（北京）有限公司
	北京林科特科技发展有限公司
	北京阿匹斯生物科技有限公司
	弗思（北京）生物科技有限公司
	北京映急物流有限公司
	北京泰利康信科技有限公司
	北京佰桥瑞景生物科技有限公司

（续表）

北京市	北京首医临床医学科技有限公司
	北京东西分析仪器有限公司
	北京预立生科知识产权代理有限公司
	北京毅新博创生物科技有限公司
	北京博奥森生物技术有限公司
	北京硕华佰奥生物科技有限公司
	北京全式金生物技术股份有限公司
	北京为华新业电子技术有限公司
	北京迈迪朗杰医疗器械股份有限公司
	北京海森医药科技有限公司
	四环福瑞科仪科技发展（北京）有限公司
	北京百特爱德科技有限公司
	北京曼哈格生物科技有限公司
	慧宇伟业（北京）流体设备有限公司
	范德（北京）生物科技有限责任公司
	北京慧瑞兴业科技发展有限公司
	北京晶华生物技术有限公司
	北京博生福生物技术有限责任公司
	中集冷云（北京）供应链管理有限公司
	北京海精高创科技有限公司
	北京定向点金科技有限公司
重庆市	重庆博士泰生物技术有限公司
	重庆天海医疗设备有限公司
	重庆优摩特科技有限公司
	中元汇吉生物技术股份有限公司
	重庆新赛亚生物科技有限公司
	重庆南方数控设备股份有限公司
	重庆科斯迈生物科技有限公司
	重庆探生科技有限公司
	重庆博蓝鹰生物技术有限公司
	重庆智迈医疗科技有限公司
	重庆莱博医疗器械有限公司
	重庆德方信息技术有限公司
福建省	厦门鲎试剂生物科技股份有限公司
	英科新创（厦门）科技股份有限公司
	贝南生物科技（厦门）有限公司
	安邦（厦门）生物科技有限公司
	厦门致善生物科技股份有限公司
	厦门宝太生物科技股份有限公司
	泰普生物科学（中国）有限公司
	Chroma Technology Corp.
	厦门市裕泰康进出口有限公司
	厦门安至冷链科技有限公司
	厦门同仁心生物技术有限公司
	厦门希吉亚医学科技有限公司
福建省	恺硕生物科技（厦门）股份有限公司
	厦门浩添冷链科技有限公司
	厦门信道生物技术有限公司
	厦门迈达瑞科技有限公司
	厦门拜尔杰生物科技有限公司
	厦门市波生生物技术有限公司
	福建亿彤生物科技有限公司
	厦门福流生物科技有限公司
	厦门为正生物科技股份有限公司
	海德星科技（厦门）有限公司
	福州新北生化工业有限公司
	美林美邦（厦门）生物科技有限公司
	三明博峰生物科技有限公司
	厦门锐思捷水纯化技术有限公司
	厦门安普利生物工程有限公司
	厦门龙进生物科技有限公司
	厦门艾德生物医药科技股份有限公司
	厦门万基生物科技有限公司
	厦门通灵生物医药科技有限公司
	厦门万科隆生物科技有限公司
	厦门市中可医疗科技有限公司
	厦门欣盛翔干燥剂有限公司
	厦门婕拉生物技术有限公司
	厦门武门自动化科技有限公司
	厦门万渤生物技术有限公司
	厦门三冀科技有限公司
	厦门埃癸斯流体控制设备有限公司
甘肃省	兰州荣晔生物科技有限责任公司
	兰州雅华生物技术有限公司
	甘肃养泰和生物科技有限公司
广东省	江门市凯林贸易有限公司
	深圳海柔思生物医学科技有限公司
	广州天河高新技术产业开发区环通生物科学有限公司
	广东唯实生物技术有限公司
	深圳华康生物医学工程有限公司
	瑞莱生物工程（上海）有限公司
	珠海丽珠试剂股份有限公司
	深圳市光与生物科技有限公司
	广州市宝创生物技术有限公司
	广州新仪仪器有限公司
	广州市迪景微生物科技有限公司
	广东睿碁生物科技有限公司
	深圳市华科瑞科技有限公司
	深圳传世生物医疗有限公司

（续表）

广东省	深圳市中科先见医疗科技有限公司
	深圳创怀医疗科技有限公司
	中山标佳生物科技有限公司
	深圳市锦瑞生物科技股份有限公司
	深圳市世鑫医疗科技有限公司
	米度医疗科技（中山）有限公司
	广州凯普生物科技有限公司
	深圳市巨东生物医学工程有限公司
	广州华澳生物科技有限公司
	深圳市博卡生物技术有限公司
	深圳市汇升睿控科技有限公司
	广州市番禺区华鑫科技有限公司
	深圳海思安生物技术有限公司
	睿科生化科技（广东）有限公司
	深圳市惠安生物科技有限公司
	广州钰芯传感科技有限公司
	广州湾区生物科技有限公司
	深圳市艾伟迪生物科技有限公司
	深圳瑞智捷医疗科技有限公司
	广州迈景基因医学科技有限公司
	广州达安基因股份有限公司
	深圳市美迪科生物医疗科技有限公司
	晶准生物医学（深圳）有限公司
	广东金羽医药发展有限公司
	深圳普门科技股份有限公司
	广州市花都高尔宝生物技术有限公司
	广州蓝勃生物科技有限公司
	深圳天辰医疗科技有限公司
	深圳市科润达生物工程有限公司
	广州市微米生物科技有限公司
	珠海科域生物工程股份有限公司
	华瑞同康生物技术（深圳）有限公司
	深圳市国赛生物技术有限公司
	菲鹏生物股份有限公司
	深圳蓝韵生物医疗科技有限公司
	深圳市新产业生物医学工程股份有限公司
	广州万孚生物技术股份有限公司
	深圳市帝迈生物技术有限公司
	深圳迈瑞生物医疗电子股份有限公司
	深圳市亚辉龙生物科技股份有限公司
	深圳市爱康生物科技股份有限公司
	深圳市瑞图生物技术有限公司
	深圳联合医学科技有限公司
	深圳迈迪生物技术有限公司
	深圳麦科田生物医疗技术股份有限公司
广东省	深圳雷杜生命科学股份有限公司
	深圳市理邦精密仪器股份有限公司
	深圳唯公生物科技有限公司
	深圳市雷诺华科技实业有限公司
	阳普医疗科技股份有限公司
	深圳市优提基因科技有限公司
	深圳山雨科技有限公司
	深圳格瑞克机械有限公司
	广东优尼德生物科技有限公司
	深圳市润联环保科技有限公司
	深圳市东邦生物医疗技术有限公司
	珠海丰炎科技有限公司
	深圳市麦瑞科林科技有限公司
	深圳市益百通科技有限公司
	广州奥咨达医疗器械技术股份有限公司
	深圳瑞亚力集团
	珠海宝锐生物科技有限公司
	广州埃克森生物科技有限公司
	珠海美华医疗科技有限公司
	珠海市康利莱医疗器械有限公司
	珠海市对外经济合作企业协会
	深圳市活水床旁诊断仪器有限公司
	广州雪霸专用设备有限公司
	深圳市东方艺辰工业设计有限公司
	深圳市雷明工业设计有限公司
	东莞市纳百医疗科技有限公司
	广州洁特生物过滤股份有限公司
	深圳市艺展宏图工业设计有限公司
	广州易锦生物技术有限公司
	脉冲电子（东莞）有限公司
	中健云康（广州）物流供应链有限公司
	深圳市百穗康实业有限公司
	珠海浪峰生物技术有限公司
	东莞市保科热流道科技有限公司
	东莞市聚瑞电气技术有限公司
	深圳市亿立方生物技术有限公司
	东莞市必诺可模具科技有限公司
	广东浩江医学科技有限公司
	深圳市万臣科技有限公司
	深圳市康达安生物科技有限公司
	世嘉智尼五金配件（上海）有限公司
	国科融智（深圳）生物工程技术有限公司
	东莞市吉克尔自动化科技有限公司
	深圳市拓元祥科技有限公司
	深圳垦拓流体控制有限公司

（续表）

广东省	多睿思特（深圳）医疗科技有限公司
	深圳市雅为世纪科技有限公司
	佛山市倬越生物医疗科技有限公司
	广州永诺医学检验所有限公司
	广州源古纪科技有限公司
	深圳祺氏生物科技有限公司
	深圳市梓健生物科技有限公司
	广州市明美光电技术有限公司
	广州市进德生物科技有限公司
	东莞岩水科技发展有限公司
	南芯芯仪（广州）制造有限公司
	珠海市医友生物科技有限公司
	深圳上泰生物工程有限公司
	深圳市润物医疗科技有限公司
	深圳市嘉安自动化科技有限公司
	深圳市元秦生物科技有限公司
	深圳市华盛昌科技实业股份有限公司
	东莞果核生物技术有限公司
	深圳沃德生命科技有限公司
	广州市雷德生物科技有限公司
	广州迪澳生物科技有限公司
	广州市尤德生物科技有限公司
	深圳市汇煜医疗科技有限公司
	珠海迪尔生物工程股份有限公司
	深圳赛斯鹏芯生物技术有限公司
	佛山市嘉辰医疗科技有限公司
	深圳市迈科龙生物技术有限公司
	深圳市安群生物工程有限公司
	深圳市博锐德生物科技有限公司
	广州亿莱发机电设备有限公司
	广州誉维生物科技仪器有限公司
	广州市金圻睿生物科技有限责任公司
	深圳市凯特生物医疗电子科技有限公司
	中山康源基因技术科技有限公司
	深圳市优圣康生物科技有限公司
	深圳泰乐德医疗有限公司
	广州蔚捷生物医药科技有限公司
	广东和信健康科技有限公司
	深圳市达科为生物工程有限公司
	广东腾飞基因科技股份有限公司
	广东国盛医学科技有限公司
	亚能生物技术（深圳）有限公司
	深圳市凯尔沃科技有限公司
	广州市康润生物科技有限公司
	深圳华迈兴微医疗科技有限公司

广东省	深圳市美侨医疗科技有限公司
	广州奕昕生物科技有限公司
	深圳优迪生物技术有限公司
	深圳市海普洛斯生物科技有限公司
	深圳市伯劳特生物制品有限公司
	深圳市华晨阳科技有限公司
	深圳市汇研科创生物科技有限公司
	东莞市创宏医疗科技有限公司
	广州秀威科技有限公司
	深圳微点生物技术股份有限公司
	珠海市银科医学工程股份有限公司
	广州东盛生物科技有限公司
	深圳市艾博领先科技有限公司
	深圳市康立生物医疗有限公司
	广州天宝颂原生物科技开发有限公司
	广东阳光生物科技有限公司
	深圳市朴瑞生物科技有限公司
	深圳市赛尔生物技术有限公司
	深圳市合木千行科技有限公司
	深圳德夏科技发展有限公司
	广州市伊川生物科技有限公司
	瓜藤生物科技（深圳）有限公司
	深圳市惠众医疗器械有限公司
	深圳市辰纳生物科技有限公司
	深圳会众生物技术有限公司
	广州杞梓生物科技发展有限公司
	深圳逗点生物技术有限公司
	广州和实生物技术有限公司
	港龙生物技术（深圳）有限公司
	深圳华北工控股份有限公司
	广州科方生物技术股份有限公司
	广州安必平医药科技股份有限公司
	安序源生物科技（深圳）有限公司
	熵焓论（深圳）生物技术有限公司
	深圳市希莱恒医用电子有限公司
	广州菲康生物技术有限公司
	广州柏霖模具有限公司
	东莞吉达优精密塑胶有限公司
	惠州市鑫瑞宝源塑胶模具有限公司
	荣螈医疗科技（深圳）有限公司
	深圳市柏雷丁生物有限公司
	深圳市惠润流体科技有限公司
	深圳市合川医疗科技有限公司
	广州禾信康源医疗科技有限公司
	迈川（广州）生物科技有限公司

（续表）

广东省	深圳盛源生物技术有限公司
	深圳市合盛医疗科技有限公司
	深圳市精适自动化有限公司
	东莞市积健生物科技有限公司
	深圳市小卓科技有限公司
	深圳市京赤科技有限公司
	深圳市大肯科技有限公司
	珠海启尼亚生物技术有限公司
	深圳市晋百慧生物有限公司
	珠海优尼特光电科技有限公司
	广东天普生化医药股份有限公司
	广州莱塞激光智能装备股份有限公司
	深圳市长盛迅兴精密组件有限公司
	广东创田医疗器械有限公司
	深圳市恒永达科技有限公司
	深圳市普赛斯科技有限公司
	广州赛百纯生物科技有限公司
	深圳市智联微电子有限公司
	广州天嵌计算机科技有限公司
	广东金石医疗科技服务有限公司
	广东亦盛科技有限公司
	佛山市南海宇洋塑料模具有限公司
	深圳石头智慧工业设计有限公司
	深圳中科康森瑞特科技发展有限公司
	上腾科技（广州）有限公司
	深圳市优捷机械制造有限公司
	广东蓝光智能科技有限公司
	深圳市心诺医疗健康有限公司
	广州市爱创医疗科技有限公司
	艾特生物科技（深圳）有限公司
	深圳市微泵技术有限公司
	东莞市鼎兴实业有限公司
	普顿流体技术（深圳）有限公司
	普瑞纯证医疗科技（广州）有限公司
	东莞市石龙富华电子有限公司
	广州三拓识别技术有限公司
	广州东弘仪器开发有限公司
	广州东林生物科技有限公司
	珠海日嘉新光电子有限公司
	江门市融海医疗科技有限公司
	维润赛润生物技术（深圳）有限公司
	广东维欧克斯生物技术有限公司
	东莞怡合达自动化股份有限公司
	佛山雄麒智能科技有限公司
	赫非斯科技（深圳）有限公司

广东省	深圳市海维海工业设计有限公司
	深圳市乐勤科技有限公司
	深圳市友贝康科技有限公司
	珠海恺瑞生物科技有限公司
	深圳市恩欣龙特种材料股份有限公司
	佛山市威狮科技有限公司
	佛山海伍科技有限公司
	深圳重链生物科技有限公司
	劳易测电子贸易（深圳）有限公司
	东莞市兆恒机械有限公司
	深圳迅捷生物仪器有限公司
	合创生物工程（深圳）有限公司
	深圳市麦迪康包装技术有限公司
	广州丰肽生物技术有限公司
	广州邦德盛生物科技有限公司
	东莞市汉诺生物技术有限公司
	广州翔康医疗器械技术服务有限公司
	中山市迈盛医疗科技有限公司
	慈达（广州）生物技术有限公司
	深圳市美凯特科技有限公司
	珠海博美生物科技有限公司
	深圳市道途斯工业设计有限公司
	深圳禾谷实业有限公司
	广州美格生物科技有限公司
	东莞市信诚精密模具有限公司
	广州智谱医药科技有限公司
	深圳市嘉瑞手板模型技术有限公司
	深圳市金赛途生物科技有限公司
	广东富信科技股份有限公司
	深圳市金灿华实业有限公司
	深圳瑞莱柏生物科技有限公司
	深圳市汇像信息技术有限公司
	深圳市春旺环保科技股份有限公司
	深圳好新鲜冷链科技有限公司
	深圳市欣瑞达液晶显示技术有限公司
	深圳市永恒建欣精密模具有限公司
广西壮族自治区	广西埃韦迪生物科技有限公司
	桂林市华通医用仪器有限公司
	桂林优科科技有限公司
	桂林优利特电子集团有限公司
	BODITECH MED Inc.
	桂林宝通科技有限公司
	桂林市双龙医疗仪器有限公司
	桂林英美特生物技术有限公司
河北省	石家庄禾柏生物技术股份有限公司

（续表）

河北省	河北精硕生物科技有限公司
	河北艾驰生物科技有限公司
	保定迪创电子科技有限公司
	河北鑫乐医疗器械科技股份有限公司
	保定飞凌嵌入式技术有限公司
	保定创锐泵业有限公司
	沧州永康医药用品有限公司
	保定雷弗流体科技有限公司
	申辰流体科技（上海）有限公司
	盛朗赛（河北）生物技术有限公司
	沧州华奥塑料制品有限公司
	保定思诺流体科技有限公司
	沧州维康食品药品包装有限公司
	沧州盛丰塑胶制品有限公司
	河北翔远医疗器械股份有限公司
	沧州康的医疗器械有限公司
	河北南方包装有限公司
	河北艾欧路生物科技有限责任公司
	保定兰格恒流泵有限公司
	河北世纪恒泰富塑业有限公司
	全球康秦皇岛生物科技有限公司
	保定齐力恒流泵有限公司
	沧州兴源塑胶制品有限公司
	河北超然医疗器械有限公司
	河北康卫仕医疗科技有限公司
	沧州复康医药用品有限公司
	沧州毅泽佳塑料包装有限公司
河南省	河南中检食安生物科技有限公司
	中秀科技股份有限公司
	洛阳恒恩生物科技有限公司
	洛阳爱森生物科技有限公司
	郑州安图生物工程股份有限公司
	河南省驼人医疗科技有限公司
	洛阳汇工轴承科技有限公司
	郑州纳克智造生物科技有限公司
	河南安微达生物科技有限公司
	郑州兰森生物技术有限公司
	郑州科蒂亚生物技术有限公司
	郑州智捷生物技术有限公司
	河南维锐生物科技有限公司
	河南美凯生物科技有限公司
	郑州方欣生物科技有限责任公司
	河南泰宇高分医疗器械有限公司
	郑州平睿生物科技有限公司
	郑州赛图康生物科技有限公司

河南省	洛阳吉恩特生物科技有限公司
湖北省	武汉海吉力生物科技有限公司
	贝索企业
	武汉塞力斯生物技术有限公司
	湖北泰康医疗设备有限公司
	深圳华大智造科技股份有限公司
	佰奥达生物科技（武汉）股份有限公司
	武汉明德生物科技股份有限公司
	武汉市美乐维低温物流有限公司
	武汉瀚海新酶生物科技有限公司
	武汉奥科博泰生物科技有限公司
	武汉爱博泰克生物科技有限公司
	武汉迪艾斯科技有限公司
	湖北新纵科病毒疾病工程技术有限公司
	德瑞光学科技（武汉）有限公司
	武汉友芝友医疗科技股份有限公司
	武汉艾米森生命科技有限公司
	武汉百泰基因工程有限公司
	武汉生之源生物科技股份有限公司
	武汉优恩生物科技有限公司
	中科精瓒（武汉）医疗技术有限公司
	武汉纽康度生物科技股份有限公司
	武汉康录生物技术股份有限公司
	武汉中帜生物科技股份有限公司
	百蓁生物技术（武汉）有限公司
	武汉华美生物工程有限公司
	武汉原谷生物科技有限责任公司
	武汉禾元生物科技股份有限公司
	莫纳（苏州）生物科技有限公司
	武汉中科先进材料科技有限公司
	武汉致众科技股份有限公司
	青木生物技术（武汉）有限公司
	武汉赛维尔生物科技有限公司
	武汉戴安生物技术有限公司
	武汉科源安博生物技术有限公司
	武汉华工激光工程有限责任公司
湖南省	湖南中瑞互信医疗科技有限公司
	湖南润美基因科技有限公司
	长沙塞克陆德医疗科技有限公司
	长沙协大生物科技有限公司
	爱威科技股份有限公司
	湖南康润药业股份有限公司
	湖南品信生物工程有限公司
	三诺生物传感股份有限公司
	圣湘生物科技股份有限公司

（续表）

湖南省	湖南远璟生物技术有限公司
	湖南湘立科学仪器有限公司
	湖南湘仪实验室仪器开发有限公司
	长沙美牛生物科技有限公司
	常德比克曼生物科技有限公司
	湖南湘鑫仪器仪表有限公司
	长沙市鑫奥仪器仪表有限公司
	浏阳市三力医用科技发展有限公司
	长沙博优生物科技有限公司
	湖南融志医疗科技有限公司
	湖南省天骑医学新技术股份有限公司
	湖南常津生物科技有限公司
	长沙综仪生物科技有限公司
	湖南永和阳光生物科技股份有限公司
	长沙腾标智能科技有限公司
	湖南德米特仪器有限公司
	湖南乾康科技有限公司
	珠海市丽拓生物科技股份有限公司
	长沙迈迪克智能科技有限公司
	湖南友哲科技有限公司
	湖南非科生物技术有限公司
	湖南赫西仪器装备有限公司
	可孚医疗科技股份有限公司
	长沙英泰仪器有限公司
	湖南艾科瑞生物工程有限公司
	湖南迈克尔实验仪器有限公司
	长沙湘智离心机仪器有限公司
吉林省	长春博德生物技术有限责任公司
	迪瑞医疗科技股份有限公司
	长春赛诺迈德医学技术有限责任公司
	长春晨裕生物医疗科技有限公司
	吉林重明生物科技有限公司
	吉林省爱诺德生物工程有限公司
	长春亿嘉光电科技有限公司
江苏省	南京黎明生物制品有限公司
	常州金麦格生物技术有限公司
	江苏宏微特斯医药科技有限公司
	江苏谱迪生物科技有限公司
	盐城汇达生物科技有限公司
	江苏达伯药业有限公司
	苏州创澜生物科技有限公司
	南京埃肯度智能科技有限公司
	苏州先达基因科技有限公司
	江苏诺禹生物科技有限公司
	江苏伟禾生物科技有限公司

江苏省	南京优源医疗设备有限公司
	江苏奇天基因生物科技有限公司
	江苏快领生物科技有限公司
	南京岚煜生物科技有限公司
	南京金斯瑞诊断技术有限公司
	凡知医疗科技（江苏）有限公司
	江苏康尚生物医疗科技有限公司
	昂科生物医学技术（苏州）有限公司
	苏州立禾生物医学工程有限公司
	江苏三联生物工程股份有限公司
	苏州华益美生物科技有限公司
	复星生命科学技术（江苏）有限公司
	南京颐兰贝生物科技有限责任公司
	江苏力博医药生物技术股份有限公司
	南京仁迈生物科技有限公司
	无锡市江原实业技贸有限公司
	江苏浩欧博生物医药股份有限公司
	苏州长光华医生物医学工程有限公司
	江苏泽成生物技术有限公司
	南京诺唯赞医疗科技有限公司
	星童医疗技术（苏州）有限公司
	江苏硕世生物科技股份有限公司
	东软威特曼生物科技（南京）有限公司
	基蛋生物科技股份有限公司
	苏州国科均豪生物科技有限公司
	南京诺尔曼生物技术股份有限公司
	南通伊仕生物技术股份有限公司
	苏州浩博实验室系统工程有限公司
	苏州赛普生物科技有限公司
	苏州亚科科技股份有限公司
	南京诺唯赞生物科技股份有限公司
	苏州文迪光电科技有限公司
	苏州海狸生物医学工程有限公司
	苏州近岸蛋白质科技股份有限公司
	泰州鑫联诚润生物技术有限公司
	南京金斯瑞生物科技有限公司
	江苏康捷医疗器械有限公司
	苏州新海生物科技股份有限公司
	江苏康健医疗用品有限公司
	高砂电气（苏州）有限公司
	徐州淮海生物医药产业园管理有限公司
	苏州为度生物技术有限公司
	南京威派视半导体技术有限公司
	江苏荣业科技有限公司
	无锡格兰登福托玛斯气动系统有限公司

（续表）

江苏省	南京中科通仪科技有限公司
	常州富兴机电有限公司
	南京申基医药科技有限公司
	苏州海恒生物医药有限公司
	苏州贝蒂克生物技术有限公司
	南京贝登医疗股份有限公司
	无锡国盛生物工程有限公司
	江苏世泰新创科学仪器有限公司
	苏州英芮诚生化科技有限公司
	江苏昱途生物科技有限公司
	南京瑞贝西生物科技有限公司
	江苏大鑫医疗器械有限公司
	南京京达生物技术有限公司
	江苏华尔康医疗器械有限公司
	常州爱复康生物科技有限公司
	江苏涵恒医疗科技有限公司
	苏州伊索伦斯生物技术有限公司
	扬州博洋医疗用品有限公司
	南京立顶医疗科技有限公司
	无锡傲锐东源生物科技有限公司
	标普（常州）生物科技有限公司
	江苏宇力医疗器械有限公司
	昆山威胜干燥剂有限公司
	深圳市合飞生物科技有限公司
	南京旋光科技有限公司
	南京欧凯生物科技有限公司
	徐州淮海生命科学产业研究院有限公司
	南京瀚睿柏柯生物科技有限公司
	江苏新进医疗器械有限公司
	常州中美歆新生物科技有限公司
	江苏耀海诺信生物技术有限公司
	南京森贝伽生物科技有限公司
	苏州博睿嘉晟医疗科技有限公司
	迈杰转化医学研究（苏州）有限公司
	江苏集通机械有限公司
	东方伊诺（苏州）医疗科技有限公司
	苏州生科云选生物科技有限公司
	纳昂达（南京）生物科技有限公司
	北京健为医学检验实验室有限公司
	江苏汇先医药技术有限公司
	苏州协云基因科技有限公司
	苏州吉因加生物医学工程有限公司
	无锡博慧斯生物医药科技有限公司
	江苏品生医疗科技集团有限公司
	南京科佰生物科技有限公司

江苏省	爱森斯（江苏）生物科技有限公司
	常州市聚光宇业机电有限公司
	无锡百泰克生物技术有限公司
	苏州晨曦生物科技有限公司
	南京中科拜尔医学技术有限公司
	镇江市丹徒科达医疗用品厂
	苏州和迈精密仪器有限公司
	江苏睿玻生物科技有限公司
	南京溯远基因科技有限公司
	苏州宇测生物科技有限公司
	南京艾拓生命科技有限公司
	苏州知益微球科技有限公司
	汉匠模具科技（苏州）有限公司
	江苏泰州康盟医疗用品有限公司
	江苏拜明生物技术有限公司
	江苏宝卫士生物科技有限公司
	苏州锐讯生物科技有限公司
	常州海特赐仁传动科技有限公司
	江苏默金生物工程技术有限公司
	苏州安赛诊断技术有限公司
	苏州露水生物技术有限公司
	南京浦光生物科技有限公司
	苏州康吉诊断试剂有限公司
	苏州博源医疗科技有限公司
	赛洛尼（上海）生物科技有限公司
	苏州翊曼生物科技有限公司
	南京劳拉电子有限公司
	光景生物科技（苏州）有限公司
	苏州普瑞斯生物科技有限公司
	苏州扬新生物科技有限公司
	苏州雅睿生物技术股份有限公司
	苏州鼎实医疗科技有限公司
	艾普拜生物科技（苏州）有限公司
	无锡科智达科技有限公司
	彩科（苏州）生物科技有限公司
	麦迪卡医疗设备（苏州）有限公司
	无锡市申瑞生物制品有限公司
	辐瑞森生物科技（昆山）有限公司
	苏州艾迪迈医疗科技有限公司
	泰州欣康生物技术有限公司
	江苏凯基生物技术股份有限公司
	阿里生物技术泰州有限公司
	艾托金生物医药（苏州）有限公司
	江苏奥迪康医学科技股份有限公司
	苏州元德维康生物科技有限公司

（续表）

江苏省	苏州华胜生物技术有限公司
	苏州帕诺米克生物科技有限公司
	苏州镁伽科技有限公司
	江苏美克医学技术有限公司
	安拓思纳米技术（苏州）有限公司
	南京巴傲得生物科技有限公司
	常州普瑞流体技术有限公司
	宜兴市晶科光学仪器有限公司
	苏州含光微纳科技有限公司
	江苏省长丰医疗实业有限公司
	江苏康健华医疗用品有限公司
	江苏天力医疗器械有限公司
	常州诺权机电有限公司
	江苏世德南化功能包装材料有限公司
	江苏科华医疗器械科技有限公司
	南京钟鼎生物技术有限公司
	苏州中春净化科技有限公司
	百新意（宁波）生物科技有限公司
	苏州宇健医疗科技有限公司
	苏州白垩纪生物科技有限公司
	苏州奥美泰克生物技术有限公司
	苏州康容生物医疗科技有限公司
	苏州吉玛基因股份有限公司
	苏州晶茂生物技术有限公司
	江苏省华星医疗器械实业有限公司
	苏州智联科慧自动化有限公司
	苏州凯虹高分子科技有限公司
	苏州派博思生物技术有限公司
	泰州为尔康医用品有限公司
	常州天地人和生物科技有限公司
	苏州晨旭生物科技有限公司
	苏州纳微科技股份有限公司
	苏州纳微生命科技有限公司
	苏州诺维康生物科技有限公司
	江苏省精创电气股份有限公司
	苏州熠品质量技术服务有限公司
	南京佰抗生物科技有限公司
	苏州赛谱仪器有限公司
	南京德泰生物工程有限公司
	南京松天盛科生物科技有限公司
	苏州亚通生物医疗科技有限公司
	南京恒创精密技术有限公司
	江苏迈克医疗用品有限公司
	泰州市振中医疗器械有限公司
	赛宁（苏州）生物科技有限公司
江苏省	江苏华控生物科技有限公司
	常州德大康成医学科技有限公司
	江苏维尔生物科技有限公司
	泰州市求精医疗器械有限公司
	泰州市康威医疗器械有限公司
	苏州捷美电子有限公司
	南通飞羽机械科技有限公司
	纳诺达克电子（常州）有限公司
	苏州莱必德生物技术有限公司
	常州鑫鼎机电设备有限公司
	广东新时代新材料科技有限公司
	苏州钧舵机器人有限公司
	永岳医疗科技（昆山）有限公司
	南通浩杰特贸易有限公司
	宜兴市天和光学仪器有限公司
	江苏威龙智能科技股份有限公司
	苏州有诺真生物科技有限公司
	常州惠勒电机有限公司
	江苏新康医疗器械有限公司
	苏州钧信自动控制有限公司
	上海百英生物科技有限公司
	江苏德能医学科技有限公司
	海顿直线电机（常州）有限公司
	常州市海克拉尔电气有限公司
	复百澳（苏州）生物医药科技有限公司
	南京川博生物技术有限公司
	常州市旭泉精密电机有限公司
	中检华通威国际检验（苏州）有限公司
	小桔灯网
	苏州安司瑞普信息科技有限公司
	嘉兴千纯生物科技有限公司
	江苏潮华玻璃制品有限公司
	苏州英赛斯智能科技有限公司
	常州市伟光科技有限公司
	海门市盛邦实验器材有限公司
	江苏愚公生物科技有限公司
	美东汇成生命科技（昆山）有限公司
	江苏华创信诺医药科技有限公司
	中科森辉微球技术（苏州）有限公司
	南通卓成生物科技有限公司
	泰州市荣飞器械厂
	南京艾璞拓生物科技有限公司
	江苏鼎智智能控制科技股份有限公司
	海门市罗泰克实验器材制造有限公司
	江天精密制造科技（苏州）有限公司

（续表）

江苏省	南京伯仪生物科技有限公司
	常州市联飞不锈钢制品有限公司
	苏州中析仪器有限公司
	南通表源生物技术有限公司
	南通为华创新材料科技有限公司
	常州汉姆电机有限公司
	常州三协电机股份有限公司
	岩峰鑫科（江苏）生物科技有限公司
	苏州诚利恩服装科技有限公司
	江苏瑞格益科生物技术有限公司
江西省	威海纽普生物技术有限公司
	大检联国际医疗器械有限公司
	中国（南昌）现代医疗器械科创城
	江西森茂生物科技有限公司
	江西千分生物科技有限公司
	江西业力医疗器械有限公司
	江西特康科技有限公司
	南昌百特生物高新技术股份有限公司
	江西惠肽生物科技有限公司
	江西健伟生物科技有限公司
辽宁省	沈阳百创特生物科技有限公司
	大连好米咨科技有限公司
	沈阳市医疗设备厂
	沈阳仪表科学研究院有限公司
	孚诺科技（大连）有限公司
	大连天纬化学有限公司
山东省	烟台普罗吉生物科技发展有限公司
	威海威仕泰医疗科技有限公司
	潍坊安普未来生物科技有限公司
	山东东方海洋科技股份有限公司
	山东鑫科生物科技股份有限公司
	济南博莱生物技术有限公司
	烟台三得医学科技有限公司
	山东省成武县医用制品厂
	山东英盛生物技术有限公司
	青岛海泰新光科技股份有限公司
	山东百欧医疗科技有限公司
	山东见微生物科技有限公司
	山东仕达思生物产业有限公司
	山东宝威生物科技有限公司
	山东康华生物医疗科技股份有限公司
	山东艾科达生物科技有限公司
	济南百博生物技术股份有限公司
	山东立菲生物产业有限公司
	融智生物科技（青岛）有限公司

山东省	烟台海深威医学技术有限公司
	山东博科生物产业有限公司
	山东富俊机械科技有限公司
	山东奥赛特医疗器械有限公司
	山东昂仕集团
	奥创生物技术（山东）有限公司
	青岛硕景生物科技有限公司
	青岛广达森塑胶有限公司
	青岛海信商用冷链股份有限公司
	青岛益柏生物科技有限公司
	青岛海尔生物医疗股份有限公司
	山东艾莱克生物科技有限公司
	青岛汉德森生物科技有限公司
	青岛澳柯玛生物医疗有限公司
	京博农化科技有限公司信诚印业分公司
	青岛高科技工业园海博生物技术有限公司
	山东凯洁净化工程有限公司
	山东恒辰生物科技有限公司
	济南创兴威尔电子科技有限公司
	济南德亨医学科技有限公司
	山东卓越生物技术股份有限公司
	山东美医林电子仪器有限公司
	青岛市三凯医学科技有限公司
	青岛华晶生物技术有限公司
	山东艾克韦生物技术有限公司
	青岛贝美生物技术有限公司
	威海威高生物科技有限公司
	山东子峰生物技术有限公司
	济南兰洁生物技术有限公司
	山东新华医疗器械股份有限公司
	山东莱博生物科技有限公司
	济南森蓝科贸有限公司
	潍坊三维生物工程集团有限公司
	青岛瑞斯凯尔生物科技有限公司
	青岛简码基因科技有限公司
	山东原祯医疗器械有限公司
	威海利华包装有限公司
	烟台雅德防潮干燥制品有限公司
	青岛泱深生物医药有限公司
	山东兰博生物科技有限公司
	山东天爱医疗器械有限公司
	山东成武赛诺医疗器械有限公司
	济南博航生物技术有限公司
	济南尚博生物科技有限公司
	青岛金典生化器材有限公司

（续表）

山东省	青岛康大生物科技有限公司
	威海华菱光电股份有限公司
山西省	山西华酶生物科技有限公司
	山西维韬科技有限公司
陕西省	西安联尔科技有限公司
	西安天隆科技有限公司
	陕西青云智通流体控制设备有限公司
	中航电测仪器股份有限公司
	西安金磁纳米生物技术有限公司
	西安维安实业有限公司
	陕西脉元生物科技有限公司
	陕西晶密至臻医疗制造有限公司
	西安亚博生物技术有限公司
	贵州鸬鹚生物技术有限公司
	贵州盛世康生物科技有限公司
	苏州蓝晓生物科技有限公司
上海市	霍普金斯 美国临床 CRO
	上海彧成生物科技有限公司
	上海伊华医学科技有限公司
	湖州数康生物科技有限公司
	上海孚清生物科技有限公司
	上海伯杰医疗科技股份有限公司
	普宓斯（上海）国际贸易有限公司
	上海凯璟生物科技有限公司
	上海仁度生物科技股份有限公司
	量准（上海）医疗科技有限公司
	上海玖钲机械设备有限公司
	上海品峰医疗科技有限公司
	上海瑞缔生物科技股份有限公司
	上海链昌医药科技有限公司
	任优机械技术（上海）有限公司
	吉而逊实验仪器（上海）有限公司
	苏州净涵新材料科技有限公司
	上海普立迈化工科技有限公司
	上海麦棵生物科技有限公司
	上海凯创生物技术有限公司
	杭州惠中诊断技术有限公司
	上海小海龟科技有限公司
	上海之江生物科技股份有限公司
	江苏格诺生物科技有限公司
	上海思路迪生物医学科技有限公司
	上海透景生命科技股份有限公司
	上海太阳生物技术有限公司
	上海芯超生物科技有限公司
	上海捷门生物技术有限公司

上海市	罗氏诊断产品（上海）有限公司
	复星诊断科技（上海）有限公司
	贝克曼库尔特商贸（中国）有限公司
	长沙海柯生物科技有限公司
	广州科兹莫生物技术股份有限公司
	上海睿康生物科技有限公司
	上海科华生物工程股份有限公司
	上海艾瑞德生物科技有限公司
	上海执诚生物科技有限公司
	上海领检科技有限公司
	上海聚创医药科技有限公司
	蓝怡科技集团股份有限公司
	上海荣盛生物药业有限公司
	上海百傲科技股份有限公司
	赛默飞世尔科技（中国）有限公司
	堀场（中国）贸易有限公司
	雅培（上海）诊断产品销售有限公司
	日立诊断产品（上海）有限公司
	珀金埃尔默医学诊断产品（上海）有限公司
	奥森多医疗器械贸易（中国）有限公司
	积水医疗科技（中国）有限公司
	上海高施光电有限公司
	上海创司杰医疗科技有限公司
	广州保税区易威奇工贸有限公司
	默克化工技术（上海）有限公司
	安捷伦科技（中国）有限公司
	上海丘北机械科技有限公司
	拜尔威生物工程（上海）有限公司
	上海墨迪斯医疗技术有限公司
	3M 中国有限公司
	上海标源生物科技有限公司
	雷度米特医疗设备（上海）有限公司
	艾吉析科技（上海）有限公司
	上海百力格生物技术有限公司
	东洋纺（上海）生物科技有限公司
	上海简逸生物科技有限公司
	威士达医疗设备（上海）有限公司
	上海狄兹精密机械股份有限公司
	北京博尔迈生物技术有限公司
	西宝生物科技（上海）股份有限公司
	上海稳强科技有限公司
	上海耿舜包装设备有限公司
	上海金标生物科技有限公司
	百道贸易（上海）有限公司
	登赫（上海）生命科学有限公司

（续表）

上海市	迈羲医疗器械（上海）有限公司
	上海贝德尔生物科技有限公司
	普瑞塞斯生物科技（上海）有限公司
	上海兆维科技发展有限公司
	上海徕沃生物科技有限公司
	上海志鲲自动化设备制造有限公司
	上海亿首机械科技有限公司
	宝帝流体控制系统（上海）有限公司
	上海源叶生物科技有限公司
	上海领潮生物科技有限公司
	海肽生物科技（上海）有限公司
	云丽龙（上海）企业管理中心
	上海戴服特智能科技有限公司
	安必进（上海）生物技术有限公司
	上海荣泰生化工程有限公司
	上海卢湘仪离心机仪器有限公司
	上海捷宁生物科技有限公司
	益思美诠生物科技（上海）有限公司
	上海长濑贸易有限公司
	上海泰坦科技股份有限公司
	上海吉盛医学科技有限公司
	上海辉侑自动化设备有限公司
	上海岛昌医学科技股份有限公司
	上海璟皓机械科技有限公司
	必艾生物技术（上海）有限公司
	安勤计算机应用科技（上海）有限公司
	耐优生物技术（上海）有限公司
	翌圣生物科技（上海）股份有限公司
	帝肯（上海）贸易有限公司
	上海杰一生物技术有限公司
	生工生物工程（上海）股份有限公司
	艾本德（上海）国际贸易有限公司
	普兰德（上海）贸易有限公司
	梅那丽斯医疗器械（上海）有限公司
	卡川尔流体科技（上海）有限公司
	普叶顿（上海）自动化科技有限公司
	羚珂（上海）流体技术有限公司
	上海基恩科技有限公司
	艾飔普（上海）贸易有限公司
	上海医脉赛科技有限公司
	上海科进生物技术有限公司
	奥然生物科技（上海）有限公司
	上海创坤生物科技有限公司
	上海秸瑞信息科技有限公司
	上海宜挚科技有限公司

上海市	上海纳奥生物科技有限公司
	上海锐翌生物科技有限公司
	嘉兴市艾科诺生物科技有限公司
	上海禹视科技有限公司
	上海加乘生化技术有限公司
	上海万柏生物科技有限公司
	上海贝西生物科技有限公司
	上海捷诺生物科技有限公司
	上海申索佑福医学诊断用品有限公司
	上海血液生物医药有限责任公司
	上海川至生物技术有限公司
	艾博抗（上海）贸易有限公司
	快臻贸易（上海）有限公司
	科潘恩贸易（上海）有限公司
	上海惠洲实业有限公司
	上海万生昊天生物技术有限公司
	骏实生物科技（上海）有限公司
	柏荣诊断产品（上海）有限公司
	力康生物医疗科技控股有限公司
	上海水凝科技有限公司
	上海奕谱生物科技有限公司
	上海美德氏医疗科技有限公司
	唯美（上海）管理有限公司
	上海迪赢生物科技有限公司
	元升生物科技（上海）有限公司
	康耐视视觉检测系统（上海）有限公司
	上海宝予德科学仪器有限公司
	上海费玛生物科技有限公司
	上海鹍远生物科技股份有限公司
	爱科来国际贸易（上海）有限公司
	赛比亚医疗诊断器械（上海）有限公司
	上海诺沛医疗器械有限公司
	康码（上海）生物科技有限公司
	臻准生物科技（上海）有限公司
	优联瑞康（上海）基因科技有限公司
	科宝智慧医疗科技（上海）有限公司
	荣研生物科技（中国）有限公司
	东富龙科技集团股份有限公司
	上海北昂医药科技股份有限公司
	上海百赛生物技术股份有限公司
	上海百生跃生物科技有限公司
	上海华赍实业有限公司
	哈美顿（上海）实验器材有限公司
	昭和电工科学仪器（上海）有限公司
	北昂流体系统（上海）有限公司

（续表）

上海市	凯恩孚科技（上海）有限公司
	阿自倍尔泰事达机电设备（上海）有限公司
	上海一恒科学仪器有限公司
	微珂医药技术服务（上海）有限公司
	台达电子企业管理（上海）有限公司
	圣戈班高功能塑料（上海）有限公司
	Integrated Technologies Ltd.（ITL Group）
	赛多利斯（上海）贸易有限公司
	上海岱翱生物科技有限公司
	艾万拓威达优尔国际贸易（上海）有限公司
	上海朗雅生物科技有限公司
	上海双园标准件工具有限公司
	上海勒琪流体技术有限公司
	上海诺丹生物科技有限公司
	上海般诺生物科技有限公司
	上海鸣志电器股份有限公司
	上海博升生物科技有限公司
	赛莱默（中国）有限公司
	上海盛创医疗器械有限公司
	东仁化学科技（上海）有限公司
	上海亚舟工业设备有限公司
	上海睿晶特生物技术有限公司
	上海航新生物科技有限公司
	上海澳翔医疗科技有限公司
	希际商务信息咨询（上海）有限公司
	帝斯曼维生素（上海）有限公司
	住化电子管理（上海）有限公司
	苏州汇瑞康医疗科技有限公司
	上海酷乐生物科技有限公司
	上海优宁维生物科技股份有限公司
	上海健采医疗器械有限公司
	上海艾之维健康科技有限公司
	博格隆（上海）生物技术有限公司
	梅特勒 - 托利多国际贸易（上海）有限公司
	北京捷通康诺医药科技有限公司
	诺信（中国）有限公司
	博乐特殊钢（上海）有限公司
	上海安亭医疗科技发展有限公司
	上海铵乐诗生物技术有限公司
	西利玛机械（上海）有限公司
	上海圣谦实业有限公司
	上海良其自动化设备有限公司
	英国朗道实验诊断有限公司
	上海捷瑞生物工程有限公司
	安倍医疗器械贸易（上海）有限公司
上海市	上海久顺企业管理技术服务有限公司
	上海远心医疗科技有限公司
	上海百天流体科技有限公司
	上海怡恒生物科技有限公司
	上海涛宇国际贸易有限公司
	上海利比隆工业自动化设备有限公司
	上海迅达医疗仪器有限公司
	上海共致包装机械有限公司
	上海天联材料科技有限公司
四川省	四川携光生物技术有限公司
	四川新健康成生物股份有限公司
	四川沃文特生物技术有限公司
	迈克生物股份有限公司
	成都斯马特科技有限公司
	成都正民德思生物科技有限公司
	成都诺和生物科技有限公司
	四川优普超纯科技有限公司
	四川蜀科仪器有限公司
	成都必凯科技有限公司
	成都果壳医学科技有限公司
	成都宜乐芯生物科技有限公司
	四川好培养生物工程有限公司
	成都艾科斯伦医疗科技有限公司
	成都瀚辰光翼科技有限责任公司
	成都爱兴生物科技有限公司
	成都微康生物科技有限公司
	成都万众壹芯生物科技有限公司
	赛雷纳（中国）医疗科技有限公司
	成都市科隆化学品有限公司
	四川微康朴澜医疗科技有限责任公司
	成都派斯光科技有限公司
	四川铭仕生物科技有限公司
	四川水思源环境科技有限公司
	成都瑞琦医疗科技有限责任公司
	苏州携创生物技术有限公司
	成都福际生物技术有限公司
	四川卓越水处理设备有限公司
	成都达硕实验动物有限公司
	成都源新生生物科技有限责任公司
天津市	天津铭奥生物科技有限公司
	天津美瑞特医疗科技有限公司
	正元盛邦（天津）生物科技有限公司
	天津市协和医药科技集团有限公司
	天津瑞爱金生物科技有限公司
	天津博奥赛斯生物科技股份有限公司

（续表）

天津市	丹娜（天津）生物科技股份有限公司
	世纪亿康（天津）医疗科技发展有限公司
	讯星广告——MIR《医学仪器与试剂》
	天津金歌联合生物科技有限公司
	天津派普大业仪器科技有限公司
	天津一瑞生物科技股份有限公司
	天津柏稷生物科技有限公司
	北京擎科生物科技有限公司
	美德太平洋（天津）生物科技股份有限公司
	天津中新科炬生物制药股份有限公司
	天津信达科技有限公司
	天津市隆耐德塑料包装制品有限公司
	北京四环起航科技有限公司
	天津科德生物科技有限公司
	天津传钰科技有限公司
	天津市多克隆商贸有限公司
	天津中裕顺嘉科技有限公司
	天津恒海机电设备贸易有限公司
	天津市融泰模塑制造有限公司
	华普（天津）检测技术有限公司
	天津市兰标电子科技发展有限公司
云南省	云南昊戊生物科技有限公司
浙江省	宁波紫园医疗器械有限公司
	杭州滨和微生物试剂有限公司
	杭州朗川自动化设备有限公司
	浙江康特生物科技有限公司
	宁波赛珀生物技术有限公司
	杭州新景生物试剂开发有限公司
	杭州健立生物科技有限公司
	杭州创新生物检控技术有限公司
	杭州博日科技股份有限公司
	临海市谭氏真空设备有限公司
	杭州芯锐科技有限公司
	杭州优思达生物技术有限公司
	浙江东方基因生物制品股份有限公司
	杭州微策生物技术股份有限公司
	浙江众申生物科技有限公司
	艾康生物技术（杭州）有限公司
	江苏默乐生物科技股份有限公司
	温州市康泰生物科技有限公司
	杭州湾上虞经济技术开发区
	浙江夸烨生物科技有限公司
	浙江峻山生物科技有限公司
	浙江鼎创医疗科技有限公司
	汇晶生物医疗（绍兴）有限公司
浙江省	绍兴市盈创医疗科技有限公司
	绍兴积准生物有限公司
	浙江柏明胜医疗科技有限公司
	浙江埃尔森生物科技有限公司
	杭州瑞健科技有限公司
	海宁威尔芬自动化设备有限公司
	宁波瑞源生物科技有限公司
	宁波海尔施基因科技股份有限公司
	领航基因科技（杭州）有限公司
	宁波普瑞柏生物技术股份有限公司
	瑞莱谱（杭州）医疗科技有限公司
	迪安诊断技术集团股份有限公司
	浙江普施康生物科技有限公司
	中翰盛泰生物技术股份有限公司
	浙江夸克生物科技有限公司
	浙江伊利康生物技术有限公司
	浙江盛域医疗技术有限公司
	浙江拱东医疗器械股份有限公司
	美康生物科技股份有限公司
	杭州诺辉健康科技有限公司
	浙江今复康生物科技有限公司
	台州舒倍康医疗科技有限公司
	玉环市康佳企业有限公司
	杭州索莱尔博奥生物技术有限公司
	杭州隆基生物技术有限公司
	宁波大世生命科技有限公司
	杭州景杰生物科技股份有限公司
	杭州博岳生物技术有限公司
	杭州特种纸业有限公司
	浙江爱康医用塑料有限公司
	浙江华诺医药包装有限公司
	温州市倍可特医疗器械有限公司
	杭州贤至生物科技有限公司
	杭州唯赞科技有限公司
	浙江硕康包装有限公司
	宁波新芝生物科技股份有限公司
	杭州金杭包装印业有限公司
	普睿博仪器（杭州）有限公司
	杭州科百特过滤器材有限公司
	丁香园
	台州市黄岩方野科技发展有限公司
	浙江爱津生物技术有限公司
	浙江星星医用冷链设备有限公司
	杭州杰毅生物技术有限公司
	杭州检一生物技术有限公司

（续表）

浙江省	杭州康代思锐生物科技有限公司
	浙江瀚维科技有限责任公司
	宁波胤瑞生物医学仪器有限责任公司
	聚光科技（杭州）股份有限公司
	杭州厚泽生物科技有限公司
	杭州世佳电子有限公司
	杭州永泉科技有限公司
	杭州九盛生物技术有限公司
	杭州百迈生物股份有限公司
	浙江达普生物科技有限公司
	杭州赛凯生物技术有限公司
	宁波医杰生物科技有限公司
	杭州联科生物技术股份有限公司
	杭州米欧仪器有限公司
	杭州安誉科技有限公司
	杭州华得森生物技术有限公司
	浙江佰辰医疗科技有限公司
	宁波奥丞生物科技有限公司
	杭州大和热磁电子有限公司
	杭州德同生物技术有限公司
	杭州柏恒科技有限公司
	杭州奥盛仪器有限公司
	杭州莱和生物技术有限公司
	杭州比格飞序生物科技有限公司
	杭州安旭生物科技股份有限公司
	宁波天康生物科技有限公司
	杭州赛基生物科技有限公司
	杭州博拓生物科技股份有限公司
	杭州奥泰生物技术股份有限公司
	富默乐国际贸易（上海）有限公司
	埃妥生物科技（杭州）有限公司
	浙江拓宇包装机械有限公司
	浙江镕达生物科技有限公司
	杭州弘炬生物技术有限公司
	杭州华葵金配生物科技有限公司
	温州张氏包装设备科技有限公司
	浙江聚立医疗科技有限公司
	杭州树尔生物科技有限公司
	嘉兴凯实生物科技股份有限公司
	浙江卓胜医疗科技有限公司
	杭州茂丰仪器有限公司
	杭州浙大迪迅生物基因工程有限公司
	杭州霆科生物科技有限公司
	浙江正熙生物技术股份有限公司
	浙江鑫科医疗科技有限公司
浙江省	浙江贝兰伯生物技术有限公司
	宁波鸿鼎医疗器械科技有限公司
	浙江达美生物技术有限公司
	浙江东瓯诊断产品有限公司
	杭州佑宁仪器有限公司
	杭州普望生物技术有限公司
	杭州赛格医疗设备有限公司
	浙江爱康生物科技有限公司
	宁波刘邓医疗科技有限公司
	浙江黄岩埃迪塑料厂
	奇遇激光（宁波）有限公司
	杭州纽龙生物科技有限公司
	浙江博毓生物科技有限公司
	宁波华莱斯医疗器械有限公司
	温州经川科技有限公司
	杭州医国仁生物科技有限公司
	浙江润兰科技有限公司
	温州市高德医疗器械有限公司
	宁波艺葵科技有限公司
	浙江首康生物科技有限公司
	宁波迈跃生物科技有限公司
	浙江天杭生物科技股份有限公司
	浙江硕果包装有限公司
	宁波康和生物科技有限公司
	宁波大榭开发区综研化学有限公司
	杭州慈平医疗器械有限公司
	宁波恩泽医疗器械有限公司
	浙江汉康医疗科技有限公司
	玉环港北医用塑料制品厂
	浙江安吉赛安芙生物科技有限公司
	浙江博盛塑业有限公司
	台州市鸿诺医疗器械有限公司
	浙江佳硕医疗设备有限公司
	杭州利安生物科技有限公司
境外	仪智科技 GESIM
	N-Lab Technology Center Pte.Ltd.
	Ellecom GmbH
	Rapid Novor Inc.
	Scienion GmbH
	STRATEC Consumables GmbH
	Biomex GmbH
	Colder Products Company
	Hamilton Bonaduz AG
	Ahlstrom-Munksjö Germany GmbH
	Alluxa Inc.
	KSL Biomedical Inc.

www.ingramcontent.com/pod-product-compliance
Lightning Source LLC
LaVergne TN
LVHW070754051026
849558LV00013B/357